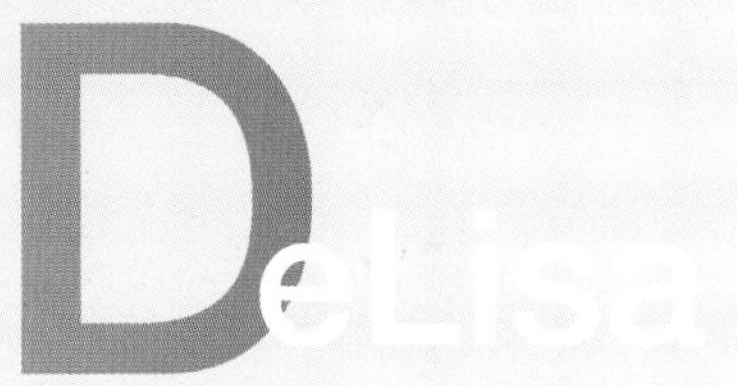

物理医学与康复医学理论与实践

Physical Medicine and Rehabilitation Principles and Practice

第 6 版

下 卷

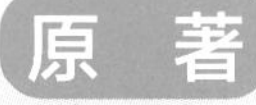

原 著

WALTER R. FRONTERA · JOEL A. DELISA

JEFFREY R. BASFORD · WILLIAM L. BOCKENEK · JOHN CHAE · LAWRENCE R. ROBINSON

Michael L. Boninger · Joanne Borg-Stein · Gregory T. Carter · Leighton Chan

Gerard E. Francisco · Helen Hoenig · Alan M. Jette · Heidi Prather

主 译

励建安 毕 胜 黄晓琳

人民卫生出版社

·北 京·

This is a translation of DeLisa's Physical Medicine and Rehabilitation: Principles and Practice, 6th ed, by Walter R. Frontera, Joel A. DeLisa, Jeffrey R. Basford, William L. Bockenek, John Chae, Lawrence R. Robinson, Michael L. Boninger, Joanne Borg-Stein, Gregory T. Carter, Leighton Chan, Gerard E. Francisco, Helen Hoenig, Alan M. Jette, Heidi Prather, ISBN: 978-1-4963-7496-7. It is published by arrangement with Wolters Kluwer Health Inc., USA

图书在版编目（CIP）数据

DeLisa 物理医学与康复医学理论与实践：全 2 册/（美）沃尔特·R. 弗罗泰拉（Walter R. Frontera）等原著；励建安，毕胜，黄晓琳主译. —北京：人民卫生出版社，2023.9

ISBN 978-7-117-35278-9

Ⅰ.①D… Ⅱ.①沃…②励…③毕…④黄… Ⅲ.①物理疗法②康复医学 Ⅳ.①R454②R49

中国国家版本馆 CIP 数据核字(2023)第 170518 号

人卫智网	www.ipmph.com	医学教育、学术、考试、健康，购书智慧智能综合服务平台
人卫官网	www.pmph.com	人卫官方资讯发布平台

图字：01-2019-7743 号

DeLisa 物理医学与康复医学理论与实践
DeLisa Wuli Yixue yu Kangfu Yixue Lilun yu Shijian
（上、下卷）

主　　译：励建安　毕　胜　黄晓琳
出版发行：人民卫生出版社（中继线 010-59780011）
地　　址：北京市朝阳区潘家园南里 19 号
邮　　编：100021
E - mail：pmph @ pmph. com
购书热线：010-59787592　010-59787584　010-65264830
印　　刷：三河市宏达印刷有限公司
经　　销：新华书店
开　　本：889×1194　1/16　　**总印张：84**
总 字 数：2602 千字
版　　次：2023 年 9 月第 1 版
印　　次：2023 年 9 月第 1 次印刷
标准书号：ISBN 978-7-117-35278-9
定价(上、下卷)：998.00 元
打击盗版举报电话：010-59787491　E-mail：WQ @ pmph. com
质量问题联系电话：010-59787234　E-mail：zhiliang @ pmph. com
数字融合服务电话：4001118166　E-mail：zengzhi @ pmph. com

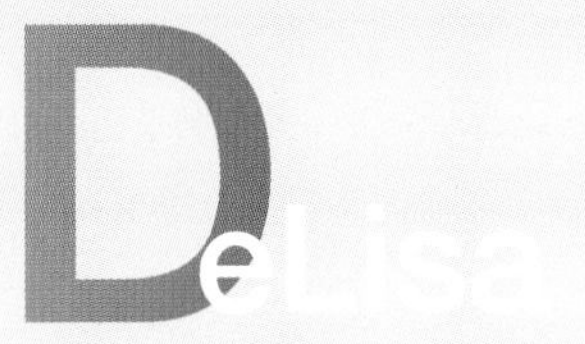

物理医学与康复医学

理论与实践

Physical Medicine and Rehabilitation

Principles and Practice

第 6 版

下卷

原　　著　Walter R. Frontera • Joel A. DeLisa
Jeffrey R. Basford • William L. Bockenek • John Chae • Lawrence R. Robinson
Michael L. Boninger • Joanne Borg-Stein • Gregory T. Carter • Leighton Chan
Gerard E. Francisco • Helen Hoenig • Alan M. Jette • Heidi Prather

主　　译　励建安　毕　胜　黄晓琳

主译助理　胡筱蓉　孙爱萍　向艳平

译　　者（按姓氏笔画排序）

马　超　王　宇　王　丽　王　彤　王　珏　王　盛　王　程　王　强　王　瑞　王一鸣　王于领　王双燕
王玉龙　王荣荣　王雪强　王瑜元　王楚怀　尤雪婷　艾　涛　卢　倩　田成华　史欣欣　白玉龙　丛　芳
兰　陟　毕　胜　吕发勤　朱　毅　朱小霞　朱家源　伍　琦　伊文超　刘　坤　刘　垚　刘　浩　刘元标
刘守国　刘宏亮　刘欣荣　刘金炜　刘振龙　刘淑芬　刘遂心　江　山　许　涛　许光旭　孙爱萍　杜　青
杜新新　李　林　李　欣　李　放　李　津　李　磊　李冬霞　李昌皓　李奎成　李勇强　李铁山　李源莉
杨　云　杨　露　吴　军　吴　毅　邱怀德　何　川　何红晨　余　曦　沈　滢　怀　娟　张　秀　张　雯
张　皓　张小年　张长杰　张文通　张安静　张学敏　陆　晓　陆蓉蓉　陈　红　陈　芳　陈　翰　陈云强
陈亚军　陈红光　陈丽霞　陈茉弦　武　沙　武继祥　林　枫　尚星茹　岳寿伟　金冬梅　周海琪　郑　杨
郑　瑜　单春雷　单博学　赵芳玉　赵肖奕　赵若欣　胡浩宇　胡筱蓉　姜志梅　恽晓萍　贺子桐　敖丽娟
袁　华　夏黎明　顿耀山　倪国新　高　琳　高呈飞　高明明　郭铁成　黄力平　黄红拾　黄丽萍　黄钰清
曹　曾　曹梦宇　崔　尧　彭　楠　彭姝涵　程怡慧　鲁　智　曾佩珊　曾鑫鑫　温红梅　谢思源　鲍珊珊
窦祖林　廖曼霞　廖麟荣　薛晶晶　戴文骏　戴春秋

审　　校（按姓氏笔画排序）

马　超　王　彤　王　珏　王　强　王于领　王玉龙　王雪强　王楚怀　白玉龙　丛　芳　兰　陟　毕　胜
朱　毅　伊文超　刘元标　刘守国　刘宏亮　刘遂心　江　山　许　涛　许光旭　杜　青　李　放　李奎成
李勇强　李铁山　励建安　吴　毅　邱怀德　何　川　何红晨　沈　滢　张　雯　张　皓　张长杰　张学敏
陆　晓　陈　红　陈亚军　陈丽霞　武继祥　林　枫　岳寿伟　金冬梅　郑　瑜　单春雷　胡筱蓉　姜志梅
恽晓萍　敖丽娟　袁　华　倪国新　郭铁成　黄力平　黄红拾　黄丽萍　黄晓琳　彭　楠　温红梅　窦祖林
廖麟荣

人民卫生出版社

·北　京·

谨以此书献给我们的患者

他们激励我们不断努力改善他们的健康、功能和生活质量。

谨以此书献给我们的老师

他们鼓励我们发展科学的医学方法并向我们灌输了持续学习的必要性。

谨以此书献给我们的学生

他们挑战并激励我们保持领先地位；他们是我们对未来的希望。

谨以此书献给我们的同事

走在我们前面的人，陪伴我们同行的人，还有跟随我们脚步的人。

谨以此书献给我们的家人

他们提供了必要的支持和耐心。

译　　序

在名誉主编 Joel A. DeLisa 教授和 Walter R. Frontera 教授的直接关心下，第 6 版《DeLisa 物理医学与康复医学理论与实践》通过全体译者的努力，终于完稿，即将面世了。

本书是美国物理医学与康复医学领域的经典参考书。我们曾经组织翻译了该书的第 5 版，对国内康复医学的学科发展发挥了积极的作用。第 6 版主编 Walter R. Frontera 教授凝聚了全球 200 多位撰稿人的经验和智慧结晶，继承了第 5 版的精髓，大幅度修改了原有的章节，也增添了五个新章节，体现了实事求是的科学精神，也反映了本学科领域的最新进展。同样，这本书的翻译凝聚了国内本学科 60 多位精英的心血，是值得一读的最重要的参考书。

需要指出的是，翻译工作不是单纯的直译。要做到"信、达、雅"的高度，需要吃透原著者的本意，在准确表达原文的同时，要结合中文特点进行文字再创作。例如，本书中有若干关键词汇的翻译涉及中文表达的困难：例如 disability。国内过去若干重要文件翻译为残疾，比如国际功能、残疾与健康分类（International Classification of Functioning，Disability and Health，ICF）。但是 disability 和 handicap 是不同的词汇，表达不同的寓意。disability 的确切含义是失能（功能障碍）；而残疾（handicap）是失能程度严重，是长期、持续或永久功能障碍的类型。世界卫生组织（WHO）提出，disability（失能）是人类的一种生存状态。我们每个人一生中或迟或早，或长或短都要经历这种生存状态。而康复的目标就是要通过改善、代偿、替代和环境改造的路径改变失能，从而使失能者可以适应环境，恢复健康的状态（人与环境的和谐关系，即"天人合一"）。我们康复医学工作者服务的主体是失能人员，而不仅是残疾人。从全生命周期的角度，我们服务的对象最终包括全体人民。为此，本书大部分章节将 disability 翻译为失能。但是涉及已颁布的政府文件中的术语，则只能延续"残疾"的翻译。ICF 最简洁的翻译有可能是国际功能分类编码，与 ICD-国际疾病分类编码相对应。这些特定名词的翻译将有待于进一步领悟和讨论，并最终形成共识。此外也有的名词翻译存在语言表述的困难，例如 functioning 只能翻译为功能，但是无法表达动名词的动态含义。如何更好地翻译，有待进一步讨论。

Joel A. DeLisa 教授和 Walter R. Frontera 教授都是中国同道的好朋友，多次来访中国。他们都担任过国际物理医学与康复医学学会的主席。DeLisa 是我的前任，Frontera 教授是我的后任。他们有一个共同的特点，就是对学科的发展保持了活跃的思维，不断反思过去，探索未来。他们也高度重视在学科发展的过程中凝聚合力，共创辉煌。所以这本书的撰写一方面针对过去的理论、观念、策略和技术的反思，不断修订、充实和发展；另一方面也不断汲取科技的最新成果和进步，拓展学科的新空间。为此，我期待读者对本书的内容不要简单地照搬，而是学习、思考和借鉴。此外，由于本书的译者众多，也由于一些词语中英文之间的翻译困难，不当之处在所难免。为此，期待读者不吝赐教，提出疑问和讨论。

本书的另外两位主译，毕胜教授和黄晓琳教授，以及我们的助理胡筱蓉、向艳平和孙爱萍都为本书的翻译倾注了心血和奉献。还有 140 多位译者及其助理们的辛劳。如果没有大家的共同努力，此书的翻译是不可能完成的。

励建安

2021 年 12 月 18 日

前　言

物理医学和康复医学的工作重点是恢复健康和功能,并使患者重新融入社区。《DeLisa 物理医学与康复医学理论与实践》的目标是组织、总结、讨论和提供该领域的知识,以帮助发展中的或已确立的从业者进行这些努力。自第 5 版出版以来,物理医学和康复医学领域的信息和知识急剧增加,第 6 版对此做出了客观的综述。

本书的内容已被广泛修订和扩充,新增了五章,二十多章进行了重要修订。我们的目标是提供全面、彻底、基于证据的多学科讨论,涵盖物理医学和康复医学的科学深度和广度,以及支持当前最佳实践的证据。各章涵盖了这个领域的科学基础,以及用于治疗和康复各种疾病和失能患者的最先进的临床干预措施。每一章的作者都是根据他们在给定主题中的经验和专业知识来选择。本书内容反映了来自世界各地的 200 多位撰稿人的努力。

本版的编辑委员会有所更新。Walter R. Frontera 医学博士继续担任总主编,Joel A. DeLisa 医学博士继续担任名誉主编。此外,一个由四位主编和八位副主编组成的优秀团队努力工作,使第 6 版成为世界一流的教科书。

本版主编和副主编谨向历届主编、副主编和作者们表示感谢。他们的工作以一种特殊的方式为当前版本做出了贡献。我们还要感谢本版作者的辛勤工作;他们为那些对物理医学和康复医学感兴趣的人创造了一个极好的知识来源。他们的承诺和献身精神使这项工作令人兴奋和富有成效。

我们希望第 6 版《DeLisa 物理医学与康复医学理论与实践》能为该领域的发展做出重大贡献。作为医疗康复专业人员培训和继续教育的重要资源,本文将有助于确保专业人员为失能人士提供的医疗具有最高质量,从而改善他们的健康、功能和生活质量。

Walter R. Frontera
Joel A. DeLisa
Jeffrey R. Basford
William L. Bockenek
John Chae
Lawrence R. Robinson
Michael L. Boninger
Joanne Borg-Stein
Gregory T. Carter
Leighton Chan
Gerard E. Francisco
Helen Hoenig
Alan M. Jette
Heidi Prather

作者名单

Sally B. Alcott, MD
Senior Associate Consultant
Department of Physical Medicine & Rehabilitation
Mayo Clinic
Scottsdale/Phoenix, Arizona
Medical Director
Inpatient Rehabilitation Facility
Mayo Clinic
Phoenix, Arizona
Medical Director
Geriatric Residency, Physical Therapy Residency Program
Mayo Clinic
School of Health Sciences
Scottsdale/Phoenix, Arizona

Marcalee S. Alexander, MD
Clinical Professor of PM&R
Department of Physical Medicine and Rehabilitation
School of Medicine
University of Alabama
Birmingham, Alabama

Shruti Amin, MD
Resident Physician
Texas Tech University Health Sciences Center
El Paso, Texas

Prin Amorapanth, MD, PhD
Assistant Professor
Department of Rehabilitation Medicine
NYU Langone Physical Medicine and Rehabilitation Associates
New York, New York

Karen L. Andrews, MD
Associate Professor of Physical Medicine and Rehabilitation
College of Medicine and Science
Mayo Clinic
Director, Amputee Rehabilitation Services
Director, Vascular Ulcer/Wound Healing Center
Physical Medicine and Rehabilitation Gonda Vascular Center
Mayo Clinic
Rochester, Minnesota

Thiru M. Annaswamy, MD, MA
Professor
Physical Medicine and Rehabilitation
University of Texas Southwestern Medical Center
Staff Physician and Section Chief
VA North Texas Health Care System/Dallas VA Medical Center
Dallas, Texas

John R. Bach, MD
Professor of PM&R
Department of Physical Medicine & Rehabilitation
Professor of Neurology
Department of Neurology
Rutgers University New Jersey Medical School
Director
Center for Ventilatory Management Alternatives and Pulmonary Rehabilitation
University Hospital
Newark, New Jersey

Patrick J. Bachoura, MD
Physician Intern
Pediatric Medicine
LAC-USC
Los Angeles, California
Resident Physician
Family Medicine
Presbyterian Intercommunity Hospital
Whittier, California

Luis Baerga-Varela, MD
Assistant Professor
Department of Physical Medicine and Rehabilitation
University of Puerto Rico Medical School
San Juan, Puerto Rico

Christopher H. Bailey, MD
Fellow, Pain Medicine
Department of Anesthesiology
Mayo Clinic Arizona
Phoenix, Arizona

Matthew T. Santa Barbara, MD
Resident Physician
Physical Medicine & Rehabilitation
University of Pittsburgh Medical Center
Pittsburgh, Pennsylvania

Matthew N. Bartels, MD, MPH
Professor and Chairman
Department of Rehabilitation Medicine
Albert Einstein College of Medicine
Attending and Chairman
Montefiore Health System
Bronx, New York

Jeffrey R. Basford, MD, PhD
Professor
Department of Physical Medicine and Rehabilitation
Mayo Clinic
Rochester, Minnesota

Carolyn M. Baum, PhD, OTR/L, FAOTA
Elias Michael Director and Professor of Occupational Therapy, Neurology and Social Work
Program in Occupational Therapy
School of Medicine
Washington University
St. Louis, Missouri

G. David Baxter, TD, BSc (Hons), DPhil, MBA
Professor
Centre for Health, Activity, and Rehabilitation Research
University of Otago
Dunedin, Otago, New Zealand

Bruce E. Becker, MD, MS
Clinical Professor
Department of Rehabilitation Medicine
University of Washington School of Medicine
Seattle, Washington

Abrahm J. Behnam, MD, MS
Resident Physician
Department of Anesthesiology and Perioperative Medicine
Penn State College of Medicine
Penn State Health Milton S. Hershey Medical Center
Hershey, Pennsylvania

Jessica B. Berry, MD
Assistant Professor
Physical Medicine and Rehabilitation
University of Pittsburgh
Medical Director of Stroke Rehabilitation
UPMC Mercy
Pittsburgh, Pennsylvania

Francois A. Bethoux, MD
Professor of Medicine
Cleveland Clinic Lerner College of Medicine of Case Western Reserve University
Associate Staff
Neurological Institute/Mellen Center for MS
Cleveland Clinic
Cleveland, Ohio

Jerome Bickenbach, LLB, PhD
Professor
Health Science & Health Policy
Lucerne University
Lucerne, Switzerland
Head
Disability Policy Group
Swiss Paraplegic Research
Nottwil, Switzerland

Cheri A. Blauwet, MD
Assistant Professor
Department of Physical Medicine and Rehabilitation
Harvard Medical School
Charlestown, Massachusetts
Chair, Medical Committee
International Paralympic Committee
Bonn, Germany

Cathy Bodine, PhD, CCC-SLP
Associate Professor
Bioengineering, Orthopedics, Pediatrics and Physical Medicine and Rehabilitation
University of Colorado
Denver, Colorado

Michael L. Boninger, MD
UPMC Endow Professor and Vice Chair for Research
Physical Medicine & Rehabilitation
University of Pittsburgh
Physician Researcher
Human Engineer Research Laboratory
VA Pittsburgh Health Care System
Pittsburgh, Pennsylvania

Joanne Borg-Stein, MD
Associate Professor and Associate Chair
Chief, Division of Sports and Musculoskeletal Rehabilitation
Associate Director, Harvard/Spaulding Sports Medicine Fellowship
Department of Physical Medicine and Rehabilitation
Harvard Medical School
Wellesley, Massachusetts

Steven W. Brose, DO
Chief, Spinal Cord Injury and Disorders Service
Physical Rehabilitation
Syracuse VA Medical Center
Syracuse, New York

Morgan Brubaker, DO
Assistant Clinical Professor
Physical Medicine & Rehabilitation
University of Colorado School of Medicine
Office of the Dean
Aurora, Colorado
Attending Physician
Craig Hospital
Englewood, Colorado

Luis R. Burgos-Anaya, MD, DABR
Musculoskeletal Radiologist
Department of Diagnostic Radiology
Hospital Pavia Santurce
San Juan, Puerto Rico

Ian D. Cameron, MBBS, PhD (Med), FAFRM (RACP)
Professor of Rehabilitation Medicine
John Walsh Centre for Rehabilitation Research
Kolling Institute
Faculty of Medicine and Health
University of Sydney
St Leonards, New South Wales, Australia
Senior Staff Specialist
Division of Rehabilitation and Aged Care
Hornsby Ku-ring-gai Health Service and Southern NSW Local Health District
Hornsby, New South Wales, Australia

Gregory T. Carter, MD, MS
Chief Medical Officer
St. Lukes Rehabilitation Institute
Clinical Professor
Elson S Floyd College of Medicine
Washington State University RiverPoint Campus
Spokane, Washington

Sara E. Cartwright, MD
Fellow
Physical Medicine & Rehabilitation
University of Cincinnati
Cincinnati Children's Hospital
Cincinnati, Ohio

John Chae, MD
Professor and Chair
Physical Medicine & Rehabilitation
Case Western Reserve University
Vice President, Research and Sponsored Programs
MetroHealth Research Institute
MetroHealth System
Cleveland, Ohio

Lauren A. Chambers, DO
Resident
Department of Physical Medicine and Rehabilitation
Carolinas Rehabilitation
Charlotte, North Carolina

Leighton Chan, MD, MPH
Chief
Rehabilitation Medicine Department
National Institutes of Health
Bethesda, Maryland

Shuo-Hsiu (James) Chang, PT, PhD
Assistant Professor
Department of Physical Medicine and Rehabilitation
McGovern Medical School
The University of Texas Health Science Center at Houston
Administrative Director of The NeuroRecovery Research Center
TIRR Memorial Hermann
Houston, Texas

Eric T. Chen, MD
Resident Physician
Department of Rehabilitation Medicine
University of Washington
Seattle, Washington

Yi-Pin Chiang, MD, PhD
Assistant Professor
Department of Medicine
Mackay Medical College
New Taipei City, China
Director
Department of Rehabilitation Medicine
MacKay Memorial Hospital
Taipei City, China

David A. DeLambo, RhD
Professor
Department of Rehabilitation and Counseling
University of Wisconsin–Stout
Menomonie, Wisconsin

Armen G. Derian, MD
Interventional Pain Fellow
Division of Pain Medicine
Department of Anesthesiology
Mayo Clinic Arizona
Phoenix, Arizona

Harmeet S. Dhani, MD, MSc
Resident Physician
Department of Surgery
The George Washington University
Washington, District of Columbia

Sabrina Donzelli, MD
Expert Clinician and Researcher
ISICO (Italian Scientific Spine Institute)
Milan, Italy

Alberto Esquenazi, MD
Chair and Professor of PM&R
Director, Gait & Motion Analysis Laboratory
MossRehab and Einstein Healthcare Network
Elkins Park, Pennsylvania

Marlís González Fernández, MD, PhD
Associate Professor, Vice Chair, Clinical Affairs
Department of Physical Medicine and Rehabilitation
Johns Hopkins University School of Medicine
Managing Director of Outpatient Rehabilitation Services
Johns Hopkins Rehabilitation Network
Johns Hopkins Medicine
Baltimore, Maryland

Nicholas P. Fey, PhD
Assistant Professor
Department of Bioengineering
The University of Texas at Dallas
Richardson, Texas
Department of Physical Medicine and Rehabilitation
UT Southwestern Medical Center
Dallas, Texas

Steve R. Fisher, PT, PhD, GCS
Associate Professor
Department of Physical Therapy
School of Health Professions
University of Texas Medical Branch
Galveston, Texas

Steven R. Flanagan, MD
Professor and Chair
Department of Rehabilitation Medicine
New York University School of Medicine
Medical Director of Rusk Rehabilitation
New York University Langone Health
New York, New York

Gerard E. Francisco, MD
Professor and Chair
Physical Medicine and Rehabilitation
McGovern Medical School
The University of Texas Health Science Center
Chief Medical Officer and Director of The NeuroRecovery Research Center
TIRR Memorial Hermann
Houston, Texas

John A. Freeman, MD
Assistant Professor of Anesthesiology and Physical Medicine & Rehabilitation
Department of Anesthesiology
Consultant and Chair
Division of Pain Medicine
Mayo Clinic Arizona
Phoenix, Arizona

Walter R. Frontera, MD, PhD, MA (Hon.), FRCP
Professor
Department of Physical Medicine, Rehabilitation, and Sports Medicine
Department of Physiology and Biophysics
University of Puerto Rico School of Medicine
San Juan, Puerto Rico

Adrielle L. Fry, MD
Evergreen Sport and Spine Care
EvergreenHealth
Kirkland, Washington

Andrea Dompieri Furlan, MD, PhD
Assistant Professor
Department of Medicine
University of Toronto
Senior Scientist
Toronto Rehabilitation Institute
University Health Network
Toronto, Ontario, Canada

Heidi N. Fusco, MD
Assistant Professor
Department of Rehabilitation Medicine
Rusk Rehabilitation Hospital and NYU Langone Medical Center
Medical Director
Brain Injury Unit
Queens Nassau Nursing and Rehabilitation Center
New York, New York

Chan Gao, MD, PhD
Resident Physician
Department of Physical Medicine and Rehabilitation
Vanderbilt University Medical Center
Nashville, Tennessee

Russell Gelfman, MD
Assistant Professor of Physical Medicine and Rehabilitation
College of Medicine and Science
Mayo Clinic
Consultant
Mayo Clinic
Rochester, Minnesota

Lynn H. Gerber, MD
University Professor
Health Administration and Policy
George Mason University
Fairfax, Virginia
Director for Research, Medicine
Fairfax Medical Campus, Inova Health
Falls Church, Virginia

Francesca Gimigliano, MD, PhD
Associate Professor
Department of Mental and Physical Health and Preventive Medicine
University of Campania "Luigi Vanvitelli"
Napoli, Italy

Mario Giraldo-Prieto, MD
Researcher
Departamento de Medicina Física y Rehabilitación
University of Antioquia
Medellín, Antioquia, Colombia

James E. Graham, PhD, DC
Professor
Department of Occupational Therapy
Colorado State University
Fort Collins, Colorado

Stephen P. Gulley, PhD, MSW
Lecturer
Heller School, Health, Science, Society and Policy Program
Brandeis University
Waltham, Massachusetts
Research Associate
Rehabilitation Medicine Department
National Institutes of Health, Mark O. Hatfield Clinical Research Center
Bethesda, Maryland

Janet F. Haas, MD
Physician
Department of Medicine
Pennsylvania Hospital
Philadelphia, Pennsylvania

Andrew J. Haig, MD
Professor Emeritus
Physical Medicine & Rehabilitation
University of Michigan
Williston, Vermont

Jay J. Han, MD
Professor and Vice Chair
Department of Physical Medicine & Rehabilitation
School of Medicine
University of California, Irvine
Orange, California

Thida Han, PsyD, LP
Psychologist
Courage Kenny Psychological Associates
Courage Kenny Rehabilitation Institute at United Hospital
Saint Paul, Minnesota

Kathryn Ann Hansen, MSN, ANP-BC
Director of Clinical Operations
Osher Center for Integrative Medicine at Vanderbilt
Department of Physical Medicine and Rehabilitation
Vanderbilt University School of Nursing
Nashville, Tennessee

Pamela Hansen, MD
Associate Professor
Physical Medicine & Rehabilitation
University of Utah, Health
Salt Lake City, Utah

Amanda L. Harrington, MD
Assistant Professor
Physical Medicine and Rehabilitation
University of Pittsburgh
Director of Spinal Cord Injury Services
UPMC Mercy
Pittsburgh, Pennsylvania

Anne L. Hart, PT, PhD
Associate Professor
Department of Physical Therapy and Athlete Training
Northern Arizona University
Flagstaff, Arizona
Chair, Classification Committee
International Paralympic Committee
Bonn, Germany

Allen W. Heinemann, PhD
Professor
Department of Physical Medicine and Rehabilitation
Northwestern University
Director
Center for Rehabilitation Outcomes Research
Shirley Ryan AbilityLab
Chicago, Illinois

Marni G. Hillinger, MD
Integrative Physiatrist
Scripps Center for Integrative Medicine
Scripps Health
La Jolla, California

Mark A. Hirsch, PhD
Director of Residency Research Education
Department of PM&R
Carolinas Medical Center
Senior Scientist
Carolinas Rehabilitation
Charlotte, North Carolina

Helen Hoenig, MD, MPH
Professor, Division of Geriatrics
Department of Medicine
Duke University Medical Center
Chief
Physical Medicine & Rehabilitation Service
Durham VA Health Care System
Durham, North Carolina

Debra B. Homa, PhD
Professor
Department of Rehabilitation and Counseling
University of Wisconsin–Stout
Menomonie, Wisconsin

Matthew T. Houdek, MD
Assistant Professor, Senior Associate Consultant
Orthopedic Surgery
Mayo Clinic
Rochester, Minnesota

Ileana Michelle Howard, MD
Clinical Associate Professor
Rehabilitation Medicine
University of Washington
Outpatient Medical Director
Rehabilitation Care Services
VA Puget Sound Healthcare System
Seattle, Washington

Lisa Huynh, MD
Clinical Assistant Professor
Physical Medicine and Rehabilitation Section
Department of Orthopaedics
Stanford University
Redwood City, California

Brian S. Im, MD
Assistant Professor
Physical Medicine & Rehabilitation
New York University
Director of Brain Injury Rehabilitation
New York University Langone Medical Center
New York, New York

Didem Inanoglu, MD
Associate Professor
Department of Physical Medicine and Rehabilitation
University of Texas Southwestern Medical Center
Director, Fellowship Program
Pediatric Rehabilitation Medicine
Children's Health System of Texas
Dallas, Texas

Nitin B. Jain, MD, MSPH
Associate Professor
Department of Physical Medicine and Rehabilitation
Vanderbilt University School of Medicine
Nashville, Tennessee

Alan M. Jette, PhD, PT
Professor of Interprofessional Studies
Rehabilitation Sciences Program
Department of Physical Therapy
MGH Institute of Health Professions
Boston, Massachusetts

Galen O. Joe, MD
Deputy Chief/Chief of Consultation Services
Rehabilitation Medicine Department
Clinical Research Center
National Institutes of Health
Bethesda, Maryland

Stephen C. Johnson, MD, MS
Clinical Assistant Professor
Department of Rehabilitation Medicine
University of Washington
Attending Physician
Harborview Medical Center
Seattle, Washington

Nanette C. Joyce, DO, MAS
Associate Clinical Professor
Physical Medicine and Rehabilitation
Davis School of Medicine
University of California
Sacramento, California

Zahra Kadivar, PT, PhD, NCS
Manager of Outpatient Rehabilitation Services
Brain Injury Program
TIRR Memorial Hermann
Houston, Texas

David J. Kennedy, MD
Professor and Chair
Physical Medicine and Rehabilitation
Vanderbilt University Medical Center
Stallworth Rehabilitation Hospital at Vanderbilt University Medical Center
Nashville, Tennessee

Steven Craig Kirshblum, MD
Professor and Chair
Department of Physical Medicine & Rehabilitation
Rutgers New Jersey Medical School
Newark, New Jersey
Senior Medical Officer and Director of SCI Services
Kessler Institute for Rehabilitation
West Orange, New Jersey

Sasha E. Knowlton, MD
Instructor
Department of Physical Medicine and Rehabilitation
Harvard Medical School
Boston, Massachusetts
Assistant Director of Cancer Rehabilitation
Spaulding Rehabilitation Hospital
Charlestown, Massachusetts

Jayme S. Knutson, PhD
Associate Professor
Physical Medicine and Rehabilitation
Case Western Reserve University
Director of Research
MetroHealth Rehabilitation Institute
MetroHealth System
Cleveland, Ohio

Patrick Kortebein, MD
Clinical Professor
Physical Medicine & Rehabilitation
University of California–Davis
Sacramento, California
Assistant Chief of Service
Physical Medicine & Rehabilitation Service
VA Mather
Mather, California

Michael A. Kryger, MD, MS
Assistant Professor
Department of Physical Medicine and Rehabilitation
Penn State University
Director of Spinal Cord Injury Medicine
Penn State Health Rehabilitation Hospital
Hershey, Pennsylvania

Dinesh Kumbhare, MD, PhD, FRCPC, FAAPMR
Associate Professor
Division of Physical Medicine and Rehabilitation
Department of Medicine
University of Toronto
Toronto, Ontario, Canada

Susan Kurrle, MBBS, PhD, DipGerMed
Curran Professor in Health Care of Older People
Faculty of Medicine and Health
University of Sydney
Sydney, New South Wales, Australia
Senior Staff Specialist Geriatrician
Division of Rehabilitation and Aged Care
Hornsby Ku-ring-gai Health Service
Hornsby, New South Wales, Australia

Byron W. Lai, PhD
Postdoctoral Research Associate
University of Alabama at Birmingham
Birmingham, Alabama

Jorge Laíns, MD
Invited Professor
Medical Dentistry School
Catholic University
Viseu, Portugal
Head of PRM Outpatient Department and Continuum Care Unit
Deputy of the Medical Director and Chair of the Medical Education Department
Rehabilitation Centre for the Central Region of Portugal–Rovisco
Tocha, Portugal

Alicia H. Lazeski, MD
Staff Physician
Physical Medicine & Rehabilitation
OrthoCarolina
Charlotte, North Carolina

Danbi Lee, PhD, OTD
Assistant Professor
Division of Occupational Therapy
Department of Rehabilitation Medicine
University of Washington
Seattle, Washington

Henry L. Lew, MD, PhD
Tenured Professor and Chair
Communication Sciences and Disorders
School of Medicine
University of Hawaii
Consulting Physician of Orthopedics
Queen's Hospital
Honolulu, Hawaii

Jan Lexell, MD, PhD, DPhil h.c.
Professor of Rehabilitation Medicine
Department of Neuroscience, Rehabilitation Medicine
Uppsala University
Senior Consultant in Neurological Rehabilitation
Department of Rehabilitation Medicine
Uppsala University Hospital
Uppsala, Sweden
Member, Medical Committee
International Paralympic Committee
Bonn, Germany

Leonard S.W. Li, MD
Honorary Clinical Professor
Division of Rehabilitation
Department of Medicine
Queen Mary Hospital
LKS Faculty of Medicine
University of Hong Kong
Hong Kong Island, Hong Kong SAR, China
Director of Neurological Rehabilitation Centre
Virtus Medical Tower
Central, Hong Kong SAR, China

Jesse A. Lieberman, MD, MSPH
Associate Professor
Department of Physical Medicine and Rehabilitation
Carolinas Rehabilitation
Charlotte, North Carolina

Frank E. Lorch, MD
Professor of PMR
Physical Medicine and Rehabilitation
Carolinas Rehabilitation/Carolinas Medical Center/Atrium Health
Charlotte, North Carolina

Melinda S. Loveless, MD
Clinical Assistant Professor
Department of Rehabilitation Medicine
University of Washington
Attending Physician
Harborview Medical Center
Seattle, Washington

Angela Mailis-Gagnon, MD, MSc, FRCPC (PhysMed)
Clinical Adjunct Professor
Department of Medicine
University of Toronto
Toronto, Ontario, Canada
Director, Pain and Wellness Center
Vaughan, Ontario, Canada

Gerard A. Malanga, MD
Clinical Professor of PM&R
Rutgers School of Medicine–New Jersey Medical School
Newark, New Jersey

Michael Masi, DPT
Physical Therapist
Carolinas Rehabilitation
Atrium Health
Charlotte, North Carolina

Mary E. Matsumoto, MD
Assistant Professor
Department of Rehabilitation Medicine
University of Minnesota
Staff Physician
Physical Medicine and Rehabilitation
Minneapolis VA Health Care System
Minneapolis, Minnesota

Zachary L. McCormick, MD
Assistant Professor, Director of Clinical Spine Research
Physical Medicine and Rehabilitation
School of Medicine
University of Utah
Salt Lake City, Utah

Lindsey C. McKernan, PhD
Assistant Professor
Psychiatry & Behavioral Sciences
Physical Medicine & Rehabilitation
Vanderbilt University Medical Center
Nashville, Tennessee

Amie Brown (Jackson) McLain, MD
Chair and Professor
Department of Physical Medicine and Rehabilitation
School of Medicine
University of Alabama at Birmingham
University of Alabama at Birmingham Health System
Birmingham, Alabama

Jose R. Medina-Inojosa, MD, MSc
Research Associate
Division of Preventive Cardiology
Department of Cardiovascular Medicine
Mayo Clinic
Rochester, Minnesota

John L. Melvin, MD, MMSc
Emeritus Professor and Chair
Department of Rehabilitation Medicine
Thomas Jefferson University and Hospital
Philadelphia, Pennsylvania

William Micheo, MD
Professor and Chair
Department of Physical Medicine, Rehabilitation, and Sports Medicine
School of Medicine
University of Puerto Rico
San Juan, Puerto Rico

Gerardo Miranda-Comas, MD
Assistant Professor
Rehabilitation and Human Performance
Icahn School of Medicine
New York, New York

Nimish Mittal, MBBS, MD
Assistant Professor
Physical Medicine and Rehabilitation
University of Toronto
Active Staff of PM&R
Toronto Rehabilitation Institute
Toronto, Ontario, Canada

Diana M. Molinares, MD
Cancer Rehabilitation Fellow
Palliative, Rehabilitation & Integrative Medicine
MD Anderson Cancer Center
Houston, Texas

Rachel W. Mulheren, PhD
Assistant Professor
Department of Psychological Sciences, Communication Sciences Program
Case Western Reserve University
Cleveland, Ohio

Alessandra Negrini, PT
Assistant Technical Director
ISICO (Italian Scientific Spine Institute)
Milano, Italy

Stefano Negrini, MD
Associate Professor
Clinical and Experimental Sciences
University of Brescia
Brescia, Italy
Scientific Director
IRCCS Fondazione Don Carlo Gnocchi
Milan, Italy

Edgar Colón Negron, MD, FACR
Professor
Department of Radiological Sciences
School of Medicine
University of Puerto Rico
San Juan, Puerto Rico

Melissa J. Neisen, MD
Assistant Professor
Department of Radiology
Mayo Clinic Alix School of Medicine
Vascular Interventional Radiologist
Mayo Clinic
Rochester, Minnesota

Vu Q. C. Nguyen, MD, MBA
Professor and Vice Chair of Academics
Residency Program Director
Department of PM&R
Carolinas Medical Center
Vice President of the Medical Staff
Medical Director of Stroke Rehabilitation
Medical Director of Specialty Clinics
Carolinas Rehabilitation
Charlotte, North Carolina

Randolph J. Nudo, PhD, FAHA, FASNR
University Distinguished Professor, Vice Chair of Research
Department of Rehabilitation Medicine
University of Kansas Medical Center
Kansas City, Kansas

Marcia K. O'Malley, PhD
Stanley C. Moore Professor
Department of Mechanical Engineering
Rice University
Director of Rehabilitation Engineering
TIRR Memorial Hermann
Houston, Texas

Kenneth J. Ottenbacher, PhD, OTR
Professor and Director
Division of Rehabilitation Sciences
School of Health Professions
University of Texas Medical Branch
Galveston, Texas

Sabrina Paganoni, MD, PhD
Assistant Professor
Department of Physical Medicine and Rehabilitation
Harvard Medical School
Physiatrist
Spaulding Rehabilitation Hospital
Boston, Massachusetts

Kelly L. D. Pham, MD
Acting Assistant Professor
Physical Medicine & Rehabilitation Department
University of Washington
Pediatric Physiatrist
Department of Pediatric Rehabilitation Medicine
Seattle Children's Hospital
Seattle, Washington

Joseph P. Pillion, PhD
Assistant Professor
Department of Physical Medicine and Rehabilitation
Johns Hopkins University School of Medicine
Director of Audiology
Kennedy Krieger Institute
Baltimore, Maryland

Ela B. Plow, PhD, PT
Assistant Professor of Neurology
Cleveland Clinic Lerner College of Medicine
Assistant Staff
Biomedical Engineering
Lerner Research Institute
Physical Medicine & Rehabilitation
Center for Neurological Restoration
Neurological Institute
Cleveland Clinic Foundation
Cleveland, Ohio

Heidi Prather, DO
Professor
Division of Physical Medicine and Rehabilitation
Washington University School of Medicine
St. Louis, Missouri

Vishwa S. Raj, MD
Associate Professor
PM&R
Carolinas Medical Center at Atrium Health
Director of Oncology Rehabilitation
Carolinas Rehabilitation
Charlotte, North Carolina

Stephanie Rand, DO
Assistant Professor, PM&R
Rehabilitation Medicine
Albert Einstein College of Medicine
Associate Program Director, PM&R
Montefiore Medical Center
Bronx, New York

Elizabeth K. Rasch, PT, PhD
Staff Scientist and Chief
Epidemiology and Biostatistics Section
Rehabilitation Medicine Department
NIH Clinical Center
Bethesda, Maryland

Gargi D. Raval, MD
Assistant Professor
Physical Medicine and Rehabilitation
UT Southwestern Medical Center
Staff Physician
VA North Texas Healthcare System/Dallas VA Medical Center
Dallas, Texas

Ramona Raya, MD
Associate Professor
Department of Medicine
Virginia Commonwealth University
Inpatient Rheumatologist
Inova Fairfax Hospital
Falls Church, Virginia

Ronald K. Reeves, MD
Associate Professor
Department of PM&R
Mayo Clinic College of Medicine
Rochester, Minnesota

Brian Richardson, PT, MS, SCS, CSCS
Physical Therapist
Vanderbilt Orthopaedic Institute-Rehabilitation Services
Vanderbilt University Medical Center
Nashville, Tennessee

Stephanie K. Rigot, DPT
Graduate Student Researcher
Department of Biomedical Engineering
University of Pittsburgh
Pittsburgh, Pennsylvania

James H. Rimmer, PhD
Lakeshore Foundation Endowed Chair in Health Promotion and Rehabilitation Sciences
Director of Research
Lakeshore Foundation
University of Alabama at Birmingham
Birmingham, Alabama

Melinda R. Ring, MD, FACP, ABOIM
Executive Director
Osher Center for Integrative Medicine at Northwestern University
Drs. Pat and Carl Greer Distinguished Physician in Integrative Medicine
Clinical Associate Professor of Medicine and Medical Social Sciences
Northwestern University Feinberg School of Medicine
Chicago, Illinois

Sonya Rissmiller, MD
Faculty MD
Sports Medicine and Injury Care
Carolinas Rehabilitation
Charlotte, North Carolina

Lawrence R. Robinson, MD
Professor and Chief, PM&R
Department of Medicine
University of Toronto
Chief, Rehabilitation
St. John's Rehab
Sunnybrook Health Sciences Centre
Toronto, Ontario, Canada

Daniel E. Rohe, PhD, ABPP (Rp)
Consultant in Psychology
Physical Medicine and Rehabilitation
Mayo Clinic College of Medicine
Rochester, Minnesota

Michele Romano, PT
Chief
Department of Rehabilitation
ISICO (Italian Scientific Spine Institute)
Milano, Italy

Nicole F. Rup, MD
Faculty Physician
Physical Medicine and Rehabilitation
Carolinas Rehabilitation
Charlotte, North Carolina

Lisa Marie Ruppert, MD
Assistant Professor
Rehabilitation Medicine
Weill Cornell Medical College
Assistant Attending
Neurology–Rehabilitation Medicine Service
Memorial Sloan Kettering Cancer Center
New York, New York

Nourma Sajid, MD
Physician of Internal Medicine, PGY-1
Internal Medicine Department
Nassau University Medical Center
East Meadow, New York

Jeffrey C. Schneider, MD
Associate Professor
Physical Medicine & Rehabilitation
Harvard Medical School
Medical Director, Trauma & Burn Rehabilitation
Spaulding Rehabilitation Hospital
Boston, Massachusetts

Rajani Sebastian, PhD, CCC-SLP
Assistant Professor
Department of Physical Medicine and Rehabilitation
Johns Hopkins University School of Medicine
Baltimore, Maryland

Melissa Selb, MS
ICF Research Branch Coordinator and Project Scientist
Swiss Paraplegic Research
Nottwil, Switzerland

Vivan P. Shah, MD
Resident Physician
Department of Physical Medicine and Rehabilitation
Beaumont Health
Taylor, Michigan
Medical Scribe
Rutgers New Jersey Medical School
Newark, New Jersey

Julie K. Silver, MD
Associate Professor and Associate Chair
Department of Physical Medicine and Rehabilitation
Harvard Medical School
Boston, Massachusetts
Associate Chair and Director of Cancer Rehabilitation
Spaulding Rehabilitation Hospital
Charlestown, Massachusetts

Mary D. Slavin, PT, PhD
Director, Education and Training Health Outcomes Unit
Department of Health Law, Policy & Management
Boston University School of Public Health
Boston, Massachusetts

Gwendolyn Sowa, MD, PhD
Professor and Chair
Department of Physical Medicine and Rehabilitation
University of Pittsburgh
Director
UPMC Rehabilitation Institute
Pittsburgh, Pennsylvania

Joel Stein, MD
Simon Baruch Professor and Chair
Rehabilitation and Regenerative Medicine
Vagelos College of Physicians and Surgeons of Columbia University
Professor and Chair
Department of Rehabilitation Medicine
Weill Cornell Medical College
Physiatrist-in-Chief
Rehabilitation Medicine
New York–Presbyterian Hospital
New York, New York

Todd P. Stitik, MD, RMSK
Professor
Department of Physical Medicine & Rehabilitation
Rutgers New Jersey Medical School
Director, Occupational/Musculoskeletal Medicine
University Hospital
Newark, New Jersey

Lee Stoner, PhD, MPH, FRSPH, SFHEA, FACSM, ACSM-EIM, ACSM-CEP
Assistant Professor
Exercise and Sport Science
University of North Carolina at Chapel Hill
Chapel Hill, North Carolina

Gerold Stucki, MD, MS
Professor and Chair
Department of Health Sciences and Health Policy
University of Lucerne
Lucerne, Switzerland
Director
Swiss Paraplegic Research (SPF)
Nottwil, Switzerland

Jennifer L. Sullivan, MASc
Research Engineer
Department of Mechanical Engineering
Rice University
Houston, Texas

Megan M. Sweeney, BS, MPHc
Medical Student Research Associate
Family Medicine & Public Health
UC San Diego School of Medicine
Clinical Research Specialist
Integrative Medicine Research
Scripps Center for Integrative Medicine
La Jolla, California

Samuel Talisman, OTD, OTR/L
Occupational Therapy Neurologic Fellow
Department of Occupational Therapy
Trinity Washington University
MedStar National Rehabilitation Hospital
Washington, District of Columbia

Carmen M. Terzic, MD, PhD
Professor of Physical Medicine and Rehabilitation
Mayo Clinic College of Medicine
Chair and Consultant
Mayo Clinic
Rochester, Minnesota

Mark A. Thomas, MD
Associate Professor, PM&R
Rehabilitation Medicine
Albert Einstein College of Medicine
Program Director, PM&R
Montefiore Medical Center
Bronx, New York

Donna C. Tippett, MPH, MA, CCC-SLP
Associate Professor
Departments of Neurology, Otolaryngology—Head and Neck Surgery, and Physical Medicine & Rehabilitation
Johns Hopkins University School of Medicine
Baltimore, Maryland

Dorothy Weiss Tolchin, MD, EdM
Instructor (Part-time)
Physical Medicine and Rehabilitation
Harvard Medical School
Boston, Massachusetts
Research Staff
Spaulding Rehabilitation Hospital
Charlestown, Massachusetts

Carlo Trevisan, MD
Adjunct Professor
Scuola di Specializzazione in Ortopedia e Traumatologia
Università degli Studi Milano Bicocca
Milano, Italia
Chief of Department
UOC Ortopedia e Traumatologia
Ospedale Bolognini Seriate–ASST Bergamo Est
Seriate, Italia

Erika L. Trovato, DO, BS
Associate Professor
Rehabilitation Medicine
Albert Einstein School of Medicine
Bronx, New York
Brain Injury Attending Physician
Burke Rehabilitation Hospital
White Plains, New York

Tobias J. Tsai, MD
Clinical Assistant Professor
Department of Physical Medicine & Rehabilitation
Carolinas Rehabilitation
Medical Director, Pediatric Rehabilitation
Atrium Health Levine Children's Hospital
Charlotte, North Carolina

Wen-Chung Tsai, MD, PhD
Professor
School of Medicine
Chang Gung University
Vice-superintendent
Department of Physical Medicine and Rehabilitation
Chang Gung Memorial Hospital, Taoyuan
Taoyuan City, China

Yetsa A. Tuakli-Wosornu, MD, MPH
Assistant Clinical Professor
Department of Chronic Disease Epidemiology
Yale School of Public Health
New Haven, Connecticut
Member, Medical Committee
International Blind Sports Federation
Bonn, Germany

Heikki Uustal, MD
Associate Professor
Physical Medicine and Rehabilitation
Rutgers Robert Wood Johnson Medical School
Piscataway, New Jersey
Attending Physiatrist and Medical Director, Prosthetic/Orthotic Team
Rehabilitation Medicine
JFK Johnson Rehabilitation Institute
Edison, New Jersey

Josh Verson, MD
Resident Physician
Department of Emergency Medicine
The University of Arizona Health Sciences College of Medicine
Tucson, Arizona

Tyng-Guey Wang, MD
Professor
Department of Physical Medicine of Rehabilitation
School Medicine
Taiwan University
Attending Physician
Taiwan University Hospital
Taipei, China

Katie Weatherhogg, MD
Medical Practice Lead
Physical Medicine & Rehabilitation
University of Colorado
Medical Center of the Rockies
Loveland, Colorado

Mary Alissa Willis, MD
Staff Neurologist, Associate Program Director, Neurology Residency
Neurological Institute/Mellen Center for Multiple Sclerosis
Cleveland Clinic
Cleveland, Ohio

Richard D. Wilson, MD
Associate Professor
Department of Physical Medicine and Rehabilitation
Case Western Reserve University
Director
Division of Neurologic Rehabilitation
MetroHealth Rehabilitation Institute
The MetroHealth System
Cleveland, Ohio

Timothy J. Wolf, OTD, PhD, OTR/L, FAOTA
Associate Professor and Chair
Department of Occupational Therapy
University of Missouri
Columbia, Missouri

Lynn A. Worobey, PhD, DPT, ATP
Research Assistant Professor
Physical Medicine & Rehabilitation
University of Pittsburgh
Pittsburgh, Pennsylvania

Fabio Zaina, MD
Consultant
ISICO (Italian Scientific Spine Institute)
Milan, Italy

Rebecca Wilson Zingg, DO
Assistant Professor
Physical Medicine & Rehabilitation
University of Utah, Health
Salt Lake City, Utah

目　录

上　卷

第一篇　评定的原则

第 1 章　临床评定 …… 1
第 2 章　人体肌肉功能评估 …… 50
第 3 章　周围神经系统的电诊断学评估 …… 64
第 4 章　步行 …… 92
第 5 章　影像学技术 …… 107
第 6 章　超声诊断 …… 173
第 7 章　自我照顾及其他日常生活活动的功能评估和管理 …… 181
第 8 章　工作相关的失能评定 …… 193
第 9 章　国际功能、残疾和健康分类 …… 203
第 10 章　系统评估与改善物理医学和康复的质量 …… 220
第 11 章　美国和国际的失能流行病学：对政策和实践的启示 …… 232

第二篇　康复团队

第 12 章　康复心理学 …… 249
第 13 章　言语、语言、吞咽和听力康复 …… 269
第 14 章　职业康复、独立生活和消费主义 …… 291
第 15 章　康复医学中评估参与程度和环境因素的重要性 …… 305
第 16 章　康复医学中的伦理问题 …… 318
第 17 章　康复医学实践的国际发展趋势 …… 330

第三篇　常见情况:神经肌肉

第 18 章　脑卒中康复 …… 341
第 19 章　颅脑创伤 …… 360
第 20 章　多发性硬化症 …… 394
第 21 章　帕金森病及运动障碍性疾病的综合康复 …… 407
第 22 章　脊髓损伤的康复 …… 426
第 23 章　运动神经元病 …… 472
第 24 章　周围神经病 …… 491
第 25 章　肌病 …… 504

第四篇　常见情况:肌肉骨骼系统

第 26 章　颈椎疾病 …… 523
第 27 章　腰椎疾病康复:基于循证医学的临床实践方法 …… 540
第 28 章　特发性脊柱侧凸 …… 576
第 29 章　上肢疾病 …… 587
第 30 章　下肢功能障碍 …… 602
第 31 章　骨质疏松症的预防、治疗与康复 …… 636
第 32 章　风湿性疾病 …… 667

索引 …… 713

下　卷

第五篇　常见情况:一般康复原则

第 33 章　心脏康复 …… 719
第 34 章　呼吸功能障碍患者的康复 …… 736
第 35 章　烧伤 …… 747
第 36 章　癌症患者康复 …… 767
第 37 章　截肢与血管疾病 …… 791

第六篇　继发情况与并发症

第 38 章　体力活动不足:生理性损害和相关临床症状 …… 815

第 39 章 慢性疼痛 …… 831
第 40 章 痉挛状态 …… 861

第七篇 特殊人群

第 41 章 运动医学 …… 873
第 42 章 残疾人奥林匹克运动会 …… 893
第 43 章 残疾人体力活动 …… 914
第 44 章 表演艺术医学 …… 932
第 45 章 残疾儿童和儿童期致残的成人康复 …… 945
第 46 章 残疾女性的健康状况 …… 965
第 47 章 老年康复 …… 981
第 48 章 物理医学与康复医学在救灾中的作用 …… 1010

第八篇 治疗方法

第 49 章 运动 …… 1021
第 50 章 水疗康复 …… 1059
第 51 章 物理因子 …… 1075
第 52 章 失能的药物治疗 …… 1089
第 53 章 关节和脊柱注射操作 …… 1129
第 54 章 电刺激(治疗性和功能性) …… 1152
第 55 章 辅助技术 …… 1168
第 56 章 上肢和下肢假肢 …… 1186
第 57 章 四肢和脊柱矫形器 …… 1213
第 58 章 轮椅 …… 1231
第 59 章 物理医学与康复中的整合医学 …… 1251

第九篇 科学进展

第 60 章 康复中的循证实践(包括临床试验) …… 1265
第 61 章 神经修复与可塑性 …… 1280
第 62 章 康复机器人 …… 1291

索引 …… 1303

第五篇 常见情况：一般康复原则

第 33 章 心脏康复

Carmen M. Terzic • Jose R. Medina-Inojosa

心脏康复(cardiac rehabilitation,CR)是为心血管疾病(cardiovascular diseases,CVD)患者提供的全面的、多学科的康复方案,包括对患者进行健康教育、指导患者降低心血管风险、进行体力活动/运动和压力管理。强有力的证据表明:CR 不仅可改善患者运动能力[1,4]、生活质量、心理健康[4]和药物依从性,还可减少心血管并发症、非择期入院、总死亡和心血管死亡[1-3]。所有 CVD 预防指南均强烈推荐 CR[5-7]。本章概述了心脏解剖和生理以及心脏疾病,并重点介绍了 CR 项目的组成、目标、实施和 CVD 康复与二级预防的益处。

心脏解剖和生理概述

心脏是一个肌性器官,由三层组成,即心外膜、心肌和心内膜。结缔组织或心包构成第四层,覆盖整个心脏和大血管的根部,起到稳定纵隔内心脏和防止心脏超负荷的作用。心外膜包含冠状血管,在内与心肌相连,在外与浆膜层相连。它主要由结缔组织组成,为心脏预防创伤或摩擦损伤提供了额外的一层保护。心肌位于心外膜和心内膜之间,主要由负责收缩和舒张的心肌细胞构成。心内膜(内层)是由单层鳞状上皮组成的内衬,与心脏静脉和动脉的内皮相连接。

心脏分为四个腔,位于上方的两个心房和位于下方的两个心室,分别由房间隔和室间隔分开。两个瓣膜由胶原纤维、弹性纤维和内皮构成,分离右心房与右心室(三尖瓣)和左心房与左心室(二尖瓣)。另外两个瓣膜,即肺动脉瓣和主动脉瓣,分别位于肺动脉和主动脉的底部。总体而言,心脏瓣膜确保血液以正确方向流经心脏,并防止血液反流(图 33-1A)。心脏骨架由结缔组织和纤维环组成,其中结缔组织形成房室隔,将心房与心室分开;纤维环作为心脏瓣膜的基底和附着点。

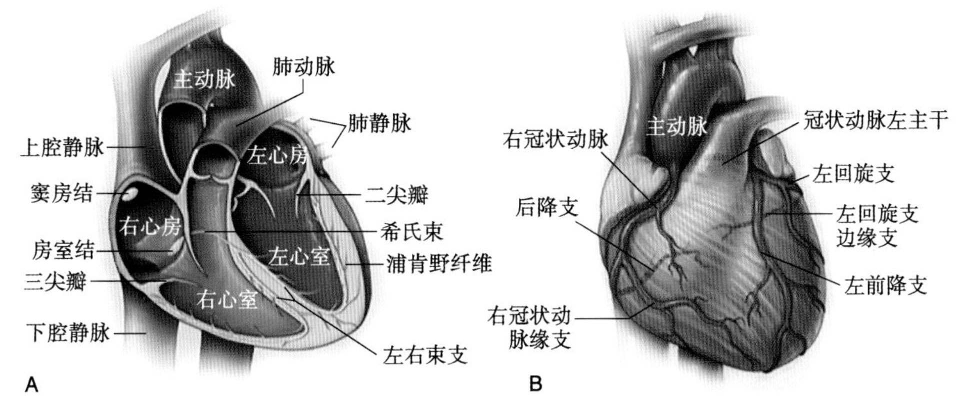

图 33-1 心脏解剖和冠状动脉循环。A:心脏四腔视图,显示心房、心室、心脏瓣膜和起搏系统。B:冠状动脉循环;整个心脏的左右主要冠状动脉及分支(Courtesy of Jose R. Medina-Inojosa and Carmen M. Terzic. Used with permission of Mayo Foundation for Medical Education and Research. All rights reserved)

心肌有两种细胞：心肌细胞和起搏细胞。心肌细胞又称收缩细胞，占心房和心室细胞总量的90%，并通过闰盘连接。这些闰盘能对动作电位作出快速反应，引起心肌细胞收缩，从而将血液从心脏泵入大动脉。

起搏细胞约占心脏细胞总数的1%。它们是位于窦房结的特殊心肌细胞，负责产生规律的自发性动作电位，最终将触发整个心脏的收缩。这种自律性受内分泌系统和神经系统的调节。起搏细胞产生的电信号通过巴赫曼束（Bachmann bundle）穿过右心房和左心房，触发心房同步收缩，随后这个电信号穿过房室结进入房室间隔，通过希氏束的左右束支进入左右心室，进一步通过心室内特殊传导组织，即浦肯野纤维，将电信号传递给心肌细胞，引起心室收缩（图 33-1A）。

心脏的收缩力和心率受自主神经系统的两个分支调控：交感神经干和副交感神经系统。交感神经干可加快心率、调节静脉容量和血管收缩。副交感神经系统主要通过迷走神经冲动减慢心率。

上腔静脉和下腔静脉为两支主要的体循环静脉，负责将体内低氧的血液回流至右心房，再从右心房到右心室；右心室收缩将低氧的血液泵入肺动脉，将其输送到每侧肺。经过肺毛细血管交换后，富氧的血液经肺静脉返回左心房，并从左心房进入左心室。然后，血液从左心室经主动脉泵入循环系统。冠状动脉从主动脉发出，分支遍及整个心室壁，形成冠状动脉循环，为心脏提供富氧血液[8]（图 33-1B）。

心血管疾病

CVD 是全球第一大致死疾病[9]。每年约有 1 750 万 CVD 患者死亡，占全球总死亡人数的 31%。加上我国人口老龄化，CVD 发病率高，造成了巨大的医疗卫生负担，总花费达约 133 亿元（19 亿美元）[10]。大多数心血管性死亡（约 740 万）是由冠状动脉疾病（coronary artery disease，CAD）导致的[10]。急性冠脉综合征是 CAD 最常见的表现形式，该综合征是由冠状动脉发生粥样硬化，致斑块形成或导致冠脉血流受阻引起的。临床表现为胸痛或心绞痛、劳累性呼吸困难，或完全无症状。除动脉粥样硬化外，冠状动脉阻塞的非常见原因还包括动脉内异常生长和局部或弥漫性炎症过程[11]。根据所累及的冠状动脉及缺血程度不同，心电图（electrocardiogram，ECG）表现不一。当斑块完全或几乎完全阻塞主要冠状动脉导致广泛性心脏损伤时，心电图（ECG）可证实存在 ST 段抬高型心肌梗死（STEMI），当阻塞发生在较小冠状动脉或较大冠状动脉部分阻塞时，ECG 表现为非 ST 段抬高型心肌梗死（NSTEMI）；见图 33-1 和表 33-1。

表 33-1 冠状动脉受损区域与心肌梗死部位关系

冠状动脉	受损区域	受影响的 ECG 导联
左前降支	前壁	V_1-V_6
左前降支远端		V_1-V_4
左回旋支	侧壁	Ⅰ，aVL，V_5，V_6
右冠状动脉	下壁和右心室	Ⅱ，Ⅲ，aVF
后降动脉	后壁	V_7，V_8，V_9（右心导联）

ECG，心电图；MI，心肌梗死。

事实上并非所有冠心病都是阻塞性的。冠状动脉可表现为对内皮介导的应激反应受损，导致冠状动脉扩张能力下降，冠状动脉微血管血流储备受损，限制血液流向心肌[12]。

第二种常见的心脏疾病是心力衰竭（heart failure，HF）[13]，其定义为心脏不能泵出足够的血液来满足身体需要的一种复杂的临床综合征[13]。HF 分为：①收缩功能障碍或②舒张功能障碍，前者表现为左心室射血分数降低，后者表现为心室充盈受损，即左心室和左心房压力升高[13]。HF 的病理生理包括心脏重塑，表现为起始心脏肥厚，随后出现扩张性的心腔扩大；肾素-血管紧张素系统激活，导致血管收缩和血容量增加；交感神经系统激活，为衰竭的心脏提供正性肌力支持。此外，HF 病理生理另一个表现为骨骼肌肌病，其机制为：肌肉血管舒张减少、线粒体代谢能力降低、有氧运动型肌纤维数量减少和无氧运动型肌纤维数量增加[13]。

HF 患者典型表现为运动能力下降、体力活动时过早疲劳和劳力性呼吸困难及水肿[13]。在全球范围内 HF 最常见的病因是缺血性心脏病、高血压病、瓣膜性心脏病、心律失常和心肌病（如查加斯病，也称美洲锥虫病）[13]。其中，心肌缺血所致的 HF 是导致患者后期发病、死亡及增加医疗花费的主要原因[10]。

心肌缺血和 HF 所致的不同程度的心肌重构，可促进心电信号不稳定的产生和维持，导致心律失常。心脏节律紊乱或心律失常是导致 CVD 患者发病和死亡重要原因[10]。室性心律失常引起的心搏骤停是工业化国家的主要死亡原因，尤其在既往有心肌梗死(myocardial infarction，MI)的患者中[14]。

目前心血管疾病的管理方式

CVD 的常见危险因素包括吸烟、超重、缺乏体力活动、高胆固醇血症、高血压和糖尿病。为了控制 CVD 危险因素和疾病进程，目前指南建议除生活方式的改变以外，药物治疗也作为进一步的干预方式[5-7]。抗高血压的初始药物治疗应包括噻嗪类利尿剂、钙通道阻滞剂以及血管紧张素转化酶抑制药(angiotensin converting enzyme inhibitor，ACEI)或血管紧张素受体阻滞剂(angiotensin receptor blockers，ARB)。一般来说，尽管 β-肾上腺素受体阻滞剂不作为治疗高血压一线治疗药物，但已有确切证据表明 β-肾上腺素受体阻滞剂能显著降低 CVD 患者的心血管事件死亡率和再发心血管事件[16]。

阿司匹林、氯吡格雷和替格瑞洛都是抗血小板聚集药物，用于预防血栓形成和术后再狭窄，特别是经皮冠脉介入术(percutaneous coronary intervention，PCI)和血管成形术术后。影响凝血的药物有华法林(维生素 K 抑制剂)、达比加群酯(凝血酶抑制剂)、利伐沙班、阿哌沙班和依度沙班(Ⅹa 因子抑制剂)，此类药物也用于低射血分数、心房颤动(AF)、心脏瓣膜疾病或人工瓣膜置换患者的血栓形成和栓塞的预防[17]。美国心脏学会(American College of Cardiology，ACC)和美国心脏学会(American Heart Association，AHA)建议大多数高危患者使用大剂量他汀类药物(HMG-CoA 还原酶抑制剂)[18]，其中辛伐他汀 20~40mg/d、普伐他汀每天 40~80mg/d、阿托伐他汀 40~80mg/d，瑞舒伐他汀 20~40mg/d[18]。肌痛和/或肌病以及肝衰竭是大剂量他汀类药物治疗的严重副作用，若有相关临床表现应检测肝功能和肌肉损伤标志物[19]。其他治疗高脂血症的药物还包括烟酸、贝特类、胆固醇吸收抑制剂、Ω-3 酸乙酯以及近来使用较多的前蛋白转化酶枯草溶菌素 Kexin9 型(PCSK9)抑制剂[20]。

ACEI、ARB、β-肾上腺素受体阻滞剂和钙通道阻滞剂也有助于控制血压并改善心脏泵血功能。此外，推荐心力衰竭患者使用正性肌力药，如多巴酚丁胺和地高辛以及新型血管紧张素受体脑啡肽酶抑制剂(angiotensin receptor blocker neprilysin inhibitors，ARNI)，以提高整体心肌收缩能力与心脏功能[15]。对于糖尿病患者，常通过口服降血糖药物和使用胰岛素控制血糖和糖化血红蛋白[15]。

介入和外科手术也是治疗 CVD 的手段之一。前者如 PCI，即在冠状动脉内置入支架，打开动脉，以增加心肌血流，可提高心肌梗死患者的早期生存率[21]。已有研究证实外科手术，如冠状动脉搭桥术(coronary artery bypass graft，CABG)，可降低 CVD 的死亡率，缓解心绞痛症状和提高生活质量[22]。

虽然对于难治性严重型 HF 患者，心脏移植是上述所有干预措施中的金标准，由于心脏供体有限，耐久性的机械辅助装置成为引人注目的选择。在这方面，新一代连续流式左心室辅助装置不仅可用于心脏移植患者的过渡性治疗，还能作为永久性替代治疗[23]。心脏再同步化治疗(CRT)对于有 HF 症状、左心室射血分数低于 35% 和 QRS 波增宽的患者有良好效果[23]。导管消融是治疗各种心律失常的有效措施。使用配有无线起搏系统的起搏器和除颤仪是控制心律失常和预防猝死的有效手段[24]。对冠状动脉事件后病变心肌或 HF 的处理，有研究表明：以干细胞为基础的治疗方法安全、可行且效果值得期待[25]。但是，在这种以生物学为基础的干预方法转化为临床服务并在临床获益之前，适当的研究以明确其作用机制和临床应用以及设置管理机制，都必须先作出规划[26]。

心脏康复项目

在过去，人们认为 CVD 患者进行运动训练是一种有风险的医疗干预，因此常规要求急性心脏事件后的患者必须卧床休息一段时间。直到 1953 年，一项关键性的研究才让人们开始认识到体力活动在降低 CAD 的风险和死亡率方面的作用。该研究表明：与工作超过 90% 时间处于坐位的司机相比，公交、有轨电车和无轨电车的售票员平均每个工作日上下 500~750 阶梯，明显降低了心血管疾病的发病率和死亡率[27]。在 1997 年第一届 CR 国际会议上，确定了 CVD 患者进行早期活动的必要性。从此，运动逐渐作为一种干预手段[28]。1993 年 WHO 强调了 CR 对 CVD 患者管理的重要性，并将 CR 定义为“对心血管疾病的潜在原因与患者身体、心理、社会状况产生积极影响的所有活动的总和，帮助患者尽可能维持或恢复他们在社会中的角色”[29]。

今天，CR 已经成为心血管事件或心脏手术后患者的“金标准治疗”[5-7]。CR 计划包含医疗监督下的危险因素综合干预，具体为：心血管疾病相关健康教育、药物治疗、运动训练、戒烟、合理营养以及并发症的控制,如糖尿病、高血压、肥胖、睡眠呼吸暂停和社会心理压力管理。CR 由多学科团队组成,其中由一名有经验的临床医师领导,团队中包括护士、运动生理学专业人员(运动治疗师)、心脏科医师、康复医师、物理治疗师、作业治疗师、营养师、心理医师、内分泌医师[5-7]。CR 最终目标是控制 CVD 危险因素,使患者身体功能恢复到最佳并回归工作。CR 评价指标在表 33-2 中列出。

表 33-2 心脏康复项目的结局

危险因素的最优化医疗管理	• 戒烟 • 血脂管理(降低 50% LDL-c 直至达 70mg/dl 以下) • 血压管理(非糖尿病<140/90mmHg,糖尿病<130/80mmHg • 血糖管理(HbA1c<7%) • 理想体重及向心性肥胖管理(BMI 18.5~25kg/m^2;腰围:男性<102cm,女性<89cm) • 饮食调整 • 睡眠呼吸暂停综合征的管理
提高生活质量	• 增加运动耐量 • 控制症状 • 心理健康/压力管理 • 回归工作

LDL-c,低密度脂蛋白胆固醇;Hb,血红蛋白;BMI,体重指数。

CR 一般分为以下各期:①住院期心脏康复(住院期,也称Ⅰ期康复);②早期门诊心脏康复:在医务人员及医学设备监护下的运动训练阶段(也称Ⅱ期康复);③后期门诊心脏康复:在医务人员监护下进行更高强度运动训练阶段(也称Ⅲ期康复);④家庭心脏康复(也称Ⅳ期康复)[5-7]。

住院期心脏康复(Ⅰ期)

住院期 CR 越来越重要,近来认为是 CR 的最重要阶段。如果患者病情稳定,入院后 24~48h 内,住院期 CR 就可以开始并直至出院。负责此期康复的团队成员有护士、物理治疗师、作业治疗师和心脏病医师。此期侧重于临床评估、健康教育、躯体功能、鼓励和指导患者活动、家庭与社会支持以及综合出院计划,包括延续性照护与门诊康复计划的选择[5-7]。

为制订个体化的治疗方案,需要对患者的临床和功能状况进行综合评估,包括心率、ECG、血压、血氧饱和度、上肢和下肢力量与活动度(range of motion,ROM)、活动能力、日常活动,还包含一些测试,如起身行走计时测试(Timed Up and Go,TUG)[30]和六分钟步行测试(6-minute walk test,6-MWT)[31]。该阶段的关键内容是健康教育,重点帮助患者了解 CVD 危险因素、药物使用与疗效、自我监测心率和/或劳累程度,以及术后伤口的常规注意事项。

住院期康复,临床团队应保证患者安全地进行床上活动和床-椅转移。随着患者在心脏康复中不断进步,可以在心率、ECG、血压和血氧饱和度监测下增加活动强度,从坐到站,再到步行(5~10min,每天进行 2~4 次)、爬楼梯和上半身的运动[32]。这个阶段的最终目的是减轻患者焦虑,增加自信与独立,减轻去适应作用,为下一步门诊 CR 做准备。最后,CR 团队为患者在院期间制订综合出院计划,包括延续性照护的选择与门诊康复的转介。

Ⅰ期 CR 运动处方建议见列表 33-3。

表 33-3 Ⅰ期心脏康复运动处方建议

强度	自觉用力程度(RPE)低于 13 分 术后患者:HR 增加不超过静息 HR 20bpm
持续时间	短时间持续 3~5min,间隔休息 1~2min,再重复
频率	每天 2~3 次
进阶	先增加运动时间,后增加运动强度。应个体化

Bmp:每分钟心率;HR:心率。

摘自:Pescatello LS, American College of Sports Medicine. *ACSM Guidelines for Exercise Testing and Prescription*. 7th ed. Philadelphia, PA: Wolters Kluwer Health/Lippincott Williams & Wilkins; 2013[77]。

门诊心脏康复(Ⅱ期、Ⅲ期、Ⅳ期)

所有因慢性稳定型心绞痛、MI、CABG、PCI、心脏移植、心脏瓣膜手术、心力衰竭以及外周动脉疾病(peripheral arterial disease,PAD)住院的患者都应转介到门诊 CR[6,33]。门诊心脏康复可分为早期(Ⅱ期)、后期(Ⅲ期)和基于家庭的门诊心脏康复(Ⅳ期)[5,6]。

如同住院期心脏康复,在实施门诊心脏康复前应对患者进行全面的临床评估。临床医师应进行详尽的体格检查,以寻找是否存在心脏事件或心脏术后并发症的体征,还应评估有无充血性心力衰竭或体液潴留表现(静息时呼吸困难、湿啰音、水肿和颈静脉扩张),对于术后患者应仔细检查伤口愈合情况。此外还应询问既往病史、家族史、社会史和用药情况。在心脏康复开始和结束时应对影响疾病进展的危险因素进行评估。为记录患者的工作能力和心肺功能，应进行心电图运动负荷试验和心肺运动负荷试验[34]。对于体弱或已有明显功能下降（不能完成运动负荷试验）的患者进行 6-MWT[6,31]。

早期的门诊康复（Ⅱ期）从心血管事件一到两周后开始。在这一阶段，所有运动训练需要 ECG 监护，以观察运动中是否有心律失常、心肌缺血相关的 ECG 改变，监测运动强度，增强患者独立活动的自信心。对于无症状、病情稳定且具有极好的运动能力的患者在后续的运动治疗（后期门诊康复或Ⅲ期）中无须心电监护。对于射血分数低、有心律失常病史、运动中血压反应异常或低水平运动时出现 ST 段压低的患者，建议在后续有氧运动中继续进行心电监护[5,6,35]。

患者完成Ⅱ期到Ⅲ期康复的 36 次训练后，准备开始家庭康复阶段（Ⅳ期）[6]。此阶段的目的是巩固前一阶段所学的内容，包括维持原有的运动方案，保持已有的行为改变及危险因素的控制。团队成员应定期回访患者的心血管症状、血压、实验室检查（血脂、血糖、肝功能检查、肌酐和电解质）、当前的运动方案、饮食计划、体重控制情况和用药情况[5-7,35]。

强化心脏康复

强化心脏康复（intensive cardiac rehabilitation，ICR）也是一项多学科医师指导下的综合康复，与传统 CR 相比，ICR 的频率更高且要求更严格。ICR 项目多达 72 次康复治疗，持续 18 周，要求最少每周一次，最多可达每天 6 次。患者必须每天参加有氧运动，尽管并不是每次治疗都有运动的内容，但要求患者每天参加不少于一次的治疗[36]。与传统的 CR 项目相似，ICR 的适应证包括慢性稳定型心绞痛、MI、CABG、PCI、心脏移植、心脏瓣膜手术、HF 和 PAD 的患者。尽管 ICR 越来越流行，至今没有科学证据表明参加 ICR 的患者的结局比传统 CR 更好。

心血管康复的益处

危险因素的控制

科学的运动对心血管危险因素、运动能力、抑郁、紧张情绪，降低心血管事件复发率和死亡率的特殊益处已经明确，并将描述如下[1,2,35,37-43]。CR 有效地管理生活方式，为所有可改变的 CVD 危险因素提供最优的干预，关于这一点已经得到认可和证实（框 33-1）[38,44-47]。

框 33-1　可控的心血管危险因素

- 吸烟
- 糖尿病
- 血脂异常
- 高血压
- 超重/腹型肥胖
- 久坐不动的生活方式

烟草

吸烟与死亡率直接相关，是美国可预防疾病和死亡的主要原因。根据 2014 年《美国联邦卫生总署报告》[48,49]，吸烟导致了 1/3 的心血管死亡事件。戒烟是所有 CR 程序的一个重要结局指标，因此，对尼古丁使用的咨询和药物治疗是必不可少的。研究证据明确显示：急性心血管事件后 6 个月时戒烟的最强预测因子是参与心脏康复项目[50]。

血脂异常

强有力的证据支持对 CVD 患者进行血脂管理的益处[18]。有效地降低低密度脂蛋白（LDL）可降低 CVD 死亡率、住院率并减缓动脉粥样硬化性疾病的进展[46]。参与 CR 项目可以改善血脂状况、降低 LDL（-11mg/dl）和甘油三酯（-5%）并增加低高密度脂蛋白（HDL）水平患者的 HDL（13%~16%）[38]。

在入院时和/或心脏事件或外科手术后 4~6 周应复查胆固醇水平[6]。参与心脏康复患者血脂控制的整体目标是低密度脂蛋白降低 50%，直至低密度脂蛋白低于 70mg/dl，且非高密度脂蛋白低于 100mg/dl[18]。

高血糖和糖尿病

有证据表明，高血糖不仅是糖尿病的关键危险因素，而且也是 CVD 的重要危险因素[51,52]。此外，目前认为糖尿病是 CVD 的等危征，糖尿病患者发生心血管疾病的时间更早，且与之相关的过早死亡率更高[51]。研究表明，糖化血红蛋白增加 1 个单位（%），心血管死亡率约增加 18%[52]。

参与 CR 可显著降低糖化血红蛋白，减少心脏和糖尿病相关的并发症[51,52]。CR 方案可提高患者对于药物使用、健康饮食和运动的依从性，是控制高血糖和糖尿病的重要干预措施。

患者参与 CR 项目血糖控制的目标是:非糖尿病患者的血糖水平低于 100mg/dl,糖尿病患者的糖化血红蛋白小于 7.0%。CR 团队必须与基层医疗机构密切合作,优化糖尿病管理,达到预期目标。

高血压

高血压是卒中的独立危险因素,也是 MI 和 HF 的最常见危险因素[53,54]。参加 CR 的患者中高血压非常普遍[54,55]。已有研究证明参加 CR 项目的患者可明显降低收缩压和舒张压[55]。因此,CR 团队的一项重要任务是管理血压并根据需要调整药物已达到血压目标值,即非糖尿病患者的血压值小于 140/90mmHg,糖尿病患者小于 130/80mmHg[6,54]。

超重和肥胖

根据《美国健康及营养检测调查》(National Health and Nutrition Examination Survey,NHANES),在过去的四十年中,美国的肥胖患病率显著上升,从 20 世纪 60 年代的 13% 上升到 2014 年的 37.7%[10]。肥胖是 CVD 的独立危险因素,过度肥胖让个体更容易出现诸如高血压、糖尿病、高脂血症这些危险因素[10]。约 80% 参加 CR 的患者超重[56]。

所有进入 CR 项目的患者都应记录体重、体重指数[BMI,计数公式为:体重(千克)除以身高(米)的平方(kg/m^2)]、腰围。BMI 超重标准为 25~29.0kg/m^2,大于 30kg/m^2 为肥胖[56,57]。近来双能 X 线骨密度仪(dual-energy x-ray absorptiometry,DEXA)扫描用于评估患者体成分,可以更准确地诊断肥胖[58]。肥胖的定义为男性总体脂百分比超过 25%,女性总体脂百分比超过 35%[57]。体重正常但体内脂肪含量增高(定义为体重正常型肥胖)的患者,其心血管死亡的风险增加,尤其女性[59]。因此,肥胖的诊断对健康有重大意义。

改变饮食结构以及增加运动和身体活动是减重措施的主要组成部分。营养咨询和营养师评估对于协助体重管理是必不可少的。强烈建议患者使用地中海式饮食,因为它富含鱼类、复合碳水化合物、蔬菜、水果、橄榄油和坚果,且盐和饱和脂肪含量低[6]。

前瞻性研究表明,多学科生活方式干预,如 CR,可降低体重和减小腰围[2]。理想的干预目标为:BMI 在 18.5~24.9kg/m^2 之间、男性腰围小于 102cm、女性腰围小于 89cm,并将总体脂百分比降至达标。

阻塞性睡眠呼吸暂停

阻塞性睡眠呼吸暂停(obstructive sleep apnea,OSA)是缺血性心脏病和全因死亡的独立危险因素[60],因此 OSA 的筛查是 CR 项目中的另一项重要评估。筛查时可使用探索性评估工具以识别 OSA 患者,如柏林调查表,或通过夜间血氧饱和度测定仪测量 O_2 饱和度[61,62]。如果 OSA 筛查测试异常,进行进一步睡眠分析,如多导睡眠监测。

心理健康

抑郁与 HF、CAD 和卒中患者的死亡或再次住院的风险增加相关[63-66]。最近,AHA 建议将抑郁症上升为急性冠脉综合征患者不良医疗结局的危险因素[67]。在 CR 程序中评估抑郁和焦虑的量表有 PHQ-9[68] 和特质焦虑量表(State-Trait Anxiety Inventory)[69],两者均提供了指导干预的有用信息。研究报道,CR 可改善任一年龄阶段参与者的压力、焦虑、抑郁和生活质量[39,41]。

心血管效益

文献中的大量数据显示 CR 可降低参与者死亡率、再入院率和延缓 CVD 进程。多种原因可以解释这种显著的效果。众所周知,CR 有利于改善 CVD 危险因素并且提高功能水平,见本章前一节[43]。此外,CR 的本质是为急性 CVD 事件后患者提供持续评估、沟通、教育和咨询的特别机会;而且 CR 有助于提高患者对于指南推荐药物的依从性,最好连续使用 3 年的他汀类药物、β-肾上腺素受体阻滞剂和 ACEI[45]。

再住院率

研究表明参加 CR 项目可以减少患者的住院次数和医疗资源的使用,且与患者发生主要不良心血管事件的种类无关[70]。在以诊断明确 MI 患者为研究对象的特定社区队列研究中,参与 CR 可使长期心血管和非心血管再入院率降低 25%[43]。其他研究显示了患者入院风险降低更显著,降低幅度约为 30.7%~26.1%,预防 1 例再入院病例的发生需要治疗的人数(number needed to treat,NNT)为 22[71]。对于心力衰竭患者,基于运动的 CR 降低了全因住院的风险[相对危险度 0.75(0.62~0.92),绝对危险度降低 7.1%,NNT 15]和 HF 住院的风险[相对风险 0.61(0.46~0.80),绝对危险度降低 5.8%,NNT 18][72]。对于心脏移植患者,参加 CR 可使 1 年再入院风险降低 29%（95% *CI*：13%～42%）[73]。

死亡率

已有研究明确地表明参与 CR 可降低患者全因死亡率和心血管病死亡率[3,40,42-44,47,74]，无论性别、年龄、是否接受过择期或不择期心脏干预。随机对照试验和观察性研究的荟萃分析显示 CR 可使心肌梗死后死亡率降低高达 42%，这一效果在参加 CR 结束后可维持平均 7.6 年以上[74]。此外，CR 显著降低了 CABG 患者 10 年内的全因死亡率达 40%[40,42,47]；在其他 PCI、CABG 和瓣膜手术后患者的研究中也观察到类似的对死亡率的影响[39,44]。10 794 例稳定型 CAD 患者的荟萃分析也显示总死亡率和 CVD 死亡率降低[74]。

参与 CR 项目的所有益处概要见表 33-4。

表 33-4 心脏康复项目的益处

改善症状	• 呼吸困难 • 疲劳 • 间歇性跛行 • 压力 • 抑郁
自主神经功能	• 增加迷走神经活动 • 降低交感神经活性 • 增加心率变异性 • 降低静息脉搏 • 促进心率恢复 • 降低血压
循环系统功能	• 抗血栓作用 • 骨骼肌的外周适应 • 降低动脉僵硬度 • 增强内皮介导性血管舒张
心肺功能	• 改善有氧能力 • 增加代谢当量
代谢成分	• 降低总胆固醇和低密度脂蛋白（LDL）胆固醇和甘油三酯 • 增加高密度脂蛋白（HDL）胆固醇 • 提高胰岛素敏感性 • 改善代谢综合征 • 减少全身脂肪 • 降低炎症指标
心血管效果	• 减少全因再入院率 • 降低全因死亡率 • 降低心血管死亡率 • 提高预防用药的依从性

PCI，经皮冠状动脉介入治疗；MI，心肌梗死；CABG，冠状动脉搭桥术；HF，心力衰竭。

心脏康复中的运动试验

运动试验是一种客观的评估工具。以评估心肺功能、运动时的血流动力学反应以及与运动相关的体征和症状。它不仅可观察患者参与 CR 期间的临床情况和功能改善，还可制订后续的干预措施。运动测试过程中的安全性和低不良事件发生率已得到证实，每 100 000 次测试的不良事件发生次数为 1～5 次，每 100 000 次测试的死亡率小于 0.5 次[75,76]。但是，在任何运动测试开始之前，必须进行适当的危险分层，并制订可行的应急方案和准备好相关的设备以供运动测试中心的人员随时使用[77]。有关运动测试的绝对禁忌证和相对禁忌证见表 33-5。

表 33-5 运动试验的绝对禁忌证和相对禁忌证

绝对禁忌证	• 急性心肌梗死（2 天内） • 高危不稳定型心绞痛 • 伴有症状或血流动力学障碍的未控制心律失常 • 活动性心内膜炎 • 重度主动脉狭窄 • 失代偿性心力衰竭 • 急性肺栓塞或肺梗死 • 影响运动或运动诱发加重的急性非心源性疾病（如感染，肾衰竭，甲状腺功能亢进） • 急性心肌炎或心包炎 • 躯体残疾将影响测试安全性和适宜性 • 无法获得知情同意
相对禁忌证[a]	• 左冠状动脉主干狭窄或同等程度的病变 • 中度狭窄性瓣膜心脏病 • 电解质异常 • 快速型或缓慢型心律失常 • 快速型心房颤动（>150bpm） • 肥厚型心肌病 • 精神障碍致无法配合测试 • 高度房室传导阻滞 • 严重静息高血压（SBP>200mmHg，DBP>110mmHg）

[a] 如果运动的益处大于风险，则可酌情弱化禁忌证。

Bpm，每分钟心率；SBP，收缩压；DBP，舒张压。

摘自：Gibbons RJ, Balady GJ, Bricker JT, et al. ACC/AHA 2002guideline update for exercise testing: summary article. A report of the American College of Cardiology/American Heart Association Task Force on Practice Guidelines (Committee to Update the 1997 Exercise Testing Guidelines). *J Am Coll Cardiol*. 2002;40[8]:1531-1540。

运动测试可以设置亚极量运动或症状受限为终点。亚极量运动试验有一个预先设置的终点{70%的预计心率,自主预先设定的代谢当量(MET)[1MET=3.5ml/(kg·min)]}或根据视觉模拟Borg评分中的自我感觉劳累程度(rating of perceived exertion,RPE)评分(表33-6)[78]。亚极量运动试验适用于较高风险的患者,为评估患者的日常活动能力提供有用的数据,并可作为运动处方的指导依据。

表 33-6 Borg 量表

15-等级	感觉用力程度
6	毫不费力
7	非常非常轻
8	
9	很轻
10	
11	轻
12	
13	有点用力
14	
15	用力
16	
17	很用力
18	
19	非常用力
20	最大用力

摘自 Borg GA, Noble BJ. Perceived exertion. *Exerc Sport Sci Rev.* 1974;2[1]:131-153[78]。

症状限制性试验方案适用于低风险患者,其设计的终点为完成试验方案或患者试验中出现表33-7中列出的症状时。

运动平板和功率踏车均可用于进行运动测试。运动平板能提供更接近人体生理条件的测试环境(与步行类似),而功率踏车更受运动中行走能力受限或体重负荷大的患者偏爱。

运动方案也可以是斜坡式方案或阶梯方案。斜坡式方案是高风险患者的理想选择,因为此方案能在小于1min的时间段增加较小的强度,目的是使患者在8~12min内达到最大努力程度。在阶梯方案中强度增量可以在1~2.5MET之间变化。最常使用的阶梯递增方案是Bruce法、改良Bruce法、Naughton法和改良Naughton法。

表 33-7 运动试验的终止指征

绝对终止指征	• ECG无Q波导联(除外 V_1 或 V_8)ST段抬高(>1.0mm) • 当运动强度增加,SBP下降>10mmHg(或持续低于基线),并伴随其他缺血的证据 • 中到重度心绞痛 • 中枢神经系统症状(如共济失调,头晕或接近晕厥) • 灌注不足症状(发绀或面色苍白) • 持续性室性心动过速 • ECG或SBP监测有技术困难 • 患者要求停止测试 • 出现束支传导阻滞且无法与室性心动过速鉴别
相对终止指征	• ECG ST段或QRS波改变,如明显ST段位移(水平型或下斜型>2mm)或显著的电轴偏移 • 当运动强度增加,SBP下降>10mmHg(或持续低于基线),并无伴随其他缺血的证据 • 胸痛加剧 • 疲劳、气短、气喘、腿抽筋或严重跛行 • 心律失常(除外持续性室性心动过速),包括频发多源性期前收缩,成对室早,室上性心动过速,传导阻滞或心动过缓

ECG,心电图;SBP,收缩压。

摘自:Gibbons RJ, Balady GJ, Bricker JT, et al. ACC/AHA 2002guideline update for exercise testing: summary article. A report of the American College of Cardiology/American Heart Association Task Force on Practice Guidelines (Committee to Update the 1997 Exercise Testing Guidelines). *J Am Coll Cardiol.* 2002;40[8]:1531-1540。

表33-8列出了最常用的方法和每种方法的代谢当量估算[79]。

运动试验的方式

不同的运动试验具有不同的诊断、预后和治疗应用价值,运动试验的选择应个体化,其测试结果的解读应结合患者的临床表现和CVD病史来分析。以下部分将列出现有的运动试验方式及其适应证。

心电图运动负荷试验

ECG运动负荷试验适用于能进行运动的患者,它能提供有关运动能力、运动血压反应、心率恢复(正常为运动后第一分钟心率下降>13bpm)、最大预计心率、运动后第一分钟出现的心室异位节律的有用信息,包括致命MI在内的未来心血管事件的所有

表 33-8 常见运动试验方案汇总

	踏车试验	平板试验									
	按体重70kg 计/W	Ramp 每 30s 变化		改良 Bruce 3min/阶		Bruce 3min/阶		Naughton 2min/阶		改良 Naughton 2min/阶	
MET		MPH	%GR	MPH	%GR	MPH	%GR	MPH	%GR	MPH	%GR
21											
20				6.0	22	6.0	22				
19											
18				5.0	20	5.5	20				
17											
16				5.0	18	5.0	18				
15										3.0	25
14	1 500										
13										3.0	22.5
	1 350										
		3.0	25.0	4.2	16	4.2	16			3.0	20
		3.0	24.0								
12		3.0	23.0								
		3.0	22.0							3.0	17.5
11	1 200	3.0	21.0								
		3.0	20.0								
		3.0	19.0	3.4	14	3.4	14			3.0	15
10	1 050	3.0	18.0								
9		3.0	17.0					2	17.5		
		3.0	16.0							3.0	12.5
	900	3.0	15.0					2	14.0		
8		3.0	14.0								
		3.0	13.0							3.0	10
	750	3.0	12.0	2.5	12	2.5	12				
7		3.0	11.0								
		3.0	10.0							3.0	7.5
	600	3.0	9.0								
6		3.0	8.0								
		3.0	7.0	1.7	10	1.7	10			2.0	10.5
5	450	3.0	6.0					2	10.5		
4	300	3.0	5.0					2	7.3		
		3.0	4.0							2.0	7.0
3		3.0	3.0	1.7	5			2	3.5		
	150	3.0	2.0	1.7	0			2	0		
		3.0	1.0							2.0	3.5

续表

	踏车试验	平板试验									
	按体重70kg计/W	Ramp 每30s变化		改良 Bruce 3min/阶		Bruce 3min/阶		Naughton 2min/阶		改良 Naughton 2min/阶	
MET		MPH	%GR	MPH	%GR	MPH	%GR	MPH	%GR	MPH	%GR
2		3.0	0					1	0		
		2.5	0								
		2.0	0							1.5	0
		1.5	0							1.0	0
		0.5	0								
1											

普通运动平板和固定式踏车可用于需要记录运动负荷和代谢当量的症状限制性运动试验方案。

MET，代谢当量；MPH，英里/小时（≈1.609kg/h）；%GR，级别百分率；kg，千克。

摘自 Fletcher GF，Ades PA，Kligfield P，et al. Exercise standards for testing and training：a scientific statement from the American Heart Association. Circulation. 2013；128[8]：873-934。

预测因子[34,80]。ECG 运动负荷试验不能单独作为诊断工具，因为它不能识别心肌缺血的分布与程度，这将严重影响患者的治疗决策。此外，在静息心电图异常［ST 段压低、左心室肥大、左束支传导阻滞（LBBB）、室性节律］、使用地高辛的瓣膜性心脏病或既往血运重建患者中，运动试验心电图的应用受限。

心肺运动试验

心肺运动试验（CPX）观察在亚极量与峰值运动下肺、心血管、神经心理、造血和骨骼肌系统[6,34,77]的总体动态变化。CPX 越来越多地用于临床，尤其适用于由于心电图异常限制了运动中心率反应的评估和运动不耐受的患者评估。在 CR 中，CPX 是公认的判定体能和运动受限的标准[81]。

除了监测心电图和指脉氧饱和度（用来确定动脉血氧饱和度）以外，还通过在 CPX 中获得的呼吸和通气指标评估总体心肺功能，包括：

1. 摄氧量（oxygen uptake，VO_2）：代表运动时消耗的氧气（O_2）量，可以无创方式推算心排出量（CO）。VO_2 等于 CO（每搏输出量×心率）乘以动脉血氧含量减去混合静脉血氧含量：

$$VO_2 = CO \times (CaO_2 - CvO_2)$$

2. 最大摄氧量（VO_{2max}）：指最大量运动时身体所能利用的最大氧气量，单位为每分钟每公斤体重消耗的氧气毫升数［ml/（kg·min）］[81]。VO_{2max} 是反应心脏功能的指标，对于在运动测试中达到最大努力程度的患者，VO_{2max} 也是客观可靠的功能性有氧能力的测量指标。摄氧量与运动强度呈线性关系，直至达到最大摄氧量。接近最大运动量时出现 VO_2 平台，通常认为这是 VO_{2max} 的最佳判断依据。但是在临床测试中，受试者受症状限制的影响可能达不到明显的平台期，因此通常用峰值摄氧量（PVO_2）来估算 VO_{2max}[81]。

3. 二氧化碳输出量（carbon dioxide output，VCO_2）：代表呼吸代谢过程中产生的二氧化碳（CO_2）的量。VCO_2 可用于计算以下指标：

a. 呼吸交换率（respiratory exchange ratio，RER）：是二氧化碳产生量与氧气消耗量（VCO_2/VO_2）的比值，表明细胞产生 ATP 的底物来源。静息和低强度运动时 RER 的正常范围是 0.7~1.0[82]。根据经验来说，CPX 测试中 RER 达到 1.15 以上，才能得到可靠的 VO_{2max}[82]。

b. 通气效率与 VCO_2 的比值（VE/VCO_2）：是指分钟通气量与 CO_2 产生量之间的关系。当受试者在 CPX 中达不到最大努力程度时，它对诊断和预后的评估价值比 VO_{2max} 更具优势[83]。对于没有心脏或肺部疾病的成年人，正常值小于 35。但是限制性肺病患者的 VE/VCO_2 升高。

对 CPX 的结果解释可能很复杂，但是通过对 CPX 数据进行分析并结合患者的临床表现，可以评估和鉴别运动能力下降的原因（如肺部疾病、努力程度不足、体能差或心功能差）[77,81]。表 33-9 是解读 CPX 中获得的运动参数的指南。

运动负荷超声心动图

运动负荷超声心动图可作为在进行基线水平测

表 33-9 依据选定的运动参数解读心肺运动试验结果

	正常	心功能受限	肺功能受限	体能差	努力不足
O_2 饱和度	>90%	正常或降低	<90%	>90%	>90%
RER	>1.15	>1.15	<1.15	>1.15	<1.15
VO_{2max}	正常 升高	降低 平台	降低 升高	降低 升高	降低 升高
VE/VCO_2	<35	正常或高	高	正常	正常

O_2,氧气;RER,呼吸交换率;VO_{2max},最大摄氧量;VE/VCO_2,通气效率与二氧化碳产出量的比值。

试时,传统运动试验中出现 ECG 异常受试者的增强性或补充性测试。对于该测试,患者完成运动平板或功率车上的运动后,采用左侧卧位下进行超声心动图检查,获得心肌缺血可能的分布及程度、心腔大小、整体和局部功能、瓣膜完整性和射血分数的相关信息。在静息状态下存在局部心室壁运动异常时,测试结果的解读将受到限制。体型和肺部疾病也将影响图形的质量。

运动负荷心肌灌注显像

运动负荷心肌灌注显像试验是利用同位素,如锝-99m(^{99m}Tc)或铊-20(^{20}Tl)氯化铊-20 等,根据冠脉血流量成比例地转运到心肌,并显影成像的一种检查方法[84]。它可用来评估心肌缺血的严重程度、心室大小、功能和局部心室壁运动异常。运动心肌灌注显像适用于基线水平测试时已有 ECG 异常及静息状态下室壁运动异常的患者。该检查用于 CAD 预后的检查和评估价值已得到验证,其结果具有良好的可重复性[84]。

药物负荷试验

血管扩张剂腺苷、双嘧达莫、瑞加德松和多巴酚丁胺通过增加冠状动脉血管扩张产生药物负荷效应,导致正常血管流量增加,而狭窄动脉的反应受限,从而在核素扫描中显示灌注缺失。药物负荷试验可用于评估不能运动的 CAD 患者和/或有 LBBB 或室性心律失常的患者[84]。

体能状况评估的替代方法

6-MWT 是一种简单、有效、可靠的亚极量运动测试,适用于体能差或者已知功能性运动能力减退,在负荷试验中不能达到最大努力程度(如 HF 患者)的受试者,量化其运动耐量和功能性运动能力。此外,临床调查问卷(即杜克活动状态指数)[85]可用来根据 MET 活动表[86]来粗略估计运动耐力。

体力活动与运动处方(参见第 49 章)

在所有已知的危险因素中,有氧运动能力低下可能是死亡的最强预测因子[87]。目前累积的证据明确表明 CVD 与体力活动水平呈负相关,并呈现层级关系。更重要的是运动能力低下是可改变的危险因素[87,88]。研究表明,有氧运动能力每增加 1MET,心血管事件的发生风险就减少高达 20%~25%[87]。因此,增加体力活动、加强运动训练和提高整体心肺健康水平对冠心病的一级和二级预防具有积极的作用[88]。

运动前评估有助于制订个体化的运动处方、筛查运动训练的禁忌证或潜在的限制。国际体力活动问卷(International Physical Activity Questionnaire, IPAQ)是标准化体力活动评估的适宜工具[89]。该工具量化了活动的持续时间、频率以及强度,并提供了总静坐时间的信息[89]。

对于参与早期/晚期门诊 CR 的患者,在运动过程中应密切监护(心率、血压和 ECG),并根据个体有氧能力和并发症情况制订运动方式、强度和持续时间。

一个完整的运动计划包括有氧训练、增强肌肉健康和耐力的运动、柔韧性运动和平衡训练。

心肺耐力运动训练

心肺耐力训练(即有氧训练)是 CVD 患者所有常规运动的基础。有氧运动处方的要素包括运动方式、强度、频率和持续时间。初始运动的选择应该基于个人的体能水平、个人目标和偏好(必须是有趣的!)及已有的疾病,如肌肉骨骼疾病等[90]。对于体能水平高的患者来说,慢跑或跑步在提高体能水平和降低总体心血管风险方面非常有效。另一方面,步行是一种中等强度的运动,更适合体能水平较低的老年人和既往缺乏运动者。其他常见的有氧训练方式包括骑自行车、游泳、划船、爬梯、椭圆机运动和平板运动。

强度。有几项研究表明,在预防 CVD 及死亡方面，运动强度比运动持续时间更重要[91]。设定有氧运动强度有多种方法，但精确的方法是使用从心肺运动负荷测试中获得的参数。

心率储备（heart rate reserve，HRR）是运用静息心率和心肺运动测试中获得的峰值心率来确定有氧训练的强度（靶心率）。在这种方法中，HHR 为负荷试验期间获得的最大心率减去静息心率；计算出 HRR 的百分比（在 45%~80%之间），并将其与静息心率相加，最后得出目标心率。

举例：

1. 如果峰值心率为 150 次/min，静息心率为 70 次/min：

   HRR=150-70=80 次/min

2. 设定 60% HHR 的目标：

   80×0.6=48 次/min

3. 加上静息心率可得到目标心率：

   48+70=118 次/min

   目标心率=118 次/min

上述计算可用 Karvonen 公式总结[92]：

（HRR×设定目标%）+静息心率=目标心率

如果无负荷试验测试结果，视觉模拟 Borg 评分法是另一种被广泛使用的制订运动强度的方法，因它与心率和摄氧量呈现出一种线性关系[78]。Borg 量表显示了自我评估的劳累水平，并考虑了劳累、身体负荷和疲劳的所有感觉（表 33-7）[78]。建议将水平设为 12~14 分（有点费力）[5,6]。对于服用 β-肾上腺素受体阻滞剂的患者，运动时的心率反应是钝化的，此时采用 Borg 量表评分是监测心率的一种好的方法[78]。

频率和持续时间。在起始康复时，通常建议每次 CR 持续运动时间为 20~30min。不管有氧运动的总持续时间是多少，每次训练都应包括 5min 的低强度热身训练，以减少肌肉骨骼或心血管并发症的风险，随后进行目标强度水平的训练，最后以大约 5min 的放松运动结束，使心率和血压恢复至接近运动前水平及热量消散，并加速乳酸的清除。根据个体有氧运动能力和并发症情况，运动的持续时间可有所不同。对于无法耐受 20~30min 持续运动的体弱者，可行持续时间短至 10min 的多次累积运动，可获得相似的收益[5,6]。

中等强度持续训练（moderate-intensity continuous training，MCT）已经成为 CVD 患者进行 CR 的最常用的训练方式。近来流行的高强度间歇训练（high-intensity interval training，HIIT）是一种更有效的运动训练方式，成为 MCT 的替代方案[93]。HIIT 是指交替进行短时间的高强度有氧运动（接近最大能力，如，>85%的 VO_{2max}）和随之的低强度运动（或休息期）。不同的 HIIT 方案（强度、高强度期/间隙期持续时长、恢复期的特征、重复次数）已有研究并应用于 CAD 患者。当患者可以在目标强度下进行至少 20min 的持续运动时，可考虑在 CR 中加入 HIIT。目前 CR 程序中通常有三种 HIIT 方案包括①短间歇：持续 10s 至 1min 的 100%~120% VO_{2max}；②中等间歇：持续 1~3min 的 95%~100% VO_{2max}；③长间歇：持续 3~15min85%~90% VO_{2max}[94]。一般情况下，建议患者的起始方案为：RPE 15~17 分持续 30~60s，2~3 个循环，中间穿插 1~5min 中等强度运动（RPE 11~12 分），随后递增至持续 1~2min 的 5 个循环（PRE 15~17 分），训练总时间 30~45min。HIIT 可以通过不同的锻炼方式进行，例如踏车、跑步、坡道步行、划船、游泳或其他运动方式[94]，但仅限于有监护的情况下[94]。与单纯的中等强度运动相比，HIIT 带来更大的训练刺激并产生更强的训练效果[93,94]。

心肺耐力运动处方的组成推荐要点见表 33-10。

表 33-10 心肺耐力运动处方的组成

内容	推荐
强度	• 若可获取极量运动试验数据，40%~80% HRR 或 VO_{2max} • RPE 11~16 分作为客观心率监测的补充 • 在出现下述任意情况下的心率水平上，降低 10bpm 　◦ 心绞痛发作或其他心血管功能不全的症状 　◦ SBP 平台或下降；SBP>240mmHg；DBP>110mmHg 　◦ ST 段水平或下斜型下移>2mm 　◦ 动态核素扫描示可逆性心肌缺血的证据或负荷超声心动图示中至重度室壁运动异常 　◦ 室性心律失常频率↑ 　◦ 其他明显的 ECG 异常（如二度或三度 AVB、心房颤动、SVT、复杂室性异位节律） 　◦ 运动不耐受的其他体征或症状
持续时间	• 每次 20~60min • 建议每天多次累加运动时间，以增加总能量消耗，减轻体重
频率	• 理想情况下，一周多天（4~7 天/周）
方式	• 节律性的、大肌群活动，如步行、骑自行车、爬楼梯、椭圆机，以及其他可控的和恒定强度的上肢或下肢功率计

HRR，心率储备；VO_{2max}，最大摄氧量；RPE，感觉用力评分；SBP，收缩压；DBP，舒张压；ECG，心电图；AVB，房室传导阻滞；SVT，室上性心动过速。

摘自 Pescatello LS，American College of Sports Medicine. *ACSM Guidelines for Exercise Testing and Prescription*. 9th ed. Philadelphia，PA：Wolters Kluwer Health/Lippincott Williams & Wilkins；2013。

抗阻/力量训练

通过运动筛查的适宜患者，应将抗阻训练纳入运动计划。观察表明，患者进行抗阻训练时心内膜下灌注增加、缺血反应减弱以及心肌需氧量降低[95]。其他已证实的益处包括保持骨骼肌质量及肌力和肌耐力；提高骨密度；增加瘦体重和基础代谢率；改善葡萄糖耐量和胰岛素抵抗以及血脂状况；减少衰老过程中骨骼肌总量（大小/数量）的丢失（肌少症）；减少失眠和抑郁；提高平衡能力、协调性和敏捷性；减少老年患者跌倒的风险以及延长自主生活的能力[95]。

抗阻训练的强度参照一次重复最大重量（1RM）来制订。初始训练强度为30%～60% 1RM[94]，必须注意避免因使用瓦式动作导致血压不可控地升高。有运动习惯的患者可以从50% 1RM开始。如果没有测试1RM，可用Borg量表法，评分以11～13分为宜[78]。低体能或老年患者起始强度应低于30% 1RM[95,96]。如果没有测试1RM，应该从轻重量开始并逐渐增加负荷。一般建议每次训练1～3组，每组缓慢重复8～15次，自觉上肢和下肢主要肌群有疲劳感。练习的频率为每周2～3次，每次之间至少有48h的休息时间，以便肌肉恢复[96]。注意事项包括高血压患者避免等长运动，外科术后患者避免涉及胸壁肌肉的上肢运动。心力衰竭Ⅰ～Ⅱ级的患者可以在严密的监护下进行抗阻运动。抗阻训练的绝对禁忌证包括马方综合征（Marfan syndrome）和严重的主动脉狭窄[95,96]。

力量训练处方的组成总结见表33-11。

表33-11 肌力和肌耐力运动处方的组成

内容	推荐
强度	• 可重复大约10～15次的阻力 • REP评分11～13分（Borg 6～20） • 尽可能以全关节活动范围动作完成运动，避免屏气和Valsalva的动作，用力阶段呼气，放松阶段吸气 • 保持安全，不过紧地握住负重器械手柄或杆，以防血压反应过高 • RPP不超过CRE运动测试的阈值
量	• 每次训练最少一组 • 可以增加到2或3组，1组作为热身方案，如果需要更大的获益，大约需进行8～10种不同的训练动作，锻炼涉及上半身和下半身的所有主要肌群，包括胸部推举，肩部推举，三头肌伸展，二头肌卷曲，下拉，下背部伸展，腹部紧缩或卷曲，股四头肌伸展，屈膝训练（腘绳肌），小腿提踵
频率	• 2～3次/周，不连日训练
方式	• 种类：自由重训器械，肌力训练器械，阻力带，滑轮负重，哑铃，轻的手腕或踝部负重物 • 选择安全、有效和易获得的设备
调整	• 当患者可轻松地完成设定的重复训练范围上限时，训练负荷可增加约5%

RPE，自觉劳力分级；BP，血压；RPP，心率收缩压乘积；CRE，心肺耐力。

摘自 Pescatello LS, American College of Sports Medicine. *ACSM Guidelines for Exercise Testing and Prescription*. 9th ed. Philadelphia, PA: Wolters Kluwer Health/Lippincott Williams & Wilkins; 2013, Ref.[77]。

柔韧性/伸展训练

理想的肌肉骨骼功能需要保持患者所有关节的适度的活动度。因此，预防和康复锻炼计划应包括促进和维持柔韧性的训练。牵伸运动有助于改善血液循环和放松，缓解压力，改善姿势和协调性，降低肌肉骨骼受伤的风险[97]。柔韧性/牵伸运动可以在每天热身或放松期间进行。牵伸应在无痛的情况下保持至少30s至1min。建议每个肌群至少重复三次。如同耐力和抗阻训练一样，柔韧性训练应根据患者的需要和目标，制订个体化的处方。

柔韧性运动处方的组成总结见表33-12。

表33-12 柔韧性运动处方的组成

组成	推荐
强度	• 有牵拉感（无疼痛） • 练习应以缓慢、可控的方式进行，逐渐加大活动范围
持续时间	• 逐渐增加到30s，若可耐受逐渐延长至90s，保持正常呼吸 • 每次动作重复3～5次
频率	• 2～3次/周，不连日训练
方式	• 静态拉伸，重点训练下背和大腿区域

摘自：Pescatello LS, American College of Sports Medicine. *ACSM Guidelines for Exercise Testing and Prescription*. 9th ed. Philadelphia, PA: Wolters Kluwer Health/Lippincott Williams & Wilkins; 2013, Ref[77]。

平衡训练

平衡依赖于感觉输入（足底的触觉和压觉、关节位置觉、视力、视野范围和前庭输入）、中枢处理（大脑、小脑）、运动控制和肌肉力量，这些因素都受老龄的影响[97]。衰弱是一种老年综合征，包括认知、营养、活动能力、运动过程、力量、耐力、体力活动和平衡等多方面的异常，是 CVD 致病因素和影响预后因素[96,98]。衰弱患者的平衡能力下降与跌倒的风险增加有关[98]，这可能导致身体受伤、丧失自理能力、发生慢性疾病和过早死亡[99]。

研究报道运动干预可显著改善平衡功能[99]。所有 CVD 患者都可以从平衡训练中获益，常见的平衡训练包括单腿站立（硬表面、枕头、泡沫、摇动板或将重心移至单脚）、走一字步、用脚趾头和脚后跟行走、退步、横向行走、绕 8 字行走[99]。

太极拳是一个有效提高平衡功能的训练方法，已经证明太极拳对所有年龄和健康状况的人都是安全的，更重要的是，它对许多心血管危险因素都有积极的作用，包括心理压力、血压、焦虑和抑郁[100]。太极拳可提高肌肉力量、平衡性、柔韧性、协调性、能量、耐力和敏捷性；减少跌倒风险；改善身体功能、自我感觉和生活质量[99,100]。

一旦确定了初始运动处方，应依据患者 CVD 风险状况、训练目标和并发症情况，逐步达到预定的目标。通常，有规划的训练为每周三至四次。因此，患者也需做规划外的锻炼，以达到理想/期望的活动水平。运动总体目标是进行 150min/周以上的中等强度训练或 75min/周以上的高强度训练。

图 33-2 提供了一份综合运动处方的示例。

有氧运动的类型：
- 室内步行
- 室外步行
- 平板运动
- 水中运动：游泳、有氧操、行走
- 卧式踏车

强度：
- 主观劳累程度范围：12~16

间歇性训练：
- 1~2min的高强度训练(RPE 15~17)后接1~5min低强度(RPE < 14)训练
- 每次训练3~5个循环的高强度间歇
- 每周包含2~3次高强度间歇训练

持续时间：
- 5min慢节奏的热身运动
- 目标训练时长：30~45min
- 5min慢节奏的放松运动

频率：
- 每周3~5次

柔韧性：
- 每天牵伸身体的主要肌群(参照运动指南手册)

平衡：
- 每周进行3~5次平衡训练(参照运动指南手册)

力量训练：
- 负重物
- 弹力带
- 每周2~3次
- 负重物：重复8~15次
- 身体主要肌群

一般体力活动：
- 避免久坐
- 园艺/庭院劳动/家务
- 上下楼梯
- 高尔夫

活动监测：
- 活动日志

心率

峰值：
静息：
靶心率：

心率换算表

10s脉搏数	每分钟心率
9	54
10	60
11	66
12	72
13	78
14	84
15	90
16	96
17	102
18	108
19	114
20	120
21	126
22	132
23	138
24	144
25	150
26	156
27	162
28	168

- 推荐的运动心率区间

主观劳累评分Borg评分法®
Borg-RPE-skalan®
©Gunnar Borg, 1970, 1985, 1994, 1998

6 毫不费力
7 极轻松
8
9 非常轻松
10
11 比较轻松
- 12
- 13 有点费力
- 14
- 15 费力
- 16

17 非常费力
18
19 极费力
20 最大耐受

- 运动中推荐的劳累程度

图 33-2 运动处方。有氧、肌力、柔韧性和平衡训练的运动处方示例，包括推荐运动处方组成的强度、持续时间和频率

特殊人群心脏康复

根据每位心脏病患者的问题和需求,CR 提供个体化的运动训练和危险因素管理。为了最大限度地提高安全性和疗效,必须意识到特殊人群和个体化的医疗和心理社会问题,这些因素可能会影响患者的 CR 参与和有效实施。例如,女性心肌缺血的症状更不典型,且冠心病的危险因素比男性更普遍[101]。此外,女性患者 CABG 后和 MI 后发生不良结局的可能性是男性患者的两倍[101]。

老年人

老年患者功能障碍发生率很高,其常见因素除了 CAD,还包括 COPD、衰弱、糖尿病、关节炎、抑郁和认知功能障碍等[102]。因此这些患者在参与康复前的评估应包括认知状态、步态、平衡、活动能力、日常活动、听力和视力[5-7,102]。无法进行运动负荷试验或身体功能严重失调的老年患者可能需要进行亚极量运动试验以评估其功能状态,如 6-MWT。其他重要的生理特点与流行病学特征也要特别注意。

血运重建和瓣膜修补/重建

传统的 CABG 和瓣膜手术需要开胸。进行 CR 前,应考虑胸骨愈合所需要的时间和相关的上肢运动方案,且应该定期评估伤口愈合情况。患者术后 5 周内不宜进行上肢抗阻运动。此外,抗阻运动应参加至少 4 周规律的 CR 程序后再进行[5-7,97]。

心律失常在心脏外科手术后的前几天并不少见,如心房颤动。在门诊 CR 期间,这些患者也可能发生与术后炎症相关的胸腔积液和心包积液,可表现为运动能力下降、胸部不适和呼吸困难[72]。了解血运重建是完全的还是不完全的颇为重要。完全血运重建(对所有动脉明显粥样硬化的冠脉做了通路搭桥)应能缓解相关的缺血症状和体征,而部分血运重建术后,残留心肌缺血的症状和征象可能在运动时出现[5-7]。

瓣膜术后患者的运动处方和训练与 CABG 患者相似。然而,一些患者因为术前已经有很长一段时间缺少活动,其功能水平可能低下。因此,他们在 CR 的早期阶段需要更缓慢地开始和进阶[5-7]。瓣膜手术也可以通过导管手术进行,在这种情况下,患者可以在 CR 过程中更快地进阶。术后抗凝治疗对人工瓣膜置换患者也很重要[5-7]。

心律失常、心脏起搏器、植入式心脏复律-除颤器

尽管心律失常在 CR 患者中并不少见,但大多数并不足以威胁生命。最常见的良性心律失常是房性期前收缩、室性期前收缩、心房颤动或扑动、阵发性室上性心动过速、轻度心动过缓、一度房室传导阻滞和无症状的二度Ⅰ型房室传导阻滞[5-7]。潜在的恶性心律失常包括快速型心房颤动或心房扑动、有症状或严重的心动过缓、有症状的房室传导阻滞、室性心动过速和心室颤动[10]。与心律失常相关的因素有运动强度、自主神经系统变异性、药物、电解质紊乱和脱水[24]。

安装起搏器的患者对运动的生理反应可与其他患者基本相同。研究已证实安装植入式心脏复律-除颤器(implantable cardioverter-defibrillator, ICD)和心脏起搏器的患者进行运动训练是安全的[24]。然而,安装 ICD 的患者在进行运动训练期间往往需要更规范和更长时间的心电监护。在参加 CR 之前,应获得有关起搏器或 ICD、频率、检测参数和算法的详细信息。这些患者进行运动试验有助于指导起搏器调整参数设置,以确保适当的心率反应。

心力衰竭

据报道,在代偿性 HF 患者中,早期开始运动治疗可提高运动能力、功能状态和生活质量[103]。应推荐患者根据个体化的运动方案在医疗指导下进行低强度运动训练,并将运动作为他们生活方式的一部分[103]。最大的 HF 随机对照试验(HF-ACTION)[104]表明,严重的 HF(射血分数<25%)患者进行运动也是安全的,而且运动治疗组的患者心脏病死亡率和全因死亡率有中等程度的降低,心肺运动负荷测试结果、功能水平和生活质量都有显著提高[104]。当心力衰竭患者处于发生心律失常和失代偿高风险期,强烈建议在 CR 训练期间进行全程 ECG 监测。

在 HF 患者中,通常使用踏车或平板进行持续有氧训练,研究显示:运动强度低至 40% VO_{2max} 也可以有效提高患者的运动能力,高达 50%~60% VO_{2max} 也是安全的[105]。在训练开始时,建议进行短时间的有氧训练,如 15min,特别是对运动能力较低和机体功能差的患者。运动时间的延长应根据患者的耐受性循序渐进,最终目标是达到至少 30min[105]。为了监测运动强度,也可以使用目标心率法。然而,如果患者运动能力严重下降、变时性功能不全、心房颤

动，或正在服用影响心率的药物，Borg 量表法更为合适（表 33-7）。近期有研究给予 HF 患者间歇性训练干预，结果表明是也是安全和有益的[106]。

肌肉萎缩是 CHF 患者的特征之一[107]。尽管证据有限，但越来越多研究表明抗阻训练可改善 HF 患者的肌肉功能和生活质量[95]。在纽约心脏学会（New York Heart Association）分级Ⅰ-Ⅱ-Ⅲ级 HF 患者中没有发现不良事件，部分研究数据表明对Ⅳ级患者也同样如此[103]。一般建议使用轻的自选重量（0.5~3kg，8~10 次重复）或弹力带进行训练，避免大阻力的等长收缩运动。

左室辅助装置

随着对器官供体需求的增加，左室辅助装置已经成为严重 HF 患者的标准治疗措施，它可以作为移植的过渡，也可以作为移植等候患者的永久性治疗[103-105]。左室辅助装置（left ventricular assist devices，LVAD）通过改善左室泵血功能为各器官提供血流动力学支持，逆转 HF 的病理生理后遗症。对于经过恰当选择的重症 HF 患者，左室辅助装置的治疗能显著改善身体功能和生活质量[108]。

植入 LVAD 患者进行运动训练也是安全和有效的[108]。近年研究表明，LVAD 植入后的 CR 几乎没有风险，并能更大程度地改善患者的功能水平[109,110]。

尽管 LVAD 植入患者参与 CR 的一般注意事项与 HF 患者相似，有些事项仍需特别注意。LVAD 会根据获知装置内的血容量情况自动增加其泵血速率。如果平均动脉压低于 70mmHg、辅助装置报警或当患者不能耐受运动时，应禁止运动。此外，新款的左室辅助装置中的血流是脉冲式的，因此在运动过程中测量血压是很困难的，需要通过多普勒超声进行测量[5,6]。

与 HF 患者类似，外周因素可能会持续限制 LVAD 植入患者的生理功能。骨骼肌无力，作为衰弱的一个标志，将会增加 LVAD 植入术后不良临床结局的风险[111]。尽管对 LVAD 植入患者进行抗阻训练的安全性和有效性尚未得到充分的研究，近来的研究表明，抗阻训练是安全的，是值得推荐的[95]。

心脏移植

心脏移植的患者没有完整的心包，伴有舒张功能不全、内皮功能不全以及由此引起外周血管、冠状动脉扩张受损和轻度血压升高等病理生理特点[112]。此外，心脏移植术后患者由于衰弱、骨骼肌结构和功能异常、肌肉无力而导致运动能力下降[103,113]。已证明心脏移植后患者尽早开始运动训练是有益的，研究显示给予运动量为 50% VO_{2max} 或 RPE 12 分，每天 20~30min 运动训练，可提高患者运动能力 18%~30%[114]。

患者的移植心脏失去副交感神经支配，因此对急性运动的反应具有特殊，需要密切关注。首先，静息心率升高至每分钟 95~115 次，而且在运动的最初几分钟内不会再增加[115]；第二，峰值心率低于正常值，最高运动心率在运动后恢复阶段的最初几分钟内达到，并且心率可能在恢复至静息水平前维持几分钟高值[112]。由于异常的心率反应，更推荐应用主观劳累评分 RPE 为心脏移植患者制订运动强度[115]。有些患者在移植后几个月可以表现出部分神经再支配[115]。虽然分级运动试验有助于确定运动能力和运动处方，但最好在移植后 6~8 周再进行极量运动试验。

多数患者由于免疫抑制可能出现肌肉萎缩、肌病、骨质减少或骨质疏松。通过肌力训练可提高肌肉力量，改善骨密度，从而部分逆转这些副作用[113]。术后 1 周内应限制双侧手臂上抬以避免胸骨裂开。术后 6~8 周，患者可开始对身体主要肌群进行中等强度的抗阻训练，每次 1~3 组，每组重复 10~20 次，每周 2~3 次。推荐强度为 50% 1RM 或主观劳累评分 RPE 12~14 分[115]。

心脏康复的参与途径

尽管有确凿的证据表明 CR 的益处[40,42-44,47,74]，CR 的参与率仍然很低，全球范围内为 20%~50%[35,116]。仅有 14%~35% 适合做康复的 MI 幸存者和 31% 冠脉搭桥术后患者参加了 CR[117]。老年人、非裔美国人、拉美裔人和女性患者[118]参与率最低。有医疗保险覆盖的患者 CR 参与率也仅为 12%[102]。

CR 参与率低的主要障碍已经明确，包括医疗健康人员缺乏转诊患者进行康复的意识和热情；缺乏资源和场地以及提供心脏康复服务的机构也有限[119,120]。CR 的依从性还受到心理健康、地理位置、交通便利程度、医疗保险覆盖范围以及与工作和家庭责任冲突等因素的影响[121,122]。遗憾的是，临床医师的推广和转介是目前影响 CR 参与率和依从性最重要的预测和影响因素[123]。

美国医疗保险和补助服务中心（Centers for Medicare and Medicaid Services，CMS）指南已涵盖标

准CR程序和ICR程序(根据当前CMS关于CR程序的决策备忘录)。慢性稳定型心绞痛、MI、CABG、PCI、心脏移植、心脏瓣膜手术、稳定型HF和外周血管疾病(PAD)的患者有资格转介至CR并报销康复费用。在标准或传统CR程序中,CMS报销每周2~3次,为期12~18周,总计36次的CR治疗费用[6,33]。ICR程序的覆盖范围为72次治疗,每次时长1h(每周最多6次治疗),最长时间达18周[124]。CMS只批准了三种类型的ICR程序:Dean Ornish博士的心脏病逆转项目、Pritikin ICR项目和Benson Henry心脏健康研究所项目[36]。这些项目并不十分普及,但可通过搜索CR程序相关网站找到其地址[36]。

上述两种康复程序都必须包含医师开设的运动处方、心脏危险因素管理、心理社会评估、预后评估和医师每30天审核并签署的个体化治疗计划,方可获得保险覆盖。CMS可根据患者的医疗需要[6,33]批准增加康复次数。私人保险公司也可以报销这些项目,但在不同的保险政策和不同的参保人之间差别很大。美国心血管和肺康复协会(American Association for Cardiovascular and Pulmonary Rehabilitation,AACVPR)为国内外的医疗专业人员与管理人员提供了大量的工具包。这些资源涵盖各类主题的临床管理工具(CR中关于外周血管疾病管理的更新部分)、实践指南、报销资源、当前立法行动、营销策略等[125]。

家庭和远程CR程序是克服患者参与障碍(如地理位置、工作日程和交通限制)的可选方案。已经证实这两种模式的获益与经典CR模式相当[126-128]。利用虚拟环境技术的门诊CR程序可作为传统CR程序的有效替代方案,但是目前这些项目还没有纳入CMS的指南。

总结

CR是一个多学科的综合性康复项目,是心脏事件或心脏手术后患者治疗的金标准,也是目前医疗模式中对一级预防、二级预防和健康生活方式实施的最佳和最规范化的干预措施。CR可改善MI、CABG、PCI、心脏移植、瓣膜修补或置换术后和HF患者呼吸困难的症状,延缓冠心病的进展,减少不良事件的复发和再入院次数,降低死亡率,改善危险因素[35]。将患者转介至CR中心,并完成随后的CR程序,这将带来多方面的积极影响,从而促进CR在全球范围内采用和推广。

(刘遂心、曹曾、顿耀山 译 陆晓 审校)

参考文献

第 34 章　呼吸功能障碍患者的康复

Matthew N. Bartels • John R. Bach

名正则言顺。

——中国古代谚语

与临床现象相关的命名在一定程度上决定了该现象如何进行处置。例如，“呼吸机相关性肺炎(ventilator-associated pneumonia, VAP)”造成每年额外超过 60 000 例的住院相关的死亡事件。然而引起肺炎的不是呼吸机而是侵入性的操作。同样，由于无创通气患者并不是肺康复(pulmonary rehabilitation, PR)对象，一个更合适的术语可能是非侵入性管理，而不是通气支持。同样，由于通气泵障碍引起的呼吸性酸中毒通常导致“通气衰竭”而不是“呼吸衰竭”，因此辅助通气比常规氧疗更为适合。对于原发性肺功能障碍，许多患者需要的是“促健”而不是“康复”。由此引出了“肺康复”的定义。

美国胸科学会/欧洲呼吸学会联合工作组在最新声明中的定义：

> 肺康复是基于对患者的全面评估，为其制订个性化的综合性干预措施，包括运动训练、教育和行为改变等，旨在改善慢性呼吸性疾病患者的身心状况，促进长期坚持有益健康的行为[1]。

阻塞性肺疾病患者的康复治疗

来自 17 个国家，32 项流行病资料来源显示慢性阻塞性肺疾病(chronic obstructive pulmonary disease, COPD)的患病率从 0.23% 到 18.3% 不等。在欧洲和北美，其患病率为 4%～10%[2]。COPD 是世界上最常见的肺部疾病，是位列第二的非感染性疾病，每年造成 275 万人死亡，预计到 2030 年全球死亡人数将增加一倍。同时，COPD 也是引起体力活动受限的第四大因素[3]。30% 的 COPD 患者的 1s 用力呼气量(FEV_1)小于 750ml，35% 的患者在 1 年内因急性恶化死亡[4]，50% 的患者在 3 年内因急性恶化死亡[5]。

根据全球慢性阻塞性肺疾病倡议(GOLD)推荐，任何 2～4 级的 COPD 患者都应进行肺康复治疗[6]。事实上，COPD 患者有导致日常生活活动(ADL)受限的呼吸系统症状，并且医疗、神经肌肉骨骼条件、经济及社会心理状况等各方面条件均允许患者积极参加的都应进行肺康复。运动耐力逐年下降的患者，或因肺部症状或并发症而需要持续医疗护理的患者也应进行肺康复。对于原发性肺疾病患者，任何情况都必须进行肺康复。

评估

除框 34-1 中所列出的评估要素外，任何影响康复的医疗、身体、经济或和心理因素都应进行处理。通常被忽略的一个因素是 13% 的 COPD 患者伴有贫血。这可能提示重组人促红素抵抗与血清炎症蛋白增加有关[7]。

框 34-1　患者评估

- 肺部疾病家族史
- 肺症状进展及对功能的影响
- 病情恶化及住院史
- 食欲、营养及体重状态
- 用药及药物滥用情况
- 胸部叩诊、呼吸困难、心音的体格检查
- 血红蛋白/血细胞比容、红细胞沉降率、C 反应蛋白、白细胞计数
- 影像学检查：膈肌(低平)，心影(长窄)，胸骨后透明度及周围肺血管狭窄
- $PaCO_2$、PaO_2 及肺弥散功能测定(肺气肿时下降，支气管炎时正常)
- 肺功能测试中的气体和黏液潴留情况
- 低-最大呼气中期流速、增加的呼气中期时间、正常或增加的肺顺应性、增加的流量功、增加的肺残气量和总肺容积
- 临床运动测试
- 3min、6min 及 12min 步行试验
- 通气无氧阈(VAT)和最大运动耐量测定，以确定最佳的运动方案

各种呼吸困难的评估可用于客观化呼吸困难的程度和康复效果[8-11]。另外，还需进一步评估咳嗽、喘息、胸痛、神经或心理障碍、过敏、既往传染病、损伤和营养等。全面的营养评估包括总铁结合能力、胆固醇和血清维生素水平，尤其维生素 A、C 和 E 的水平，因为 COPD 患者经常缺乏维生素。同时，低磷血症、低镁血症、低钙血症和低钾血症可引起或加重呼吸肌无力，经治疗可逆转[12]。社会、教育和职业历史以及相关的环境因素也要加以评估不应忽视。

除肺活量测定外，间质性疾病患者也应进行氧合能力和一氧化碳弥散功能的评估。活动后呼吸困难通常出现 FEV_1 小于 1 500ml 时。COPD 患者的 FEV_1 每年递减 45~75ml，是正常人的三倍。动脉氧分压与体位相关[13]，在患者仰卧时明显降低，因而，睡眠时血氧饱和度往往频繁而短暂的下降[14]。

由于肺功能受损并不表明所有功能的受损，所以在进行肺康复前还需进行临床运动试验。日常和临床运动测试应相辅相成。对于病情严重的患者，建议进行心肺运动试验（cardiopulmonary exercise test，CPET），而对于病情较轻的患者，建议进行 6min 步行测试或折返步行测试（SWT）[15]。CPET 可帮助临床医师确定原发性障碍是与肺源性、心源性有关，还是与运动引起的支气管痉挛有关[16]，也可用于记录患者康复进程中的反应。无论使用跑步机、固定踏车，或上肢功率计进行的心肺运动试验都应包含以下监测：生命体征，心电图，耗氧量，二氧化碳生成量，呼吸商，通气当量，每分通气量和代谢率。呼吸商是二氧化碳生成量与耗氧量之比。通气当量是指消耗 1L 氧气时所呼吸的空气量。通常以代谢当量（MET）来衡量运动量，其定义为 1MET = 3.5ml O_2/（kg・min）。1MET 是指普通人在休息时产生的能量。另一种非侵入性评估心功能的有效方法为氧脉搏，即心脏每次搏动的耗氧量（ml）[16]。临床运动试验的强度应达到耗氧量不随负重增加而增加，或达到患者年龄预计的最大心率（220－年龄），或呼吸交换率>1.10，或心电图改变，或胸痛，或氧饱和度低于 80%，或血压超过参数的最大值，或出现严重呼吸困难及无法耐受的疲劳。评估通气储备时，将峰值通气与最大自主通气（maximum voluntary ventilation，MVV）进行比较，MVV 约为 37.5 倍 FEV_1[17]。肺疾病患者的动脉血气在静息时可能是正常的，但在运动过程中往往是异常的。在肺康复期间应增加吸氧使血氧饱和度大于 90%[18]。研究表明，补充氧可以改善运动耐力并减轻运动中的肺动脉高压症状，从而使患有中度至重度气流阻塞及轻度低氧血症的 COPD 患者受益[19]。

无法进行 CPET 时，可以通过徒手测试（如 6MWT 和 SWT）或使用肺功能数据来估算最大运动耐力[20]。在步行测试中，要求患者逐步提高行走速度及增加步行时间[21]。

综合康复

综合肺康复包括由指导医师、运动物理治疗师、呼吸治疗师及护士组成的跨学科团队，主要进行运动、营养、社会与心理支持，以及作业治疗。该跨学科团队可以创建一个综合的护理环境，以满足患者在住院和门诊期间的各种复杂需求。在许多方面，肺康复类似于心脏康复，并且通常可以共享治疗资源。虽然美国法规要求这些干预项目必须分开，但人员和设施经常会重叠使用。

目前的证据普遍支持肺康复应用于 COPD 患者。强有力的证据支持其对 COPD 患者的治疗益处。除戒烟外[22,23]，目前没有证据表明住院康复训练比门诊康复训练更有效[22-25]；因此，住院肺康复主要针对严重衰弱的患者[26]，以及计划气管切开拔管和要优化通气支持的患者，同时进行全面的综合康复[27]。表 34-1 是中度 COPD 患者的治疗处方。

最近的研究表明，各种运动方式及干预措施均有效。新的干预措施包括以家庭为基础的干预，远程医疗和其他技术以及提高自我效能的干预。对运动训练的结果进行评估并作出推荐建议。

治疗措施

药物

在调整运动或肺康复计划之前，应优化患者的治疗方案。以雾化的方式使用支气管扩张剂为优，避免药物残留在患者舌头上。COPD 患者应学习如何恰当地使用“吸入器”和雾化器[28]。在已发表的 33 项双盲、随机、安慰剂对照试验的研究中，有二分之一到 2/3 的研究表明，使用抗胆碱药和短效 β_2-肾上腺素受体激动剂，尤其沙丁胺醇，可显著改善运动耐力。

并发呼吸道感染时，早期的医疗干预很重要[29]。抗生素、糖皮质激素、支气管扩张剂和黏液溶解剂的调整可能是感染的指征。一项随机、双盲、安慰剂对照研究发现，1 200mg/d 的 N-乙酰半胱氨酸可使急性加重的症状、C 反应蛋白水平、肺功能得到恢复，同时还能预防急性发作[30]。

表 34-1 COPD 患者的治疗处方

诊断	75 岁无冠心病的慢性阻塞性肺疾病
预后	达到或维持在自我给药控制下的良好情况
目标	• 改善耐力和效力 • 优化氧疗和控制分泌物 • 增加下床活动和自我独立照顾 • 通过增强自我意识来减轻焦虑和提升信心 • 家庭运动计划及独立的运动监测 • 缓解呼吸睡眠紊乱和放松吸气肌
预防	• 运动过程中根据需要补充氧气,经鼻导管可达 6L,经面罩吸氧 2L • 血氧饱和度>90% • 收缩压>100mmHg,<180mmHg;舒张压>60mmHg,<110mmHg • 心率<140 次/min,目标心率为 120 次/min(6min 步行测试) • 呼吸频率<24 次/min • 如患者运动中出现严重呼吸困难或胸痛,应立即停止运动并通知医师
呼吸治疗	• 在休息和运动时接通耳血氧饱和度检测仪,确保便携式供氧维持血氧饱和度在 90% 以上 • 指导患者进行腹式呼吸和缩唇呼吸 • 指导患者和家属开展体位引流技术 • 嘱患者和家属正确使用便携式氧疗仪 • 在运动前指导使用定量雾化器,确保运动前的给药量 • 使用测氧法和 Borg 呼吸困难量表进行自我监测教育 • 指导正确使用夜间 BiPAP 呼吸机
物理治疗	• 使用 6min 步行测试评估基线时的运动耐力 • 每周 3 次,共 12 周 • 从 5min 的热身运动和休息开始,目标是提高 20min 的目标强度的耐受力,每次 5min 的间隔 • 可根据人体身体力学来协调呼吸模式,如在适当的时候进行膈肌和缩唇呼吸
作业治疗	• 评估上肢灵活性、力量和耐力 • 上身测力:从 5min 无负荷热身运动和休息开始,增加 5 瓦阻力。达到 20min 的目标强度 • 评估基本的和复杂的自我照顾活动,并提供适应性帮助,以提高穿衣、卫生、洗澡、做饭和其他家务的独立性 • 指导患者减少耗能,简化工作流程的方法 • 评估家庭环境,为工作空间和设备的改进提出建议,以提高安全性、效率和独立性 • 利用视觉想象技术提供放松运动训练

咨询及一般医疗服务

呼吸困难常常引起患者的恐惧和恐慌。这可加重呼吸急促而使通气死腔、呼吸做功、肺过度膨胀以及气体潴留增加,从而使病情进一步恶化。放松运动可以缓解患者的紧张和焦虑,如 Jacobson 运动和生物反馈[31,32]、瑜伽、腹式及缩唇呼吸。此外,COPD 患者的生活质量下降,且超过 50% 的患者患有抑郁症,很少参与社交活动[33]。多样化的肺康复方案与社会心理支持相结合将优化治疗效果[34],并有助于解决患者就业和独立性的问题。

由于 COPD 患者往往在呼吸窘迫期间过度使用药物,而在其他情况下药物使用不足,因此自我效能可以用来改善处方药物治疗方案的依从性[35]。患者也应避免接触大气或职业污染物以及其他使病情加重的因素,如花粉、烟雾、湿度过高、精神压力和呼吸道病原体。建议每年接种流感疫苗,对高风险患者每 5~10 年接种一次肺炎球菌疫苗。高海拔旅行时,患者通常需要额外增加 0. 5L/min 的供氧量,并学会自我监测氧饱和度。对低氧患者而言,在旅行时应携带便携式氧浓缩器。而对于那些没有静息低氧血症的患者,短期的飞行通常不需要氧疗[36]。同时,患者应摄入充足的水分,以确保体液处于良好的状态。

营养

19%～71% 的 COPD 患者出现明显的体重下降[12]。在一项涉及 255 例稳定期 COPD 患者的肺康复研究中，40%～50% 的慢性低氧血症患者和 FEV_1 低于 35% 的夜间低氧血症患者出现体重异常[37]，包括脂肪和肌肉质量显著下降。在另一项研究中，50 名合并急性呼吸衰竭（ARF）的 COPD 患者中有 30 名患者出现明显的营养不良，且营养不良现象在需要机械通气的患者中更为普遍（74% VS 43%）[38]。营养不良与细胞介导的免疫功能受损、分泌性免疫球蛋白 A 降低、肺泡巨噬细胞功能降低、上下呼吸道内细菌菌落发育和黏附增加有关。有明显营养不良的患者更容易受到假单胞菌的感染[39,40]。此外，营养不良还会对肺康复、表面活性物质的合成、通气控制和缺氧反应、呼吸肌功能和肺力学以及体内水平衡产生不利影响[41]，从而进一步导致呼吸肌萎缩，运动能力下降，肺心病，住院率增加，高碳酸血症型呼吸衰竭，呼吸机脱机困难[38,42,43]。同样，不恰当的营养治疗，如增加碳水化合物的摄入，还会加重高碳酸血症。

予以营养不良患者短期的营养补充可以在骨骼肌功能没有明显变化的情况下改善呼吸肌耐力，增加呼吸肌肌力[44]。因膈肌下降会引起的腹胀，可建议患者少食多餐，细嚼慢咽。在进食时评估氧饱和度，如果发生氧饱和度下降，可增加补氧。对高碳酸血症患者，高脂肪高热量饮食可缓解高碳酸血症。虽然短期饮食调整是有益的，但持续 2 周以上的饮食方案并没有使体重持续增加。也没有证据表明生长激素对体重增加是有用的。据报道，合成类固醇作为营养支持和运动可能有助于体重的增加[45-47]。

呼吸再训练

浅快呼吸常见于焦虑和呼吸困难的患者。浅快呼吸增加了死腔通气，且气流通过狭窄的气道，从而增加呼吸气流阻力。慢性气流阻塞患者的肌肉募集的模式发生改变，肺通气由肋间呼吸肌产生而不是膈肌，且呼气肌群占主导[48]。腹式呼吸和缩唇呼吸（DPLB）可以帮助扭转现象。呼吸训练通常于仰卧位或头下倾 15%～25% 的体位开始。腹式呼吸是让患者一手放在腹部，另一手放在锁骨下方的胸部，经鼻深呼吸，放在腹部手可体会到腹部由下向上的扩张，放在胸部的手运动幅度越小越好。在腹部放置小重物，以进行阻力训练（resistance training，RT）并提高患者的注意力。呼气时，腹肌和置于腹部的手同时压迫腹部，气体通过缩紧的嘴唇呼出[49]。传统的做法是将点燃的蜡烛放在患者前面一定距离，患者呼气时使火焰忽隐忽现慢慢吹灭。这样做可以平衡胸膜腔和支气管腔之间的压力，以防止小支气管塌陷，从而减少空气潴留。腹式呼吸缩唇呼吸可以减少呼吸频率，协调呼吸模式，并能改善血气[50]。在日常生活活动和运动中时，可以通过放松辅助肌肉和提高呼吸效率来改善运动能力。

换气可能有助于减少微型肺不张。换气包括深吸气后保持声门关闭 5s，在此期间，气体转移到肺部通气不良的区域，随后以缩唇方式呼气。每小时进行数次缩唇呼吸更为有效。

清除气道分泌物

由于外周气道分泌物潴留可引起慢性阻塞性肺疾病加重，因此，气道分泌物的清除至关重要。因气流受阻且频繁的咳嗽使人虚弱，COPD 患者的咳嗽常常是虚弱和无力的。咳嗽过程中产生的高排出压可加重气体滞留和分泌物潴留。“呵气”或深呼吸后频繁的短排痰，通常是一种有效且更舒适的咳嗽替代方法。对于慢性支气管炎或其他每天痰量超过 30ml 的肺病患者，叩击胸腔和体位引流是有用的[51]，但在治疗过程中必须增加氧的供给。自主引流的目的在于控制潮气量，使其介于功能性残气量和残气量之间，以动员小气道的分泌物，随后通过逐渐增大潮气量而把分泌黏液排出口腔[52]。

呼气正压（PEP）通气是基于这样的理论，即如果黏液栓后面肺泡的压力和容量增加，那么咳嗽或用力呼气是排出小气道内痰液更为有效的方法。通过面罩和咬嘴来进行 PEP，咬嘴连接一个有单向阀门的吸气管和一个呼气阻力可调的呼气管，呼气压力保持在 10～20cmH_2O 之间。PEP 可增加功能残气量，降低侧支和小气道中的气流阻力[53,54]，但研究发现 PEP 呼吸对囊性纤维化（cystic fibrosis，CF）和慢性阻塞性肺疾病能否有效尚未定论[55-63]。

震荡器呼吸训练是 PEP 与震动结合应用在口部。患者通过一个小管呼吸。一个小的不锈钢球放在呼气管末端，在呼气时被推向上，产生呼气正压，小球下落后，再次阻断气流。黏液清除被认为是由于振荡球增加呼气压力和产生气流震荡导致气道拓宽所致[64]。但是该应用的临床试验的结果是不一致的[65-69]。

利用现有技术,机械振动或振荡可应用于胸腔或直接作用于气道,以促进气道分泌物的消除。胸部和腹部软塑料外壳的使用可使振动频率高达170Hz(the Hayek Oscillato,Breasy Medical Equipment Inc,Stamford,CT)。另一种装置,可向覆盖胸部和上腹部背心提供高达25Hz的振动气流(THAIRapy System,The Vest System,Model 105-Home Care-Hill-Rom)。胸部叩诊和机械振动的影响依赖于频率[70-72]。在大多数动物研究中发现,10~15Hz之间的频率对清除气道分泌物[70,72,73],尤其较厚黏液的清除最为有效[74]。Warwick和Hansen发现和手法胸腔振动相比[75],用高频胸壁震荡治疗的囊性纤维化(CF)患者的用力肺活量(FVC)和用力呼气流量长期增加。其他文献发现,高频振荡[76-80]可改善肺功能和气体交换,同时Sibuya等人的研究发现胸壁振动可缓解呼吸困难[79]。然而针对COPD和CF的大部分临床研究并没有证实胸部叩击或振动可加快痰液的排出[80-83]。胸部叩击和振动的副作用可使气流阻碍增加[84,85]。动物实验显示叩击和振动的使用同时伴有肺不张的发生[86]。尽管研究结果仍有矛盾,THAIRapy已为CF和家族性自主神经功能障碍患者所熟知,并有研究声称其日常使用可降低住院率[70]。每日气道分泌物阻塞的患者通常认为其是有益的。

振动器(Percussionaire Corp.,Sandpoint,ID)可在提供频率为2.5~5Hz的高流量空气振动的同时提供药物雾化。在治疗术后肺不张和清除慢性阻塞性肺疾病患者痰液方面,肺内振动通气比胸部叩击和体位引流更有效[87,88]。大多数此类患者觉得这是有帮助的[89,90]。

Patterson等在一项长达10年的研究中发现,对气道分泌物清除方法依从性良好的CF患者,肺功能下降速度减缓[91]。然而,患者的依从性通常较差[92-94]。患者更容易接受简单且独立使用的方法。几乎没有文献报道这些方法的长期安全性和疗效。由于约2 800元(400美元)价位的昂贵设备并没有显示出比简单手法振动更有效(Jeanie Rub Percussor,Morgan Inc.,Mishawaka,IN or G5NeoCussor,General Physiotherapy Inc.,St. Louis,MO),后者更适用于日常使用。

吸气抗阻训练

吸气抗阻训练,包括最大持续通气、吸气阻力负荷和吸气阈值负荷,可以提高呼吸肌的耐力[95-97]。通常情况下,患者用这种设备呼吸30min,持续8~10周,当患者症状有改善时,可调节设备增加难度。

Levine等人对等CO_2过度通气进行了评估,并确定该方法并不比间歇正压呼吸疗法(一种被认为相当于安慰剂的治疗方案)的益处更多[98]。然而,Ries和Moser随机分配18名患者分别接受家庭等CO_2过度通气和步行训练,结果发现前者能改善通气肌肉耐力和运动能力,显著改善最大摄氧量(VO_{2max});而步行训练则仅改善运动耐力,不能改善呼吸肌的耐力[99]。

21项涉及259名COPD患者的吸气抗阻训练的对照研究显示其可改善吸气肌的肌力和耐力[100],最大吸气压平均增加19%。然而,参加吸气抗阻训练的患者通过减少其吸气流速,延长吸气时间,来减少载荷所带来的困难。因此,建议采用"目标导向性"或阈值吸气肌训练,而不是气流阻力训练,以确保吸气肌训练强度。

对目标导向性训练,患者可以通过吸气流速或吸气压力得到反馈;在阈值压力负荷训练中,只有压力达到仪器预先设定值时,才能产生气流。在9项有关COPD患者使用目标或阈值压力仪器的对照研究中,有6项研究显示受试者的吸气肌功能明显优于对照组[100]。在6项评估运动耐力的研究中,有3项研究显示,受试者的运动耐力比对照组更好。在一项对照研究中,将运动训练联合阈值压力吸气肌训练与单独的运动训练进行比较,前者显著地改善了吸气肌的力量和耐力[93]。吸气肌无力尤其出现肌电信号异常的患者其耐受力也有明显改善[101]。一项小型对照研究显示,阈值压力负荷吸气训练能明显提高CF患者吸气肌力量、FVC、肺总量(TLC)及运动耐受性[102]。研究发现,与只使用支气管扩张剂[103]而不进行吸气肌训练相比,吸气肌训练与支气管扩张剂治疗以及康复训练相结合可显著缓解呼吸困难[104]。研究发现吸气肌训练与肺康复训练综合治疗是非常有益的[105],且针对性的训练效果更好[106]。

呼吸肌休息

呼吸模式或呼吸肌负荷轻微变化即可引发急性呼吸肌疲劳和衰竭。训练与肌肉放松相互交替是康复训练的一个基本原则。出现高碳酸血症明显显示疲劳前的储备不足,并提示进行强化训练前需要一段安静的呼吸肌辅助或放松时间[107]。可以通过辅助通气技术如呼吸机、嘴罩或鼻无创正压通气

(NIV)通常采用双相正压通气(positive airway pressure,PAP)帮助膈肌放松。尽管慢性阻塞性肺疾病患者呼吸频率较高,但呼吸对高碳酸血症和低氧的反应都已减弱。这在睡眠时常常更为明显。酸中毒和肺组织缺氧都会增加肺血管阻力,当这种情况变得严重时,可能会导致右心室衰竭。单独使用氧疗,可能会加剧二氧化碳潴留和酸中毒。

适合在家接受无创正压通气治疗的患者可分为两组。第一组包括那些需要 24h 提供通气帮助,且身体状况和心理状况稳定的患者。他们可以在通气条件充分下进行气管切开通气或无创通气支持。与不使用呼吸机的患者相比,依赖呼吸机的患者往往需要频繁地再住院治疗,预后也更差。气管切开术患者争取拔管,转用无创通气支持。

第二组指仅受益于单独的夜间鼻正压通气的患者。夜间负压呼吸机和 NIV 的使用都可以使动脉血气正常化,改善睡眠质量,提高生活质量,12min 步行距离及呼吸肌肉耐力,并减少呼吸困难[108],但前一种方法会在睡眠时引起阻塞性呼吸暂停,现已不太使用[109,110]。NIV 包括便携式呼吸机和双水平气道正压呼吸机,可以放松吸气肌,辅助通气,打开气道,防止睡眠呼吸暂停和气道塌陷[111]。

Belman 等报道鼻通气比使用呼吸功能更好地松弛膈肌[112]。Marino 证明夜间使用鼻通气可逆转夜间通气不良[113],其他人则使用经口鼻接口的辅助通气作为慢性阻塞性肺疾病患者急性恶化时气管插管和气管切开术的替代方法[114]。鼻双水平正压通气对气道塌陷的患者克服呼气末端时气道正压有好处,可以减少他们的呼吸消耗。多项研究报告夜间鼻通气治疗高碳酸血症慢性阻塞性肺部疾病患者[108,115,116],可长期改善白天的血气,减少呼吸困难,提高生活质量和生存期[115,117]。另有报道,夜间鼻双水平正压通气能提高睡眠效率和合并高碳酸血症的慢性阻塞性肺部疾病患者的总睡眠时间[118]。另一项对 49 例患慢性阻塞性肺疾病及高碳酸血症的患者研究显示,长期氧疗和夜间鼻双水平正压通气联合氧疗都可以降低住院率,但只有后者显著地减少重症监护率,并显著改善 6min 步行距离[119]。然而,一项长达 3 个月,针对稳定高碳酸血症慢性阻塞性肺疾病患者的夜间持续无创正压通气治疗的系统回顾研究[69],并没有找到对肺功能,气体交换,呼吸肌力,睡眠效率,或运动耐受力具有临床意义或由统计学意义的明显改变。当然这些结论是小规模的基础研究得到的。虽然普遍认为有高碳酸血症的慢性阻塞性肺疾病患者,夜间使用双水平正压通气对他们来说是合适的,然而研究报道该治疗对非高碳酸血症的患者的益处较少或没有[120]。

据报道,在训练中使用部分辅助通气和压力支持,有益于严重慢性阻塞性肺疾病患者接受高强度运动训练[121-123]。另有报道称,在第 6 周接受辅助通气训练患者的运动水平较未训练者高 15% 患者在训练后,同等工作量下血浆乳酸浓度明显减低。

氧疗

氧疗适用于 PO_2 持续低于 55~60mmHg 的患者[124]。家庭氧疗可降低肺动脉高压,减轻红细胞增多症,还可延长寿命[124,125]。慢性阻塞性肺疾病患者也被证明有交感神经调节增加和压力反射敏感性降低的变化。氧疗已经显示出改善交感神经调节、降低血压和脉搏等作用[126]。此外,还可以改善认知功能,或者至少能减少对医院的依赖。

一项国际上针对 LTOT 现状的调查建议处方应该基于以下因素[127]:

(1) 恰当记录在案的诊断;

(2) 同时使用最佳的其他康复方法,如药物治疗、禁烟以及训练;

(3) 正确记录的慢性低氧血症。

对于高碳酸血症患者,无论他们是否使用 NIV,都应谨慎进行氧疗[128]。

许多患者表现出运动性低氧血症,在训练过程中需要补充氧。与完成必要的 ADL 相比较,在体力活动时血氧饱和度水平降低较明显。通常血氧饱和度减少只在活动开始第一分钟内发生,然后处于稳定状态,但偶尔也在训练中发生血氧饱和度的进行性下降现象。在一项研究中,38 个受试者平均静息血氧饱和度为 93±3%,在亚极量运动中血氧饱和度减少了 4.7±3.6%(范围:1%~18%)[129]。在原发性肺部疾病患者中,安全有效的方法是根据需要给予尽可能多的氧,并使氧饱和度保持在 90% 以上。即使是患有阻塞性疾病的患者,只要在运动结束时补充 O_2 使其回到静息水平,便是安全的[130]。

一项对 12 名严重慢性阻塞性肺疾病患者的交叉研究中显示患者吸氧达到40%后运动持续时间增加了一倍以上,在不吸氧的情况下有 2 个患者的血氧饱和度下降[131]。Bradley 等报道轻度低氧血症和训练性去饱和患者,经鼻补充氧气并不影响最大的工作速度,但影响耐力[132],Davidson 等指出,氧气补充使步行耐力增加 59%，6min 步行距离增加 17%，此外在固定负荷情况下，亚最大蹬车时间在氧流量为 2l/min 时增加了 51%，流量在 4l/min 时增加 88%，提示有剂量-效应关系[133]，从血氧饱和降低程度，静息肺功能检查，超声心动图测量所得的右心室收缩压，或其他临床指标变化并不能来预测氧疗对运动的影响程度[131]。事实上，在无低氧血症的慢性阻塞性肺疾病患者进行适度的体育锻炼时，如果补充氧，由于氧对化学感受器的直接抑制作用，反而可以减少通气的需求[134]。因此，氧疗可以在不增加氧气消耗和利用的情况下提高训练耐受力。最近的一项研究发现，在训练过程中补充氧气可预防运动诱发的氧化应激反应[135]，Marcus 等报道接受氧疗的 CF 患者运动耐受力更好[136]。最近有研究发现，死海盆地 CF 患者的训练耐力优于海平面地区患者[137]。这被认为是海平面以下地区的氧张力更高所致。

训练中血氧饱和度低于 90% 是广泛接受的给予氧疗的指征或标准。通过呼吸困难和运动耐力的测试，以确定哪些人缺氧，在补充氧气后，气短缓解，能步行更长一些距离（有更大的运动耐受性），这种测定标准似乎更合理[138]。运动中血氧饱和度低于 90%，此时应给予氧疗保证增强运动耐受性，这是运动中补氧的处方。白天有轻到中度低氧血症的患者常常在夜间会出现明显的血氧饱和度降低，虽然睡眠中补充氧气的标准尚未建立。但是家用血氧饱和度监测仪还是可用于诊断夜间血氧饱和度降低和辅助制订氧疗处方[139]。

经气道吸气相或脉冲给氧，可以避免浪费、减小不适、避免产生黏膜干燥。与鼻插管或面罩需氧流量 2~4L/min 相比，这种给氧流量为 0.25~0.4L/min[140,141]。对于二氧化碳潴留的患者，应联合使用氧疗与机械通气。

运动训练

PR 计划的特点是通过锻炼来提高功能。尽管运动过程中经常受到呼吸困难的限制，但是提高患者的通气效率非常重要，以提高通气限制范围内的功能水平。进行 PR 锻炼的目的不是治愈，而是让患者能利用自己的呼吸及气体交换能力做更多的事情，达到“一次呼吸走更多步数”的目的。COPD 是目前研究最深入的原发性肺部疾病，运动训练对其的益处包括改善肌肉功能和提高运动能力[142-148]。改善肌肉功能的另一个好处是减少了最大负荷下的通气需求，从而减轻呼吸困难程度，增加耐力。在 COPD 中，这也可以减少肺过度膨胀，甚至可以改善呼吸困难[149]。其他益处包括改善情绪，改善心血管功能，减轻症状[1]。

通气限制、肺气体交换异常、周围肌肉功能障碍、心功能障碍、焦虑、抑郁、动力差和去适应作用等多种因素共同作用导致慢性阻塞性肺疾病的运动受限[1]。通气限制，源于限制或阻碍的病理生理学，是气体交换受损患者的主要限制。低氧血症可以通过补充 O_2 来缓解，而通气功能障碍的治疗方法主要是药物的合理使用以及避免或逆转去适应状态。肌肉功能障碍包括吸气肌和骨骼肌。幸运的是，运动项目已经被证明可以改善两种形式的肌肉无力[150,151]。

COPD 患者的运动异常，如原发性肺部疾病患者，表现为不正常的高通气需求和呼吸急促，运动时不能充分增加潮气量。在 COPD 中，最大通气量（VEmax）可接近或超过 MVV。虽然心排出量通常随运动而增加，但由于通气条件的限制，心排出量和心率峰值往往有限。低氧和严重受限患者高碳酸血症可与运动同时发生[152]。所以许多中重度的患者不能达到心脏或有氧运动训练的靶心率即最高心率的 60%~70%。正因为如此，以下肺部疾病运动处方的描述有一些修改。

PR 计划对慢性阻塞性肺疾病的益处是显而易见的，即使在低强度时也是如此。独立于长期氧疗，PR 可延长 COPD 患者的生存期[153,154]。一项研究发现，149 名患者中，其中 89% 患有 COPD，平均年龄 69 岁，完成肺康复计划后，年龄、性别、体重指数和初级诊断与存活率无关。然而，较高的术后功能活动评分、较长的术后 6min 步行距离以及婚姻状况与存活率的增加密切相关[155]。Gerardi 等人也证明，康复后 12min 步行测试是一种较动脉血分压（PaO_2）、二氧化碳分压（$PaCO_2$）、FEV_1 和/或营养状况更好的生存预测指标[156]。因此，运动耐受性对于预测生存率极为重要的。

运动训练计划已经从简单的耐力训练发展到现在的多种运动方式。耐力训练仍然是 PR 最主要的训练方式，同时进行持续有氧训练（continuous aerobic training，CAT），有氧训练基于做越来越长时间的渐进强化运动，以达到肌肉的训练目的，增强耐力[142]。对于严重呼吸困难的患者，使用低强度运动或者使用间歇训练（interval training，IT）有可能提高耐力。虽然低强度的 CAT 的益处可能不那么明显，但它们仍然对 COPD 患者有影响[157]，现在研究表明，对许多患者来说，IT 实际上可能比 CAT 更有益[158]。针对运动后训练维持的问题，有新的方法提出，鼓励患者每天保持最少的步数[159]。在跑步机上或社区里散步和在脚踏车上锻炼是两种最常见的 CAT 形式。对于肺部疾病患者而言，增加空闲时在社区的步行锻炼可使其转化为持续的收益，可能优于脚踏车锻炼[160]。当患者的功能水平较高时，可以使用更传统的运动处方技术，将 CAT 的强度建立在心肺运动测试的基础上，并使用通气无氧阈值(ventilatory anaerobic threshold，VAT)作为目标强度。通气阈值是乳酸酸中毒发作的呼吸代偿点，对健康人来说是一个很好的运动强度指标。严重肺部疾病的患者无法到达 VAT，运动强度往往会接近他们的峰值能力，但仍然能带来益处。事实上，目标强度设定为 60%～70% 峰值强度是有效的。因此，中度至重度 COPD 患者在他们自我的相对高强度水平上可以成功进行运动训练[161]。例如，将训练靶心率设定在通气量为 FEV_1 的 37.5 倍时的心率[16]，可以增加运动时的换气能力，保持较高的 MVV 比例。通过训练，患者可以超过最初运动测试中达到的水平[99]。例如，在一项研究中，34 名患者可以在其最高基线 86% 的水平步行 22min[99]。Carter 等报道在通气限制附近训练，所测得的平均训练峰值可达到最大通气的 94%～100%[162]。高于 VAT 的训练降低了运动时的通气要求，因此提高了最大运动耐力[162]。在家里的步行训练计划，需要进行前后各 5min 的热身和运动后整理，达到目标强度的时间持续大约 20～40min[142]。用 Borg 劳累程度分级量表得到的评分、心率和步行速度来监测运动强度和运动过程。

IT 是 PR 的一个创新型训练方式，且已被证明在运动员身上，同一时间内使用，比 CAT 更有效。也有研究报道 IT 在 COPD 中，对生活质量、呼吸困难、运动能力和骨骼肌的运动适应能力有改善作用。然而，大多数研究中没有包括针对患者人群的高强度间歇训练(high-intensity interval training，HIIT)[163,164]。如果将 HIIT 应用于肺部疾病患者，可能也会像在心力衰竭人群中所观察到的结果一样，HIIT 比 CAT 更有益处[165]。

RT 是 PR 计划的另一个重要组成部分。就像它可以帮助有其他疾病的虚弱患者一样，RT 对 COPD 和其他肺部疾病的患者也有好处[166]。CAT 的缺点是不能增加肌肉力量。在肺部疾病患者的运动计划中加入 RT，可能会使那些正在接受长期糖皮质激素治疗有去适应作用的、不活动的患者增加肌肉质量[167,168]。由于抗阻训练对 COPD 患者和其他肺部疾病的最佳强度是不清楚的，所以通常采用美国运动医学学会的推荐，建议每周 2～3 天，每天 1～3 组，每组重复 8～12 次[169]。RT 的初始负荷为一次重复最大负荷的 60%～70%，可随着患者的体能增强而逐渐增加。在 COPD 患者的 CAT 中加入 RT 已被证明可以增加肌肉质量和力量，但不能提高耐力。然而，额外的力量可以帮助患者较好地完成 ADL，比如可以减少爬楼梯和爬山时的疲劳感[170]。

上肢训练是 PR 项目的一个重要组成部分，因为许多患者都有上肢无力并伴有去适应和呼吸困难，从而导致严重的残疾[171]。上肢训练包括联合使用上肢摇臂训练器的 CAT 和 RT。主要训练的肌肉群主要包括肱二头肌、肱三头肌、三角肌、背阔肌和胸肌。这些训练可以改善手臂的功能和力量[172]。非支撑的上肢活动包括打字、提东西、伸手递东西和体育活动以及个人日常护理(饮食、修饰、清洁)。非支撑的手臂运动可增加膈肌运动，易导致过早疲劳[173]，在一项慢性阻塞性肺疾病患者的随机对照试验中，与支撑的手臂运动相比，完成非支撑手臂运动组的患者在上肢训练中有明显改善，其耗氧量有所减少[174]，其他研究也证实，非支撑的上肢运动效果较支撑性上肢运动效果要好[173-177]。

柔韧性训练是 PR 训练计划的另一个组成部分。尽管没有明确的研究表明其可以改善功能，然而灵活性训练可以增加肺顺应性和肺活量[178]。柔韧性训练也有益于经常使用糖皮质激素的肌肉肌腱损伤风险较高的久坐人群，可有助于减少这类人群肌肉骨骼损伤的风险。

对于严重的 COPD 患者，神经肌肉电刺激(neuromuscular electrical stimulation，NMES)可以带来获益，因为该训练不会加重患者的呼吸困难，并能保持和增加肌肉功能[179]。NMES 可以增强重度 COPD 患者的肢体肌力、运动能力，减少呼吸困难，甚至在急性加重期也可以进行 NMES[180]。除了传统运动和 CAT，NMES 也可以增加活动能力[181,182]，并能降低危重症患者罹患危重症肌病的风险[183]。对于严重虚弱的患者、住院患者或有严重限制的患者，除了传统运动模式之外，NMES 也被证明是有益的。目前还不清楚 NMES 对活动能力更高或只有中度受损的患者是否有额外的获益[1]。

对于 COPD 以外的疾病，PR 的研究较少，但也有少量研究报道 PR 是有益的。这可能是由于大多数原发性肺部疾病患者都存在类似的活动受限，并能以类似的方式受益于 PR。在肺间质性疾病（interstitial lung disease，ILD）中，运动耐受不良是其在运动过程中出现明显的低氧血症和呼吸困难的标志。运动受限的原因包括通气力学改变、气体交换受损和肺动脉高压[184]。慢性严重低氧血症也常导致外周肌功能障碍与疲劳[185,186]。最近的研究表明，短期内 PR 可以改善 ILD 患者的运动耐力、呼吸困难和生活质量[187,188]。同样的，PR 通过改善肺功能和分泌物管理，使 CF 患者获益。在 CF 患者中，较高水平的体力活动、运动能力和生活质量与改善长期结局和运动参与水平相关[189,190]。

对于肺动脉高压，随着血管扩张剂的出现，患者存活率提高，PR 的作用也被增强。肺动脉高压患者运动时主要受肺血管阻力和右心衰竭的限制。患者还会出现周围肌肉功能障碍和去适应[191]。最近的研究表明，PR 计划可以增强肺动脉高压患者的运动能力，缓解其症状[192]。目前还没有确定训练计划的最佳强度，在进行 CAT 的同时避免高强度的 RT 和 IT 是目前最常见的策略[193]。

从美国肺气肿治疗试验（NETT）的研究结果看出，PR 也是肺减容手术（LVRS）或肺移植患者术前准备的重要组成部分[194]。PR 在改善严重受损的 COPD 患者的运动耐力，生活质量和呼吸困难方面是安全且有效的[195]。肺减容手术之前的康复计划内容包括类似于 COPD 的经典 PR 方案，侧重于耐力和力量训练以及针对肺减容手术的术前教育。肺减容手术后，PR 的目标是恢复功能，提高运动能力，改善呼吸状态[196]。在肺移植患者中，PR 也有类似的益处[197]。对于肺移植患者的 PR，移植后药物治疗和生活方式改变的教育是其另一个关键组成部分。由于肺移植患者通常需要等待很长时间才能获得可接受的供体器官，移植前患者进行 PR 的另一个作用便是维持肌肉力量和功能，以便患者有足够的体能接受移植[198]。在移植时，积极的围术期动员方案和出院后的 PR 有助于改善功能，缓解移植药物引起的肌无力[199]。因此，PR 可以使肺移植患者手术前后均受益[200]。

行为管理在肺疾病康复中的作用

虽然这部分内容超出了本章的范围，涉及可以用于肺部疾病患者全方位的行为改变的细节，但它是 PR 的一个重要组成部分，以解决心理社会问题，自我效能，和生活方式的改变。尤其需要注意的是，戒烟是任何 PR 计划的重要组成部分。正如有人所说，“治疗还在吸烟的 COPD 患者就像是企图通过舀水挽救泰坦尼克”。除了控制不良行为外，建立更好的健康行为以及帮助患者重新建立控制病情的能力和疾病管理能力也很重要[201]。PR 计划的教育重点包括了解他们的疾病、药物、健康行为以及适应性技术和协作自我管理情况。该计划有四个组成部分：①改变认知；②增强自我效能感；③解决关于动机的问题；④协作式自我管理。改变认知需要患者学会通过提高对疾病的理解来控制对疾病的情绪反应。例如，运动时呼吸困难可能会引发对“窒息”的不良情绪反应。这是因为用力时呼吸困难的感觉类似于严重并发症发作时的呼吸困难。通过让患者了解并不是所有的呼吸困难都是一样的，他们便可以通过有意识地控制运动时呼吸困难的焦虑反应，而不至于发生进一步的恐慌[202,203]。

为了提高自我效能，患者必须了解自我效能在优化和维持自身健康方面起着最重要的作用。采取这种控制会使他们在适应新的健康行为方面更有效。从本质上讲，这把患者从一个被动的旁观者转变为他们自己疾病管理的积极参与者。自己已掌握的经验、来自其他患者的明确经验（同伴支持小组中的成员）、社会说服力和积极的情绪可以帮助实现该目标。同伴支持小组的组建是必不可少的，它可以使患者传达他们的经验以支持其他患者[204,205]。解决关于激励的问题也很重要，因为进行 PR 计划需要患者的长期有耐心地参与。确定有意义的目标对计划的实施非常有帮助，可以使患者在病情恶化或其他挑战中依旧保持积极地参与[204]。

最后，协作式自我管理本质上是在整个肺康复团队的支持下，对患者进行自我管理的培训。一个成功自我管理计划的关键组成部分包括目标设定、问题解决、作好决策和制订行动计划。协作式自我管理计划是根据每个患者及其需求定制的，同时需要考虑到可用的支持系统和临床资源。自我效能感的益处可以从卫生保健利用率的降低和住院治疗的减少中看出[206,207]。

身体辅具

本书的其他章节将涉及轮椅和其他辅助设备（参见第 55 章和第 58 章），然而，像某些机动踏板车和滚轮助行器可以极大改善慢性阻塞性肺疾病患者的功能和生活质量。有报道称滚轮助行器（可供坐的助行器)可通过减少呼吸困难及稳定期的休息时间来有效地改善严重 COPD 患者的功能性运动能力[208,209]。对于行走不到 300m,以及在无辅助下 6min 步行试验中需要休息的患者将受益,可减少呼吸困难,减少休息时间,增加步行距离。此外,医院病床上方的吊架,扶手,升高的马桶座,以及在家中有意设计的扶手都是非常有用的。

肺康复的结果

在评估 PR 对原发性肺部疾病患者的疗效时,必须关注以患者为中心的结果以及生存和运动能力的结果。PR 明显有益于患者症状、生活质量和运动能力的改善[142,210]。最重要的益处体现在与接受 PR 前相比的最小临床差异(MCID),并可以长期保持[1]。目前使用的有许多问卷和量表都是通用的[如 364 项简式健康调查(SF-36)]或更具体的(如慢性呼吸问卷),通过这些问卷和量表可以对治疗和干预的疗效进行比较。我们将回顾 PR 在以患者为中心和经典疾病领域的具体好处。

COPD 患者和其他疾病患者的生活质量明显改善。最常用的问卷是圣乔治呼吸问卷(SGRQ)和慢性呼吸问卷(CRQ)[211-213]。呼吸困难也可以用几种特定的仪器来测量,可以用短期(Borg 量表)或情境式[基线呼吸困难指数(BDI)]或影响因素[慢性呼吸问卷(CRQ)]来评估。抑郁和焦虑评估也应采用常规评估工具进行评定(如 SGRQ 的组成部分)。

功能评估通常是通过自我评价或在日常活动中观察功能来完成的。进行功能评估的量表和问卷包括曼彻斯特呼吸活动的日常生活量表和肺功能状态和呼吸困难问卷[214,215]。通过直接评估体能和表现来评分。最常见的评估方法是 6min 步行试验以及心肺运动测试[1,216,217]。6min 步行试验成本低且容易实现,这样一种以人群为基础的场地评估方式是很有用的。针对复杂患者或生理参数研究等更高级的评估,心肺运动测试可能更有帮助。总体身体活动水平也是恢复的重要指标,可以通过主观报告、能量消耗测量或活动监测来评估[218]。最后,自我效能感或管理自身状况的能力,是以患者为中心的结果,用来评估 PR 计划在教育和心理部分的有效性。其他经过验证的评估工具包括肺信息需求问卷[219]。为了在一项简单而全面的评估中纳入多项指标,近几年提倡建立综合指数。其中最著名的是 COPD 的 BODE 指数[220]。综合指数的优点是将报告的自我功能、气流阻塞、体重指数和 6min 步行试验形式的功能评估相结合。它已被证明对临床结果和死亡率都有预测效度。

在一篇对 48 项 PR 研究(包括运动训练)进行回顾的综述中,所有 48 项研究中患者的运动耐力均显著提高[22],包括 14 项对照研究。轻度或重度(高碳酸血症)患者的运动能力显著提高(成比例地)[221],使通气当量下降的同时提高工作效率、运动耐量、行走能力、总体健康状况和呼吸困难耐受力。在执行测试中,患者表现更好,对测试有更强的信心。在许多项目中还观察到患者的血乳酸水平随着最大摄氧量的升高而降低,提示生理上的训练效果,以及改进的动机和努力。运动强度是重要的,高强度计划可以带来更好的结果且益处可成比例地持续更长的时间[142,210,222]。20 次门诊训练方案比 10 次训练效果更好[223],但即使是较少的监督下家庭运动计划也可改善健康状况[224]。

通常,最佳效果出现在第 26~51 周,可持续长达 5 年之久[210,222,225-227],在对照及重复研究中,生活质量评定[22,228-230],住院率,术后肺部并发症[231]以及身体功能将显著地提高[22],虽然很多门诊训练主要在家中进行,但是住院和门诊训练的效果是等同的。在 35 例研究中,有 31 例研究显示 FEV_1 等肺功能参数没有显著改善[22]。

因此,几乎所有的研究表明,包括肺康复的训练显著增加慢性阻塞性肺疾病患者及有其他内源性肺部疾病患者的下床活动能力和运动耐力[232]。经常报道的减少静息时氧气消耗和二氧化碳生产,至少可以部分解释呼吸困难的减少,身体状况的改善。事实上,最近的一项关于在慢性阻塞性肺疾病肺康复的 Cochrane 荟萃分析得出的结论是:康复缓解呼吸困难和疲劳,改善情绪,增强患者对自己病情的控制[233]。这些改进在临床上是显著的。康复成为慢性阻塞性肺疾病管理的重要组成部分。因此,高碳酸血症不是加强康复训练的禁忌,实际上反而可以通过运动来改善其症状,而且在这一人群中,严格地调节运动并不会加速呼吸肌疲劳[221]。PR 甚至对卧床且呼吸机依赖的 COPD 患者有益。

虽然死亡风险没有改变,但大多数存活的患者可以成功地脱离机械通气[27],改善 6min 步行试验距离和平均吸气压力。

在急性康复期之后,继续监测和关注戒烟、支气管卫生、呼吸再训练、躯体功能训练、氧疗和清除气道分泌物可以减少住院次数、住院时间和医疗费用[234]。如上所述,肺康复运动对活动表现和生活质量的好处可以持续5年之久[210,222,225,226,235-238]。长期每年2个月的门诊肺康复训练,未进一步长期地改善肺功能参数、呼吸困难、运动耐力和生活质量,但反复训练可减少住院和降低急性发作率[239]。慢性阻塞性肺疾病的康复原则也越来越多地应用于哮喘患者并得到类似结果,现在也推荐PR用于其他肺部疾病[1]。

(陆晓、张秀、程怡慧 译 刘遂心 审校)

参考文献

第 35 章 烧伤

Jeffrey C. Schneider • Sara E. Cartwright

烧伤可以导致复杂的生理和心理康复方面的挑战。在过去的 50 年中,由于公众教育以及家庭、工作安全意识的提升,烧伤的发生率已大大降低。此外,烧伤后的存活率在此期间也获得了显著提高[1]。专业烧伤中心的建立、早期切痂植皮技术的推广和应用、复苏和重症监护水平的提升、局部和系统性抗生素的发展共同提高了烧伤的生存率[1,2]。随着生存率的显著提高,烧伤处理的重点正日益转向康复和生活质量的提升。烧伤幸存者具有复杂的康复需求,包括瘢痕、瘙痒、慢性创面、骨组织并发症、代谢异常、挛缩、疼痛、截肢、神经系统损伤、心理问题、睡眠障碍和社区融合问题。烧伤患者的伤后康复期可能持续数月至数年。从受伤到长期随访,康复专科医师都是烧伤护理团队的重要成员。

流行病学

据估计,每年有 125 万人被烧伤。其中有大约 50 万人接受某种形式的医学处理,有 4 万人要住院治疗,有 3 万人是在医院的烧伤治疗中心接受治疗[3]。烧伤主要人群是年轻男性[模式年龄段(mode age):20~40 岁;男性约为 68%]。烧伤患者中有 2/3 为成年人,1/3 为儿童。大多数的烧伤是由火/火焰(41%)或烫伤(33%)引起的(e 图 35-1),其他导致烧伤的因素还有电击、接触、化学试剂、焦油、辐射和油脂损伤以及皮肤疾病等。大约 1/3 的烧伤与酒精或药物的使用有关。大多数烧伤面积小于全身体表面积(TBSA)的 20%[4]。绝大多数烧伤幸存者的教育程度不高于高中教育程度(82%)。大约 73% 的烧伤事件发生在家里[3],而只有 13% 发生在工作场所。大约 5% 的烧伤是由于虐待儿童或成人暴力事件导致的。在 2 岁以内的儿童中,烧伤是意外死亡的最常见原因;这些死亡大多数是由虐待导致的。总体而言,烧伤的存活率约为 95%。高龄或低龄患者、伴有吸入性损伤及较大面积烧伤的患者,其死亡风险会增加[4-6]。小于 60 岁的烧伤患者最常见的院内并发症包括尿路感染、肺炎和蜂窝织炎[4]。

病理生理学

正常皮肤

皮肤是人体最大的器官,具有多种功能。皮肤可作为对外部环境的保护屏障,调节体温和体液平衡,在感觉中起关键作用,是维生素 D 合成的活跃部位,并有助于我们的认同感和沟通能力。皮肤是由两层组织组成的复杂器官,即表皮质和真皮质(图 35-1)。

最外层的表皮由分层的鳞状上皮组成,该层不包含血管,细胞通过真皮上层中的毛细血管扩散而得到营养。基层(基底层)上的细胞进行有丝分裂,并随着分化、增殖而向表层迁移[7]。除了形成表皮的底层之外,基底层还有毛囊和汗腺排列(毛囊和汗腺来是部分皮质烧伤的创面自发愈合的表皮细胞来源)。有丝分裂的子代细胞由于迁移至外层,从而脱离了源自真皮血管来源的营养补给并逐渐死亡,它们的表面形状和细胞内成分也发生变化,在此过程中释放细胞质,增加角蛋白,最终到达表皮外层并脱落,此过程被称为角质化,该角质化过程大约需要 30 天。皮肤的这一角质化层(角质层)负责将水保存在体内并将有害化学物质和病原体隔离在体外,使皮肤成为天然的保护屏障。

真皮质位于表皮下方,由一个支撑并为表皮和皮肤附件提供营养的血管结缔组织构成。真皮质包含神经末梢、毛细血管、淋巴管以及包括毛囊、汗腺和皮脂腺在内的皮肤附属器。汗腺通过汗液从身体表面释放热量,从而促进体温调节。皮脂腺分泌一种称为皮脂的油性物质来保护皮肤和毛发,并滋润皮肤。

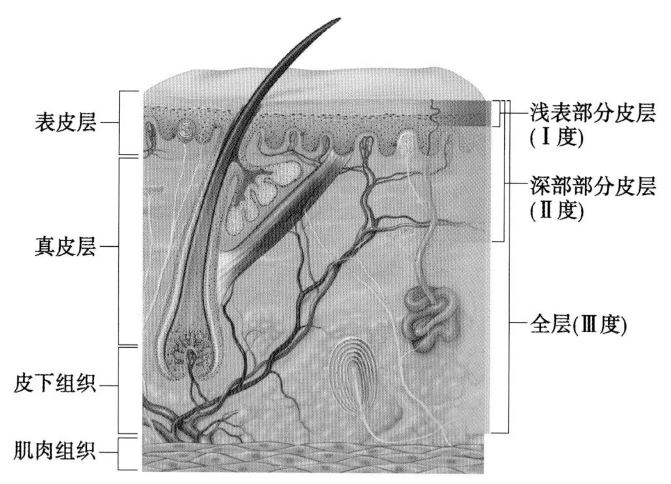

图 35-1 正常皮肤组织及烧伤深度示意图。图中标示出皮肤的表皮质、真皮质以及皮肤附件等(Courtesy of Anatomical Chart Company)

烧伤分级

最常见的烧伤分级系统之一是使用伤害深度对烧伤的严重程度进行分类。以前，烧伤被标记为Ⅰ度、Ⅱ度或Ⅲ度。在过去的十年中，研究人员和临床医师已经过渡到用描述性术语对烧伤进行分级[8]。先前称为Ⅰ度烧伤的浅层烧伤仅伤及表皮质。现在，Ⅱ度烧伤的级别分为浅层皮质烧伤和深层部分皮质烧伤。前者伤及表皮质和真皮浅层，表现为出现水疱，创面湿润，伴有疼痛以及压迫导致的颜色发白。后者伤及表皮质和真皮深层，包括皮肤附件，影响一定程度的感觉和汗腺功能。深部部分皮质烧伤表现为创面干燥或蜡状外观，痛觉不如浅表烧伤明显。全层皮肤烧伤，以前称Ⅲ度烧伤，会影响整个表皮质和真皮质，并导致皮肤附件的完全丧失。全层皮肤烧伤的创面呈现白色蜡状至革灰色至焦黑外观，由于感觉神经的破坏而感觉不到疼痛，并且受压后不变白。深度烧伤可能会影响肌肉、肌腱和骨骼。这种深层烧伤先前被分类为四度烧伤，但不在新的分级系统中(图 35-1；表 35-1)。

表 35-1 烧伤严重程度分级

传统分类	新分类	表现/症状	病程/处理
Ⅰ度(表皮)	浅层	红斑，创面干燥，轻度肿胀，按压时发白，疼痛	表皮脱落，在 1 周内自然愈合，不形成瘢痕
Ⅱ度(真皮)	浅表部分皮质	起水疱，创面湿润，按压时发白，伴有疼痛	7~20d 再上皮化
	深部部分皮质	无水疱，湿润或蜡样干燥，颜色不一，痛觉不明显，由于血供不足而有转化为全层烧伤的风险	在数周至数月内再上皮化，植皮可以加快恢复速度，可形成瘢痕
Ⅲ度(表皮和真皮全层)	全层	白色蜡状、皮革状、灰色至焦黑，痛觉迟钝，按压不发白	不能再上皮化，需要植皮修复创面，伴有瘢痕形成
Ⅳ度(伤及肌肉、骨和肌腱)	不适用	黑色(焦痂)，可见裸露的骨骼、肌肉和/或肌腱	可能需要截肢或广泛的深度清创

烧伤程度也可按烧伤面积大小进行分类。隆德和布劳德(Lund and Browder)图表[9]提供了一种用于计算成人和儿童的 TBSA 的系统性方法。与成年人相比，儿童的头部体表面积比例更大，而腿部的体表面积比例却更小(图 35-2)。在临床上，九分法则是 TBSA 的快速评估方法(图 35-3)。

很多烧伤患者在专业的烧伤中心得到了最好的治疗。美国烧伤协会与美国外科医师学会协同制订了烧伤患者转诊至烧伤中心的临床标准[10](框 35-1)。

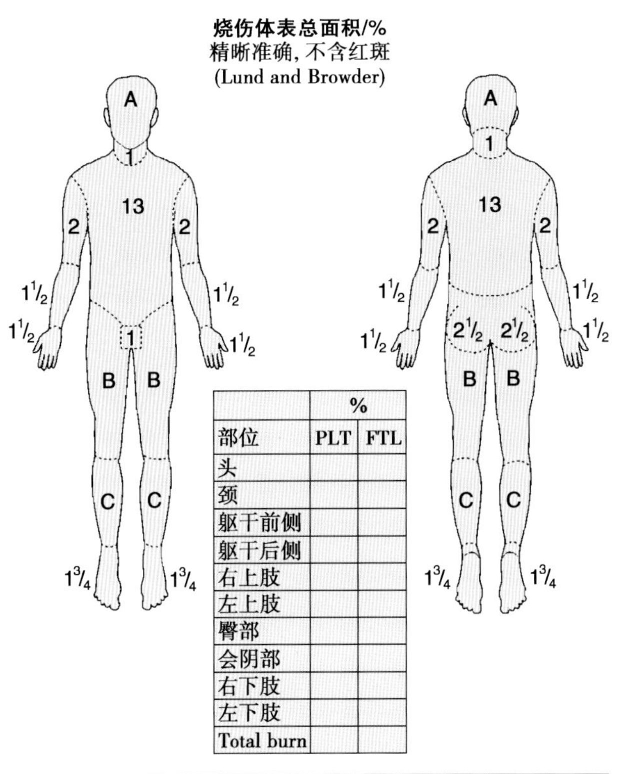

	%	
部位	PLT	FTL
头		
颈		
躯干前侧		
躯干后侧		
右上肢		
左上肢		
臀部		
会阴部		
右下肢		
左下肢		
Total burn		

面积	年龄0	1	5	10	15	成人
A = 头部 1/2	9 1/2	8 1/2	6 1/2	5 1/2	4 1/2	3 1/2
B = 大腿 1/2	2 3/4	3 1/4	4	4 1/2	4 1/2	4 2/4
C = 小腿 1/2	2 1/2	2 1/2	2 3/4	3	3 1/4	3 1/2

图 35-2　Lund 及 Browder 表格。FTL,全层皮肤损伤;PTL,部分层次皮肤损伤(摘自 Lund CC, Browder NC. The Estimation of Areas of Burns. Surg Gynecol Obsetet. 1944;79:352-358. In:Wolfson AB, et al. Harwood-Nuss' Clinical Practice of Emergency Medicine. 6th ed. Philadelphia, PA: Wolter Kluwer. Copyright © 1944 Elsevier. With permission)

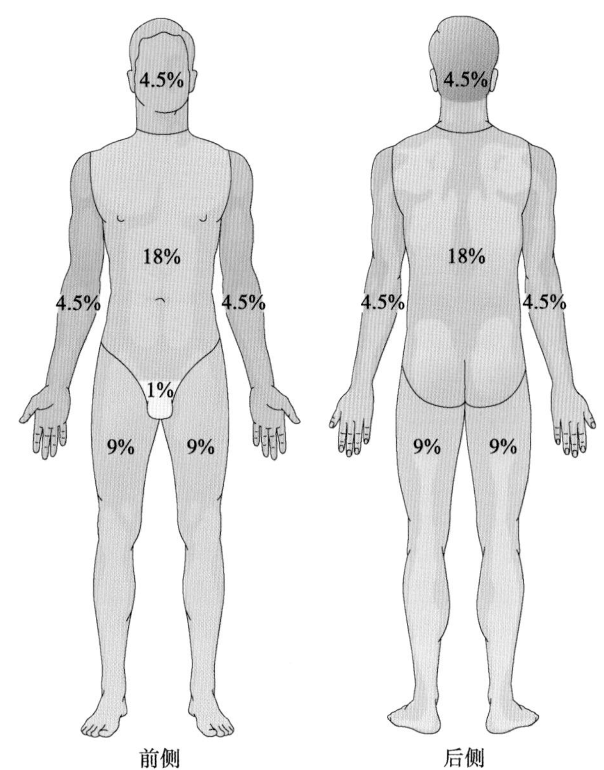

图 35-3　九分法估算烧伤体表面积的原则(摘自 Cohen BJ., Depetris A. Medical Terminology. 7th ed. Philadelphia PA: Wotlers Kluwer Health/Lippinott Williams & Wilkins;2013)

框 35-1　美国烧伤协会提供的烧伤中心收治标准

- Ⅱ度烧伤体表面积大于 10% TBSA
- 特殊部位烧伤:包括颜面部、手、足、生殖器、会阴部及主要关节
- 任意面积的Ⅲ度烧伤
- 电烧伤,包括雷击伤
- 化学烧伤
- 吸入性损伤
- 烧伤患者伴有严重基础疾病(增加患者治疗难度、延长愈合时间以及增加致死率)
- 烧伤患者伴有其他多发伤(具有高致残率及高致死率)
- 无合格人员及设备的住院烧伤儿童
- 需要特殊社会、情感或者康复治疗介入的烧伤患者

热损伤的影响

在热损伤中,组织损伤的程度与热暴露的位置、持续时间和强度(温度)有关。同样重要的是,极高龄或极低龄人群,他们的上皮中的保护层更少。因此,与其他成年人相比,相同的位置、暴露持续时间和热量强度会给儿童和老年人造成更严重的烧伤。

烧伤后,一系列的生理过程会影响热损伤的最终结局。局部和循环介质,包括组胺、前列腺素、血栓素、激肽、5-羟色胺、儿茶酚胺、氧自由基、血小板聚集因子、血管紧张素Ⅱ和血管升压素之间存在复杂的相互作用。最初,这些介质介导损伤部位的血管收缩。受伤后数小时,血管收缩变为血管舒张,毛细血管通透性增加,血浆渗出血管腔,组胺被释放,导致水肿,受损细胞肿胀。体液移位导致血管外水肿和血管内血容量减少。血小板和白细胞聚集,导致血栓性缺血[11]。在严重烧伤中,炎性介质被释放并损害心血管功能。随后发生烧伤休克,导致血管内容量减少、全身血管阻力增加、心排出量减少、终末器官缺血和代谢性酸中毒。复苏治疗有助于逆转这种潜在的致命的级联反应。当复苏延迟或低于复苏标准时，肾脏和胃肠道最容易发生缺血。

液体复苏对于逆转这种瀑式反应具有十分重要的意义。当液体复苏延迟或不足时，会大大增加肾脏及胃肠道组织缺血的风险。

皮肤损伤会导致人体皮肤系统功能的严重失调。在烧伤的区域，正常皮肤的缺失会使其丧失屏障功能及稳态调节功能，从而进一步导致大量体液丢失、体温调节功能障碍、感染概率增加。另外在大面积烧伤患者中，经体表蒸发丢失的体液会加重患者的血容量不足，导致休克。

儿茶酚胺的分泌在烧伤后高分解代谢的发展过程中具有关键性作用。心动过速、营养需求增加和体重减轻通常接踵而来。胃扩张及胃肠道梗阻也是烧伤患者早期常见的临床症状。同时烧伤后免疫系统功能受损，花生四烯酸和大量细胞因子的释放也会影响淋巴细胞、巨噬细胞和中性粒细胞的功能，这也会增加患者感染的风险。吸入性损伤通常和火焰烧伤有关，烟雾中的有毒气体成分会直接损伤呼吸道。这部分患者常常合并有一氧化碳中毒，上呼吸道水肿及梗阻，肺炎，甚至需要机械通气的支持[11,12]。

皮肤再生与瘢痕

由于皮肤附属器的破坏导致了干细胞的缺失，全层皮肤烧伤因此无法通过自身上皮化修复创面。另外，全层皮肤烧伤会导致毛发缺失、感觉功能受损、皮肤干燥及因为汗腺被破坏导致不耐热等一系列功能异常。

Ⅱ度烧伤创面的愈合和皮肤的再生主要依靠排列在毛囊和汗腺的表皮细胞（基底层细胞）。由于损伤深度的差别，创面愈合时间一般在 14～21 天。新生皮肤组织能再次发挥温度调节和抵御外界病原体的屏障功能。上皮化完成后，皮肤还需要进行周围神经的再生，在这一过程中时常会伴有神经性疼痛以及明显的瘙痒。尽管上皮组织已经完全覆盖了创面，真皮质的瘢痕组织增生依然会在伤后的数月中持续发生。这一过程往往会持续 6 个月至 2 年，直到再生的皮肤组织完全成熟。到那时，创面皮肤组织的血管分布已经接近正常，同时局部胶原沉积也会逐渐停止。

急救管理

烧伤创面的急诊处理

烧伤创面治疗的最终目的是恢复皮肤的完整性、功能和外观，然而休克期之后早期烧伤治疗的主要任务还是预防感染、减轻疼痛、创面床准备、预防瘢痕和挛缩畸形，同时维持肌肉力量和肢体活动功能。

清创是指通过清除焦痂和坏死组织为创面愈合和皮片移植提供合适的创面床条件。焦痂是一种由凝结物和其他组织碎片构成的混合物。类似于其他坏死组织，焦痂为病原体提供了一个极好的生长环境。同时由于焦痂中缺乏微血管，因此常规静脉用抗生素无法对其中的细菌起到治疗作用。

清创的具体方法包括机械清创、酶清创以及外科清创。机械清创又分为湿敷法、脉冲冲洗法以及各种外敷料的应用。酶清创主要是通过酶诱导蛋白水解、纤维溶解及胶原溶解来清除创面坏死组织，目前商用的酶主要包括枯草杆菌蛋白酶、胰蛋白酶、链激酶和链道酶等[13]。

外科清创的方法主要有三种。首先是削痂术，主要是通过逐层移除薄层坏死组织，直至创面床组织具有一定活力为止。其次是切痂术，主要是直接切除烧伤组织至筋膜层，这种方法可以保证创面床的组织活性，但是术后软组织缺损较大。最后是环形焦痂深筋膜切开术，主要应用于组织水肿风险较高的四肢，降低组织继发损伤的概率。

深度烧伤皮肤组织弹性差，并且损伤皮肤无法适应伤后的大片组织水肿，尤其在躯干及四肢皮肤环形烧伤时，焦痂往往会像止血带一样导致局部组织压力增加至 40mmHg 以上，引发间隔综合征。如果有以上情况发生，焦痂切开术就必须立即进行。及时有效的焦痂切开可以有效降低组织间隙压力，减少组织缺血的发生。焦痂切开术对于躯干及四肢全层环形烧伤患者具有十分重要的治疗作用，如果焦痂切开不能降低局部张力，那就需通过切痂术来进行更有效的治疗。

皮肤移植

在过去的 40 年间采用早期切痂和皮肤移植已经能大幅度降低烧伤患者的住院时间，同时也提高了烧伤存活率、外观和功能的预后效果。

皮肤移植主要包括同种移植和异种移植。同种移植，指移植物来源为同一物种，并且包括了尸体组织和羊膜组织。异种移植，指移植物来源为除人类外的其他物种，应用最多的异种移植物为猪皮，主要应用于包裹暴露创面、调控代谢水平、减少体液蒸发。这些临时覆盖物可以为烧伤创面提供临时屏障减少感染,还可以明显减少患者的疼痛。临时覆盖物也可以作为一种“测试移植物”让医师判断创面床条件是否可以进行自体皮片移植。一般来说,同种移植物和异种移植物都会由于机体的免疫排斥反应在数日后被移除或者被替换,但是临床并不会因为这种排斥反应常规进行免疫抑制治疗。

创面合成敷料在烧伤的临床治疗中应用广泛,主要包括聚氯乙烯、聚氨酯以及其他塑料薄膜类敷料,这类敷料具有半透膜的特性,对于气体和水蒸气是通透的。合成敷料需要被应用直到可以进行自体移植或者创面愈合。Bilaminate 是一种由硅胶外层和表皮真皮的复合物构成的复合物。Biobrane 和 Integra(由牛胶原和 6-硫酸软骨素合成)是目前应用最多的生物合成敷料。

在皮肤替代物和创面生物敷料中,自体皮肤移植仍是“金标准”的治疗方案。目前生物合成的皮肤替代物仅能作为临时覆盖物或者是自体皮肤移植时的真皮支架进行创面的临床治疗,不能达到自体皮肤移植的治疗效果。组织工程皮肤的临床应用也取得了良好的效果,可以提高创面愈合速度和改善远期创面外观和皮肤功能[14]。另外,人造皮肤替代物既不是表皮也不是真皮,皮肤替代物通常需要自体刃厚皮片作为表皮质。对于人工真皮支架在临床应用中还需要和自体刃厚皮片复合移植才能修复皮肤缺损。

Debels 等人在对真皮基质和组织工程皮肤的综述中发现应用 Biobrane 不比 DuoDERM 更有优势,只是 Biobrane 费用较低[15]。

在另外一篇关于组织工程皮肤的循证医学综述中,作者分析临床试验数据发现在治疗Ⅱ度烧伤创面时,Biobrane,TransCyte,Dermagraft 以及异体来源培养皮肤至少在安全性和有效性方面与其他创面敷料和人体生物敷料相似。另外,作者还认为 Integra 对于小面积烧伤是更好的选择。临床证据还提示 TBSA 在 45% 以上的烧伤创面存在较高的感染风险。TansCyte 对于轮廓明显区域的创面(如面部)具有更好的修复效果[16]。

自体移植物是指来源于患者自身的皮肤组织。移植的过程主要包括供皮区取皮术和皮肤缺损区植皮术(e 图 35-2 及 e 图 35-3)。自体皮肤移植一般应用于无坏死组织和清创后没有感染迹象的创面。

刃厚皮片移植前一般与薄膜支撑物结合使用,或者是使用前通过打孔扩展其覆盖面积,通过适当的方法可以使皮片扩展为原始面积的数倍。网状皮片可以使较大面积的创面快速愈合,但是网状皮相较于全厚皮片移植在外观上有劣势,在创面愈合后常常可见明显的网状外观(图 35-4)。

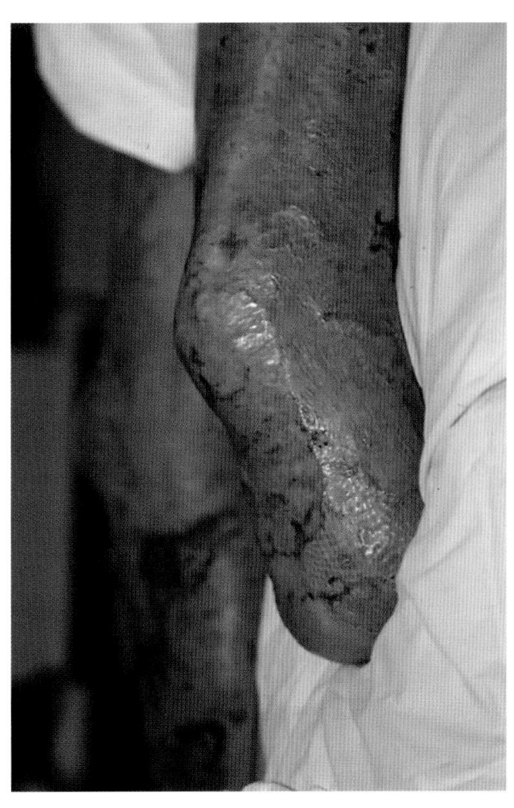

图 35-4　刃厚皮移植用于封闭截肢术后肢体残端创面

全厚皮片在移植前无须通过打孔的方式进行扩展,因此其修复创面后具有更好的外观。一般应用于外观及功能要求较高部位的创面修复,例如颜面部、颈部及双手。另外,全厚皮片一般由于其供皮区有限,常常用于瘢痕整形手术中。

吞咽困难

吞咽困难是大面积烧伤的常见并发症之一,并使患者摄取足够的用于伤口愈合和康复的营养变得困难(参见第 13 章)。烧伤引起的高代谢增加了患者的热量需求。虚弱、吸入性损伤、气管切开、药物治疗、口腔运动功能障碍等多种因素均可导致吞咽困难的发生,如气管切开术与误吸、肺炎和气管食管瘘的发生有关,而声带麻痹则与吸入性损伤和气管插管相关。

要尽早发现吞咽困难并预防误吸和相关疾病,需对患者密切监测。Edelman 等[17]证实了评估患者吞咽功能的重要性:他们首先在床旁进行吞咽困难评估,如有异常,则进行改良钡餐检查。研究结果显示，口腔吞咽困难通常是由于活动范围（ROM）受损、咀嚼力减弱以及烧伤或瘢痕形成引起的口腔闭合不良所致；食管功能障碍是插管或气管切开的继发性并发症，而咽部吞咽困难通常由吸入性损伤、气管切开术、插管或烧伤瘢痕所致，且其误吸风险最高。

干预措施包括评估气管导管的大小和位置。选择适当的食物稠度和体位（包括头颈部体位）是降低误吸风险的有效措施。

康复

恢复独立功能是康复的最终目标。功能恢复涉及人类生活的各个方面，如力量、关节活动度、灵活性和自我保健、重新融入家庭和社区、适应性社会心理反应和自主能力。

严重烧伤后的康复是一个可能需要几年时间的多阶段过程。急性康复目标包括促进伤口愈合、实现疼痛控制、预防关节挛缩和虚弱及促进自主活动和日常生活活动（ADL）等。伤情、年龄、病前功能水平和健康状况是个体康复计划的决定因素。医师应根据烧伤部位、深度、大小以及其他相关损伤或并发症实施个体化治疗。成功的康复需要多个学科与患者的合作，以尽可能实现最高水平的功能恢复。

体位

挛缩是深Ⅱ°和Ⅲ°烧伤的常见并发症。Schouten等人在2012年的一篇综述中报道，5%～40%的烧伤患者会并发挛缩[18]。Schneider等也在另一项研究发现，大约1/3的患者在康复出院时合并有严重的关节挛缩畸形[19]。适当的体位不仅是预防挛缩的基本原则，也有助于预防其他并发症，如压力性溃疡和压迫性神经病变（图35-5；e表35-1）。

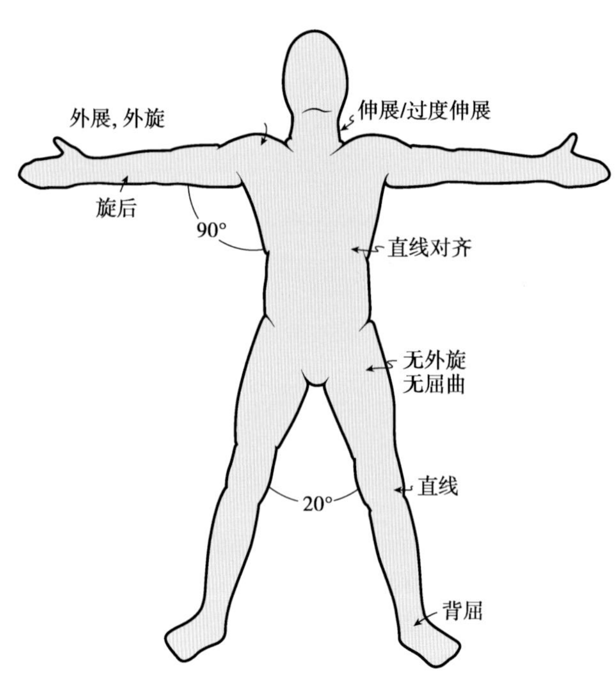

图35-5 预防挛缩形成的治疗体位[摘自Helm PA, Kevorkian CG, Lushbaugh M, et al. Burn injury: rehabilitation management in 1982. Arch Phys Med Rehabil. 1982, 63(1): 6-16. Copyright © 1982 Elsevier. With permission]

预防挛缩是基于组织伸展的原理。患者倾向于将受伤的组织置于一种缩短的、未伸展的状态以获得舒适感（通常为屈曲和内收的位置），但这常导致挛缩。

伸展和外展体位通常是为了对抗舒适体位。医师必须根据患者的受伤部位和挛缩的方向来固定体位，如深度烧伤的关节通常被固定于伸展位。

挛缩并不仅限于关节。唇与嘴的软组织等其他部位也都需要拉伸、锻炼以及仪器治疗以维持组织的长度和功能。挛缩在上肢更常见，尤其肘部和肩部。挛缩在男性、黑人、西班牙裔以及有神经病变和医疗问题的人群中也很常见[20]。Richard等人开发的皮肤功能单元系统（CFU），可用于识别对关节ROM有功能贡献的皮肤区域。由于关节的近端和远端区域都影响关节的运动，CFU可用于预测有挛缩风险的患者，因此可以通过运动范围锻炼和夹板治疗进行早期预防[21]。

夹板固定

夹板固定通常用于烧伤患者（参见第57章）。这些设备具有包括促进正确的体位、防止关节挛缩、保护皮肤移植物或脆弱的伤口，以及协助所需的运动在内的多种功能。夹板固定通常用于深Ⅱ°和Ⅲ°烧伤患者，而较少用于浅Ⅱ°烧伤患者（浅Ⅱ°烧伤患者恢复快）。

烧伤康复中常使用三种类型的夹板，分别为静态夹板、静态渐进夹板和动态夹板。静态夹板通常用于预防挛缩，而静态渐进和动态夹板则用于治疗挛缩。静态渐进夹板通常用于阻止组织缩短，而动态夹板则用于可塑性更强的组织[22]。夹板疗法在细胞水平上的作用在动物体内外研究较多。一些研究评估了夹板疗法对肌成纤维细胞活性的机械负荷作用，但研究结果尚存在争议，如担心机械张力使肌成纤维细胞过度活化而进一步加剧挛缩[18]。此外，

Schouten 等人也提出，目前没有强有力的科学证据支持静态夹板在预防烧伤挛缩中的有效性，这意味着夹板疗法可能需要进一步深入研究。

夹板由多种材料制成，其中以低温热塑性矫形材料最为常见。低温塑料有一定优势，比如能够在床边用热水加热并立即安装到患者身上。这些塑料适合低温塑形，因此可以随时根据需要在诊室或床边进行调整或重塑。

定制夹板几乎可以为身体任何部分设计。手部受伤通常需要定制夹板。定制夹板尤其适用于不易固定的区域以及需要独特设计或具有内置特性的部位。

商业上可获得的预制夹板通常经济有效，但这些夹板常需要进行改装或调整才能正确安装或达到预期目的。一些临床医师认为，市售的预制夹板最适用于固定膝盖和脚踝。设计和功能相对简单的夹板更人性化，也更有可能被正确和有较好的依从性。此外，对患者和家属的宣教对于正确应用夹板也非常重要，因为夹板使用不当会导致进一步损伤，包括神经损伤、皮肤移植物损害和其他皮肤损伤。

夹板固定的基本原则是用夹板将身体部位固定在与预期畸形相反位置。定制夹板时要考虑的因素包括烧伤面积、烧伤部位、烧伤类型、功能目标、患者的认知能力以及活动水平。

夹板的穿戴计划是个体化的。对于昏迷、植物人或意识差的患者，应戴 2~4h 的夹板，然后取下夹板休息大约相同时间后再重新使用。穿戴计划应随着患者参与水平的提高适时调整。可以通过穿戴夹板保持患者在治疗中已取得的疗效。

如果关节的正常活动度存在，除非关节或肌腱裸露或患者不依从体位，否则不需要使用夹板。常见的夹板包括防止膝关节屈曲挛缩的膝关节伸展夹板和保持踝关节中立位的后侧足下垂夹板。

上肢是最常见的挛缩部位。对于腋窝烧伤，常使用"飞机"夹板来防止肩部内收挛缩。"飞机"夹板可将上肢保持在大约 15°水平内收和 90°外展的体位。该夹板可防止前、后腋窝皱襞缩短（图 35-6）。在其他上肢关节损伤时，也可通过预制夹板以满足肘部、前臂和腕部的特殊固定体位要求。

为了纠正挛缩，各种静态渐进式夹板、动态夹板或矫形器应运而生，为患者提供了缓慢渐进式的持续拉伸方式。文献中也报道了使用连续性石膏来矫正挛缩的成功案例。Staley 和 Serghio[23] 总结了连续性石膏在烧伤中的应用：用最小的力进行长时间的拉伸，保护暴露的肌腱，通过机械力重塑瘢痕，经济有效，适用于儿童和依从性差的患者以及有开放性伤口的患者。

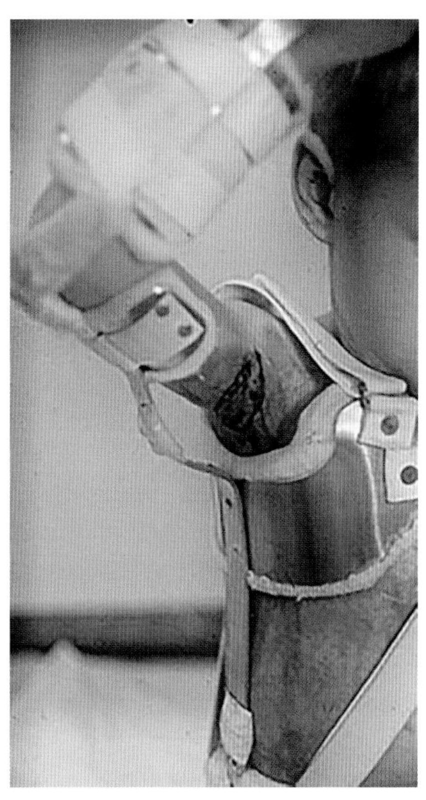

图 35-6　预制飞机夹板用于防止肩部挛缩

夹板固定在手术解除挛缩或植皮术后早期也很有价值，可以防止挛缩，直到组织长度稳定。夹板固定适用于烧伤愈合的各个阶段，因为烧伤瘢痕挛缩往往从伤口愈合开始，并持续约 2 年时间直至瘢痕成熟[22]。

手部

手部在烧伤评估中一般需要特别关注。关节活动度受限，往往是由肌腱滑动减少，肌力下降，肌腱缩短，皮肤、肌肉、韧带、肌腱紧绷，关节受限等改变的一种或多种因素引起。因此，在评估手部烧伤时，应逐个评估单个关节的运动。

在急性期，水肿会加重掌指关节的伸展和指间关节的屈曲，使治疗变得复杂，使掌指关节过度伸展与指间关节屈曲畸形，即为爪形手。此阶段，应当将双手放置在特定位置并使用夹板固定，以防止关节囊、副韧带和肌腱的缩短。

手部使用夹板时，需要将腕部略微伸展固定，掌指关节关节弯曲 70°~80°，指间关节伸展，拇指外展固定（图 35-7）。如果烧伤范围仅限于手掌，则将掌

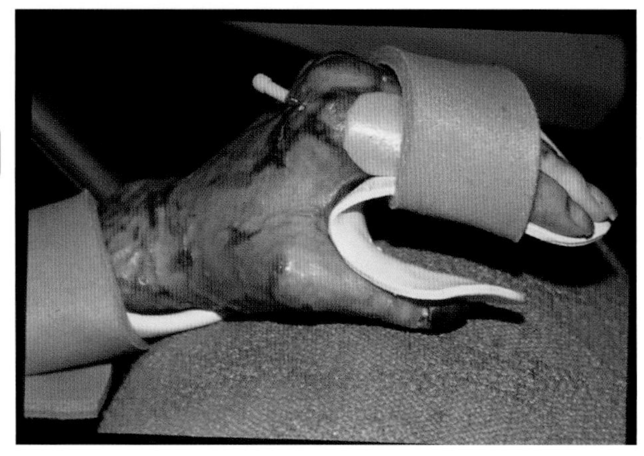

图 35-7 手休息位夹板

指关节和指间关节伸展开并固定，手指伸展固定，拇指外展固定。使用弹性包裹物时，一般采用 8 字形设计，以避免圆周性收缩，背带应柔软并呈十字交错。

指蹼损伤常见于圆周型手部烧伤患者，而保留指蹼对于患者手部康复很重要。例如，第一指蹼的丢失或缩短会削弱拇指的对掌运动和外展，并影响抓握[24]。因此，早期干预至关重要。为了保持拇指和手指的外展，需要对所有手指进行功能锻炼，并在指蹼位置使用敷料、柔软的衬垫或绑带。同样，在这些区域也可以定制安装热塑性材料，将压力手套与夹板联合使用，可以有效固定手指并减少水肿（e 图 35-4）。对于轻型患者，压力手套已可有效保留手蹼的空间和功能，联合被动锻炼和瘢痕抑制治疗，可确保正常关节活动度的恢复和维持。

肌腱暴露时，夹板位置一般选择在松弛部位，肌腱应保持湿润以避免干燥和变性，随着创面的修复，肌腱可以再血管化并恢复功能。如果裸露的手指伸肌键帽不能维持松弛状态，则中央腱束失去功能，会导致纽扣畸形。如果手指伸肌键帽破裂，则应将手指伸展固定。大约 6 周，形成的瘢痕组织能桥接伸肌表面，便可充当功能性替代物，之后，可以开始关节活动度的主动训练[25]。

运动训练

在烧伤康复中，运动的早期目标之一是维持或达到正常的关节活动度。对于晕厥或昏迷的患者，相对更关注末端关节的被动训练。可合作的患者可以参加主动运动或主动辅助运动的训练。对于儿童，需要开发适合的运动和游戏项目，方可达到治疗目的。

手术麻醉可以提供无痛的关节活动度训练并进行客观测量的机会。在儿童或不合作的患者或疼痛影响活动的情况下，麻醉下评估关节活动度是很有价值的。

皮肤和肌肉的生物力学不同，因此，对两种组织进行的拉伸方式也不同。拉伸已损伤的皮肤或瘢痕组织需要缓慢而持续，才有利于胶原蛋白和下层纤维的延长。拉伸训练时，需要保持组织颜色红润，变苍白则表明该点皮肤有撕裂的危险[26]。

烧伤后将可能导致肌肉无力、肌疲劳和肌群失调等后遗症，会对移动、日常生活技能和耐力等造成影响。患者肌肉组织量的减少，以及儿童患者的骨质流失，均会妨碍生活能力的恢复并影响患者重返工作岗位与学校[27-28]。

文献表明，由有氧运动和抗阻运动组成的结构化训练计划，可通过增加肌肉组织量、力量和耐力来增强肌肉功能[29]。Suman 和 Herndon 报告了一种在有监督的情况下，针对 7～18 岁儿童的同时包含抗阻运动和有氧运动康复训练，在干预后长达 2 年的随访时间里，进行有监督的康复训练的受试者需要进行松解手术的概率大大减小[30-31]。Suman 等的报告表明，在伤后 1 年内，通过结构化训练并同时给予合成代谢类固醇药物，可以使儿童的体重和肌肉力量增加[32]。合成代谢类固醇，例如氧雄龙和生长激素，已被证明可以减少代谢亢进带来的影响，因而可以增加儿童和成年人的肌肉量和强度，并减少静息能量消耗[33-35]。de Lateur 等报告了一种结构化有氧运动康复训练，在烧伤标准化治疗的基础上，每周进行 3 次跑步机有氧训练，坚持 12 周后可达到提高有氧运动能力的目的[36]。到 2016 年，Clayton 等进一步发现，对于烧伤超过 30% 体表面积的儿童，要进行至少 6 周以上的康复训练才可以改善肌肉力量、心肺适应性和体成分[37]。有文献表明，与正常成人一样，烧伤患者进行定期运动也可以改善柔韧性、耐力、平衡感和力量，这样的获益对于患者恢复独立与生活能力、减轻焦虑和增加幸福感非常重要[38]。

在 2016 年发布的烧伤后心血管适应性与机体力量训练指南中，建议患者在急性创面治疗出院后立即开始训练，成人应持续 6～12 周，儿童则应持续 12 周。但由于缺乏相关研究，尚不清楚是否有长期效益[39]。

步态训练

在重度烧伤后，能否独立行走是能否出院的重要依据。Farrell 等认为独立行走能力可作为急性烧伤患者从烧伤中心出院的判断依据。建议一旦患者情况允许，就应开始下床活动[40]。早期下床活动除了可以减少创面挛缩、缓解不适和降低深静脉血栓形成的风险之外，早期的步态训练还可以有助于维持正常的平衡能力，增加下肢的关节活动度、力量和耐力。

物理治疗师可使用倾斜台进行渐进式的直立训练和监测静态平衡。文献表明下肢肌肉，尤其腓肠肌和股四头肌，是长期卧床时最易肌力减退的肌群，也是丧失更大比例扭矩的骨骼肌[41]。物理治疗师负责开始进行步态训练并选择适当的辅助设备。但是，患者应在物理治疗师辅助训练的时间之外寻找更多时间进行运动训练。护士和家人等均可以进行学习，并在患者步行过程中进行协助和支持。研究表明，步行训练可以有效避免长期卧床的负面影响并改善有氧运动能力。

许多人认为自体下肢移植是下肢活动的禁忌证，经常可见患者等待到外科医师确认移植物已完全可耐受某一体位才开始步态训练。其实在移植术后 5~7 天，便可以指导患者开始进行下肢依赖性的体位训练。悬吊下肢是一种前步态训练，可帮助评估移植物是否可耐受某一体位。使用弹性包裹或其他弹性装置可最大限度地减小静脉淤积并降低移植物失活的风险。建议在悬吊下肢时，开始时每天 2~3 次，每次 5min，悬吊后检查移植物如果没有不耐受的迹象，则可逐渐增加持续时间。一旦移植物表现出对某一体位的耐受，就可以下床活动。像悬吊训练一样，随着移植物的耐受，步行时间也可逐渐增加。

伴有骨折、创面大于 300cm^2、有严重的社会精神疾病、健康状况差以及足底皮肤移植术后的患者，不适合早期进行步态训练。如果存在脚踝或膝关节烧伤，则应进行支撑行走。目前尚无将较大的皮肤移植到下肢的临床建议[42]。

烧伤后步态异常很常见，部分是暂时的，而很多是持续存在的。早期对异常姿势和步态进行纠正，可降低这种异常长期存在的风险。疼痛、受伤部位、虚弱、挛缩以及感觉和中枢神经系统功能障碍均可引起步态的异常。建议可以使用步行辅助装置对受伤区域进行保护，辅助负重，纠正与预防不良姿势和异常步态。

在患者无法行走的时候，轮椅可以进行辅助移动而且易于满足患者的个性化需求，并可以通过添加夹板等附件的方式，辅助抬高手臂，或添加下肢相关装置对下肢进行固定等。

外科修复

外科治疗需要最大限度地减少手术量并最大化治疗效果。如果涉及多个手术区域，则应制订总体规划和时间表，优先使用最少的手术量，为患者带来最大的功能收益。

在治疗瘢痕挛缩方面，手术松解的时机尚有争议。较多外科医师认为，手术应在伤后 6~12 个月进行。也有外科医师主张等待至伤后 2 年以上，至瘢痕完全成熟后进行手术干预，但是，支持这一建议的证据有限，更多的文献支持早期干预[43-45]。有证据表明早期进行手术松解不会使预后恶化[46]。肌腱和韧带损伤会影响松解的完成度，而年龄、畸形程度以及受伤后的时间会影响手术效果[47]。

烧伤患者的创面修复有许多术式。按复杂性来排序有：Z 字成形术，植皮术，局部皮瓣，局部肌皮瓣，筋膜皮瓣，游离皮瓣和肢体交叉皮瓣。全厚皮肤移植是预防复发性挛缩的首选方法[43]。

普通的瘢痕切除术可用于较小并位置局限的瘢痕。Z 字成形术可用于治疗由增生性瘢痕引起的关节挛缩或破坏外观的线性挛缩，例如，该术式常用于下颌增生性瘢痕，从而纠正影响闭口的挛缩畸形[48]。瘢痕松解和皮肤移植手术常选用鱼嘴形切口与植皮。为了使手术效果最大化，常会使用压力疗法、应用有机硅等治疗手段与手术治疗相结合。

严重的腋窝挛缩是很难治疗的（e 图 35-5）。如果被动的关节活动训练和夹板的应用等保守治疗手段不能有效预防 6~12 个月后的腋窝挛缩，则应考虑使用手术进行松解。对于未烧伤的皮肤附近形成的紧绷带，可使用五瓣成形术进行松解[49]。如果瘢痕局限存在于前腋褶或后腋褶，通常使用局部皮瓣进行修复。如果挛缩范围较大，涉及整个腋窝，则需行筋膜瓣或筋膜瓣类手术[50]。皮瓣的愈合速度通常比植皮快，这使早期运动康复成为可能。

肘关节的挛缩通常伴有异位骨化（heterotopic ossification，HO），这是实际手术中需要考虑的问题[51]。"Z"瓣或五瓣松解术用于治疗条索状瘢痕[50]。手挛缩的外科治疗需要相当的专业知识和经验，常用全厚皮。对于掌指关节，屈曲畸形矫正的成功率高于伸直畸形矫正。克氏针在术后放置 2~4 周[52]以维持关节稳定。与掌指关节一样，拇指伸直矫正的效果较差。合并关节脱位或者关节半脱位的挛缩畸形手术效果最差。

近年来,面部移植引起了非专业媒体的极大兴趣。第一例报道的人脸移植是在 2005 年的法国进行的[53]。迄今为止,全世界已经有超过 30 例面部移植手术[53-54]。这些进行了异体面部移植(遗体捐献皮)患者需要终身免疫抑制治疗的。然而在伦理、免疫和心理问题上还有一些悬而未决的问题。生活质量上的改善是否值得相对于免疫抑制后的长期风险,包括肿瘤、感染和肾毒性?受者是否会出现移植排斥反应?人脸移植后的心理后果是什么?相关问题已经开始在文献中有研究[55-57]。

并发症

烧伤患者会经历各种各样的并发症,涉及神经、骨科、皮肤、代谢、疼痛和心理方面。这些并发症可能在伤后的几个月到几年内发生。无论是在病房还是在诊所,物理治疗师在处理这些问题上都起着重要的作用。

神经损伤

局部神经病变

周围神经系统和神经丛病变在严重烧伤患者中很常见(参见第 3 章和第 24 章)。然而,因为诊断延迟或漏诊,该并发症在文献中少有报道。由于危重患者常伴有意识丧失及神经科学本身的复杂性,关于神经学的评估是复杂的。据报道,周围神经病变的发生率从 15% 到 37% 不等。Kowalske 等人[58]调查了 572 名烧伤幸存者,发现电烧伤、酗酒史和重症监护病房的住院时间长是单发神经病变的重要危险因素。烧伤后多神经病变比单一神经病变更常见。也有研究认为老年人和糖尿病患者更易发生周围神经损伤[59-60]。周围神经的受压和拉伸使其易于受损。过厚的敷料会压迫浅表周围神经。姿势不当和单一姿势时间过长也是一个风险因素。具体单神经病和臂丛病的注意事项见下表 35-2[60-61]。

一些病床和术中体位可能会使臂丛神经受损。为了防止臂丛的压迫或过伸损伤,建议患者取仰卧位,肩水平内收 30°[60]。

下肢的单神经病可见于腓神经和股神经。腓神经损伤较为常见。腓骨头上的敷料开窗有助于缓解压力。而股神经损伤则较少见[62]。

表 35-2 局部神经病变及相关危险因素

神经病变	危险因素
臂丛	肩关节外展超过 90°;腋窝或者侧胸壁植皮位置外旋
尺神经	肘关节屈曲 90°,内旋,止血带后的麻痹
桡神经	桡神经沟:靠在床栏上,悬在手术台的边缘,止血带后的麻痹 腕部:手约束带
正中神经	缺血,长时间或反复腕关节过伸,止血带后的麻痹
腓神经	蛙腿姿势,侧卧位,金属箍,腿部约束带,过厚敷料
股神经	股三角血肿,腹膜后出血

外周多神经病变

广泛的周围神经病变是烧伤后常见的神经系统疾病。发病率为 15% ~ 30%[59,63,64]。Kowalske 等人[58]发现年龄和重症监护病房的住院时间是发生多神经病变的危险因素。多神经病变多见于 20% TBSA 以上的烧伤和电烧伤[65]。周围神经病的病因尚不清楚,但代谢并发症和神经毒性药物已被认为是可能原因。严重烧伤后 1 周内会出现多神经病变的电生理改变[66]。患者可能有感觉异常的症状和四肢远端肌肉轻度至中度无力的表现。在肌力测试中,大多数患者最终肌力会恢复正常,尽管他们可能在烧伤后数年有容易疲劳的主诉[59,64]。在烧伤的研究中,关于危重症患者多神经病变的较少。危险因素包括全层皮肤烧伤、电烧伤、大于 20% TBSA 烧伤、多器官衰竭及脓毒血症[67]。

多发性单神经炎

单神经炎是一种不对称的感觉和运动周围神经病变,涉及两个或多个孤立的周围神经。其病理生理机制尚不清楚,目前认为是由循环中的神经毒素、代谢因素和机械压迫共同作用的结果。多发性单神经炎已被确定为烧伤患者中最常见的神经病变,诊断率高达 69%[68]。伤后 1 年,下肢神经病变功能恢复较上肢神经病变更好[69]。

瘙痒

瘙痒是许多患者的主要症状,在某些情况下可能持续数年[70]。出院时瘙痒的发生率高达 93%,伤后 6 个月时为 86%,12 个月时为 83%,24 个月时为

73%[70,72]。在儿童患者中也发现了类似的烧伤后瘙痒趋势，出院时瘙痒发生率为 93%，伤后 6 个月时为 87%，12 个月时为 8%，24 个月为 64%[73]。瘙痒的剧烈程度通常在伤口愈合的增殖阶段和重建阶段最大。烧伤后发生瘙痒的危险因素包括较大的烧伤面积、较长的愈合时间、深部皮肤损伤和早期创伤后应激症状[72,74]。Ⅱ°烧伤创面与烧伤后瘙痒最相关[75]。瘙痒的发病机制尚不完全清楚，但可能与前列腺素、P 物质和激肽等多种炎症物质诱导的肥大细胞释放组胺有关，组胺释放后与受体结合，激活无髓鞘 C 型神经纤维。一些研究者认为与真皮中轴突的萌发有关。目前各种治疗方案均能部分减轻瘙痒症状。然而，这些治疗都缺乏强有力的经验证据。尽管如此，目前临床上还是存在多种治疗方法。局部润肤霜[75]和瘢痕按摩[76]用于愈合后的烧伤创面。局部用药包括抗组胺药和普鲁多辛，一种三环类抗抑郁药。口服药物也包括抗组胺药[77]和普鲁多辛（DPT Laboratories，San Antonio，TX）。也有关于使用经皮电神经刺激（TENS）的报道，其工作原理基于 Gate 理论[78]。对于那些有严重瘙痒的患者，通常需要联合多种治疗手段来控制症状。加巴喷丁和普瑞巴林是目前正在研究的治疗烧伤后瘙痒的最新药物。加巴喷丁可以在外周及中枢发挥作用，给药剂量为 300～900mg/d[75]已经被证明可以控制瘙痒。最近的研究表明加巴喷丁比抗组胺药更有效，抗组胺药的作用有限[79-81]。

骨关节改变

挛缩

挛缩的定义是关节无法完成全部的活动度。由多种病理生理学因素导致，包括肢体体位摆放、固定时间、肌肉、软组织和骨的病变。烧伤后挛缩是由成纤维细胞和肌成纤维细胞活跃引起的创面挛缩和瘢痕挛缩的共同导致[20]。烧伤患者有发生挛缩的风险。烧伤患者经常是固定不动的，整体上是由于严重烧伤全身情况，局部是由于烧伤本身的疼痛、夹板固定和体位摆放。烧伤不仅会损伤皮肤，也可能损伤皮下软组织、肌肉和骨组织，而这些因素均可导致烧伤挛缩形成。

挛缩带来了额外的医疗问题和功能缺陷的风险。其不仅会阻碍皮肤及植皮的愈合，在功能上，下肢挛缩会影响转移、坐位、负重活动和行走的活动。上肢挛缩会影响 ADL，如梳洗、穿衣、进食和洗澡，以及一些精细动作。

30%～40% 的住院烧伤患者出现挛缩，平均每个患者有 3 个部位挛缩[20]。肩、肘和手/腕是最常见的关节挛缩部位（图 35-8）。那些大面积烧伤、截肢和吸入性损伤的患者更容易出现严重的挛缩[19]。体位摆放和关节活动度训练是预防挛缩的主要手段[25]。舒适的姿势通常包括关节屈曲和内收，这常常导致挛缩的形成。对于卧床烧伤患者，预防挛缩的理想姿势包括颈部伸展、肩部外展和外旋、肘伸直和旋后、臀部外展和踝关节背屈（图 35-5）。这种体位摆放与定期的关节活动度训练相结合。一旦患者出现挛缩，治疗通常从保守措施开始，包括夹板[82,85]和连续性石膏[23,86]。Richard 等研究了 52 例烧伤挛缩患者，将多模式治疗（按摩、运动、压力）与渐进治疗（夹板和连续性石膏）进行了比较。与多模式治疗组相比，渐进治疗组的挛缩纠正所用时间不到一半[83]。一些研究人员报道了使用超声波和硅胶治疗挛缩的成功案例[87]。外科治疗是挛缩严重影响关节功能及保守治疗无显著效果时的保留手段。

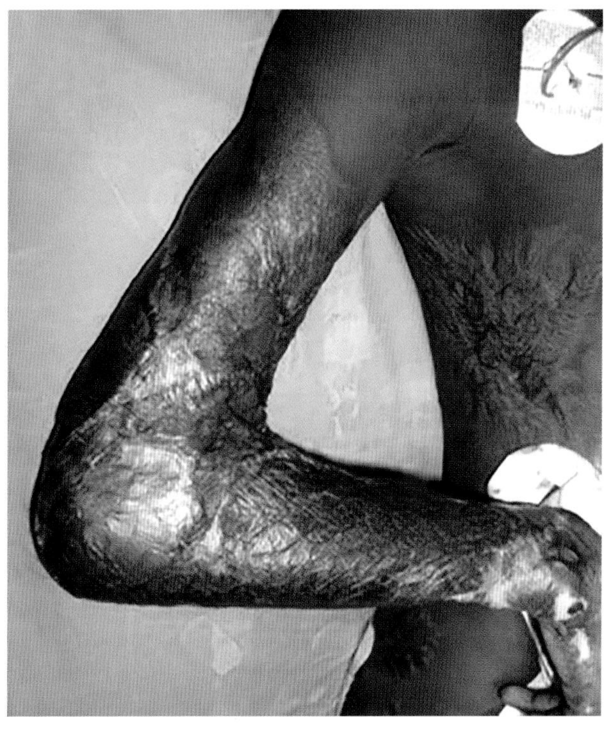

图 35-8 肘关节烧伤挛缩

骨生长

严重烧伤后儿童的生长明显延迟[90]。小儿烧伤幸存者的生长障碍可能是由于受累的长骨骺板过早融合所致。在烧伤瘢痕跨关节和发生关节挛缩的生长发育期的儿童中，我们应该考虑骨骼生长的问题。部分骺板融合可能引起骨偏差和畸形[91]。另外，病例报告记录压力头套用于治疗儿童面部烧伤会改变面部骨骼的生长。为了正常的牙齿和面部比例，建议在儿童使用压力头套后密切监测面部发育[92,93]。烧伤面积大于15%的烧伤患儿显示出受伤后早期（8 周时）骨骼矿物质密度减低，且损失是持久的（受伤后 5 年）[28]。骨质流失的机制仍在调查中。但是，最近的研究表明是多种因素的作用结果，包括内源性糖皮质激素增多、全身性炎症反应时细胞因子的再吸收、维生素 D 缺乏以及钙代谢的障碍。骨密度降低使儿童有长骨骨折的风险[94,95]。Mayes 等人调查了 104 名烧伤面积大于 40%的烧伤儿童发现骨折的发生率为 5.8%[96]。研究者又研究了重组人生长激素的使用，未能证明其对骨形成有作用[97]。研究表明二磷酸盐治疗可提高骨矿物质密度。Klein 等人进行了一项烧伤面积大于 40%的 43 名儿童的随机对照试验并且测试了急性期给药静脉注射帕米磷酸钠（pamidronate）的影响（受伤 10 天内）。接受帕米磷酸钠的受试者出院时、6 个月和 2 年比对照组表现出更高的全身和腰椎骨矿物质含量[98,99]。

骨赘

Evans 指出骨赘是最常见成人烧伤患者的骨骼改变。他们最常见于肘部并沿鹰嘴或冠状突的关节边缘发生[100]。

异位骨化

异位骨化是软组织中骨组织异常形成。异位骨化发生率估计占住院烧伤患者的 1%～4%[101]。这个发生率仅来源于那些关节有症状、关节活动范围受限、关节疼痛或其他症状进行了放射学检查的人群。因此，文献报告反映的是临床上症状显著的异位骨化发生率，而不是真实发生率。此过程的病因尚不清楚。肘是受累最频繁的关节，在 21 年的病例回顾中占到 90%以上[101]。与异位骨化发生有关的危险因素包括烧伤面积（烧伤面积>30%时风险增加）、呼吸机支持、脓毒症、较长时间没有主动运动、吸入性损伤、重症监护病房住院、伤口闭合时间长、伤口感染、移植物损失、多次手术、手臂烧伤[101-104]。

异位骨化最早可能在伤后 5 周发生，但通常会在伤后 3 个月左右发生。异位骨化最早出现的迹象之一是关节活动受限。其他临床表现可能包括肿胀，红斑，疼痛和周围神经损伤。病征可能先于放射学发现。骨扫描是最敏感的诊断性影像学检查，可能在放射学检查结果阳性之前 3 周显示阳性结果。Schneider 等人最近开发了一个评分系统来预测烧伤后早期异位骨化[105]。

异位骨化的治疗早期行保守治疗，包括体位摆放和关节活动，以防止关节运动受限进展。文献中没有证据支持烧伤患者异位骨化的预防。当异位骨化导致神经卡压时应及时手术干预。外科治疗还适用于导致明显功能受限的异位骨化患者，包括四肢运动受限、移动和日常生活运动障碍。在这些情况下，外科医师通常要等到骨质成熟后行手术治疗，这大概需要 12～18 个月。可以每隔几个月随访患者进行连续的 X 线拍片来监测骨骼的稳定性。手术切除肘部的异位骨化可改善关节活动范围和功能[106,107]。Tsionos 等人对 28 名受试者和 35 个肘关节在受伤后平均 12 个月内进行了异位骨化手术。在平均 21 个月的随访中，屈曲/伸展度得到改善，从术前 22°到术后 123°[106]。各种术后治疗方法已经被研究出来防止异位骨化复发，包括放疗、关节活动和抗感染治疗[108]。

电灼伤的骨骼变化

电烧伤幸存者截肢的残肢长骨中发现了新的骨形成。电烧伤骨的变化包括骨裂、骨坏死，骨组织肿胀，骨质疏松的孔洞和骨膜的新骨形成[109]。Helm 等人回顾了 61 个截肢点和 43 个电烧伤幸存者，28 例长骨截肢患者中有 23 例在截肢部位有新的骨形成。电击伤截肢患者新骨形成的病因尚不清楚[110]。

脊柱侧弯和脊柱后弯

躯干、臀部和肩带的不对称烧伤会使患者更易向患侧偏斜（参见第 28 章）。在生长发育中的儿童，烧伤瘢痕挛缩及由此引起的姿势改变可导致结构性脊柱侧凸。Moulton 等人对 40 例儿童烧伤合并脊柱侧凸和 1 例脊柱后凸进行了回顾性分析。随访的平均年龄为 11 岁 10 个月。他们发现年轻时大面积烧伤会导致严重的脊柱弯曲，危险因素包括年轻、大面积烧伤、深度烧伤和贯穿整个躯干的烧伤瘢痕[111]。

同样，儿童前颈部、肩部和胸壁的烧伤可能造成肩部的变圆和胸部凹陷。同样，烧伤瘢痕缩短和保护性姿势可导致后凸。脊柱侧凸和脊柱后凸都可以采用矫形器矫正和手术治疗。骨科医师应该随访这些幸存者。

感染性关节炎

严重烧伤患者的感染性关节炎难以诊断。经常没有特征性的症状和体征或被覆盖的烧伤创面掩盖。关节痛，肿胀，颜色变化和压痛是烧伤或皮肤移植部位的常见症状，因此很难与感染性关节炎区别。

感染性关节炎的两个主要原因是穿透性烧伤和血行播种性菌血症，烧伤患者容易感染因为他们的免疫系统受损和合并发症。感染性关节炎可因关节囊松弛或软骨及骨破坏而引起关节严重脱位[112]，也可导致严重的运动受限或强直。它最常发生在手部、臀部、膝盖和手腕的关节处。

半脱位和脱位

烧伤后手足关节半脱位是常见的。背部的烧伤可能会导致关节过度伸展。随着过伸时间的延长，关节发生半脱位。这在掌指关节和跖趾关节是最常见的。尺神经病变使患者发生第四和第五指半脱位的危险性增加。对于手背烧伤，可通过夹板固定和功能活动锻炼来预防半脱位。同样，掌指关节在愈合的伤口挛缩后可能会半脱位，尤其儿童。带跖骨条的外科高帮鞋的使用可使脚趾处于反畸形位置。

后髋关节脱位可能是儿童的一个问题。保持内收和弯曲的位置的髋关节有脱臼的危险。前肩脱位发生在外展位和伸展位。肩部脱臼可能是由于在手术室的位置造成的[113]。

疼痛并发症

疼痛管理对于烧伤幸存者的治疗是必不可少的。缓解疼痛有助于患者急性期后更加积极地参与治疗。在浅表烧伤后的急性期，真皮的一些神经末梢还保留有反应，导致损伤部位明显疼痛。相比之下，全层烧伤后，神经末梢完全破坏，烧伤区域疼痛减轻或无痛。烧伤后的日常换药、清除坏死组织等治疗引起明显的操作性疼痛。患者可能诉难以忍受的疼痛水平[114]。如何处理烧伤后持续的疼痛以及间歇性的操作性疼痛是非常重要的。

有充分的证据表明，住院烧伤患者的疼痛体验在不同患者之间以及同一患者不同时间而不同[115,116]。因此，为每个人量身订制疼痛管理计划是很重要的。一些指导原则在临床实践中被广泛接受。基础疼痛可通过持续输注阿片类药物、长效口服阿片类药物或患者自控镇痛来治疗。操作性疼痛在操作前安排短效阿片类药物治疗可以得到很好的控制[117,118]。在 79 名住院烧伤幸存者的随机对照试验中，Patterson 等人[119]发现，在标准阿片类镇痛药物中添加氯西泮可显著降低患者换药等过程中的疼痛水平。

非药物干预是标准止痛方案的重要辅助干预措施。这是近年来越来越受关注的一个领域。简单的环境调整和一致性是有帮助的。目标是创造一个平静的氛围，包含尽可能多的患者自主权。应鼓励患者自行指导敷料护理。有些人发现家人和音乐的存在是有帮助的。治疗小组应提供固定的时间、人员和操作惯例。研究人员发现催眠在减少烧伤过程疼痛方面有一定的效果[120,121]。虚拟现实已经证明，作为一种分散注意力的技术，有助于减轻伤口护理期间的疼痛[122,123]。Morris 等人对虚拟现实影响烧伤后疼痛和焦虑进行了系统综述，发现虚拟现实确实减少了换药和治疗过程中的疼痛和焦虑[124]。其他在文献中被证实的非药物干预包括按摩治疗烧伤患者的急性和慢性疼痛[76,125]。

烧伤后神经性疼痛在文献中没有很好的分类。神经性疼痛是由周围或中枢神经系统的原发病变或功能障碍起始或引起的疼痛。神经性疼痛的症状包括麻木、灼烧、刺痛、枪击或触电感觉，这些是烧伤患者在开放创面愈合后常见的主诉。在两项研究中，共有 534 名烧伤患者在受伤至少 1 年后接受了调查，其中 71% 和 82% 的患者报告他们的烧伤瘢痕感觉异常。这些感觉与烧伤面积和皮肤移植有关[126,127]。Schneider 等人回顾性分析了 72 例神经性疼痛患者的临床病程。神经性疼痛症状首次出现在平均伤后 4 个月，并持续到受伤后 13 个月。记录在案的初始疼痛严重程度评分为 7 分(满分 10 分)。典型的加重因素包括温度变化、依赖体位、轻触和负重活动。常见的缓解因素包括休息、按摩、紧身衣使用和仰卧起坐[128]。常见的治疗方案包括加巴喷丁、阿片类药物和类固醇注射到有症状的增生性瘢痕区域。

皮肤并发症

增生性瘢痕

增生性瘢痕可由深度和全层烧伤引起。瘢痕首先表现为一个坚硬的红色愈合区域。它会在几周内发展为隆起、红斑和僵硬(图 35-9)。瘢痕可以收缩,如果出现在关节上,可能导致挛缩形成。随着时间的推移,瘢痕逐渐成熟,呈现出苍白、柔韧、不那么厚的外观。这个过程可能需要 2 年的时间。瘢痕也可能疼痛。瘢痕会导致严重的功能损伤。除了身体上的缺陷,增生性瘢痕还可能导致心理社会后果。瘢痕会影响自尊、社交孤立、身体形象和重新融入社会[129,130]。它是严重影响生活质量的烧伤长期并发症之一。

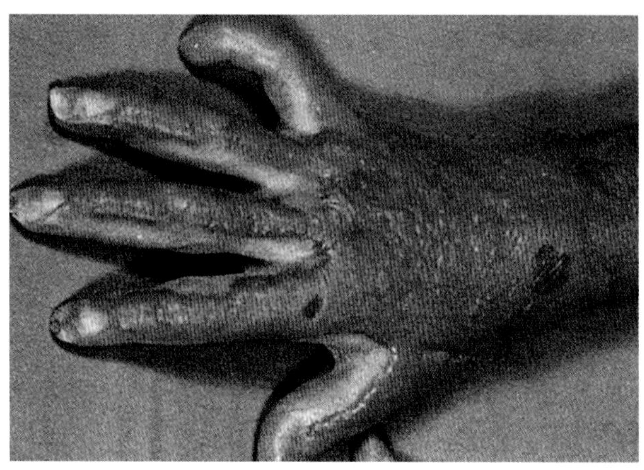

图 35-9 手增生性瘢痕形成,可见瘢痕呈凸起和僵硬表现

组织学上,瘢痕组织呈螺旋状,与正常皮肤胶原纤维平行排列形成对比。瘢痕组织可见成纤维细胞和毛细血管的增生,表皮增厚,并无赘生物。内皮细胞增殖导致微脉管系统阻塞,从而引起局部缺氧。

内皮细胞增生引起微脉管系统闭塞从而导致局部缺氧。随着瘢痕组织成熟,微血管变性,毛细血管被重新吸收[131-133]。瘢痕组织的临床特点多样,包括不同程度的厚度、颜色、硬度和相应的症状。流行病学统计,白种人中增生性瘢痕患病率估计超过 60%,严重烧伤后存活患者中非白人发病率在 75% 以上[132]。有趣的是,在新生儿、老年人和病态肥胖的烧伤幸存者中未发现瘢痕形成。由于缺乏对增生性瘢痕测量的客观标准,增生性瘢痕流行病学统计数据尚不精确。温哥华瘢痕量表和双向瘢痕主观评估量表是最常用的测量方法。但是,上述量表对瘢痕色素沉着、血运和柔韧性评估采用主观评分的方式,因此导致了评分一致性较低[133-134]。增生性瘢痕发展的危险因素包括,超过 2~3 周的开放性伤口、需要植皮的烧伤创面和严重色素沉着的个体[135]。增生性瘢痕的病因在很大程度上是未知的。目前文献中尚没有报道增生性瘢痕的特效治疗策略。当前研究局限性包括样本量、随机化、足够的随访和客观的结果指标。鉴于,目前研究主要集中在上述这些重要的局限因素领域[136]。目前,新方法的提出依赖临床治疗方法获得的数据。烧伤后早期切痂已证实可减少瘢痕形成[134]。对于早期增生性瘢痕和有瘢痕体质患者应当进行早期干预。早期的保守治疗措施包括夹板固定、瘢痕按摩、紧身衣、激光治疗、强脉冲光、类固醇、锻炼和体位摆放。压力疗法是主要的治疗干预措施。据推测,压力(至少 25mmHg)会干扰毛细血管的血流,从而导致局部缺血。组织代谢的降低可致成纤维细胞活性受损和胶原酶活性增强。蛋白酶和脂质体内容物的释放可增加细胞凋亡[48]。

治疗的目的是阻止瘢痕的发展并扁平化已形成的瘢痕。最初,患处周围施加压力包裹使用弹性塑料材料(ACE)、弹性棉质材料(Tubigrip)或弹性自黏材料(Coban)绷带。随着水肿消退,瘢痕区域呈现出更稳定的形状,定制压力服装也变得更加贴附。目前推荐一天 23h 穿着压力衣,直到瘢痕成熟为止,这可能长达 2 年[137]。这种方案的依从性欠佳。这些压力服很热,行动不便,穿着困难。随着佩戴时间延长,它们会拉伸、移位,建议每 3 个月更换一次。凹面区域压力不足。为改善复杂轮廓区域的贴合性或压力,做成指蹼形状、硅胶片或凝胶、海绵或塑形塑料片用来改善瘢痕组织压力传递,同时减轻对脆弱新生上皮的剪切力[48,138,139]。

已经采用随机对照实验对压力衣治疗增生性瘢痕疗效进行评估,在瘢痕结局上未见明显统计学差异[140,141]。研究均采用主观结果测量来确定瘢痕成熟的时间或压力疗法的时间。相反,一份对压迫疗法的荟萃分析显示瘢痕高度降低[142]。压力疗法的功效尚不清楚,但是,没有重要的治疗方式可供选择。未来对最佳压力和压力治疗持续时间的研究将极大地完善烧伤幸存者的治疗策略。

另外,压力疗法也可能具有不良作用。阻塞性睡眠呼吸暂停是面部压力疗法可能产生的不良影响[143]。据报道头颈部增生性瘢痕和压力服治疗可导致儿童发育畸形。了解此类潜在的并发症有助于指导治疗决策。下颌骨的瘢痕挛缩可能导致牙齿咬合欠佳,难以闭唇以及流涎。下颌的压力衣可能导致下颌发育不全,严重的颈部瘢痕和由此引起的挛缩可能会使下颌骨延长。口腔部位烧伤会导致牙齿变化,包括牙反咬合,牙齿拥挤和咬牙齿后移。压力衣服可能会影响颜面发育和正常轮廓的发育[144]。

文献中还报道了其他治疗方法,如硅胶和按摩。

较新的研究还显示了凝胶和凝胶片对未成熟增生性瘢痕的治疗功效，但是大多数研究是优效实验，并未包括安慰剂治疗对比。并且，因为研究仅局限于烧伤人群的烧伤幸存者增生性瘢痕和瘢痕疙瘩治疗，研究数量和证据质量受到一定限制。迄今为止的研究表明，凝胶与凝胶片或非硅胶和硅胶疗效无差异[145]。Ahn 等人对 10 名增生性瘢痕成人患者进行了为期 8 周的局部硅胶治疗。每位患者都充当自己的控制者。镜像或邻近的瘢痕作为未经处理的对照。根据弹性测量、皮肤活检、质地、颜色、厚度、耐用性和瘙痒作为对比指标，经硅胶处理的区域比对照瘢痕在第 4、8 和 12 周表现出更大的改善[146]。大多数患者对这些产品耐受良好，但是不良反应包括瘙痒、皮肤破裂和皮炎。建议的最长佩戴时间是每天 12h[146]。

一项针对 30 名儿科烧伤患者的研究，连续 3 个月的时间进行每天 30min 摩擦按摩。在增生性瘢痕的血管分布、柔韧性和厚度方面无明显统计学差异[147]。如果保守治疗失败，患者可以考虑外科手术切除，包括或不包括植皮。

水疱

水疱是Ⅱ度烧伤的常见并发症。水疱是由于损伤后炎性改变导致，毛细血管的通透性增加，从而使表皮和真皮之间积聚液体。在烧伤治疗中，水疱的处理仍然是一个有争议的话题。Sargent 就该主题进行了广泛的文献综述，研究了与水疱处理有关的问题，包括感染、愈合、功能、美观、患者舒适度、敷料和成本效益。作者发布了治疗Ⅱ度烧伤水疱的临床实践指南。小水疱（<6mm）可以进行保留，因为它们不太可能自发破裂，不会损伤深层组织或阻碍愈合。大水疱（>6mm）应去除疱皮并外敷敷料。手掌和脚掌上的厚壁水疱不需要清除，因为它们不太可能被感染，并且清创术可能导致患者不适和影响活动能力。清除水疱可以促进伤口愈合，减少瘢痕形成。临时皮肤替代物覆盖清创部位可以减少瘢痕形成[148,149]。

紫外线敏感和皮肤色素沉着

防晒对烧伤愈后患者至关重要。烧伤创面对紫外线更加敏感，容易受到紫外线照射的进一步损害。建议深Ⅱ度和Ⅲ度烧伤患者在受伤后的前几年避免日晒，接触阳光前作好防护。特别是在烧伤之后，不同色种人群都有被紫外线辐射晒伤的危险。避免阳光直射，特别是在紫外线照射最高的中午时段，应最大限度地减少晒伤的风险。建议至少在受伤后第 1 年用衣服遮盖保护烧伤部位。此外，在需暴露于阳光之前，应在治愈的烧伤创面涂抹防晒系数大于等于 15 的防晒霜[150]。

烧伤后色素沉着变化较为普遍。色素沉着过度相关因素包括烧伤前皮肤颜色、年龄、日晒和受伤后的时间[151,152]。深Ⅱ度和Ⅲ度烧伤创面可能会色素减少或脱色。烧伤后色素沉着异常可通过手术治疗。Al-Qattan 报道了 15 例通过手术切除和刃厚皮移植治疗色素过度沉着病例。他报道了 8 例通过皮肤磨皮术和薄刃厚皮移植治疗烧伤后色素减退病例，手术后色素沉着过度组表现出颜色和质地与周边组织的匹配，色素沉着不足组表现出皮肤移植部位的轻微色素沉着[153]。其他研究者通过用二氧化碳激光实施皮肤磨平术然后进行刃厚皮移植治疗瘢痕皮肤色素缺失取得了良好的效果[154]。

恶性肿瘤

慢性烧伤创面或瘢痕发展为恶性肿瘤的极为罕见，但也有报道。大多数肿瘤是鳞状细胞癌，基底细胞癌和恶性黑色素瘤较少见。发病时间在烧伤后的 20~30 年间。两项大型队列研究分别追踪了 16 903 名烧伤幸存者和 37 095 名烧伤幸存者，平均随访 16 年。与普通人群相比，烧伤后鳞状细胞癌、基底细胞癌或恶性黑色素瘤的发病率没有明显增加。亚组分析显示患者患皮肤肿瘤的概率并不会因为烧伤程度重及随访时间长而升高。

代谢相关并发症

分解代谢状态

大于 30%~40% 体表面积的烧伤患者高代谢会持续至少 1 年或更长时间。分解代谢会极大地增加发病率和死亡率。大于 40% 体表面积的烧伤患者在急性入院时可能伴有 180% 升高的基础代谢率，完全康复时基础代谢率 150% 升高，受伤 6 个月后为 140% 升高，受伤 9 个月后为 120% 升高，受伤 1 年后为 110% 升高[157]。烧伤后的分解代谢状态会导致伤口愈合不良、感染风险增加、肌肉量减少、康复减慢和延迟重返社会。儿茶酚胺、高血糖素、糖皮质激素和多巴胺的增加会引发代谢亢进[158]。实施药物和非药物干预可以帮助逆转分解代谢的影响。

非药物干预包括早期清创和封闭创面，积极治疗脓毒症；通过提高环境温度来保持体温；高碳水化合物，高蛋白饮食，以及早期进行抵抗挛缩运动。药理干预措施包括使用重组人生长激素、低剂量胰岛素输注、氧雄龙（oxandrolone）和β-肾上腺素受体阻滞剂[97,159,160]。

近年来，多项精心设计的研究充分支持了氧美雄诺龙在烧伤中代谢亢进的益处。Jeschke 等对 235 名大于 40% 体表面积的烧伤儿童进行了一项前瞻性随机对照试验。急性住院期间接受氧美雄诺龙治疗至少 7 天的受试者与对照组相比，重症监护病房的住院时间较短，瘦体重增高[161]。在严重烧伤后儿童服用氧美雄诺龙 1 年后，与对照组相比，受试者显示出持续改善的瘦体重、骨矿物质含量、肌肉力量、身高和体重[162]。Cochran 等发现在 20% ~60% 体表面积的烧伤患者中使用氧雄龙可以缩短住院时间[163]。

温度调节

全层皮肤烧伤会损坏真皮的汗腺。尽管进行了植皮治疗，但汗腺不能被替换或再生。汗液分泌障碍会影响体温调节[164]，尤其那些烧伤面积较大的患者。大面积烧伤患者未烧伤皮肤在运动和受热后经常表现出过热和出汗反应过度。这些并发症会降低烧伤患者的运动耐力、整体适应性和健康状况，妨碍患者重返社会[165,166]。

心理问题

烧伤后的社会心理疾病很普遍，是烧伤患者康复和重返社区的主要障碍。烧伤会导致心理创伤、功能受损、极度疼痛和毁容。上述所有因素都导致烧伤后社会心理疾病。此外，烧伤患者受伤前患有精神疾患的比例高于一般人群。约有 1/3 的烧伤患者伴有饮酒史或药物使用史[5]。烧伤患者在受伤前患有精神病疾病（包括焦虑症，抑郁症和其他精神问题）的情况比一般人更常见，为 28% ~75%[167]。烧伤后常见的社会心理问题包括创伤后应激综合征、抑郁、焦虑、睡眠障碍和融入社会困难。目前我们已经在识别和描述这些烧伤后的社会心理问题方面取得了非常大的进步。对于烧伤患者来说，重返社会的一个重要方面是恢复工作。一项研究报告表明 90% 的烧伤患者 2 年后可恢复工作[168]。而对于这一问题需要更进一步调研。

创伤后应激与急性应激障碍

创伤后应激和/或急性应激障碍（ASD）是在经历了威胁自身或他人生命安全的创伤事件后出现的。创伤后应激障碍（PTSD）表现为三种症状：创伤性再体验症状，拒绝回忆症状，警觉性增高症状。对于 PTSD 的诊断，症状超过 1 个月且在事件发生后的最初 4 周内必须有 2 天以上出现 ASD 症状。ASD 的患病率为 6% ~33%，而 PTSD 的患病率更高，伤后 6 个月患病率为 24% ~40%，伤后 12 个月患病率为 15% ~45%[169]。常见的症状包括睡眠障碍，反复出现受伤的回忆，回避与烧伤相关的事件或情境，或想起烧伤而出现极度痛苦。总体而言，创伤后应激综合征的症状随时间而慢慢减轻。烧伤患者可出现很常见的某些创伤后应激症状，但不符合创伤后应激障碍和 ASD 的诊断标准[170]。烧伤后发生 PTSD 的危险因素包括：早期出现创伤后应激症状，女性患者，社会支持以及烧伤的面积大小和位置[171]。目前，创伤后应激的治疗干预措施只有少部分文章中进行了报道，尚未得到广泛认可。筛查创伤后应激症状并进行药物和非药物干预任重道远。

抑郁症

对于烧伤患者，抑郁症是一个常见的精神问题。报道的烧伤患者抑郁症发病率因使用的量表不同而不同。一些研究表明，烧伤患者在出院时的抑郁症患病率为 4%，而在伤后 1 年为 10% ~23%，并且在第一年中发病率呈上升趋势[172]。与抑郁症相关的危险因素包括：烧伤前患有精神疾病，头部或颈部烧伤，住院时间长和女性患者[173,174]。Edwards 等人随访了 128 名烧伤幸存者，发现 1/3 的患者在伤后第一年有自杀念头。出院时疼痛的严重程度是患者有自杀倾向的唯一有意义的预测因子[175]。自杀倾向的发生率凸显了在自杀预防中尽早发现自杀倾向相关症状的重要性。此外，社会心理的变化是复杂且多面的，疼痛管理可能会影响抑郁症和其他精神异常发病情况。临床医师应明确有抑郁风险的患者，并给予合适的治疗。

睡眠障碍

睡眠障碍可能与精神疾病、医疗问题有关，或者是烧伤的直接后果。多达 74% 的烧伤患者在出院后 1 周出现睡眠障碍。常见睡眠问题包括夜间易醒，白天嗜睡，夜间疼痛和入睡困难[176]。睡眠问题，比如失眠和梦魇，会在受伤后 1 年持续出现[170]。Gottschlich 对 11 名严重烧伤住院儿童进行了 43 次 24h 的多导睡眠检测。记录的结果中，40% 缺少深度睡眠(第三和第四阶段)，19% 缺少快速动眼期。这证明了在烧伤后的急性期出现了睡眠结构的改变[177]。一项研究表明剧烈疼痛和白天止痛药的使用与睡眠障碍有关[178]。Masoodi 使用匹兹堡睡眠质量指数问卷随访了 818 名烧伤一年后的成人患者，调查发现有 61% 烧伤患者有睡眠障碍，而未受伤成人有睡眠障碍的为 39%[179]。Lee 等人用“青年成年人烧伤结果问卷”数据库评估了 19~30 岁的青年人烧伤后长期睡眠障碍的危险因素。他们发现有 50% 的受试者伴有睡眠障碍，长期睡眠障碍的危险因素包括：较大面积的烧伤、疼痛、瘙痒和缺乏体育运动，并且有些因素是双向的[180]。

询问烧伤患者的睡眠情况是很重要的。因为其他精神疾病会导致睡眠障碍，临床医师在治疗烧伤患者的睡眠障碍时也应考虑这些精神问题的治疗。治疗疼痛、瘙痒、抑郁、创伤后的压力和焦虑可能会改善烧伤患者的睡眠质量。

社会融入问题

康复的一个主要目标是让烧伤患者重新融入社会，包括重返工作、回到学校、参与娱乐和社区活动。上述烧伤后而出现的各种身心问题可能会导致患者出现社会融入障碍。在对 463 名烧伤患者进行社会融入问卷调查中，研究者们发现在家庭融入、社会融入和工作效率上烧伤患者都存在问题。患者性别和生活状况可预测家庭融入情况；婚姻情况可预测社会融入情况；烧伤严重程度、年龄和受伤前工作满意度可以预测工作效率[181]。在过去的几年中，患者能否重返工作岗位是研究人员越来越关注的问题。

与烧伤后失业相关的因素包括：烧伤严重程度、住院时间、年龄、四肢烧伤、先天性精神病史以及受伤前就为失业状态[130,182,183]。Esselman 等人对 154 名烧伤患者在一年中进行了 16 次关于重返工作岗位的调研。结果表明患者在伤后 1 年内影响工作的因素包括身体因素、心理社会因素(梦魇、反复出现的受伤回忆、自身形象)和工作条件(湿度、温度、安全)[165]。

一些烧伤患者会因为烧伤而遭受永久性损伤。美国医学会发布了评估损伤程度的指南，通过身体损伤的百分比来确定损伤程度。在第 6 版指南中，烧伤损伤主要取决于以下因素：皮肤损伤的严重程度，症状和治疗的频率，强度和复杂性，以及 ADL 的能力。评估损伤等级可通过客观的身体检查结果、面部容貌改变以及其他器官系统(肌肉骨骼，呼吸，心血管，内分泌和胃肠道)的损伤情况来评估。这些准则主要用于评估具有永久性损伤的烧伤患者的最大康复可能性[184]。

特殊烧伤

小儿烧伤

烧伤后的治疗中应考虑到成年人与小儿之间的生理和解剖差异(参见第 45 章)。因为儿童和成人在解剖学和生理上是存在重要差异的。从解剖学上讲，小儿气管较短，声门更前，气道直径比成人小。在插管过程中和存在面部烧伤、上呼吸道损伤、呼吸道损伤或水肿时应考虑到这些解剖上的差异。儿童患支气管痉挛的风险比成人高[185]。较小的气道更容易阻塞，比如在吸入性损伤后肺部的碎屑可能堵塞气道。

严重烧伤后，小儿常出现心功能受损。如果不到 1 岁，有潜在的心脏异常或有吸入性损伤，则更容易出现心功能受损[186]。

小儿的康复锻炼

康复锻炼的目标与成年人类似，但是方法是不同的。康复锻炼应适应儿童的发育情况并融入在游戏中。康复训练中玩具的应用应适合儿童的发育水平。例如，对于小于 2 岁的儿童可通过玩积木增强手部功能。而对于年龄大一点的孩子，推手推车行走或模仿螃蟹行走可拉伸肩部肌肉并增强肩部活动度。对于大龄儿童，骑自行车和踢足球可助于下肢伸展，增强力量和耐力。弹力带和治疗用的橡皮泥等多种产品可用于力量锻炼。掌上电脑游戏可用于锻炼手的精细运动功能。互动类电脑游戏，比如 WⅡ，可利用视觉监视器鼓励患儿的粗大运动功能锻炼。

儿童夹板

婴儿和儿童的皮肤与成年人的皮肤不同。因为孩子的皮肤比较薄，所以更容易出现皮肤全层的损伤[187]。所以拉伸技术、夹板制造和弹力套的设计上(e 表 35-2)应适合更薄更脆弱的孩子皮肤。

因此，治疗儿童挛缩症虽与成年人相似，但也有一些改动。

父母通常不易帮助患儿伸展关节，因为患儿们很难忍受伸缩关节时的痛苦。可考虑在麻醉和止痛药物治疗时进行关节伸展锻炼。

在患儿中使用夹板时，必须考虑患儿较小的身体部位和皮肤情况。可能需要附加额外的填充物或泡沫。与成年人相比，儿童的关节活动度较大。夹板的大小需要患儿的看护者多次评估，因为患儿还处在生长发育过程中。

许多人建议在孩子睡觉时使用儿童夹板，并在患儿清醒期积极活动四肢。如果固定时间不够，则白天会增加夹板固定时间，在移除夹板后进行运动或康复治疗。儿童通常可以忍受长时间的关节固定，不会像成年人那样发展为关节挛缩。

动态夹板是青少年患者的一种选择，但婴儿或儿童通常不使用，因为太难固定。较小的患儿最好使用静态夹板或连续性的模具。在 3 岁或 4 岁时，患儿可以在膝盖或肘部使用可调节的三点式夹板。动态脚踝夹板也适用于该年龄的患儿。

对于年幼的孩子，手和脚踝夹板可在近心端的延伸部分做长一点以防止夹板滑出。例如，手夹板可以延伸到手腕和前臂。用软绳穿过腕部和前臂固定夹板。夹板可能需要用袜子一类的衣物覆盖以防止患儿卸下夹板。幼儿或婴儿的手通常需要向内平放，伸直腕部，手指伸直外展，拇指伸直并桡侧外展。内衬带泡沫并有背侧和腹侧构件的三明治夹也是非常有用的。

小儿的重建手术

患儿通常需要手术以恢复肢体功能。此外，可能需要手术来纠正由于生长发育而出现的畸形和功能障碍。瘢痕组织和一些移植物不会随着患儿的生长而伸长，因此需要进行重建手术。如果孩子的成长发育过程中关节活动范围正常，则不建议手术。颈部和腋窝的情况需要严密监测。女患儿在初潮后约 1 年，前胸部有明显瘢痕的可进行重建手术。

老年烧伤

与年轻患者相比，老年烧伤患者存在的身体缺陷或医疗问题对康复的影响更大(参见第 47 章)。烧伤前的健康状况对于制订老年人的康复计划尤为重要。老年人通常患有心血管疾病。年龄较大的严重烧伤患者可能会出现心脏功能恶化或心肌梗死[188]。肺功能的下降也是与衰老有关的。许多老年人患有潜在的肺部或心脏疾病，因而对呼吸系统的功能产生负面影响。烧伤若伴有吸入性损伤则会明显增加死亡风险。因此老年人的康复锻炼中应包括心肺康复。

皮肤及创面愈合

老年人者的萎缩性皮肤具有钉突缺失、真皮变薄和皮肤附属器减少的特点。因此，在相同的致伤因素下，老年患者比年轻成人遭受了更严重的烧伤[189]。此外，随着年龄的增长，皮肤的巨噬细胞和成纤维细胞的数量逐渐减少，从而延长创面愈合时间。老年人比年轻人的皮肤松弛，部分原因是黏多糖的减少。而褶皱较多的组织可以作为全层移植来使用，并改善功能。

早期清除坏死组织和植皮是治疗儿童和成人烧伤的一种成熟的方法；而在老年烧伤中，此方法的风险与收益比并不明显[190,191]。烧伤创面和增加的供皮区创面使开放创面的面积增大，导致发病率和死亡率的增加。

运动

在正常的衰老过程中，每个人都会出现肌肉减少和肌肉质量以及力量的下降[190]。肌肉力量在 50 岁后每十年下降 15%，在 70 岁后每十年下降 30%。有证据表明，抗阻训练可以减少和逆转一些肌肉的老化和力量的损失[191]。然而，肌少症和相关的肌无力会因失用或长期卧床而加重。因此，老年人在烧伤后承担着丧失功能的巨大风险。

老年患者烧伤后的锻炼运动计划应考虑到其受伤前的骨骼、肌肉和神经状况，这些伤前肌肉状态影响着伤后的锻炼效果。运动都应该个体化，并且根据每个部位的不同需求而采取被动性运动、辅助性主动运动或者主动运动。运动疗法包括关节活动范围练习，伸张运动和强化运动。

伸张运动的原则与成年人的运动疗法相似。每个关节都需要做个体化的拉伸运动，进而到整个肢体的伸张。由于老年人的某些部位存在褶皱多余的组织，所以瘢痕及挛缩的发生比成人少。

如果患者存在潜在的关节疾病，如退行性骨关节炎，那么关节活动度的练习计划应因人而异。存在慢性关节炎的烧伤后关节运动练习与和非关节炎的运动练习是不同的，要个体化的实施关节活动范围的锻炼，而不是全关节活动范围的练习。

力量训练应由慢到快，并逐渐增加强度。锻炼过程中要密切监测心肺功能。与其他年龄组一样，伸展运动应该从容易形成瘢痕挛缩部位的肌肉开始。从无阻力的运动开始，逐步扩展到阻力运动，再进行轻量级的运动。通常人的最大运动能力和耗氧量随年龄增长而下降。然而，有证据表明，老年人的有氧代谢能力可以随着耐力训练而增加。

面部烧伤

面部皮肤的瘢痕及挛缩的预防是具有挑战性的任务。面部的肌肉组织是不固定的，几乎没有附着点。常见的面部畸形包括下睑外翻和小口畸形。随着眼睑瘢痕挛缩外翻的进展，眼睑闭合逐渐受阻，造成外界不断刺激角膜，甚至引起角膜溃疡。小口畸形是一种严重损害口腔功能的口腔挛缩症。

目前的文献综述表明，面部烧伤的康复干预措施缺乏共识，没有普遍接受的康复方案。比较常见的治疗方法包括固定、夹板、运动、伸展和压力疗法[192]。最近一项对 12 例经运动康复治疗的全层面部烧伤患者的小范围研究显示，与对照组相比，垂直和水平开口范围仍处于正常功能的下限，50% 的患者需要 2 年以上的康复期[193]。

在急性期，许多患者已经开始用夹板治疗颈部、口腔、鼻子和耳朵。积极的面部（包括眼睛和嘴巴）活动范围的练习，应该从在患者可以锻炼的时候开始。若存在耳部烧伤，应加用枕头用来防止软骨炎以及组织黏在床单上，并为受伤的耳郭制做减压装置。

烧伤后小口畸形是指面部的口唇挛缩（图 35-10），影响口腔卫生、进食和说话能力。此外，小口畸形还严重影响儿童的面部肌肉和牙齿发育[194]。口轮匝肌是口唇内环绕口裂的环形肌，与口唇皮肤和黏膜紧密相连。而瘢痕挛缩可能累及口腔皮肤及其口周形成口腔括约肌的肌肉组织。

口腔拉伸夹板是为那些有风险发展为小口畸形的患者来保持张口的正常尺寸。这些夹板通常是个体化定制的，期以取得最大限度地效果和舒适度。一些商品化的矫形器也可选用。夹板的设计因力的方向（水平、垂直或圆周拉伸）和解剖位置（口内或口外）而异。在使用过程中，要检测和防止皮肤刺激

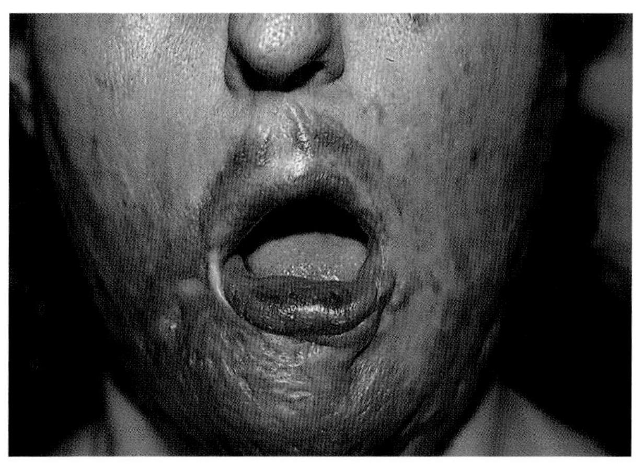

图 35-10　面部烧伤引起的小口畸形

和破裂。医师设计夹板时要考虑以下几个因素：年龄、齿列、儿童的牙齿发育阶段、损伤的位置和深度。夹板应便于佩戴和清洁。但是，依从性却很难保证，为了使患者具有更好地依从性，建议采用分级佩戴，设计多个不同阶段使用的夹板[195,196]。

在面部烧伤的临床实践中，开始压力治疗的时间是不固定的[197]。压力治疗是一种公认的治疗面部烧伤瘢痕和畸形的有效方法。现在，合适的面罩或压力服被广泛使用。1979 年，Rivers 等人[198]首次描述了一种可以施加压力来防止瘢痕形成的透明面罩。透明刚性面罩是最常见的面部压力装置[192]（e 图 35-6）。患者对透明面罩的依从性和社会对其的接受程度均优于织物面罩[199,200]。准确的贴合是成功抑制瘢痕的关键。透明的面罩可以更好地贴合，因为透过面罩可以很容易监测瘢痕被压迫后的缺血状态[198]。Allely 等人采用激光多普勒成像来制作面罩模型，这种方法在制作透明面罩时具有更高的精度和效率[201]。

压力治疗存在可能改变孩子的牙齿、上颌和下颌特征的质疑。一些研究建议所有面部烧伤的儿童都要有正畸医师的参与[202,203]。部分文献结果提示压力疗法对面部烧伤后颅面特征的保护作用有限。Rappoport 等人在 2008 年的系统综述中总结认为，加压服装治疗面部烧伤对牙齿及颌面的效果研究较少[204]。一项研究研究表明，符合纳入标准的 6 名儿童中，3 名儿童戴全面罩，3 名儿童戴“下面部”部分面罩，戴“下面部”面罩者表现为牙齿前突，但基本不影响牙下颌发育，在压力治疗已停止后，这些变化仍持续存在。对于全面罩受试者，上颌水平生长比垂直生长受影响更大。两组在停止压力治疗后的 X 线片均显示骨异常得到改善[93,205]。

35

结论

随着烧伤患者的救治率不断提高,人们越来越多地关注并发症、康复和烧伤幸存者的长期生活质量。烧伤有时可表现为严重的灾难性损伤,通常伴随着一系列复杂的问题,包括挛缩、增生性瘢痕、疼痛、神经病变和心理社会问题。康复学科是烧伤治疗多学科团队的一个重要组成部分。为了早期预防烧伤的长期并发症,在受伤后甚至在重症监护病房就应立即开始康复干预。夹板、固定和运动是早期康复的标志。患者出院后,烧伤康复仍需持续数年,包括对烧伤后的身体和社会心理障碍的康复,最终获得新生,融入社会。

(吴军、朱家源 译 王楚怀 审校)

参考文献

第 36 章　癌症患者康复

Julie K. Silver • Vishwa S. Raj • Sasha E. Knowlton • Lisa Marie Ruppert • Diana M. Molinares

癌症患者康复的一般内容

基础解剖和生理学

根据组织起源、组织学分化阶段和解剖位置，癌症可以有多种不同分类方式。癌症的命名提示了组织起源。例如，癌细胞(carcinomas)的起源是上皮细胞、腺癌和鳞状细胞癌是这种癌症中最常见的类型[1]。肉瘤起源于骨骼(骨肉瘤)、软组织(软骨肉瘤、脂肪肉瘤和滑膜肉瘤)以及血管和淋巴管(血管肉瘤)。白血病起源于骨髓中的白细胞前体细胞，淋巴瘤起源于淋巴细胞。多发性骨髓瘤起源于浆细胞，黑色素瘤起源于黑素细胞。中枢神经系统(central nervous system，CNS)肿瘤是根据其起源的细胞来命名(如星形细胞瘤、脑膜瘤、神经胶质瘤)。此外，根据癌细胞与其起源细胞之间的相似程度，癌症可以根据组织学进行分类，也就是分级[2]。此分类从 1 级递升到 4 级，其中，1 级分化良好，4 级未分化。2 级和 3 级分别指中度和低度分化。等级越高，癌细胞与正常细胞之间的相似程度越小，越具有侵袭性。

一旦癌细胞能够生存，并成为自给自足不断成长的肿瘤，就可以开始侵袭其他器官，即转移。作为癌症分类中最重要的组成部分之一，分期是指最终导致转移和死亡的癌细胞解剖位置。在世界范围内，美国癌症学会的肿瘤/淋巴结/转移(tumor/node/metastasis，TNM)分类方法是描述癌细胞向邻近或远处器官转移的最常用方法[3]。T 代表肿瘤，是指原发肿瘤大小，N 代表局部淋巴结侵袭，M 代表存在转移灶。分类 TX、NX 和 MX 分别表示无法测量或确定肿瘤的大小、淋巴结受累或转移。当找不到原发肿瘤时，则归类为 T0。T 表示原位癌，T1-T4 代表原发肿瘤的扩散范围，其中 T1 表示最小，T4 表示最大或最广泛。对于淋巴结受累，N0 表示无淋巴结受累，N1-N3 中 N3 表示最大限度淋巴结受累。根据是否存在转移分为 M0 或 M1，M0 代表无转移。TNM 分类组合最终可分为 0 到Ⅳ期共 5 个阶段，其中 0 表示原位，Ⅰ表示早期，Ⅱ和Ⅲ表示局部进展期，Ⅳ表示存在转移。

癌细胞对特定组织的亲和性尚未完全清楚。然而多项研究指出，这些特定器官中存在有利的微环境，并释放了可以促进器官特异性转移的生长因子。即使癌细胞可以转移到身体的任何部位，但这种亲和性也增加了不同癌症侵入特定器官的可能性(表 36-1)[2]。转移所累及的器官可表现出相关症状，其中肺、骨骼、脑和肝脏是最常见的转移部位。因此，通常可观察到疼痛、骨折、腹水、黄疸、呼吸困难、头痛和神经功能缺损等相关症状[2,4,5]。尽管在转移过程中，大多数细胞进入循环系统后无法存活，但 90% 癌症相关的死亡与转移后的并发症相关[2]。

表 36-1　常见的癌症主要转移部位

癌症部位	主要转移位置
膀胱	骨骼、肝脏、肺
乳腺	骨骼、脑、肝脏、肺
结肠	肝脏、肺、腹膜
肾脏	肾上腺、骨骼、脑、肝脏、肺
肺	肾上腺、骨骼、脑、肝脏、另一侧肺
黑色素瘤	骨骼、脑、肝脏、肺、皮肤、肌肉
卵巢	肝脏、肺、腹膜
胰腺	肝脏、肺、腹膜
前列腺	肾上腺、骨骼、肝脏、肺
直肠	肝脏、肺、腹膜
胃	肝脏、肺、腹膜
甲状腺	骨骼、肝脏、肺
子宫	骨骼、肝脏、肺、腹膜、阴道

36

流行病学

由于癌症的早期发现、诸多可选择的癌症治疗方案以及更好、更可行的基本医疗措施,癌症患者的寿命越来越长。1991 年是癌症相关性死亡的高峰期,但在随后几十年中,癌症的死亡率下降了 25%。1991—2014 年,每 10 万人中,从 215 人死亡下降至 161 人死亡[5]。在美国,尽管死亡率逐步下降,但癌症仍然是仅次于心血管疾病的第二大死亡原因。2017 年,美国癌症死亡率占总体死亡率的 1/4,其中肺癌和支气管癌约占所有癌症相关死亡的 25% 以上(图 36-1)[5,6]。尽管许多癌症的年龄标准化死亡率有所降低,但癌症死亡总数却有所增加[7]。这些人口统计数据随着美国人口统计的变化而变化。随着人口老龄化,预期寿命正在增长。据估计,2010—2020 年,预计美国总人口将增长 10%,65 岁以上人群将从 13% 增加到 16%[8]。目前,50 岁及以上的癌症患者约占新诊断癌症患者的 87%。概率数据表明,癌症风险随年龄增长而增加(图 36-2)[5]。总体而言,美国男性罹患癌症的风险是 41%,女性为 38%[6]。

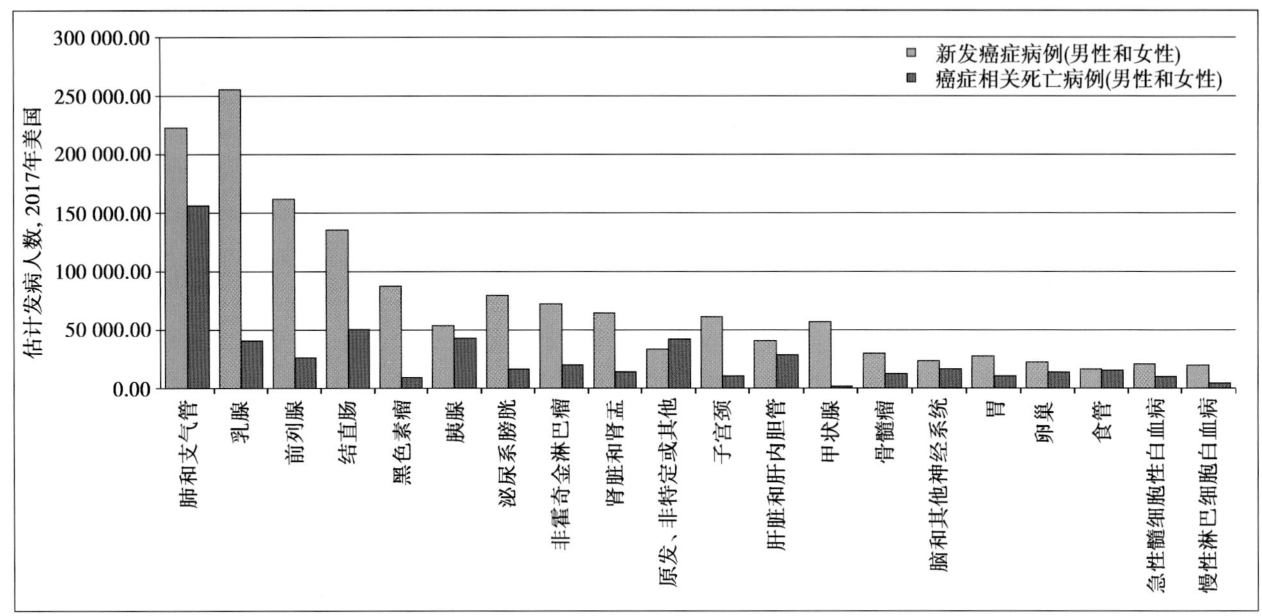

图 36-1 2017 年美国新发癌症病例和癌症相关死亡病例的总体估计(* 数据来源于美国癌症学会,2017 年癌症数据和图标。美国癌症学会网站:https://www.cancer.org/research/cancer-factsstatistics/all-cancer-facts-figures/cancer-facts-figures-2017.html. Accessed December 18,2018)

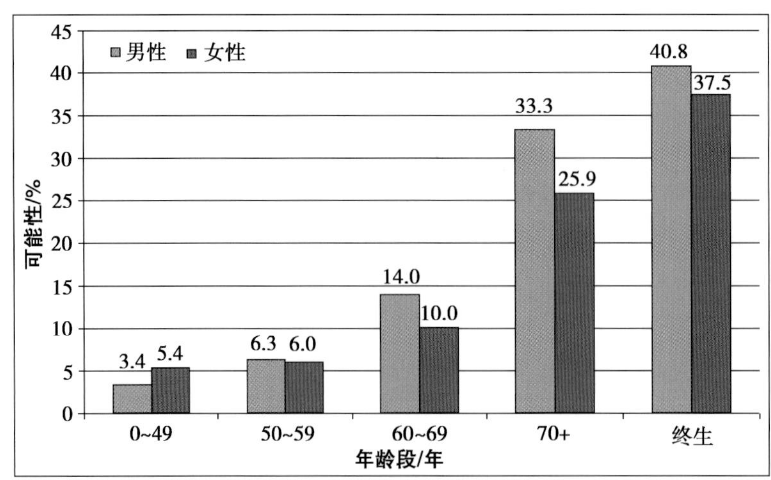

图 36-2 2011—2013 年美国新发浸润性癌症的可能性(* 数据来自美国癌症学会,2017 年癌症数据和图表。美国癌症学会网站:https://www.cancer.org/research/cancer-facts-statistics/all-cancer-facts-figures/cancer-factsfigures-2017.html. Accessed December 18,2018)

2020 年,估计每年癌症发病率将达到 190 万人,换算之,自 2010 年以来将增长超过 20%[8]。

乳腺癌仍是女性中最常见的癌症,占女性所有癌症的 30%(e 图 36-1)[1,2,4-6]。在过去十年中,黑人女性的发病率略有增加(每年 0.5%),而白人女性的发病率保持稳定;然而,从 1998 年到 2014 年,两组死亡率均降低了近 40%[5]。同一时期,前列腺癌仍是男性中最常见的癌症,占男性所有癌症的 19%[1,2,4,5]。前列腺癌更常发生于黑人男性中(74%,高于其他人群的风险);但前列腺癌的死亡率在所有种族中都有所下降。尽管前列腺癌是男性中最常见的癌症,但也仅是男性癌症相关死亡的第三大主要原因。自 1999 年以来,前列腺癌死亡率稳定下降了 3%(e 图 36-1 和 e 图 36-2)[5,6]。在男性和女性人群中,癌症相关死亡的主要原因仍是肺癌和支气管癌,也是第二大确诊癌症,其癌症死亡率在男性和女性中分别占 27% 和 25%[5]。过去 30 年,肺癌和支气管癌的总体发病率有所下降,与戒烟率上升有关[1,4,5]。然而,诊断时已是晚期的男性,其 5 年生存率仅为 15%,而女性为 21%[5]。

癌症发病率增加和整体死亡风险降低导致癌症幸存者的人数不断增加。2016 年初,美国居民中,估计有 1 550 万人有癌症病史[5],预计 2020 年将达到 1 800 万[7]。尽管癌症治疗方法的侵入性越来越小,以保守为导向的技术发展越来越多,但癌症患者和幸存者中的功能障碍发生率仍然很高[9-11]。继肌肉骨骼/结缔组织疾病之后,癌症已成为新增功能障碍索赔的第二大最常见病因,在正在进行中的索赔原因中排名第四[12]。

康复专业人员应关注整个癌症医疗过程中和长期生存期间癌症幸存者的需求评估。特别关注最常见且同时合并大量幸存患者的癌症,例如乳腺癌和前列腺癌[5],以及已知功能障碍并发症发病率很高的癌症[13]。由于老年癌症患者更常见,因此癌症在老年人群中的影响越来越受到关注。一般而言,相比其他常见疾病(如糖尿病或充血性心力衰竭),老年癌症患者可能存在功能障碍较少[14],但症状却更严重,扩大性治疗会导致更多功能丧失[15]。

功能评估

全面的病史询问和体格检查可发现症状、病损和功能障碍。视觉模拟量表可用于疼痛、疲劳、食欲、情绪和睡眠的评估[16]。评估病损和基本功能的测试包括徒手肌力测试、握力测试、关节活动范围和肢体围度测定、站立行测试[17]、定时步行测试、单腿支撑和平衡测试、接踵步行测试[18]、改良坐位下够取测试(为了测试柔韧性)、坐站测试(为了测试肌力)[19]。Karnofsky 功能表现状态(表 36-2)和东部合作肿瘤小组(Eastern Cooperative Oncology Group, ECOG)量表可以用来评估功能状态,帮助制订肿瘤治疗决策。为肿瘤患者而开发的一些问卷工具综合了功能和生活质量的测量。例如,癌症治疗的功能评估(Functional Assessment of Cancer Therapy, FACT)、欧洲癌症研究和治疗的生活质量问卷(European Organization for Research and Treatment of Cancer Quality of Life Questionnaire, EORTCQ)、癌症康复评估系统(Cancer Rehabilitation Evaluation System, CARES)和功能性生活指数-癌症(Functional Living Index-Cancer, FLIC)。简易健康评估问卷 36 项(36-Item Short Form Health Survey, SF-36)也已应用于癌症人群[20-22]。功能独立性评估(Functional Independence Measure, FIM)分数可用于监测癌症患者康复期间功能进展或功能状态的变化。

表 36-2　Karnofsky 功能表现量表

能够进行正常活动;无须特别护理
10 正常;无主诉,无疾病迹象
9 能够进行正常活动;轻微的疾病症状或体征
8 进行正常活动费力;存在某些疾病症状或体征
无法工作;能够居家生活;可以大部分进行自我照顾,需要不同程度的帮助。
7 自我照顾;无法进行正常活动或从事主动工作
6 偶尔需要帮助,但大部分能够照顾自己
5 需要大量帮助和频繁的医疗需求
无法自我照顾;需要等同于机构或医院的照护;疾病可能会迅速发展
4 残疾;需要特殊护理和帮助
3 严重残疾;尽管没有濒于死亡,但仍需住院治疗
2 非常虚弱,需要住院治疗和积极的支持治疗
1 临终,致死病情迅速发展
0 死亡

癌症后回归工作

癌症幸存者重返工作的能力是一项重要的研究领域,通常需要跨学科的康复团队[23](参见第 14 章)。一项大型研究探讨了诊断时身担工作的癌症幸存者的就业状况,研究结果提示 20% 的参与者存在功能障碍问题,而大约 13% 的患者由于癌症相关的原因停止了工作,主要发生在诊断后的第一年之后[24]。最有可能影响长期就业状况的癌症包括中枢神经系统肿瘤、头颈癌和晚期血液系统恶性肿瘤[24]。儿童癌症幸存者的研究数据发现患儿的功能受限发生率为 19.6%，其中与兄弟姐妹对照组相比，7.9% 的患儿由于健康原因无法上班或上学（风险比 5.9）[25]。

癌症幸存者可能会受到症状的困扰，并且还会遇到保险问题（尤其可负担能力）。一项针对 253 位长期癌症幸存者（其中许多人已接近退休年龄）的研究发现，67% 的患者在 5~7 年后仍在积极工作，尽管其中有些报告说癌症会干扰到体力劳动表现（18%）、搬重物（26%）、弯腰、跪下或蹲下（14%）、长时间全神贯注（12%）、分析数据（11%）、跟上他人节奏（22%）和学习新事物（14%）[26]。考虑到正在进行的肿瘤治疗，患者可能需要延长休假或间歇性休假，和/或需要灵活的工作时间表。

癌症康复服务

"癌症康复是一种医疗服务，应整合到整个肿瘤医疗的领域中，并由受过训练的康复专业人员提供，在其业务范围内对患者生理、心理和认知障碍进行诊断和治疗，以维持或恢复功能，减轻这类医疗情况复杂的癌症患者的症状负担，最大限度地使其独立和改善其生活质量"[27]。为癌症患者提供医疗的机会可以从诊断开始延伸到生命终止的全过程。

初步评估发现，54% 的癌症患者中存在物理医学的问题[13]，而在中枢神经系统肿瘤、乳腺癌、肺癌或头颈部肿瘤患者中的发生率很高（70% 或更高）。然而，尽管癌症相关功能障碍的发病率很高，但治疗率仍然相对较低，在某些研究中低至 1%~2%[28]。

由于所有癌症的康复需求不一致和个案医疗的复杂性，应采用系统性和临床实用的筛查和监测工具。提供这种医疗的机构包括急性期后和居家照护、急性期住院医疗和门诊形式的移动医疗[29]。

急性期后医疗

住院康复机构（inpatient rehabilitation facilities，IRF）的急性期后医疗服务经常未被充分利用。与年龄匹配的对照组相比，肿瘤导致的脊髓损伤（spinal cord injury，SCI）[30] 和脑瘤[31,32] 患者的康复住院时间较短，但出院率相似。原因可能包括初始 FIM 评分较高、行为后遗症较少、社会支持更好以及由于长期预后不良而导致出院计划加快[33]。出院后，急性康复期间获得的功能改善可以维持 3 个月[34]。尚未有研究结果显示化疗、放疗和特定肿瘤类型对康复结局的不利影响[35,36]。

在大多数[35,37,38] 但并非全部的[36] 癌症中，从康复治疗转回急性期治疗的发生率高于非癌症患者。一项研究发现，与对照组相比，癌症患者的感染更为普遍[38]。低白蛋白、高肌酐、使用鼻饲管或留置尿管是转诊的危险因素[39]。对于某些人群，例如多发性骨髓瘤，男性和血小板减少症也可能影响转回急诊的概率[40]。同样，淋巴瘤患者转诊的危险因素可能包括男性、造血干细胞移植和肌酐水平≥1.3mg/dl[41]。决定是否需要住院康复必须权衡患者预后和对康复治疗的总体耐受性。

但是，如果预计短到中等时间内会给患者带来实质性的进步（如家庭/照护人员培训可以让患者能够长期待在家中接受临终关怀服务），那么患者预期的长期生存率低并不是禁忌证。

急性期医疗也可以在其他机构中进行，例如专业护理机构（skilled nursing facilitie，SNF），长期护理院（long-term care hospital，LTCH）和居家医疗（home health care，HH）。每次的照护费用、参与的医疗需求以及可以提供的康复服务存在差异[42]。此外，急性康复期后对患者的持续照护还没有被很好地研究[43]。有必要进行进一步研究，了解每种机构如何帮助肿瘤患者，以及证实哪些结局与该服务有关。

急性医疗期间的会诊

在急性医疗机构中，经常需要会诊以评估和治疗患者的活动能力和自我照顾需求，以及评估认知、交流和吞咽能力，也包括控制疼痛或提供矫形器/支具服务。一项利用 FIM 评估急性住院期肿瘤患者的研究发现，87% 的患者在入院时需要康复，而 84% 的患者在出院后仍需要康复[18]。另一项关于跨学科康复团队治疗住院肿瘤患者的研究表明，Barthel 活动指数和 Karnofsky 功能表现状态量表的得分有显著改善[44]。急诊住院环境有机会根据需求对患者进行康复治疗。

门诊康复

门诊通常解决具体的肌肉骨骼或软组织问题，例如淋巴水肿、挛缩和疼痛，以及活动能力和自我照顾问题。不管是在关键性治疗阶段（如手术相关治疗）还是在治疗的延续阶段，常需要监测症状和功能。一项针对晚期乳腺癌患者和可治疗的功能障碍的研究发现,门诊患者接受康复服务的可能性明显低于住院患者[45]。然而,已提出了医疗模型来解决这一差距。在一项女性乳腺癌患者的前瞻性监护模式中,建议采用三阶段方法,以在术前评估和教育患者,术后重新评估和实施早期术后康复训练计划,并在整个幸存者照护计划中继续进行监测(图 36-3)[46]。尽管尚不清楚该模型是否具有成本效益,但已考虑到该模型的医疗成本[47]。

随着医疗环境的发展,正在考虑采用其他新方法来提供合适的康复服务。例如,通过康复训练改善肿瘤治疗之前的工作状态。"预康复(Prehabilitation)是指从诊断出癌症到开始急性期治疗的康复过程,包括进行生理和心理评估,以明确基础功能水平、识别功能障碍并提供促进身心健康的干预措施,以减少未来发生功能损害的概率和/或严重程度"[48]。

预康复计划可包括运动处方、营养、缓解心理压力和戒烟,其中一部分可能会成为提高外科手术后恢复的措施,以改善应激反应和促进恢复(图 36-4)。目前,研究正在探索在肺癌、肠癌和乳腺癌患者中使用[49]。同样,康复也可以解决癌症幸存者的症状问题,例如管理疼痛、恶心和肠道活动不规律[50]。康复和姑息治疗专家需要密切合作,为癌症患者提供统一的方案来解决与癌症治疗有关的副作用,提高健康相关的生活质量,以及减轻整个癌症治疗过程和临终阶段中护理人员的负担[27]。

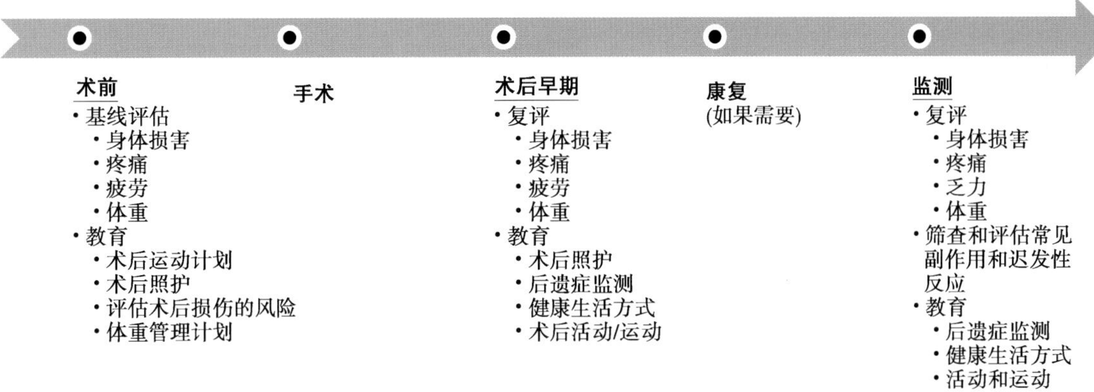

图 36-3 可应用于癌症手术患者的前瞻性康复监护模式示例

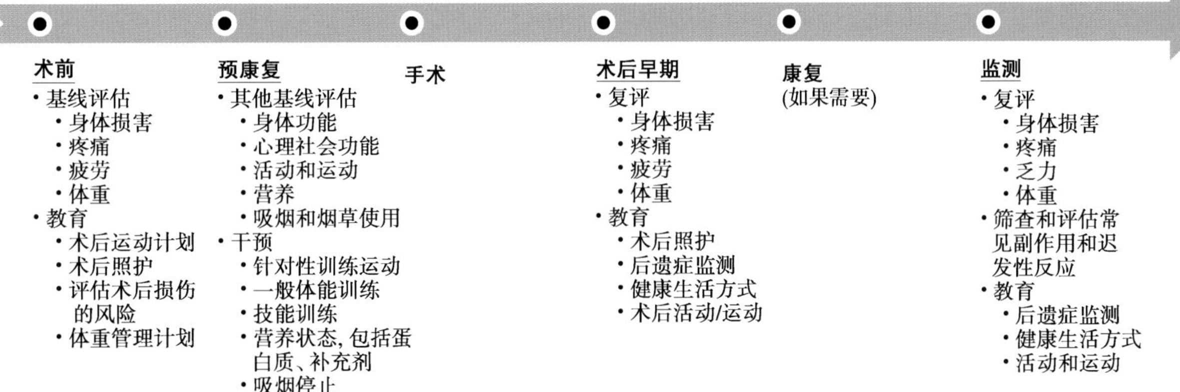

图 36-4 将预康复加入癌症手术患者的整个医疗过程的模式示例

注意事项

在可以接受癌症康复治疗的患者中,存在一些绝对和相对禁忌证。根据多项研究总结出表 36-3 的建议;但因为医疗状况和患者的特定情况,常有一些例外。具体的考虑因素包括:严重血小板减少症患者进行床旁干预,避免进入公共治疗室区域直到白细胞恢复到安全水平($\geq 500/mm^3$)[51]。康复医师应常规随访,因为肿瘤治疗可能会影响患者安全地耐受某些康复服务的能力,例如运动或热疗。

表 36-3 癌症康复中常见的注意事项和禁忌证

- 血液检查
  - 血红蛋白<7.5g
  - 血小板<20 000/μl
  - 白细胞计数<3 000/μl
- 骨转移
- 压迫空腔脏器（肠道、膀胱或子宫）、血管或脊髓
- 胸膜腔、心包腔、腹部或腹膜后积液，伴有持续疼痛、呼吸困难或活动困难
- 中枢神经系统抑制或昏迷，或颅内压增高
- 低钾血症/高钾血症，低钠血症，或低钙血症/高钙血症
- 直立性低血压
- 心率超过 110 次/min，或室性心律不齐
- 发热>38.3℃（101℉）

癌症相关性疼痛

一般评估和治疗方法

约 60% 的癌症患者存在疼痛，其中 25%～30% 的患者会感到剧烈疼痛[52]（参见第 39 章）。内脏疼痛通常无法定位、呈痉挛性疼痛或酸痛。躯体疼痛可以准确定位并散在不同的解剖区域，通常呈锐痛或刺痛。而神经性疼痛则呈灼烧感、针刺感或搏动感。疼痛和其他症状（如疲劳和失眠）与功能水平下降有关，特别是在老年癌症患者中[15]。

WHO 阶梯式镇痛方案经过反复验证，被认为是癌症疼痛管理的基础，治疗方案与疼痛程度相关。一线治疗方案是非阿片类镇痛药（如阿司匹林、对乙酰氨基酚和非甾体抗炎药）。如果效果不佳，则增加阿片类药物（如可卡因、羟考酮、吗啡、芬太尼和美沙酮）。除了疼痛程度外，还必须考虑多种其他因素，包括但不限于：疼痛发作状态（急性、渐进性、慢性）、病理生理学（躯体性、内脏性、神经性）和时间特征（连续性、间歇性、突发性）[52,53]。尽管 WHO 的阶梯式镇痛方案很重要，但其他治疗方法也越来越受关注，例如，若临床评估提示治疗成功率很高，则尽早启动干预措施。此外，越来越多的证据支持使用大麻素，例如萘比隆、屈大麻酚和萘比莫斯。尽管医用性大麻可以治疗慢性神经性疼痛，但仍需进一步严格的临床研究，以确定大麻素在治疗癌症疼痛中的作用[54]。

根据疼痛发生的病理生理机制来调整用药方案。例如，当疼痛的直接原因是肿瘤扩散，抗肿瘤治疗是最有效的。水肿或抗体介导的神经损害通常可采用糖皮质激素药物治疗；炎性疼痛可使用非甾体抗炎药或糖皮质激素类药物；神经性疼痛可使用抗抑郁药、抗惊厥药和局部用药[53]。在大多数情况下，疼痛程度减轻 33%～50% 被认为具有临床意义[55]。很难充分控制疼痛的原因可包括：神经病理学特性、心理困扰、药物成瘾史和认知障碍[52]。治疗计划应包括患者的意愿和鼓励患者使用镇痛日记来帮助优化治疗[55]。此外，新技术的开发，例如交互式计算机应用程序，也可以用于疼痛和其他症状的教育[56]。

阿片类和其他药物使用策略

常用于癌症治疗的阿片类药物包括：羟考酮、吗啡、氢吗啡酮和芬太尼（表 36-4）（参见第 52 章）。应避免使用哌替啶，因为哌替啶的有毒代谢产物可导致癫痫发作或心律不齐，尤其在脱水或肾功能不全的情况下[53]。肾衰竭患者可使用美沙酮；但由于美沙酮很可能与其他药物的产生相互作用，并且其药代动力学的个体差异性很大，因此对该药物有丰富经验的医师才能开具处方[52]。尽管大多数情况下，口服药物占主导地位，但还有其他胃肠外途径可供选择，如经皮、硬膜外和鞘内给药[57]。通常，药物剂量的递增以能够控制疼痛时为止，或当增加剂量会产生毒性作用时为止。可以采用短效制剂以确定每日的有效剂量，然后转为长效制剂。对突发性、间歇性或偶发性疼痛（包括与康复治疗有关的疼痛），应额外补充药物，包括相当于 4h 的用药需求、25%～50% 同类药物剂量，或者 5%～10% 的每日阿片类药物总剂量[52]。

处理阿片类药物相关的副作用至关重要。应有效干预患者的排便，包括提供大便软化剂和泻药。镇静作用通常很短暂，但如果持续镇静作用长达 1 周以上，则可增加咖啡因摄入或使用兴奋剂（如哌甲酯）[53]。但如果发生谵妄的情况，则需要在排除其他代谢原因后再考虑使用地西泮药。阿片类药物相关的肌阵挛，可以使用巴氯芬、苯二氮䓬类药物、丹曲林或丙戊酸钠[52]。尽管某些特定阿片类药物可能出现耐药，为了减少不同药物之间的交叉耐药，循环交替使用阿片类药物可以有效避免增加剂量及其副作用[52]。

疼痛管理的非药物治疗方法

冷疗、生物反馈、离子渗入疗法、经皮电神经刺激和按摩等是安全且有良好耐受性的物理因子治疗

表 36-4 疼痛的药物选择

镇痛剂	给药途径	药物作用时间	剂量	副作用
阿司匹林	口服	4~6h	650mg q4h	胃炎、耳鸣
对乙酰氨基酚	口服	4~6h	650mg q4h	肝毒性
NSAID[a]	口服	不同药物作用时间不同	不同药物剂量不同	胃炎
曲马多[b]	口服	6~8h	50~100mg q6h	镇静、恶心、便秘
吗啡	经静脉 经硬膜外/鞘内 口服	1.5~2h 最高 24h 8~12h	2~10mg 5mg 15~60mg	镇静、呼吸抑制、便秘、意识混乱、皮肤瘙痒
美施康定;硫酸吗啡控释片	口服	8~12h	15~60mg	镇静、呼吸抑制、便秘、意识混乱、皮肤瘙痒
美沙酮	口服	24h	多种	镇静、呼吸抑制、便秘、意识混乱;根据剂量效应,存在多种副作用
羟考酮	口服	3~6h(标准) 12h(缓释)	5~10mg q4h-q6h	镇静、呼吸抑制、便秘、意识混乱
氢吗啡酮	口服 胃肠外 直肠	2~4h 2~4h 6~8h	7.5mg 1.5mg 3mg	镇静、呼吸抑制、便秘、意识混乱
氢可酮	口服	3~5h	30mg	镇静、呼吸抑制、便秘(比其他阿片类药物更严重)、意识混乱
芬太尼	经皮 经黏膜	72h 4h(不同种类)	50μg/h 200μg	镇静、呼吸抑制、便秘、意识混乱。仅在突发性疼痛的情况下,在阿片类药物耐药患者中使用经黏膜给药;仅用于癌症患者

[a] NSAID,非甾体消炎药。多种选择,包括 COX-2 抑制剂(塞来昔布),降低胃炎发生率。
[b] 根据阿片类药物的耐药程度,该药物的剂量和其他阿片类药物会有很大差异。可以加量。

方法。尽管传统上认为,后两种方案可能导致血管扩张和肿瘤播散,不能直接用于已知的肿瘤部位[57]。同样,禁止在肿瘤部位直接使用诸如超声波之类的深度热疗。但在某些情况下,考虑到具体临床分期和患者的需求,可能会有特例,因为其他干预因素(如同时进行化疗)可降低肿瘤扩散的风险。常规物理治疗(如扳机点注射)可能会有所帮助。鼓励使用心理技术,包括意象疗法、注意力分散训练、放松技术和应对处理策略[53]。可采用的干预措施包括神经阻滞、椎体成形术、脊柱内镇痛(包括放置鞘内药物导管)、背根电刺激器和神经消融手术(如神经切断术、神经根切断术和脊髓切开术)。补充和替代医学方法也在广泛使用,越来越多的患者接受按摩和针灸,尤其在其他方式未能发挥充分止痛效果时[57](参见第 59 章)。

骨转移

对临床医师而言,在肌肉骨骼疾病中,骨转移是最棘手的情况之一。骨骼是全身转移性疾病的第三大常见部位(图 36-5)[58]。乳腺癌、肺癌、前列腺癌、肾癌和甲状腺癌占骨转移原发病的 80%[59]。骨转移包括溶骨性、成骨性或混合性[60]。淋巴瘤、多发

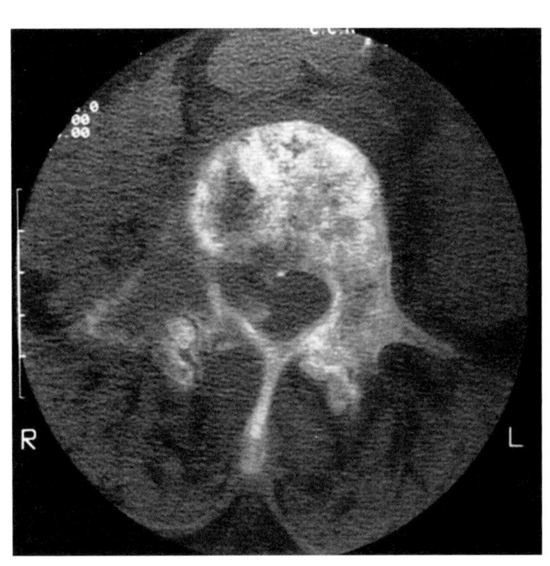

图 36-5 广泛性腰椎转移,混合性溶骨和成骨病变

性骨髓瘤、甲状腺癌和肾细胞恶性肿瘤的破骨活动最活跃,因此,破坏骨骼结构和骨折的风险也较高。但即使是在成骨细胞占主导的情况下,如前列腺癌,也可发生病理性骨折。早期侵入性治疗对维持功能至关重要[61]。

36

疼痛是骨转移最常见的临床表现[62]。疼痛呈隐匿性、持续性,与创伤或活动无关,并可在安静时出现或加剧[63]。疼痛常位于不太常见的位置,例如胸椎或股骨干。尽管疼痛很常见,但超过25%的骨转移是无症状的,通过常规影像学检查可发现。体格检查的典型表现包括体重减轻、受累骨骼处轻微压痛和可能存在的神经系统损害。对初始治疗无反应和进展性症状是“危险信号”,需要进一步检查[64]。

怀疑患者存在骨转移时,需要进行有效的结构化评估方法,包括详细的病史询问和体格检查。为了明确康复目标和家庭支持需求,有必要进行功能评估和社会史询问。最初的实验室检查应包括全血细胞计数、血清蛋白电泳、尿液分析、C反应蛋白以及包括钙和碱性磷酸酶在内的综合代谢指标。普通X线检查虽然价格便宜并容易获取,但用于确定骨转移的实用性有限,因为在骨皮质受累达50%以上时才可识别出骨转移[64]。鉴定骨转移的最敏感影像学检查是三维骨扫描,累及仅5%~10%的骨皮质时即可识别出异常[65]。骨扫描可确定骨骼中成骨细胞活性,因此在以溶骨为主的疾病中(如骨髓瘤或淋巴瘤)可能会显示正常。另外,骨扫描的特异性差。对存在局部骨痛、骨扫描结果模棱两可或出现神经功能缺损时,钆离子成像性磁共振成像(magnetic resonance imaging,MRI)是最合适的检查方法,特别是在怀疑有脊柱病变时[66]。当上述影像学检查模棱两可或原发灶为溶骨性疾病时,PET扫描有助于检测肿瘤的活动状态[67]。在某些情况下,可能需要进行活检以指导治疗[63]。

原发灶为乳腺癌、前列腺癌或多发性骨髓瘤的孤立性骨转移患者,中位生存期为21~33个月[68]。在此期间,应采取适当的支持治疗以减少发病率和疼痛,并改善功能。通常由肿瘤科医师开立全身治疗方案,包括化疗、激素治疗、单克隆抗体和抗血管生成剂。通常,首次发现骨转移时就应开始给予二膦酸盐,有时可以预防性给药。静脉注射二膦酸盐可抑制破骨细胞活性和可疑的局部肿瘤活性,以降低骨转移发病率、骨折发生率和疼痛[69,70]。放疗(包括直接射线和选择性放射药物)通常可以有效减轻局部肿瘤负荷并控制疼痛[71]。非甾体抗炎药可减少骨膜反应,阿片类药物可用于一般性疼痛控制[65]。某些情况下可能需要采取更积极的干预措施。

骨骼的稳定性对控制疼痛和发挥功能至关重要。通常,骨转移累及的皮质越多,骨折的风险就越大[72]。

下肢长骨病理性骨折的风险评估标准包括:病变超过2.5cm,累及骨皮质超过50%以及Mirels评分(包括疼痛、大小、位置和影像学表现)(表36-5)[66]。最近一项对比各种评估方法的研究发现,仅存在轴向皮质受累(大于30mm)和周围皮质受累可以预测骨折风险,前者的优势是可以仅使用X线评估[73]。除了影像学评估外,随着负重而增加的疼痛可能提示骨结构不稳定[63]。有必要及早进行手术评估。实际上,由于肿瘤坏死和骨骼软化,在放疗后的前6~8周内,骨折风险可能会增加。因此,通常在不稳定病灶上进行放疗之前需先进行手术固定。

表36-5 骨折风险(>8分高风险)

	分值		
	1	2	3
解剖位置	上肢	下肢	股骨转子
损害类型	成骨性	成骨性/溶骨性	溶骨性
损害大小	<1/3直径	>1/3,<2/3直径	>2/3直径
疼痛程度	轻微	中等	严重

根据脊柱稳定性和神经功能障碍,Harrington椎体骨转移可分为:Ⅰ期,没有明显神经受累;Ⅱ期,椎骨受累但没有造成塌陷或不稳定;Ⅲ期,严重神经系统损害但没有明显椎骨受累;Ⅳ期,椎骨塌陷而无神经功能缺损;Ⅴ期,椎骨塌陷并伴有神经功能缺损。Ⅲ~Ⅴ期必须进行手术干预[71]。对不稳定椎体进行外科手术干预可有效减轻疼痛并增强功能。在96%的长骨骨折和88%的脊柱骨折中,疼痛缓解效果良好或显著,82%的稳定性脊柱手术病例中,功能得到改善[74]。最近,NOMS测算法有更新,包括了神经因素(脊髓压迫)、肿瘤因素(放疗敏感或不敏感)、机械因素(与活动有关的疼痛;骨折/半脱位>5mm或成角>11°,半脱位>3.5mm)以及全身因素(手术的医疗风险),以上因素均会影响手术决策[75]。在难治性病例或非手术治疗适应证的患者中,可以考虑采用支具,但不能耐受穿戴支具仍然是明显的临床阻碍。

骨转移患者的基础康复治疗包括保护、控制疼痛、节约能耗和功能维持。可以通过使用支具、日常活动辅助具和主动活动的预防措施来保护和控制疼痛。一些仅有下肢损伤的患者可使用拐杖或助行器来维持活动能力。其他部位的损伤(包括上肢)或双侧受累的患者可能需要轮椅或电动移动装置。保持脊柱中立位技术是指保持脊柱生理曲度,同时避免明显活动(弯曲、伸展或旋转),保留功能并最大限度减少脊柱转移导致的疼痛。为患有或疑似患有骨转移的患者开立辅助设备时,评估四肢的负重能力非常重要,因为骨转移通常发生在多个部位,其中20%位于上肢,尤其肱骨[66]。运动处方应着重于增加肌力、耐力和功能,以最大限度减少受累骨骼的负重或扭曲。典型的运动方案包括水疗、骑自行车等非负重运动以及维持肌力的等长运动。代偿技术可以减少受累骨骼的生物力学负荷并使功能最大化,其中包括:在日常活动中使用扶手、维持脊柱中立位技术以及爬楼梯时的步态模式。当转移性疾病限制功能独立时,家庭培训和教育有利于降低护理人员和患者的受伤风险,并有利于确定对耐用的医疗设备需求。

癌症相关性疲劳

疲劳是劳累的正常生理反应。当疲劳在日常生活中持续存在且休息后无法缓解时,则称为病理性疲劳[76,77]。临床研究常发现,大多数癌症患者在疾病的整个过程中将多次出现癌症相关疲劳(cancer-related fatigue,CRF)[78]。CRF 的发病率高,影响功能和生活质量,增加护理人员负担,因此评估和治疗 CRF 成为所有癌症康复计划的核心目标[79,80]。

多种疲劳评估工具可应用于癌症患者[81]。但在日常繁重的临床工作中,临床医师发现 Likert 量表最易用于筛查,根据 0~10 分可分为轻度、中度和重度,其中疲劳强度 1~3 分表示轻度,4~6 分表示中度,7~10 分表示重度。美国国家综合癌症网络(National Comprehensive Cancer Network,NCCN)建议,即使已经成功完成肿瘤治疗,也应该在诊断、治疗和长期随访照护的全过程中筛查疲劳症状[82]。

临床研究已证实,某些特殊因素与 CRF 密切相关,可能促进或加重疲劳。最常见的相关因素是药物副作用/药物相关作用、情绪低落、睡眠障碍、贫血、营养缺乏、失健(deconditioning)以及医疗并发症(表 36-6)。发现这些诱发因素可以指导临床治疗。

表 36-6　疲劳干预措施

策略	举例
恢复能量平衡	纠正贫血 补充营养和维他命 纠正内分泌功能障碍(甲状腺)
药物	兴奋剂(哌甲酯,安非他命) 镇痛药 抗抑郁药(安非拉酮,SSRI,TCA) 调节睡眠和觉醒的药物 皮质内固醇 试验性-细胞活性因子靶向治疗(包括 NSAID)
运动	有氧运动(研究最充分) 个性化 注意事项 恶病质患者可能不能耐受
能量节约	教育 辅助设备
心理/适应	娱乐活动 放松技术 支持小组 宗教信仰支持,参与

临床医师应相互合作处理上述诱发因素以成功治疗 CRF。NCCN 指南推荐以下 4 种治疗方案:①教育和咨询;②一般治疗策略;③非药物治疗;④药物治疗。由于 CRF 会影响癌症患者整个医疗过程,因此 NCCN 为三类癌症患者提供了指南:①正在治疗的患者;②长期随访观察的患者;③临床关怀阶段的患者[82]。

教育患者关于 CRF 的发生过程和管理措施可以让患者恢复信心和消除恐惧,并促使其更早地认识 CRF 并缓解 CRF 带来的影响。与针对具体原因的干预措施不同,一般治疗策略旨在解决可逆性诱因之后,尽可能将 CRF 程度和影响降到最低。为心肺疾病患者制订的节能策略对 CRF 患者同样有效[83]。有效的干预措施包括肌力和耐力训练、社会心理干预措施、营养管理和优化睡眠。

在癌症患者中,普遍存在的睡眠障碍是导致 CRF 的最常见和最直接相关因素之一。许多认知和行为策略可促进夜间睡眠恢复并最大限度减少白天的嗜睡[84]。通常,解决潜在的焦虑和抑郁情绪可以改善睡眠,而增加运动量也可以改善睡眠。正确合理地使用药物也可以解决睡眠问题。

贫血是导致 CRF 的常见原因,可获得有效治疗。输血可快速纠正严重贫血,特别是在肿瘤切除或骨髓化疗后。几项大规模研究表明重组人促红素既可以增加化疗导致贫血的患者的血红蛋白,又可以降低患者的疲劳评分[85]。然而,在接受重组人促红素的透析患者中,血栓形成风险可能增加,这些临床数据让医师重新权衡是否对癌症患者使用重组人促红素[86]。一些研究还表明,接受重组人促红素治疗的癌症患者的生存率降低与血栓形成无关[87]。最新数据表明,将血红蛋白水平升高至12g/dl可以缓解症状,且不增加风险[88]。但是,也应考虑到输血指征必须符合机构标准和指南推荐,因为在一些临床专科标准和指南推荐中,血红蛋白高于7~8g/dl的患者可以不用进行异基因红细胞输血[89]。

除了治疗CRF的诱发因素外,医师还可以使用多种处方药直接治疗CRF。精神兴奋药如哌甲酯和莫达非尼已用于治疗CRF,但尚未确定其疗效[90-93]。糖皮质激素在癌症患者中有多种用途,可改善CRF是其中之一[94]。许多研究探索了运动对CRF患者的安全性和有效性。一项荟萃分析结果显示,特定疾病人群(如乳腺癌患者),运动对CRF的影响有显著的统计学意义,但当入组患者的诊断有差异时,结果显示影响较少[95]。即使运动不能直接降低疲劳评分,但也能降低CRF患者由于活动量较少而导致的失健。因此,在CRF的治疗方案中,运动起到至关重要的作用。临床文献支持应用治疗性运动来缓解Ⅰ~Ⅲ期癌症患者的CRF。但在晚期癌症中,尤其骨转移患者中,运动治疗的指南很少。在采用体力活动治疗CRF的研究中,步行是最常用的运动方式,但最近一项研究对CRF患者采用了高强度功率自行车运动训练[96]。所有研究均未报告与运动处方相关的任何严重不良事件。

相比于有氧训练,较少有研究针对肌力训练在肿瘤患者中的应用。总体而言,在治疗过程中和治疗结束后,中等强度有氧运动可以帮助改善CRF,并最大限度减轻对整体功能和生活质量的影响。研究者也逐渐开始认为肌力训练对治疗疲劳有积极作用,尽管较少有研究支持此观点[97]。最好的方案是,在制订中等强度运动处方之前让富有治疗经验的和熟悉注意事项和禁忌证的临床医师对患者进行筛查。

有效治疗CRF需要一套整体干预方案,最好包括综合的跨学科团队(包括医师、肿瘤护士、物理治疗师、作业治疗师、言语治疗师、营养学家和心理学家)。专门治疗疲劳的诊所可以提高患者满意度,并可获得较好的临床改善[79]。其他诊所也可以设置一些非正式的CRF治疗方案,同时也可以与有经验的跨学科团队成员建立联系,整合其他物理治疗措施。

肿瘤患者的认知功能障碍

临床中,在癌症及其治疗方案中存在一定比例的认知功能损害,并且不能仅仅用抑郁或焦虑来加以解释[98]。美国一项横断面研究分析显示,14%的癌症患者在诊断后,自我报告出现了记忆问题,而在没有诊断癌症的个体中只有8%,并且癌症与自我报告的记忆障碍存在独立相关性[99]。已经注意到,在乳腺癌和前列腺癌患者中,认知损害与化疗有一定相关性[100]。

神经心理学测试表明,与局部治疗相比,接受过全身化疗的乳腺癌和淋巴瘤幸存者中,心理运动功能和言语记忆方面的得分较低[101]。在接受过化疗和他莫昔芬治疗的乳腺癌女性中,视觉记忆和言语工作记忆功能也有所下降[102]。与非癌症对照组相比,癌症患者的视觉空间能力也有所损伤[103]。尽管10%~40%的乳腺癌幸存者可能会出现轻度认知障碍,但也需要几年时间才能恢复[104]。同样,存在前列腺外肿瘤的前列腺癌且接受过促黄体素释放激素类似物治疗的男性患者中,认知测试显示其记忆力和注意力不足[105]。在接受过联合雄激素阻断治疗的9个月后,男性患者表现出空间旋转能力下降[106]。

谵妄是癌症患者中常出现的精神状态混乱,许多症状可能与癌症及其治疗方案导致的CRF和轻度认知障碍相混淆。已明确可能包括以下几种症状(表36-7)[107,108]。谵妄的类型可能包括活跃性减退(患者不活跃、困倦、疲劳或沮丧),过度活跃(患者躁动不安或烦躁不安)或混合性(患者状态在不活跃和过度活跃之间波动)[107]。晚期癌症患者中,谵妄的发生率可能波动在6%~68%之间,具体取决于医疗机构、诊断工具和患者的疾病状态[109]。尽管谵妄的原因有多方面,但症状通常是可逆的,可以通过评估用药方案(如阿片类药物、苯二氮䓬类、糖皮质激素和抗胆碱药物),检查电解质异常或诊断是否感染来解决。药物治疗可包括:抗精神病药(如氟哌利多),对活跃性低下的患者可使用精神刺激药物(如哌甲酯)。环境策略和恰当的定向与交流策略对治疗谵妄也是有益的[110]。

表 36-7 谵妄的常见体征和症状

急性发病(数小时-数天)	
• 注意力缺陷	• 决策制订能力损害(混乱)
• 认知能力损害	• 辨别力损害
• 脱水	• 记忆力损害
• 幻觉	• 失禁(大小便)
• 定向障碍	• 知觉能力损害
• 意识障碍	• 个性改变
• 情绪不稳定	• 精神运动性激动
• 跌倒	• 神志清晰度下降

癌症患者的运动治疗

一般内容

一直以来,研究证据显示癌症患者的运动干预可以在诸多方面获得改善,包括心肺耐力、生活质量、抑郁和焦虑[111-113](参见第 49 章)。运动对免疫功能也有好处,例如,运动可以改善自然杀伤细胞的活性、单核细胞功能、循环系统中粒细胞的比例和中性粒细胞减少症的持续时间。然而,这些作用在临床上并未得到很好描述,而且,并非所有研究都提示运动对免疫功能有作用[114]。

体力活动可能对某些癌症,尤其结肠癌和乳腺癌的发生具有保护作用[115]。不论男女,肥胖与癌症死亡风险的增加均有相关性。一项大型前瞻性研究估计,超重和肥胖的影响,分别占男性癌症死亡数的 14% 和女性癌症死亡数的 20%,并且与胃肠道、肾脏、乳房、前列腺、妇科和某些血液恶性肿瘤的相关性最强[116]。美国癌症学会制订的癌症预防建议中每周至少 150min 中等强度的体力活动(如成年人每周至少 5 天,每次至少 30min,儿童和青少年每周至少 3 次,每天至少 60min)[117]。在新诊断出癌症的患者中,自我报告显示医师推荐的运动训练可提高整体运动量[118]。

整体上,虽然在乳腺癌患者的运动研究已经非常好地探索了有氧运动的作用,但在其他很多癌症类型中,也开始出现越来越多的证据显示运动干预效果良好[19,119,120]。功率自行车通常备受青睐,包括体位选择的优势,在有平衡或协调能力减退的患者中更易使用[121]。

患者通常对家庭或健身房运动有兴趣,特别是步行。但至少有一项研究表明,监督下运动训练对提高身体功能有更好的作用[122]。许多人认为患者在治疗后更愿意开始运动训练[123,124]。

大多数根据血液学检查结果而限制运动的方案都是经验性的。在血小板减少的状态下,运动注意事项包括:①血压升高导致颅内出血,在等长运动中最明显;②高冲击性的活动可能导致肌肉或关节内出血;③跌倒。出血风险与血小板计数相关,但可通过其他全身因素而减轻。一项针对急性白血病患者的研究提示[125],血小板计数大于 20 000/m^3 的患者很少见到明显出血,而血小板计数大于 10 000/m^3 的患者并没有发生颅内出血。通常,对血小板数量大于 30 000~50 000/m^3 的患者,运动训练不受限制。在血小板数大于 10 000~20 000/m^3 时,可以考虑有氧运动,而不是抗阻运动。血小板计数少于 10 000/m^3 的患者不主张采取主动活动。

化疗过程中或化疗结束后的运动训练

使用蒽环类等具有心脏毒性的药物的癌症患者可能会存在永久性心脏损害,从而影响身体功能。使用大剂量此类药物的患者(>100mg/m^2)可导致运动时间减少、最大摄氧量降低、异常心率反应、ST 段和 T 波变化以及运动引起的低血压。然而,尽管心脏相关指标(如最大心率和每搏量)并未改变,但由于运动带来的外周循环系统适应,运动时间、最大摄氧量和通气无氧阈值仍可以获得改善[126]。在对治疗期间接受有氧运动的患者进行的对照研究(每日监督下训练,仰卧式功率自行车)中,运动组获益良多,包括运动平板测试中的运动能力下降有所减少、疼痛减轻、中性粒细胞减少症的持续时间缩短和住院时间缩短[127]。对已完成治疗的早期乳腺癌患者(约一半患者接受了包括化疗在内的治疗)进行家庭环境无监督下运动训练的研究显示,患者自我报告的身体活动能力和 1 英里步行测试结果高于对照组,但加速度或人体学评估结果没有差异[128]。在治疗前和治疗过程中对乳腺癌患者采取监督下运动(主要为肌力训练和有氧训练),每周 2 次,每次 40% ~60% 最大运动强度,共 21 周,结果确实改善了去脂体重,减少了体内脂肪,并且进行次最大强度的肌耐力训练后提高了肌肉力量[129]。另一项对完成治疗后的乳腺癌患者进行监督下运动训练(主要为有氧训练,每周 3 次,共 15 周)的研究中,发现运动组的最大摄氧量有所改善,但其他人体学指标评估没有差异[130]。

骨髓移植过程中的运动训练

已经为骨髓移植患者制订了运动计划，以抵消由于医源性并发症、住院时间延长以及其他因素（如抑郁和社会隔绝）导致的衰弱。通常，仰卧位或坐位下运动对患者来说耐受性良好，但也应该至少短时间内尝试站立运动，以最大限度降低腓肠肌和比目鱼肌紧张。仰卧运动时床头稍微抬高，保证运动时的舒适感。运动计划重点强调关节活动范围、有氧运动（如步行或骑功率自行车），轻度抗阻运动（如桥式核心肌群训练和轻微负重训练），以及预防肺不张和肺炎的深呼吸训练。当患者在隔离病房或不能耐受每天步行约 61m（200 英尺）时，需要介入物理治疗。在隔离病房训练时，可使用经过消毒的床边固定自行车或床上脚踏车[131]。患有移植物抗宿主病（graft versus host disease，GVHD）的患者可能会出现皮肤红斑和皮疹，需要使用保护性填充物，尤其脚底，以防运动期间产生疼痛和皮肤不适。在有类固醇肌病风险的患者中，应注意加强肌力训练。奎宁、卡马西平或巴氯芬等药物可有助于缓解 GVHD 的痉挛症状[132]。一项针对血小板计数和临床状况稳定的骨髓移植后患者的临床研究显示，经过 6 周运动平板训练（每天 30min，间歇模式），通过评估运动距离，提示患者的身体功能得到改善[133]。另一项采用牵伸训练和运动平板训练的对照研究发现，在移植术后 6 周用测力计测量多组肌群肌力，结果显示运动组患者的肌力得到改善[134]。

恶病质

内源性肿瘤坏死因子（TNF）或如抗肿瘤治疗之类的外源性因素，可以减少骨骼肌蛋白的储存。应鼓励进行轻到中等强度运动，因为该强度的运动主要依赖具有抗疲劳性的 I 型肌纤维。另一种策略是减少引起疲劳的活动。虽然对明显恶病质患者的治疗经验证据有限，但仍应该关注能量节约和非剧烈运动方案，以实现功能目标。

癌症的神经系统并发症

30%～46% 的癌症患者存在神经损伤[135]。神经系统并发症是接受常规化疗后再入院的第二大最常见原因[136]。患者最常见的症状是腰痛、肢体无力、头痛和精神状态变化[135]。由于神经系统相关的致残率高和神经系统的脆弱性，导致可逆和不可逆转的损害，早期诊断识别和治疗可以延长生命和减少残疾。

脑转移肿瘤

脑转移是癌症患者中最常见的严重神经损伤。在中枢神经系统癌症中，转移性脑肿瘤比原发性脑肿瘤更常见。

事实上，转移性脑肿瘤的发病率是原发性肿瘤的 10 倍[137]。脑转移最常发生于肺癌、乳腺癌、结肠直肠癌、黑色素瘤和泌尿生殖系统癌症[135]，其中肺癌和乳腺癌占所有癌种的 60%。转移性病灶中，约 85% 发生在大脑，15% 发生在小脑。患者最常见的主诉是渐进性头痛，平躺时更严重。偏瘫、癫痫发作和精神状态改变也常常发生。临床评估包括完整的神经学和临床检查，以排除其他病因，如卒中和中枢神经系统感染，增强型 MRI 是诊断转移性脑肿瘤的金标准。治疗方案包括早期糖皮质激素治疗以减少脑水肿，抗惊厥治疗以减少癫痫发作风险。转移性脑肿瘤可以考虑切除，尤其当转移灶为单一病灶、癌症已得到很好控制、转移灶是限制生存或生活质量的主要因素时。临床试验表明，某些患者的手术和放疗组合治疗优于单独治疗[138]。全脑放疗，标准剂量为 3 000cGy，超过 10 次治疗，辅助化疗是治疗的重要组成部分。植入头皮下的鞘内甲氨蝶呤治疗中枢神经系统和脑膜疾病（leptomeningeal disease，LMD）的研究结果参差不齐，但确实避免了全身使用甲氨蝶酯的一些毒性副作用。单病灶脑损伤和能够维持活动功能的患者预后较好。伴有持续性头痛、视觉功能障碍或精神状态不断变化的患者预后较差[139]。

LMD 是恶性肿瘤扩散到脑脊液（cerebrospinal fluid，CSF）的结果。通常与乳腺癌、小细胞肺癌和黑色素瘤相关[138]。约 75%～80% 的患者会累及脊柱，50% 的患者累及脑神经，超过 50% 的病例累及大脑[140]。LMD 导致背痛、神经根病、脑神经功能障碍和精神状态变化。可通过增强型 MRI 和/或 CSF 检查来诊断。治疗包括鞘内化疗或放疗。预后一般较差。

累及脊髓

在所有癌症患者中，转移灶引起的脊髓压迫发生率为 5%～14%[141]。值得注意的是，25% 的肿瘤性脊髓压迫患者既往没有癌症诊断[135]。转移灶最常见的来源是原发性前列腺癌、乳腺癌、肺癌和肾癌以及多发性骨髓瘤[142]。胸椎（70%）是转移的最常见部位，其次是腰椎（20%）和颈椎（10%）。

脊柱转移癌的临床特点是渐进、隐匿性背部疼痛，当合并相关神经损伤和平躺时症状会加重[135,142]。平均来说，患者在诊断前 60 天出现腰痛[143]。转移癌的诊断线索包括癌症病史、全身症状、胸水平疼痛以及肠道或膀胱功能障碍。体格检查的体征和症状可包括：压痛点、瘫痪、感觉平面和上运动神经元表现[141]。由于硬膜外扩散时优先影响脊髓前部，运动异常通常先于感觉变化而出现，恢复时顺序相反。早期诊断是关键，而没有瘫痪的患者比已经出现瘫痪的患者存活时间更长[144]。用药方案是糖皮质激素（通常用地塞米松），首先以高达 100mg 的负荷剂量使用，之后每 6h 给予 4mg。姑息性放疗可以用在脊柱结构稳定的转移性癌症患者中。当脊柱结构不稳定时，需为择期手术患者提供手术减压和固定。

副肿瘤性神经肌肉障碍

副肿瘤性神经肌肉障碍（paraneoplastic neuromuscular disorders，PND）是由原发性肿瘤抗体形成的癌症远程效应[145]。神经肌肉障碍可能先于癌症诊断多年。这些障碍是罕见的，只见于 0.01% 的癌症患者。与 PND 相关的最常见肿瘤是小细胞肺癌，占总病例的 50% ~ 75%[146]。PND 的类型包括：小脑退行性病变、器质性痴呆、电解质紊乱所致的代谢性脑病、近端肌病（来自良性肿瘤）和自主神经不稳定所致的直立性低血压。尤其需要注意的是，3% 的小细胞肺癌患者会出现 Lambert-Eaton 肌无力综合征（Lambert-Eaton myasthenic syndrome，LEMS），该疾病是神经肌肉结头处突触前抑制钙释放的结果。常见的临床表现包括：近端无力、自主神经功能障碍和运动可促进改善。可通过肌电图和神经传导（EMG/NCS）来诊断。

重症肌无力（myasthenia gravis，MG）是一种突触后神经肌肉接头障碍的疾病，是突触后膜自身免疫性退变的结果。15% 的胸腺瘤患者会出现 MG[146]。MG 典型临床表现是上睑下垂、非共轭凝视、向上凝视疲劳以及活动后加重近端无力。电诊断、抗体分析和抗胆碱酯酶药物试验可确诊。亚急性期副肿瘤性神经疾病可分为感觉型、感觉运动型和脱髓鞘型[145]。临床表现为快速起病的周围神经病（数天到数周），可累及各种类型。感觉和感觉运动型最常见于小细胞肺癌，而脱髓鞘型常见于淋巴瘤。在多发性骨髓瘤、骨硬化性骨髓瘤、Waldenström 巨球蛋白血症、淀粉样变和 γ 重链病中，单克隆副蛋白可以造成神经病变。典型的神经病变表现为远端、混合感觉、运动损伤、轴索缺失和节段性脱髓鞘。PND 的处理原则是治疗原发性肿瘤和免疫调节[146]。

多发性神经病

在癌症患者中，多发性神经病可由诸多因素导致，包括营养缺乏、副肿瘤疾病和医疗并发症。然而，最常见的原因是化疗导致的多发性神经病（chemotherapy-induced peripheral neuropathy，CIPN）。通常，少数药物的剂量依赖性毒性可影响外周神经（表 36-8）。CIPN 的病理生理机制包括阻断轴浆微管传输、轴突“枯死”和直接影响背根神经结[147]。通常，感觉神经受累更重，因为细小纤维和背根神经节结存在于血脑屏障之外。神经病变的发病与化疗同步，治疗停止后症状不应进展。

表 36-8　化疗相关的多发性神经病

肿瘤	药物	商品名	神经纤维
乳腺癌	紫杉烷	紫杉醇/多西他赛	感觉>运动
肺癌	紫杉烷	紫杉醇	感觉>运动
	铂	卡铂	纯感觉
		顺铂	纯感觉
卵巢癌	铂	卡铂	纯感觉
		顺铂	纯感觉
	紫杉烷	紫杉醇	感觉>运动
骨髓瘤	沙利度胺	沙利度胺	感觉>运动
淋巴瘤	长春花生物碱	长春新碱	运动=感觉
结肠癌	铂	奥沙利铂	纯感觉

麻木、感觉丧失和感觉过敏的症状通常从脚部开始，然后逐渐上升。运动乏力和自主神经功能障碍是迟发性表现，可能提示有明显的毒性反应。CIPN 的鉴别诊断包括营养缺乏、副肿瘤性疾病、单神经病、神经根病、脊髓疾病和脑部疾病。通过电诊断可明确诊断。为了避免不必要的中止化疗，需要精准诊断 CIPN，因为 CIPN 的处理原则包括改换药物剂量和症状管理。几种药物可能具有潜在的化学保护作用，但没有一种被证明有效[148]。康复原则包括教育、安全意识、步态和本体感觉训练，以及为存在运动和感觉障碍的患者提供矫形器处方和辅助设备。

放疗引起的组织损伤

放疗的局部效应会导致许多并发症（表 36-9）[149]。软组织损伤、吞咽功能障碍和神经损伤是康复医师最常遇到的问题。软组织纤维化是放疗的直接结果，导致皮肤纤维化、肌腱短缩和关节受限，从而产生关节活动范围障碍和功能损失。最常见的受累关节包括盂肱关节（乳腺癌腋窝放疗后）、髋关节（皮肤黑色素瘤放疗后）和颈部关节（头颈部癌症放疗后）。关节活动范围受损的过程从保护放疗部位的皮肤疼痛开始，再到肌腱短缩和关节纤维化。预防是主要的干预措施，包括仔细的皮肤护理、软组织活动和关节活动技术。己酮可可碱有助于恢复软组织的微血管供血，有助于保持活动能力[150]。应强调放疗延迟反应的重要性，以及坚持持续牵伸训练的必要性。放疗导致的皮肤损伤应用温水和温和的肥皂轻轻清洗，避免阳光照射、摩擦（如皮带、皮带和衣领）或化学刺激物（如香水和除臭剂）来保护放疗部位。轻者可用润肤剂（如婴儿油）或其他无酒精的局部制剂（如芦荟或阿夸弗尔）来改善皮肤状态，而更严重的病例可能需要使用局部糖皮质激素或专门的伤口护理剂。皮肤护理建议应结合放射肿瘤学小组的临床实践，特别是正在进行放疗期间。

表 36-9 放疗副作用

急性反应	延迟反应
乏力	软组织纤维化
恶心	皮肤萎缩
呕吐	听觉改变
纳差	肺纤维化
皮肤红疹	胃肠道狭窄
脱皮	甲状腺功能障碍
黏膜炎	脑组织坏死
口干	脊髓炎
味觉丧失	神经丛病
肠炎	淋巴水肿
膀胱炎	继发性恶性肿瘤
性欲减退	骨坏死
不孕	
停经	
血液学改变	

放疗的神经并发症包括脊髓病、神经丛病、外周神经损伤和脑病。即使是低剂量的全脑放疗，也有报道会出现治疗后长期神经心理学后遗症，特别是在儿童患者中。限制剂量和超分割放射治疗可以显著降低放疗导致的神经损伤发病率。脊髓病通常在累积剂量大于 5 000Gy 后出现。症状包括感觉异常、布朗-塞卡综合征（Brown-Séquard syndrome）和从远端向近端朝向放疗部位发展的肌无力。发病时间常在放疗完成后 12 个月后，病情检查应排除可逆性脊髓病的可能性[149]。治疗内容主要是支持性治疗。放疗引起的神经丛病通常出现在臂丛上干和腰骶丛。临床表现是无痛感性乏力与隐匿性进展，甚至可能出现泛神经丛病[151]。虽然目前因为放疗剂量减少和累积剂量降低，臂丛神经病已很少出现，但在乳腺癌患者中，当辐射剂量大于 2.2Gy 和累积剂量大于 44Gy 时，与臂丛神经病的发生高度相关[152]。神经丛病通常通过 MRI 诊断，从而明确神经丛的纤维化，电诊断可发现有助于明确诊断的纤颤电位。

继发于放疗的外周神经损伤比较罕见，主要发生在累积剂量大于 6 000Gy 时。局部神经损伤可导致无痛性肌无力，电诊断可发现肌纤颤放电[149]。

颅内放疗的不良副作用通常分为急性反应（1~3 个月）、早期延迟反应（3~12 个月）和晚期延迟反应。目前临床使用的放疗方案中导致急性损伤的风险有限，但合用甲氨蝶呤或抗惊厥药可能会诱发急性脑病或中毒性表皮坏死松解症，需住院治疗。急性放疗性脑病通常在单次放疗剂量大于 300Gy 时出现，与颅内压增加有关，为自限性。除了急性期副作用，整个大脑在放疗后的早期延迟反应包括神经系统退化、嗜睡、头痛和局部症状加重，可能需要几个月后才能恢复。需要全面的影像学检查、临床和实验室评估来鉴别诊断是放疗性脑病还是肿瘤复发或感染。放疗的延迟效应机制，特别是放疗所致的坏死和脑萎缩，目前知之甚少。坏死通常很难与复发相鉴别，可能需要通过 PET 扫描或手术活检进一步评估。在接受超过 5 000Gy 的放疗剂量时，晚期放疗性坏死的发生率为 3%~5%，通常在完成放疗后的 1~2 年之后开始出现[149]。处理方案是使用糖皮质激素或手术切除。在全脑照射超过 3 000cGy 后，继发于脑萎缩的晚期延迟性放疗副反应还包括共济失调、痴呆和失禁，通常在 1 年或更长时间后出现。治疗方案通常是支持性治疗。

淋巴水肿

淋巴水肿是一种不对称的无痛性积液，通常在某个肢体，也可能累及面部、胸部或腹部，继发于淋巴系统功能障碍。与淋巴水肿相关的最常见恶性肿瘤包括乳腺癌、黑色素瘤、妇科恶性肿瘤和淋巴瘤。在乳腺癌中，完全性腋窝清扫常常会切除腋静脉下淋巴结，而在黑色素瘤中，会切除锁骨下所有区域性淋巴结[153]。前哨淋巴结切除，包括对引流自肿瘤的淋巴结进行采样，导致少数淋巴结被移除和减少，但是不能排除存在淋巴水肿的风险[154,155]。相关危险因素包括腋窝淋巴结切除(axillary lymph node dissection, ALND)、淋巴结转移、放疗、肥胖和年龄增长[156]。

淋巴水肿通常逐渐出现，但对合并疼痛或红斑、肿胀快速出现的患者，必须排除转移性播散(恶性淋巴水肿)、感染和血栓栓塞性疾病。淋巴水肿患者通常有两种临床表现类型。第一种表现，淋巴结切除后逐渐开始出现积液，淋巴系统超负荷，但每日体液产生量正常(正常输出型淋巴水肿)。第二种表现，淋巴液急剧增加，超过了受损的淋巴系统(高输出型淋巴水肿)。高输出型淋巴水肿的常见原因包括蜂窝织炎、淋巴炎、创伤、热灼伤和高危肢体新陈代谢增加(表 36-10)。淋巴水肿的形成过程可分三期。第一期主要为体液积聚阶段，手臂容积可随着肢体抬高和使用外部加压措施而减小。随着淋巴液在四肢积聚，炎症反应随之产生，导致皮下纤维化和组织硬化，此为第二期淋巴水肿的典型表现。第二期淋巴水肿不能通过抬高肢体和压力衣来缓解。第三期淋巴水肿表现为皮肤纤维化和疣样增生性改变，该表现在上肢中很少见[153]。随着淋巴水肿的进展，由于底层软组织结构紧缩和支持结构(如肩部)过度负荷，可能出现疼痛[157]。

表 36-10　促进淋巴液生成增加的因素和预防措施

因素	举例	预防
感染	蜂窝组织炎，淋巴管炎	预防皮肤破损 避免静脉穿刺 在高风险活动时戴手套保护
淋巴管收缩	止血带	避免在同侧使用测血压袖带
	紧身衣	在对侧上肢抽血
	疤痕组织	疤痕组织松解
代谢增加	烧伤/过热	避免热水浴/桑拿 涂防晒霜
无氧代谢	过度运动	避免运动相关的疲劳和酸胀感；循序渐进建立运动习惯
外伤	骨折，手术	保护措施，压力衣
飞行	环境气压过低	压力衣

淋巴水肿的临床评估应包括原发恶性肿瘤病史和可能影响淋巴系统的临床治疗。应确定淋巴肿胀的开始时间、持续时间和进展过程。此外，确定尝试性治疗也很重要，并确定与淋巴水肿有关的功能限制(如肩部或手功能障碍)。需要进行全面的肌肉骨骼和神经系统检查，以发现任何潜在的损伤。皮肤检查包括全身皮肤和软组织特征，特别是手术部位和放疗部位。此外，识别蜂窝织炎或淋巴管炎对阻止淋巴水肿恶化至关重要。淋巴系统评估包括触诊所有淋巴区域。检查还应包括测量四肢围度，通常用卷尺测量法或容积替代测量法来测量患肢和对侧肢体[158]。

尽管不太常见，但排查恶性疾病的复发，也应该纳入医疗的一部分。此外，评估新发疑似淋巴水肿时应先排除深静脉血栓形成(deep vein thrombosis, DVT)、感染和恶性肿瘤(如癌症复发)。

淋巴水肿的处理原则是减轻症状、保证皮肤美观，维持功能并降低感染风险。综合消肿疗法(complex decongestive therapy, CDT)是最有效的治疗方法[159]。CDT 其中一部分是手法淋巴引流，这是一种特殊按摩技术，可将淋巴液引流到未受影响的淋巴区域，以促进邻近淋巴区域消肿。为减少感染风险，皮肤护理很重要，应与牵伸和软组织松动技术相结合，以帮助减少淋巴液淤积。接着，使用弹力低的弹性绷带包裹四肢，以促进淋巴液从四肢引流至躯干，并使用延展性较好的泡沫衬垫来抑制纤维化从而增强效果。淋巴水肿患者中使用的泡沫垫通常是中等硬度的开孔材料，可用于骨性隆突或纤维化的位置，以达到更大的压力来促进淋巴液流动和软化组织。最后一步是穿戴弹力绷带的同时进行运动，以便利用生理性肌肉泵的作用将淋巴液引流至近端淋巴结。CDT 通常分为：①消肿期，通常在受过训练的物理治疗师或作业治疗师的指导下，每天进行 24h 压力治疗；②维持期，晚上使用弹力绷带(由患者或护理人员操作)，白天穿压力衣。在维持期，医师需进行定期监督，以确保肿胀体积持续性逐渐缩小。也有推荐使用气压泵，但存在争议。在上述临床治疗不可行或治疗反应较差的情况下，气压泵可能会有所帮助。使用气压泵会耗费较多的日常时间，临床治疗反应中等[158,159]。尽管患有继发性淋巴水肿的患者可以安全和逐渐开始规律运动，但运动对淋巴水肿或相关症状并没有作用[160]。然而，缓慢渐进性上肢抬举运动不会增加乳腺癌幸存者的淋巴水肿，说明淋巴水肿患者可以使用抗阻训练[161]。越来越多的证据证实，及早发现和干预很重要。最近一系列通过光电测量法测量术前和术后患者肢体容积的临床病例研究显示，49%的ALND患者存在亚临床淋巴水肿。早期提供30/20mmHg压力袖套和手套可以有效降低肢体体积，并接近术前水平[162,163]。

恶性淋巴水肿是由于癌症扩散到其他淋巴结所导致，受累肢体会快速出现肿胀和皮肤外观颜色斑驳。临床检查也可发现淋巴结肿大。评估包括排除DVT，并使用CT或MRI对区域淋巴结进行影像学检查。确定局灶性复发很重要，应开始早期治疗，最大限度减少功能丧失和最大限度延缓预期寿命。主要治疗措施是处理导致淋巴系统阻塞的肿瘤。

癌症及相关治疗引起的营养障碍

营养是所有康复结果中必不可少的影响因素，在癌症患者整个疾病过程中的不同时间点都应该受到特别关注。许多癌症和肿瘤治疗会影响营养状况，从而导致伤口延迟愈合、住院时间延长、生活质量下降、生存率降低和功能降低[164,165]。一项研究指出，康复科住院的癌症患者中，50%的患者白蛋白低于正常水平（<18mg/dl）[166]。早期研究发现，近2/3的癌症患者在疾病过程中会出现尿毒症，提示在缺少全身干预的情况下存在严重风险[167]。多种人体测量学和实验室测量方法可以仔细检测处每个癌症患者的营养不良状况。但在临床实践中，血清白蛋白低于3g/dl，比发病前稳定体重下降了至少10%，这两点仍然是营养不良的最可靠指标。为了识别和应对癌症患者营养不良的可逆因素，很有必要进行实验室和影像学检查。叶酸或维生素 B_{12} 缺乏可能导致症状性贫血，而高钙血症可能引起纳差和恶心症状。经过验证，Bristol-Myers畏食症/恶病质评估方法和畏食症/恶病质治疗的功能性评估是有效的评估工具，可用于评估营养不良对患者的影响程度，并用于随访追踪干预效果[168]。

癌症患者的体重减轻和营养不良可以是疾病的原发性结果，也可以是继发性结果。继发性营养障碍的原因通常为摄入和吸收障碍，结局可逆。恶心和纳差可能与特定的化疗方案和累及胃肠系统的恶性肿瘤有关。抑郁可能是摄入减少的原因。患有头颈部癌症和其他诊断的患者经常出现吞咽困难或渐进发展成明显的吞咽困难。也可因为治疗方案而出现黏膜炎。放射性肠炎可引起吸收不良、肠梗阻甚至瘘管，可能需要让肠道彻底休息和进行肠外营养。应积极找出导致癌症患者营养不良的继发原因，并尽早开始针对性治疗。黏膜炎可以用冰片和口服镇痛药来治疗，尽管可能会伴随进食满意度降低。避免使用抗胆碱能药物，应使用漱口水或毛果芸香碱以促进唾液分泌，从而减少进食时的口干症状。口服补充制剂可能比固体食物更容易接受。及时纠正进食环境，可以最大限度减少获得性纳差感的影响，例如，主诉有金属性味觉的患者可以使用塑料餐具，或对嗅觉敏感患者使用除去味道的食物。止吐药（如昂丹司琼、丙氯拉嗪和三甲氧苯酰胺）可用于缓解恶心，促胃动力药物（如甲氧氯普胺）可减少胃淤滞导致的早期饱腹感。食欲刺激剂包括醋酸甲地黄体酮和屈大麻酚已广泛应用于临床，并证实可以增加摄食量并促进体重增加[169]。但尚不清楚实际情况中增加的体重是否是功能所需的非脂肪成分（fat-free mass，FFM）。因为醋酸甲地黄体酮会促进血栓形成，已有临床研究证实较低剂量使用时也可有效[170]。合成代谢类固醇，如氧雄龙，可促进雄激素受体阴性的恶性肿瘤患者瘦体重增加[171]。体重极度减轻，特别是瘦体重减轻，可能与原发性疾病进展相关。以往认为，癌症恶病质是由肿瘤直接引起，但最近研究表明，细胞因子介导过程可改变癌症患者和动物模型的总体代谢平衡。TNF、蛋白水解诱导因子（proteolysis-inducing factor，PIF）和白介素6依赖性机制改变了代谢过程，从而增加脂肪分解、蛋白质消耗和能量消耗[172]。及时的营养评估和干预对癌症康复的有效性至关重要。美国饮食协会已发布了肿瘤患者营养管理的实践标准和专业资质认证[173]。除了早期评估和监测会影响营养干预的效果，在许多癌症患者管理计划中，营养学家还为患者提供了补充药物和营养品，而这些内容患者通常不愿与临床医师讨论。越来越多的文献支持添加免疫调节营养素，特别是n-3多不饱和脂肪酸（二十碳五烯酸，二十二碳六烯酸）、精氨酸和核苷酸[174]。营养学家通常与患者和家人进行一对一的咨询，但也可以利用有组织的支持小组来服务患者，解决共同关心的问题，例如，乳腺癌治疗期间和治疗后的体重增加，护理人员对吞咽困难的处理或为长期癌症幸存者制订健康饮食习惯等。

癌症相关的性功能障碍

性功能障碍可能会是某些恶性肿瘤的主要症状，但由治疗副作用引起的性功能障碍更为常见。

性功能可受到许多方面干扰，包括心理、中枢或周围神经系统、内分泌、骨盆结构、血管以及性腺结构的局部影响。身体变化可能会干扰患者对自己性吸引力的观念。抑郁症可能导致性欲减退。癌症患者的性功能障碍在治疗完成后可能会持续很长时间，因此医疗人员在随访期间需询问性功能异常的相关问题，这一点非常重要[175]。

男性患者中，化疗可能对精子和睾丸激素生成产生不利影响。神经疾病，包括自主神经功能异常，可干扰男性性高潮的释放阶段。在接受睾丸切除术或激素治疗的男性患者中，因为影响内分泌作用而导致血清睾丸激素水平降低。前列腺或睾丸放疗可能会导致勃起功能障碍，可能原因是放疗后纤维化改变加速了先前存在的动脉粥样硬化。前列腺手术后，勃起功能障碍的报道结果不一致，发生率为9%~86%，区间很大的原因可能与手术（和其他疗法）范围以及评估技术有关[176]。男性患者中，很少发生尿失禁。根治性膀胱切除术和腹部胃肠道肿瘤的手术切除后可能会出现类似问题。勃起功能障碍的一线治疗包括教育和咨询，口服药物（如西地那非、伐地那非或他达拉非）以及使用真空装置。二线治疗包括使用尿道内制剂（如前列地尔）和海绵体内注射疗法（与罂粟碱一样），而三线治疗是阴茎假体手术。耻骨后前列腺切除术后，使用更高剂量的西地那非可增加平滑肌含量，可能对恢复过程中维持前列腺超微结构具有潜在好处[176]。

女性患者中，化疗可能会对性腺产生毒性，尤其烷基化剂，联合化疗可能会导致永久性绝经。在乳腺癌幸存者中，化疗可导致更多性功能相关的障碍[177]。激素疗法，尤其他莫昔芬，也可产生副作用，例如月经改变、血管舒缩症状（潮热、头痛）和阴道干燥[175]。骨盆放疗会导致更年期提前。低至600~1 000rad 的辐射剂量会永久性破坏卵巢功能。放疗还会对阴道上皮产生损害，产生纤维化改变并可能会持续数年，可能出现性交困难、性交后出血，甚至是阴道溃疡。对子宫颈癌患者进行局部放疗后，会导致阴道近端狭窄。在一家大型癌症医院的性医学门诊就诊的女性患者中，最常见的问题是性交困难（72%）和外阴阴道萎缩（65%）。最常见的干预措施包括使用阴道保湿剂和水基润滑剂（89%）、心理咨询（46%）和局部使用雌二醇阴道片（35%），其中70%参加随访的患者报告症状有改善[178]。通常，应避免使用凡士林等油性润滑剂，可能会阻塞尿道开口。通常可提供短期咨询，最好是夫妻双方均参与。应跟患者一起讨论疾病和治疗对性功能产生的特殊影响，在适当情况下可使用图表。对于已切除盆腔肿瘤的女性患者，可能还需要进行阴道扩张或盆底主动运动。在许多治疗计划中，保持生育能力越来越受到关注。

癌症对心理健康的影响

合并心理障碍已成为癌症患者痛苦的主要来源（参见第 12 章）。可能影响癌症幸存者心理健康的因素包括：对现在和未来可能出现的损失的悲痛，对死亡的恐惧，对亲人的担忧，化疗对情绪的影响以及恶性肿瘤的生物学效应。这种心理困扰又会导致疼痛加剧，增加对加速死亡的渴望，功能障碍，很难参与临终关怀计划，以及照护者的心理社会功能障碍[179]。

行为症状是乳腺癌诊断和治疗中常见的副作用，包括精力、睡眠、认知和情绪障碍。情绪障碍可能包括抑郁症，已经采取针对性干预和抗抑郁药物治疗[180]。在癌症治疗前和治疗后的第 12 个月，烦扰的想法更重。随着时间推移，这些行为症状会影像疼痛、抑郁症状、消极思想和身体功能的变化[181]。在少数患者和家人中也发现了与癌症有关的创伤后应激障碍（PTSD），并与痛苦、生活质量下降、精神疾病和社会支持差有关[182]。荟萃分析估计，与对照组相比，成人在诊断癌症后发生 PTSD 的优势比为1.66[183]。与没有患癌的成人相比，癌症幸存者服用药物治疗焦虑症的可能性更高（分别为 16.8% 和8.6%），治疗抑郁症的可能性也同样更高（分别为14.1% 和 7.8%），合并一种或两种以上情绪状况的总和也同样更高（分别 19.1% 和 10.4%）[184]。在新诊断抑郁症之后，对患有乳腺癌、结肠直肠癌或前列腺癌的老年患者（≥66 岁）进行了 6 个月随访，2/3的患者确实接受了抑郁症的干预（抗抑郁药仅46%，联合治疗 18%，而心理治疗只有 9%）[185]。考虑到对恢复和生活质量的潜在影响，癌症诊断和治疗对幸存者和家人的情绪影响仍是整体治疗计划中的重要考虑因素。

特定癌症类型及其康复需求

乳腺癌

乳腺癌是女性中最常见的恶性肿瘤。美国约有

300 万女性诊断乳腺癌[186],2017 年,估计有 25 万以上的乳腺癌新诊断患者[6]。在男性中,乳腺癌诊断仅占所有乳腺癌的 0.5%~1%[187]。乳腺癌的治疗方法包括保乳手术、乳腺切除术、放疗、化疗和抗激素疗法[188]。前哨淋巴结活检或 ALND 可能与手术干预相结合。因为治疗方法改进,优化筛查方案从而早期诊断,乳腺癌的总体 5 年生存率约为 90%[186]。

具体的损伤可能与癌症或治疗有关,因此,了解肿瘤相关的潜在治疗副作用至关重要。例如,曲妥珠单抗可导致心肌病,而紫杉烷类化疗可出现 CIPN[48]。由于外科手术、淋巴结清扫和放疗,淋巴水肿是乳腺癌相关的最常见损伤之一[186]。大约 20% 的乳腺癌女性患者会发生淋巴水肿,与前哨淋巴结清扫术相比,接受腋窝淋巴结清扫术的女性发病率更高[189]。治疗后,大约 30% 的患者会发生绳索捆绑样改变,即所谓的腋窝网综合征,并导致上肢功能受损[190]。

疼痛在乳腺癌患者中非常常见,在癌症治疗后可持续一年或更长时间[191]。

术后疼痛,通常称为乳房切除术后疼痛综合征,可发生在 40% 以上的女性患者中[192]。术后疼痛综合征包括幻乳痛[193]、切口异常疼痛、神经瘤形成、胸大肌疼痛和肋臂间神经病变[194]。切口异常性疼痛与乳房密集的皮肤神经支配有关,导致切口周围的超敏反应。神经瘤通常出现在切口末端,并导致局部区域性疼痛,有时可触及很小的肿块。手术可能会机械性损伤胸大肌,并表现出弥漫性胸壁疼痛,这种情况在肩部屈曲和外旋时更严重[195]。肋间臂神经从胸壁穿出进入腋窝,并支配外侧胸壁和上臂后内侧的感觉,腋窝清扫术中通常会清除肋间臂神经,从而导致感觉障碍和偶尔的异常性疼痛。

除淋巴水肿和疼痛外,患者还会出现肩周炎、胸大肌紧张、肌筋膜疼痛综合征和肩袖功能障碍[196]。这些症状的病因是多方面的,可能与制动、肌肉无力、萎缩、肩带肌肉组织机械性改变、放疗和神经损伤有关。乳腺癌扩散或转移可导致颈部神经根病和臂丛神经病(尤其臂丛下干)[197]。

已证明用芳香酶抑制剂(如阿那曲唑)治疗乳腺癌时可导致腕管综合征,导致扳机指、握力下降、晨僵和全身关节痛以及骨质流失[198,199]。

疼痛、淋巴水肿和肩部功能障碍的评估应从病史开始,包括症状、术后并发症、固制动时间、功能受限、无力和感觉障碍。病史询问中还应确定是否有复发的危险信号,例如身体症状、进行性疼痛、并发神经丛病或淋巴水肿的异常表现。体格检查应明确萎缩程度,评估局部肌肉组织、肩肱和盂肱关节活动范围以及局部肌肉力量受限,并进行全面的神经系统检查。

治疗方案是多模式的,并取决于症状。疼痛的主要治疗方法包括一些自我训练方案,如皮肤脱敏、软组织松动、局部肌群牵伸以及肩关节活动范围训练。这些方案通常可以从手术切口愈合后开始。对存在持续疼痛、功能严重丧失或睡眠不足的患者,可能需要进行额外的医疗,包括更久的物理或作业治疗、药物处理,甚至是介入治疗[195]。考虑到有可能引起淋巴水肿,应谨慎使用热疗。理想情况下,肩关节治疗应从术前的居家牵伸训练开始,以最大限度提高肩部活动范围。手术后,提倡在肩关节外展和屈曲低于 90°的范围内进行钟摆运动和关节活动训练,直至去除术后引流[200]。一旦引流管被拔除,就开始针对胸肌复合体和背阔肌进行积极的疼痛控制和每日肩部牵伸。一旦关节活动范围达到全范围,应该开始加强肩胛骨稳定性训练,进行肩袖和三角肌的肌力训练。对于合并持续性或进行性肩部功能障碍的患者,必须进行 MRI 增强成像并转介给了解癌症的有经验的治疗师。肋间臂神经病变和腋窝网综合征的治疗可包括瘢痕松动和肩关节活动范围训练。

头颈部癌症

全世界每年约有 60 万例新增头颈部癌症患者[201]。美国所有癌症中 3% 是头颈部癌症,包括鼻腔、鼻窦、口腔、唾液腺、舌、咽和喉癌[202]。男性罹患头颈部癌的可能性是女性的两倍,且在 45 岁以后发病率会增加[202]。根据肿瘤位置,头颈部癌症会表现出多种症状,包括声音嘶哑、喘鸣、发声困难、吞咽困难或脑神经麻痹[203]。

头颈部癌症及其治疗会导致许多损伤。在诊断、治疗过程中和完成治疗后,疼痛非常普遍[204]。跟疼痛一样,吞咽困难也是头颈部癌症的症状之一,但也可能是由外科手术和放疗引起,导致患者体重减轻、营养不良和疲劳,并存在更高的感染风险和因误吸所致的其他并发症[205,206]。黏膜炎和口腔干燥症会导致疼痛和唾液黏稠,在化疗和放疗后患病率很高,并导致吞咽困难、口腔卫生不良、真菌感染和龋齿的风险增加[205,207]。口腔开合程度减少(也称为牙关紧闭症)也会导致吞咽困难、口腔卫生不良和言语表达障碍,并容易出现体重减轻和营养不良[208,209]。头颈部癌症导致的沟通困难包括构音障碍、发音障碍和失声，原因为舌、声带损伤或由肿瘤或治疗引起的其他部位功能障碍[205,206,210]。外科手术切除或损伤淋巴系统可造成淋巴水肿[208]。手术还可引起颈部和肩关节功能障碍和疼痛，例如，根治性颈淋巴结清扫术会切除胸锁乳突肌和脊髓副神经，导致斜方肌功能障碍和上躯干、肩关节和颈部的生物力学失衡[208]。

对于上述症状，需要全面评估癌症诊断、肿瘤管理、并发症治疗、功能障碍和生活质量的病史。临床检查应集中在口腔黏膜、牙齿、姿势、颈椎和肩部的关节活动范围以及全面神经系统检查。

康复治疗应旨在解决症状和功能缺陷。黏膜炎的主要治疗方法包括控制疼痛、保持口腔卫生和局部使用人工润滑剂。对于严重的口腔疼痛，可以口服阿片类药物维持。口腔干燥症的治疗包括：严格保证口腔卫生（如氟化钠凝胶），使用含盐漱口水、食盐和碳酸氢钠（约每升水一茶匙）或稀释的过氧化物冲洗，使用人造润滑剂或喷雾器，使用唾液腺刺激药（如毛果芸香碱、无糖口香糖或喉糖）。饮食中应强调水分摄入，食用软湿食物和高热量食物。牙关紧闭患者的康复内容可重点加强口部功能（咀嚼、张口、吞咽、发声），松动瘢痕组织，加强咀嚼肌力量，并考虑使用 TheraBite 或 Dynasplint 设备来保证长时间被动牵伸。值得注意的是，在开始任何口腔内治疗或牵伸之前，应由牙医评估和清洁。如果出现吞咽困难，应邀请言语和语言病理学家加入制订治疗计划。吞咽困难的处理应从评估患者的吞咽能力开始，可在床旁进行，或通过改良吞钡试验来鉴别是否存在误吸。然后将治疗重点放在气道保护技术上（如屏息吞咽），随后进行喉咙清洁、收拢下颌和食物性状调整。对头颈部癌症患者，沟通困难对患者的打击很严重，基本处理策略包括使用良好的眼神交流、适当的手势、口语练习、舌头运动以促进发音以及调整音调、响度和音质[211]。失声是癌症治疗中最令人担忧的并发症之一，通常由于全喉切除术而导致[210]。全喉切除术后的沟通可通过食管发音（将空气推入食管并排出食管，使其发出声音）、电子喉（通过手持装置放在喉部，发出声音）或气管食管穿孔（也称为 TEP，气管食管假体或瘘管，包括置入语音阀，例如 Passy-Muir 阀）[212]。面部和颈部淋巴水肿的处理包括手法淋巴引流和压力衣，以减少卧位时面部积液[213]。如果出现严重的急性肿胀，应排除上腔静脉或颈静脉血栓形成。对存在疼痛和神经功能障碍的患者，应采取相应措施包括手法脱敏、瘢痕组织松动、神经肌肉再训练、姿势矫正、关节活动范围训练、代偿策略和肌力训练。应教育患者如何预防损伤，尤其存在腋神经损伤的患者。如果需要，可使用局部麻醉药和神经性止痛药。

血液系统恶性肿瘤

血液系统恶性肿瘤包括淋巴瘤、白血病和骨髓瘤。据估计，2016 年美国新诊断出超过 135 000 例血液系统恶性肿瘤患者[214]。其中，每一种恶性肿瘤的平均发病年龄因肿瘤类型而异。

例如，急性淋巴细胞白血病的诊断时间通常在 14 岁左右，而急性粒细胞白血病的诊断时间通常在 67 岁左右[186]。同样，大多数非霍奇金淋巴瘤的诊断时间均在 50 岁之后，而霍奇金淋巴瘤的诊断时间通常在 50 岁之前[186]。总而言之，多年来血液系统恶性肿瘤患者的存活率有所提高，尽管预后取决于肿瘤的具体类型[186,214,215]。

许多体征和症状与血液系统恶性肿瘤和治疗有关。在诊断时和在整个疾病过程中，血细胞计数的变化会导致疲劳、出血次数增加和感染风险增加。化疗或放疗可能会导致心肺功能障碍，从而导致心肺耐力下降和增加疲劳感[186]。在诊断和治疗期间或之后，可能会因化疗、放疗或疾病而出现虚弱、离床活动减少、关节活动范围减少和周围神经病变[216]。平衡也可能受损[216]。出现骨肿瘤时可导致生物性疼痛，而治疗导致的骨质减少或骨肿瘤可使骨折发生率增高[217]。在多发性骨髓瘤患者中，疾病复发可能导致神经根受压，如腕管综合征或脊髓受压[217]。化疗和放疗的副作用还可能包括吞咽困难、发音困难和记忆障碍[217-220]。类固醇药物可导致类固醇肌病和股骨头或肱骨头缺血性坏死，而颌位照射野技术可导致头颅下垂综合征[221-223]。接受自体或异体移植的患者可能会发生化疗相关或类固醇肌病、身体功能失调、疲劳和周围神经病变[224]。

同种异体干细胞移植的并发症包括急性或慢性移植物抗宿主病。在慢性移植物抗宿主病中，皮肤变化很常见，并可能累及真皮质和筋膜，导致肿胀、关节活动范围缩小，关节挛缩以及皮肤破裂，最终破坏受累关节[221,225,226]。炎性肌病、炎性神经病和缺血性坏死也可能是慢性移植物抗宿主病的表现[225,227]。

该类患者的康复重点主要集中处理症状和功能障碍上，治疗内容可包括步行训练以维持治疗期间的活动耐力,尤其加强近端肌力训练,感觉和平衡训练,关节活动范围训练和日常生活活动训练。活动期间必须密切监测血细胞计数和生命体征,以确保避免不良事件发生。

肺癌

肺癌是最常见的癌症之一。2017 年美国估计有 200 000 例新增病例[6]。肺癌在男性中更为常见,平均诊断年龄为 70 岁[186,228]。在发达国家,肺癌是癌症所致死亡的最常见原因。据报道,非小细胞肺癌的生存率要高于小细胞肺癌[186,228]。近年来,研究表明低剂量 CT 筛查可降低肺癌死亡率,美国预防医疗特别小组目前建议每年吸烟 30 包,现在或既往 15 年已戒烟的 55~80 岁成年人需进行年度健康筛查[229,230]。

对高危患者进行肺部 CT 筛查意味着将诊断出更多的早期肺癌。因此,预计接受手术的患者数量将会增加。这类患者可能是进行预康复的理想人群[49]。小细胞肺癌或非小细胞肺癌的治疗方法包括化疗、放疗、外科手术干预或靶向药物治疗[186]。

疲劳、疼痛、呼吸困难、体力活动减少和功能下降是诊断时的常见症状和临床表现[231,232]。同样,接受治疗后的肺癌患者肺功能、运动能力和生活质量也会受到损害[233]。已有研究显示,在诊断时就开始并在整个治疗过程中持续进行肺康复计划,可以改善呼吸功能[234,235]。在肺癌患者中,其他癌症相关的损伤包括:重症肌无力综合征、神经丛疾病和肿瘤侵袭引起的神经病变,而与治疗相关的损伤可能包括开胸术后疼痛、周围神经病变和认知障碍[236]。与其他癌症类型相似,肺癌患者应接受全面的病史和临床评估。可采用电诊断检查来评估神经疾病、神经根病和重症肌无力综合征。物理康复治疗应关注胸壁活动、耐力训练、肌力训练、脱敏治疗和瘢痕组织松动,作业治疗应关注患者日常生活活动训练,这些治疗在肺癌患者的管理中非常重要。

消化系统恶性肿瘤

消化系统恶性肿瘤包括结直肠癌、胃癌、肝癌、食管癌、小肠癌和胰腺癌。常规结肠镜筛查降低了结直肠癌的发病率,并改善了饮食情况和治疗效果[16,17]。但某些类型的消化系统恶性肿瘤(如肝癌)的发病率有所增加[18]。由于预防、筛查和治疗方法的改进,包括结肠直肠癌和食管癌在内的许多消化系统癌症的生存率有所提高,而胰腺癌和肝癌的生存率却没有显著提高[186,237,238]。

结直肠癌和胃小肠癌患者普遍存在的功能障碍是手术或放疗引起的肠道和膀胱功能障碍。一些患者可能会接受肠道造口术[186]。盆底治疗除了可以改善尿失禁外,还可以改善肠道功能障碍[239,240]。根据治疗干预的范围不同,患者可能失去肛门括约肌,并且出现类似下运动神经元损伤的表现,除了定时上厕所和/或人工取便以改善大便失禁和促进排空外,还需要增加纤维和水摄入[239]。膀胱功能障碍包括因为神经损伤或瘢痕形成所致的逼尿肌功能障碍,表现为尿失禁或排尿困难[241]。患者也可能出现性功能障碍[241]。在一般消化系统癌症患者中,也可能会出现吞咽困难、吞咽痛、疼痛、疲劳、CIPN、骨折风险增加和淋巴水肿[242]。这些功能障碍可采取言语治疗、物理治疗、作业治疗或淋巴水肿治疗。

脑肿瘤

脑肿瘤占所有原发性中枢神经系统肿瘤的 85%~90%,WHO 官方确认的脑肿瘤类型有 125 种以上[243]。大多数脑肿瘤位于脑膜(34%),其次是大脑的额叶、颞叶、顶叶和枕叶(22%)。脑膜瘤占所有原发性肿瘤的 34%,是最常见的良性脑肿瘤。胶质瘤占所有肿瘤的 30% 和所有恶性脑肿瘤的 80%。大部分胶质瘤是胶质母细胞瘤。其他组织学包括星形细胞瘤、垂体瘤、淋巴瘤、少突胶质细胞瘤和髓母细胞瘤[243]。

脑转移是癌症患者中最常见的非终末的神经系统损伤。每年约有 100 000 新增脑转移诊断[244-246]。成年人中,大多数脑转移来自肺癌、乳腺癌以及皮肤黑色素瘤。肾细胞癌、结肠癌和妇科恶性肿瘤也会转移到大脑。在 21 岁以下的患者中,肉瘤是最常见的转移来源,包括骨肉瘤、横纹肌肉瘤、尤因肉瘤和生殖细胞肿瘤[244-246]。脑转移倾向于发生在灰白质交界处,可出现特征性的栓塞,并容易出现严重的肿瘤周围水肿。转移灶的分布与脑血流量和血容量密切相关。其中约 80% 的转移性病变发生在大脑半球,15% 位于小脑和 5% 位于脑干。约 50% 的患者是多发性转移[244]。

原发性脑肿瘤和转移导致的神经系统损伤是由于逐渐加重的脑组织损害和肿胀,从而破坏正常脑组织结构或导致其移位。

脑积水、颅内压增高和血管损伤也可能随之而来,是神经系统损伤的主要原因[244,247]。典型表现是症状从亚急性到慢性逐渐进展。但当合并出血、非惊厥发作性癫痫或因栓塞或压迫导致的血管阻塞，从而引起脑缺血/脑梗死时，症状也可能迅速出现[245,246]。与原发性和转移性脑肿瘤相关的神经系统损害的临床表现通常与脑卒中或颅脑外伤相似。肿瘤的神经解剖位置决定了患者可能出现的体征和症状[31,248]。在为原发性和转移性脑肿瘤患者制订最佳治疗方案时，应考虑生存因素，包括年龄、全身性疾病的严重程度、诊断时的神经系统状态以及转移性疾病的严重程度[246]。

外科手术是单一病灶、功能状态良好、颅外疾病可控或不存在颅外疾病的标准治疗方案，因为手术治疗可帮助组织学确诊，并能立即缓解脑组织压迫所致的神经系统症状[244]。术后，患者可能会因肿瘤次全切除而出现残余神经功能的受损，或者出现与术后水肿和功能性脑组织切除相关的新发神经系统损伤[249]。术后神经功能受损可能出现的一般体征和症状包括头痛、癫痫发作和性格改变，或局部功能障碍，例如无力、感觉障碍、步态异常、语言功能障碍、认知障碍、视觉知觉障碍和吞咽困难。

放疗是治疗脑部原发性和转移性肿瘤的主要手段[250]。放疗的目标是对正常脑组织产生最小毒性的同时，对肿瘤产生最大作用[249]。年龄非常小的(<10 岁)和老年人(>70 岁)似乎最容易受到放射性暴露的不利影响[250]。已经确定了放疗导致的不良反应的三个临床阶段：急性、亚急性和迟发效应[250]。放疗期间发生的不良反应通常是暂时的，但可能因为出现症状而中断治疗。常见的急性期症状包括头痛、恶心、呕吐、发热以及新发或进行性的局灶性神经功能受损。应确保急性反应的影响是暂时的[250]。在接受放疗的最初 6 个月内，会出现亚急性反应，通常也是暂时的。但与急性不良反应相比，这些症状可以持续更长时间，并更加严重。在亚急性期，患者可能会出现疲劳或嗜睡、认知能力受损、新发局灶性神经功能受损或加重[250]。

迟发性不良反应可在治疗后数月至数年出现，原因是微血管损伤导致的组织缺氧。这些不良反应是最令人担忧的并发症，通常情况下损伤为不可逆并可能会导致功能障碍。

典型的迟发性不良反应包括脑部放射性坏死、脑白质病和血管异常[250,251]。

化疗对颅内和颅外恶性肿瘤均可发挥作用，并有助于显著改善临床结局[252]。化疗药物导致的神经功能受累可以从认知障碍和视觉改变到脑病、脑白质病、脑血管并发症和小脑综合征不等。神经系统损伤的因素包括放疗总剂量、给药途径、脑结构损伤表现、同时进行的放疗和药物的相互作用[252]。许多脑肿瘤患者有可能获得功能改善；但对于神经系统症状持续恶化的患者，康复服务应侧重于培训照护者相关姑息治疗的知识。与其他类型脑部疾病(如脑外伤或脑卒中)的患者相比，脑肿瘤患者的康复获益较好，以上这些脑部疾病的康复策略对脑肿瘤患者同样有效。与脑外伤和脑卒中相比，脑肿瘤患者在获得综合性住院康复计划后 FIM 评分显著提高，并且缩短住院时间[32,33]。同期进行放疗不会明显改变这些获益[35]。大多数研究表明，转回急性期医疗机构的概率高于平均水平，其中大多数患者(69%)出院前可达到康复目标，回归家庭/社区环境[33,35]。原发性脑肿瘤和脑转移疾病患者均可获得相似的功能改善[253,254]，尽管初次就诊的恢复效果优于复发后的恢复效果[255]。抑郁和焦虑症状可能是康复治疗中的阻碍，开始药物治疗时应格外小心，因为药物可能会进一步影响认知。神经胶质瘤患者的数据表明，每天两次服用 10mg 哌甲酯可改善功能，并推荐使用该药物作为治疗脑肿瘤的辅助药物[255]。

放疗可能会导致疲劳，从而限制患者参与康复治疗。如果可能，应在康复治疗结束后的第二天安排治疗[33]。放疗期间需要继续口服糖皮质激素，因为放疗引起的水肿可能会促进或加剧神经和认知症状。经典的糖皮质激素疗法包括口服地塞米松或其他等效药物，剂量一般为 2~24mg/d。临床医师应注意该药的潜在副作用，包括类固醇性精神病、胃肠道出血、血管坏死和近端肌病。对有癫痫病史的患者进行抗癫痫治疗，并在围术期内短期使用抗癫痫药似乎是合理的，但尚未确认对没有癫痫病史的患者长期预防性使用抗癫痫药物的疗效[256]。DVT 在脑肿瘤患者中的发病率很高，因此需要进行预防性治疗，如间歇性气压治疗、联合或不联合使用低剂量肝素。恶性神经胶质瘤术后的 DVT 的发生率为 3%~60%[257]。

颅内肿瘤切除后，必须与神经外科医师一起商量并明智地重新开始抗凝治疗。

脊柱肿瘤

脊柱肿瘤可以是原发性肿瘤或继发性转移性肿瘤，可以发生在脊柱或脊髓的任何位置。经典的临床分类可分为三类：硬膜外、硬膜内髓外和硬膜内髓内肿瘤。原发性和转移性肿瘤可能是溶骨性、成骨性或混合性。溶骨性病变在乳腺癌、肺癌和甲状腺癌中更为常见。成骨性病变通常发生在前列腺癌、膀胱癌以及类癌瘤中。肺癌、乳腺癌、宫颈癌和卵巢癌可见混合性病变[258]。溶骨和成骨性病变均会改变正常骨骼结构,从而导致受累椎骨畸形或塌陷。这种畸形可逐渐拉紧脊柱支撑附件(包括肌肉、肌腱、韧带和关节囊)而导致脊柱不稳定[259]。还可能导致骨折碎片后退压迫硬膜外腔,引起脊髓受压[260]。

硬膜外病变可能会增生到硬膜外腔,导致脊髓受压。硬膜外脊髓压迫(epidural spinal cord compression,ESCC)可导致机械性轴突和髓磷脂损伤,还可能压迫脊髓动脉和硬膜外静脉丛,从而导致脊髓缺血和/或梗死。因为恶性肿瘤的基础病存在,2%~5%的患者在病程中会出现ESCC的临床体征和症状[261]。ESCC最常出现于胸段水平。尽管尸检研究表明最常见的脊柱肿瘤部位是腰椎[260]。髓外转移瘤或LMD是相对常见的癌症并发症,在所有患者中的发病率为3%~8%[258]。

疼痛是ESCC最常见的初始症状(83%~95%),在其他神经系统症状出现之前的数周至数月即可出现[262]。此外,在10%的癌症患者中,与脊柱转移癌相关的疼痛是全身疾病的最初表现[263]。无力是ESCC下一个最常见的症状,在初次就诊时35%~85%的转移癌患者就会出现无力。该种无力表现可能上运动神经元损伤、下运动神经元损伤或两者并存的结果,具体取决于脊髓受累位置。颈部受累的患者上肢可表现为下运动神经元损伤,下肢可表现为上运动神经元损伤。胸水平损伤可能导致下肢为上运动神经元损伤表现,屈肌比伸肌弱。马尾损伤导致的腰骶部受累,可出现下运动神经元损伤的表现[259]。在诊断ESCC时,通常会出现感觉障碍或损伤(60%),但很少作为初始症状。感觉障碍的表现形式应与神经损伤位置一致。脊髓水平的脊髓丘脑束受累可导致针刺和温觉障碍。脊髓背索受损通常会产生上行的刺痛感,并产生环绕躯干或四肢的束带感。背索受累引起的感觉共济失调也很常见。Lhermitte现象可经常出现于颈段和上胸段受压的患者中,其临床表现对应于脊髓背索压迫性损伤。神经根压迫导致的感觉异常按皮区分布[261]。自主神经症状包括肠道、膀胱和性功能障碍;病变平面以下不能出汗;直立性低血压不常作为初始症状,但常常在诊断时有所表现。自主神经症状通常与运动受累程度一致[259,261]。也可出现类似小脑受累时的步态异常和躯干共济失调。

原发性硬脑膜外肿瘤和转移性肿瘤与ESCC相似,但神经系统损害发生率较高。约70%~90%的患者会以疼痛为初始症状,而接受手术切除的患者中,60%以上会出现某种程度的无力。在没有疼痛的情况下,可能会出现运动障碍。几乎所有患者都会有一定程度的感觉受累。在马尾神经受累时,可出现肠道、膀胱和性功能障碍,常作为早期症状。LMD可能伴有神经根病、神经病或布朗-塞卡综合征、圆锥或马尾综合征[264,265]。髓内肿瘤也可能表现出类似于硬膜外肿瘤的临床表现。30%~85%的患者可出现疼痛,是最常见的初始症状[258,265]。

半切综合征、中央索综合征、圆锥综合征和马尾综合征[261,264,266]。在创伤性脊髓损伤患者中,康复获益已得到公认。肿瘤性脊髓损伤的研究表明,常规康复方法包括医学管理、肠道和膀胱管理、物理治疗和作业治疗、支具和适应性辅具,可用于缓解症状、预防并发症、增强功能独立性和改善生活质量[265]。

骨和软组织肉瘤

肉瘤是骨骼和软组织起源的间充质肿瘤,约占所有癌症类型的1%,但仍有50多种不同亚型分类[267]。软组织肉瘤的发病率通常随年龄增长而增加,而骨肉瘤在15~24岁和65岁以上更为常见[268]。肉瘤的治疗取决于肿瘤类型和位置,包括化疗、放疗和手术治疗[269,270]。

综合性肉瘤诊所拥有经验丰富的专家,可以满足患者的多种需求[271]。由于软组织和骨肉瘤经常累及四肢,因此损伤与活动能力和日常生活活动有关。疼痛极为常见,可包括术后疼痛、神经性疼痛或幻肢痛[269,272]。保肢手术和截肢是治疗的首选方法。多种因素影响具体的手术决策,包括活动能力、美容和先前的功能水平[269]。保肢手术可能需要多次重建和切除手术,并可导致严重的功能障碍[269,272]。截肢患者需要从假肢修复前就开始进行管理,包括勤奋练习、四肢的护理和皮肤保护,然后进行假肢训练[269,272]。在某些情况下,年轻患者可进行旋转矫形术来取代膝关节[269]。保肢和截肢的康复治疗都应着重于关节活动范围训练、肌力训练、耐力训练和根据个人负重状态的伤口愈合管理[269,272]。可以采用与非肿瘤截肢患者相似的方法来治疗肉瘤患者。

前列腺癌

在美国，前列腺癌是 50 岁以上男性中最常见的癌症。2016 年，估计新诊断 220 800 例[273]，2017 年，前列腺癌是男性中癌症导致死亡的第三大原因[6]。前列腺癌具有明显的向骨性，使得骨转移成为最常见，也常常是转移的唯一部位[274]。

脊柱是最常见的骨骼受累部位[275]。局灶性治疗包括对整个前列腺床进行强度调整性放射治疗（intensity-modulated radiation therapy，IMRT）、低剂量短距离放射治疗、根治性前列腺切除术（radical prostatectomy，RP）伴或不伴术后放射治疗，以及积极随访观察[273,276]。许多前列腺癌男性患者的治疗决策基础是潜在的治疗毒性和对生活质量的预期影响，因为各种治疗方案对前列腺癌的治愈率大致相当[273]。

伴或不伴尿失禁的阻塞性尿路症状和性功能障碍是前列腺癌的常见临床结果，并可因为治疗而恶化。RP 术后最常见的并发症是外括约肌功能不全和可能存在的神经损伤导致的术后压力性尿失禁和勃起功能障碍，对生活质量有重要影响[276]。晚期前列腺癌的标准一线治疗方法是雄激素去势治疗（androgen deprivation therapy，ADT）。截至 2014 年，美国 300 万男性前列腺癌患者中约有 1/3 已经或计划接受 ADT[277]。启动 ADT 会导致肿瘤消退，但同时也可能导致性功能障碍、男性乳房发育、潮热、骨质疏松症、认知障碍、肌肉减少、脂肪增加、疲劳、心血管疾病和 2 型糖尿病的发生率增加[277]。最近，转移性疾病的全身治疗旨在阻断破骨细胞/成骨细胞途径，目标是减少当前骨骼相关症状，延长新发骨损伤的出现时间，提高患者存活率并改善生活质量[274]。

膀胱和性功能障碍的围术期教育对患者的满意度有重要作用。这项教育应包括康复治疗的作用。该类患者的康复治疗应包括瘢痕组织松动、肌肉协调和生物反馈的骨盆底疗法，以及物理治疗（包括抗阻训练、核心肌群肌力训练、脊柱稳定性训练和有氧运动）。从诊断开始到整个治疗过程中都应考虑这些训练。

妇科癌症

子宫内膜癌是美国最常见的妇科恶性肿瘤，2017 年新诊断病例达 61 380 例[6]。子宫内膜癌占女性癌症总数的 6%。可选择的治疗包括子宫切除术和双侧输卵管卵巢切除术，以及盆腔和主动脉旁淋巴结清扫术、阴道短距离放疗、单独放疗或作为术后辅助疗法、化疗和激素疗法。根据疾病程度进行治疗[278]。

外阴癌每年影响约 6 000 名美国女性[6]。最常见的组织学分类是鳞状细胞癌。局灶性外阴癌治疗一般需手术切除，辅助性放疗仅适用于高危患者。

局部进展性肿瘤可采用根治性手术和辅助性化放疗相结合。手术干预可包括前哨淋巴结活检或腹股沟淋巴结清扫术。对于晚期和转移性疾病，建议用化疗和/或放疗缓解[279]。

截至 2017 年，宫颈癌已经影响了超过 12 000 名美国女性，每年可导致超过 4 200 例死亡[280]。治疗方案包括手术干预、伴或不伴前哨淋巴结活检或淋巴结清扫术、放疗、短距离放疗和化疗。

卵巢癌是美国第二大常见妇科恶性肿瘤，也是最常见的妇科癌症死亡原因[6]。卵巢癌患者的标准治疗建议包括手术减瘤，随即辅助化疗。与其他妇科癌症类似，可在手术时进行淋巴结切除术。

作为治疗妇科癌症的方法，盆腔手术和放疗可导致盆底结构改变、瘢痕形成和损伤骨盆处的自主神经和躯体神经。这些损伤可能导致膀胱、肠道和性功能障碍。据文献报道，70%～85% 接受根治性子宫切除术的患者在术后会出现膀胱功能障碍[281]。此外，在急性治疗阶段，骨盆放疗可导致阴道红斑、湿性剥脱和阴道融合性黏膜炎。在某些患者中，这些变化可能发展为上皮脱落、溃疡形成和坏死，从而导致阴道壁变薄、粘连、萎缩和纤维化，继而导致阴道狭窄。这些解剖学变化可能导致性功能障碍和疼痛[282]。

性功能障碍可能由于局部干燥、瘢痕、阴道入口变窄、阴道腔缩短和疼痛引起。在膀胱和直肠中也观察到了类似表现，导致诸如尿急、出血性膀胱炎、里急后重和失禁等后期反应[282,283]。康复干预措施包括瘢痕组织松动、保持周围组织健康、神经肌肉再训练、感觉和肌肉训练、生物反馈和扩张治疗。应启动肠道和膀胱管理以促进排空。下肢淋巴水肿是外科和放疗最常见导致功能障碍的副作用之一。

在治疗后的前 12 个月可见淋巴水肿，表现为下肢肿胀，并导致疼痛、下肢沉重、行动不便和生活质量受损[284]。如果可以进行淋巴水肿治疗，则应侧重于手法淋巴引流、加压包扎和/或使用压力衣，教育患者进行自我引流和管理皮肤卫生。

36

致谢

作者希望感谢本章原始版本的作者:Mary M. Vargo,Justin C. Riutta 和 Deborah J. Franklin。作者要感谢 Julie A. Poorman 博士在稿件准备方面的帮助。

(胡筱蓉 译 励建安 审校)

参考文献

第 37 章　截肢与血管疾病

Karen L. Andrews • Mary E. Matsumoto •
Matthew T. Houdek • Melissa J. Neisen

血管疾病包括一系列先天的或获得性的动脉、静脉以及淋巴系统紊乱造成的各种急性和慢性的病理生理综合症状。动脉疾病包括那些导致动脉局部或完全、功能性或解剖性闭塞或动脉瘤样扩张的急性或慢性疾病。比如血管痉挛，一个功能性血管闭塞的例子，指供应给某个组织的动脉血管反应异常。静脉疾病包括静脉系统或肺动脉系统的急性或慢性闭塞，通常是由于血栓栓塞引起。慢性静脉疾病是指一系列的肢体疾病和紊乱，伴有一端的网状静脉血管扩张、静脉曲张和另一端的水肿以及静脉色素沉着和溃疡皮肤变化。病因可能是原发性静脉瓣膜功能不全或先前的深静脉血栓形成（DVT，静脉后/血栓后综合征）。淋巴系统疾病在第 36 章讨论。

康复专业人员经常需要对肢体疼痛、肿胀或溃疡的患者进行评估，并确定患者是否需要截肢。而对病理生理学、可用的诊断测试和临床评估的透彻了解将帮助医师选择适当的血管诊断和治疗方案。

在本章中，我们：①回顾了对急，慢性动脉闭塞性疾病（包括最常见的血管痉挛和血管性疾病）的评估和处理；②讨论动脉诊断测试；③讨论保肢，截肢，截肢手术和截肢水平；④讨论截肢后的早期管理和康复策略；⑤回顾了对静脉阻塞和静脉功能不全的评估和处理；⑥讨论选定的静脉诊断测试。

动脉疾病

急性动脉闭塞

大多数急性动脉闭塞病例可归因于以下三种原因：血栓形成、夹层和栓塞。

血栓形成

血栓形成通常发生在潜在的血管异常部位，例如动脉粥样硬化病变或动脉瘤。

夹层

夹层是动脉内壁的撕裂，它使血液在壁的各层之间流动，从而导致血管狭窄或闭塞。夹层与高血压、动脉粥样硬化、结缔组织疾病、创伤和医源性因素有关（与侵入性心血管诊断和治疗干预相关）[1]。

栓塞

当栓子（通常是凝块）在一个位置产生并移动到另一位置而造成阻塞时，就会发生栓塞。足够大的栓子可阻塞相对较大的动脉，通常为心源性栓子。最常见引起心脏源性栓子的异常包括心室附壁血栓，心脏瓣膜疾病和心房疾病，例如慢性或阵发性心房颤动。动脉栓塞的一个罕见原因包括反向栓塞的栓子（如 DVT 的血栓穿过房间隔缺损，室间隔缺损或卵圆孔未闭等进入动脉系统）。有大约 5% ~ 10% 的情况下，没有发现栓塞的来源。栓塞往往是多发且复发的。某些高凝状态，例如蛋白 C 和 S 缺乏，抗磷脂抗体的存在以及恶性肿瘤，都与周围栓塞有关。

临床表现

急性动脉闭塞的临床表现常被描述为“六个 P”：疼痛（pain），苍白（pallor），感觉异常（paresthesias），麻痹（paralysis），无脉搏（pulselessness）和皮温低（poikilothermia）。这些临床表现中的部分或全部都可能存在。如果血流没有迅速恢复，则肢体处于危险中。一旦组织局部缺血，细胞就会通过转化为无氧代谢来补偿氧气的缺乏。乳酸和丙酮酸产生并释放到循环中。如果缺血持续存在，则细胞三磷腺苷的存储将耗尽，并且由于无法维持钠/钾泵而使细胞膨胀。组织肿胀最终超过了毛细血管充盈压力；这会产生局部缺血。临床上，该阶段的特征是疼痛，肌肉僵硬，四肢非凹陷性水肿和代谢性酸中毒。如果缺血持续存在，则会发生细胞膜破坏，并向循环中释放大量的钾,乳酸,肌红蛋白,肌酸酐磷酸激酶,乳酸脱氢酶,血清谷氨酸-草酰醋酸转氨酶和谷氨酸-丙酮酸-丙酮酸转氨酶。这些发现还可以在延迟血运重建后的再灌注中看到。

慢性动脉疾病

动脉闭塞性疾病有多种原因,其中最常见的是闭塞性动脉粥样硬化(ASO)。其他疾病还包括血栓闭塞性脉管炎(TAO)(伯格病),门克伯格动脉硬化,血管痉挛性疾病(雷诺现象,网状青斑和肢端发绀)和血管炎。

临床表现

动脉闭塞性疾病的临床表现随病程进展、侧支血管的存在和程度、并发症和患者活动而变化。外周动脉闭塞性疾病通常表现为间歇性跛行或严重的下肢缺血症状。如果患者活动,间歇性跛行是典型的主诉,如果患者不活动,可能会出现静息痛,溃疡,下垂性皮肤发红或坏疽(图 37-1)。通常,症状发生在血管狭窄水平的远端。

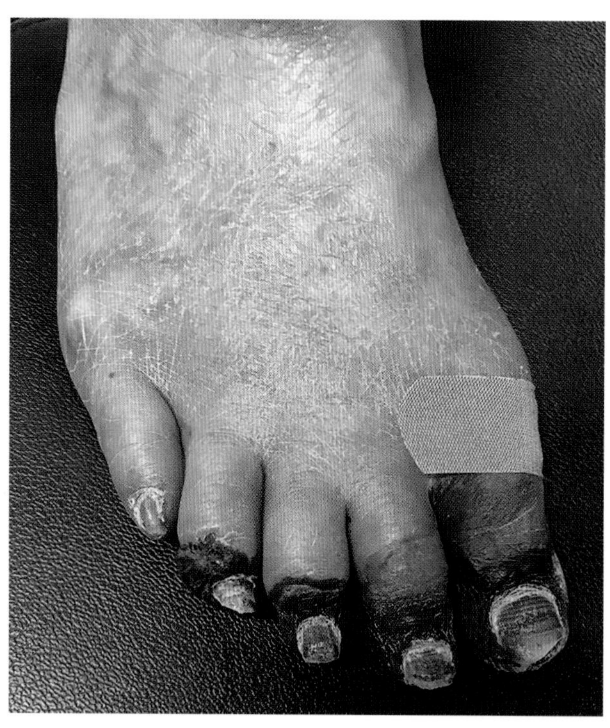

图 37-1 慢性动脉闭塞性疾病,伴有缺血,皮肤溃疡和坏疽

间歇性跛行表明收缩肌肉的动脉供血不足。它主要发生在慢性动脉闭塞性疾病或严重的动脉痉挛性疾病中。间歇性跛行是由持续运动引起,休息后可立即缓解,而无须改变患肢的位置。患者临床表现常描述为下肢麻木,无力,屈曲,酸痛,痉挛或疼痛。随着病变的发展,其性质可能会改变。跛行发生有可预测的距离或时间。当工作负荷增加时(步伐加快,上山或在崎岖的地形上行走),发生跛行的时间会减少。而在一段时间不活动时(如住院后)跛行可能会加重,但通常会恢复到基线状态。当跛行突然严重时,应考虑原位血栓形成或发生栓塞。足弓跛行提示踝关节或以上有闭塞。小腿跛行提示在该区域或上方存在闭塞。膝盖上方跛行的发生率较低(可能是由于大腿有丰富的侧支循环);髂动脉或主动脉闭塞可能导致大腿,腰部和臀部跛行[2]。

认识到下肢动脉疾病的广泛鉴别诊断对于优化管理很重要。尽管许多其他疾病也会引起下肢动脉供血不足的症状(TAO,动脉血栓栓塞),但这些疾病仅占下肢动脉疾病的一小部分。下肢动脉闭塞性疾病的进展缓慢,在间歇性跛行的患者中,在最初诊断后的 5~10 年内,有 15% ~30% 的症状恶化。在每年跛行的肢体中,有 2.7% ~5% 肢体血管发生组织坏死或进展为静息痛,需要血管手术治疗。每年有 1% 的患者需要截肢[3]。

严重肢体缺血

动脉闭塞性疾病患者会经历慢性缺血性静息痛,溃疡或坏疽的严重肢体缺血(CLI)临床综合征[4]。CLI 是一种严重的外周动脉疾病(PAD),严重性与预后相关,诊断后 1 年的死亡率超过 25%,30% ~50% 需要截肢[4]。患有 CLI 的 PAD 患者的数量估计为 1% ~3%,在美国,每年的数量估计为 160 000 左右[5]。

CLI 患者有截肢的风险。血运重建并非总是一种选择。有 14% ~20% 的 CLI 患者的小腿和足部的血管阻塞,并不适合进行血管外科重建[6]。

动脉诊断检测

动脉诊断测试常被用于确定疾病的临床诊断以及评估疾病的严重程度。动脉检测也可用于监测疾病进展,介入治疗后评估治疗效果以及确定肢体损害的特定部位。血管诊断方法通常分为无创性检查(踝肱指数、节段性压力测量、脉搏量记录、连续波多普勒、经皮血氧饱和度、双功扫描、CT 血管造影和 MR 血管造影)或侵入性(血管造影)。

踝肱指数

踝肱指数(ABI)为评价下肢动脉灌注提供了客

观数据(表 37-1)。踝部动脉血压通过套在患者小腿下方或踝部的血压袖带测得,用手持式多普勒探头检测足背动脉和胫后动脉收缩期血液运动。肱动脉(臂)血压通过标准方式测量。在正常人中,双臂的收缩压差距为 0 或者应极小(<12mmHg)。如果双臂血压不相等,则血压较低的一侧锁骨下动脉或腋动脉狭窄,我们选择血压较高的一侧来计算 ABI。在健康人中,由于脉压的外周扩增作用,踝部的收缩压应高于肱动脉收缩压;因此踝臂正常收缩压比大于 1.0。当 0.9≤ABI≤1.0 时为正常低值,当 0.8≤ABI≤0.9 时轻度降低,当 ABI 在 0.50~0.79 之间时中度降低,当小于 0.50 时严重降低。ABI 可以用来评估静息疼痛、缺血性溃疡或坏疽的风险,并且是全身动脉粥样硬化的标志[7]。随着 ABI 的降低,心血管风险事件导致死亡的风险将急剧增加。当 ABI 小于 0.85 时患者 5 年死亡率为 10%;当 ABI 小于 0.40,5 年死亡率接近 50%[8,9]。

表 37-1 ABI 评估下肢灌注的标准

类别	指数(ABI)
非压缩	≥1.4
正常	1.0~1.39
临界	0.9~0.99
轻度	0.8~0.89
中度	0.5~0.79
重度	<0.50
	指数(TBI)
正常	>0.7

当收缩压不能通过压袖带精确测量时时,ABI 并不准确。在糖尿病,高龄老年和慢性肾衰竭患者中动脉粥样硬化的发生率最高。尽管测量的收缩压很高,但可能是因为这些人本身患有严重的疾病。如果存在足够的侧支循环,则患有严重髂动脉狭窄或闭塞的患者也可能具有正常的踝动脉压。如果患者有明显症状的动脉疾病证据,则应在运动后重新进行 ABI 检查。

节段测压

动脉血压可以用血压袖带按顺序放置在肢体的不同节段(大腿上部,大腿下部,小腿上部和小腿下部)来测量动脉压。以这种方式获得的收缩压可以类似于 ABI 的计算方式与测得的肱动脉压来进行配比计算。节段性压力分析通常用于确定动脉狭窄的位置。肱动脉压和股动脉压之间存在明显的收缩压梯度(>10~15mmHg)通常表明存在主动脉阻塞。大腿上部和大腿下部之间的压力差表明股浅动脉阻塞。大腿下部和小腿上部之间的梯度表示股动脉远端或腘动脉远端阻塞。上、下小腿袖带之间的梯度可识别腘下动脉疾病。如果相邻部位之间压力差为 10~15mmHg 表明可能存在重要的生理闭塞。在有钙化或不可压缩血管的患者中,节段性压力测量可能会人为的升高或不可预测(如 ABI 所述)。在此类个体中,多普勒波形分析,动脉双功研究或经皮血氧饱和度研究可能是有益的。

脉搏容积记录

脉搏容积记录(PVR)用于评估肢体的动脉搏动性[10]。将外部气动袖带填充至低压(通常为 40~60mmHg)。气动袖带通过软管连接到压力传感器。心脏收缩期从左心室射出的血液可引起肢体血管的短暂扩张,进而使袖带压力短暂升高。随着心跳的周期性变化,动脉会出现周期性搏动,袖带内压力的变化可体现动脉搏动性的周期性。通常在肢体的不同节段水平上进行测量(如分段压力所述)。对波形进行分析跟踪,以确定是否在某一平面波形或脉搏发生改变[11]。当波形发生变化时,可以推断在袖带部位附近有显著血流动力学的病变。

连续波多普勒波形

波形分析可以为确认动脉是否通畅或识别闭塞性病变提供重要信息(e 图 37-1)。在很多情况下,根据血流速度或脉搏波形的变化(如从三相到单相的变化)来确定下肢血管病变的位置和范围是合理、准确的,即使在钙化程度高,不适合压力测定的血管中多普勒波形分析也是可靠的。

经皮血氧饱和度

经皮血氧饱和度($TcPO_2$)测定是一种非常敏感的评估皮肤灌注(表 37-2)以及特定部位皮肤愈合能力的方法[12]。$TcPO_2$ 的测量相对简单且具有可重复性。在记录 $TcPO_2$ 值之前,将表面氧气感应电极校准至 45℃,先将电极紧贴皮肤使其平衡,并记录 $TcPO_2$ 值。然后,将足抬高至 30°,保持 3min,并再次记录 $TcPO_2$ 值。正常 $TcPO_2$ 值大于 50~60mmHg。当 $TcPO_2$ 值小于 20~30mmHg 时提示局部严重缺血,并预示伤口将愈合不良[13]。当随着足抬高而

$TcPO_2$ 值确降低 10mmHg 时提示灌注不充分,这一结果具有重要的价值[12]。

表 37-2 $TcPO_2$ 评估皮肤灌注的标准

类别	$TcPO_2$(mmHg)
正常	>45
轻度	40~45
中度	20~39
重度	<20

双功扫描

使用 B 型成像结合定向多普勒的双功扫描技术可以可视化的评估血管直径和通畅性,并检测局部狭窄或闭塞部位的流速变化。超声双功扫描可评估斑块形态和手术移植血管的通畅性,并确定是否存在动静脉瘘。要完成这项检查,要求检查者具有精湛的专业技术以及充足的检查时间,而该项检查比大多数非侵入性检查要昂贵。髂股动脉近端狭窄行血管成形术治疗时,进行双功扫描的评估特别有用,即能评估静脉移植和人工血管的通畅性,还可以评估血管成形部位之前的动脉通畅性以及血管内支架的通畅性。

轴向成像技术

计算机断层扫描血管成像造影(CTA)和磁共振血管成像(MRA)取代了血管导管造影,成为动脉狭窄和闭塞的主要检查手段。

CT 血管成像

在过去的十年中,CTA 已成为血管解剖学和病理学的标准无创成像方式。现在,随着空间分辨率的不断提高,CTA 已成为腹主动脉瘤术前检查的主要手段。

CT 三维重建可全方位提供胸部,腹部,骨盆和相关大血管的整体图像(图 37-2)。与超声相比,CT 对操作员技术依赖性较小,特别适用于肥胖的患者。但 CTA 检查时需要照射放射线和使用造影剂才能获取图像。

磁共振血管成像

MRA 可用于确定血管的形态,评估血流速度,评估血栓形成,评估末梢器官是否存在出血、感染及其功能状态。研究发现,MRA 可检测出主动脉、髂动脉和股动脉的开放节段、闭塞节段是否存在血流动力学显著的狭窄[14],其敏感性为 99.6%,特异性为 100%,阳性预测值为 100%,阴性预测值为 98.5%。MRA 检查与超声相比不受检测表面骨骼,肠道气体或钙化的影响。将 MRA 与常规造影血管造影在主动脉,髂动脉和股动脉的术前研究中相比较时,研究发现,这两种成像方式几乎在所有情况下都是一致的[14]。MRA 相对昂贵,如果患者体内有金属,则不能进行此项检查。而对于孕妇和碘造影剂严重过敏的患者,MRA 是最佳的影像学检查替代方法。

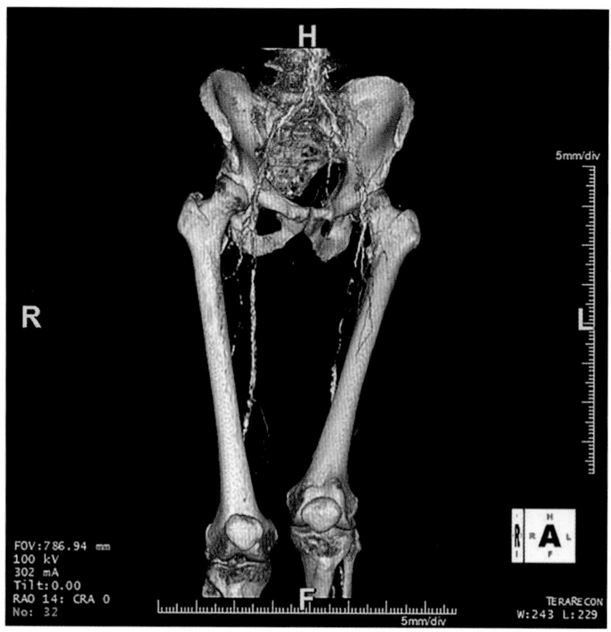

图 37-2 腹主动脉的 CTA 显示双侧髂总动脉、髂内、外动脉呈弥漫性中重度病变。右侧股动脉病变严重,在靠近分叉处闭塞,右侧股浅动脉呈节段性闭塞;左侧股动脉严重狭窄或闭塞,在股深动脉分支以上有钙化,左侧股浅动脉闭塞

研究发现磁共振检查具有安全性,并且钆元素在检查所用剂量下几乎没有肾毒性。近期研究发现,钆可能参与引起肾源性系统性纤维化(NSF),这报道结果引起广泛关注。尽管罕见,但 NSF 可能导致极坏的后果。需警惕肾小球滤过率(GFR)(GFR<30 绝对禁止,GFR<60 慎用)[15]。有许多新技术允许在不使用造影剂的情况下进行血管造影成像[16]。

动脉血管造影

动脉血管造影是传统评估下肢动脉的"金标准",在无创性轴向成像无法判定的情况下仍是开放性血管重建术前评估或术中计划血管腔内修复时的必备检查。由于胫骨和足部动脉轴向成像较难获取,因此血管造影有助于对胫骨和足部动脉的评估。

传统的血管造影的并发症(包括轻微的和主要

的并发症)发生率约为 8%,大部分的并发症与造影剂的不良反应和穿刺部位有关。造影剂诱发的肾衰竭在先前存在肾功能不全,糖尿病或脱水的患者中发生率最高。为了最大限度地降低肾毒性风险,可以在造影检查前一天开始应用碳酸氢钠和口服乙酰半胱氨酸。造影剂反应的发生率风险为 0.04% ~ 0.22%[17,18],其中包括荨麻疹、肾功能恶化、喉头水肿、过敏性反应或死亡。另外血管造影的动脉穿刺处可能有出血、血肿、假性动脉瘤和疼痛等并发症。

急性动脉闭塞的治疗

理想情况下,所有急性闭塞均应立即修复,尽管病情的紧急性取决于局部缺血程度,如果患者出现"6P"症状,则需立即急诊处理并立即对病情进行评估和干预。静息时肢体苍白、发凉、肌肉触痛或僵硬以及运动和感觉功能的丧失均提示严重缺血。如果局部缺血严重,则需要立即采取措施打开血管内腔并恢复血液流动,必须在数小时内进行修复以挽救肢体。最常见的动脉栓塞部位是股动脉分叉处。理想的治疗方法包括迅速诊断急性动脉缺血,识别栓塞来源,快速全身抗凝,将输注导管置入血管内进行经皮溶栓或外科栓塞切除术。肝素可用来防止血栓继续形成和治疗栓塞来源。当患者先前存在闭塞性或动脉瘤性疾病或病因不确定时,则需要进行血管造影检查以制订治疗计划。

当栓子来源确定并且血管之前正常时,无须进行血管造影,可直接进行球囊取栓术。在急性动脉血栓形成中给予急性溶栓治疗是有效的[19]。如果选择溶栓治疗方案,则必须确保输液导管放置在血栓内。当无法接近血栓时,必须采取开放式手术取栓法。溶栓成功后,应行血管腔内或开放性手术修整那些溶栓暴露的病变。可在溶栓结束时(通常是通过与溶栓导管相同的通路)进行血管内治疗,例如球囊扩张术(有或无支架置入)。

从以往的经验来看,人们认为缺血症状发作后可耐受缺血的最大时长是 4~6h。之前患有慢性肢体缺血的患者可耐受更长时间的急性缺血。肢体的生理状态实际上是能否保肢的最佳预测指标,它主要由新陈代谢供需之间的平衡决定,而不是从闭塞发生后经过的时间决定。

慢性动脉疾病的治疗

药物

间歇性跛行的传统治疗旨在缓解症状。药物治疗的目标应该是减少心血管疾病的风险和减轻间歇性跛行的症状。药物治疗既可以有效地延缓动脉粥样硬化性下肢动脉闭塞性疾病的自然病史,又可以显著降低该疾病的发病率。

年轻的外周动脉疾病(PAD)患者应考虑筛查高同型半胱氨酸血症[20],血浆高同型半胱氨酸水平被认为是 PAD 的一个独立预测因子。血浆总同型半胱氨酸水平升高作为血管疾病的一个独立风险因素类似于吸烟和高血压[21]。补充叶酸和其他维生素可以降低同型半胱氨酸水平;但是,迄今为止,这种治疗方法是如何影响动脉粥样硬化或减轻间歇性跛行症状的[22],还没有明确的研究定论。

在表面健康的人群中,C 反应蛋白(CRP)(系统性炎症的标志物)的基线水平升高可能预示着症状性外周动脉闭塞性疾病的远期风险。CRP 可以作为全身动脉粥样硬化的一个分子水平标志物[23]。

风险因素管理。所有接受周围动脉闭塞性疾病的治疗患者都应严格评估其危险因素[24]。平均而言,同年龄对照组的每年死亡率为 1.6%。对于外周动脉疾病 PAD 患者,每年死亡率增加到 4.8%。心血管疾病死亡率也受到类似的影响,对照组的综合事件率为每年 0.5%,PAD 患者为 2.5%。即使控制了其他已知的危险因素,PAD 也是死亡率的独立危险因素[25-28]。PAD 患者心律失常事件发生率的增加更加表明强化医学管理以降低心血管疾病发病率和死亡率风险的重要性。

治疗中要同时关注外周循环的动脉硬化的影响和疾病的系统特性。适当的治疗应该以降低外周病变进展和心血管死亡率为目标。PAD 患者应联合 HMG-CoA 还原酶抑制剂(他汀类药物),血管紧张素转化酶抑制药(ACEI),抗血小板药和 β-肾上腺素受体阻滞剂(如果有冠状动脉疾病)药物进行治疗。并控制血压和血糖,鼓励吸烟者戒烟[25]。因为,吸烟者 PAD 的患病率可能是不吸烟者的 2.3 倍,重度吸烟者 PAD 的发病率为 9.8%。

糖尿病管理。糖尿病是 CLI 患者的并发症和截肢的独立危险因素。糖化血红蛋白应小于 7%[29]。最理想的糖尿病管理是减少下肢疾病的发展速度,并减少伤口感染,坏疽和截肢的发生率[30]。

戒烟。吸烟对下肢 PAD 来说是一个特别明确的危险因素。吸烟引起下肢 PAD 的危险比引起冠脉疾病高 2~3 倍[1]。独立于其他相关危险因素[24],吸烟使外周动脉闭塞性疾病进展的风险加倍。应告知患者,持续吸烟可能会加速疾病进展,并导致症状恶化。在5年的随访观察中,持续吸烟的间歇性跛行患者中有18%会出现静息痛[31]。相反,在那些戒烟的患者中,发生静息痛的情况非常罕见。持续吸烟的间歇性跛行患者5年死亡率可能高达40%~50%。

血脂管理。对于有动脉粥样硬化性外周动脉闭塞性疾病的客观证据的患者,有效的血脂治疗应被作为药物治疗必不可少的一部分。ACC/AHA PAD建议一般人群中LDL应低于100mg/dl,对于心血管疾病高风险患者(如CLI患者)建议LDL低于70mg/dl[32]。他汀类药物可能对提高重度PAD间歇性跛行患者生存率有积极影响[29]。

医护人员应当逐步增加他汀类药物治疗,并充分确定患者的反应和耐受性,因为他汀类药物是通过肝脏清除,所以建议在开始用药之前、治疗后12周、药物增加剂量时以及每6个月检测一次肝功能。HMG-CoA还原酶抑制剂的其他副作用还包括肌病和横纹肌溶解伴继发于肌红蛋白尿的急性肾衰竭。因此,对于有肌病易感因素的患者应谨慎服用他汀类药物,如果发现肌酸激酶双倍升高或出现肌病则应停用他汀类药物。他汀类药物对动脉粥样硬化中重要的血管生物学的多个相互关联的方面具有有利的作用。特别是,它们对炎症,斑块稳定,内皮功能障碍和血栓形成具有有益作用。他汀类药物对急性血管事件也被证明是有益的。除非有禁忌证,否则所有PAD患者都应服用他汀类药物,尤其出现CLI的患者。

高血压管理。55%的PAD患者也患有高血压。PAD患者的高血压治疗目标应与其他心血管疾病患者相似。下肢PAD高血压患者应进行降压治疗,应达到小于140/90mmHg(非糖尿病患者),或小于130/80mmHg(糖尿病和慢性肾脏疾病患者)的治疗目标,以降低心肌梗死、卒中、充血性心力衰竭和心血管死亡的风险[1,30]。

血管紧张素转化酶抑制药。事实证明,无论是否存在高血压,ACEI均可将PAD患者的心血管疾病发病率和死亡率降低25%[21]。ACEI治疗效果优于其他间歇性跛行的治疗药物,例如西洛他唑和己酮可可碱,但低于有监督的锻炼计划[33]。

抗血小板治疗。抗血小板治疗可降低动脉粥样硬化疾病的进展速度,减少肢体血栓事件的发生率,并降低不良冠状动脉和脑血管缺血事件的发生率[30]。建议阿司匹林抗血小板治疗的安全有效口服剂量为75~325mg,以降低动脉粥样硬化性的下肢PAD患者发生心肌梗死,脑卒中或血管死亡的风险[30]。除非有禁忌证,动脉闭塞性疾病患者都会从抗血小板治疗中获益。

血管扩张药。通常,血管扩张药并不能改善动脉跛行患者的症状。直接作用的血管扩张药对局灶性动脉粥样硬化收效甚微,血管扩张药不能使下肢侧支血管扩张。此外,如果其余正常的血液循环中发生了优先的血管舒张作用,则这类药物可能会引起血压和肢体灌注压下降[34]。

β-肾上腺素受体阻滞剂。尽管以前认为β-肾上腺素受体阻滞剂对跛行患者有不利的临床作用,但临床试验已证明在大多数患者中这些药物具有中性症状作用[35]。因为β-肾上腺素受体阻滞剂治疗冠状动脉疾病或心肌梗死可能有效,因此无须凭经验将这些药物从跛行患者中撤出。

间歇性跛行的药物。西洛他唑具有抑制磷酸二酯酶并增加细胞内环腺苷酸的含量的作用,可产生显著的抗血小板和血管舒张活性以及抗增殖特性。由于抗血小板药和血管舒张药对增加间歇性跛行患者步行距离没有积极作用,因此西洛他唑对改善PAD患者病情的机制仍然不明[36]。西洛他唑(100mg,每日两次口服,)是改善下肢PAD症状和增加间歇性跛行(无心力衰竭)患者步行距离的有效治疗方法[30]。但这种药物禁用于充血性心力衰竭患者。

各种研究报道认为己酮可可碱可治疗动脉闭塞性疾病[37]。但其疗效甚微,其类似咖啡因的副作用限制了这种药物的使用。

总之,虽然治疗PAD的药物措施很少被广泛接受,但目前美国的指南和社区标准推荐所有PAD患者都应接受抗血小板治疗,戒烟、适当运动,并进行高脂血症,高血压,糖尿病、高凝状态的筛查和治疗[38]。

血管重建

近年,血管体区的概念在整形外科中成功的得到了应用,并且成为血管内外科领域的研究热点。2006年,Attinger等描述了足踝的六个血管体区域,每个区域由一条小腿动脉分支及其终末分支供应[39,40]。在此基础上,我们将血管体区的概念应用于CLI的治疗,并进行了连续的研究。尽管血管体区的概念是解剖学的而非生理学的,但在选择靶动脉时应尽一切努力考虑特定的血管体区血管。

以前,血管外科重建术是针对有静息痛、即将组织丧失或生活方式明显受限而未能得到治疗的患者。重度下肢缺血(BASIL)的搭桥术与血管成形术对比研究表明,经血管造影诊断的患者 50% 不适合血管重建术[41,42]。但血管重建术的最新研究进展认为血管重建术提高了 CLI 患者的保肢率和潜在地改变了预后[43-45]。

在那些较不适于手术的 CLI 患者中,同时顺行和远端逆行入路可提高血管内治疗的整体成功率[46]。血管内介入治疗和积极主动的医疗管理模式正在取代以前的传统模式[38]。

血管内治疗。血管内治疗是一种广泛的概念,涵盖多种治疗方法:经皮血管腔内血管成形术(球囊血管成形术)、支架植入(金属支架或覆膜支架)、粥样斑切除术、冷冻成形术、球囊切割血管成形术。

最新的 TASC Ⅱ外周动脉疾病管理国际协会共识指出,腹股沟韧带上下动脉闭塞性疾病进行经皮介入和外科介入治疗经过了最佳的临床实践[47]。

PTA 用于局灶性狭窄或短节段性闭塞,其中相邻的血管相对没有病变[38]。血管成形术对血管壁来说是可控制性损伤,术后 48h 内,介质中的平滑肌细胞增殖(正常<1%)增加至 20% 以上。球囊血管成形术后有血栓形成,内膜增生,弹性回缩和重塑等改变。

为解决球囊血管成形术后狭窄、弹性回缩和动脉夹层问题,提高球囊血管成形术后的通畅率,可以进行血管内支架置入术,血管内支架置入术可消除弹性回缩和重塑。但血栓形成和内膜增生是支架内再狭窄的主要原因[38]。血管对支架的反应取决于支架的设计、长度、材料、传送系统和置入技术[38]。支架可以是金属的,覆膜的,也可以是普通的或药物洗脱支架。对股浅动脉血管内治疗的最近荟萃分析中发现,药物洗脱支架似乎是所有支架中通畅性最好的,而单纯球囊血管成形术的通畅率最低[48]。

血管病变的长度和位置对器械和治疗方案的选择起着重要作用。支架内再狭窄的生物学特性与球囊血管成形术后不同。一项回顾性研究发现,镍钛合金支架与不锈钢支架相比,显著提高了股动脉的通畅率[49]。在中间阶段,一项随机对照研究证实,镍钛合金支架比经皮血管成形术并选择二次支架介入疗效更好[50]。对于血管成形术失败而预留支架的股腘动脉血管病变,常规支架介入治疗与血管成形术治疗的策略仍有争议。

电离辐射抑制细胞增殖和防止再狭窄的潜在作用已经得到了评估。与单纯的经皮血管成形术相比血管内的短程放射治疗在治疗血管再狭窄上更多是延缓而非阻止病变进展[51]。这种技术很少使用。

冷冻成形术是一种结合了传统的球囊血管成形术和冷冻疗法治疗手段。虽然人们希望冷冻成形术能够使血管成形术更精确并降低血管切开以及血管回缩[38],但在实践中,尚未证明这是一种有效的独立治疗方法。需要进一步的研究来确定冷冻成形术与其他疗法(如支架)相结合的有效性[48]。

由于动脉大小和流速的降低,在膝下血管中进行支架植入和血管成形术的长期有效性下降。对于有截肢高风险却不能手术的患者,可考虑进行远端血管成形术以挽救肢体。尽管长期临床疗效似乎低于传统的外科重建手术,但从降低发病率和节省成本的角度来看,在这种情况下应用 PTA 是合理的。

血管内膜下再通　髂动脉血管内膜下再通是一种微创的经皮血管内的操作技术,该技术通过在动脉内膜下以及动脉壁的动脉外膜间制造一个新的内腔,从而可使阻塞的髂动脉再通。与传统的 PTA 不同,内膜下血管成形术将动脉粥样硬化和钙化的内膜和血管中层移动到血管空腔的一侧,从而产生相对平滑的新生内腔。导管和金属丝被重新定位到位于闭塞区域远端的真动脉腔。血管内膜下再通可以用于 CLI 患者[52]。这些患者常患有多种并发症,不管用于缺血性肢体血运重建的技术如何,长期生存率很低。据报道,内膜下血管再通的成功率为 78%～90%,具体取决于所治疗的闭塞性动脉节段的长度。治疗可使用普通支架或药物洗脱的球囊和支架。在术后第一年,开放率接近 50%,肢体保肢率则更高(70%～80%),最常见的并发症包括:外周栓塞,意外破裂以及出血。对于有长段型疾病患者,其他可供选择的血管内治疗技术包括:经皮定向、轨道、旋转或激光导向装置,该装置可从动脉中切除动脉粥样硬化斑块[53]。

外科　缺血性静息疼痛和组织坏死,包括缺血性溃疡或坏疽,已被公认为是肢体缺血晚期和截肢风险的指标。如果不治疗,多数有这些症状的肢体疾病将进展并需要较大面积截肢。如果解剖上可行,则这些症状就是动脉血管重建的明确指标。采用合成移植材料来进行的大血管搭桥手术是一种成熟完善且持久的手术方法。主动脉-股动脉的搭桥术被认为是治疗腹主动脉-髂动脉的闭塞性疾病的金标准[54]。如果要实现重建血管的早期和长期通畅,重建的血管网有相对通畅的流入血管和远端开放的流出血管是十分重要的。

股深动脉成形目的是缓解股深动脉近端部分显著的狭窄或闭塞，以恢复其功能。该手术可作为入路手术的辅助手段，或是患者在主动脉-股动脉的搭桥术后出现肢体闭塞中使用。股深动脉往往是在腹股沟中的主要流出血管，在这种情况下，股深动脉成形术可确保主动脉-股动脉持续通畅。此外，股深动脉成形术还有助于改善小腿截肢后的愈合。

慎重地选择适当的方式为患者做腹股沟下的重建需对所有可选用的治疗方案的结果进行评价。虽然 PTA 对短节段肢体病变的部分患者适用，而股深动脉成形术在另一些患者也有效，但多数肢体缺血患者仍需要常规搭桥手术。多数跛行的患者可以持久缓解，而 80%～90% 的临近严重缺血的肢体通过血管重建得以保留。在影响最终治疗效果的所有因素中，搭桥材料的选择是最重要的。为了达到最佳的治疗效果，应尽可能地使用自体静脉进行腹股沟下的血管重建[55,56]。

不论年龄或是否患有糖尿病，踝下的血运重建（足部旁路移植术）已被认为是那些严重的远端病变，肢体缺血以及组织损伤患者的一种治疗方式[57,58]。使用自体的逆行或完整的大隐静脉行远端搭桥已显示出可喜的远期通畅性。血运重建后患者的死亡率平均约 5%。3 年存活率在 30%～70% 之间，（术后年死亡率在 10%～20% 之间）[59]。如果足动脉解剖情况允许，在考虑对一个严重肢体缺血的患者行截肢前应先考虑行自体静脉搭桥术治疗。踝下的血运重建术降低了围术期死亡率和发病率。术后应用双功超声进行血流动力学检测是非常必要的，如检测出血流动力学明显异常，可以在血栓发生前予以纠正。这样，可以挽救失败的血管重建，也可以改善累积通畅率，并可以减少后期截肢率[60]。一旦发生血栓形成，试图恢复血管的长期通畅是不太可能的，只能实现较低的保肢率。慢性肾脏功能不全的患者经再次重建手术后预后较差。数据表明，当患者在初始血管重建手术失败后则不应考虑再次介入治疗[61,62]。

在出现危及生命的败血症，慢性屈曲挛缩，肢体瘫痪以及导致患者寿命明显减少的情况下，应避免进行血运重建手术。一项多中心随机试验表明，选择性血管手术前冠状动脉血运重建并不能改变长期生存率[63]。血运重建在患有严重急性并发症（近期心肌梗死）的大多数患者中，应延迟进行。除非肢体病变有显著加重风险或围术期有较高发病率才可以进行手术[64]。

康复

一般护理措施 应指导 PAD 患者始终穿防护鞋（切勿赤脚或穿着袜子行走），并仔细监测其四肢是否出现红肿或皮肤破裂。应避免极端温度洗脚。脚应该用温和的肥皂水仔细清洗，最好用柔软干净的毛巾吸干或拍打（应避免擦拭，因为这可能会伤害皮肤）。应小心擦干脚趾之间的皮肤，以避免浸渍。使用不含防腐剂或香料的润肤剂（避免在脚趾之间），以防止皮肤破裂。穿舒适的鞋子，合脚而不会有受压区域。每当购买新鞋时，患者应逐渐（在一周内）将鞋磨合，以确保没有受压区域。冬天应穿表面保暖的鞋以御寒。

由于症状性下肢动脉闭塞性疾病可引起活动减少，为避免对缺血性伤口的伤害，"医源性"长时间的活动受限可进一步导致疾病恶化和加重疾病损害。

运动 规律的运动训练可减少与内皮损伤相关的炎性标记物[1]。研究证据表明，运动训练可以提高跛行距离并减少心血管风险[38]。运动训练可将最大步行时间提高 25%～200%[65]。运动训练还可以增加肢体血液流动，改善血液黏度，提高步态效率并改变缺血性疼痛阈值或耐受性。多项研究已经证实运动疗法（SET）可改善 PAD 症状。遗憾的是，许多患者因为自己的局限（如害怕步行，不安全的步行路径或不利于步行的天气条件）限制了自我锻炼。为了优化运动训练的疗效，患者应在 12 周内接受每周至少 3 次的跛行运动康复计划[65-69]。在 24 周的训练后我们可以看到疗效。力量训练，无论相继还是相伴进行，都不会增加对步行运动计划的疗效[70]。提高 PAD 患者跛行距离的最佳运动方案是在至少 6 个月的过程中间歇性步行至接近最大疼痛。对于间歇性跛行患者，这样的运动训练计划应该成为标准医疗方法中的一部分[71]。我们应指导患者步行至出现跛行，休息直到其消退，然后继续，每天进行 1h 运动周期循环。PAD 患者的上肢有氧运动训练也已证明步行能力提高[72]。PAD 患者[72]进行上肢有氧运动训练也证实能够改善其步行能力。患有严重 CLI 的患者可能无法参加有监督的运动训练计划[29]。

间歇性充气加压

我们应竭尽全力寻找那些不适合血管重建患者的有利的替代疗法。有超过 2/3 的 PAD 患者下肢不愈合伤口保守治疗是成功的。保守治疗失败并不会违反道德准则或增加截肢率[73]。

间歇性充气加压被认为是最佳的医疗护理辅助手段,旨在通过增加远端肢体的动脉血流量来防止截肢、减轻疼痛和促进伤口愈合[74]。间歇性充气加压可治疗不适合血管重建的患者,在治疗严重腘窝下疾病和严重肢体缺血的患者中已经证实可使下肢伤口愈合和保存肢体[75,76,77]。

在一项针对 707 例 CLI 患者的研究中,有 518 例进行了干预,189 例不适合干预;共 171 例患者使用脉冲泵治疗了 3 个月。研究表明,对于不能进行血管重建的 CLI 患者,脉冲泵是一种经济有效的临床解决方案[78]。

间歇性充气加压治疗足部和小腿与规律有监督的运动训练相比,也可以改善步行距离[79]。

外部充气加压会短暂升高组织压力,排空静脉暂时减少静脉压力而不会闭塞动脉血流,其增加血流量的机制类似于步行过程中小腿的肌肉泵作用[80]。每次下肢受到压迫时,血管内都会产生强烈的血流动力学脉冲,短暂的充血模仿了正常步态的效果,气动脉冲增强了静脉回流,导致静脉内压力短暂下降,直到静脉被动脉的血流重新充盈。在这段短暂的时间内,在这段时间的静脉压力梯度的增加被认为是小腿动脉血流增强的主要机制。血流的改变和充气的袖带产生的压力可能引起内皮细胞因子和体液因子的释放从而导致对局部和全身产生影响[80]。通过血管壁受压释放的氧化亚氮也是直接减少外周阻力的一个推测[81]。间歇性充气加压装置对康复中心的伤口管理是一个有用的设备,可对提供者进行培训后使用,由 $TcPO_2$ 反映的皮肤血流量,可通过外部施加的间歇性充气袖带引起静脉阻塞而急剧增加[82]。

脊髓刺激

对不能手术的 CLI 患者进行脊髓刺激,可以减轻疼痛和降低截肢率[29]。

基因治疗

分子疗法可以引起血管内皮生长因子、成纤维细胞生长因子和肝细胞生长因子水平升高,并已经用于跛行人群。在 PAD 试验中应用血管内皮生长因子(RAVE)的局部血管再生研究表明:与安慰剂[83]相比,一次单肌内注射血管内皮生长因子所产生作用与通过安慰剂对提高平板运动表现或生活质量没有区别。

螯合疗法

鉴于其缺乏有效性和重要的安全性问题,EDTA 不应用于治疗间歇性跛行患者[30]。

截肢和血管疾病

37

由血管疾病引起的截肢通常称为血管障碍性截肢,包括与 PAD 和糖尿病性血管疾病相关的病理学。截肢是造成残疾的重要原因,它严重影响患者的生活,包括功能活动、自理能力、自我形象、职业和业余活动。多年来,假肢康复在改进术前管理、手术技术、术后管理和假肢技术方面取得了进展(在第 56 章中讨论)。康复团队的作用是在每个阶段的优化护理,以减少截肢患者的发病率和死亡率,并最大限度地提高功能预后和生活质量。

流行病学

血管疾病是造成截肢的重要发病原因。2005 年,美国有 160 万人肢体丧失,其中 54% 是由血管疾病引起的。预计到 2050 年,这一数字将增加到 360 万,这是由于血管异常造成截肢的数量增加[84]。人口老龄化、肥胖症以及老年人和成年人糖尿病及血管疾病的高发病率使截肢患病率增加。随着人口统计学数据的变化,65 岁以上的老年人数量持续增加,因血管截肢患者的绝对数量将维持较大的比例[85,86]。

迄今为止,血管疾病是最常见的截肢原因,占所有截肢的 82%[87]。尽管由于外伤和癌症而导致截肢的发生率有所下降[87,88],但由血管疾病引起的截肢却继续增加。据估计,由于 PAD,美国每年有 150 000 例截肢手术[89]。在 1988 年至 1996 年之间,这一比率增加了 27%[87]。因血管疾病而截肢,其中下肢占 97%[87]。此外,进行了一次血管下肢截肢的患者再次截肢的风险很高,其中 25% 的患者在 1 年内进行再次截肢[89]。

最近,在比较截肢水平之间的趋势时,一项对澳大利亚和英国的下肢截肢率进行的研究发现,虽然踝关节以上的截肢发生率(通常称为大截肢)正在下降,但踝关节或踝关节以下的截肢发生率却在上升[90,91]。现在有 55%~75% 的下肢截肢术是在踝关节以下进行的[90,91]。研究表明,大截肢的发生率下降是由于外科手术和血管内血运重建术治疗方法得到越来越多的应用,例如球囊血管成形术和外周动脉旁路移植术[4,92-95]。

血管疾病导致截肢的几个危险因素已经被确定。糖尿病大大增加了截肢的风险，研究表明，在这一人群中，截肢的风险是正常人的6~15倍[91,96,97]。此外，一项欧洲和美国的研究表明，下肢截肢有大约一半至2/3发生在糖尿病患者中[91,97-99]。根据地理位置[100]，这一比率可能在25%~90%之间变化。终末期肾病患者也具有极高的截肢风险，每100人中有6.2人截肢[101]。

另一个危险因素是年龄。随着年龄的增长，大截肢的发生率急剧上升[87,100]，在70岁以上的人群中截肢率最高[88]。75%的下肢截肢发生在65岁或以上的人群中[102]。动脉硬化性血管疾病是重要的危险因素，并且是90%老年人截肢的原因[103]。

男性性别也增加血管性截肢的风险。男性的截肢风险是女性的两倍[91]。在经股骨水平上，男性截肢率比女性高70%[104]。

在美国，少数群体也有更高的截肢风险。非裔美国人的截肢风险要高2~4倍[87,88]。美国原著民和墨西哥裔美国人与美国白人相比糖尿病相关的截肢风险也增加[88,100]。

术前咨询

当计划对血管疾病患者进行截肢时，应仔细考虑截肢水平。理想情况下，这是由外科医师，康复医师和患者共同参与的决策。康复医师可以根据医学并发症，预期寿命，术前功能状态，术后功能目标以及不愈合或再截肢的风险，评估不同水平截肢对功能的影响。通常，远端手术可提供更好的残肢功能，但增加了不愈和，再溃疡和再次截肢的风险。康复医师还可以利用假肢康复知识来提出有关残肢长度以及是否应考虑假肢处理的建议。

截肢水平

部分足部截肢（图37-3A）（脚趾、跖列、经跖骨、跗跖骨、经跗骨）的优点是保留了完整的承重面，可以进行站立和短距离行走而无须假体。在血管性疾病患者中，部分足部截肢的缺点是不愈合和截肢的发生率很高。研究报告称，经跖骨截肢（TMA）的愈合率为40%~70%，踝上截肢的翻修率为30%~40%[105-108]。伤口在截肢后可能无法愈合，或者可能在残足再次溃烂后开始愈合。足部部分截肢后，足部正常结构的丧失会导致残余足部的压力增加和异常，使其极有可能再手术。在Chopart或Lisfranc截肢术中，由于肌肉附着物的丢失，残足容易发生马蹄内翻畸形。外科医师可能在截肢时进行跟腱延长手术，以避免马蹄内翻畸形。

下一个截肢水平（图37-3B）是Syme截肢术或踝关节离断。因为这个过程骨的完整性不会被破坏，在软组织感染的情况下，可以减少发生骨髓炎的风险。Syme水平截肢的其他优点是杠杆臂长，本体感觉更好，残肢能够负重。缺点是由于残肢的球根形状，美观性差；由于该水平的构建高度有限，而使假肢脚的选择也有限。

经胫骨水平截肢是最常见的下肢大截肢术[90,109]。与部分足部截肢相比，胫骨截肢的好处是再次截肢的风险低。据报道，在经胫骨截肢术中有9%~19%转化为较高水平[4,89,109-112]。缺点是患者必须使用假肢通过其残肢承担负重。

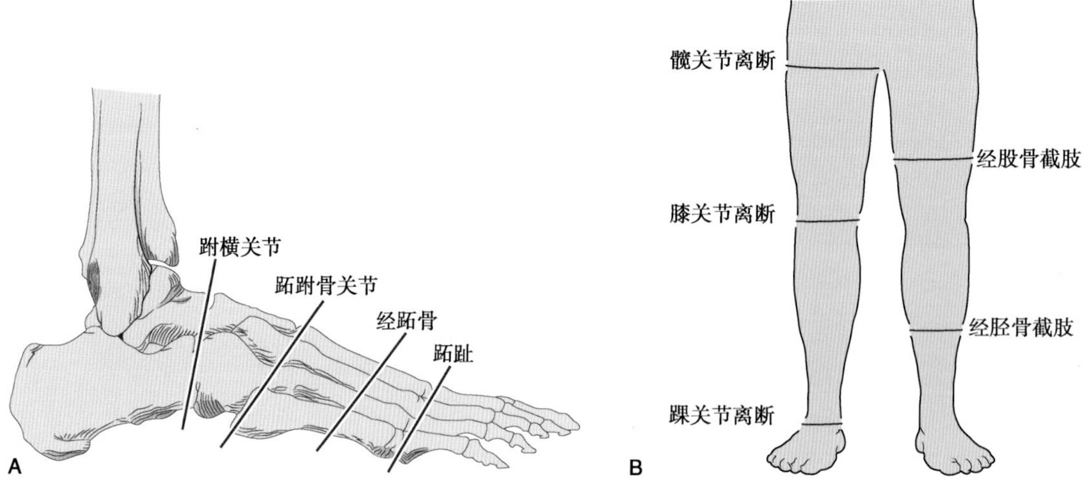

图37-3 A：足部截肢水平（Used with permission of Mayo Foundation for Medical Education and Research. All rights reserved）。B：下肢截肢水平（Used with permission of Mayo Foundation for Medical Education and Research. All rights reserved）

与部分足部截肢和经胫骨水平截肢相比，传统上认为部分足截肢可通过保留踝关节功能来实现更节能的步态。但最近的研究对这些水平提出了质疑，不同水平显示出相似的功能[113]，相似的步行能量消耗[114]和相似的生活质量[115]。

与经胫骨和经股骨水平相比，膝关节离断是一种相对罕见的截肢术。与踝关节离断截肢术一样，这一水平的好处包括不破坏骨皮质、更大的本体感觉、更大的末端负重能力和残肢的长杠杆臂。缺点是由于残肢呈球状，膝盖元件的空间较小，所以欠美观。假肢和健全的大腿的腿长在这个水平上也会显得不均匀，尤其在坐位时。对于血管疾病患者，更常见的近端截肢水平是经股截肢。从功能角度来看，由于丧失了膝关节和步行代谢成本增加，这不是首选水平。当由于组织不充分或灌注不良而无法选择更远端的水平时，可以考虑使用。

比较经胫骨与膝关节离断和经股骨水平，只要髌腱与胫骨结节的连接完整，能保留膝关节功能，就首选经胫骨截肢术。与经胫骨截肢者[116,117]相比，经股骨假肢行走的代谢成本更高。接受经股骨截肢的患者不太可能适合使用假体[103,118,119]，如果合适的话，功能和行走[110,120-123]也会较经胫骨截肢者降低。在许多患有血管疾病的人中，并发症和与经股假体使用相关的能量消耗增加使得假体安装作用不大[124]。

保护膝关节相关功能认识的提高以及外科技术的进步，使外科手术策略发生改变[125,126]。因此，经胫骨截肢与经股截肢的比率在过去几年中有所增加[92,93]。20 世纪 80 年代[102]和 20 世纪 90 年代[112]的研究报告称，由 PAD 而导致的截肢手术中有 2/3 在膝关节以下。最近的一项研究表明，与经股截肢术相比，经胫骨截肢术的比率更高，为 2.8∶1[109]。比经股水平更近的髋关节离断术和半骨盆切除截肢术相对少见。只有在不可能再进行远端截肢的情况下才能进行。

预测假肢使用

康复医师的围术期咨询应解决假体成功安装和使用的可能性。这可以帮助团队确定最佳的截肢水平。如果患者不具备假肢条件，则最好采用经股水平的截肢术，以优化治疗效果，避免依赖性水肿和避免膝盖屈曲挛缩，而在远端残余肢体上承受过度压力。与患者及其家人讨论这些信息也很重要，以便在他们为截肢后的生活做准备时，制订切合实际的决策。

预测患者是否将使用假体基于临床判断(表 37-3)。要考虑到许多因素(物理、医学、心理和社会因素)。有几项研究已经探讨了术前因素，以预测成功使用假体的可能性。术后不使用假体相关的术前因素包括截肢前不能行走或仅在家庭中移动步行，年龄大于 70 岁，痴呆，终末期肾病和冠状动脉疾病[127]。年龄，患病的数量，存在冠状动脉疾病或糖尿病与经胫骨截肢术后活动性差有关[128]。

表 37-3　影响假肢使用的因素

生物	医学	社会心理	功能
截肢水平	认知能力	使用假肢的动机	术前功能水平
残肢长度	肾功能不全/终末期肾病	焦虑/抑郁	截肢后支持
肌力和活动范围	冠心病	教育程度	
软组织覆盖范围	糖尿病	社会支持/婚姻状况	
年龄	慢性阻塞性肺疾病	酒精依赖	
	高血压		

摘自 Smith DG, Michael JW, Bowker J. Atlas of Amputations and Limb Deficiencies-Surgical, Prosthetic, and Rehabilitation Principles. 3rd ed. Rosemont, IL: American Academy of Orthopedic Surgeons; 2004。

截肢手术

尝试挽救肢体或决定进行截肢的过程很复杂。截肢不应该被视为消融性治疗手段，而应被视为肢体重建治疗。截肢术的基本原则是控制疾病并优化手术伤口管理，恢复患者功能。应避免远端附着瘢痕组织或多余的软组织。

下肢截肢术的每个水平都有细微差别，但是，每个水平的一般原则都是相似的，术后肢体功能是重要的考虑因素。

皮肤和软组织。术前，皮肤和软组织的完整性在确定截肢水平方面起着重要作用，并且在确定残肢长度和截肢水平上比骨完整性更为重要。在下肢，皮肤和软组织的包膜必须结实并能承受与假体康复相关的力。术前应通过多种因素综合评估是否有足够的血液流向皮肤。包括 $TcPO_2$ 水平（>20～30mm），毛发的生长，皮肤的温度和手术时皮肤是否出血，如果手术时皮肤或肌肉没有出血，则应将截肢水平改为更近端的水平。

术中，对皮肤和软组织的细致处理是至关重要的，因为创伤处理会导致术后伤口坏死和进一步的并发症。皮肤切口应在止血带控制下分层进行：首先只穿过皮肤，然后穿过皮下组织、筋膜和深层。这样可以分层闭合并获得全层软组织皮瓣（e 图 37-2）。

不建议直接切开皮肤、皮下组织和筋膜，因为这样很难分层闭合。为了避免折角，手术伤口闭合通常从周围向中心移动；如果存在折角，则不应修剪，因为这可能导致皮瓣失败。作为术者，应在没有张力的情况下闭合伤口（e 图 37-3）。

皮瓣设计因截肢水平而异。对于足趾截肢术，可采用鱼嘴式切口，根据伤口位置，可采用足底长皮瓣或侧方皮瓣。对于足部/跖骨部分截肢，鱼嘴切口与较长的皮瓣一起使用，因为足底远端皮肤的完整性对确定截肢水平至关重要。如果远端皮肤不完整，应该进行经胫骨截肢术。如果足底皮肤不利于 TMA，只要可触及患者的胫后动脉，就可以进行 Syme 水平截肢。但是，如果患者合并周围动脉疾病就不能进行此手术。如果不是这种情况，应该进行经胫骨截肢术。

对于经胫骨截肢术，皮肤和软组织的皮瓣是以后方组织为基础的。即使远端足踝附近皮肤完整，但由于胫腓骨的皮下位置和缺乏皮瓣的后部组织，不建议在此水平截肢。经胫骨截肢术的前切口应位于距离胫骨结节大约一个手掌宽处（通常为 8～10cm），因为足够的长度将有利于假肢康复。

应当在预计的骨切开水平远端约 1.5cm 处切开皮肤切口，以便皮肤充分闭合。然后将前切口在内侧和外侧 2/3 进行，此时设计后皮瓣。皮瓣远端应呈圆形，但从前切口到后切口的过渡应呈 90°垂直于前切口，而不是圆形。皮瓣长度一般与前切口长度相同或稍长。如果患者有动脉疾病，膝关节近端皮肤坏死是经胫骨截肢的禁忌证，这通常与急性股动脉血栓形成或栓塞闭塞有关。

经膝截肢的皮瓣设计不同于其他远端截肢，因为主要的皮瓣依赖于前皮肤和软组织。为了髌腱的充分松动，采用的鱼嘴切口皮瓣的前部长度是其后部的两倍。

在经股截肢术中，皮瓣是基于内侧和外侧软组织设计的。与其他截肢术类似，采用鱼嘴设计的皮瓣，内侧皮瓣比外侧皮瓣长。这是为了允许内收肌群活动并进行肌腱切开术。经股残肢的理想长度是距膝关节近端 5～7cm（7cm 为旋转留有足够的空间）。

尽管由血管疾病引起的髋关节离断和半骨盆截肢不常见，但在某些情况下是有指征的。通常这些手术是在血管移植失败的情况下进行，因此评估髂动脉的通畅性是确保皮瓣充分灌注的关键。传统的髋关节离断术是以臀肌瓣为基础的，因为髂内血管和臀血管的通畅是必不可少的。对于这种臀肌皮瓣，进行臀部切口可使臀大肌得到松动。传统的半骨盆截肢术包括髂总动脉结扎，因为术后伤口并发症的发生率很高。因此，在髂内或髂外血管的基础上开发了改良半骨盆截肢术。根据血管供应的通畅性，在髂外系统和股浅动脉的基础上，可以选择包含股四头肌在内的大型软组织皮瓣。提供了一个基本上整个大腿前部的肌皮瓣。与髋关节离断术相似，当髂动脉系统闭塞时[129,130]，也可使用基于髂内和臀血管的后瓣。

不同于上肢截肢，下肢截肢中应用较厚的皮肤移植物（STSG）持久覆盖皮肤缺损和最大限度地保留肢体长度，可使并发症减少，但这种下肢截肢方法存在争议。由于横穿 STSG 的高剪切力，在一定程度上可能会引起伤口并发症，特别是当用于残肢的末端表面时。Polfer 等人指出，在创伤性截肢的情况下，尽管并发症和再手术的发生率有所增加，但 STSG 可用于保存残肢长度和足够的覆盖率[131]。同样，其他研究，包括 Kent 等人的在 PAD、糖尿病和坏疽患者的研究中也显示了相似的结果[132]，在末端支撑的 STSG 中，开始人工修复之前，移植物完全愈合至关重要，可减少早期伤口并发症。

神经和血管　在下肢和半骨盆截肢的所有水平上，都会遇到需要切断的神经。对于较大的神经，如坐骨神经和股神经，神经切断前应缝合结扎，因为它们伴有较大的神经血管。在张力状态下所有的神经都应切断（e 图 37-4）。在神经回缩之前，可以用局部麻醉剂浸润神经，以控制术后疼痛。然后，将切断的神经缩回到邻近的软组织中，使神经远离截肢部位，并远离可能粘连的区域，避免从神经中产生压力刺激源。

为了避免术后血肿形成，必须进行严格止血。重要的是，所有较大的血管都要缝合结扎，如有必要，还要过度结扎。术后所有伤口至少引流 48h。对于近端水平截肢，引流管可放置更长时间。创面切口负压敷料也可用于髋关节离断和半骨盆截肢，以减少伤口引流。

骨　在所有下肢截肢术中，通常在任何软组织皮瓣伤口边缘的近侧截骨，以便伤口充分闭合。为防止骨突出，所有骨头边缘都应该是圆形的，并有助于闭合(e 图 37-5)。在截骨术之前，应将骨的骨膜剥离并推向近端以便干净利落的切割。

对于 TMA，跖骨应在相同水平截骨。这与经胫骨截肢在胫腓骨在不同水平截骨形成对比。腓骨通常在计划的胫骨切口近侧切开 1.5cm，然后再向近侧再切开 5cm。然后去除腓骨的一部分，以使腿后部可见。

在经股截肢中，股骨通常在近膝关节 12cm 处横断。这使得大收肌可以作为残肢的动力稳定器。随着截肢的距离越来越近，内收肌的强度降低，稳定性降低。

根据髂骨和骶骨残存的情况，半骨盆截肢的水平不同。传统的半骨盆截肢术包括骶髂关节离断，而手术需切除骶骨，改良的手术保留骶髂关节。如果保留一部分髂骨，患者可以系上皮带以辅助假体治疗。

肌肉稳定　如果可能的话，剩余肌肉可良好的控制残肢和维持功能，并对平衡肢体至关重要。只要有可能，应尽量减小拮抗肌肌肉力量。这将减少关节挛缩。在某些情况下，如烧伤、麻痹性疾病和瘢痕组织，以及患有严重血管疾病的老年患者，无法进行稳定手术。

与其他下肢截肢不同的是，经股骨截肢需要肌肉稳定并固定在残余骨上。如果拮抗肌只在骨或关节上缝合，由于产生“吊索状”效果，可以形成一个滑囊。囊的形成降低肌肉的强度，并且可能产生疼痛。残余肌群的肌腱应通过钻孔进行经骨缝合。应尽量保留大收肌，因为这个肌腹具有最大的横截面积和提供最大机械力的力矩臂优势。

截肢后管理

截肢手术后，患者开始术后或假体康复。这个时期的目标是保护残肢，促进伤口愈合，控制水肿，促进残肢塑形，为假肢使用做准备，防止挛缩，使残肢脱敏并防止粘连，控制疼痛，促进早期负重。无论患者最终是否使用假肢，这些目标中的有很多都是相同的。

伤口愈合

截肢术后最重要的是伤口愈合，伤口护理、管理水肿、控制糖尿病、戒烟和充足的营养都是伤口愈合的重要因素。伤口愈合时间延长可导致截肢并发症。最佳情况下，截肢后伤口愈合时间需要 6～8 周。但是，因血管疾病而截肢的患者伤口愈合时间可能会延长。血管疾病引起的 TMA 治愈时间为 3～20 个月，平均 7 个月[133]。经胫骨手术 100 天和 200 天的愈合率分别为 55% 和 83%，经股骨截肢的愈合率分别为 76% 和 85%[110]。

术后敷料

术后可将不同类型的敷料应用于残肢，以帮助残肢恢复。对于胫骨截肢，可以使用硬质或软质敷料(图 37-4)。经股骨截肢后，通常使用柔软的敷料。软性敷料优点是使用方便，成本低廉且易于接近伤口。缺点是它们容易松弛和脱落，不能防止关节挛缩，如果在近端施加过多的压力，则存在远端残肢体窒息的风险。不同种类的柔软加压敷料包括自黏加压绷带，8 字形加压敷料和术后带有吊带的袜子。

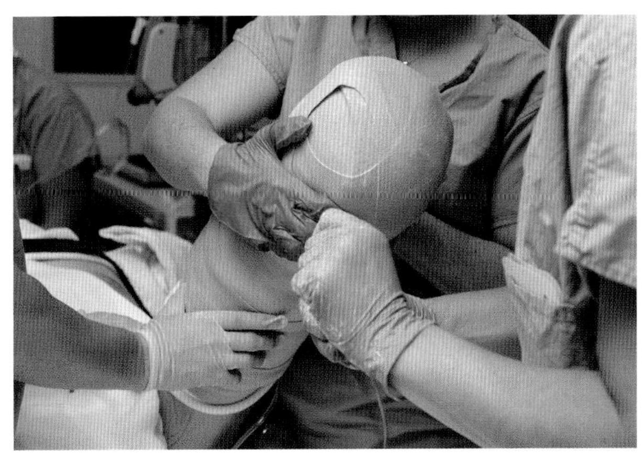

图 37-4　术后即刻应用术后夹板

硬性敷料可以是石膏型敷料，也可以是硬性可拆卸敷料。不可拆卸的硬性敷料的优点是有助于控制水肿，保护肢体免受创伤，防止膝关节屈曲挛缩，减轻疼痛，并增加对负重耐受性。石膏模型的缺点是需要熟练的专业人员每周施用一次，阻碍伤口的监测，而且比软敷料更重、成本更高。与不可移动的硬性敷料相比，可拆卸的硬性敷料可以取下来监测伤口，并且重量和成本更低。对硬性敷料的研究表明，与其他处理方法相比，硬性敷料缩短了假体安装的时间[134,135]。

石膏模型还可以用于固定术后假体(IPOP),该假体包括连接器,吊架和脚。据称,与其他术后敷料相比,IPOP 可以使经胫截肢的患者有机会在不增加并发症发生率的情况下进行早期活动[136,137]。这种早期负重对伤口愈合的影响尚不清楚。尽管进行了 IPOP 敷料,但患者大多是久坐不动的,在经胫骨截肢后的前 6 周生活质量较差[138]。如果敷料包裹不正确,可能产生包括组织坏死和石膏内部的机械组织损伤并发症[139]。在经股骨水平,在 IPOP 中锁定膝关节,以避免膝关节过度运动和沿手术切口产生剪切力。

假肢前康复

佩戴假肢前的康复目标包括增加柔韧性和预防挛缩,提高肌肉力量和耐力,提高心血管调节能力和平衡[140]。还应该教患者进行皮肤脱敏,改善瘢痕和软组织松动的技巧。对患者进行有关牵伸和姿势的教育,预防髋关节屈曲、关节挛缩。

如果发生挛缩,应让患者把枕头或毛巾放置在大腿前部下(如果可以忍受)。也通过可以抬高轮椅脚架支撑残肢以及教育患者进行正确的体位摆放(避免在膝关节下放置枕头)来防止膝关节屈曲挛缩。尽管通常将治疗的重点放在截肢侧,但也应注意对侧,因为由于术后活动减少也有可能在非截肢侧发生关节挛缩。

康复计划应包括加强上肢、核心和下肢。上肢和核心力量对于转移、坐位平衡、床上活动、推动轮椅和使用助行器或拐杖行走非常重要。残肢强度对最终控制假肢移动至关重要。对侧肢体肌肉的力量也是很重要的,因为它可以让患者术前在佩戴假肢前站立并在双杠或辅助器械中行走。

康复的重点应该是改善站立平衡,并逐步在双杠内行走,然后使用辅助设备。这可以防止肢体挛缩,增强肌肉力量和耐力,增加心血管健康。心血管系统的调节对于患者适应单足和假肢行走也很重要。

保护对侧肢体

对侧肢体的围术期,术后期和终身的评估非常重要。因血管疾病而截肢的患者发生对侧截肢的风险很高。血管疾病导致下肢截肢术后,有 53% ~ 67% 的患者将在 5 年内进行对侧截肢术[98,141]。如果截肢的对侧有伤口,则应评估血管和进行伤口护理。如果患者缺乏保护感,则建议穿舒适的鞋子,使用足矫形器以及在足病医师指导下常规护理足部并随访。

出院环境的测定

围术期康复团队的另一个重要目标是确保患者出院后在有或无假体的情况下能够在家中充分锻炼。这应包括对医疗设备需求的适应性和持久性评估。如果截肢后患者不能在家中安全地活动,必须出院到康复中心。一项对血管疾病所致肢体丧失患者急性期后出院死亡率和发病率的影响进行研究,发现出院后接受住院康复治疗的患者 1 年生存率提高,接受假肢治疗的可能性增加,与出院归家者相比,非截肢相关原因的住院再入院率降低,额外截肢的风险降低。此外,与那些出院接受亚急性康复治疗的患者相比,患者 1 年生存率提高,接受假肢处方的可能性增加。出院接受亚急性康复治疗的患者与出院回家治疗的患者相比,1 年生存率和接受假肢处方的可能性都有所提高[142]。

心理社会调节

在截肢后的前两年中,患者的抑郁和焦虑症发生率较高[143]。他们还可能会遇到身体形象障碍和社交不适。如果持续下去,这些都会导致肢体功能下降,生活质量和自尊心下降,以及截肢后的社会孤立。通过和患者讨论失落,悲伤或愤怒的感觉,提供截肢后有关康复过程的信息,也可通过讨论截肢患者的切实功能期望并指导其康复护理确保他们获得所需的服务,康复顾问在帮助患者适应疾病的过程中发挥重要作用。还可以将患者与支持性服务联系起来,例如心理,病友访问或截肢支持小组,这些服务可以帮助患者进行心理及社会调整。

假肢管理

伤口愈合后,就开始进行假肢康复。康复过程最好由康复医师,假肢技师和物理治疗师组成的综合的,多学科的、专业的治疗团队完成,该团队还可能包括康复心理治疗师、作业治疗师、文体治疗师和职业治疗师。该小组的目标是预防截肢后疾病的发病率和死亡率,最大限度地发挥截肢后的功能。

截肢术后,许多患者的目标专注于获得假肢。经常有假肢将代替他们失去肢体的不切实际的期望。康复团队可以帮助他们理解,假肢是截肢后改善功能的一种工具,但可能并不是所有人的最佳工具。其他可供选择的移动工具包括手动轮椅或电动轮椅。康复团队要考虑患者截肢前的功能状态以及生活方式和未来目标,与患者一起寻找实现功能目标最佳的、安全地出行选择,尽早讨论期望的现实性很重要。对于某些患者,承担假肢相关的风险和护理并不值得。而对于其他人来说,使用假肢可以让他们恢复或改善术前的功能水平。

下肢的肌肉力量,尤其髋部伸肌和外展肌的肌肉力量以及关节的活动范围对假肢运动至关重要。膝关节或髋关节的关节挛缩增加了假体安装和行走的难度。关节挛缩的存在已经证明会降低假肢行走的成功率[144]。

残肢的肌肉骨骼和神经系统评估也很重要。许多患者合并糖尿病周围神经病,这可能会影响其平衡,本体感觉以及穿脱假肢的能力。退行性骨关节疾病是另一种常见并发症,也可能成为假肢行走或上肢使用某些助行器的障碍。

应评估患者认知功能,以确定患者是否具有能力学习如何穿脱假体,管理残肢袜套,监控残肢的并发症,以及重新学习如何转移和行走。截肢后认知功能障碍与截肢后功能不良有关[145,146]。

假肢行走的代谢消耗是另一个重要的考虑因素。步行的代谢消耗是衡量步行经济性的一个指标,在任何速度下,肢体丧失者的代谢消耗都高于对照组。血管性截肢患者与创伤性截肢相比代谢成本指标要高,经股骨截肢患者与经胫骨截肢患者相比,代谢指标要高[116,117]。截肢患者以较低的步行速度行走,以使其代谢能量消耗和相对代谢负荷正常化。但血管性股骨截肢的患者除外,他们在自行选择步行速度[116,117,147]的情况下,步行代谢消耗也较高。对于合并冠状动脉疾病的血管截肢患者,重要的是要考虑他们是否能忍受假肢移动所增加的心脏做功。

患者术后的功能水平也是一个重要的考虑因素。研究表明,截肢后的单腿平衡是假肢成功行走的有力预测因素[145,148]。确定患者是否为假肢候选者的一个重要部分包括让他们单腿上站在双杠内,如果他们能忍受的话,在双杠内单腿跳几下。以此评估下肢力量、平衡和心血管耐力。如果患者过度疲劳或呼吸急促或胸痛,则他们可能无法忍受假肢行走或可能需要进一步的医学评估。

考虑到所有这些因素,每一个经胫骨截肢计划应用假肢的患者,如果可以独自转移,在没有假体的情况下短距离行走,都应有机会应用假体并认识到假肢最终成为日常生活的一部分。即使患者不应用假肢行走,也可以从应用假肢进行转移中获益。这样可以减少对侧脚的压力。对于血管疾病导致的经股截肢患者,是否需要假肢需要临床判断,即经验丰富的康复医师也可能不同意使用假肢[86]。与经胫骨假肢相比,经股假肢不利于移动。此外,如前所述,因血管疾病经股截肢的患者应用假肢移动的代谢能耗增加。

了解假肢成功装配的可能性对患者的决策和咨询非常重要。为了更好地确定该人群成功安装假肢的特征和预测因素[103],我们检查了明尼苏达州奥姆斯特德县(Olmsted County, MN)老年截肢患者的病历。总体而言,在所有单侧老年血管截肢患者中,只有 71 名(36%)成功地安装了假体。与经股截肢者相比,经胫骨截肢者更适合安装(47.2% 对 14.5%, $P<0.001$)。在转诊至截肢诊所的患者中,60 例患者安装了假体(74.1%)(胫骨 77.6%,经股骨 57.1%),成功率更高。但是,在诊所中未见到的那些患者中只有 11 位(9.3%)安装了假体(经胫骨为 19.1%,经股为 2.9%)。医师直接将这些患者转介给当地假肢技师。9 例(20%)双侧截肢患者同时装有两个假体:23 例中有 8 例是双侧经胫骨假体(35%),6 例中有 1 例是双侧经股骨假体(17%),而 14 例双侧经股骨截肢均未安装假体(0)。转诊至截肢诊所的双侧截肢患者成功安装的可能性更高(38% 对 4%, $P=0.007$)。丹麦和芬兰的其他研究报告了相似的结果,40%~50% 的下肢截肢者成功地安装了假体,并且与经股截肢者相比,经胫骨截肢者的成功率有所提高(经胫骨截肢者为 62%~66%,经股截肢者为 27%~49%)[118,119]。

成功安装假肢的单因素预测因素是家庭成员在家中照顾($P=0.03$),婚姻($P=0.04$)和糖尿病周围神经病变($P<0.001$)。单因素分析拟合的负性预测因素是年龄增加($P<0.001$),心血管疾病($P=0.001$),痴呆($P<0.001$)和经股水平($P<0.001$)。年龄大于 85 岁($P<0.001$),CVD($P<0.001$),痴呆($P=0.002$)和经股骨水平($P<0.001$)与假体的适应性呈负相关[103]。

无论患者是否接受假体,康复团队都将维持终身随访。除了假肢管理外,康复团队还管理截肢后的并发症,包括皮肤病,骨骼问题和疼痛。如果没有假肢,康复团队可以管理患者的功能和活动需求,耐用的医疗设备,辅助设备和治疗需求。还应该解决对侧足的任何问题防止进一步截肢。

假肢康复

如果决定开具假肢处方,则要根据假体和患者的信息来确定假肢处方的详细信息,包括承窝设计、悬架、接口、吊架、膝盖和脚组件。此时应制订假肢训练计划。包括门诊物理治疗，亚急性康复和住院康复。假体制作完成后，康复医师通常会在假体训练之前或训练中评估假肢的贴合度和质量。合适的假体具有适当的组件，经过监督培训以及持续随访，可以优化假肢的使用和功能。

患者必须了解成功的假体和身体康复是实现最佳性能的前提。一个最先进的假肢因用户身体能力不允许而无法发挥它的性能以获取最佳表现。反之，如果假体不能提供与用户身体能力相匹配或挑战的复杂技术，则无法实现最佳性能。

功能结局

截肢术后的功能结局变化很大，通常与年龄、术前功能和医疗并发症有关。在截肢术后 1 年，肢体丧失患者[110,112,121,122,127,145]有 47% ~70% 使用功能性假肢。经胫骨水平截肢较经股骨水平截肢者（40% ~ 50%）佩戴假肢步行率更高（60% ~ 70%）[122,127]。一项截肢术后 5 年的随访研究中，假肢步行者的数量下降到 17%[112]。年龄增长与截肢后功能不良有关[122,145,149]。Schoppen 报告 60 岁以上截肢者的功能水平非常低[145]。75 岁以上的截肢患者很少使用假体或是进行活动[110]。

截肢前的功能水平也可以预测截肢后的功能水平[128]。截肢前不能行走的患者在截肢后不太可能恢复行走[110]。

截肢后的功能也受患者的医疗和社会状况影响。医学并发症的数量与功能较差有关[128]。特别是慢性阻塞性肺疾病，需要血液透析的终末期肾病，糖尿病，高血压，饮酒以及焦虑或抑郁症的病史均与功能预后相关[122,149]。相反，白人种，已婚以及至少接受过高中教育的患者功能性结果会好[122]。

一部分患者在截肢后的功能活动性得到改善。Norvell 报告说，在截肢 1 年后，37% 的截肢患者恢复或超过了截肢前功能水平[149]。约翰逊还报告说，许多单侧胫骨截肢患者在截肢后能够维持或改善其功能[128]。因血管疾病进行截肢的患者常常在截肢前数年就受到 PAD，足溃疡，感染和负重限制的功能限制，因此，截肢手术的明确管理可以改善其功能。

有人认为截肢患者包括两个截然不同的组：健康的（通常是创伤性截肢）和患有血管疾病且预后较差的老年患者[120]。然而，在后一组患者中，年龄、医疗状况和其他因素不同，功能结果差异很大。预测这些患者中哪一位是更好的假体候选者的能力，可能会降低这一人群假体安装失败而导致的护理成本和负担，并能更早地关注其他干预措施，从而提高患者的独立性和生活质量。

有趣的是，尽管 40 多年来，技术发展、血运重建进步和提供了康复服务，但当检查假肢装配模式时，装配率和磨损模式没有明显变化。这表明老年患者可能由于年龄和并发症的存在使假体装配产生限制。血管疾病引起的下肢截肢的数量增加，将对未来的医疗分配产生影响[85]。

死亡

在血管异常的人群中，截肢后的死亡率非常高。截肢后 30 天死亡率为 8% ~ 10%[109,110,150]。血管切断术后 1 年生存率为 60% ~ 70%，5 年生存率为 35%[109,142]。某些并发症也会增加死亡率风险。围术期系统性败血症、充血性心力衰竭、肾衰竭和肝病与住院 30 天和 1 年的较高死亡率相关[109,151]。糖尿病患者的 1 年和 5 年生存率是相当的（1 年和 5 年生存率分别为 69.4% 和 30.9%），但终末期肾病（1 年和 5 年生存率分别为 51.9% 和 14.4%）或肾功能不全（1 年和 5 年生存率分别为 55.9% 和 19.4%）患者的情况更差[109]。肾功能不全患者也可能在 30 天内再次截肢[152]。截肢程度越高，死亡率也越高。与经胫骨截肢术[109,151]相比，经股截肢的患者从住院到 5 年的死亡率更高。经胫骨的患者一年生存率为 75%，而经股截肢的患者为 50%。胫骨水平截肢患者的 5 年生存率为 38%，而经股截肢患者的 5 年生存率为 23%[109]。

鉴于因血管截肢后的高死亡率，尽早确定适当的干预措施和康复目标对于改善截肢后最初几个月和几年的移动能力、功能独立性和生活质量至关重要。伤口愈合延迟将意味着将在医院花费更多的时间，更多的医疗就诊，以及更多的护理负担。重要的是应与患者和他们的家人讨论预后和现实目标，这样他们就不会花很长的时间来试图治愈远端截肢水平或尝试假肢康复，如果他们不适合使用功能性假肢，可以通过再次近端截肢更好地进行康复和轮椅活动。

其他动脉疾病

上肢缺血

与下肢血管疾病相比，上肢血管疾病很少见。但是，由血管痉挛引起的局部缺血在上肢比下肢更为常见。上肢动脉闭塞性疾病与下肢动脉闭塞性疾病相比较少见，但病因更为多样。相关的血管痉挛和微循环障碍更为常见。上肢缺血最常见的症状是冷感和皮肤颜色变化（图 37-5）。缺血症状可能是持续的或间歇的；可能是动脉阻塞、血管痉挛或两者兼有的表现；并且可能反映近端大动脉，远端小动脉或微血管系统受累。上肢动脉循环障碍可导致多种症状，包括无力，间歇性血管痉挛或指溃疡、皮肤坏死和坏疽的不可逆组织损伤。

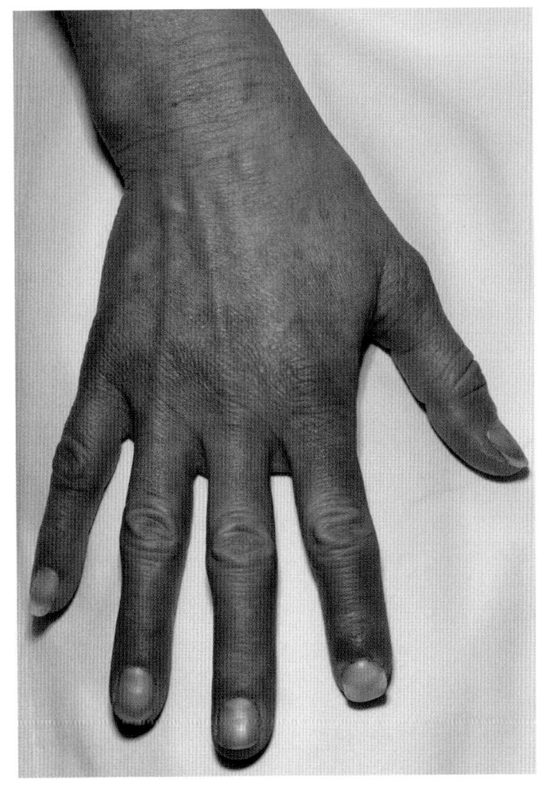

图 37-5 动脉闭塞和血管痉挛引起上肢缺血

上肢急性动脉闭塞的表现取决于血栓的位置和程度，血管床的状态以及侧支循环。如果桡动脉和掌动脉弓循环完整，则尺动脉闭塞可能无症状。相反，腋动脉闭塞（在肱动脉和深部肱动脉分叉之前）通常会导致严重的局部缺血。雷诺现象、结缔组织病、血管炎、TAO（Buerger 病）、红肿痛、肢端发绀、网状青斑、冻疮、冻伤和职业创伤均可能导致上肢微血管疾病[1]。小动脉收缩通常是可以耐受的。当固定动脉阻塞处的小动脉过度收缩时，先前存活的手指可能会缺血。

确定潜在的病因对于明确治疗和预后至关重要。上肢缺血可因手功能减退而引起明显损害。

雷诺综合征

雷诺综合征的特征是在寒冷或情绪紧张时反应性血管痉挛发作。手指和手最常受到影响。在某些情况下，可能会涉及脚趾和脚。血管痉挛典型的发作症状是引起四肢远端的强烈苍白，随后在复温时出现发绀和红肿。大多数雷诺综合征患者没有经历完整的皮肤三重颜色反应。通常，发作时仅出现苍白或发绀。一般来说，症状持续 30～60min，双侧同时发作。发作可能不经常发生（有些只在冬季出现症状），但另一些可能有严重的损伤/残疾，每天发作多次。手指溃疡很少见，但也可能发生。女性比男性更容易受到影响。这些症状可能与肾上腺素功能异常、血液黏度或内皮功能紊乱有关[153]。手指血流量的正常调节受到局部、肱骨和神经机制许多不同因素的影响。其中任何一种因素紊乱都可能导致血管痉挛发作。手指动脉血管痉挛的确切机制尚不清楚；然而，人们认为这是由于正常体温调节系统的夸大所致。在临床实践中，应当鉴别雷诺综合征患者是血管痉挛还是阻塞性疾病。

雷诺病是指原发性血管痉挛性疾病，没有明确的潜在病因。雷诺现象是指继发于另一种潜在的情况或疾病的血管痉挛。诱发因素包括动脉粥样硬化、动脉炎、癌症、胶原血管疾病、胸廓出口综合征、栓塞闭塞、职业病和某些药物[153]。继发性雷诺现象有时是单侧的，可能导致皮肤破裂。雷诺病和雷诺现象的区别具有重要的临床应用价值，因为它强调了这两组患者不同的病理机制、治疗方案和预后。

治疗

原发性雷诺综合征的治疗可能很困难。幸运的是，大多数雷诺病患者只有轻到中度的症状，保守治疗效果良好。穿着暖和，使用连指手套保温并避免不必要的冷暴露，可以大大改善症状。应避免尼古丁和可能导致血管收缩的药物。生物反馈在某些情况下是有效的。如果不能确定血管痉挛的次要原因，通常需要安慰和教育患者。有时，有必要让患者转移到更温暖的气候中以获得完全缓解。

对于日常生活活动受到影响或有缺血性组织损伤危险的严重症状患者，可应用药物治疗。一些血管扩张药物对雷诺综合征患者有益。钙通道阻滞剂是治疗雷诺综合征相关血管痉挛的最常用的药物。多项研究表明，二氢吡啶类药物（如硝苯地平）能有效降低血管痉挛发作的频率和严重程度。α_1-受体阻滞剂，如多沙唑嗪和特拉唑嗪也可能降低发作频率和严重程度。血管紧张素转化酶抑制药和血管紧张素Ⅱ受体拮抗剂可能对原发性和继发性雷诺病都有益处[153]。

37

对标准疗法无效的上肢缺血雷诺综合征的新疗法包括：①依前列醇；②源自内皮的内皮素阻滞剂波生坦；③间歇气压充气疗法[154]。对于有严重症状的患者，可通过神经节注射或交感神经切除术来阻断交感神经支配通过神经节注射或外科交感神经切除术中断交感神经支配。

血管炎综合征

血管炎，又称脉管炎，是一种血管的炎性疾病。常导致血管壁的损害，或者由于血栓形成或进行性的内皮细胞增殖而导致管腔狭窄或者闭塞。血管炎综合征表明机体炎症及由此所致的血管闭塞导致缺血。不同的血管炎综合征或者症状相同的不同患者，受损的血管的分布以及受累血管的粗细区别很大。血管炎可以是短暂的、慢性的、自限性的或者进行性的。它可以是原发的异常，也可以继发于另一种系统疾病。组织病理学分类不能区分局部性疾病和全身性疾病，也不能鉴别原发性或者继发性疾病。

类风湿性血管炎

类风湿性血管炎通常发生在有严重变形性关节炎和高滴度类风湿因子的患者中[155]。这种血管炎是由沉积在血管壁的有补体活性的循环免疫复合物介导的。血管内膜和中膜的增生引起闭塞性动脉内膜病。白细胞增生性血管炎或小血管血管炎，可产生紫癜或皮肤溃疡。从组织病理学上系统性坏死性血管炎不能与结节性多发性动脉炎（PAN）区分，使血清反应性类风湿性动脉炎的某些病例复杂化。与类风湿关节炎相关的多发性动脉炎是原发性多发性动脉炎的三倍。Ⅱ型冷球蛋白和血管炎可能会使许多不同的结缔组织疾病复杂化。任何患自身免疫性疾病并发展为血管炎的患者都应该检查冷球蛋白[155]。

冷球蛋白血症

冷球蛋白是在温度下降时可逆性析出免疫球蛋白沉淀。Ⅰ型冷球蛋白是一种单克隆免疫球蛋白的聚集体。Ⅰ型冷球蛋白血症患者通常无症状。Ⅱ型冷球蛋白血症通常与慢性感染（丙型肝炎）和免疫疾病有关。Ⅱ型冷球蛋白血症的典型表现是非系统性小血管炎伴明显的紫癜、荨麻疹和皮肤溃疡。周围神经病变、关节痛和关节炎很常见。

多动脉炎

多动脉炎可以原发起病或与继发于另一种疾病（继发性多动脉炎）。多动脉炎是一种急性坏死性血管炎，主要影响中小动脉。它是一种全身性疾病，可能累及肾脏、关节、皮肤、神经和其他组织。活检通常显示血管坏死性改变和破裂[156]。如果不治疗，常因该病的全身性改变而使患者 5 年生存率低于 15%。如果给予类固醇治疗，则 5 年生存率可增加至 50% 以上[156]。

其他血管炎

很多其他血管炎可能影响中、小血管。这些疾病包括过敏性脉管炎（Churg Strauss 综合征）、过敏性紫癜、各种过敏性血管炎以及多种非特异性的坏死或非坏死性血管炎。对于康复专业人员来说，了解潜在血管炎的病因对参与缺血性伤口治疗至关重要。

治疗

对于 PAD 患者，应按照所描述的一般治疗方法处理。此外，由于血管炎常累及小血管（小动脉，小静脉），因此用低压力的加压包扎或用梯度压力的弹力袜（20~30mmHg）进行轻压，可减少相关的静脉淤血并改善皮肤的血流灌注。

巨细胞动脉炎

巨细胞动脉炎常累及主动脉弓，胸主动脉和腹主动脉以及近端分支动脉。

颞动脉炎

颞动脉炎多发生与老年人（>50 岁），常累及颈外动脉分支和股动脉的分支[157]。对于新发轻度至中度颞部头痛的老年人，应考虑颞动脉炎。只有约 50% 颞动脉炎患者中有头痛或颞动脉压痛。常见症状包括低热，咀嚼暂停，体重下降，纳差和其他全身症状[157]。血沉通常会升高。

治疗

如果患者有视力下降，则需要糖皮质激素的紧急治疗。对于没有视力丧失的患者，诊断后也应立即使用泼尼松治疗。在长期使用泼尼松治疗之前，可以进行颞叶活检以明确诊断。如果活检不能立即进行，泼尼松治疗可以持续给予直到获得活检结果。通常应用大剂量泼尼松（最初每天 40~60mg）3~6 周，直到血沉稳定在正常范围内。如果活检在糖皮质激素治疗几天后才开始进行，则活检结果仍然可能是准确的。免疫调节剂可以减少长期类固醇免疫抑制并发症。皮质激素减量速度要根据血沉和临床表现来调整。如果需要外科手术治疗，应尽量延迟到疾病得到充分治疗之后，或直到疾病已经完全治愈为止。虽然血管造影术可用于诊断本病，但采用活检更为普遍，这是由于后者可直接获取颞动脉。

非侵入性成像（CT 和 MR 血管造影）的发展提高了其诊断的准确性，并可以跟踪疾病进展。

振动综合征

使用振动性工具（如链锯，磨床和手提凿岩机）几年后，会引起手部感觉障碍和雷诺现象。最初使用仪器时会出现症状，随后，当不使用振动工具时，感觉障碍和冷过敏症状仍然存在。几年之后进入本病的晚期阶段：末梢动脉闭塞、发钳、溃疡以及坏疽。缺血为少见的晚期现象[158]。损伤的确切机制尚不清楚。工具振动引起的反复性创伤显然是导致本病的主要原因。振动的频率和强度都会影响内皮的损害程度[159]。

治疗

振动损伤的治疗包括简单的措施和治疗雷诺现象的药物。另外，振动手套和减弱振动损伤的措施都有一定效果。

小鱼际捶打综合征

手的闭塞性疾病可能由于在活动（包括推、敲或者拧等）中用手掌捶打而损伤小鱼际区所造成。由此导致穿过钩状骨部尺动脉内膜的损伤。当这个区域反复受到损伤，就会造成尺动脉或末梢动脉痉挛、动脉瘤形成、闭塞或者这几种损伤的复合损伤。这就可能产生雷诺现象以及由于动脉瘤形成、血栓形成或者闭塞而导致的末梢循环缺血[160]。

自行车运动员的髂外综合征

常年进行高强度训练和比赛的自行车运动员可能出现跛行（通常是臀部和大腿），接着出现下肢沉重或麻木感。这些症状通常出现在最大强度的刺激（登山或是冲刺）之后迅速放松降低配速的情况下。在静息状态下，脉搏和踝关节的收缩压都是正常的，但是当高强度的骑车运动引起症状复发时，这两个指标会降低。病史和临床表现与无症状的狭窄是相符合的。最大刺激时，这种狭窄在血流动力学上十分明显。手术修复包括节段切除使动脉缩短，动脉内膜剥脱术，以及腰动脉分支的动脉结扎术（可以增强动脉延长）[161]。

静脉和动脉疾病

血栓闭塞性脉管炎（Buerger 病）

血栓闭塞性脉管炎（TAO，Buerger 病）是一种中、小动脉和静脉的节段性疾病，通常累及多个肢体。TAO 的最初表现可能是浅表血栓性静脉炎。TAO 主要集中在年轻的男性吸烟者。也有少量病例发生于不吸烟者。

与其他形式的血管炎相比，TAO 有两个明显的特征：①从病理学上讲，血栓是富细胞性的，而在血管壁中具有较少的细胞活性；②该病通常首先侵袭远端小动脉，如果继续吸烟则向近端发展[162]。此外，一般的免疫标记物（血沉和 CRP、循环免疫复合物、抗核抗体、类风湿因子和补体）通常是正常或阴性的。TAO 的血管病变机制主要是血栓性的还是炎症性的目前尚不清楚。无论哪种情况，急性期病变中都可见强烈炎性浸润和细胞增生，尤其在累及静脉时。TAO 从分布上来说是节段性的，血管造影显示为“跳跃性病变”，正常血管的病理组织学区域与病变节段相邻，通常在相血管的不同节段，其内外膜的反应强度不同[163]。

治疗

戒烟是绝对必要的。如果停止吸烟，疾病过程通常就会停止。其他治疗，比如抗血小板治疗和交感神经切除术，在不同程度上有效。

胸廓出口综合征

胸廓出口综合征是臂丛神经，锁骨下动脉或锁骨下静脉在胸廓出口区域受压产生的。其中 90%～95% 的病例症状是由神经受压引起的[164]。其次常见的表现是静脉受压。动脉反复损伤可导致内膜损伤，栓塞，动脉瘤形成或急性血栓形成。尽管只有少数胸廓出口综合征病例是由于动脉受压引起的，但胸廓出口综合征是 40 岁以下成年人发生急性上肢动脉阻塞的最常见原因，同时也是年轻的成年人发生急性上肢静脉阻塞最常见的病因，动脉型的胸廓出口综合征病因通常是颈肋或退化的第一肋骨。原发性的胸廓出口综合征通常是由于锁骨韧带和锁骨下肌肉压迫锁骨下静脉所致。动脉受累常见的表现是上肢激发试验时肱动脉或桡动脉搏动消失（也可能是正常的变异）。双功多普勒超声或动脉造影可用于证实胸廓出口综合征功能性血流动力学变化的存在。

治疗

非手术治疗措施，包括不加重症状的牵伸（斜角肌、胸肌和斜方肌），定位以及避免导致症状加重的因素,都可能有一定的效果。如果非手术治疗无效而机体条件允许,手术切除第一肋骨通常是有效的。在动脉明显受累(如内膜损伤或动脉瘤形成)的患者,则应用人工血管移植物来替代动脉受累部分。动脉和静脉并发症治疗的最新进展包括:溶栓、机械血栓切除术和血管内支架置入术。有新发静脉血栓形成的患者,可在肋骨切除术前用溶栓疗法清除血栓。如果有必要则需要在第一肋骨切除术后进行支架植入术,如果尚未行肋骨切除术,则不应进行支架植入术。

静脉疾病

静脉血栓栓塞

深静脉血栓形成(DVT)是一种持续困扰因病不能活动的患者以及照顾他们的康复专业人员的严重疾病。静脉血栓栓塞的发生率超过 1/1 000[165]。所有静脉血栓栓塞的患者有 30% 在 30 天内死亡[166]。当患者发生疑似 DVT 时,应该筛查易诱发的危险因素,例如长途坐车或者坐飞机时持续制动、应用雌激素、先前已有的深静脉血栓形成或有血栓形成的家族史。高凝状态是血栓形成的主要诱因,比如与癌症相关或遗传性凝血疾病,以及由手术或者局部损伤造成的血管壁损伤。约 30% 的存活病例在之后的 10 年内会发展成为复发性的静脉血栓栓塞。复发的独立诱因包括年龄增长、肥胖、恶性肿瘤以及肢体瘫痪。大约 28% 的患者会在 20 年内发展成为静脉血流淤滞综合征。为了降低静脉血栓栓塞的发病危险,提高生存率,预防复发和本病的并发症,具有这些特征的患者应该接受适当的预防治疗[167]。

根据 Virchow 最先提出的假设,静脉血栓形成最主要的三大因素为:①血流异常(尤其血流减少,或淤血);②血液异常和③血管壁损伤。

正常的止血反应依赖血管壁,内皮细胞,血小板以及产生凝血酶的级联凝血反应之间相互作用。血栓形成的早期特点时渗透性增加,白细胞黏附,迁移和内皮破坏为特征[168]。血液淤积可促进白细胞黏附于血管内皮并引起内皮缺氧,进而导致促凝状态。此外,血液淤滞也可促进活化的凝血因子在易于形成血栓的区域积聚。

尽管凝血系统一直是有活性的,但是血栓形成通常局限于局部损伤部位,这是由于凝血反应和纤溶反应的激活因子和抑制因子存在一个精确的平衡。促凝状态形成可能是调节和抑制系统失衡或者是抗血栓活性过度激活所致[169]。

血栓形成可能发生于任何部位,但是最常发生于下肢深静脉。血栓形成后可能发生几种情况:①血栓可能扩散;②导致栓塞;③可能被纤溶反应溶解;或④可能发生机化(包括再通和收缩)。最初的炎症反应导致成纤维细胞和毛细血管向血栓内生长,这有利于血栓的固定。机化反应发生于数周到数月血栓与血管壁紧密粘连之后。如果血管内血流中断,也可能因为血流动力学因素而促进血栓顺行或逆行的蔓延。血栓再通和复发的竞争作用决定了急性 DVT 的严重程度和后遗症。除非受到药物溶栓治疗影响,静脉血栓很少能完全溶解。

下肢静脉血栓形成的自然进程和临床结果决定于血栓形成的位置。因为胫后静脉和腓静脉平行走行,其中单独一支静脉血栓形成不会引起明显的血流阻塞。小腿腓肠肌静脉血栓形成经常发生,尤其术后患者。腓肠肌静脉的血栓形成可能一直没有症状,血栓常常被自然的纤溶反应溶解并且不伴有后遗症[170]。在那些没有症状的患者,5% ~ 20% 的腓肠肌静脉血栓会向近心端蔓延。如果蔓延至腘静脉或更多近端静脉,其肺栓塞发生的概率将从小于 5% 增加至 50%[171]。腓肠肌静脉血栓脱落危险性低于大腿的血栓,但是超过 20% 的这种血栓可能向近心端蔓延并且超过 10% 可能发生栓塞。如果没有进行抗凝治疗,则需要对病灶进行监测[172]。而髂静脉及近端静脉血栓,即使应用了肝素进行抗凝治疗,也一般很少能自发再通。一项在评估了大型中央 DVT 血栓溶栓治疗情况(ATTRACT 试验)[173]的大型前瞻性研究表明,那些髂静脉受累和出现严重症状的患者,除接受抗凝治疗外,还接受药物机械导管定向溶栓治疗,这些患者中度至重度血栓形成后综合征的发生率比仅接受抗凝治疗的患者降低。

股青肿

股青肿是 DVT 的罕见并发症,其临床表现是快速发展的大范围下肢水肿,剧痛和发绀[171]。远端发绀提示广泛静脉回流障碍。股青肿常见于近端,髂股静脉栓塞合并远端广泛的深、浅静脉血栓形成。有时即使在动脉通畅的情况下,有可能不能触及动脉搏动。对于发生了坏疽的非常严重的病例,应立即截肢[171]。如果可能的话,紧急处理对挽救患者生命和肢体非常重要,包括:放置腔静脉滤器、全身肝素化、手术取栓或溶栓治疗。

慢性静脉功能不全

慢性静脉疾病是导致患者不适和残疾的重要原因并且在世界范围内有很高的发病率。临床-病因-解剖-病理生理(CEAP)临床评分系统已成为报告静脉疾病的标准[174]。

导致慢性静脉功能不全的原因包括:遗传、局部创伤、血栓形成和静脉或瓣膜的内在缺陷。静脉的回流依赖于回心血流的推动力,通畅的回流管道和防止血液反流功能完整的静脉瓣膜存在。上述任何环节出现问题都将导致慢性静脉高压[175]。正常情况下,下肢静脉压力等于右心房的静水压。在踝关节水平,静水压是 90mmHg[176]。腓肠肌的肌肉泵作用在运动时能降低 2/3 的静脉压。甚至站立位轻微的肌肉运动也能降低静脉压[176]。而患有静脉功能不全的患者在运动后不能降低踝关节的静脉压或者表现为休息后静脉压的快速反弹。踝关节静脉压力反弹的时间可作为评估肢体静脉反流程度的指标。步行时静脉压升高与溃疡的发病率成正相关[177]。步行时踝关节静脉压低于 30mmHg 时,溃疡的发生率接近 0。随着静脉压的升高,溃疡的发生率呈线性增加,当静脉压力大于 90mmHg 时,溃疡的发生率达到 100%[177]。下肢浅表静脉通常回流 10%~15% 的静脉血。尽管 10% 的溃疡患者仅合并浅静脉功能不全,但浅表静脉功能不全很少引起严重的静脉高压。

67%~80% 的 DVT 患者最终合并血栓形成后综合征(血栓形成后静脉闭塞或瓣膜破坏),但只有少于 5% 的患者合并溃疡[178]。静脉功能不全可能在急性血栓形成后 5~10 年内出现。血栓形成后深静脉的损伤是慢性静脉功能不全的主要原因。只有当瓣膜穿孔或深静脉功能不全时才会导致静脉功能不全进一步发展。最终,静脉瓣损伤和静脉血向浅静脉的反流导致静脉高压。静脉高压导致皮肤硬结、纤维化(脂肪皮肤硬化)和溃疡(图 37-6)的机制仍不清楚[179]。

May-Thurner 综合征和盆腔静脉闭塞

May-Thurner 综合征(髂静脉压迫综合征)是指左髂静脉受到右髂动脉压迫而导致的单纯左下肢肿胀,临床表现与静脉功能不全相似。抗凝治疗曾是 May-Thurner 综合征的治疗方法之一。现有的缓解机械压迫症状的治疗手段包括开放性外科手术和腔内修复术。血管内支架置入术最常见的治疗方法。

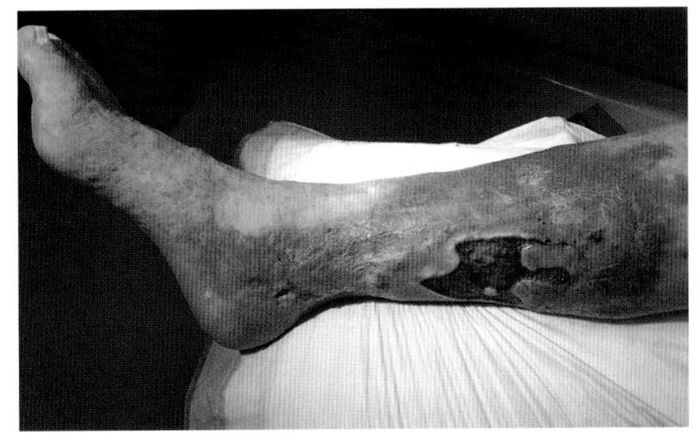

图 37-6　慢性静脉功能不全伴水肿、色素沉着、硬化、皮炎和溃疡

同样,由髂静脉和下腔静脉引起的慢性股总动脉闭塞也可以经皮支架置入再通,旁路手术也是慢性髂静脉闭塞的一种选择。

静脉诊断测试

连续多普勒超声

连续波多普勒超声(如前所述)在临床上用于检测静脉系统的完整性。此检查可发现是否有静脉栓塞或静脉功能不全、量化静脉疾病的严重程度、判断病变位于下肢哪一节段。需检测下肢多个部位的静脉血流信号。正常的静脉血流是自发的,并随着呼吸而呈现时相变化。连续波多普勒超声可以检测静脉的通畅性、自发血流、时相性、血流增加、静脉功能不全以及搏动性,静脉栓塞的超声特点是正常自发血流缺失或者随呼吸而变化的时相特征消失。如果超声探头刚好置于栓塞处,则无法探测到自发血流信号。如果探头置于栓塞部位以下,则无法探、测到静脉血流随呼吸而变化的时相特征(单向低频信号)。许多措施[深呼吸、瓦尔萨尔瓦动作(Valsalva maneuver)、对小腿或前臂施压]可以导致静脉血流增加。因为连续波多普勒超声提供了主观的信息,如果发现栓塞,则可继续行客观检查。

静脉容积描记法

静脉容积描记法是一种无创性的检测肢体血容积变化的方法(e 图 37-6)。当血液反流增强(静脉瓣膜功能不全时)或者血流阻断(血管堵塞)时,容积描记技术就可用来测量肢体血容积发生的这些改变。当肢体发生位置改变(抬腿)或者充气的袖带放气减压时,正常的腿部静脉内的血液会加速回流排空。如果瓣膜功能正常,人体会通过动脉和毛细血管进行顺向的再灌注。在正常的肢体上,这需要一分钟或更长的时间。

如果静脉功能不全,下肢的血管容积比正常情况下更快地恢复到基线水平。如果功能不全的静脉位置非常表浅,使用止血带对腿部进行加压或用手指压迫功能不全的浅表静脉将使静脉再灌注时间正常化。当静脉阻塞时,外周静脉压和基本的静脉容积升高(增加静脉回流阻力)。在这种情况下,抬高腿部或快速释放袖带压力会减慢下肢部静脉排空。

分段体积描记法使用套袖子检测肢体血管体积的变化。对近端肢体连续的加压和放气使肢体容积产生改变,可以通过测量这些变化来确定静脉容量和最大静脉回流量。下肢近端深静脉血栓将导致:①袖带充气加压后肢体血管容积的改变减小;②释放袖带压力时肢体血管容积的改变也减小。

双功超声

双功超声检查:①能直接看到血管腔内阻塞位置并定位;②评估腹股沟韧带远端静脉血流的特征;③鉴别阻塞的静脉周围是否存在侧支静脉;④可直接检测瓣膜反流;⑤可直接观察特殊的静脉瓣膜和瓣膜小叶的运动;⑥定量观察瓣膜功能不全的程度;⑦在血管旁路手术之前对所采集静脉进行定位和评估;⑧对静脉交通支功能不全进行评估;⑨评估可能发生静脉疾病的一切条件。双功超声扫描已成为测试人体浅静脉、深静脉、交通支静脉系统的首选方法。

静脉造影术

下肢静脉造影技术是一种非常有效的评估急性和慢性深静脉血栓的方法,但目前应用逐渐减少。随着双功超声检查技术的进步,在鉴别深静脉阻塞或瓣膜功能不全时。静脉造影术已被双功超声扫描取代,在慢性静脉疾病诊断中,静脉造影可显示血栓形成后病变的具体位置和程度,主要表现为血管阻塞,静脉血管再通,侧支循环的建立和浅表静脉曲张。顺行静脉造影可以为血管内治疗和开放式外科手术方案设计提供帮助,例如髂静脉和下腔静脉再通和静脉搭桥术。顺行静脉造影主要应用于需要进行支架植入的血管内治疗、静脉搭桥、静脉瓣膜修复或瓣膜移植的严重慢性深静脉闭塞性疾病的患者中。

CT 静脉成像术

CT 在静脉成像术在图像采集的速度和分辨率上有优势。缺点是必须暴露于辐射中和服用碘造影剂。对于对碘造影剂严重过敏或肾功能下降的患者,应采用其他可供代替的成像技术进行评估。

磁共振成像

MRI 对 DVT 的检测的有效性已经在和静脉造影进行对比的许多试验中得到证实。据报道敏感性和特异性高达 100%[180]。MRI 也可以用来鉴别急性 DVT 和慢性 DVT。由于磁共振成像比双功超声扫描昂贵,所以很少用于诊断 DVT。

急性 DVT 的治疗

急性 DVT 的标准治疗包括抗凝、肢体抬高和肢体静脉加压。最重要的是预防血栓形成,在重视高危人群的前提下预防血栓栓塞疾病。

抗凝治疗

抗凝治疗仍然是治疗血栓栓塞症的主要方法。抗凝有两个治疗目标:一是预防因肺栓塞导致的死亡,二是减少血栓对静脉的损伤和预防血栓后综合征。对既往有深静脉血栓形成病史、因创伤导致凝血功能紊乱或因医疗需要和外科手术后需要长期卧床的患者,预防性的抗凝是必要的,如果抗凝治疗必须中断,可考虑选择放置可回收的静脉腔过滤器。

腔静脉滤器

腔静脉滤器主要适用于静脉栓塞性疾病合并有抗凝禁忌证、抗凝失败、妊娠合并静脉血栓栓塞、术前预防、减肥手术、多发伤和神经外科手术或骨科术后新发 DVT(1 个月)患者。用于预防发生肺栓塞,但暂时的抗凝治疗禁忌证消除时,应考虑继续进行抗凝治疗。如果使用了可回收的腔静脉滤器,当血栓形成的风险去除后或抗凝治疗开始时,可以将其拆除。

慢性静脉功能不全的治疗

手术/静脉内治疗

慢性静脉功能不全的外科/静脉内管理治疗通

过热消融(激光或射频)或非热消融(化学或机械化学消融或硬化治疗)、显微镜切除术,或目前少见的静脉剥离或筋膜下内镜交通支手术(SEPS)来进行。

热消融。热消融通过插入靶静脉的小导管将热量传递到浅表静脉的回流血管或穿支静脉,以闭合静脉。

非热消融。在某些情况下可用硬化疗法(向静脉内注射硬化性药物)来消除功能不全的静脉[175,181]。硬化疗法用于治疗静脉曲张、远端小静脉曲张、浅静脉和交通支静脉引起的静脉功能不全。超声引导下的硬化治疗已成功应用于治疗穿支静脉功能不全[182]。硬化剂治疗的并发症很少见,通常很轻微,包括皮肤褪色、血栓性静脉炎和血肿形成。建议治疗后应临时采用弹力绷带压迫一段时间。

关于穿支静脉,目前公认的标准治疗方法是采用超声引导下的硬化疗法或静脉内射频或激光热消融治疗(持续时间大于 500ms,位于愈合或开放性溃疡下方直径大于 3.5mm 的伤口),而不是开放手术结扎或筋膜下内镜交通支手术(SEPS)治疗。在伤口允许的情况下,我们可以接受先对功能不全的穿支静脉重新评估,然后对穿支静脉进行病理检查,逐步对其进行治疗[183]。

筋膜下内镜交通支手术。SEPS 是一种治疗晚期慢性静脉功能不全患者的微创技术,手术的目的阻断小腿内侧功能不全的穿支静脉,以减少静脉回流,并降低步行时踝关节以上平面的静脉高压。这个区域是静脉溃疡的高发区。

深静脉重建术。髂静脉或髂股静脉阻塞的患者应考虑搭桥术。瓣膜功能不全和静脉性溃疡的患者可尝试深静脉瓣膜修复术或瓣膜移植术。髂股静脉和下腔静脉支架植入术是治疗静脉流出道梗阻的首选方法。短期内髂股静脉支架内再发严重狭窄(>50%)是很少见的[184]。

康复治疗

由于在直立位和行走时产生的静脉高压是造成慢性静脉功能不全损伤的生理因素,因此治疗的第一步是降低步行时的静脉压。压迫治疗是慢性静脉功能不全的主要治疗方式。

压迫　为了预防深静脉血栓形成,近端 DVT 一经诊断就应穿弹力袜,并至少坚持穿 1 年[185]。弹力袜通过压迫下肢和增加组织间张力促进静脉回流。浅静脉扩张、充血、浅静脉和肌内静脉受压迫间接增加了腓肠肌的肌肉泵功能[176]。

髂静脉及下腔静脉严重阻塞的患者,由于静脉跛行而无法应用压迫疗法,导致压迫疗法的治愈率很低。在严重的慢性静脉功能不全患者中,静脉支架置入可改善受压,消除水肿,降低静脉高压,并减少疼痛等其他症状。对压迫和/或其他治疗效果差的患者应运用超声或其他影像检查进行评估[183]。

当不合并充血性心力衰竭和静脉血栓(通过非侵入性检查)时,使用间歇性气压压缩泵(40~50mmHg)能使下肢血管容积保持稳定。在使用泵的间歇期应给予加压包裹。下肢体积稳定后,可使用弹力袜治疗。弹力袜应能提供渐进式压力,在脚踝处产生的压力应最高,小腿稍低,大腿最低。通常应穿及膝长度的弹力袜,踝关节压力应调至 30~40mmHg。当抬高患肢用于控制水肿时,通常会将肢体抬高到心脏水平以上。患者应当躺在沙发上或斜倚着以抬高患肢,待续时间和频率应根据病情的严重程度调整,应尽可能抬高肢体,同时应避免长时间站立和久坐。如果患者合并有动脉疾病,应适度抬高肢体来避免进一步加重动脉病变。

静脉溃疡是由动态静脉压升高(静脉高压)引起的。强烈建议在静脉溃疡的治疗中使用三级压迫治疗。可通过多层弹性压迫、非弹性压迫、乌纳靴、弹力袜等多种方法进行有效压迫。尽管这些方法疗效相似,但在舒适性和成本上可能存在显著差异。定期使用弹力袜的患者,如果使用较高水平的压力,则伤口复发率较低,但能够定期使用高水平压力的患者较少[186]。由于静脉高压症持续时间长,对于有伤口病史的患者,应在一定程度上持续进行压迫治疗[183]。如在诊断检查中确认混合静脉/动脉疾病时[187],必须更改压迫程度。在轻、中度动脉供血不足[188]的患者中,适量的压迫可能成功治疗下肢静脉溃疡。间歇性压力会促进静脉回流,当不能承受持续的压力时可以使用间歇性压力治疗[189]。

运动　事实证明,运动可增加小腿肌肉泵功能,并有助于长期预防静脉溃疡[190]。涉及腿部肌群的运动,如步行、骑自行车或游泳,可促进小腿肌肉张力,并增强静脉回流。运动可使静脉高压程度降低。由深静脉瓣膜功能不全导致的慢性静脉淤滞患者,其静脉压的降低程度不如原发穿支静脉瓣功能障碍缺陷的患者明显[191]。

37

摘要

血管疾病患者成为康复专业人员的巨大挑战。在许多接受康复治疗的患者中,动脉或静脉功能障碍可能是主要问题或严重的并发症。也可能存在于临床表现无明显关联的患者中。康复评估包括详细的血管病史、体格检查和选择性诊断检查。如果由康复专业人员早期确定,干预措施包括锻炼、适当的压迫、治疗手段、体位保持、保护和舒适鞋子可能有助于避免肢体丧失。

(张学敏、毕胜 译 张长杰 审校)

参考文献

第六篇 继发情况与并发症

第 38 章 体力活动不足：生理性损害和相关临床症状

Patrick Kortebein

缺乏活动将损害人们的身体健康，而活动及方法恰当的体育锻炼有助于维持良好的身体状态。

Plato[1]

对休息的偏爱会挤占你健康锻炼时间。逐渐会漠视周围事物，最终将侵蚀身体功能。

Thomas Jefferson[2]

虽然身体活动和锻炼已成为健康人群普遍接受的概念，但缺乏活动（包括卧床休息）的不良后果却较少得到临床医师和公众的重视。制动和缺乏体力活动所带来的有害影响相当广泛，并累及多个器官系统；因为这些影响的隐蔽性会使人轻视它们的危害，从而缺乏及时预防和治疗的意识。在这一章，我们从讨论缺乏活动最极端的例子——卧床休息开始，进而汇总不活动的众多影响。随后，我们讨论临床人群，即住院患者的相关信息，特别针对那些在重症监护病房（ICU）接受治疗的患者。在该人群中，体力活动减少可能对其功能产生实质性影响。因为很多时候，康复临床医师有机会照顾这些患者，并应作好解决他们的功能缺陷的准备。最后，本章描述缺乏体力活动对公众健康造成相关危害。

“休息”是减少身体活动以使身体从疾病或损伤中恢复过来的过程。它在很长时间里被认为是一种普遍的医学“疗法”。然而，将完全不活动作为一种治疗干预理念，比如卧床休息，在医学史上却是一个相对比较近期的现象。在 19 世纪中叶，一些提倡卧床休息的医师开始崭露头角，包括外科医师 Hugh Owen Thomas（休・欧文・托马斯）和 John Hilton（约翰・希尔顿）[3]。随着时间的推移，卧床休息被广泛提倡并应用于各种医疗问题。一般认为，休息有助于加速愈合与身体恢复。然而，当时的人们并没有意识到，制动和不活动也可能对身体造成潜在的伤害。直到 20 世纪 40 年代，长时间卧床休息的不良影响才得到更充分的认识[4-7]。最近，人们认识到卧床休息实际上并不是治疗许多疾病的有效方法[8]。

在过去的几十年里，为了推断微重力效应对人类太空旅行的影响，人们进行了大量关于健康人群卧床休息的研究。而最近，人们做了类似的研究，试图将卧床不活动的具体影响与疾病或受伤后的反应区分开来[9]。研究中积累的证据表明，不活动/制动对人体内几乎每个器官系统都会产生不利影响（表 38-1）。在临床康复医学中，当在急诊监护室评估患者时，康复临床医师可能需要考虑和处理这些所有并发症。而且在急性期后医疗（post-acute care，PAC）过程中，多数所需要处理问题同样是和这些并发症相关的。幸运的是，当今卫生保健系统的变革促使急性病症患者的住院时长缩短，从而降低了许多这类后遗症（如肾结石、关节挛缩）的发生率。尽管如此，在监测、开展预防和/或管理不活动所造成的后遗症时，康复临床医师应当时刻保持警惕。在本章的最后部分，我们会谈到面对门诊患者，康复临床医师也可以处理体力活动不足而造成的公共健康问题。

下面的每个章节分别介绍了体力活动减少对全身各个主要器官系统的影响，这部分的绝大多数信息都源于针对卧床休息的研究。

表 38-1 制动与活动减少的副作用

系统	影响
肌肉骨骼系统	骨骼肌萎缩、肌肉蛋白合成减少、肌肉力量和耐力下降(下肢伸肌>上肢伸肌,伸肌>屈肌) 关节强直(髋、踝屈曲) 骨质疏松 平衡受损、跌倒风险
心血管	由于静脉回流减少和每搏输出量减少而导致心脏输出量减少,从而导致有氧/心肺功能下降(如最大摄氧量) 直立性低血压(继发于下肢血容量减少和静脉顺应性增强) 静脉血栓栓塞
肺	肺不张 实质性肺炎
胃肠道	食欲下降 便秘
泌尿	尿潴留、结石和感染
代谢、内分泌	葡萄糖不耐受
皮肤	压力性溃疡
心理、行为	感官剥夺 定向障碍、困惑 抑郁、焦虑

摘自 Rehabilitation for hospital associated deconditioning. Am J Phys Med Rehabil. 2009;88[1]:66-77。

肌肉的影响

骨骼肌是身体运动功能的“引擎”,且这种作用是神经系统和骨骼系统协同工作的结果。体力活动不足会迅速影响肌肉功能,这一点在急诊科室最容易看到,尤其在老年人等更容易受影响的人群身上。如果在住院期间没有及早发现和治疗,这些患者可能会经历更长期的功能损害,这些损害包括行走功能下降和日常生活基本活动能力降低。

在过去的几十年里,卧床休息研究所关注的卧床休息时长从几天到十周以上不等,这些研究多数集中在卧床对骨骼肌的影响上[6,10,11]。尽管测试的具体数值可能会随着测量方法的不同而变化(如 MRI、DEXA),但平均而言,这些卧床研究所报告的肌肉流失率为每天流失肌肉总质量的 0.5%~0.6%[10]。卧床休息时,大部分肌肉流失来自下肢[9,10,12],且主要来自抗重力的伸肌群,其中足踝屈肌受影响最大。例如,一项研究使用 MRI 对卧床 20 天前后的肌肉量进行对比,结果显示,腓肠肌和比目鱼肌的肌肉体积(分别下降 9.4% 和 10.3%)比膝关节伸肌和屈肌的肌肉体积(分别下降 5.1% 和 8.0%)减少得更多[13]。在另一项 MRI 研究中,Trappe 等报道,年轻女性卧床 60 天后,股四头肌和肱三头肌的体积分别下降了 21% 和 29%[14]。随后的一项研究发现,在卧床的前几天,肌肉的流失尤其明显,而在卧床的后期,肌肉流失速度则趋于缓慢、持续[10]。另外,年龄似乎也是一个相关因素。虽然大多数的卧床研究都是在年轻人中完成的,但老年人似乎对不活动的影响更敏感[9,12]。第一项对老年人卧床休息的研究显示,10 天卧床导致老年人丢失了近 1kg 下肢肌肉,而年轻人在 14 天卧床后仅丢失了 600g 的下肢肌肉[9,15]。Drummond 等人在随后对老年人进行的一项研究发现,在仅仅 7 天卧床的情况下,老年人的全身瘦体重(下降 1.6kg)下降更大[12]。随后,在一项对比老年受试者和年轻受试者的卧床研究中,Tanner 等人发现经过 5 天的卧床,老年受试者下肢肌肉质量减少 4%,且年轻人则没有变化。同时,Pisot 等人报道则表明,经过 14 天的卧床,老年受试者的股四头肌肌肉体积(MRI 测得)会下降 8%,而年轻受试者仅为 6%[16,17]。然而,并不是所有的数据都是一致的,Suetta 等人在一项为期两周的下肢石膏固定研究中发现,相比老年受试者,年轻受试者的四头肌肌肉体积(MRI 测得)的丢失更明显(9% vs 5%)[18]。性别似乎不是一个影响因素,因为多项卧床研究没有发现女性与男性在肌肉流失方面有任何显著差异[14]。然而,应当注意的是,所有这些研究的对象都健康人,而不是在那些就诊于急诊监护室或门诊的典型患者。

研究者通过多种不同的分析方法评估不活动导致肌肉流失的具体机制,其中多种研究工作侧重于肌肉蛋白的合成和分解。从这些研究来看,肌肉损失的主要机制似乎是肌肉蛋白合成的减少,这种蛋白质合成的减少可同时发生于在静息状态/基础代谢状态(降低 30%~50%)和餐后状态[10,19];后者被称为“合成代谢受阻”,因为正常情况下,体内蛋白质合成会在餐后有所增加。由于在卧床的前几天肌肉流失更快,也就是说随着时间推移,肌肉流失速度会先出现一个峰值,然后逐渐恢复到基础水平[10],再往后由于肌肉蛋白合成的持续缓慢减少,肌肉流失会更缓慢。然而,由于测量肌肉蛋白分解的技术更难,所以用分解解释肌肉流失的研究数据较少。

然而,最近一项针对年轻人和老年人的研究却发现,在短期卧床后,老年人肌肉蛋白水解的标志物增加了[16]。还应注意的是,尽管在所有这些卧床研究均提及受试者每日蛋白质摄入达到其推荐摄食量[0.8~1g/(kg·d)],但蛋白质合成依旧会改变,并且老年受试者会在卧床伊始便会出现负氮平衡[9]。

另外,与肌肉量的变化相一致,卧床不活动也会导致肌肉力量下降,并且力量的下降通常比肌肉量的下降更为明显。虽然测量方法不同(如等长与等张收缩),肌力变化存在些许差异。一般而言,肌力每天约下降 1%。此外,与肌肉萎缩一样,随着卧床时间的延长,肌力的下降往往不如开始时那么明显[10,11],抗重力的伸肌力量往往会容易受到损害。例如,卧床 10~14 天[9,17,20]的年轻人和老年人,膝关节伸肌力量分别下降了 13%~16%,而年轻人在卧床 84 天后,膝关节伸肌力量会下降 43%[11]。尽管 Tanner 等人的研究表明,在卧床休息 5 天后老年受试者的膝关节伸肌等长力量下降了 16%,而年轻受试者仅下降了 6%[16],但卧床所致的力量下降似乎与年龄、性别无关。此外,虽然同时测量伸肌和屈肌力量的研究并不常见,但 Kortebein 等人发现,在老年男性和女性卧床 10 天后,膝关节伸、屈肌力量的下降程度几乎相同[9]。虽然测量的结果并非完全具有一致性,但无论是年轻人还是老年人,肌肉爆发力的下降程度与卧床时的力量的下降程度大致相同[11,21]。

卧床时的力量下降并非与肌肉流失完全同步。神经动员的改变,运动单位募集的变化,和/或肌肉内部结构(如兴奋-收缩机制,钙敏感性)等相关因素被认为是造成这些差异的原因[11,16,22]。此外,多个卧床研究中进行了单一肌纤维的分析。这些研究一致性发现,与快肌/Ⅱ型纤维相比,慢肌/Ⅰ型纤维受到不活动的负面影响更大,而且总体上卧床会使纤维类型向快肌/Ⅱ型纤维转变[10,11]。另一个潜在的因素是肌肉生长抑制素,作为 TGF-β 家族中的一员,它会抑制肌肉蛋白的合成,并且在卧床休息时增加[23]。Zachwieja 等报道称,卧床 25 天后,总瘦体重平均下降 2.2kg,血浆肌肉生长抑制素免疫反应蛋白水平上升 12%[24]。相反,若年轻个体在长时间卧床期间进行抗阻运动,则能够维持肌肉生长抑制素水平[23]。制动患者肌肉长度的变化也会导致力量的下降;当肌肉被固定在一个缩短的位置时(如腘绳肌被固定在膝屈曲时),缺乏慢性拉伸导致相互串联的肌节缩短,逐渐使肌肉适应较短的静息长度。

尽管卧床对肌肉功能有相当明显的影响,但即使对老年人群,迄今为止也没有研究证明这些变化对其全身功能有本质的伤害。例如,在卧床 10 天后,即使使用信效度较好的全身身体功能测量方法(简明身体表现量表 Short Physical Performance Battery)对健康的老年人进行测试,结果也并没有显著性差异。卧床后的老年人依然能够在没有辅助设备或助行器的情况下独立回家,并且没有其他不良后遗症[21]。这些发现表明,卧床休息本身通常并不足以给健康个体造成实质性的功能损害。

38

为了减轻卧床所致的肌肉质量和力量的损失,一些学者进行了干预措施的研究。在所有的干预措施中,最有效的预防方法是抗阻运动。Ferrando 等人发现,在卧床休息的 14 天内,每隔一天进行一次高强度(80%最大强度)抗阻运动能够维持病前肌肉蛋白合成水平和肌肉力量[15]。随后,Trappe 等人完成了一项研究,在 84 天的卧床期间,男性受试者每 3 天使用非重力依赖的惯性测功仪完成一次高强度蹲坐;在卧床结束时,运动组的膝关节伸肌肌肉质量和力量没有下降,而对照组的肌肉量和力量分别下降了 17%和 40%[11]。最近,有报道称,在 60 天的卧床期间内进行高强度的跳跃训练可以保持年轻成年受试者的肌肉质量和力量[25]。全身振动可以改善肌肉质量,但最近的一项针对年轻男性的卧床研究发现,在经过 60 天卧床休息后,和单独进行阻力训练相比,结合抗阻训练和全身震动干预并没有表现出额外的减缓下肢肌肉流失速度的作用[26]。为了增加肌肉蛋白合成,营养干预方法应重点强调补充必需氨基酸。PaddonJones 等人发现,在 28 天的卧床期间,若每天补充充足的必需氨基酸/蔗糖,肌肉蛋白合成和下肢肌肉质量可以得以维持,同时膝关节伸肌力量的下降也仅仅是对照组的一半(-9%对比-18%)[27]。在补充亮氨酸的 14 天卧床研究也有类似的发现,实验组肌肉蛋白合成(-10%亮氨酸组对比-30%对照组)、膝关节伸肌力量(-7%亮氨酸组对比-15%对照组)和肌肉质量(-2%亮氨酸组对比-3%对照组)下降的更少[20]。在一项为期 60 天的卧床研究中,对比运动组(抗阻运动和有氧运动)与补充蛋白质组的结果表明,与其他抗阻运动干预效果相似,运动组的膝关节伸肌肌肉围度和力量,以及脚踝的足屈肌力量,在研究结束时保持不变,而足底屈肌肌肉大小仅略有下降(-8%)。而与前述的饮食干预研究相反,该研究中接受蛋白质补充干预

[1.6g/(kg·d);比对照组受试者高60%]的女性受试者的膝关节伸肌和足底屈肌肌肉质量和力量的下降程度与对照组相似(-46%~-19%)[14]。

仅有少数的研究关注了卧床后肌肉质量和力量恢复的过程。Tanner等人让年轻和年长的受试者在卧床5天后紧接着进行8周的高强度离心抗阻训练,同时在运动后补充蛋白质;与卧床前相比,两组的膝关节伸肌力量均显著增加(+10%~15%),其中训练组中,年长受试者的下肢瘦体重恢复到卧床前水平,而年轻受试者则超过了卧床前水平[16]。一项针对老年受试者开展的为期10天的卧床研究表明,在卧床后30天内进行了高强度(70%~80%最大强度)抗阻和中等强度(60%~70%最大强度)有氧运动(未发表的数据)[9],随后受试者的下肢力量恢复到卧床前水平。Pisot等人研究了14天卧床后年轻和年长男性的恢复情况;他们发现,经过14天结合了抗阻和有氧运动的康复计划后,年轻受试者恢复了股四头肌的肌肉量、力量及爆发力,而老年受试者恢复了膝关节伸肌的力量,但肌肉质量和爆发力仍然存在缺陷[17]。这些发现表明,在健康个体中,想要消除卧床的影响,需要进行高强度的康复性运动计划,而且完全恢复肌肉功能所需的时间比卧床时间长两到三倍,特别是对老年人而言。康复临床医师在照顾需要紧急护理的住院(和/或长期卧床休息的)患者时需要考虑这些相关信息。实际情况是,这些患者完全恢复其身体功能往往需要更长的时间,因为在急性期后的康复期间,患者立刻进行高强度的运动往往是不现实的。因此,这些患者在完成正式的康复计划后,通常还会在相当长的一段时间内存在功能受损。

综上所述,卧床对骨骼肌有着确切的影响。卧床休息所致的肌肉萎缩和力量下降的最典型特点是,下肢比上肢严重,伸肌群比屈肌群严重。萎缩的主要原因是肌肉蛋白合成下降。这些变化开始于卧床休息后的几天内,绝大多数的肌肉质量和力量的下降发生在卧床后的一到两个星期内,随后其下降速度趋缓。最后,老年人更容易受到卧床不活动的影响。临床工作中需要特别留意这些影响,因为大多数住院患者都是老年人[28]。

肌肉-肌腱的影响

通过拉伸来保持最佳的肌肉静息长度与肌肉肌腱的黏弹性被认为是维持正常肌肉功能的重要因素。动物实验表明,被动拉伸横纹肌与肌肉肥大相关,拉伸可增加肌纤维面积和增加肌节数量[29]。然而,肌肉收缩也需要一些条件,主要与收缩时细胞质钙水平的升高有关[29]。位于肌纤维肌膜上的未分化的静态的成肌细胞(卫星细胞)在牵拉时被激活,并被认为是引起拉伸性肌肉肥大的原因[30]。

肌肉僵硬被认为是源于肌肉结构的改变,这些变化包括肌纤维角度的改变、肌节的减少、胶原纤维及其交叉连接的重新排列。即便是肌肉结缔组织的相对增加也会导致肌肉僵硬和潜在的关节活动度降低。连接两个关节的肌肉,如髋关节屈肌和腘绳肌特别容易僵硬。僵硬和随之而来的双关节肌缩短会影响功能性行走。例如,若髋部屈肌紧张造成了髋屈肌挛缩35°,那么行走过程中的能量消耗将提高60%[31]。而在制动者身上,由于身体活动伴随的肌肉牵扯减少,肌肉挛缩过程会加速;因此,为了预防僵硬,通常建议对肢体的主要关节和肌肉群进行预防性关节活动练习和肌肉被动拉伸。从直觉上讲,这似乎是合理的;然而,支持这些干预措施的科学证据有限。Cochrane上最近发表了一篇关于拉伸预防关节挛缩(包括那些患有或没有神经系统疾病的人)的综述,其结论表明,即使牵拉持续了7个月,其对关节活动度仍没有临床相关影响[32]。此外,之前的一篇Cochrane综述试图评估拉伸对预防或消除运动后肌肉酸痛的作用,也没有发现支持的证据[33]。尽管支持牵拉有效的研究文献数量有限,但由于牵拉和活动度练习是低风险的运动,所以他们是目前预防高危患者关节僵硬和挛缩的最佳选择。即使活动度训练和拉伸的最佳频率和持续时间尚且未知,但对那些需要长时间卧床休息者或只能坐轮椅的患者而言,最佳的做法可能是至少每天做一次甚至每天做两到三次牵拉运动。拉伸的幅度应当以肌肉感到轻微的不适为宜,并在那个位置保持大约30s。值得注意的是,最近的指南建议,对于年龄较大(>65岁)的社区居住的成年人而言,灵活性练习应当被作为其一项定期开展的身体活动,并且每周对主要肌肉群进行三次(每次拉伸20~30s)牵拉[34]。

心血管的影响

已有大量研究证实了卧床会对心血管功能产生影响,该领域的开创性研究是Saltin等人在1968年发表的[35]。在这项研究中,研究人员让年轻男性受试者完成了20天的卧床,随后进行了约8周的锻炼。受试者的最大耗氧量(最大摄氧量测试)

在卧床后平均下降 26%。随后针对年轻人和老年人的数项研究也发现,最大摄氧量每天大约下降 1%[17,20,21,36]。然而,与卧床对骨骼肌的影响相似,最大摄氧量的下降速度也随着卧床时间的延长而减慢。例如,年轻女性在卧床休息 60 天后,最大耗氧量仅下降 21%[37]。与用膳食或运动干预方法评估肌肉流失一样,研究发现营养补充在预防有氧能力下降方面没有任何效果(下降 26%),但若受试者在卧床休息期间同时进行中等强度有氧运动和抗阻训练,却可以几乎完全保存有氧能力(仅下降 3%)。

卧床时最大摄氧量降低的机制已经确定,这是由于每搏输出量相应减少导致了心排出量减少[35,38]。每搏输出量减少源自以下这些因素:血浆体积减小、静脉回流减少以及静脉容量增加[36],这些因素也会导致直立性低血压,而直立性低血压也是长期卧床后常见的现象。长期卧床后,心率在休息时和最大运动时均略有增加,并且,在给定的工作强度下,次最大心率的值也相较卧床前有所增加[36]。类似于停训研究中的发现,制动后体内氧化酶的活性和含量以及线粒体的数量和大小都会减少[23,35]。此外,随着肌纤维向快肌/Ⅱ型糖酵解肌肉纤维的转变,脂肪酸的利用率也降低了。一项针对 84 天卧床后肌肉代谢改变的分析研究表明,体内氧化酶活性和其基因表达下降,而无氧/糖酵解代谢酶活性和基因表达则保持不变[23]。

血流动力学的影响

在卧床休息期间,血容量迅速下降,其在开始 1~2 周内的降幅最大[39]。血容量的较下降由于抗利尿激素分泌减少所致的利尿反应增加造成的。血浆体积的下降幅度通常比红细胞量的下降的幅度更大,从而导致血液黏度增加,进而可能增加血栓栓塞的倾向。24h 卧床后血浆体积约减少 5%,而 6 天和 14 天后,血浆体积的减少量可分别达到卧床前水平的 10% 和 20%[40]。而等张运动能延缓血浆体积的减少,其效果几乎是等长运动的两倍[39,41]。除了血浆量的变化外,在长时间卧床休息后,血浆蛋白也会减少。短时间的高强度运动可以减少血浆蛋白的流失,同时持续的次最大强度运动实际上可以增加血浆蛋白的净含量,从而有助于维持血浆容量[41]。

由于长时间卧床休息后人体血容量减少,所以直立性低血压是长期卧床休息的常见并发症。早期的活动是对抗直立不耐受的最有效的方法,活动应该包括部分或完全直立姿势的练习,特别是下肢的被动和主动运动度练习,逐渐进阶到移动练习。在医院科室中,部分直立姿势训练可以起始于在床上,然后进展到坐在椅子上,然后到站立;练习中偶尔还会用到倾斜的床面。下肢肌肉的等张或等长练习以及抬腿练习,可以用以解决静脉淤积的问题,同时,加强腹部肌肉有利于站立时的躯干的稳定。支持性服装,如弹性绷带、高到大腿的弹性长袜以及腹部束带,也可以用来防止直立性低血压。如果没有临床禁忌证(如严重的肾脏疾病),患者可以保持适当的盐和液体摄入以改善由血容量下降而引起的低血压[42]。另外,当无法通过其他干预措施纠正体液下降与身体脱水时,也可以使用静脉输液[43]。

38

静脉血栓栓塞

制动导致的静脉停滞和血液凝固性增加是 Virchow 三联征(Virchow triad)三个危险因素中的两个危险因素。凝血能力的增强可能与血浆容量的减少和血液黏度增加有关。静脉血栓栓塞(VTE)的发生率与卧床时长有直接关系[44]。然而,在健康受试者的卧床休息研究中,研究者通常会针对性进行静脉血栓栓塞的预防和监测,幸运的是,在这些研究中没有任何关于静脉血栓栓塞或肺栓塞(PE)的报道。尽管如此,考虑到静脉血栓栓塞和静脉栓塞发病率和死亡率居高不下,临床医师应当预防和/或积极监测每一个长期制动患者血栓的状况。

在门诊临床科室,面对静脉血栓栓塞患者典型的症状(下肢肿胀、疼痛、红斑),临床医师应当评估多种已知的静脉血栓栓塞的危险因素,其中包括以下几点:近期卧床休息/固定或手术或下肢创伤/瘫痪/石膏、肥胖、发病前的静脉血栓栓塞、发病前的卒中、使用口服避孕药或激素替代疗法、孕妇或产后、恶性肿瘤等。对于急诊监护室的患者,卧床休息/制动通常是深静脉血栓的关键风险因素,应当采取措施预防患者出现深静脉血栓(DVT)。为了预测 DVT 的概率,研究者已经研制出了包括历史因素和检验结果在内的风险评分系统[44-46];较低的临床概率评分系统与 D-二聚体检测阴性已被证明具有良好的阴性预测值,从而避免了进一步的评估/检测。然而,如果评分系统和/或 D-二聚体的结果表明需要进一步的诊断性检测,或单纯由于临床怀疑,可以使用静脉压迫超声进行检查。通常只在超声检查无效或结果不明确的情况下才进行静脉造影对比检测。

对于临床上被怀疑肺栓塞(PE)(如新发呼吸困难、肋膜炎性胸痛)的患者,也有可参考的临床预测标准[47,48]。改良的 Wells 标准包括以下几个关键因素：DVT 的临床症状、其他有别于 PE 的诊断、心动过速、固定≥3 天或上个月经历了手术、既往 DVT/PE、咯血、恶性肿瘤[47]。如果其中一个预测标准的评分为阳性，或存在强烈有临床可疑症状（包括血流动力学不稳定），则首选肺血管造影 CT 通气灌注扫描作为最终诊断检查方法，其次是其他方式。讨论 VTE 或 PE 的具体管理方法已经超出了本文的范围，因为指南内容经常更改。不过，有许多可以获得这些信息的来源，如美国胸科医师协会[49]经常更新的指南，或者电子的临床决策支持资源（如 UpToDate）。还应注意的是，虽然卧床休息以前曾被建议作为管理 VTE 的一部分，但最近的分析表明，活动或行走并不会增加肺栓塞的风险或会使深静脉血栓恶化；因此，VTE 患者可立刻进行活动[50,51]。

结缔组织的影响

关节挛缩的影响因素众多，包括肌节数量减少、在起点和止点处的肌纤维成角的变化、肌肉、关节、软组织中结缔组织胶原蛋白含量增加以及异常的肌细胞外基质增加[52,53]。

结缔组织的机械性能

结缔组织可分为五大类：①疏松结缔组织；②致密结缔组织（如肌腱、韧带）；③软骨；④骨骼和⑤血管。并不是所有人都知道，结缔组织是鲜活的，它能够根据机械应力的变化调整其结构和组成。疏松结缔组织和致密结缔组织都是由细胞（成纤维细胞）和细胞间大分子组成，这些大分子被多糖凝胶（即细胞外基质）包围。细胞外基质的主要成分包括蛋白质（如胶原蛋白、弹性蛋白）和糖蛋白（如蛋白聚糖、纤维连接蛋白）。细胞外基质影响着组织的机械性能，同时其中的细胞对于内稳态、适应和修复功能非常重要[54]。

胶原蛋白

肌腱、韧带、关节囊和肌肉中的纤维（如肌内膜、肌束膜）主要由胶原纤维构成，而肌腱中也有相当比例的弹性纤维。肌腱的功能决定其具有良好的拉伸强度和一定的弹性，而韧带相对无弹性，主要由胶原纤维组成。胶原蛋白是人体中含量最丰富的蛋白质，占人体蛋白质总量的 20% 以上；目前已在人体中发现了至少 28 种不同亚型的胶原蛋白[55,56]。

所有的胶原蛋白分子都具有三链螺旋结构，是由三条有胶原蛋白分子组成的多肽链缠绕在一起形成的。氨基酸序列因其所在组织不同而具有特异性的胶原纤维类型，进而形成了特异的组织成分。

在肌腱和韧带中，Ⅰ型胶原蛋白占主导地位，同时也存在少量的Ⅲ型、Ⅳ型和Ⅵ型胶原纤维。胶原的直径主要与部位、年龄和活动水平有关。动物和人体模型的研究表明，胶原蛋白的直径、密度和方向的变化符合 Wolff 定律，即结缔组织调整自身形状和数量，进而最佳地抵抗外界的力量。该定理不仅在生理状态下（如制动或活动）有效，同时也适用于受伤情况中。这些生理或病理因素将机体内的合成与分解的动态平衡调整为合成代谢或分解代谢[57]。如果外在因素，如拉伸或负重，是受限的，或如果一个关节被限制在缩短的位置，胶原纤维的密度和数量将重新适应新的姿势或新的负荷，随之而来的关节活动度下降和韧带、肌腱的潜在损伤点[58]。

结缔组织的失用性变化

肌肉中的胶原组织的合成在很大程度上受到肌肉收缩、伸展和承重所产生的张力的影响。因此，肌肉胶原蛋白的合成在活动时增多，在不活动时减少。在未经训练和训练过的实验动物中，1 周不活动会导致胶原合成活性的显著降低[59]。在制动状态下，结缔组织合成与肌肉蛋白合成几乎等比例下降，同时也都可以通过运动来逆转[60]。

关节挛缩

虽然关节挛缩可能与原发性关节病变有关，但它更常见于一个多因素的过程，其中包括缺乏关节运动。关节挛缩的影响因素众多，其具体的病理生理学过程尚未完全明了；与挛缩发展的相关的组织包括肌肉、关节囊、肌腱、韧带、软骨、骨骼和皮肤[61]。关节活动受限可能源于关节疼痛、关节病、瘫痪、关节囊或关节周围组织纤维化或肌肉肌腱损伤。不管怎样，导致挛缩发生的共同因素是关节不能在其允许的最大范围内活动。例如，长时间屈肘不动会导致屈肘肌静息长度缩短和关节囊或软组织的紧张，从而导致关节挛缩。

挛缩的发生率受其他因素影响，包括肢体位置，制动时长，和制动前已存在的关节病理。水肿、局部缺血、出血和肌肉和关节周围组织微环境的改变都会加速纤维化的发展。随着年龄的增长，肌肉纤维的减少和结构结缔组织的比例相对增加,因此高龄也是一个因素[62]。由关节或肌肉病理变化引起的挛缩可分为三个组(表 38-2):关节源性挛缩、肌源性挛缩和软组织相关挛缩。值得注意的是,不论挛缩起于/持续于何处,所有关节周围的组织最终都可能受到挛缩的影响。

表 38-2 挛缩的解剖学分类

类型	原发原因	继发原因
肌源性		
内在因素(结构性)	外伤(如出血、水肿)	制动
	炎症(如肌炎、多肌炎)	纤维化
	退行性病变(如肌营养不良)	
	缺血(如糖尿病、周围性血管疾病、间室综合征)	制动
外在因素	痉挛(如卒中、多发性硬化症、脊髓损伤)	缺少拉伸
	软瘫(如肌肉失衡)	异常关节姿势
	力学因素(异常关节位置)	制动
	制动	减少/没有拉伸
关节源性	软骨损伤、先天畸形、感染、外伤、退行性关节疾病	制动
	滑膜和纤维脂肪组织增生(如炎症、积液)	制动
	关节囊纤维化(如外伤、炎症)	活动度减小
	Immobilization 制动	力学姿势
软组织	关节周围软组织(外伤、炎症)	制动
	皮肤,皮下组织(如外伤、烧伤、感染、系统性硬化病)	
	肌腱和韧带(如肌腱病、关节囊炎、韧带撕裂、纤维化)	制动
混合型挛缩	关节源性、软组织型结合型挛缩	

肌源性挛缩

肌源性挛缩是由于内在或外在因素导致的肌肉静息长度缩短,限制了整个关节活动度,导致的肢体或身体位置异常。内在因素是结构性的,可能与炎症、退行性病变或创伤过程有关。外源性肌肉挛缩继发于神经条疾病机械因素(表 38-2)。

慢性进行性肌无力,如肌营养不良,可导致肌肉挛缩,其原因是肌肉长期缩短导致了功能性肌纤维被胶原蛋白和脂肪组织替代[63]。然而,奇怪的是,与正常情况相反,肌肉挛缩的脑瘫患者的肌节长度是增加的[53]。

在关节挛缩的过程中,肌肉短缩的另一个肌源性因素是异位骨化,(HO)是指在非骨性组织中形成板层骨。异位骨化最常见于创伤后(特别是肘关节和髋臼骨折),脊髓损伤(SCI 参见第 22 章),或其他中枢神经系统损伤(如外伤性脑损伤参见第 19 章)之后。异位骨化确切的启动机制尚不清楚,尽管易发生 HO 的组织中会常出现长期的或增强的炎症反应,然而肌肉间充质干细胞被认为是主要的成骨细胞群[64]。

外源性肌源性挛缩最常见于神经损伤后,但也会在长期久坐不动的患者身上发生。在制订治疗方案时,确定外源性挛缩(如瘫痪、痉挛)的原因是很有用的。一个简单的例子是慢性腓神经麻痹患者的小腿三头肌会短缩。牵拉小腿三头肌对于预防其挛缩是很重要的,同时如果可以的话,训练较弱的肌肉和保持正确的姿势也有效果。同样地,在痉挛状态下,人体中一个或多个关节均处于动态肌肉不平衡状态。肌肉因痉挛而缩短,并逐级使身体形成功能性或固定的挛缩(e 图 38-1)。

关节源性挛缩

关节源性挛缩和关节成分的病理过程相关,如软骨退化、先天关节畸形、滑膜炎症和关节积液。同时,疼痛会导致长期关节灵活性受限,从而也会导致

38

关节挛缩。在慢性关节炎的实验中，与随意活动相比，关节制动数周会导致关节软骨的破坏增加[65]。相反，对急性炎症性关节炎而言，短期的制动是有益的。研究表明，即使对急性炎性关节炎进行被动关节活动度练习也可能增加滑膜液中白介素-1 的释放，并抑制保护性蛋白多糖的产生[65]。然而，van den Ende 等人的一项研究表明，在活动性（类）风湿关节炎患者中，日常普通的身体活和剧烈的动态锻炼均不会导致疾病过程的恶化，反而会使身体功能的显著改善[66]。因此，规律的有氧和抗阻训练现在被认为是治疗（类）风湿关节炎患者的一个手段[67]。

软组织挛缩

关节周围的皮肤、皮下组织和疏松结缔组织在制动期也会缩短。举一个极端例子：严重的烧伤会导致的软组织挛缩。在恢复过程中，任何跨关节的烧伤都必须好好处理，可进行主动和被动的关节活动度练习，以及将关节置于与瘢痕组织的缩短方向相反体位。压缩衣也可以对预防挛缩有一定的作用。

挛缩引起的功能受限

挛缩会影响活动、日常生活基本活动（ADL）功能和护理。下肢挛缩可能会改变步态模式，在极端情况下，可能会妨碍行走。例如，髋部屈曲挛缩会减少髋部伸展，缩短步长，导致患者走路时踝关节跖屈增加，增加腰椎前凸；这些变化导致能量消耗增加。如果不处理，髋关节屈曲挛缩患者也可能会并发膝关节和踝关节挛缩。患有多种下肢关节挛缩的患者甚至不能有良好的卧床姿位以及床上活动，同时在会阴清洁方面有困难。如果关节挛缩导致了卧床姿位摆放存在问题，那么它也会导致压力性溃疡的风险增加。

挛缩的管理

治疗挛缩的基本方法是首先仔细确定诱发因素，并评估具体受影响关节成分或组织。重点观察主动、被动关节活动度以及关节稳定的缜密的神经肌肉检查是必要的。临床医师需要特别注意双关节肌肉，并应用特殊的手法来检查肌肉短缩（如使用托马斯试验来检查髋部屈曲挛缩）。当然，最好的治疗是预防，所以临床医师要仔细分析异常的关节位置和 ROM 限制的因素。

柔韧性和 ROM 训练

一旦患者发生挛缩，主动和被动的 ROM 锻炼并结合每天持续性的末端拉伸是必要的治疗手段（表 38-3）。对于轻度挛缩，每天进行持续性或间歇性拉伸 5～10min 是有效的。面对更严重的挛缩，长时间的拉伸（如>10min）结合后续适当的关节摆位和夹板固定可能会有效。尤其在肌腱连接点或关节囊配合使用深热作用时，治疗效果通常更有效。超声可使组织温度升高至 40～43℃（参见第 51 章，物理因子），并使拉伸的效果最大化。

表 38-3 预防和治疗挛缩的基本原则

预防	有久坐习惯的健康人群，如老年人 • 柔韧性训练-牵拉所有主要肌群，瑜伽 有病史或异常姿势摆位的人群 • 在活动度（主动或被动）末端牵拉 • 正确的姿势摆放（床上，轮椅），夹板，支具/石膏 • 早期活动和站立/步态（负重）练习 • CPM（持续被动活动） • 主动活动/拮抗肌抗阻训练
治疗	• 被动活动度末端牵拉 • 使用低强度拉力及热疗（如超声）的同时进行持续性牵拉 • 渐进式（如动态）夹板治疗，支具

石膏矫形可以逐渐改善 ROM。一般来说，为了达到最大 ROM，可以在热疗和手法拉伸后立即佩戴支具。可以每周对支具进行调整。动态的夹板可使用弹性或弹力带提供所需方向的张力。这种类型的夹板常用于手和手臂，因为它们可在提高灵活性的同时允许进行功能的测量。

为了达到最佳的关节位置，有时需要通过外科手术延长肌腱。而是否需要手术应由手术经验丰富的外科团队谨慎评估后决定。

挛缩的预防

为防止患者在制动过程中发生挛缩，干预措施包括床上良姿位的摆放以及床上活动训练。患者需在身体状况允许的情况下尽早地进行被动活动，而对于重症患者开展早期活动计划的讨论如下：当卧床休息是不可避免的时候，患者护理以及物理治疗的计划应包括良姿位摆放、床上活动和床上转移训练。而对于那些由于瘫痪或肢体功能减退而制动的患者，可以使用辅助器具或矫形器来维持关节的功能位。此外，主动和/或被动活动 ROM 训练和拉伸是挛缩预防方案中非常重要的一环。而康复治疗中包含了早期的步态训练及 ADL 训练，这些训练可帮助维持关节活动，甚至还可维持关节的功能性活动。步行练习和负重练习可提供生理性拉伸，也是预防和治疗挛缩中重要的组成部分。

骨的影响

在很大程度上，人体骨量的维持依赖于肌肉收缩对骨骼施加的机械负荷以及骨骼的负荷/负重（即沃夫定律）。在重复性应力作用下，骨量会增加，而在没有肌肉活动或在实际或模拟的微重力环境下，骨量会减少[68,69]。卧床休息的健康成年人骨质流失的速度超过新骨形成的速度，从而导致骨质减少[70,71]。其中，卧床休息所致的平均骨质流失率为每个月 1%~3%，这一点男性和女性是相似的；无论是使用全身或使用特定身体部位（如腰椎、髋关节）的骨质测量方法，都将得到相同的结果。例如，几周不负重会导致胫骨的骨小梁和骨膜内（以及骨皮质）的骨盐丢失，可能需要一到一年半的正常活动，骨质才能恢复到的基线水平[72]。可以预见，骨吸收标记物在卧床休息期间显著增加，而骨形成标记物没有变化或仅略有增加[71]。此外，制动的健康人群在开始卧床休息的 2 周内，尿钙排泄量超出正常水平，并且持续升高达到 90 天，尽管也有研究报道，最大的流失量发生在制动的第 4 或第 5 周[71,73]。同时，和肌肉流失特征相类似，负重下肢的钙流失速度比上肢更快[74]。即使在恢复体力活动后，身体中钙含量的减少仍会继续，钙负平衡可能持续数月甚至数年[70]。

当患有轻微肌肉功能障碍时，局部骨流失也可发生。例如，研究表明，肩袖撕裂的患者患侧手臂的骨密度明显降低（与对照组相比），骨密度与其残余的肩部功能成比例[75]。

骨量的恢复是相当缓慢的。据文献记载，随着制动时间的延长，需要较长时间才能使骨密度恢复到制动前水平。将动物全身卧位 3 周，可造成骨小梁和骨密质的流失，即使在恢复正常活动 2 个月后，指标仍低于基线水平[76]。在人类卧床休息研究中，也有类似的发现，完全恢复骨量所需时间比卧床休息时间多三倍[77]。

预防和治疗

体力活动不足是骨质疏松的一个重要因素，年轻时良好的骨骼发育可以减少骨密度的损失和降低随后骨折的发生率；负重运动和体力活动，以及足够的钙和维生素 D，是骨骼生长的关键组成部分，也是人在一生中维持骨密度的关键[69]。一生中规律的锻炼可以降低老年时骨折的风险[78]。

对于成年人来说，运动在预防因缺乏活动而导致的骨质减少中的重要性不应该被低估，无论对健康人群或残疾人群来说都是如此。定期进行抗阻运动，特别是负重和功能性运动训练，可以预防失用性骨质疏松。有大量的证据表明，抗阻训练会增加人体的骨量。这些研究也证实了肌肉强度和骨盐密度之间的显著相关性。例如，椎旁肌肌力与腰椎骨盐密度关系密切[79]。反之，背伸肌肌力下降与椎体骨折的发生率有较高相关性，这表明缺乏活动在女性骨质疏松症的发生中起着重要的作用。有研究表明，背伸肌力量训练可以改善脊柱较低的骨盐密度[80]。此外，对于那些已知有骨质疏松或有椎体骨折危险的患者，应建议其避免脊柱屈曲活动，比如搬起物品。负重训练和抗阻训练对预防骨质流失尤为重要。在老年人中，加强下肢肌肉力量和改善平衡的练习可以减少骨质流失和跌倒的风险[80]。并且充足的钙和维生素 D，结合体力活动，是保持骨骼健康的必要条件[81]。关于骨质疏松症的评估和管理的详细信息，参见第 31 章。

肺的影响

仰卧位时，最初的肺功能改变是由于胸部活动受限和重力引起的肺内血流流动的变化造成的。因此，在斜卧时血流流动和肺通气的平衡被改变[82]。当通气减少而灌注增加时，相关肺部区域的通气灌注比发生区域性改变。这可能会导致明显的低动脉氧合状态的动静脉分流。另外对正常人群的研究发现，从直立到仰卧的体位变化会导致肺活量减少 2%，肺总量减少 7%，残气量减少 19%，功能残气量减少 30%[83]。长时间卧床休息后，肺活量和功能储备能力会减少 25%~50%。其机制可能包括仰卧位膈肌运动减少，胸部活动减少，肋椎关节和肋软骨关节活动度逐渐减少，以及呼吸频率增加所致的潮气量减少。而在斜卧位清除分泌物也比较困难。鉴于平卧后上肺部（即肺前区）变得不那么湿润，致使纤毛不能有效地清除分泌物，于是分泌物淤积在下支气管树，最终附着的肺叶（通常是肺后区）累积更多分泌物。由于纤毛功能障碍和腹肌无力，咳嗽的有效性受到影响。随着卧床休息时间的延长，肋间和腋窝的呼吸肌的力量和耐力也会逐渐下降。这些肺系统的大量改变可引起肺不张和坠积性肺炎。

早期活动、恰当使用吸痰器和体位更换皆是预防上述肺部变化的手段。高危住院患者应规律使用吸痰器，进行深呼吸和咳嗽练习，并保持充足的水合状态。如有必要，可使用肺活量刺激仪、胸腔叩诊、体位引流和口咽吸痰，以防止误吸和肺不张。当然，对已经存在的肺部疾病的管理也是必要的（参见第34章）。

泌尿生殖系统的影响

长期卧床会增加患肾结石和尿路感染的风险。导致患者形成结石的原因包括：高钙尿、枸橼酸与钙比例的改变、尿量减少[71]；磷的排泄在卧床期间没有变化，而在男性中却出现了草酸和镁的排泄增加的现象。仰卧位时，尿液必须抗重力从肾脏收集系统流至输尿管，这时患者常常发现排尿困难，而若腹肌变弱造成了腹内压降低，这种症状往往会加重。此外，有研究表明，制动会使动物发生不完全排尿，继而导致尿潴留和感染[84]。

如果患者的膀胱无法完全排空，形成膀胱结石的风险会变大。最常见的结石类型是磷酸铵镁和碳酸盐磷灰石。膀胱结石可导致细菌生长，降低标准抗菌治疗的疗效。结石对膀胱黏膜的刺激和损伤也会导致细菌过度生长和发生感染。尿素分解杆菌增加尿液 pH，从而导致钙和镁进一步沉淀[84]。

预防是这些问题首要的治疗方法，包括适当的液体摄入以增加尿液的产生和更频繁的排尿，从而减少细菌繁殖，同时，尽可能以侧卧或直立的姿势排尿。其他治疗方法可能包括服用维生素 C 使尿液酸化，以及在结石形成风险最高的人群中使用脲酶抑制剂。结石一旦形成，就可能需要手术切除或使用超声碎石来进行治疗。如果发生尿路感染，应根据尿液培养和敏感性试验结果选择合适的抗生素。如果怀疑存在尿潴留，应测量残余尿量。若残余尿量持续升高，应使用导尿管导尿。在所有住院患者中，应尽快摘除导尿管，以减少感染的风险。

胃肠道疾病的影响

制动所引起胃肠道功能受损常常会被忽视。食欲下降和吸收速度减慢可能导致患者营养不良，包括低蛋白血症。仰卧时，胃肠道的整体运动减慢，而直立姿势能够增加食物在食管下降的速度并缩短下食管的松弛时间[85]。评估制动期间胃肠道活动的研究较少。较早的研究注意到胃转运的速度减慢，而最近的一项评估发现，卧床休息期间胃排空没有改变，但小肠和大肠的蠕动却增加了，这两项研究的结果不一致[86,87]。在卧床休息时以坐姿或依靠床板抬高的姿势进食可以改善胃的运输。睡在两到三个枕头上，从而将躯干抬高于床面，这个体位可能对预防胃食管反流有治疗意义。

便秘是常见的并发症，它是多种因素相互作用的结果。制动除了可能会减慢胃的转运时间外，还会增加肾上腺素活性，肾上腺素能会抑制肠蠕动和导致括约肌的收缩[88]。而血浆容量的减少和脱水也会加重便秘。另外，使用便盆承接粪便会使患者处于非生理的排泄体位，可能会导致粪便嵌顿，这时可能需要药物制剂（包括灌肠剂）或人工解除嵌塞。

预防便秘的基本原则包括富含纤维的饮食（如条件允许的话，食用生水果和蔬菜），摄入大量液体，并进行规律活动/床上移动。粪便软化剂和粪便形成剂也可能有助于维持胃肠道功能。应尽可能避免使用阿片类药物或其他延缓蠕动的药物。另外甘油或刺激蠕动的栓剂或其他药剂（如口服聚乙二醇）也可以被用于帮助调节肠功能[89]。

对皮肤的影响

压力性损伤（即溃疡）是公认的制动和卧床休息的风险事件[90,91]。在无法缓解的高压力部位，该损伤进展得非常快，尤其在骨突部位。压力性损伤的主要风险因素包括年龄、性别（男性）、潮湿、摩擦、剪切力、制动、认知改变和营养不良[90,91]。值得注意的是，迄今为止，在健康成年人（无论男女老少）中进行的大量卧床研究中都没有关于压力性溃疡的报道。而通常来说，在急诊医院和疗养院中，老年人的风险最大，压力性溃疡是其中最常见的。一些特定患者人群也是压力性溃疡的高危人群，包括几类主要的康复患者（如 SCI、卒中、严重脑外伤）[90,91]。通常使用美国国家压力性溃疡咨询小组分期系统进行压力性溃疡的分期（见 www. npuap. org/resources/educational-and-clinicalresources/npuap-pressure-injury-stages/）；该分期系统最近更新于 2016 年。

压力性溃疡管理的基本组成部分包括压力释放，伤口清洗（如果存在坏死组织的清创术），减少细菌的生长，以及伤口敷料[90]。即使营养干预的疗效还并无令人信服的科研证据，临床中通常也会推荐使用营养优化策略[90]。在第 22 章中有更多关于压力性溃疡的评估和管理的信息。

新陈代谢的影响

人体每天的能量需求包括基础代谢活动，食物的热动力作用，同时 ADL 和移动/运动也都需要能量。卧床休息期间，基础代谢是否发生变化还无确切的答案，但现在看来，它似乎会保持稳定或可能略有下降。如前所述，大多数卧床休息的研究指出，卧床导致肌肉含量下降，体脂肪则会出现数量相当的增加，所以整体体重并无明显变化[71,92]。但是，最近的一项研究报告对五项卧床休息研究（卧床持续 14~90 天）进行了汇总，指出尽管在研究过程中采用了维持体重的膳食方案，但卧床者的热量摄入仍下降了约 10%[71]。如前所述，卧床休息使肌肉含量下降将导致胰岛素抵抗以及肌肉整体代谢活动的下降，而这种偏向糖酵解代谢的转变则继发于肌纤维类型向快速/Ⅱ型肌肉的转变[93]。

电解质平衡的影响

长时间制动，尤其当伴随创伤后电解质变化时，会改变体内钠、硫、磷和钾的平衡。体内总钠的轻度下降与卧床休息早期发现的利尿作用有关。然而，血清钠水平与体位不耐受的程度没有大的相关性。卧床休息的前几周钾水平也可能会轻度下降[94]。虽然长期制动可能会出现重症患者的高钙血症和其他电解质紊乱，但制动很少单独引起严重的电解质紊乱[95]。

内分泌的影响

尽管并没有短期制动的临床证据，但已经证实制动后内分泌系统将发生许多变化。最关键的变化是胰岛素抵抗，研究指出在制动的第 3 天便可发生胰岛素抵抗；卧床休息 1~2 周，外周胰岛素抵抗可能增加 50% 以上[93,96,97]。通常，制动的持续时间与葡萄糖不耐受的程度成正比相关。卧床休息引起的胰岛素抵抗可以通过下肢的抗阻运动得到改善[97,98]。

此外，还会发生其他几种激素改变，其中包括血清甲状旁腺激素的增加，虽然它的确切机制尚不清楚，但这被认为与制动引起的高钙血症有关[95]。在制动过程中，三碘甲状腺氨酸（T3）的血液水平略微升高或基本不变[99,100]。在一项 54 天的卧床研究中，发现生长激素水平在卧床休息后的变化趋势为前 10 天下降，后 20 天上升，随后一直下降[101]。对男性而言，睾酮水平在长时间的卧床休息期间保持不变[102]。血清皮质醇水平不会因短期（<14 天）卧床休息而改变，但其随长时间制动而轻度升高，后期的研究发现，尿中皮质醇含量随着长期制动而增加[103,104]。

自由基和氧化应激的影响

自由基是高反应性化合物，它会导致体内许多分子发生氧化。与此相反，抗氧化剂是能够降低或防止自由基的有害影响的酶，包括维生素或其他类型化合物。维生素 E、C 和 A，以及谷胱甘肽过氧化物酶和超氧化物歧化酶等非维生素化合物是重要的抗氧化剂，在老年人与长期制动者体内均会减少。自由基是否会干扰肌肉的新陈代谢过程尚不完全清楚。这些影响可能包括肌肉的收缩性，活动性受限和 ADL 功能受限。但从理论上讲，老年受试者中自由基的增加可能真的会导致其功能的活动性降低[104]。然而，尚无研究明确证明自由基会导致卧床休息者的肌肉失用性萎缩或功能下降。

38

免疫系统的影响

尚无明确研究证明短期卧床休息对免疫系统功能会造成影响。但是，研究证实，长期制动和诸如心血管疾病、糖尿病和肥胖症等相关疾病与低水平的慢性炎症状态有关，而定期的体育锻炼/锻炼具有明显的抗炎作用[105,106]。运动的抗炎作用被认为主要是由于内脏脂肪的减少和肌肉中抗炎细胞因子（即肌肉因子）的释放所致，除此之外也和一些其他因素相关[105]。但是，与高水平运动员一样，过度的训练可能会对免疫功能产生不利影响，并使增加感染风险，尤其呼吸系统的感染风险；诸如心理压力和睡眠障碍等因素也被认为是造成这种感染风险增加的部分原因[105]。尽管最近的研究表明极高水平运动员疾病的发生率更低，但总的来说，体力活动和免疫功能/疾病之间的关系更多地被描述为一条 J 形曲线，极度的体力活动对免疫力的不利影响最大，因此极度体力活动会增加感染的风险[107]。

神经系统的影响

在长时间的卧床休息研究中，由于对于时间线索和社交需求减少，例如每天时间需求减少和空间移动减少，从而导致卧床者情绪的变化，认知和智力下降[108]。仅凭保持身体活动的社会性隔离能引起情感上的不稳定和焦虑，但似乎不会引起任何智力上的改变；尽管大量卧床研究使用了多种认知功能测试，但未发现一致的变化[109]。长时间制动后，平衡、步态和协调性受到轻度损害。尽管具体机制尚未完全明了，但这种作用似乎与肌肉萎缩以及中枢神经系统的改变有关。运动可以改善长时间卧床后的步态和平衡功能障碍[110]。

在住院患者中，预防和治疗这些并发症的重要策略是在早期采用适当的物理和心理干预。治疗方案包括增加社交，鼓励家庭互动，以及在 PAC 康复环境中，进行小组治疗，确定出院后要从事的职业，并继续参加定期的体育活动/运动。根据最近的一项荟萃分析，有多个研究强有力的医学证据表明，体力活动/运动，尤其每次持续 45～60min 的中等强度以上的有氧运动和抗阻运动，可改善 50 岁以上人群的认知功能；这也是一项符合所有成年人的身体活动准则[34]。

临床人群卧床休息/制动

在临床医学领域，住院患者，尤其重症患者，卧床休息不活动的不良后遗症风险是最大的。康复临床医师需要熟悉这些风险及预防和管理它们的最佳方法，因为我们经常被要求评估这些患者，并经常在 PAC 环境中继续管理他们的康复（如住院或亚急性康复机构）。此外，如下文所述，最近在 ICU 中也已经开始进行包括早期活动能力在内的康复治疗，在这种情况下，康复临床医师同样需要为患者提供专业指导。

住院和失健

长期不活动产生的影响往往被称为“功能失健”。然而，这个词最开始被用于描述停训对业余或精英运动员肌肉和心血管功能的有害影响，但是在临床康复医学领域，该术语最适用于描述长期急症护理的住院患者所产生的相关功能损害。更具体地讲，这种状态被称为“医院相关功能失健”（HAD），并且可以被定义为由于疾病、伤害或其他原因在急性住院期间所发生的、与特定的神经或骨科损伤无关的功能下降[111,112]。还值得注意的是，相关术语“住院后综合征”是用于描述急性病症出院后再次入院风险增加的患者（通常是功能储备有限的老年人）[113]。

大约 1/3 的患者在急性住院期间会出现某些功能下降的因素，这些人再次住院，治疗和死亡的风险会增加[114]。虽然这些患者可能仅具有某些 HAD 特点，但功能下降足以阻碍患者回到其发病前独立生活的环境，这种功能下降可能被认为是“临床相关的”HAD。但是，还有许多功能能力以外的因素（如社会支持，财务资源）也会影响患者住院后重返家庭的能力，这些因素将在下面讨论。鉴于没有明确的诊断标准，也没有针对 HAD 的诊断编码，因此目前无法确定 HAD 的准确的发生率和患病率[112]。尽管任何患者在足够严重或长期的住院期间都可能会遭受功能损害，老年患者是最容易经受这种功能损害的人群。而重症患者的患病风险尤甚，本书将对此进行单独讨论（见下文，“危重疾病和康复”）。一个相对简单直接的功能测试能识别出存在疗效不佳风险的患者，即测量步速。在社区环境中，步速已被证明可预测住院时间和死亡率，而最近研究表明，入院时步速低能够强烈预测住院时间较长和出院率较低的情况[115-117]。

HAD 的病因不仅有卧床不活动所产生的影响，还具有多方面因素[112]。如前所述，对老年人卧床休息的研究阐述了老年人长期卧床会导致肌肉质量和力量的大幅下降，但对全身功能却没有显著影响[16,21]。而在住院患者中尚未开展常规的肌肉质量和力量变化的评估，最近的队列研究表明，相比没有住院的老年人而言，过去一年有住院经历者的肌肉量流失和力量呈现显著下降，尤其当前一年的住院时长达到或超过 8 天时，这种变化更加明显[118]。除了卧床休息/制动，HAD 的发展还受其他因素影响，包括：住院前的功能能力和功能储备、需要住院的特殊的医疗或手术状况、并发症、炎症（疾病相关）、营养缺乏（卡路里和蛋白质）、疼痛、睡眠障碍/失眠、疲劳、贫血和抑郁。

可以使用若干种不同的干预措施解决与住院相关的功能损害。由于老年人面临的风险最大，因此需要针对这些患者建立专门的医院科室（如老年人急性护理），并常规性报告阳性检查结果[119-121]。立刻活动、减少多药治疗、监测/预防谵妄、充分休息和优化营养则是这些老年科室需要考虑的关键要素。许多研究已在急诊监护室中开始正式的康复训练。最近对这些研究的回顾发现，一般来说，在急诊监护室便开始康复是安全的，并且确实能带来功能上的益处[122]。随后，Hastings 等人发现在他人监督下参与步行项目的住院老年人住院时间更短，更有可能出院回家[123]。另一项最近的研究探讨了高危老年住院患者中开展由专业物理治疗师指导的坐立锻炼计划的可行性,由于他们的发现具有积极意义,研究者已启动了一项更大规模的试验[124,125]。这项试验具有很大的临床意义,因为增加患者在住院期间的活动与降低住院 2 年后的死亡率相关,同时,活动下降与较高死亡率的相关性更强[126]。

康复临床医师见到 HAD 患者的情况最经常发生在急诊护理会诊期间,或当患者转到住院康复部门(IRF)时。在急诊监护室中,医师经常需要确定患者是否适合转入 IRF 或其他 PAC 科室。框 38-1 中列出了评估某一特定患者是否适合进入 IRF 时需要考虑的关键标准;但值得注意的是,这些标准还没有被正式验证,所以还无法确定它们是否可以预测随后的相关疗效(如功能改善、出院)。在美国,HAD 患者(如衰弱)在 IRF 患者的中占比排名第五,约为 11%[127]。

框 38-1 急性期后护理康复的评估标准

- 住院前的功能状态/能力
- 住院前生活环境(如房子/公寓、楼梯)
- 家庭/社会支持
- 当前/活动的医疗问题
- 目前对物理和(或)作业治疗的参与/容忍
- 认知/学习能力
- 功能恢复的预期潜力/时间表
- 患者/家庭偏好(如特定的设施、地点)
- 财务(如患者/家庭资源、保险覆盖范围、CMS 60% 规则)
- 确定适当的最终出院节点(eg,有足够家庭/社会支援的家庭)

对于未转入 IRF 的患者,可选择其他 PAC 康复方式,包括亚急性康复(通常作为专业护理部门的一部分)、家庭健康或门诊治疗服务(如物理治疗),以及其他不太常见的长期急性护理机构。虽然转到 IRF 出院的患者与转到其他 PAC 机构的比例尚不清楚,但绝大多数需要 PAC 康复服务的患者在专业的护理机构(即亚急性康复机构)接受治疗[127]。

与其他康复患者一样,HAD 患者的康复训练的目标是以安全、经济有效的方式,最大限度地恢复功能和独立性[112]。物理和作业治疗是康复的基石,这些治疗方案的关键组成见下表 38-4。

虽然 HAD 患者在 IRF 康复期间经常接受低强度的一般性锻炼,但侧重于功能性阻力锻炼和步态/平衡训练的高强度锻炼可能更有效[112,128]。与 IRF 规定的每日 3h(即 15h 每周)的治疗相比,亚急性康复治疗的时间一般只有每周 3~5h,这与家庭健康治疗相似,甚至更少。然而,无论 PAC 科室康复条件如何,HAD 患者对高强度运动的耐受性是一个潜在的问题。在框 38-2 中,列有参与治疗性运动项目的禁忌,这些禁忌证适用于所有 HAD 患者,无论其康复环境如何。除了康复治疗,强调总热量和蛋白质摄入营养优化也是有帮助的,理想情况下可有营养学家进行指导,因为营养缺乏在 HAD 患者中很常见。

表 38-4 住院相关的功能减退的康复治疗

物理治疗
- 床上活动/转移
- 步态和平衡训练
- 在有/没有步态帮助下的行走耐力/爬楼梯
- 肌肉力量和耐力训练-主要是髋和膝的伸肌
- 关节活动度和肌肉柔韧性/主要关节和下肢肌群的牵拉

作业治疗
- 日常生活活动(ADL)训练,包括精细运动技巧和使用适应性工具
- 工具性 ADL/家务/社区生存技能
- 若需要,认知和安全意识评估和补救
- 主要肌肉的运动范围和肌肉灵活性/拉伸
- 促进 ADL 训练的上肢肌群
- 节能和联合保护原则,如果需要的话
- 肌肉力量和耐力训练-肩膀外展/内收肌,肘关节屈肌/伸肌,手指屈肌/握力
- 关节活动度和肌肉柔韧性/主要上肢肌群的牵拉来易化 ADL 训练
- 若需要,节约能源和联合保护原则
- 肌肉力量和耐力训练-肩关节外展肌/内收肌,肘关节屈肌/伸肌,手指屈肌/握力

摘自 Rehabilitation for hospital associated deconditioning. Am JPhys Med Rehabil. 2009;88[1]:66-77。

框 38-2 治疗性运动/康复的禁忌证

不稳定型心绞痛或严重左主干冠状动脉疾病
终末期充血性心力衰竭
严重的瓣膜性心脏病
恶性或不稳定性心律失常
静息血压升高(收缩压>200mmHg;舒张压>110mmHg)
大的或扩张的主动脉瘤
已知的脑动脉瘤或最近的颅内出血
无法控制的或晚期的全身性疾病
急性视网膜出血或近期眼科手术
急性或不稳定的肌肉骨骼损伤
具有全身性特征的急性疾病(如肺炎)
严重痴呆或行为障碍

摘自 Kortebein P. Rehabilitation for hospital associated decon-ditioning. Am JPhys Med Rehabil. 2009; 88 (1): 66-77.

38

卧床休息的研究已经表明必需氨基酸(特别是亮氨酸和赖氨酸)能改善肌肉蛋白质合成与肌肉力量,同时,营养补剂和肌酸已被发现可以用来提高肌肉爆发力;如果 HAD 患者没有上述营养补剂禁忌证,可以尝试在康复期开展营养干预措施[27,129]。

改善肌肉质量/力量和功能的药物制剂也有利于 HAD 患者;然而,没有一种药物被批准用于 HAD 或任何其他类似临床人群。在没有禁忌证(如前列腺癌)的患者身上可以考虑短期(3~6 个月)使用睾酮;一项小规模的研究探索了补充睾酮对老年男性患者的作用,结果显示补充睾酮带来了明显的功能改善[130]。

肌肉消耗的相关研究也正在评估其他的肌肉合成代谢药物产生的作用,包括肌肉生长抑制素抑制剂和选择性雄激素受体调节剂。这些药物可能在未来被用于 HAD 患者身上[131]。

对于 HAD 患者,在 IRF 治疗后的疗效是有数据支持的。而在亚急性康复中心机构或家庭健康服务中接受康复治疗的患者,则没有类似的数据支持。一个大型的回顾性研究分析了 10 年中涵盖 250 000 多名患者的 IRF 数据,研究者 Galloway 等人发现 HAD 患者具有虚弱的刻板特征,包括年龄(平均年龄 74 岁),曾就诊于急症护理医院(93%)和曾生活在社区(94%)[132]。尽管衰弱患者的急性护理出院率更高(12%),但在其他疗效方面,衰弱患者和其他更为常规的 IRF 患者具有相似性,这些疗效指标包括平均住院时间(12.6 天)、出院率(75%)和功能性独立评分的改善[23]。在后续的一项研究中,这些研究人员注意到,IRF 中最常见的 6 类患者中,衰弱患者的急性再入院率最高(IRF 出院后 30 天为 19%),而这些患者出院后 90 天的再入院率攀升至 34%[133,134]。后来的研究还发现,运动功能较高的衰弱患者在 IRF 出院后 60 天内再次入院的可能性较低;这也许并不奇怪,因为其他研究也指出,下肢功能对重要的健康结果具有高度预测性[116]。

尽管在 IRF 治疗期间和之后,HAD/衰弱患者都会更容易出现医学问题,但从大型数据库的研究结果看,这类患者确实可以通过 IRF 治疗获得切实的功能益处。未来的研究人员可能需要研究前瞻性的方法,来甄别患急性医疗问题危险程度最高的衰弱/HAD 患者。理想状况下,对这些患者提早开始干预,以避免他们转诊到急性护理科室和/或出院后的过早再次入院。此外,由于 IRF 治疗通常比亚急性康复或家庭健康治疗更昂贵,因此,确定哪类衰弱/HAD 患者最适合进行、最有可能受益于的 IRF 治疗(如功能改善),而不是采用其他 PAC 治疗项目,是很有价值的。

危重症和康复

危重症患者是指因卧床休息不活动而导致多重不良后果风险的临床人群。特别是肌肉无力,是危重症最易被识别的后果之一。因其在该人群中的重要性,这些症状被称为 ICU-获得性虚弱(ICUAW)[135]。ICUAW 被定义为一种发生在 ICU 患者身上的全身性、可检测到的肢体无力综合征,且除了重症本身之外,没有用其他原因解释[136,137]。

在需要长期使用呼吸仪器的患者中,约有 25%~30% 会发展成 ICUAW,虽然具体病因尚不清楚,但其可能与危重性肌病(CIM)和危重性多发性神经疾病(CIP)存在共同的病因,但患者也不一定具有上述两种病情[135,137];并且最近的研究表明,肌肉再生能力受损的原因之一是肌卫星细胞含量减少[138]。而与 HAD 患者相似,尽管在危重患者中,全身炎症和营养损害可能更具有持续性,但卧床休息肯定是 ICUAW 的一个诱发因素[139]。

尽管许多病理生理问题仍然没有答案,但仍有一些病理生理因素被认为会诱发 ICUAW[140]。这些导致 ICUAW 发生的风险因素包括机械通气持续时间、ICU 停留时间、疾病/败血症的严重程度、血糖、高渗血症和肠外营养,而早期运动被认为与降低发病风险有关[139,141]。

糖皮质激素和神经肌肉阻断剂也被认为与 ICUAW 发病有关,但关于两者的作用原理说法不一[139];值得注意的是,在健康人群的卧床休息实验中,与单独卧床休息相比,服用糖皮质激素会导致肌肉蛋白分解增加[142]。由于肌电检测(或肌肉活检)通常不可行或不可用,肌力的标准化检测是 ICUAW 诊断的主要指标[135]。对于双上肢(肩外展、肘屈曲、腕背伸)和双下肢(髋屈曲、膝伸直、踝背屈)三个肌群的徒手肌力测试采用医学研究理事会的评分标准:0~5 分,0 分为不可见或不可触及肌肉收缩,5 分为正常肌力,满分 60 分,低于 48 分被认为与 ICUAW 发病有明显的临床相关性[137,141]。

长时间的机械通气和住院治疗是导致 ICUAW 发生的直接因素,同时其长远影响包括 ICU 住院后长达数年的功能障碍以及一年内死亡率的增加[137,143]。这些不良后遗症最早是在急性呼吸窘迫综合征的幸存者中得到了普遍的临床认识[144,145]。

除了ICUAW的短期和长期影响外,最近人们还发现ICU幸存者长期遭受认知和心理方面的损伤(如抑郁症、创伤后应激)[144,145]。危重病的这些更广泛的全身影响被称为重症后监护综合征,不仅对患者,而且也会对其家庭/看护者的生活质量造成影响[146,147]。随着更多人在危重疾病中存活下来,这已成为医疗团队及患者家属护理这些患者时日益普遍存在的问题。

认识到危重病的长期不利影响后,危重患者管理策略发生了相当大的变化[137,148]。追溯到重症监护管理的早期,医疗人员需要在兼顾个体危重病治疗的同时,也要聚焦于限制镇静与增加运动[148]。此次修订版的重症监护管理体系旨在积极应对重症后监护综合征,被称为ABCDEF策略[148]。"A"表示"评估、预防和管理疼痛";"B"代表"同时自发觉醒和呼吸试验";"C"表示"镇静和镇痛的选择";"D"代表"谵妄的评估、预防和管理";"E"强调"早期运动和锻炼"。应用此管理策略的随机临床实验表明,接受该综合治疗的患者,机械通气天数和ICU的治疗天数显著减少,并且运动能力和生存率得到改善[148]。此外,早期及持续的家庭互动被发现是很重要的,所以一些治疗策略还包括了"F",其代表"家庭参与和激励"。有关如何执行ABCDEF策略的更多详细信息,可访问重症监护医学会ICU网站(www. iculiberation. org)。

侧重于早期运动的干预措施显示出积极的疗效。在一个最初的关于早期运动的随机试验中,Schweickert等人,发现接受早期物理和作业治疗的患者(在插管后1.5天开始,而对照组在插管后7.4天开始)可更有效的缩短机械通气时间(3.4天与6.1天组),减少谵妄天数(2天与4天组),出院时更易恢复独立生理功能(59%对比35%)[149]。之后的研究通常显示出相似的阳性结果,尽管最近关于ICU早期运动的META分析显示虽然患者的行走能力得到了改善,但仍未发现早期运动与功能状态、肌肉力量、使用健康护理或生活质量改善的关联[150]。此外需要通过进一步的研究来确定早期运动的最佳时机以及早期运动训练的最有效频率、强度和持续时间。尽管在对插管或进行其他侵入性器械治疗的患者的报道中,运动治疗的安全问题发生率很低,但高危人群早期运动治疗的安全性一直被关注[137]。特殊的筛查标准被用于减少与运动有关的安全风险。一份来自机构的报告指出,在5 000多次物理治疗中,只有0.6%的治疗存在潜在的安全事件,其中大多数事件是血压或氧饱和度的轻微变化,无须医疗干预[137]。

尽管越来越多的文献证明了早期运动的潜在益处,但ICU内早期物理和作业治疗的普及率仍然很低,最近的一项研究指出,在42个危急监护病房中只有32%的呼吸衰竭患者接受了治疗师的早期治疗,而机械通气的患者,只有16%的时间进行床边活动[151]。此外,由于并非所有危重症患者都可以安全地从床上坐起,因此仍有一些增加肌肉功能的替代方法,包括脚踏车(有或没有功能性电刺激)和神经肌肉刺激[137]。有关ICU内活动的其他临床文献和教育资料可在www. mobilization-network. org找到。

与HAD患者一样,临床康复医师最初只能在急性护理咨询期间或入院住院康复科室(IRF)时参与对危重症患者的护理。然而,现在一些临床康复医师正在与ICU团队合作,在重症监护中启动活动和康复工作,其目的是在急性期和PAC内进行持续的康复干预。对ICU患者的治疗干预措施与HAD患者的治疗干预措施相同(表38-4),主要侧重于肌肉力量和下肢活动的功能恢复。目前还没有专门研究评估针对在IRF或在其他PAC中接受康复治疗的危重症患者的功能改善效果,尽管虚弱/HAD患者中可能有一定比例是ICU幸存者。然而,根据Cochrane最近的一篇综述报告,尽管其中可供分析的研究数量有限,同时各研究之间存在很大的差异,但该综述依旧认为运动康复并不会显著改善危重症患者的功能活动能力或与健康相关的生活质量[152]。与HAD患者一样,营养优化(重点是蛋白质摄入)也有助于改善肌肉蛋白质合成;如果没有禁忌证,也可以进行必需氨基酸或肌酸的补充。此外,由于没有药物被批准用于治疗ICUAW或其长期的后遗症,可在PAC康复期间到出院后的一小段时间内考虑使用睾酮或其他合成代谢类固醇(如氧美雄诺龙)。

体力活动不足和公共健康

在过去的至少几十年,缺乏运动是一个重大的公共健康问题,因为心血管疾病、糖尿病、肥胖症和某些癌症(乳腺癌和结肠癌)等多种不良的健康后果和缺乏运动相关,同时缺乏运动也和全因死亡率的增加密切相关[153,154]。相反,体力活动对众多慢性疾病相关的指标(如降低血压、增加胰岛素敏感性、改善血脂水平)有积极的改善作用,并且心肺健康与全因死亡率呈负相关[155]。同时,定期参加体育锻炼还会降低痴呆症和抑郁症的发生率。尽管这样,仍

38

有大约30%的美国人不进行任何规律的体力活动。其中老年人群缺乏运动的现象最明显，只有21%老年人的运动量达到建议的最低运动量。虽然那些参与运动最少的人所面临的不良后果的风险是最高的，但他们也更易从运动中获益。因为对这些人而言，只需要进行一定量的体力活动便可以降低大多数风险[155]。

为解决这一公共健康问题，权威机构已向公众发布了体力活动建议，并开展了公共卫生教育运动[153,156]。其详细的内容可查阅参考文献[156,157]以及第49章。对成人来说最重要的是有氧运动和抗阻训练。具体来说，所有成年人每周至少应进行150min(单次30min，每周5天)中等强度(0~10级强度中的5~6级)或75min(每次25min，每周3天)高强度(0~10级强度中的7~8级)有氧运动，以及每周至少两次的上、下肢主要肌肉群的抗阻训练(总共8~10个练习，1~3组，8~12次/组，中等强度到高强度的训练)。另外，除了前面提到的指导方针外，有关成人运动干预的更详细的指导方案可在第49章和美国运动医学学院官网[157](www.acsm.org)中找到。而为履行“运动是良医”倡议(www.Exercise is Medicine.org)，康复临床医师/外科医师也应在临床环境中处理缺乏运动的问题。

第47章提供了针对老年人(>65岁)的体力活动建议。有氧运动和抗阻训练的建议与上述成人相同，此外，建议老年人将平衡和灵活性练习纳入其运动计划[34]。临床医师应建议老年人制订包括上述重要元素的个性化的体育训练计划，并在随访时督促其运动。最近的一项大型随机试验证实了结构化的体育锻炼对有残疾风险的老年人具有积极作用；同时，研究发现在减少运动功能障碍恶化方面，体力活动干预比健康教育方案更有效。

低体力活动水平也是社区居住的老年人行动受限的重要危险因素[159]。行动受限可表现为步态缓慢(<0.8m/s)，它与跌倒和死亡率增加有关。到2030年，全球老年人口预计将翻一番，在未来几十年，这肯定会成为一个公共健康问题[116,160]。除了终身低体力活动水平外，还发现了许多其他导致行动受限的危险因素，包括肥胖、力量或平衡障碍，以及如糖尿病和关节炎等的慢性疾病[159,161]。有一项由三部分组成的短时间体能测试(重复坐起测试、4m步速测试和平衡测试)，是对下肢功能的一种更全面的测量，该测试对老年人摔倒的发病率和死亡率有很强的预测作用[162]。除了下肢力量和功能测量外，最近的一项调查还报告，腿的慢速力量和下肢伸肌的耐力这两个新参数也可预测未来功能的衰退[163]。另外，最近在肌少症(与年龄相关的肌肉质量和功能丧失)领域的研究取得了良好的进展，研究人员第一次获得了基于临床证据的肌肉量和肌肉无力的分界值[164]。针对肌少症的问题，将在单独章节进行讨论(参见第47章)。

改善运动障碍的干预措施重点放在运动干预上，其中包括下肢抗阻训练和步态/平衡训练，行走耐力训练[158,165]。尽管一项全新的抗阻训练方案在功能性训练时使用了负重背心，与传统的抗阻训练计划相比，下肢爆发力和腿部速度均获得了更大幅度且更具临床意义的提高[166]。

结论

体力活动不足不仅会对肌肉骨骼和心肺系统造成显著伤害，也会对几乎每个器官系统带来不良的后遗症。在临床医学中，虽然居住在社区中的功能不健全的患者也可能会出现这些并发症，但急症部门中的患者(包括需要重症监护的患者)面临这些后遗症的风险最高。无论是作为咨询对象或是急症后康复部门的医师，康复临床医师需要经常参与住院患者的护理。因此，康复医师必须时刻保持警惕，监测这些后遗症，积极开展预防和治疗，协调患者的康复。与康复医学的其他领域一样，在治疗因缺乏体力活动而导致功能损害的患者时，不论在哪个科室，都应侧重于功能性恢复，其治疗的主要形式应当是治疗性锻炼。

(倪国新、谢思源 译 江山 审校)

参考文献

第 39 章 慢性疼痛

Andrea Dompieri Furlan • Nimish Mittal • Dinesh Kumbhare • Mario Giraldo-Prieto • Angela Mailis-Gagnon

慢性疼痛是一种复杂的临床现象，由于其影响着患者的生理、情感、认知和功能，对临床医师的治疗提出了挑战。本章概述了慢性疼痛的发病机制、流行病学和社会经济因素以及对患有慢性疼痛患者的影响。本章首先简要回顾了与慢性疼痛相关的因素，接下来回顾了疼痛的解剖学和生理学，列出了供临床使用的评估和诊断程序。本章还综述了包括非药物治疗、药物治疗、介入治疗和外科治疗等临床管理策略。

定义

疼痛纯粹是主观的、难以定义的，而且往往很难描述或解释。疼痛目前被定义为一种对实际或潜在的组织损伤刺激反应，或是对这些损伤反应产生的令人不愉快的感觉和情绪感受[1-3]。疼痛是一种复杂的生物学现象，受下行内源性兴奋性和抑制性痛觉调制机制调节[4]。然而，疼痛从未被证明是身体损伤程度的一种简单功能表现，广泛地受焦虑、抑郁、期望和其他心理生理变化的影响。它是一种多方面的体验，是致痛刺激的生理特征与个体的动机、情感和认知功能的相互作用。疼痛体验在某种程度上是基于对事件理解产生的行为，受现在和过去经验的影响。

急性疼痛是一种明显的伤害性刺激的生物学症状，例如由疾病或创伤引起的组织损伤，只要组织病理学本身持续存在，这种损伤就持续存在。疼痛可能高度局限或产生放射。急性躯体疼痛可能呈局部性，疼痛且剧烈，而急性内脏疼痛可能是灼痛、痉挛和放射性的。它通常与交感神经活性上调、心动过速、高血压、呼吸急促、代谢率增高和高凝状态有关。急性疼痛通常是自限性的，随着伤害性刺激的减少，疼痛减轻，通常持续几天到几周[2]。如果急性疼痛没有得到有效的治疗，它可能会发展成慢性疼痛。

慢性疼痛是一种疾病过程，其中疼痛是一种具有神经、心理和生理成分的自主紊乱的持续症状。与急性疼痛明显不同，它被定义为在急性疾病或损伤的过程中，疼痛持续时间比预期的长（>3 个月）。疼痛可能与持续的病理学改变有关，也就是说，当仍存在炎症性关节炎或神经瘤等活化的病理状态，或者疼痛可能在疾病或受伤恢复后的正常愈合时间之外持续存在，例如外周、中枢的敏感化，或出现精神情感、疼痛功能障碍。由于慢性疼痛的复杂性，人们提出了许多其他的定义。其中包括一些因素，例如尽管在非急性环境中采取了特殊措施，但仍然持续疼痛，或者没有明显生物学价值的疼痛[5]。可行的定义包括疼痛感觉、疼痛行为、功能状态、情绪和躯体专注等方面。与急性疼痛一样，由慢性器质性疾病引起的疼痛可以通过治疗其潜在的疾病而得以有效的治疗；然而，在许多情况下，这种可识别的器质性疾病可能并不明显。慢性疼痛可以模拟急性疼痛的性质，但自主神经系统反应的相关症状可能不存在，患者可能会显得筋疲力尽、无精打采、抑郁和孤僻。慢性疼痛可能会因器质性病变进展、生理压力或情绪、社会和精神问题恶化而加剧。随着这些问题的消退，患者的总体健康状况可能会有所改善，但仍可能有一些残余的疼痛感觉。疼痛感觉也可能是长期持续的，并主诉为严重多年无缓解。

疼痛的解剖学和生理学

疼痛是多种初级感觉形式的中枢感知。关于其功能解释是复杂的，包括疼痛刺激和对过去疼痛经历记忆的心理、神经解剖、神经化学和神经生理学因素。在过去的 40 年中，人们广泛研究了感知疼痛和调节疼痛的外周机制。疼痛感知的通路，从伤害感受器的原始刺激到中枢神经系统（CNS），概括为如图 39-1[6-10] 所示。有多个下行系统在控制上行的疼

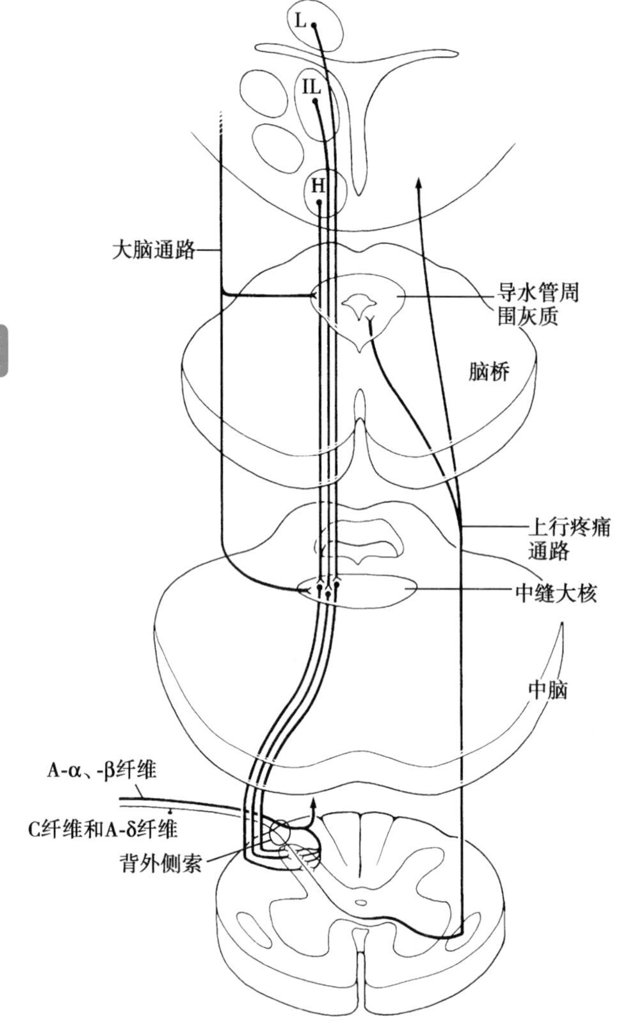

图 39-1 中枢神经系统结构调节上行疼痛通路。H，下丘脑；IL，丘脑髓板内核；L，边缘系统

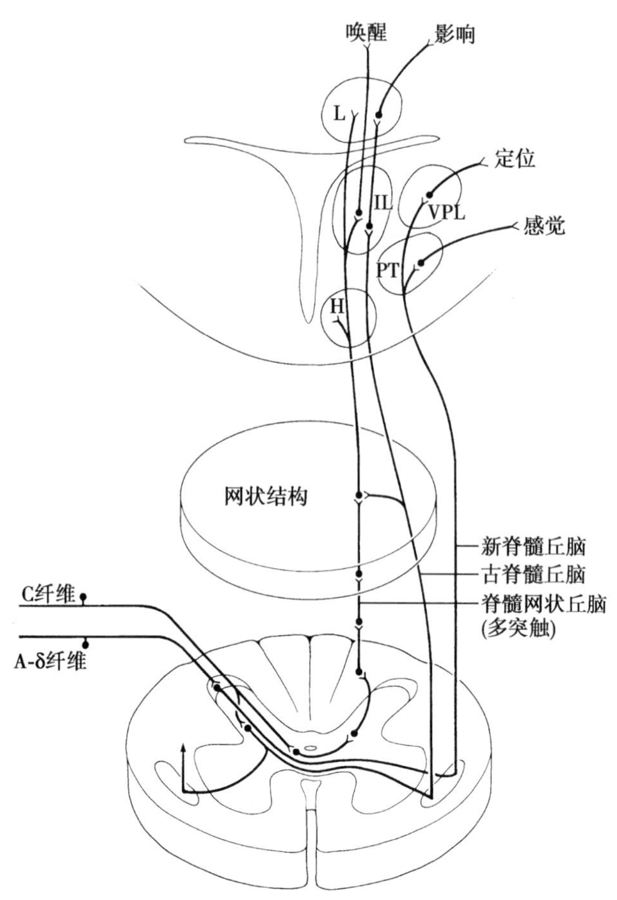

图 39-2 从痛觉受器到中枢神经系统的疼痛感知上行通道。H，下丘脑；IL，丘脑髓板内核；L，边缘系统；PT，丘脑后核；VPL，丘脑腹后外侧核

痛通路中起作用，总结为如图 39-2[7,10-14]。多模态伤害感受器对损伤组织的刺激做出反应，这种刺激导致 A-delta 或 C 纤维的脉冲上行到脊髓背角的边缘层。A-delta 纤维突触主要在Ⅰ和Ⅴ板层，而 C 纤维突触主要在Ⅱ板层。背角的更深区域可能是多突触的，参与有害刺激的处理。在突触形成之前，这些进入脊髓的神经纤维排列成一个轴突的纵向的白质小束，也被称为 Lissauer 束或背外侧束（索），在靠近背角的地方上行或下行一到两个节段；在突触后，新纤维在整个脊髓白质前连合中交叉，产生脊髓丘脑束[15]。

主要的上行伤害性通路是含有少突触和多突触神经元的脊髓丘脑束和脊髓网状束。少突触通路是快速传导的，有体感组织，导致相关部位伤害性信息、刺激强度和刺激持续时间的快速传递。此外，少突触束通过丘脑腹后核向中央后皮质提供躯体信息。从脊髓丘脑侧束的新脊髓丘脑部分和背柱的非感觉部分，可以描述出感觉辨别特征。多突触通路传导缓慢，缺乏体感组织，定位不良，致疼痛和烧灼感迟钝。

伤害性冲动通过多突触通路系统传递，导致与呼吸、循环和内分泌功能相关的节段性反应。导致这种慢传导系统的通路有古脊髓丘脑束、脊髓网状束、脊髓丘脑束、脊髓间背束以及脊髓中脑束。多突触束形成脑干网状激活系统，投射至丘脑内侧核和层间核，再从这些核团，弥漫性辐射发生在大脑皮质、边缘系统和基底神经节。

伤害性信息在向大脑皮质的上行传递过程是多层次的加工和融合。此外，有多个下行疼痛控制系统在上行疼痛通路的控制和调整中发挥作用。中脑导水管周围灰质（PAG）区域在疼痛的上行和下行路径中起着相互连接的作用[16]。在疼痛情况下，PAG 与杏仁核和岛叶的功能连接（FC）增加，这似乎调节了与疼痛相关的情绪和记忆行为；相反，在疼痛刺激期间，腹内侧前额叶皮质（MPFC）的 FC 似乎减少了[17]。与健康对照组相比，抑郁症患者前额叶皮质的活性降低，而与疼痛和情绪记忆相关区域的活性降低，如右前岛叶区、背侧前扣带回和右侧杏仁核，在预期疼痛刺激时更高；此外，右杏仁核活动增加与感觉到的更大程度的无助有关[18]。

刺激 PAG 神经元，随后的下行脉冲导致中脑蓝斑核（NLC）和中缝大核（NRM）释放内源性阿片类物质，从中脑延伸到脑桥和延髓。内源性阿片类物质激活 NRM 的 5-羟色胺能细胞和 NLC 的去甲肾上腺素能神经元。这些单胺类物质激活了阿片样物质分泌的中间神经元。释放的吗啡样递质可能有所不同，具体取决于外周中已激活的受体类型。A-delta 和 C 传入纤维均受到背角下行影响的抑制。阿片抑制神经元可能受节间和下行通路的影响，但节间和节段机制尚未明确。这些中间神经元可能通过突触前抑制阻止初级伤害性传入终末 P 物质释放或通过二级神经元的突触后抑制来发挥作用。中缝核的细胞被传递到网状结构的上行感觉通路以及来自 PAG 区细胞的下行输入所激活。下行调节通路不仅涉及阿片系统，还涉及抗阿片胆囊收缩素系统[19]、5-羟色胺能系统、去甲肾上腺素能系统、多巴胺能系统[20]和内源性大麻素系统[21]。其他下行的单胺系统包括蓝斑至背角神经元、网状核、前庭神经外侧至背角中间神经元、中脑外侧网状结构至背角中间神经元[4]。

慢性疼痛流行病学

由于多种原因，统计慢性疼痛的患病率是一项挑战。首先，疼痛是一种无法“客观”衡量的主观体验。其次，对于什么是慢性疼痛的定义还没有达成共识，例如，它必须是持续 24h 的疼痛还是间歇性的、每日或每周发作？在定义慢性疼痛时，一些研究只包括某些类型的慢性疼痛，因此，所有类型的慢性疼痛的患病率都被歪曲或低估了。其次，获得的慢性疼痛患病率估计值的人群和环境因研究而异，例如，在普通人群中，对参加初级保健机构或医院的患者进行社区样本调查。最后，收集和分析数据的方法各不相同，很难比较结果。

由于上述原因，估计慢性疼痛的患病率在 8%～60% 及以上[22-29]。大多数关于慢性疼痛的文献报道都是以有限的纵向研究为代表的横断面研究。根据美国医学研究所 2010 年发表的报告，疼痛被认为是一个重大的健康问题，据估计，美国慢性疼痛的患病率为 40%，影响了大约 1 亿美国人[30]。社会的医疗费用和生产损失达 3 920 亿～4 445 亿元（560 亿～635 亿美元）（2010 年数据），年人均费用高达 14 000 元（2 000 美元）[30]。来自美国 CDC 和美国卫生统计中心（NCHS）的最新数据表明，各种原因引起的疼痛发生率相当高，大多数慢性疼痛患者有多个疼痛部位。美国成年人最常见的疼痛原因包括腰痛（28.1%）、严重头痛或偏头痛（15.3%）和颈痛（14.6%）[31]。来自美国健康和营养检查的数据表明，慢性腰痛的患病率随着年龄的增长而增加，在 50～60 岁发病率达最高[32]。患有腰痛的成年人的身体和心理健康状况比没有腰痛的人更差，产生心理问题的可能性是没有腰痛患者的 4 倍。

慢性广泛疼痛是慢性疼痛状况的一个亚类，其特征是长期弥漫性肌肉骨骼疼痛和存在一种或多种其他身体症状，如疲劳、心理困扰和注意力集中问题。根据最近的一项综合评估，在所有年龄组中，女性比男性受影响更大，男女患病率为 1.06∶4.80[33]。很少有证据表明存在地理变异和社会文化问题对疼痛患病率的影响[33]。这些变化似乎与缺乏标准定义和迄今为止进行的研究中存在偏差的风险有关[34]。

外周和中枢敏感化

当周围伤害性神经元对其感受区域的刺激反应性增强，阈值降低时，即为外周敏感化[4]。在组织损伤和周围神经损伤的情况下，背根神经节中的近端神经元出现异位放电，导致传入 C 纤维的逆行刺激和周围介质的释放（神经源性炎症）[4]。

当外周伤害感受器过度活动引起脊髓背角神经元的变化时，主要是由于兴奋性增强和突触效能增强，就会发生中枢敏化。临床上，中枢敏化表现为继发性痛觉过敏（组织损伤或炎症部位以外的疼痛敏感）和动态机械性痛觉过敏（轻微触摸和毛发运动产生疼痛或压痛的感觉）[4]。

外周和中枢敏化是急性疼痛现象的神经适应不良反应。然而，其他如少突胶质细胞、免疫系统和胶质细胞也参与了疼痛的迁延化。神经胶质细胞如小胶质细胞、星形胶质细胞和施万细胞在中枢神经系统中比神经元更常见。最初，人们认为胶质细胞只支持神经元的功能，但现在已经知道它们在中枢神经系统和控制上行和下行的疼痛通路中具有重要的调节功能[35]。

抑郁、焦虑和理想预期等心理因素在疼痛的发展、持续和治疗中也与下行疼痛途径相互作用，参与中枢敏化现象的发生[4]。

慢性疼痛对个体的影响

慢性疼痛不仅仅是躯体上的感觉。在慢性疼痛的情感成分中，大多数患者表现出一定程度的抑郁，许多患者还表现出愤怒和焦虑。对许多人来说，抑郁是感知或疼痛体验的主要因素。50%～70%的慢性疼痛患者有原发性抑郁症或继发于疼痛的抑郁症。伴随着抑郁的慢性疼痛，常常会导致长时间的劳动能力和活动下降。长期不活动改变心血管功能，损害肌肉骨骼弹性，并导致关节功能异常[36,37]。预防措施包括在合理的时候鼓励患者活动。

慢性疼痛的动机成分与职业、经济条件和人际强化的意外事件有关，这些意外事件有助于了解疼痛行为和慢性疼痛的维持。超过75%的慢性疼痛患者表现出不良的行为特征，包括工作或家务、日常活动、性功能和职业努力方面的问题[38]。睡眠障碍和抑郁与慢性疼痛高度相关。如果患者由于之前多次手术不成功，恢复期延长，失用的/身体失调综合征或阿片类药物治疗，患者也可能有明显的功能限制[39]。

慢性疼痛的认知包括患者的思维方式以及疼痛在他们的信念和自我价值观中所起的作用。患者越是将疼痛视为威胁信号，需要减少活动和保护受影响的部分，就越难配合康复团队开展训练和治疗计划。急性疼痛发作引起的疼痛记忆可能会严重阻碍患者的康复，并导致慢性疼痛综合征[40-42]。疼痛通常是感觉输入、情感状态、认知、动机和记忆因素综合的结果，这些因素需要一个多维度的评估过程，包括针对主要负责疼痛体验的部分进行治疗干预[43-45]。

急慢性疼痛的预后

急性疼痛常常是组织损伤的结果，其中最初的疼痛导致焦虑增加，这扩大了疼痛体验。焦虑产生的程度和疼痛水平似乎更多地受到疼痛的发展影响而不是受个体变化的影响。随着疾病的治愈，焦虑和急性疼痛感知减少或消除。当急性疼痛（作为一个警告信号）对传统的药物治疗无效时，疾病和慢性疼痛就会进展。急性疼痛的焦虑特征被无望、无助和绝望所取代。当疼痛的缓解无法达到预期时，患者的体力活动减少，疲劳和抑郁增加。

当伤害的来源被消除或治愈时，急性疼痛通常会得到缓解，并在适当的药物或使用区域性镇痛疗法下迅速消退。可以通过体检结果和诊断程序记录急性疼痛的病因。短期（即几天）的止痛药物通常能控制术后疼痛，几周内就能恢复到完全无痛的功能状态。急性疼痛控制需要使用有效的非阿片类镇痛药、抗炎药或肌肉松弛剂。除非其他治疗选择是禁忌，否则阿片类药物不应被视为急性疼痛的一线治疗药物。镇痛效果太弱会加剧痛苦和焦虑，达不到处方药物的目的。对阿片类药物耐受、滥用和成瘾的恐惧导致了阿片类药物的使用不足[46]。在急性疼痛情况下成瘾发生的比例很小，但在有危险因素的个体中，如药物滥用既往史、当前情绪或焦虑障碍、心理创伤史或药物滥用家族史[47]，其发病率要高得多。阿片类药物使用不规范的高风险与医师为急性疼痛患者开具阿片类药物方面指征的把控宽松有关[48]。

遗憾的是，仍有相当少的急性疼痛患者会出现持续疼痛，这将可能发展成为一个更复杂的疾病。向慢性疼痛的转变可能与大脑的情感学习回路有关[49]。除了可以确定的实质性的生物医学紊乱持续存在情况外，慢性疼痛是一种生理功能紊乱的症状，现在疼痛本身已成为疾病。后者是在缺乏结构病理学的情况下的慢性疼痛，它主要与疼痛的相关残疾有关；在这种情况下，慢性疼痛是一种复杂的生理、心理和社会因素的相互作用，其中疼痛的抱怨是这种疾病可接受的社会表现[50,51]。

慢性疼痛的最佳干预措施是预防。一旦慢性疼痛的疾病状态开始，诸如经济赔偿、存在与工作有关的问题、控制环境以满足/未满足的需要以及退休等因素的持续存在可能会阻碍疾病的彻底解决。治疗急性疼痛的疗法通常对慢性疼痛无效。

慢性疼痛的预防需要在急性期早期发现病因并予以解决。医师应该为急性疼痛的解决设定一个合理的时间框架。当不再需要止痛药时，应告知患者，停用那些没有必要的药物。患者的注意力应集中在按规定时间表逐渐恢复全部功能活动上。应按规定的时间间隔安排后续预约，以便制订适当的康复计划，包括休闲、学习或重返工作岗位。

慢性疼痛遗传学

随着这一领域技术的进步，人们对解释与疼痛敏感性和对镇痛治疗的反应个体间变异性非常感兴趣。在过去的几十年中，至少有 23 个基因被证实与人类和动物研究中的实验性疼痛、临床疼痛或镇痛有潜在相关性[52]。

研究人员曾对患有临床疾病相关疼痛的人群进行遗传决定因素评估[52,53]。疼痛综合征包括背痛、纤维肌痛（FM）、月经痛和偏头痛[54-57]等的变异性与遗传因素部分相关。家庭环境与双胞胎的遗传效应值表明遗传和环境因素在调节疼痛中同样重要[58,59]。研究发现，先天性痛觉缺失症[60]、细胞色素 P-450 相关药物代谢[61]、家族性偏瘫性偏头痛[58,62]、纤维肌痛[63]以及反射性交感神经营养不良[64,65]均与多态性疼痛基因有关。

基因治疗和其他分子医学的进展在疼痛管理中可能提供了一些手段，包括通过增强抗伤害感受器受体功能（如大麻素 1 型、2 型受体；M 型、N 型乙酰胆碱受体；阿片样物质，μ 型和 κ 型阿片；α_2-型肾上腺素），或阻断促伤害感受器［如神经激肽，1-α-氨基-3-羟基-5-甲基-4-异唑丙酸酯（AMPA）；氮甲基-d-天冬氨酸（NMDA）］，或直接作用于疼痛纤维的钙离子通道，或直接作用于膜受体蛋白、C-GAMA 以及中枢神经系统中与疼痛传播有关的其他区域[66,67]。然而，基因层面的干预在疼痛管理中的应用尚待进一步开发。

慢性疼痛的社会经济因素

社会经济地位可能在慢性疼痛的患病率和风险中起重要作用。社会经济地位低下的人的各种肌肉骨骼疼痛（如下腰痛）的发生率都会增加，且心理问题的发生率也会增加。一项针对 9 000 多名成人的大型队列研究发现，处于最低社会经济地位的人群（定义为"非技能"劳力型职业）发生慢性广泛性疼痛的概率提高 3 倍之多，区域性疼痛的发生率则是 1.5 倍[68]。相反，处于较高的社会经济地位的人群（如管理型职业和技术型职业）发生前臂疼痛的概率明显更高[68]。

诉讼和赔偿因素

残障和疼痛在很大程度上决定了工人赔偿案件和人身伤害赔偿的数额。为了获得足够的金钱补偿，患者/客户的疼痛的行为表现可能会强化、最大化并希望能得到大笔现金赔偿。在这种强化作用下，疼痛行为逐渐发展成习得性行为。而患者/客户在寻求赔偿的过程中，疼痛本身也成为一种残障。因此，习得性行为往往成为决定赔偿金额的决定因素[69]。

急性疼痛发展为慢性疼痛相关行为障碍疾病的患者数量将会因残疾法和/或补偿法的修订而减少。补偿系统与急性创伤后相关疼痛之间的关系非常复杂，尤其在存在继发性精神健康问题的情况下。有证据表明，在发生车祸后寻求或获得经济补偿的患者，其康复效果可能很差，而且疼痛症状更严重[70]。可能阻碍慢性疼痛发展的因素包括：允许受伤的工人在休养期间继续从事其力所能及的工作，过快裁定残疾和赔偿要求，以及医师限制患者使用成瘾药物和抗抑郁药少于 1 个月。治疗早期使用保守干预包括物理治疗和压力管理，也可以防止慢性疼痛的出现[71]。有关残疾的定义和医疗法律方面的其他信息，参见第 8 章。

慢性疼痛患者的评估

对慢性疼痛患者进行全面评估应集中在疾病严重程度、功能受限的程度以及影响医疗状况的心理因素方面。由于部分生物医学方法的治疗结果不足导致了疼痛的治疗失败，疼痛-生物-心理社会的新型管理模式应运而生。为了更好地理解患者对疼痛的感知、疼痛性质、严重性、疼痛和残障的持久性以及对疼痛和疾病的反应，往往需要对患者的个体变化、心理状态和社会文化背景之间的复杂关系进行充分评估。此外，多学科护理在成本效益和各种慢性疼痛管理方法的疗效方面显示出明显优势[1-3]。因此，客观检测和这些检测的纵向跟踪应更广泛地用于指导诊断和治疗，并用于评估治疗效果。这是通过完善的疼痛评估程序来完成的，包括详细的病史采集、全面的体格检查和临床访视、标准化的客观评估工具以及适当的诊断测试。

病史

可从患者详细的疼痛病史记录中了解其疼痛的诱因、范围、特征、严重程度和时间强度属性，以及发作方式、持续时间、发生时间和加重/缓解等方面的因素。应该注意既往对疼痛的治疗方法，包括对疼痛减轻的反馈。另外应记录当前正在使用的药物和既往使用的药物，以及患者对每种药物的疗效反应。既往物理治疗的细节，包括治疗的类型、锻炼

（被动和主动）的类型以及治疗方案的有效性等，同样需要详细记录。对患者的生物反馈、放松和催眠尝试方面进行询问也很有帮助。其他相关病史信息，如感觉缺陷、肌无力和身体功能改变，在采集过程中也应予以记录。如涉及赔偿，应确定患者当前是否有工作，若没有，则应详细获取既往工作经历信息。

体格检查

体格检查的总体目标在于：①评估患者的临床表现是否可以解释症状的严重程度和功能障碍；②评估是否需要进行额外的诊断评估；以及③制订治疗目标和制订适当的管理方案，着重于症状的缓解和功能的改善。

体格检查通常包括对相应的脊柱和肌肉骨骼区域的检查，以及神经系统评估（参见第 1 章）。需要将疼痛区域与健侧进行对比，包括痛觉、温度觉和触觉等[72]。功能评估可检测患者的功能水平和损伤程度的一致性。客观、定量的测定为有效评估疼痛的进展和长期随访提供了基线。

许多医学上无法解释的疼痛都归因于周围和中枢神经-心理学机制的复杂相互作用。疼痛最常被评估的方面是感觉的严重性。患者对不同的热和电化学感觉方式（轻触、针刺、热、冷等）的反应有助于区分原发性和继发性痛觉过敏的类型[72,73]。此外，感觉异常的象限分布可以帮助医师评估和了解患者可能存在的周围和中枢性疼痛机制[72]。应特别注意排除慢性阿片类药物过度使用导致的痛觉过敏、不适用于常规电诊断测试的细神经纤维本身导致的神经系统感觉异常，以及慢性肌筋膜疼痛。

疼痛，功能和心理健康的客观指标

疼痛患者临床表现形式多样，可表现出一系列复杂的机体的、动机性以及认知和情感障碍，因此需要详细的心理和社会评估。对疼痛患者应进行客观的疼痛强度评估和必要的干预措施，并评估干预措施的反应。慢性疼痛患者中至少有 50% 患有抑郁症和焦虑症[4]。

简明疼痛评估量表（BPI）是广泛应用的临床疼痛评估工具[5]。其采用 10 点数字评分表系统（NRS）对疼痛的严重程度进行评分，此外一定程度上还允许疼痛对感觉及功能的干扰。一些自我报告的简易问卷，如患者健康问卷 4（PHQ-4）和疼痛灾难化量表（PCS）[6,7]，使医师能够通过检测抑郁和焦虑评分以快速评估患者的心理状态，并尽可能量身订制适用患者的治疗方法[74]。

评估者需要注意评估具有创伤经历和创伤后应激障碍（PTSD）的特殊人群，例如性虐待受害者、退伍军人等，因为这类人群的疼痛异常和阿片类药物依赖风险均较高[8]。考虑到慢性疼痛和药物成瘾同时发生的概率较高，评估时可以采用“阿片类药物风险工具”等简易量表来评估成瘾的风险[9]。评估者应格外留意部分存在潜在风险的药物，包括苯二氮䓬类和镇静催眠药。

诊断程序

实验室检测

目前为止，研究人员尚未发现急/慢性疼痛患者和其他原发疾病患者的实验室检查结果有明显不同的特征。通过对血液和尿液进行药物测试，可获悉一些止痛药服用史等相关信息，且血清药物浓度测定还能估计患者所服用药物的生物利用度。

近年的研究发现，急/慢性肌筋膜疼痛患者体内炎症生物标志物环境发生显著改变[75]。然而，这些生物标志物与临床症状之间的关联尚不得而知，需要更多研究予以证实。有流行病学研究表明维生素 D 不足与慢性疼痛有关，但是尚未完全阐明其作为病因或混淆因素的作用[76]。最近的系统评价和荟萃分析研究显示，维生素 D 不足与慢性疼痛的临床关系结论性证据不足，但发现慢性疼痛患者补充维生素 D 有一定的治疗效果[77]。

异戊巴比妥和戊巴比妥钠等药物的使用与心理干预相结合，可能有助于将患有严重躯体/周围疼痛的患者与情绪障碍、躯体化障碍、人为性障碍和良知夸张区分开来[78-81]。然而，这类药物具有掩盖疼痛及认知的副作用，目前临床上无法广泛使用。

影像学

国际疼痛研究协会（IASP）特别工作组最近发表的共识性声明强调，将脑成像用于诊断慢性疼痛可增进我们对慢性疼痛神经基础的理解、指导治疗药物的开发，并有助于预测个性化疼痛管理的治疗效果。但是该工作组不推荐将脑成像手段用于临床诊断目的或法律目的，尤其考虑到它不能作为疼痛测谎仪使用[82]。

自 20 世纪 90 年代初以来，神经影像学的发展使得研究人员可对人脑功能进行探索研究，并可对中枢神经系统中对疼痛相关反应进行体内分析。正电子发射断层扫描(PET)采用特定放射性核素作为示踪剂，该放射性核素可有效集中在具有高代谢活性的大脑区域内。功能磁共振成像(fMRI)则可检测血氧依赖水平(BOLD)[83]。扩散张量成像(DTI)通过测量有关各向异性和白质定位，提供有关大脑连通性的信息[84]。通过神经影像技术对感觉刺激或认知任务后进行重建，可以绘制与疼痛相关的高级脑功能图谱，包括对疼痛刺激的预期、情绪反应及疼痛相关的记忆和条件调节。影像学研究的大多数方法学设计都是横断面研究。尽管成本、研究的方法学设计有限，个体之间的异质反应以及成像的不同空间分辨率阻碍了其成为诊断和治疗指南的高质量证据，但仍可为疼痛相关的功能性神经解剖学研究提供思路[85,86]。

与功能异常相比，放射影像、CT 和 MRI 等检查表现出解剖结构异常所占百分比较低。尽管 CT、脊髓造影和 MRI 在无背痛患者中的检测具有较高的假阳性，其在椎间盘突出症的诊断仍然是作用明确[87]。近年来，高频肌肉骨骼超声的兴起，为慢性肌筋膜痛中的肌肉的结构性特征诊断提供了新的见解[88]。

功能性脑成像的最新进展表明，慢性疼痛患者的大脑结构和功能都发生了改变[86,89]。尽管促成这些与疼痛相关的大脑结构和功能变化的神经机制仍然未知，但有证据表明其在将来神经机制相关疼痛的研究发挥作用。出于成本及新兴物质的特征，这些脑成像方法尚未为临床应用作好充分准备。诊断手段的临床应用需要先明确临床体征、症状和检测结果之间有详尽的关联。有关成像研究的其他信息，参见第 5 章。

电生理诊断

电生理诊断是体格检查的客观神经生理学延伸。它主要包括神经传导速度和单块肌肉肌电图(EMG)。此外，体感诱发电位扩展了肌电图在评估周围神经和中枢神经系统中的应用[90]。有关电生理诊断评估的其他信息，参见第 3 章。EMG 和诱发电位的研究结果为临床医师通过成像技术(如 MRI 和 CT 扫描)证明神经生理变化与结构异常相关提供了依据。对于慢性疼痛患者的临床管理，需要重点考虑部分疾病如神经根病、神经丛疾病、周围神经系统神经病和多发性神经病等诊断。在解释与慢性疼痛有关的测试时，内在的临床相关性至关重要[91]。

常见的慢性疼痛

腰痛和坐骨神经痛

慢性腰痛(LBP)是一个棘手的临床问题，严重影响到在职工作的成年人(参见第 27 章)。尽管大多数 LBP 患者可从急性发作中恢复过来，但部分 12 周后仍然处于疼痛状态的患者往往恢复较慢且不确定。据估计，有 60% 的 LBP 患者在 6 周内恢复，90% 在 12 周内恢复，而对于已经残障了 2 年的患者来说，重返工作的概率几乎为零[92]。约有 10% 的慢性 LBP 工人(停工 3 个月或更长时间)承担着 80% 的费用，包括工资损失、补偿金、医疗费用等[93]。老年人中 LBP 的患病率明显较高[94]。防止急性 LBP 演变为慢性 LBP 的策略包括保守治疗、尽快重返工作或在休养期间继续从事身体上能够胜任的工作，以及尽快裁定残障/赔偿方案[95]。

广泛性的回顾研究分析发现，过去的 20 年慢性 LBP 的随机对照试验均存在方法学上的局限性，包括研究对象选择、临床表现、检测手段、成本和报告偏倚等风险[96,97]。尽管临床试验设计和行为存在局限性，但良好的临床实践还是建议采取行为治疗方法，以通过适应不良的疼痛行为和认知过程来减少残疾[98]。非甾体抗炎药(NSAID)是有效的且是治疗背痛症状的最常用药物，鉴于其可能导致出血的副作用和存在高血压/心血管疾病中未确立的风险，此类药物必须优先短期服用或用于预期会加重的疼痛状态[99]。在用尽所有非药物和非阿片类药物干预仍不得疗效时，可短期使用 3~7 天的低剂量阿片类药物，但仅可作为最后的手段(参见第 52 章)。长期使用阿片类药物治疗慢性 LBP 只能取得极微小的功能改善，却显著增加了阿片类药物使用带来的中枢神经系统抑制、便秘、药物耐受和行为异常等风险[100]。

辅助治疗选择包括康复治疗和物理疗法(热疗、冷疗、软组织松动和经皮电神经刺激(TENS))(参见第 51 章)[101]。替代治疗包括脊柱按摩、针灸、瑜伽和其他基于运动的治疗处方[102-104]。许多替代疗法缺乏确凿的科学证据来支持其在治疗慢性背痛中的功效(参见第 59 章)。物理疗法或基于锻炼的方案往往侧重于核心肌群的强化和有氧运动的调节。监督条件下的运动方案与家庭锻炼方案对治疗慢性LBP的有效性并没有显著差异。尚未发现肌肉能量技术对LBP有改善作用[105]。据报道，普拉提健身操可能比其他形式的健身操略胜一筹，但处方的开具应基于患者或医护人员的偏好和费用[106]。运动控制锻炼似乎对慢性LBP有效，但对急性LBP无效[107,108]。

脊柱注射在慢性结构性LBP的治疗中作用有限[109-111]。在其他保守治疗方法未能取得疗效时，特定的患者亚组可能会从小关节注射或硬膜外类固醇注射中受益(参见第53章)。慢性LBP的治疗目标应从"疾病治愈"转向临床症状缓解和获得更好的功能状态。有关脊椎疼痛患者康复的更多信息，参见第27章。

颈部疼痛和挥鞭样综合征

慢性颈痛是一类涉及生物学、心理学以及社会因素等的复杂疾病，表现为同时伴有身体和心理的症状和体征[112]，严重影响着生活质量、日常活动、工作效率，并显著增加医疗保健资源的使用[113](参见第26章)。在美国，每年因颈痛就诊的人次达1 020万次[114]。

根据损伤的严重程度，挥鞭伤相关疾病(WAD)可分为5类，范围从0(无症状)到Ⅳ(颈部骨折或脱位)[112]。"2000—2010年骨骼和关节特别工作组"最近提出了对颈部疼痛及相关疾病(NAD)的新分类[115]：

Ⅰ. 无症状或症状学提示无结构损伤，或轻度影响日常生活活动；

Ⅱ. 无症状或症状学提示无结构损伤，日常生活活动有重大影响；

Ⅲ. 无症状或症状学提示无结构损伤，但存在神经系统症状，例如腱反射减少、乏力或感觉减退；

Ⅳ. 症状学提示结构损伤。

约30%～50%的疼痛患者存在慢性症状[116]。疼痛慢性化的发生是由于外周和中枢敏化引起的，作为当前的研究热点，慢性化形成的危险因素需深入探讨。研究表明，许多神经营养蛋白(如神经生长因子)和激肽(如P物质)可提高伤害感受器的敏感性并调控相关细胞因子(IL-1ra、IL-8、IL-6)的表达及交感神经系统激活[117-119]。神经影像学研究表明，机械刺激可在较高的皮质水平(如前扣带回皮质和前额叶区域)引起异常(或增强)的疼痛程序[120,121]。此外，慢性疼痛过程与大脑活动的空间模式有关[122]。持续不断的高强度伤害感受传入会随着感受器区域的扩大而引起中枢神经系统的神经可塑性改变及更广泛的症状[123]。

有一些证据为临床医师提供了有关哪些患者可能成为慢性病的线索[124]。这些线索包括高于预期的疼痛主诉[125,126]、严重的灾难性疾病[121]和一些并发疼痛的综合征，例如肠易激综合征(IBS)、膀胱易激综合征、不宁腿综合征和/或偏头痛[127]。此外，在慢性广泛性疼痛人群中女性人数过多[128]。另外，并发抑郁症和/或焦虑症也可能导致慢性疼痛患者出现更多的残障率[129]。家族史和受虐待史可能与慢性疼痛的发生及传播也有关联[126]。我们建议临床医师在评估患者时时刻谨记这些因素。

广泛的文献回顾提出了以下管理方案[113]：

1. 排除严重的结构损伤。
2. 评估延迟恢复的预后因素。
3. 关于挥鞭损伤综合征/颈痛相关疾病病理生理学的教育。
4. 维持运动的重要性。
5. 强调活动度的物理疗法，加强锻炼、手法或运动训练。
6. 使用NSAID药物和肌肉松弛剂。
7. 证据较低或没有证据的治疗手段：按摩疗法、激光、短波透热、电针和肉毒杆菌毒素注射，以及颈托或颈椎牵引。

肌筋膜疼痛综合征

肌筋膜疼痛综合征(MPS)是一种常见的非关节性肌肉骨骼疾病，其特征是存在肌筋膜触发点(MTrP)。MTrP定义为位于骨骼肌紧绷带内可触及的坚硬、散在的结节，在按压时会感到疼痛[130]。Travell和Simons[131,132]最初将通过临床评估来识别触发点的标准描述为：紧绷、局部压痛、疼痛识别、可提及的疼痛、局部抽搐反应和"跳动征兆"。

据估计，约有4 400万美国人患有与MTrP相关的疼痛[133]。另一项研究报道，高达85%普通内科诊所就诊患者存在肌筋膜疼痛[134,135]。该研究仅报告了有关下背部疼痛的结果，因此真实患病率要高得多。MPS非常普遍，其诊断主要取决于MTrP的存在，因为MTrP是诊断标准中最重要的方面。然而，通过文献搜索调查MPS的流行病学，可获得的信息非常有限。

研究发现，年轻无症状的军人中有近半数人的肩带肌肉中检测到了MTrP的存在[136]，而在一群随机的学生和护士的咀嚼肌中也发现了 MTrP[137]。活动性 MTrP 是指可导致自发性疼痛的 MTrP，社区疼痛医学中心的神经科医师所见的 96 名以肌肉骨骼疼痛为主诉的患者中，有 74% 的疼痛主要来自 MTrP[134]；在一项 283 例疼痛患者连续入组的研究中，85% 的患者疼痛源自 MTrP[138]；在 164 例因慢性头颈部疼痛而转诊至牙科诊所的患者中，55% 的患者存在活动性 MTrP[139]；而在大学初级保健内科组 172 例患者中，出现疼痛的患者中高达 30%[133]；一项针对泰国农村村民的肌肉骨骼疾病的研究表明，36% 的患者以近 7 日肌筋膜疼痛为主要诊断[140]。越来越多的证据表明，活动性 MTrP 在紧张性头痛、LBP、颈部疼痛、颞下颌疼痛、前臂和手部疼痛、姿势性疼痛、骨盆/泌尿生殖系统疼痛综合征起着关键作用[141-149]。

回顾 MPS 的研究历史，触发点的识别主要基于 Simons 等人最初描述的手动触诊[131]。根据 Tough 等人的系统评价，最初提出的标准在许多研究中的使用不一致，许多研究仅涉及该标准的子集[150]。临床工作者通过就有关 MPS 的诊断标准进行了调查，试图对当前诊断进行标准化。根据调查结果，触发点压痛和疼痛再现是诊断的关键，而自主神经症状则是非必要的[151,152]。Rivers 等根据他们的调查结果，并结合临床医师的共识提出了以下诊断标准[152]：

1. 触诊时发现有压痛点，有无提及的疼痛（“触发点”）。

2. 触诊触痛点时患者对症状的识别。

3. 至少以下三个：

a. 肌肉僵硬或痉挛

b. 相关关节的活动范围有限

c. 疼痛因压力而加重

d. 触诊与触痛点相关的拉紧带和/或结节

然而，触诊在诊断和定位触发点的方面存在一些问题。既往有关 MTrP 触诊的评述报道称临床医师触诊的同一性和可靠性较差[150,153,154]。Rathbone 等人使用荟萃分析发现，临床医师检测 MTrP 间位可靠性（$\kappa=0.474$）较差[155]。以注射为治疗目标的绷带中触诊结节的可靠性则更低，κ 值为 0.336。

触诊缺乏可靠性可能与 MTrP 的大小有关。最近研究发现，在脚踝和脚部区域对 MTrP 进行的超声研究发现，MTrP 的大小范围为 0.05~0.21cm^2，平均值为 0.09cm^2[156]。此外，Sikdar 等人既往尝试使用超声成像来显示斜方肌内的触发点，观察到 MTrP 表现为散在椭圆形、局部低回声，大小约为 0.16±0.11cm^2[157]。在超声成像中检测出的这些较小的 MTrP 很难通过徒手触诊鉴定。一项通过检查上斜方肌触发点定位探讨评估者的内部信度的研究发现，两次检查之间的定位存在 0.15cm 的平均差异[158]。因此，考虑注射时存在触诊困难，我们认为以平均大小估计触发点极有可能会导致在注射时错过触发点。基于这些信息，我们不建议在没有超声成像指导下进行注射。既往的研究因未能触发点精准注射带来显效，主要原因可能在于触发点的检测精度差。因此，我们认为使用成像技术对提高 MTrP 检测率、可靠性和诊断客观性是必要的。

MTrP 是治疗 MPS 引起的慢性疼痛的常见治疗靶点，治疗方式包括干针疗法[102,130]、注射和手法治疗。

由于 MTrP 在 FM 中非常常见，因此 MPS 与 FM 有很多重叠。此外，MTrP 被认为是重要的疼痛发生器[159]。因此，临床医师应仔细判断 MPS 和 FM 的存在，这两种疾病的发生发展尤其令人困惑。目前临床医学尚未完全发展到满足每个疾病诊断标准的程度。这点尤其需要注意，因为不同的诊断治疗建议可能会大不相同。

根据涉及的肌肉和区域，MPS 可能表现为不同的综合征，具有不同的临床表现。因此，建议临床医师深入了解相关的区域解剖学和“触发点手册”[131,132]。此外，诊断时应充分排除其他情况，并考虑一些其他重要诊断，包括神经根病和复杂性区域性疼痛综合征（CRPS）。

全面管理 MPS 时需要重点考虑的因素包括：

1. 为患者提供以下教育：

a. MPS 的病理生理学

b. 多层面管理程序的重要性

c. 认识到潜在的影响 MPS 的心理因素

d. 适当睡眠、心血管健康和生物力学的重要性

2. 物理疗法，包括力量、拉伸、有氧运动和放松运动，简称 S. S. A. R.（参见第 49 章）。

3. 使用 NSAID 进行药物控制（局部或口服）、肌肉松弛剂、抗抑郁药（三环类或 SNRI）或利多卡因贴片（参见第 52 章）。

4. 触发点注射，这包括许多不同的药物，但是目前没有令人信服的证据表明一种药物优于另一种药物，也没有一种方法目前被普遍接受。

5. 心理干预。

纤维肌痛

纤维肌痛综合征(FMS)是常见的病因不明的慢性病。它的特征是慢性广泛性疼痛、疲劳、认知功能障碍(记忆力和注意力缺陷)、心理症状、睡眠障碍和其他功能性症状。FM 的全球患病率估计为 2.7%,该依据是美国风湿病学学会(ACR)建立的诊断标准 1990[160]。最近一项基于新的 2010 年标准的研究估计,全球患病率为 7.7%,与慢性疼痛情况类似,男女之比为 1.6∶1[161,162]。

39

FMS 的发病机制尚不清楚,是否为风湿病、躯体化障碍或神经内分泌疾病目前仍存在争议。然而,FMS 具有多种感官症状和并发症的异质性,人们对此已经达成了普遍共识[163]。此外,有研究认为,其可能存在具有不同病理生理学和不同治疗反应特征的亚组[164]。FMS 被认为是由异常的感觉和疼痛处理发展而来的,周围神经、中枢神经和自主神经系统在其中也发挥了作用。与已知的和可识别的组织或神经损伤引起的疼痛原因不同,目前有关 FMS 的发病中几种假想的机制。一些研究者认为,FMS 的主要特征是中枢神经系统的神经化学改变导致痛感增强,最常表现为异常性疼痛和痛觉过敏[165]。中枢神经系统的影响涉及多种机制,包括中枢敏化和下调抑制水平的降低,其可能以与其他常见的慢性疼痛机制相似的方式在 FMS 中起主要作用。此外,包括神经源性和神经内分泌炎症在内的周围和自主神经机制也可能参与到 FMS 的发生发展。最近,有许多研究讨论了 FMS 中的周围神经病变成分及其与周围细纤维神经病变的关系[166]。值得注意的是,一些心理因素如不良的应激反应机制、脆弱的心理状态、较低的社会支持以及既往的不良事件等,可进一步增加了 FMS 的易感性[167]。尽管研究人员提出了几种发病机制假说,但目前临床中仍缺乏相对于其他周围和中枢性疼痛疾病适合 FMS 的共识。

如果患者出现多灶性或弥漫性疼痛,则应在鉴别诊断中考虑 FMS。1990 年 ACR 诊断标准是为研究目的而开发的,症状识别的一致性不足和对指南的了解甚少常导致诊断迟缓和治疗效果不佳,因此并未得到广泛使用。对 1990 年 ACR 标准的最新修改于 2011 年临时发布,其利用患者自检调查来确定疼痛部位(广泛的疼痛指数)和其他相关症状的存在/严重程度,而非由医师依照 1990 年标准进行压痛点触诊检查。然而,由于 FMS 和广泛的功能性疼痛综合征之间的区别变得模糊了(通过去掉广义疼痛作为标准),2011 年的标准受到了严厉的批判[168]。对此,2016 年发布了 2010/2011 年标准的修订版,其结合了医师评估、问卷标准以及强调广泛的疼痛状态,从而最大限度地减少了局部疼痛综合征的误分类[169]。

自我报告的诊断标准版本仍有待验证。FMS 并不会引起关节发生病理改变,但可能在存在其他风湿病和疼痛疾病的情况下发生。血细胞计数、血清生化和甲状腺功能检查等基本检查可能有助于疾病诊断。目前 FMS 不再被认为是排除诊断,我们可以通过评估患者的症状以及他们是否符合诊断标准来进行诊断。然而临床医师必须注意的是,FMS 个体对疾病确认后可能为补偿目的而无法获得康复的动力[170],这种情况下应立即开始治疗。由于在发病机制上缺乏共识,这类疾病缓解疗法的研究仍然很少。教育是疾病管理的关键部分,应包括帮助患者充分理解疾病、设定治疗期望值以及自我管理。多学科的治疗方法和个性化的治疗计划对于取得更好的疗效非常关键。药理治疗主要包括美国 FDA 批准的普瑞巴林(pregabalin)、度洛西汀(duloxetine)和米那普仑(milnacipran),这些药物通过中枢性疼痛调节机制起作用[171]。为取得有效治疗反应,给药过程应逐渐调整剂量。其他几种未经美国 FDA 批准的药物如阿米替林和环苯扎林也有确切的疗效证据。应根据患者因素和并发症来选择药物或联合疗法。

非药物干预包括低强度至中等强度的有氧运动,目标是每周两次或三次 30min 的活动[172]。如果需要,应考虑进行认知行为治疗(CBT)和睡眠卫生治疗,当前认为它们是有效的管理策略。治疗的目的是维持日常活动并提高生活质量,药物治疗和非药物治疗相结合可获得最佳疗效。

复杂性区域性疼痛综合征

国际疼痛研究协会(IASP)认可的 CRPS 标准是"布达佩斯标准"[173]。CRPS 被定义为伴有持续性(自发性和/或诱发性)局部疼痛的综合征,其在时间或程度上似乎与创伤或其他病变后的正常疼痛程度不相称。疼痛必须区域分布,但不是分布在特定的神经区域或皮肤节段。通常远端主要表现为感觉、运动、出汗、血管运动性水肿和/或营养异常。

CRPS 的临床诊断标准如下:

A. 持续疼痛,与任何诱因不成比例

B. 必须在下列 4 个类别中的 3 个类别中至少

有 1 种症状：

1. 感觉：痛觉过敏和/或异常性疼痛

2. 血管舒缩：皮肤温度不对称和/或皮肤颜色变化和/或肤色不对称

3. 刺激运动/水肿：水肿和/或出汗改变和/或出汗不对称

4. 运动/营养：运动范围减小和/或运动功能障碍（无力、震颤、肌张力障碍）和/或营养变化（头发、指甲或皮肤）

C. 评估时必须在以下 2 个或多个类别中至少显示 1 个标志：

1. 感觉：痛觉过敏（针刺）和/或异常性疼痛（轻触和/或深部躯体压力和/或关节运动）的证据

2. 血管舒缩：温度不对称和/或肤色变化和/或不对称的证据

3. 运动性/水肿：水肿和/或出汗变化和/或出汗不对称的证据

4. 运动/营养：运动和/或运动功能障碍（无力、震颤、肌张力障碍）和/或营养改变（头发、指甲、皮肤）减少的证据

D. 缺乏其他诊断以更好地解释体征和症状。

对局部病理学进行合理的鉴别诊断非常重要，例如骨折不愈合、骨筋膜室综合征、外伤性血管痉挛、局部血管疾病、蜂窝织炎、局部感染、雷诺病、血栓闭塞性脉管炎、血栓形成，特发神经病、红斑痛、特发局灶性运动疾病或局部自身免疫反应。

有两种类型的 CRPS，其症状和体征相似，但病因却不同：Ⅰ型 CRPS（既往称为反射性交感神经营养不良），通常发生在各种类型的创伤（最常见的是骨折或软组织病变，如挤压伤）后，但固定后也可能会发生，它也可能与内脏疾病（如心绞痛）或中枢神经系统疾病（如卒中）有关。Ⅱ型 CRPS（既往称为灼性神经痛）往往具有电生理诊断或重大神经损伤的证据。在Ⅱ型 CRPS 中，最初的症状和体征与单个周围神经分布相对应，但随着时间的延续，症状与体征可能会发生弥散。在绝大多数情况下，正中神经和坐骨神经受到的影响最大[174]。

由于与 CRPS 相关的机制可能随着时间推移而变化和改变，“交感神经疼痛”的概念已不再适用[175]，交感神经阻滞反应测试不应用于 CRPS 的诊断。

诊断 CRPS 的主要依据是详细的病史和体格检查。做出诊断不需要特殊检查，特殊检查用于排除其他可以解释症状和体征的原因。过去认为三相骨扫描对 CRPS 的诊断很重要，尤其在症状开始后 12 个月内进行。延迟相关节周围摄取征的典型表现并不等同于 CRPS，因为它也可以在其他情况下观察到，如无症状的人在活动静止、交感神经切除后，甚至可在人为疾病中观察到。此外，三相骨扫描对 CRPS 的敏感性较低，因此不应用于筛查，因为它可能导致假阴性结果，从而延误治疗[176]。病变部位的 X 线平片和增强 MRI 对 CRPS 的诊断敏感性低，特异性高，不需要常规使用[177]。其他测试，如电反射试验、热成像、定量运动轴突反射试验和静息排汗量，已经建议用来证明交感神经系统兴奋性增高，但它们的诊断准确率较低并不建议常规使用，仅限于研究[178]。

CRPS 的发病率从 5.5/(10 万人・年) 到 26.2/(10 万人・年) 不等[179,180]。

CRPS 的预防措施匮乏。唯一的循证医学方法是对手腕骨折的患者使用低剂量的维生素 C (200mg/d)[181]。

CRPS 患者的治疗重点应放在功能恢复上。药物和非药物治疗方法主要用于促进正常功能的恢复[182]。早期活动患肢是避免中枢和周围神经系统敏感化的关键。对于顽固性疼痛的患者，可能需要一个跨学科的疼痛康复小组来提供个体化的锻炼、康复、生物反馈、放松、心理治疗和教育。

从治疗进程上看，药物治疗包括非甾体抗炎药、类固醇抗炎药、钠通道阻滞剂（静脉注射利多卡因）、氮甲基-d-天冬氨酸（NMDA）受体阻滞剂（氯胺酮、右美沙芬、美金刚）、钙调节药物（降钙素、氯膦酸盐、阿仑膦酸盐）、自由基清除剂（二甲基亚砜透皮剂（DMSO）、口服 N-乙酰半胱氨酸（NAC））、α_2-肾上腺素受体激动剂（可乐定）及口服苯氧苄胺[183]。早在 20 世纪 80 年代[184]早期就报道了糖皮质激素在 CRPS 中的使用，但至今还不可能建立一个明确的治疗方案。口服[185]泼尼松、肌内注射甲泼尼松[186]、全身静脉注射[187]或局部应用地塞米松[188]等不同方法在试验中均有报道。据报道，治疗的持续时间从一次区域静脉阻滞[188]到每日口服，连续 4 个月[189]的方案都有，但许多研究均说明副作用的检测或记录方法不完善。考虑到治疗的异质性，目前没有针对患者类型、基础条件、药物类型、剂量、给药途径和不良事件风险最小，最安全方案的明确指南[190]。总体而言，这些试验报告了患者在肿胀、疼痛、活动范围和握力方面有显著改善，但 CRPS 仍缺乏明确的指南。有一个非常低质量的证据表明口服糖皮质激素不能改善疼痛，而且糖皮质激素Ⅳ阻滞是无效的[191]。

阿片类药物可以在早期阶段使用,以便活动和功能恢复(FR)。基础证据很少,也没有关于如何安全地将阿片类药物用于 CRPS 的支持性文献。一项随机试验发现,吗啡缓释剂和安慰剂之间没有差异[192]。临床医师需要谨慎的是,在没有对基线风险和目标进行明确评估或没有安全措施和患者教育的情况下,不要盲目增加剂量。这可能导致药物过量、滥用、转移或长期阿片类药物治疗并发症的风险增加,如阿片引起的便秘、性功能减退、痛觉过敏或睡眠呼吸暂停[193,194]。

抗惊厥药物在Ⅰ型 CRPS 应用的试验很少,目前有的研究包括卡马西平 600mg/d,结果比安慰剂更好。虽然有随机对照试验(RCT)研究[195]中报道了加巴喷丁 600~1 800mg/d 出现了中度的改善,但 Cochrane 的一项系统评价得出结论,加巴喷丁没有改善疼痛,它导致了更高的不良反应发生率。

鼻腔或皮下应用降钙素已用于治疗 CRPS。但与目前研究证据相左[196],有一些建议表明它的止痛效果并不优于对乙酰氨基酚。

二膦酸盐被广泛用于 CRPS,因为在短期(<2 个月)和长期(>2 个月)的个别研究和荟萃分析中报告了明显的疼痛缓解。它们还可以减轻肿胀,改善活动范围。在症状持续时间不到一年的患者中,阿仑膦酸钠 7.5mg/d 静脉注射 3 天[197]和克罗膦酸钠 300mg/d 静脉注射 10 天[198]的研究报告了疼痛在短期内显著缓解;另一项连续 56 天口服阿仑膦酸钠 40mg/d 的研究发现,即使在 84 天的随访[199]中疼痛也有缓解。在Ⅰ型 CPRS 持续时间较长的患者中,单次静脉输注帕米膦酸钠 60mg,疼痛症状在 90 天[200]时仍有缓解。长期使用二膦酸盐增加了病理性骨折、下颌骨坏死[201]和桡骨远端骨折愈合时间延长[202]的风险。

外用制剂具有减少或避免全身副作用的优点,但目前还没有足够的临床试验来形成足够的证据基础。含有 10% 氯胺酮的局部乳膏已用于治疗 CRPS,以缓解痛觉过敏[203,204]。5% 的利多卡因浸渍贴片和辣椒素已经用于其他类型的神经性疼痛;由于疼痛的烧灼感,辣椒素应用可能会受到患者接受程度的限制,这种感觉会导致伤害性神经末梢的死亡。

其他药物治疗的有效性非常有限或没有证据,目前不推荐用于 CRPS。这些药物包括肌肉松弛剂、巴氯芬、肉毒杆菌毒素、甘露醇、苯妥英钠、抗抑郁药、苯二氮䓬类药物或钙通道阻滞剂[178,193,201,205,206]。

有证据表明,在研究者主观精心挑选的慢性Ⅰ型 CRPS 患者[207]中,脊髓电刺激可以减轻疼痛并改善与健康相关的生活质量;然而,与物理治疗的对照组相比,疼痛缓解效果随着时间的推移而减弱,并且在随访 3 年后不再显著[208]。

当治疗由于 CRPS 引起的长期疼痛的患者时,考虑到心理方面的因素显得尤为重要。创伤后应激障碍(PTSD)也是 CPRS 患者常见但未明确的心理问题。除了其他治疗方式外,适当的放松训练和生物反馈的心理和精神咨询也很重要。当有焦虑和疼痛相关的恐惧时,预后往往较差;因此,这些可以被认为是早期干预的目标[209]。心理因素必须得到充分的治疗,否则,不管其他干预措施如何,患者都不太可能好转。

痛性周围神经病变

疼痛是周围神经病变的共同特征,周围神经病变的原因可以是糖尿病、淀粉样变性、酒精中毒、多动脉炎、吉兰-巴雷综合征、臂神经炎、获得性免疫缺陷综合征(AIDS)、卟啉症和维生素 B_2 缺乏。根据神经病变类型的不同,痛感可能会有所不同,但疼痛可以是持续性的,也可以是间歇性的,通常表现为灼热、瘙痒或针刺感。它可能伴有或不伴有感觉丧失、肌肉无力、萎缩或反射丧失的迹象[210]。这种疼痛会扰乱睡眠,因为常常夜间发作。有关痛性神经病的诊断和治疗的具体建议,请阅读第 24 章。

脊髓损伤

与脊髓损伤(SCI)相关的疼痛常常是复杂的和多因素的。脊髓损伤疼痛大致可分为位于脊髓损伤水平以上、同一水平和以下的伤害性疼痛(肌肉骨骼和内脏)和神经病理性疼痛(表 39-1)。研究表明,66% 的脊髓损伤患者有轻度到中度的疼痛。脊髓损伤后的疼痛很常见的,但目前缺乏了解,致痛机制很复杂,而且通常很难治疗。还要注意的是,50% 的马尾神经综合征患者报告有剧烈疼痛。

据报道,脊髓损伤患者中慢性疼痛的患病率是不同的,平均为 65%;大约 1/3 的人认为疼痛很严重[211]。

许多伤害性疼痛类型都是在没有脊髓损伤的患者中发现的那些类型的变体,并以类似的方式进行治疗,以适应潜在的损伤。然而,脊髓损伤患者更容易出现由于肌肉骨骼系统损伤引起的脊柱结构不稳定,由于神经系统损伤引起的肌肉痉挛疼痛,以及过度使用和主要累及上肢的神经压迫综合征。

表 39-1 脊髓损伤相关疼痛的分类及原因分析

伤害性疼痛
肌肉骨骼痛(通常迟钝、疼痛,随着运动而加重,随着制动而减少,对非甾体抗炎药和阿片类药物有反应)
继发性过度使用综合征
源于骨骼、关节、肌肉创伤或炎症
机械不稳定
骨骼、关节、肌肉创伤或炎症
瘢痕感染
肌肉痉挛
内脏结构损伤(经常迟钝、抽筋、灼热,腹部持续但波动的疼痛并保留神经)区域性结石性
肠管或括约肌功能障碍
与自主神经反射障碍相关头痛
神经病理性疼痛[常常为锐痛、枪击样、烧灼样、过电样(感觉过敏、痛觉过敏)]
疼痛位于损伤平面以上(位于感觉保留区)
压迫性单神经病
复杂性区域性疼痛综合征
疼痛位于平面(位于损伤平面的节段性模式)
神经根压迫(包括马尾神经)
脊髓空洞症、脊髓损伤/缺血(移行区等)
表现为上行性神经功能缺损,常伴有疼痛/温觉改变
双侧脊髓损伤、根损伤及双损伤综合征
疼痛位于水平以下
脊髓损伤/缺血(中枢感觉障碍综合征等)
幻肢感

脊柱结构不稳定通常最好使用非甾体抗炎药和阿片类药物(根据需要),以及使用矫形器或手术融合进行固定。这些对大多数患者来说都是有效的治疗方法。由肌肉痉挛引起的疼痛最好用抗痉挛药、运动终板阻滞或肉毒杆菌毒素来减少痉挛。继发性过度使用综合征通常通过休息和非甾体抗炎药缓解,该症状根据患者和环境因素的改变有显著的适应能力。神经压迫综合征通常通过使用矫形器或外科减压术来缓解。内脏伤害性疼痛通常是由交感神经系统的传入冲动引起的,也可能是由潜在的病理损伤引起的。由自主神经反射障碍引起的头痛属于内科急症,应适当治疗。

对于神经性疼痛,有证据表明病变主要涉及创伤和疼痛通路的神经改变[211,212]。脊髓损伤后神经病理性疼痛与疼痛相关区域和经典奖赏回路区域(即伏隔核和眶额叶、额叶背外侧和顶叶后皮质)的局部解剖学显著改变有关[213]。脊髓损伤后疼痛的确切病因尚不清楚,但有证据表明主要与创伤引起的疼痛通路改变有关。上行传导通路中结构的敏化可能起作用。患者将他们的疼痛描述为具有以下一个或多个组成部分:损伤部位以下的身体部位灼热;损伤部位及其周围有深层次的酸痛感;以及具有刺痛特征的神经根性疼痛。脊髓损伤患者的灼痛可能是由于失去了抑制性或兴奋性增强的影响而引起的去传入性疼痛的一种变体。治疗这种类型的疼痛最有效的方法包括加巴喷丁、三环类抗抑郁药(TCA)和 SNRI,以及神经增强技术[214,215]。

患者将他们的疼痛描述为在损伤水平以下有一个或多个特点的疼痛:撕裂样痛、灼痛或神经根性分布的刺痛。这种疼痛也可能与脊柱不稳或神经根卡压有关。疼痛通常通过阿片类药物、神经病理性止痛药和脊柱减压(如有必要)来缓解。马尾神经损伤引起的疼痛通常是周围神经源性的神经性疼痛,有烧灼感,通常影响腹股沟和双下肢。节段性失传入痛常发生在感觉丧失的边缘。过渡带疼痛常与痛觉过敏和痛觉过敏有关可能对神经病理性疼痛药物,硬膜外或体细胞根阻滞、背根进入区(DREZ)或脊髓刺激(SCS)有反应。脊髓和根性损伤常导致神经缺失区域的严重烧灼痛。根性撕脱痛可能对神经病理性疼痛药物,DREZ 治疗程序,或 SCS 有反应。DREZ 治疗程序对 SCI 引起的节段性疼痛比弥漫性疼痛更有效[214]。节段性去传入痛可能继发于脊髓损伤或缺血。神经痛进入的程度通常被称为失神经或中枢感觉障碍综合征,通常被描述为烧灼,刺痛、麻木、疼痛或悸动痛。疼痛通常是持续的而且毫无减轻。疼痛可以被神经性止痛药物、鞘内阿片类药物、可乐定和脊髓电刺激器缓解。对 SCI 患者疼痛的药物及非药物治疗的受试者人数非常少,且只有少数研究是随机对照试验。

脊柱骨折部位疼痛是由身体改变引起的导致疼痛敏感的结构被拉伸或压缩所产生的。这种机械性疼痛可能是由于脊柱骨折后椎体终板骨折、纤维环撕裂或椎间盘破裂所致的。骨折部位的疼痛或机械痛常因活动而加重。可以使用非甾体抗炎药、触发点注射、TENS、认知/行为技术和辅助药物治疗,但相关随机试验的证据很少或很弱[216]。也可以使用矫正术降低机械应力,解决病因。这些患者的神经根疼痛可能是继发于突出的髓核、骨折碎片、椎骨脱位压迫神经根或由于创伤性蛛网膜炎导致的。在过去的 10 年里出现了新的疗法,包括经颅直流电刺激(tDCS),高清晰度 tDCS(HD tDCS),重复经颅磁刺激(rTMS),颅电刺激(CES),TENS,SCS 和运动皮质刺激(MCS)。结果显示 SCI 后的慢性疼痛的平均改

39

善有很大的变异性[217]。

关于 SCI 的更多信息,参见第 22 章。

卒中和脑损伤

卒中后的慢性疼痛(参见第 18 章)很常见,影响了将近 50% 的受影响人口[218]。它是一个漏报的现象,既难发现也容易治疗不当[219]。脑血管意外后疼痛可能是多种病因引起的,包括卒中后中枢性疼痛,CRPS,痉挛性疼痛以及患肢功能障碍[220]。

卒中后中枢痛是由于中枢神经系统的病变或功能障碍引起的神经病理性疼痛,通常在卒中后 1 个月至 3 个月内发生,通常以对侧痛,灼痛为特征。Dejerine-Roussy 综合征是一种丘脑卒中后发展的特定疾病。重要的是要排除其他引起疼痛的原因,例如明显的伤害性,心理性或周围疼痛[221]。

2009 年修订的卒中后中枢性疼痛的诊断标准为[222]:

强制标准:

- 疼痛对应于身体部位中枢神经系统病变。
- 病史提示卒中和疼痛发作于卒中发作前后。
- 通过影像学或损伤部位的阴性或阳性征象可以确定中枢神经系统病变。
- 其他疼痛原因,例如伤害性或周围性神经性疼痛,被排除或高度考虑不太可能。

支持性标准:

- 与运动,炎症或其他局部组织损伤
- 描述词,例如燃烧、痛苦的寒冷、电震动、酸痛、压迫、刺痛以及针刺,尽管所有疼痛描述都可以适用
- 异常性疼痛或感觉异常接触或感冒

据报道卒中后疼痛的发病率是可变的,取决于梗死部位,研究设计和样本群组,范围从 2% 到 25%[223,224]。中枢神经系统产生中枢疼痛的病变可能非常小,尤其位于中央通路的情况下。几乎 100% 的中枢疼痛患者会受到温度感知变化的影响。在 85% 的患者中疼痛恒定且是间歇性的但每天有 15%。疼痛感主要是燃烧,疼痛,刺痛和发晕。患者指出中枢痛不是真正的疼痛,而是一种令人不快的感觉,它会严重影响他们的生活质量。多种因素包括周围和中枢,心理和自主机制导致卒中后中枢疼痛。CNS 体系神经元结构的重组很可能引起中枢疼痛。中枢神经系统的可塑性可能导致受体结构和功能的变化可能会延迟发作。中枢神经系统神经元负责伤害感受感知,并可能表现出持久的变化和输入短暂或永久损坏后的响应能力。兴奋或抑制机制都会受到影响,信号调制也会随着这种响应度变化改变。丘脑梗死引起的卒中后中枢性疼痛常被描述为痛苦,灼热与病变对侧的疼痛。轻微皮肤刺激引起的疼痛和情绪压力剧增和疲劳是特征性表现。这些患者的感官变化不明显,很少发现运动无力。由涉及中枢丘脑脊髓的病变引起的中枢性疼痛可能表现为疼痛分配到涉及的区域。这导致对侧疼痛和温度知觉在损伤水平以下丧失。中枢性痛与丘脑起源的疼痛相似,但通常较轻。这种疼痛可能被描述为灼热,拉扯或肿胀。关于中枢性疼痛综合征的信息很少,疗效有限。

卒中后中枢性疼痛很少得到缓解;因此,重要的是要解决患者的期望治疗。与所有类型的慢性疼痛一样,建议用跨学科模式治疗慢性卒中后疼痛,以提供最佳的药理学,身体和心理支持[221]。最初的药物治疗包括 TCA(阿米替林、去甲替林、曲唑酮),抗惊厥药(拉莫三嗪、加巴喷丁、加巴林前)和选择性 5-羟色胺再摄取抑制剂(SSRI)(氟伏沙明)。药物治疗的最后选择是阿片类药物(吗啡、曲马多、他喷他多、羟考酮、美沙酮或丁丙诺啡),因为有潜在的不良反应,阿片类药物引起的痛觉过敏,睡眠等并发症呼吸暂停和性腺功能减退[221,225]。用于卒中后中枢痛的其他药物包括卡马西平、苯妥英钠、氯胺酮、鞘内巴氯芬注入,亚麻醉剂量的硫脲/硫喷妥钠和亚安眠药丙泊酚的剂量输注。

物理因子和功能锻炼可改善卒中后中枢疼痛患者的健康和功能。其中包括 TENS,脱敏技术和镜像疗法[226]。

其他疗法在疼痛和功能上疗效不佳[227]。这些包括背柱刺激器、DREZ、丘脑刺激和深部脑刺激。电刺激如深层脑刺激和 rTMS 似乎在某些情况下有效[228]。

卒中后由于功能障碍而引起的慢性疼痛最常表现在患侧上肢末端。这种疼痛可能是由于肩部半脱位,由于粘连性肩关节囊炎或臂丛神经损伤引起的运动范围减少所致[229]。卒中后继发性痉挛可能会导致疼痛可以用药物治疗或神经阻滞治疗。患肢功能障碍的其他因素包括肱二头肌腱炎、关节炎、骨折、异位骨化和膝/踝关节不稳。适当地使用支具,矫形器和辅助装置可以解决某些导致患者痛苦的问题[230]。

截肢

截肢后,患者可能出现幻肢痛或残肢疼痛。残

肢疼痛分为神经性和躯体性。神经性疼痛可能是由于神经瘤，复杂性区域性疼痛综合征（CRPS）或其他神经病变引起。躯体疼痛指由截肢后的伤疤、软组织、肌肉或骨头引起的疼痛[231,232]。

幻肢痛

幻肢痛涉及身体的截肢部分。幻肢痛的病因似乎与外周、脊柱和中枢因素有关。幻肢疼痛的外周成分似乎是先前存在的外周神经活动丧失的结果，触发了中枢神经系统的变化。神经瘤或背根神经节异常活动的发生导致疼痛纤维的传递和损伤部位离子通道活性的改变，从而导致疼痛纤维的激活。参与幻肢痛的脊髓水平因素包括神经元的去传入及其自发和诱发的超兴奋性，这是由于背角细胞失去大量 A 类传入神经纤维而没有相反 C 纤维输入所致。患者截肢后，初级运动皮质和躯体感觉皮质发生了皮质重组。这些重组变化似乎是幻肢疼痛发生和强度的重要因素。大脑接收来自断肢的触觉、疼痛和温度输入的区域被重新映射到大脑的其他部分，这似乎是幻肢疼痛的病因。疼痛可能是持续性的，以间歇性加重为特征。患者经常主诉为抽筋、疼痛或灼热，偶尔会同时伴有触电样感觉。据报道，幻肢痛的发生率具有很高的变异性，这通常是由于收集数据的场景和环境不同所致。前瞻性研究表明，大约 82% 的患者在截肢后经历幻觉疼痛。据估计，65% 的人在截肢后 6 个月经历幻肢痛，59% 的人在截肢后 2 年经历幻肢痛。数年后严重致残性的幻肢痛的发生率为 10%。值得注意的是，有报道称，近端截肢更容易发生剧烈疼痛[41,233-235]。有一些迹象表明，心理因素可以预测截肢和幻肢痛患者的不良预后。灾难性的想法，糟糕的社会支持，家庭成员的热切期待，以及高度依赖休息作为应对反应，这些都是糟糕的预测因素[236]。在幻肢痛的治疗中，多种不同的治疗方式、辅助药物、麻醉和外科手术已被应用，并取得了不同程度的长期成功。虽然已经确定了 70 多种治疗幻肢痛的方法，但成功治疗持续性疼痛的报道并不多见[234,235,237-243]。经皮神经刺激、TCA、抗惊厥药、降钙素、利多卡因、美西律和镜像疗法都取得了不同程度的成功。交感神经化学性毁损术或神经外科手术也取得了不同程度的成功，但并发症的发生率依然很高[242,243]。暂时减轻疼痛的治疗方法包括镇痛剂、程序麻醉、残肢脱敏、物理方式和镇静/催眠药物。多种治疗方案的研究报告表明对幻肢痛的治疗有效率可高达 70%，但大多数长期随访的研究表明，任何干预措施的疗效都是有限的[244]。

幻肢疼痛的潜在机制似乎存在于脊髓背角、丘脑和皮质的重组。残肢疼痛是指截肢部位的疼痛。残肢疼痛也是常见的，大约 57% 的患者在截肢后会经历残肢疼痛，22% 的患者在截肢后 6 个月和 10% 的患者在截肢后两年会经历残肢疼痛。残余肢体疼痛可能比患者的幻肢痛更严重，并在数年后其发生率依然接近 5%[245]。33% 的患者认为残肢疼痛是最严重的问题，24% 的患者认为最严重的问题是幻肢痛，17% 的患者认为是背部疼痛，26% 的患者认为患肢以外的部位是最严重的问题。

神经瘤

神经损伤导致的神经瘤或瘢痕组织内神经分支卡压可产生使人丧失能力的疼痛。神经瘤引起的疼痛是尖锐的刺痛感或残肢痛，通常因压迫或残肢感染而加剧。疼痛通常是由在切断的神经上的神经瘤引起的。神经末梢对去甲肾上腺素和肾上腺素的敏感性增加，可能部分解释了为什么肾上腺素影响的情绪状态（如紧张和焦虑）有时会引发幻肢疼痛。

当某一特定神经的分布出现麻木，或触诊神经瘤而产生疼痛时，可怀疑为神经瘤。有研究表明，神经纤维上的神经瘤能产生 α-肾上腺素受体，接受儿茶酚胺刺激介导自发放电和疼痛的产生。神经瘤疼痛很难治疗，尽管多次尝试手术切除神经瘤，许多患者仍有疼痛感。可疑的瘢痕疼痛可以通过用两个手指从更深的组织中触诊瘢痕评估。如果这不能重现患者的疼痛，那么疼痛可能不是起源于瘢痕组织。由神经瘤或瘢痕组织引起的疼痛可与 CRPS 相关。在局部麻醉剂的作用下，可以通过渗入瘢痕或神经瘤来确定诊断，从而彻底减轻疼痛[246]。反复注射局麻药已被证明是一种非常有用的技术。这之后应该对瘢痕进行适当的物理治疗，有建议对瘢痕进行拉伸或深度按摩，但证据很少。当局部麻醉药（包括或不包括类固醇）不能提供长时间的缓解时，应考虑其他方法，如神经溶解术或外科翻修术。只有在反复注射局麻药后，才能使用神经溶解技术，使疼痛减轻的程度与局麻药作用的时间成比例。虽然经常考虑手术修复瘢痕，但当瘢痕不能伸展且存在明显的神经卡压时，手术修复并不十分成功。

躯体痛

躯体性疼痛可能有多种病因包括易感疾病患者的慢性肿胀，例如糖尿病、肾脏、心脏或静脉功能不全、动脉血管疾病中的残余缺血、伤口裂开、骨髓炎、骨刺、血肿或感染等。软组织损伤可能是由于残端条件差造成的，如肌肉覆盖不足、骨缘侵蚀、异位骨化、组织赘生、残端薄或由于一种不均匀压力分布或剪切相关损伤的不合适假体引起的直接创伤[247,248]。剧烈或重复性创伤后残肢疼痛的原因包括负重区滑囊炎、无积液、无骨挫伤的软组织炎症[247]。糖尿病、高龄、吸烟、动脉缺血、感染、恶性肿瘤是创面裂开的诱发因素[249-252]。残肢的皮肤问题包括肢端血管性皮炎、过敏性接触性皮炎、大疱性疾病、表皮增生、多汗症、感染、恶性肿瘤和溃疡[253]。截肢后的皮肤并发症甚至可能出现几十年；一份关于因战争而截肢的退伍军人的报告发现，在上一年度，有 48.2% 的退伍军人在超过 50% 的时间里抱怨皮肤问题；61.5% 的患者残肢疼痛或不适，55.6%[254]的患者无法使用假体。对于外伤性或缺血性截肢的患者，专家建议采用肌固定术，而不是肌成形术。它提供了更好的残肢稳定性，减少了疼痛，促进了假肢的使用[255]。

癌症治疗后的慢性疼痛

癌症疼痛可被视为与晚期癌症(姑息或临终关怀)或癌症幸存者的慢性疼痛相关的疼痛。尽管癌症治疗取得了诸多进展，但据估计仍有 40% 的幸存者因治疗而继续经历疼痛[256]。难以忍受的疼痛是最可怕的事情之一，也是癌症患者发病的主要原因。临床经验表明，癌症疼痛患者(姑息或幸存者)通过多学科方法得到最有效的治疗，包括多种方式、适当的镇痛药物、神经外科和麻醉程序、心理干预和支持性护理[257,258]。姑息性癌症患者疼痛治疗的目标是显著减轻疼痛，以维持其选择的功能状态、合理的生活质量和相对无痛的死亡。癌症幸存者疼痛治疗的目标是提高生活质量，恢复功能或有意义的活动，减少治疗方式的副作用，以及自我管理策略。有关癌症康复的更多信息，参见第 36 章。

有多种介入性措施来控制癌症疼痛。最常见的是手术切除全部或部分肿瘤，希望减轻疼痛和获得治愈。放疗或化疗也可以通过缩小肿瘤来减轻疼痛。常见的侵入性麻醉程序包括触发点注射和神经阻滞。MPS 通常是不活动和不使用的结果，通常在癌症患者中发现。神经性疼痛可由肿瘤直接侵袭或化疗的副作用引起。有大剂量阿片类药物副作用的患者可以通过长期植入硬膜外导管或硬膜内导管和泵来给药阿片类药物和/或其他药物获得长期的益处。多种神经外科手术已被用于控制癌症疼痛。

美国临床肿瘤学会发布了一项关于成人癌症幸存者慢性疼痛管理的新指南[259]。本指引的要点如下：

- 临床医师应在每次见面时筛查疼痛。
- 应评估、治疗和监测任何报告新发疼痛的患者的复发性疾病、第二恶性肿瘤或迟发性疾病的治疗效果。
- 临床医师应确定是否需要其他卫生专业人员为有复杂需求的患者提供全面的疼痛管理护理。
- 可以使用全身性非阿片类镇痛药和辅助镇痛药来缓解慢性疼痛和/或改善功能。
- 临床医师可能会对精心挑选的癌症患者进行阿片类药物的试验，这些患者对更保守的治疗没有反应，而且继续经历痛苦或功能障碍。
- 应该评估阿片类药物副作用的风险。
- 临床医师应明确理解与阿片类药物使用相关的术语，如耐受、依赖、滥用和成瘾，并应纳入普遍预防措施，以尽量减少滥用、成瘾和不良后果。

建议用于癌症幸存者慢性疼痛管理的非药物干预包括运动、支具、超声、冷热、按摩、针灸和音乐治疗。介入治疗包括神经阻滞、神经轴索注射、椎体成形术或后凸成形术。推荐的心理学方法包括 CBT、注意力分散、正念冥想和引导意象。神经刺激干预包括 TENS、SCS、周围神经刺激(PNS)和经颅刺激[259]。

与多发性硬化症相关的疼痛

多发性硬化(MS)是一种慢性、缓解和复发性疾病，其特征是多发性脱髓鞘病灶随机分布于中枢神经系统的白质。多发性硬化症患者通常有精神困扰、睡眠问题、慢性疼痛和性功能障碍等影响生活质量和功能的症状[260]。

最近对 28 篇(7 101 名受试者)描述多发性硬化症整体疼痛或疼痛综合征的文章进行的荟萃分析显示，总体疼痛患病率为 63%。该评估中显著的异质性并不能通过所选择的研究设计变量(门诊样本、研究前评估疼痛的时间范围)或样本人口统计学变量(残疾、疾病持续时间、性别和进行性 MS 的比例)得到显著解释。头痛发生率为 43%，神经性肢体疼痛 26%，背痛 20%，疼痛痉挛 15%，莱尔米特征(Lhermitte sign)16%，三叉神经痛 3.8%[261]。

通常最初表现为阵发性刺痛和强烈的烧灼痛，主要影响面部、肩部或骨盆束带。多发性硬化症中枢性疼痛常累及双下肢。对多发性硬化症引起的疼痛的治疗是有限的。对多发性硬化症慢性疼痛有一定疗效的药物干预包括抗抑郁药、抗惊厥药、右美沙芬/奎尼丁、大麻素、阿片类药物/阿片类拮抗剂[262]。如果患者有鞘内巴氯芬泵，则可加入神经痛辅助药物。有关多发性硬化症的更多信息，参见第 20 章。

带状疱疹后神经痛

带状疱疹是水痘病毒的再次激活，它一直处于潜伏状态。脊神经根和神经节的病毒炎症导致囊泡形成和严重的根性灼烧、疼痛和刺痛。在急性期，一个疗程的抗病毒药物治疗，加上非甾体抗炎药和/或类固醇，可以很好地缓解疼痛[263]。大多数患者在大约 2 周内从急性发作中恢复，没有后遗症。然而，有些患者在有或没有异位疼痛的情况下，会因为神经细胞死亡导致的神经传入缺失而产生带状疱疹后神经痛。带状疱疹后神经痛在 40 岁以下的患者中并不常见，但在 60 岁以上的患者中，50% 以上的患者在带状疱疹发作后出现。水痘带状疱疹病毒疫苗对预防带状疱疹发作有效。水痘带状疱疹免疫球蛋白有助于改善免疫功能受损患者带状疱疹的病程。疱疹后神经痛的药物治疗包括局部或全身镇痛。局部用药有利多卡因和辣椒素。全身用药包括抗惊厥药、TCA 和阿片类镇痛药[264]。周围神经阻滞和破坏性神经外科手术在治疗带状疱疹后神经痛方面没有被证明是有效的。

功能性疼痛紊乱

功能性腹痛综合征的定义是频繁或持续腹痛而使日常活动受到影响，没有明确的结构、生物化学或免疫异常[4]。重要的是要区分从 IBS 没有排便习惯的改变、饮食或其他肠道相关的症状[265]。据估计，患病率为 0.5%～1.7%，女性占多数[265]。心理易感个体的损伤或炎症可能导致内脏传入神经的外周敏化，从而增加脊髓背角伤害性信息的上行输入，导致中枢敏化。功能性腹痛患者的体格检查必须排除任何可以解释症状的异常。Carnett 试验有助于区分腹壁肌筋膜疼痛和腹内疼痛的来源：在患者抬起头并收紧腹壁前后分别触诊疼痛区域。如果触诊时疼痛，那么最可能的原因是肌筋膜疼痛，因为通常腹内疼痛随着腹部肌肉组织的紧张而改善。IBS 患者的治疗包括良好的医患关系、教育、一般措施、药物（抗抑郁药）和心理干预（CBT、催眠）。应避免使用阿片类药物，因为它们在阿片类药物引起的痛觉过敏和麻醉肠综合征中是复杂的[266]。

临床管理

治疗患者疼痛的主要目的是减轻疼痛，提高患者的生活质量和功能能力。慢性疼痛管理的生物医学模式已经过时，因为它意味着生物通路的治疗和消除疼痛，已被生物-心理-社会的方法取代，它描述了复杂和动态的相互作用的生理，心理和社会因素，延续或恶化，导致慢性疼痛综合征的复杂现象[267]。

多学科和跨学科的疼痛治疗团队

使用躯体模式的疼痛治疗与人类历史一样古老，但跨学科康复技术的使用只是在过去几十年才得到认可。慢性疼痛问题显然是多方面的。没有一个单独的医师有足够的资源来全面治疗涉及慢性疼痛的复杂的心理、社会、法律、医疗和身体问题。因此，多学科团队方法是必要的。美国疼痛协会在其最近的关于疼痛跨学科护理的白皮书中强调了多学科护理和跨学科护理的区别。多学科护理通常涉及与一个独立的方法并行的几个学科，不一定是协调的。在多学科的疼痛管理方法中，有几个医疗保健提供者，但他们之间的交流和合作有限，因为他们甚至可能不在同一个机构[268]。使用跨学科疼痛小组治疗方法并不是指患者从一个专家对另一个专家分开接受治疗，因为这往往导致治疗方案彼此冲突或者重叠以及患者失去希望。在理想情况下，团队成员应彼此互补以及具有各自独特的技能，彼此协调工作，以提供对疾病的统一解释。跨学科团队通常一起评估患者，但这不是强制性的。强调患者护理的综合治疗计划是跨学科方法/跨学科疼痛服务的标志，它具有为患者提供多种连贯治疗的优势。这种合作治疗方式意识到一个涉及多方面的问题需要一个多方面的治疗方法，并且需要患者积极持续参与[269]。跨专业治疗的主要特点是康复、持续沟通和患者积极参与的共同理念。

国际疼痛研究协会（IASP）特别工作组建议，多学科/跨学科疼痛中心提供具有足够专业广度的多样性医疗服务，以全面解决疼痛的生物-心理-社会模型[270]。他们建议核心小组至少包括两名医师以及一名临床心理学家、一名物理治疗师和额外的医疗人员（如果需要），以满足特定疼痛人群的特殊需要。根据当地的需要、资源和现有的专业知识，这个组可能有很大的不同。由于在与多学科/跨学科团队合作、药理学以及各种慢性病的生理和心理方面的培训，康复医师比其他医学专业具有优势。其他医学专业如神经病学、精神病学和麻醉学也非常适合这个团队。然而,团队必须具备药理学、生理学、心理学和社会学的相关知识,并采用最佳的循证治疗方案,他们还必须彻底了解物理治疗和康复过程。我们的临床经验表明,护士、执业护士、药剂师、职业治疗师、社会工作者、手疗法医师、针灸师、按摩师和性治疗师也可能在评估、管理和教育慢性疼痛患者方面发挥重要作用。

应尽早向多学科/跨学科疼痛小组转诊以使患者恢复社会生活,并且避免慢性疼痛检查的高费用,这种情况往往在第一年内发生[271]。

多学科/跨学科疼痛处理方法从一个完整的临床评估开始。全面的医学和心理社会评估是必不可少的,重点是功能和对疼痛的行为反应,此外,需要探讨慢性疼痛的躯体、情感、认知和情绪部分。所有以前的医疗记录都需要避免进行重复处理和失败的治疗方案。心理社会评估侧重于对疼痛的行为反应、对身体损伤适应的调整和治疗动机的程度[272]。

通过教育患者实现在功能改善的基础上设定正确的期望值并达成一致意见,如果疾病无法治愈,则以疼痛控制为主要重点,使其成为治疗的主体并且这有助于避免潜在的冲突。多学科/跨学科小组在治疗过程中的多个层面上发挥作用,它试图识别和解决可记录的生物学问题,并通过药物治疗、手法/物理治疗、心理干预和患者教育提高患者应对疼痛的能力。此外,为了改善患者的功能结果(通过增加活动时间、改善日常生活活动、增加步行距离和增加对特定家务或职业活动的容忍度来衡量),在运动康复方面投入了相当大的努力[101,273,274]。为了实现这些目标,多学科/跨学科团队必须使用多种技能。在疾病过程的适当阶段,在适当的时间有选择地使用干预措施(如在软组织、关节、神经或脊柱中注射),可以帮助他们有效地管理疼痛水平,使他们能够参与其他疼痛干预措施,包括物理治疗和心理干预。在许多情况下,慢性疼痛患者具有根深蒂固的疼痛相关行为,因而行为改变是必不可少的。这些患者的特点往往是日常生活活动水平低,对药物的需求量大,同时伴有生理和心理依赖,对疼痛的主诉多以及无法工作。美国疼痛协会循证指南还支持对进行中的腰背痛和相关残疾的患者进行手术干预之前进行跨学科治疗[275]。

疼痛诊所或疼痛治疗中心

多位学者讨论了多学科疼痛门诊的组织和运作方式[276,277]。许多行为矫正流程使用了 Fordyce 模型(FR)[278,279],这种方法的一般原则是:中断疼痛行为强化周期;奖励健康行为;患者必须达到适当目标;通过评估功能和疼痛水平来衡量改善情况;以及心理社会方面调节。需要特别强调的是戒毒、减少药物使用、减少疼痛、增加活动,并改善疼痛行为。FR 作为疼痛康复项目于 1988 年由 Mayer 和 Gatchel 启动[280]。多个研究都显示了 FR 方法的好处,包括美国军方。2003 年,美国国防部启动了一项功能性职业康复治疗(Functional Occupational Restoration Treatment,FORT)计划[268],旨在通过跨专业的方法改善慢性疼痛的管理,改善功能,并留住现役军人。进行一年多的随机试验后该项目实现了所有目标[281]。

慢性疼痛患者通常表现为活动水平降低,从而导致失用综合征。练习计划基于个人可以进行的初始特定训练和一般练习。运动方案是渐进的,方案目标随着患者能力的提高而提高。通过完成任务后给予奖励,不对疼痛行为进行强化,是这项计划的一个主要部分。可实现的目标给患者提供了成功和信心,并可以在达到这些目标时进行频繁的强化。所有工作人员的合作是必不可少的,他们必须始终忽视有关疼痛的报告,并鼓励功能改进。心理干预作用如下文所示。慢性疼痛行为改变计划报告了关于药物使用减少、活动增加和获得更有效的行为模式方面的短期成功率[282],统计显示,无严重社会心理问题的慢性疼痛患者改善率为 60%~80%,具有明显社会心理问题的慢性疼痛患者改善率为 30%~50%,具有严重社会心理问题或者再发社会心理问题的慢性疼痛患者改善率约 20%[283-285]。

多学科慢性疼痛治疗是治疗慢性疼痛综合征的一种集中、统一的方法。在美国,疼痛治疗中心在组织方式和工作重点目标上有很大的不同。他们通常是多学科中心,由康复医师、麻醉医师、临床心理学家、牙医、神经科医师、骨科医师、药剂师和精神科医师组合。这些中心的目标是提供整体治疗,以帮助减少(如果不是消除)慢性疼痛,提高患者的功能,可以更积极的生活,并减少患者对疼痛控制药物的依赖。

然而,对多学科/跨学科治疗的一个重要问题是,没有考虑到成本和对包括第三方付款人在内的利益相关者的问题。鉴于此,必须注意通过评估可测量的结果以评估治疗效果。

慢性疼痛的药理学干预

药理学治疗通常遵循 WHO 为癌症疼痛开发的三级止痛阶梯，此方法可适应慢性非癌症疼痛。第一步包括含或不含佐剂的非阿片类镇痛药（表 39-2）。第二步包括轻度阿片类药物，如可卡因，此类药物含或不含非阿片类镇痛剂或佐剂（表 39-3），第三步包括强阿片类，如吗啡（表 39-4），此类药物含或不含非阿片类镇痛剂或佐剂。阿片类镇痛药需在有限的时间内使用，以尽量减少并发症的发生，如阿片诱导的痛觉过敏、性腺功能减退、睡眠呼吸暂停、上瘾或过量。

表 39-2　第一步：非阿片类镇痛药和抗炎药

药名	常用剂量/mg[a]	最大推荐剂量/(mg/d)[b]	说明
止痛药/解热药			
对乙酰氨基酚	650 q4~6h	急性期 4 000 慢性期 3 000	胃黏膜、血小板聚集或抗炎反应相关副作用较小。剂量>4g/d 具有肝毒性
水杨酸盐类			
阿司匹林	325~1 000 q4~6h	4 000	作为非阿片类药物的评估血小板聚集引起不可逆影响的比较标准
二氟尼柳	500 q12h	1 500	<1g/d 时血小板聚集较低率，胃肠毒性低
三水杨酸胆碱镁	1 000~1 500q12h	3 000	血小板聚集率低，胃肠道毒性低
双水杨酯	1 000 q8h	4 000	血小板聚集率低，胃肠道毒性低
非甾体抗炎药（NSAID）			
双氯芬酸	50~75 q12h	150	胃肠毒性低于吲哚美辛
吲哚美辛	25~50 q8h	200	由于胃肠道毒性和中枢神经系统副作用的发生率较高而不能常规使用
布洛芬	400~800 q8h	2 400	一旦发生副作用，需要迅速采取行动。副作用包括肾毒性、耳鸣、中枢神经系统和心血管问题
氟比洛芬	50 q4~6h	300	对血小板聚集的影响较小。胃肠毒性降低<20%
萘普生	250~500 q12h	1 500	可以液体悬浮液形式存在
吡罗昔康	20 q24h	40	不建议肝或肾功能不全患者服用。40mg qd 连续超过 3 周，副作用发生率更高
美洛昔康	5~7.5 每天	15	65 岁以上避免服用
舒林酸	150 q12h	400	肾毒性低
萘丁美酮	500 q12h	2 000	接近安慰剂水平的胃肠道副作用
环氧化酶-2 抑制剂			
塞来昔布	200 q12h	800	胃肠道毒性低
非典型镇痛药			
曲马多	37.5~50 q6h	300 或 400	非典型中枢镇痛药[c]，具有癫痫发作，5-羟色胺综合征，μ 阿片激动剂，低胃肠道毒性的风险

CNS，中枢神经系统；GI，胃肠道系统；NSAID，非甾体抗炎药；q12h，每 12h 一次等。作者对本表不承担任何责任。在医师和患者对产品说明书中列出的或包含在药物参考手册中的完整处方建议、药物使用适应证和潜在副作用进行彻底了解和理解之前，不得给药。

[a]老年人、服用多种药物的患者、肾功能不全或肝功能衰竭患者应调整用药。如果疼痛缓解不充分且剂量可耐受，可每周增加一次剂量。通过滴定确定达到效果的剂量和间隔时间。

[b]患者应常规评估肝功能。接受非甾体抗炎药治疗的患者还应评估肾功能和由于胃肠道刺激引起的便血。建议在治疗过程中出现视觉症状的患者进行眼科评估。如果与牛奶、饱腹、抗酸剂或质子泵抑制剂等胃保护剂一起服用，胃肠道紊乱可能会减轻。

[c]阿片类激动剂和单胺类药物的联合作用具有滥用潜力。恶心呕吐副作用发生率与阿片类药物相同。WHO 将其归类为弱阿片类药物，而美国则将其归类为非阿片类药物。过量用药的严重潜在后果是中枢神经系统抑制、呼吸抑制和死亡。

表 39-3 第二步:阿片类止痛药治疗中度疼痛

药名	相当于 90mg 口服吗啡	一般初始口服剂量/mg	常用口服剂量限值/mg	说明
可卡因 IR/CR	600mg	IR:15~30mg q12h CR:50mg q12h	IR:600mg/d CR:300 q12h	弱阿片类药物,随着剂量的增加,恶心、呕吐和便秘发生的频率增加
氢可卡因	90mg	2.5~10mg q4~6h	受乙酰氨基酚或 NSAID 最大剂量限制	仅与非甾体抗炎药联合使用
喷他佐辛	450mg	50mg q4h	600mg/d	部分阿片激动剂
丁丙诺啡透皮贴剂	30~40μg/h	5μg/h q7d	因美国而异	部分阿片激动剂
哌替啶	急性或慢性疼痛不建议口服。IV、IM 或皮下注射并不适用于慢性疼痛。如果不能避免用于急性疼痛(无肾脏或中枢神经系统疾病的患者),治疗应限制在 48h 以内,剂量不应超过 600mg/24h			
丙氧酚	由于严重心律失常的风险增加,在许多国家停止使用			

CR,控制释放;IM,肌内注射;IR,立即释放;IV,静脉注射;NSAID,非甾体抗炎药;q4h,每 4h 一次;等等。作者对本表不承担任何责任。在医师和患者对产品说明书中列出的或包含在药物参考手册中的完整处方建议、药物使用适应证和潜在副作用进行彻底审查和理解之前,不得给药。对于老年患者和有通气障碍、颅内压升高、肝功能衰竭或支气管哮喘的患者,应调整剂量。

表 39-4 第三步:阿片类止痛药治疗重度疼痛

药名	相当于 90mg 口服吗啡	一般初始口服剂量/mg	常用口服剂量限值/mg	说明
吗啡 IR、CR 和 ER(12 或 24h 释放)	90mg	IR:5~10mg q4h 12h 胶囊:10mg q12h 24h 胶囊:10mg q24h	N/A	作为阿片类镇痛剂剂量比较标准
羟考酮 IR 或 CR	60mg	IR:5~10mg q6h CR:10mg q12h	N/A	与对乙酰氨基酚或非甾体抗炎药联合使用可立即释放
氢吗啡酮 IR、CR(12h)和 PR(24h)	18mg	IR:1~2mg q4~6h CR:3mg q12h	N/A	长效可每日使用两次或一次
左吗喃	6mg	1~2mg q6~8h	N/A	反复给药增加镇静作用
美沙酮	剂量当量不可靠	N/A	N/A	避免用于出现严重呼吸、肝、心或肾衰竭的患者
芬太尼透皮贴剂	25μg/h	不推荐用于阿片未耐受患者	N/A	推荐药房进行贴片回收机制[286]

CR,控制释放;ER,延长释放;IR,立即释放;N/A,不可用;PR,延长释放。作者不承担此表的责任。在医师和患者对产品说明书中列出的或包含在药物参考手册中的完整处方建议、药物使用适应证和潜在副作用进行彻底审查和理解之前,不得给药。对于老年患者和有通气障碍、颅内压升高、肝功能衰竭或支气管哮喘的患者,应调整剂量。

药物干预是治疗各种形式慢性疼痛的最常用手段,然而,精神科医师有知识并有机会使用其他可用于减少多重用药和改善患者健康的方式。药物可分为以下类别:镇痛药(对乙酰氨基酚)、抗炎药(非甾体类和甾体类)、肌肉松弛剂(非苯二氮草类和苯二氮草类)、阿片类、大麻素类和辅助药物(抗抑郁药和抗惊厥药)。

非阿片类镇痛药和抗炎药

非阿片类镇痛药主要是对乙酰氨基酚和非甾体抗炎药(表 39-2)。这些药物是中枢和外周活性镇痛药,不抑制痛觉感受或改变对疼痛输入的感觉。它们被认为是最好的缓解剂,可以改变引起疼痛的病理过程。水杨酸盐和其他非甾体抗炎药通过干扰痛觉感受器的前列腺素致敏过程和抑制前列腺素的合成来减轻疼痛。NSAID 的其他作用包括抑制组织对缓激肽的反应,抑制组胺的释放,降低血管通透性。这改善了伤害感受器的环境,通过降低敏感性来增加疼痛控制。非甾体抗炎药主要用于治疗炎症性疼痛;然而,鉴于其阻断脊髓 COX-2 活性的特性,它们也有助于防止中枢神经系统的致敏化与慢性疼痛综合征。非甾体抗炎药还具有抗炎作用,可减少局部发热、肿胀和僵硬。这些药物用于治疗轻到中度急性和慢性疼痛患者。与阿片类药物相比，非甾体抗炎药更受欢迎，因为它们不会引起便秘，镇静少，没有心理或生理依赖，也不会产生耐受性。所有非甾体抗炎药都有天花板效应，但其中一些药物封顶效益剂量上限高于阿司匹林[238]。

尽管阿司匹林、对乙酰氨基酚和其他非甾体抗炎药是非处方药，但它们都有潜在的副作用，最常见的并发症包括胃肠道反应，见于 5%～10% 的患者。这些药物产生不同程度的胃肠道、血液学、肾脏和肝脏毒性。需要注意的是，由于胃肠道副作用，一些患者表现出依从性低；在这些情况下，建议开一种胃保护药以减轻症状并防止上消化道出血[287]。非甾体抗炎药与包括心肌梗死在内的不良心血管血栓事件的风险增加有关[288]。有关非甾体抗炎药的更多信息，参见第 52 章。

阿片类镇痛药

阿片类药物用于慢性非癌性疼痛是有争议的。与安慰剂相比，其对疼痛和功能的改善作用很小，但与非甾体抗炎药、抗抑郁药和抗惊厥药相比，其效果并无不同[229,289-291]。然而，由于阿片类药物过量和药物成瘾的人数，一些区域出现了严重的风险和并发症，从而宣布公共卫生危机[292-295]。在无药物使用障碍史的患者中，慢性非癌性疼痛使用阿片类药物处方药的成瘾率为 5.5%，非致死性过量率为 0.1%，致死性过量率为 0.2%。针对有药物使用障碍史的患者，成瘾率增加到 8.9%，非致死性过量率增加到 0.9%，致死性过量率增加到 0.5%。词汇表见表 39-5。

表 39-5 与阿片类使用有关的定义

阿片类药物使用障碍(OUD) 以前被称为“成瘾”，是一种原发性的慢性神经生物学疾病，遗传、心理和环境因素影响其发展和表现(http://www.asam.org，2001)。DSM-5 诊断标准按照有两到三个症状称为轻度 OUD、有四到五个症状称为中度 OUD 和有六个或六个以上症状称为重度 OUD 的方式进行分类

身体依赖 身体依赖是一种适应，表现为药物类别特异性戒断综合征，可由突然感觉、快速剂量减少、降低药物血药浓度和/或使用拮抗剂产生

耐受性 耐受性是一种适应状态，在这种状态下，使用药物后一种或多种药物的作用随着时间的推移而减弱

滥用 是指药物的非法使用或不当使用。控制药物的滥用应该是每个卫生专业人员关心的问题，但阻止滥用的努力不应妨碍为疼痛管理而开具阿片类药物的处方。关注处方请求的模式和阿片类药物的处方，是患者和医疗保健提供者之间持续关系的一部分，这可以降低滥用的风险

患者的选择非常重要。阿片类药物应避免用于表现出中枢敏化迹象的患者，因为阿片类药物激活脊髓中异常的 NMDA 受体，增强疼痛刺激，从而参与从急性疼痛到慢性疼痛的过渡[127,297]。阿片类药物引起的痛觉过敏已经在实验和临床研究中得到证实[297,301]。长期使用阿片类药物往往会产生比疼痛问题本身更难处理的行为并发症。并发症包括认知和运动功能缺陷以及心理障碍的掩盖[302]。阿片类药物也与交通事故[303]创伤的发生率升高、免疫抑制、激素抑制、跌倒和骨折风险增加有关[304,305]。对于执行安全、精细任务的工人，最好不要用阿片类药物[306]，因为在阿片类药物的认知相关副作用下，患者将难以安全地执行任务。由于存在新生儿戒断综合征的高风险，计划怀孕的妇女应避免使用阿片类药物[307,308]。阿片类药物在目前或过去有药物使用障碍的人或有活动性精神障碍的患者中是不安全的[296]。

最常见的直接不良反应是恶心、呕吐、便秘、口干、困倦、疲劳、困惑、瘙痒和头痛[229]，这些并发症损害了患者维持正常生活方式的目的。有必要经常教育患者和家属如何正确使用阿片类药物治疗疼痛。在高危患者中，已经证明纳洛酮的联合用药降低了阿片类药物相关的过量和死亡比例[309,310]。

吗啡是阿片类药物的原型，也是许多临床医师常用的处方药。止痛通常是通过滴定剂量来满足患者的需要。在等量镇痛剂量下，没有明显的药理学证据表明哪一种阿片类药物的疗效超过另一种阿片类药物，但在其作用时间、不良事件分布和胃肠/口服比率方面存在显著差异(表 39-4 和表 39-5)。经常出现不恰当的药物剂量，因为缺乏对镇痛剂量的了解或认知，导致疼痛缓解不充分。

当首次使用阿片类药物或改变患者的长期剂量时，在接下来的几天到几周内，必须就向他们提供关于镇静增强、驾驶障碍、跌倒风险和呼吸抑制风险的预防措施的建议，直到患者适应。

在阿片类药物协议中记录医患双方的责任是一种良好的临床实践。患者和医师都应保留一份副本，以便将来会诊和必要时进行随访。该文件应概述违反协议的后果，典型的治疗协议包括唯一负责开处方的医师的名字，配药药房的名字，不允许提前补药，患者在必要时提供尿样用于药物筛选，患者不会把阿片类药物给其他人，也将不会从其他来源接收阿片类药物，患者将遵守预定的随访等。

口服药物是治疗所有慢性疼痛的首选方法。对于慢性疼痛的患者来说，一个与时间相关的、全天候

的疼痛药物治疗计划要优于一个按需的计划。这种给药方式能最大限度地减少血药浓度的变化,并提供最佳的疼痛控制。该时间表应基于诸如效力、止痛效果持续时间和止痛药物疗效等变量。定期计划的剂量通过最小化疼痛强度的峰谷来优化疼痛的减轻。根据需要,或"prn"时间表不可用于控制慢性持续性疼痛,但可用于急性或慢性加重或活动相关疼痛。然而,PRN 时间表可能导致操作性调理、渴求、依赖感和对药物损耗的焦虑。在最初的处方中可以使用短效阿片类药物来调整剂量,直到达到最佳剂量。在慢性疼痛治疗中,通常首选作用时间较长的药物。在有效镇痛剂量方面,患者与患者之间存在相当大的差异;因此,对每个患者的进行个体化用药很重要。阿片类药物的滴定通常是通过将下一剂量增加或减少上一剂量的 1/4 或一半来完成的。在滴定过程中,患者通常会得到药物治疗,以缓解严重疼痛。根据需要,每 2~3h 给予短效阿片类药物,剂量为约 10% 的阿片类镇痛个人基线剂量。

阿片类药物的最佳(或稳定)剂量应在几周内达到。经过这段时间的剂量调整后,应密切监测患者出现阿片类药物相关并发症的情况。最佳剂量不应过量。每天剂量超过 90mg 吗啡当量时,阿片类药物相关的过量、全因死亡率、机动车事故、阿片类药物引起的痛觉过敏、睡眠呼吸暂停、性腺功能减退和成瘾发展的可能性增加[290]。

一旦患者长期接受阿片类药物治疗,就需要密切监测和重新评估。尿液药物筛选可以监测药物的依从性和其他处方医师不知道的药物的检测[311]。重要的是要监测异常行为,提示阿片类药物使用障碍和增加过量的风险。

对于愿意停止慢性阿片类药物治疗的患者,或出现并发症或受到阿片类药物伤害的患者,考虑逐渐减少并完全停止阿片类药物治疗是有益的。这可以通过在最初几周内每 2 周缓慢地减少 10% 的剂量,然后每 4 周减少 5%,直到完全停止服用阿片类药物。医师可以使用非药理学或药理学干预来帮助患者管理戒断症状。对于孕妇,建议减少阿片类药物,以避免新生儿戒断综合征;但是,减少阿片类药物必须小心和缓慢,以避免流产或早产。

当患者服用阿片类药物仍然有持续的疼痛或出现不可容忍的副作用时,可进行阿片类药物间的转换。阿片类药物的转换方法多种多样,没有证据表明一种方法优于其他方法。最直接的方法是将每日总剂量按 25%~50% 折算,然后改用新的阿片类等效剂量。折算是很重要的,因为患者通常对新的阿片类药物不耐受,如果它们换成以前等量的剂量,可能会过量服用。戒断症状令人不快,但不会危及生命。丁丙诺啡是一种部分激动剂阿片类药物,可与纳洛酮联合应用,为经皮贴剂或舌下片。丁丙诺啡可用于阿片类药物依赖患者的替代治疗。它也被用来减少阿片类药物,因为它很少引起戒断症状。

辅助止痛药(抗抑郁药和抗惊厥药)和肌肉松弛剂

辅助镇痛药不直接通过阿片受体系统介导的机制产生或加强镇痛。这一组包括多种没有内在特定镇痛特性的化合物:抗抑郁药和抗惊厥药(表 39-6)。

表 39-6 辅助止痛药

药品类别	药名	适应证	使用剂量[a]	最大剂量/(mg/d)	说明
抗抑郁药	阿米替林	神经性去传入和躯体疼痛伴失眠或抑郁	25~75mg qhs 或分次剂量	300mg/d	叔胺——镇静药,如果早晨嗜睡有问题,晚上早些时候给药
	多塞平			50mg/d	
	丙咪嗪		25mg tid-qid	300mg/d	
	氯米帕明		50~200mg qd	375mg/d	
	诺曲替林		37.5mg bid	60mg/d	仲胺——镇静较弱
	地昔帕明		20mg qam		80mg/d
	文拉法辛		20mg qam	200mg/d	选择性 5-羟色胺和去甲肾上腺素再摄取抑制剂(SSNRI)
	度洛西汀		30~60mg qam	120mg/d	
抗惊厥药	普瑞巴林	间歇性刺痛和持续性神经病理性疼痛	50mg tid	450mg/d	副作用少,药物相互作用少
	加巴喷丁		300mg qid	3 600mg/d	白细胞减少的风险
	托吡酯		50mg bid	1 800mg/d	
	苯妥英钠	刺痛	100mg tid	600mg/d	
	拉莫三嗪		50mg bid	400mg/d	
	卡马西平		200mg bid	1 200mg/d	

续表

药品类别	药名	适应证	使用剂量[a]	最大剂量/(mg/d)	说明
局部麻醉药	利多卡因	灼烧性神经病理性疼痛	50~100mg IV	300mg/h	2~50mg/min q5min
抗精神病药	氟哌嗪	顽固性疼痛	2. 5mgtid	40mg/d	用于伴有恶心或谵妄的疼痛
糖皮质激素	地塞米松 泼尼松	难治性骨神经痛	16mg/d 10mg/d	96mg/d 60mg/d	用于恶性病变,多种副作用
二膦酸盐	帕米膦酸盐 阿仑膦酸盐	转移性骨痛	90mg IV 10mg qd	90mg q4wk 70mg qwk	抑制骨吸收
神经刺激剂	右旋苯丙胺 哌甲酯 咖啡因	躯体和内脏疼痛	5mg bid 10~20mg tid 65mg/d	40mg/d 60mg/d 200mg/d	减少阿片类药物的镇静作用
外用制剂	利多卡因 辣椒素	周围神经病变	q12h 3~4 次/d		透皮贴片导致灼热感
α_2 肾上腺素能激动剂	可乐定	神经病理性疼痛,戒断类阿片	25~50mg	150mg/d	硬膜外注射(可能发生明显低血压)
NDMA 拮抗剂	氯胺酮	神经病理性疼痛	12. 5~25mg IV 50mg PO	150mg 静脉注射试验 250mg/d	可能有幻觉和噩梦
其他	降钙素 巴氯芬 地西泮 替扎尼定	骨痛 痉挛性肌肉疼痛 肌肉松弛剂 肌肉松弛剂	200IU qd 5mg tid 5mg tid 8mg tid	200IU/d 80mg/d 40mg/d 36mg/d	鼻内 GABA 激动剂 苯二氮䓬 α_2 肾上腺素能激动剂

作者不承担此表的责任。在医师和患者对产品说明书中列出的或包含在药物参考手册中的完整处方建议、药物使用适应证和潜在副作用进行彻底审查和理解之前,不得给药。老年人可能需要调整药物剂量。

[a]老年患者、服用多种药物的患者、肾功能不全或肝功能衰竭患者应调整用药。如果疼痛缓解不充分且剂量可耐受,则可在不同时间间隔增加剂量。滴定剂量和间隔以达到效果。

bid,一天两次;IU,国际单位;PO,口服;q12h,每 12h;q4wk,每 4 周;qam,每天早晨;qd,每天;qhs,睡前;qid,每天四次;tid,每天三次。

阿米替林、诺替林、多塞平、丙咪嗪等三环类抗抑郁药已被用于慢性疼痛综合征的治疗。三环化合物的主要机制之一是阻止中枢神经系统中神经递质5-羟色胺的再摄取,通过脊髓背外侧通路增强了疼痛抑制。此外,阿米替林是一种有效的镇静剂,可作为慢性疼痛患者的睡眠药物;然而,没有足够的证据表明抗抑郁药适用于机械性下腰痛。抗抑郁作用、增强的皮质 5-羟色胺能机制和改善睡眠的结合有助于这些药物成为疼痛管理中最常用的精神药物组之一。三环类抗抑郁药用于慢性疼痛的证据等级不如度洛西汀或普瑞巴林强,但它们继续用于各种慢性疼痛情况,如神经病理性疼痛和纤维肌痛(表 39-7)。

表 39-7 对慢性疼痛患者的营养建议[230,320-326]

增加	减少
维生素 D、B_6(慢性疼痛、纤维肌痛) 维生素 B_{12}(疼痛、失眠和疲劳) 益生菌(肠易激综合征、腹痛) 镁(术后疼痛、慢性神经痛、纤维肌痛、肌肉痉挛、肌筋膜触发点、肌肉痉挛) 锌(纤维肌痛) 注意:摄入过多的锌会损害微生物群 欧米伽-3 多不饱和脂肪酸 (炎性关节炎、痛经、IBS、头痛、神经痛) 咖啡因(疲劳)	谷氨酸,谷胺酸单钠(纤维肌痛,头痛,偏头痛) 天冬氨酸(纤维肌痛、抑郁症) 欧米伽-6 脂肪酸(复杂性局部疼痛综合征) 咖啡因(失眠)

加巴喷丁、普瑞巴林和其他抗癫痫药物用于治疗影响中枢神经系统的疼痛综合征。它们适用于三叉神经痛、疱疹后神经痛、复杂性区域疼痛综合征、幻觉疼痛综合征、疼痛性糖尿病神经病变和纤维肌痛。尽管机制尚不清楚,但它们似乎对可兴奋细胞膜有稳定作用,可降低传入和非传入二级神经元的活性。

可用于止痛的抗惊厥药是丙戊酸和氯硝西泮。它们增加了 GABA 诱导的突触前和突触后系统抑制的有效性。这些药物似乎是治疗神经痛和神经病变最有效。

除了这些药物外,还使用了一些其他辅助药物。类固醇激素如泼尼松和地塞米松被认为会干扰伤害感受器的前列腺素致敏化过程。5-羟色胺拮抗剂如麦角生物碱,β-肾上腺素受体阻滞剂如普萘洛尔,抗组胺药如羟嗪,都是通过拮抗直接激活伤害感受器的递质起作用的。这些药物已广泛用于治疗偏头痛和丛集性头痛。

苯二氮草类和巴比妥类药物在慢性疼痛治疗中几乎没有或根本没有作为辅助药物的地位。长期使用这些药物可能会导致心理和生理上的依赖以及对认知和运动功能的干扰。历史上,苯二氮草类药物,由于其声称的肌肉松弛剂的性质,经常给疼痛患者使用。然而,它们作为肌肉松弛剂的作用在临床研究中是值得怀疑的。除了依赖性副作用外,有人认为这些药物对血清素系统有不良影响。这些药物是镇静剂,长期使用会降低疼痛耐受性,增加敌意,并容易诱发临床抑郁症以及心理和身体依赖。由于镇静剂的作用,在寻求药物行为中,镇静剂常常起到增强疼痛的作用。长期使用这些药物可能导致身体和精神丧失能力,情绪不稳定,以及无法处理最初的生理或心理问题。苯二氮草类药物会消耗 5-羟色胺,改变睡眠模式,增加疼痛感。建议这两组药物不应成为慢性疼痛长期治疗的一部分。这些镇静剂或抗焦虑剂的唯一可能的适应证是短期(<1 个月)治疗与特定疼痛问题无关的自限性危机,或是作为阿片类药物戒断的辅助物。

肌肉松弛剂(环苯扎林)对肌筋膜疼痛综合征或纤维肌痛引起的慢性疼痛几乎没有作用。它们的作用似乎更多地与镇静和改善睡眠有关。

很多用于疼痛药理学干预的药物可能产生依赖性,有些可能导致易感人群的成瘾性,这些药物包括抗焦虑药物,大麻素,肌肉松弛药,阿片类药物,镇静剂,兴奋剂和类固醇。身体依赖、耐受、成瘾和滥用的临床含义各不相同(见词汇表,表 39-5)。暗示成瘾的行为可能包括不能按照约定的时间服药,同时服用多剂,经常报告处方丢失或被盗,经常求医,与家人和朋友隔离,以及在处方药之外使用非处方精神药物。其他可能引起关注的行为包括非镇痛性目的使用止痛药治疗(如镇静),能量的增加,焦虑的减少,醉酒,对推荐的非阿片类药物依从性差,坚持快速起效的配方或给药途径,以及报告使用任何非阿片类药物治疗没有任何缓解的情况[291,335]。

大麻素

大麻治疗慢性非癌性疼痛是有争议的。越来越多的临床试验表明大麻素对一系列疼痛障碍有一定的作用。屈大麻酚和纳比隆是具有镇痛潜力的合成大麻素,中药提取物 nabiximols 在许多国家被批准用于多发性硬化相关的神经病理性疼痛和晚期癌痛。吸食或吸入大麻对于人类免疫缺陷病毒/艾滋病、创伤和多发性硬化症相关的神经病理性疼痛均有镇痛作用[225]。在加拿大疼痛协会共识中,大麻素作为神经性疼痛的三线治疗方案[225]。临床前研究表明,大麻素与阿片类药物合用有助于减少阿片类药物使用剂量(保留效应)[336]。

大麻表型的分类取决于 δ-9-四氢大麻酚(δ-9-THC)和大麻二酚(CBD)的含量。CB1 受体存在于与大麻、胃肠道、脂肪细胞、肝脏和骨骼肌的精神作用有关的大脑结构中。大脑有少量的 CB2 受体,主要表达于巨噬细胞、小胶质细胞、破骨细胞和成骨细胞中。

CB1 和 CB2 都通过 G 蛋白 Gi 和 Go 转导信号,它们被 delta-9-THC 或其他激动剂激活,导致腺苷酸环化酶活性的抑制,电压门控钙通道关闭,向内整流钾通道开放,以及有丝分裂原活化蛋白激酶(如细胞外信号调节激酶 ERK 和局灶性黏附激酶 FAKs 的激活)[337]。

大麻素的安全问题除了可能导致早发性精神病、心肌梗死、卒中和驾驶障碍外,还与娱乐和药用的界限有关[338]。短期内大量使用大麻的后果包括短期记忆障碍、运动协调能力受损、偏执和精神病发作(高剂量)。长期大量使用的影响包括成瘾、影响大脑发育、教育成果差、认知障碍、生活能力变差、慢性支气管炎和慢性精神病风险增加[338]。大麻依赖是一种公认的现象,这些患者往往需要转介给药物使用专家进行相应评估和可能的治疗[339]。孕妇和哺乳期妇女、严重肝病或肾病患者、25 岁以下青年及老年人应禁用大麻和大麻素。

多种药物组合使用

某些情况下,两种具有不同作用机制的药物联合使用可能会产生协同效应,以较少的不良事件发生,并获得更好的疗效。遗憾的是,目前较少有设计优良的研究得出确切结论,来说明联合用药比单独用药治疗慢性疼痛的效果更佳。要谨记的是,多药治疗也是一个严重问题,尤其当各种药物有相似的作用或副作用,如呼吸抑制[340]。

物理治疗和运动疗法

在对慢性疼痛患者进行物理治疗之前,临床医师应对患者进行彻底的评估,以确定是否存在需要进行治疗的损伤。物理治疗是成功治疗慢性疼痛的重要辅助手段。一般来说,考虑到疼痛管理策略将是"去医疗化"和回归功能,物理治疗的应用应最小化。另一个重要的方面,要教育患者学会自我症状管理。在这种情况下,应教育患者何时适合使用物理疗法,以及物理治疗用来治疗何种损伤。这一目标旨在提高患者的功能独立性,并减少对医疗系统的依赖。

应谨慎使用物理治疗,并在有限范围内使用。被动治疗方案,如热敷、按摩和超声波可能适合短期治疗;然而,积极的治疗方案应该尽早实施。患者应尽早过渡到包括运动、牵伸和自我应用疗法在内的家庭治疗计划。有关物理治疗的更多信息,参见第 51 章。

冷冻疗法

除外急性肌肉骨骼损伤,冷冻疗法已被证明对某些慢性疼痛症状有益。疼痛缓解涉及直接和间接机制。直接冷敷可以降低症状部位的温度。据推测,冷敷对神经纤维和感觉末梢器官的间接影响有助于减轻疼痛。此外,低温降低肌梭的烧灼感,且减少疼痛的肌肉张力[341]。在一些临床试验中,直接冰敷按摩也有一定的效果[342]。学者 Travell 推广了冷喷剂在治疗 MPS 中使用[132]。这种反向刺激作用被认为是缓解肌肉痉挛和疼痛的机制。有研究报告结合冷却剂喷雾、拉伸和触发点注射可显著缓解 MPS 疼痛症状[131]。

热疗

热敷是一种常见的慢性疼痛治疗方法。一般认为,治疗性热疗在疾病的亚急性和慢性阶段是最易耐受的。

热产生的生理反应是胶原蛋白延展性增强,增加血流、代谢率以及炎症的消除。热疗的有益影响还包括减轻关节僵硬、肌肉痉挛及疼痛。治疗热对肌梭产生直接和间接的影响。局部温度升高会直接降低肌梭的敏感性,而皮肤表面的温度升高会间接降低肌梭的兴奋性[343]。

很多情况相关的疼痛可使用治疗性热疗成功治愈[344]。深部热对肌肉骨骼挛缩作用良好,用于持续的拉伸。慢性炎性疾病相关的关节僵硬,特别是那些影响肢体的疾病,采用浅表热疗可减轻疼痛、改善活动范围和功能范围。热疗也可治疗亚急性和慢性滑囊炎、腱鞘炎和上髁炎,有助于疼痛和症状减轻[342]。

治疗性运动

治疗性运动是治疗慢性疼痛的重要组成部分,对疼痛、睡眠、情绪、认知和身体功能均有有益的影响[345-349]。值得注意的是,大多数研究中描述的针对慢性疼痛患者的运动项目并不符合 CDC 或 ACSM 的指导方针[350]。

有低质量的证据表明,每周进行 2~4 次、持续至少 4 周的低强度或中等强度的水中或陆上运动是有益的[350,351]。有证据表明,患有 FM 的女性[352]可安全地进行阻力训练[348]。然而,FM 患者进行激烈的有氧运动或进行等长运动可能产生痛觉过敏[353,354]。临床医师还应该了解患者的恐惧回避信念和行为,因为这可能严重损害患者的运动能力,并产生有害的影响[355-357]。

在慢性疼痛阶段,最佳的治疗方法是结合循序渐进的伸展运动、力量训练、冷疗、热疗和按摩。患者还会接受有关正常身体力学的健康教育,以及在正式治疗程序外继续进行规定的治疗性锻炼。

治疗性运动是为纠正特定的异常情况而开的处方,常被用来治疗慢性疼痛。通过恢复正常的肌肉张力、长度、力量和最佳的关节活动范围,其主要目的是帮助患者达到疼痛控制[358]。最后,要督促患者在正式治疗结束后继续家庭治疗项目。

治疗性运动包括被动运动、主动辅助运动、主动运动、伸展运动和放松运动。

每一种都可以单独使用或组合使用以达到预期的效果。就 LBP 而言,对于哪种运动方案针对慢性 LBP 疗效最佳一直存在争议。最近一项随机对照试验的荟萃分析显示,LBP 患者在即刻评估和随访阶段功能均有改善[359]。尽管这项研究强调许多项目都包含在"运动"范围内,但大多数研究(12/16)纳入了强化的元素。

有新兴的学派认为,随着时间的推移,维持腰椎稳定性可限制退行性椎间盘疾病和脊椎病相关的疼痛。这种稳定性被认为从属于三个部分:脊柱的骨骼和韧带、肌肉和协调肌肉活动的神经[360]。肌肉是主要的稳定成分，特别是多裂肌、腹横肌、骨盆底肌肉和横膈膜[361]。没有肌肉及其支配神经的帮助，一具骨骼和韧带完整的尸体脊柱会在 9.1kg(20Ib)的重量下弯曲、倒塌[362,363]。

多裂肌富含肌梭，因此可稳定脊柱各节段，又能提供脊柱运动本体感受反馈的作用。其他肌肉组织，包括腹横肌，形成一个肌肉组成的圆柱状结构，增加腹内压力，也有效地稳定脊柱。腹横肌是首先被激活以稳定脊柱的肌肉之一；然而，研究表明，腹横肌的激活可能在背痛患者中被延迟[354]。

几项小规模研究表明，以强化上述深层肌肉为目标的腰椎稳定性训练在治疗疼痛和潜在的脊柱不稳方面具有良好的效果。值得注意的是，Oullivan 和他的同事报告椎弓根崩裂和脊椎滑脱的患者与接受常规运动治疗的患者相比，在疼痛和功能方面有显著改善[365]。各类结局研究已经证明了治疗性运动对慢性背痛患者的有效性。遗憾的是，对于 LBP 患者最有效的锻炼方案的共识仍然有限。运动控制练习[107]、普拉提[106]和瑜伽[104]对慢性腰痛患者有好处。被动的治疗性运动(关节松动、手法、肌肉能量技术和按摩)在处理颈部和背部疼痛方面没有显示出优于其他常规治疗(全科医师护理、镇痛药、家庭运动或背痛学校)[105,366,367]。有氧运动已被证明是治疗抑郁症的有效选择。Blumenthal 等发表的一篇综述强调了几项研究，探究了两者的关联，发现有氧运动与抑郁症之间存在积极联系。由于抑郁有时伴随着疼痛出现，有氧运动似乎也是治疗疼痛的可行选择[349]。有关治疗性运动的更多信息，参见第 49 章。

经皮电神经刺激疗法

电流的使用记载可以追溯到希腊人，他们将雷鱼电用于遭受疼痛折磨的人[184,368]。基于 TENS 控制疼痛的确切生理基础仍然未知。TENS 也被广泛用于治疗慢性疼痛，与急性疼痛试验相比，其结果不太乐观，也更不稳定。设计严格的对照试验表明，TENS 在治疗慢性下腰痛方面并不比安慰剂更好[369,370]。CRPS、幻肢疼痛和周围神经损伤的患者也采用 TENS 来控制疼痛[371]。TENS 治疗和假 TENS 治疗的比较研究发现 TENS 在某些时候对慢性疼痛有积极效果[372]。这项综述中没有发现支持在慢性疼痛管理中单独使用 TENS 的证据。人们应该记住，缺乏有效性的证据与证据显示无效是明显不同的。需要进一步的研究来阐明 TENS 在慢性疼痛中的作用。

针灸

针灸(起源于拉丁语 acus 或“尖头”和“穿刺”，“刺”)是一种古老的中式疗法，2 500 多年来一直用于治疗疾病或缓解疼痛。薄而坚固的金属针被插入特定的身体部位，然后慢慢地手动碾转或通电进行刺激。针灸可以产生各种各样的感觉，从轻微的疼痛或温热到针刺感。研究人员认为针灸是一种神经调节方式。

人们提出了两种理论来解释它在疼痛控制中的应用。首先，针刺可以刺激感觉传入神经纤维，抑制痛觉，这是疼痛门控理论的解释。第二，针的插入可能作为一种伤害刺激，诱导内源性类阿片类物质的产生，以达到镇痛的效果[371]。

已有研究表明，传统的针灸穴位、肌筋膜触发点和肌肉运动点之间存在明显的重叠[373]。针刺引起的感觉与患者在触发点注射时经常出现的钝痛非常相似。不管注射何种物质，针头的插入都会产生有益的镇痛效果，这就是针刺效应。触发点的注射不仅与针头插入区域重叠，相关的疼痛控制机制也相关。

针灸已被广泛应用于各种疼痛治疗中[374]。针的插入被认为是一种侵入性的过程，许多州要求医师执行操作或监督治疗过程。对于充分针灸试验所需的最佳时间，目前还没有一致的意见。有限的证据表明，针灸治疗慢性腰痛仅在短期内比安慰剂或假针灸组更有效[102]。没有证据表明针灸比其他治疗如非甾体抗炎药更有效。虽然针灸可能是一种有效的疼痛辅助治疗，但需要更多高质量的研究来证实疗效并指导应用。最近一项针灸治疗下列慢性疼痛的荟萃分析概况了针灸用于颈/背痛、骨关节炎和慢性头痛[374]。在各组中，针灸组疼痛评分优于假针灸组 0.23、0.16 和 0.15 个标准差，优于无针刺对照组 0.55、0.57 和 0.42 个标准差。在临床方面，疼痛评分改善约为 50%。

低强度激光治疗

低强度激光治疗(low-level laser therapy)的生理机制存在可变因素，尚不明确[375-377]。然而，有几项研究报告了不同的结果，并表明可能有短期镇痛作用。2009 年的一项系统综述和荟萃分析表明，LLLT 可能有助于减轻急性颈痛和急性颈痛 22 周后出现慢性颈部疼痛[375]。到目前为止，针对可变剂量、频率和波长度选项标准的缺乏限制了获得结论的可能性。

牵引

关于牵引治疗，一项包括 2 206 名患者的 Cochrane 系统综述得出结论，单纯牵引或联合其他治疗对改善 LBP 患者的疼痛强度、功能状态、整体改善和重返工作岗位均无效果[378]。另一项系统综述不支持使用牵引治疗颈痛[379]。

行为疗法

疼痛管理的治疗目标包括减少疾病行为（减少药物使用和看医师）和增加健康行为（增加体育活动、活动能力和回到有收入的工作岗位）。这可以通过阻断伤害性感觉输入，减少紧张和抑郁，重新强化或有事件，或辅助学习新行为来实现[380]。有助于治疗慢性疼痛的模式包括生物反馈、认知行为矫正、接受和承诺疗法（ACT）、操作方法、催眠、放松训练[191,216,227,241,337,381,382]。

另一种方法是 ACT，其目标是在疼痛出现时增加有效的行动。ACT 的原则在于人会接受痛苦、悲伤、失望、疾病和焦虑是作为人类不可避免的部分，他们会通过发展顺应力和灵活性适应这些挑战而不是否定、试图消除或抑制这些不可取的经验。治疗是通过人们承诺追求有价值的生活领域和方向实现的，即使自然的愿望是逃避或避免那些痛苦的经历、情绪或思想[383]。ACT 不会降低疼痛强度，但有证据表明，它能改善疼痛接受度、心理健康、功能、焦虑和情绪[384]。

生物反馈已被用于治疗某些类型的慢性疼痛[381]。通常，生物反馈指导肌肉放松（通过表面肌电图）或温度控制。尽管临床经验表明不使用器械进行放松也有同样价值，但据报道器械仍有所作用。通过生物反馈训练，患者能够学会疼痛的自我调节。一项对 21 项研究的荟萃分析表明，生物反馈无论作为单独的还是辅助干预，都能在 8 个月的随访中以小幅或中幅降低疼痛强度。生物反馈还能减少抑郁、残疾、肌肉张力，改善认知应对能力[381]。

CBT 帮助患者学习自我应对和解决问题的认知法，从而改变认知结构（认知图式，信仰）以及与疼痛体验相关的认知过程（自动化思考、图像和内部对话）[43,345,385]。想象力不集中，对痛苦的想象转化，集中的注意力，以及躯体化分离等认知策略是有帮助的。CBT 主要有三个不同的概念：操作性疗法、认知治疗和应答疗法。近期一纳入 35 项针对各种慢性疼痛的 CBT 研究综述发现，在线或现场方式降低了 43% 纳入研究中患者的疼痛强度[386]。CBT 也可预防慢性腰痛，尤其渐进性活动，这是一种有效的操作性疗法[387]。

操作性疗法包括识别将要产生、增加、维持或消除的行为，然后调整强化以达到预期的结果。活动和步行要按照处方规定的水平，而不至于产生不适。所有药物根据安排开具处方。指导家人和朋友避免所有强化疼痛的行为。缓解紧张的放松方法可能包括深层肌肉放松、深层膈肌呼吸、冥想、瑜伽和自体暗示训练[388]。患者也可以学习自我催眠[216,241,388-390]。催眠的好处是减轻疼痛，而不会有不良的副作用，不降低正常功能，也不会产生耐受性。催眠策略可以起到镇痛或麻醉作用，用另一种感觉代替疼痛，将疼痛感知转移到一个更小或更不易受伤害的区域，改变疼痛的意义，增加对疼痛的耐受性，或者，在某些个体中，将对身体的感知与患者意识分离。

生活方式的修正

自我管理项目

自我管理项目（SMP）是一种结构化项目，旨在帮助患者更好地管理慢性疾病，可降低慢性 LBP 患者的疼痛强度和残疾[391]。斯坦福慢性病自我管理项目（CDSMP）已被证实，在疼痛、残疾、疲劳、抑郁症状、健康困扰、自评健康和与健康相关的生活质量方面均有中度、短期的改善[392]。一项 RCT 评估了该项目，并证明了对慢性疼痛患者有效[393]。斯坦福 CDSMP 是一个基于班杜拉自我效能理论的、基于社区的自我管理项目，该理论认为，成功的行为改变需要对实施行动的能力有信心（如自我效能）和特定目标被实现的期望（如结果预期）[394]。CDSMP 通常包括 10~15 人的小组会议，每周约 3h，共 6 次会议。会议通常在图书馆、教堂、医院和社区中心等场所举行，每一次会议都由在受过训练的普通人主持。小组讨论遵循一系列话题，如锻炼、压力、疼痛减轻技术、正向思维和渐进式肌肉放松。还将讨论调解、社区资源、与他人（卫生保健专业人员、亲戚、家人）的沟通以及问题的解决和决策。参与者在活动各部分间收到的一本手册[395]。斯坦福的 CDSMP 已经被修改并翻译成各种语言。实施斯坦福 CDSMP 项目需支付授权费用,并经过必要的培训。

基于正念的冥想

自1982年起,以正念为基础的干预措施已被用于管理慢性疼痛。这已被证实对于药物使用障碍和失眠的安全性,这些都是慢性疼痛中经常发生的情况[396]。

饮食和营养

慢性疼痛管理的一个重要方面是了解营养和饮食如何影响疼痛、疲劳和睡眠质量。详细记录蛋白质、碳水化合物、脂肪、维生素、微量营养素、谷氨酸、天门冬氨酸、酒精和咖啡因的摄入量是非常重要的。没有充分证据表明,特殊的饮食可能比常规的均衡饮食更好。有证据表明,抗炎饮食,如地中海饮食(富含蔬菜、豆类、水果、全谷物、鱼类和健康油脂,但肉类含量较低),可能有助于减轻炎症[230,397]。抗炎饮食可减少与疼痛相关的许多慢性病的发病率:糖尿病、心血管疾病和肥胖症。加工食品往往是高热量的,含有大量不健康的脂肪、精制碳水化合物、盐和化学物质,如农药、稳定剂、抗生素和防腐剂。这种饮食缺乏纤维素、微量营养素和抗氧化剂,而且容易引发炎症反应[230]。慢性炎症与医学和精神疾病相关,包括心血管疾病、代谢综合征、癌症、自身免疫性疾病、精神分裂症和抑郁症,所有这些疾病都会对健康和预期寿命产生不利影响,并可能加剧疼痛[398]。

维生素

在缺少日照的地区,维生素D缺乏症的患病率更高[320]。儿童严重缺乏维生素D可能导致佝偻病;而中度的慢性缺乏可能导致骨质疏松和肌肉疼痛[321]。在众所周知的、维生素D缺乏症发病率很高的地区不需定期监测血液中维生素D的水平;因此,大多数人可以接受每天补充维生素D。然而在阳光充足的地方,血液测量缺乏和补充剂监测可能是必要的。

然而,在阳光照射可能足够的地区,也需要测量血液水平,以发现不足并监测补充剂的治疗。最近一项随机试验的综述表明,在慢性疼痛患者中,与安慰剂相比,维生素D的补充显著降低了疼痛评分,这表明补充维生素D在慢性疼痛的治疗中有一定的作用。

维生素 B_6 是谷氨酸脱羧酶的辅助因子,将谷氨酸(兴奋性神经递质)转化为GABA(抑制性神经递质)[397]。需要维生素 B_{12} 来制造健康的血细胞并获得最佳的骨密度。众所周知,神经功能障碍和慢性疼痛是维生素 B_1 缺乏的后果[230]。舌下服用1 000mg/d的剂量可能会改善疼痛,失眠和疲劳的症状。舌下途径避免了注射的需要,同时仍然绕过了胃肠道吸收的任何损害。

维生素 B_{12} 和叶酸缺乏易导致周围神经痛。定期使用质子泵抑制剂(PPI)的患者更容易缺乏维生素 B_{12},镁和铁,导致肠道菌群失调[322]。二甲双胍引起维生素 B_{12} 吸收不良,这可能会增加出现维生素 B_{12} 缺乏症的风险[399]。

兴奋性毒性导致中枢神经系统中的氧化应激。两种主要的维生素具有抗氧化作用:维生素C(一种水溶性抗氧化剂)和维生素E(一种脂溶性抗氧化剂)。水果和蔬菜中发现的其他化学物质也具有重要的抗氧化能力,例如葡萄中的白藜芦醇和绿茶中的多酚。

镁和锌

镁因其在急性(术后疼痛)和慢性(神经性)疼痛中的镇痛作用而闻名。生理机制是镁是氮甲基天门冬氨酸(NMDA)受体离子通道的拮抗作用,NMDA受体与中枢敏化的发展有关。此外,镁还可以阻断钙通道,调节钾通道并激活氧化亚氮(NO)途径,这对于全身性硫酸镁在体细胞炎性模型(而非内脏模型)中的镇痛作用具有重要作用。

锌在正常的神经元功能中起重要作用,特别是调节NMDA受体,NMDA受体是与兴奋性毒性有关的主要谷氨酸受体。镁会阻断NMDA受体,锌与谷氨酸共释放以负面调节兴奋性反应[352]。镁是一种肌肉松弛剂。因此,对于肌筋膜激痛点,肌肉痉挛和紧绷感很有用。使用甘氨酸镁,苹果酸和枸橼酸镁可以更好地吸收镁[230]。

益生元,益生菌和合生元

微生物组是居住在肠道中的微生物群,可影响营养物质的吸收,免疫系统的功能和营养不良,这可能会导致某些形式的腹痛,例如炎症性肠病。某些物质(如抗生素,非甾体抗炎药,类固醇,质子泵抑制剂和激素)可能会影响微生物组[230]。炎症性肠病和慢性特发性便秘(CIC)被认为是功能性肠病,可能与胃肠道菌群紊乱有关[324]。益生菌有益于炎症性肠病的整体症状,腹痛,腹胀和肠胃气胀。炎症性肠病中益生元和合生元的数据很少。

ω-3脂肪酸

ω-3多不饱和脂肪酸(PUFA)可增加细胞膜的

流动性，从而可能调节谷氨酸转运蛋白的表达，从而清除突触中过量的谷氨酸并降低兴奋性毒性[352]。ω-3 脂肪酸对与类风湿关节炎，痛经和炎症性肠病（IBS）相关的炎性疼痛具有调节作用[325]。ω-3 脂肪酸还阻断有丝分裂原活化的蛋白激酶的活性，这与炎症和神经性疼痛引起的中枢致敏的调节有关。ω-3 脂肪酸是在鱼，蛋和草食牛肉中发现的 α-亚麻酸（在亚麻籽中发现），二十碳五烯酸（EPA）和二十二碳六烯酸（DHA）。

ω-6 脂肪酸的两种类型是亚油酸和花生四烯酸。北美的饮食中，ω-6 多不饱和脂肪酸通常过高，而 ω-3PUFA 则不足。亚油酸是主要的 ω-6 多不饱和脂肪酸，可促进炎症[400]。花生四烯酸可以转化为前列腺素，血栓素和白三烯，它们具有伤害感受性。但是，它也可以转化为具有抗伤害感受特性的 14，15-环氧二十二烷酸[325]。对 CRPS 患者的分析表明与 ω-3 水平相比，ω-6 脂肪酸水平增加。

咖啡、茶、葡萄酒和黑巧克力

哈佛大学医学博士威利特（Willett）的《饮食，健康》书中指出，咖啡、茶、葡萄酒和黑巧克力为美国农业部提供了另一种食物金字塔。他解释说，建议在适当食用咖啡、茶、葡萄酒和黑巧克力等抗氧化剂[326]。

介入性和外科性疼痛处理

由于现有的保守性疼痛措施不足以缓解疼痛，将近 50% 的常见慢性疼痛疾病患者继续遭受痛苦。对于某些（即使不是全部）患者，可以明智地选择先进的介入性疼痛措施，以更好地控制疼痛并减轻其终身痛苦。此外，绝大多数慢性疼痛患者接受了慢性阿片类药物治疗，有成瘾和危及生命的并发症的潜在风险。因此，可以考虑采用介入措施来减轻复杂的慢性疼痛疾病的痛苦。介入性疼痛管理应仅被认为是多学科疼痛诊疗中使用的一种治疗方式。其他因素，例如心理问题以及相关的肌肉紧绷和无力，应通过使用其他适当的方式。介入性疼痛治疗选项可能包括基本介入措施，如触发点注射和硬膜外类固醇，以暂时缓解疼痛，而永久性选择，包括神经调节，包括脊髓电刺激和先进的鞘内给药系统。

触发点注射

触发点注射是慢性疼痛管理中最常见和最基本的介入措施之一。通常的做法是在触诊时感觉到的最大压痛处注射药物混合物，以减轻疼痛。几种技术和注射用混合物的效果、疗效、持续时间和结果各不相同[401,402]。近年来，可视化超声显示触发点在诊断和针引导中的准确性方面一直被讨论[157,403]。

神经松解和神经阻滞

用局部麻醉剂阻断神经是最常见的慢性疼痛治疗方法。神经阻滞有助于阐明疼痛机制，有助于患者需要进行物理治疗以活动肌肉和关节时阻断疼痛。患者神经阻滞后进行适当的物理治疗通常会有很好的效果。在疼痛门诊中有各种各样的神经阻滞技术；最常见和最有用的方法包括硬膜外局部麻醉加或不加类固醇和周围神经阻滞[404]。此外，小关节内注射和内侧支传导阻滞已被用于治疗腰背痛，作为一种更具侵入性的干预手段。类固醇被注射到靠近受累神经根的硬膜外腔，可以在任何水平进行，包括颈椎、胸椎或腰椎。注射途径、区域、注射混合物、频率、注射次数和患者病理学的差异确定患者结局。硬膜外类固醇注射可以通过三种常用的技术：椎间孔入路、经神椎板间和骶管入路。从业者的普遍共识是椎间孔入路方法优于经椎板间或骶管入路[405-407]。

常用的类固醇制剂是甲泼尼龙（40～80mg）、倍他米松（3～6mg）、地塞米松（6～15mg）和曲安奈德（10～40mg）。虽然类固醇制剂可用于产生抗炎作用，但许多类固醇制剂含有各种防腐剂，如苯甲醇，这可能会产生严重的副作用，包括瘫痪。含有指定用于关节注射的防腐剂的药物不应用作硬膜外药物。只有不含防腐剂的类固醇制剂在硬膜外腔被广泛应用而没有产生严重的神经损伤。然而，如果注射到脊髓动脉中，任何颗粒性类固醇都可能导致脊髓栓塞性梗死。在比较非颗粒性类固醇和颗粒性类固醇时，最近的系统综述显示，颗粒性类固醇在短期和长期治疗腰椎根性疼痛方面比非颗粒性类固醇具有非统计学显著优势[408]。首选的方法是先进行一次注射，等待 2 周以评估患者的反应。如果患者没有明显疼痛感，就不再注射。如果有轻微或有限的反应，然后再次注射。如果患者对两次或三次硬膜外类固醇注射没有反应，或者患者只接受短期/亚治疗后疼痛缓解，那么应该停止类固醇注射。硬膜外类固醇频繁注射会产生与长期服用类固醇相关的问题，同时也有感染的可能性。硬膜外类固醇注射对神经刺激患者也是一种有用的技术。此外，类固醇可以注射到蛛网膜下腔，特别是在患者有多次手术和硬膜外腔已被损害。这些患者，特别是蛛网膜炎患者,表现出明显的疼痛缓解。有关注射技术的更多信息,参见第 53 章。

小关节由两个脊神经根的内侧支支配,一个来自同一平面,另一个来自上一平面。诊断性小关节内侧支传导阻滞和感觉神经射频消融术可以在慢性复杂腰痛和坐骨神经痛的放射学透视指导下进行,以获得诊断和短期治疗的益处。

神经调节

神经调节疗法等先进的干预手段已显示出有效缓解顽固性慢性疼痛的希望[233,409-412]。最常见的治疗方法包括:脊髓电刺激、周围神经电刺激和脑电脉冲刺激。这些电信号通过闸门控制理论的原理和包括释放神经递质、调节动作电位和改变交感神经系统在内的各种机制影响疼痛。使用神经调节治疗慢性疼痛的最早临床试验开始于 20 世纪 60 年代末和 70 年代初。从那时起,由于技术的改进和临床医师努力探索这些模式的新的用途,周围神经电刺激和脊髓电刺激的适应证一直在扩大。

尽管对疼痛调节机制的认识尚不完全,但周围神经电刺激和脊髓电刺激在神经性疼痛中的作用已被证实[413]。目前以研究为基础的周围神经电刺激适应证包括枕大神经刺激治疗顽固性头痛,骶神经丛刺激治疗盆腔疼痛,臂丛刺激治疗神经性疼痛,以及周围神经性、内脏性、心脏性、腹部、下背部和面部疼痛。此外,在癫痫、尿失禁、肥胖和迷走神经、胫骨和胃刺激等情况下,使用周围神经电刺激调节器官功能的研究正在进行中。

现有的脊髓电刺激系统包括传统的脊髓电刺激(频率范围为 35~80Hz)和较新的高频脊髓电刺激系统(频率范围为 500~10 000Hz)[414]。传统脊髓电刺激系统的镇痛机制被认为是对抑制性 GABA 系统和节段性脊髓背柱的脊髓调节。高频脊髓电刺激系统(10 000Hz)提供 A-β 纤维的阈下刺激,因为每个脉冲的低电荷导致感觉缺失。然而,与传统脊髓电刺激相比,植入技术略有不同。高频脊髓电刺激系统的脉冲变体以五个脉冲为一组,脉冲宽度为 1-ms,每秒重复 40 次,输出 500Hz 的刺激。一般来说,这项技术限制了传统脊髓电刺激系统中的感觉异常,并对扣带回的背侧前部显示出更多的影响,从而影响了患者对疼痛的关注,减少了对疼痛和疼痛变化的关注[415]。

目前脊髓电刺激的慢性疼痛适应证包括背部手术失败综合征的根性疼痛、反射性交感神经萎缩症和糖尿病神经病变[411]。对于慢性顽固性心绞痛和周围血管疾病的疗效仍存在争议,有多个相互矛盾的试验[416]。然而,一项成本-效果分析表明,对于背部手术失败综合征、复杂性区域疼痛综合征、外周动脉疾病和难治性心绞痛[417],脊髓电刺激与常规医疗管理相比更节省成本。

脊髓电刺激植入可分为两阶段,从试验评估期开始,大约 3~7 天。局部麻醉下经皮将导线电极置于硬膜外,并连接到外部提供刺激脉冲发生器。测试成功后约 4~8 周,经外科行永久性电极植入。常见的并发症包括设备相关(铅迁移、硬件故障、电极折断、电池更换),组织相关(浅表和深部感染、局部植入部位疼痛、血肿),和神经源性并发症(硬膜外血肿、脓肿、纤维化和神经损伤)。在过去的几年中,随着技术和硬件的改进,与脊髓电刺激相关的并发症发生率的趋势有了显著的降低[418]。随着时间的推移,其他几种新颖的、有希望的侵入性疼痛治疗方法也得到了发展。这些包括脑深部刺激、经颅直流电刺激和鞘内给药系统。然而,到目前为止,它们的使用一直受技术上的困难和大型试验结果不一致性所困扰。

(马超 译 陈亚军 审校)

参考文献

第 40 章 痉挛状态

Amanda L. Harrington • Michael A. Kryger • Jessica B. Berry

肌肉的痉挛状态是神经系统损伤患者的常见问题，它可明显降低患者的功能和生活质量[1,2]。幸运的是，一些治疗方法可有效地减轻痉挛状态对患者的影响。不过，只有深入了解痉挛状态的管理方法，才可为患者提供建设性意见和治疗方案。因此，医师需要了解与运动系统有关的不同领域的知识，包括正常的运动功能、痉挛状态的病理生理学，以及痉挛状态评估和治疗方案的选择。

运动系统的正常生理功能由复杂的抑制性和兴奋性信号系统所控制。前角细胞以上水平的运动系统（如脊髓、脑干或大脑）受损，可导致上运动神经元综合征（upper motor neuron syndrome，UMNS）。UMNS 的阳性征包括痉挛状态、肌张力增高、反射亢进、阵挛和原始反射[3]。当患者同时出现多个阳性征时，临床上应高度怀疑 UMNS。在本章中，“痉挛状态”一词用于描述 UMNS 的各种阳性体征。

痉挛状态是指速度依赖性的肌张力增加[4]。当快速地被动牵伸受累肌肉时，症状会加重，严重时可表现为僵硬或挛缩，并严重损害个人的功能和健康。根据痉挛状态的模式不同，患者可能出现步态障碍、手或精细运动功能障碍、自发性肌肉收缩、清洁困难或疼痛。虽然治疗可能具有挑战性，但这些都是痉挛状态患者亟待解决的问题。治疗的目的是尽可能减轻痉挛状态的严重程度，以改善功能和减轻疼痛，同时使副作用最小化。

流行病学

不同研究以及不同病因诊断之间所报道的痉挛状态的发生率和患病率不尽相同。据报道，脊髓损伤（spinal cord injury，SCI）后，痉挛状态会影响 40%～78% 的患者[5-8]（参见第 21 章）。多达 85% 的多发性硬化症（multiple sclerosis，MS）患者会合并痉挛状态[2,9]（参见第 20 章）。脑卒中后不同时间范围进行的研究报告指出，有 19%～42% 的人在神经损伤后 3～12 个月内出现痉挛状态[10-12]（参见第 18 章）。最近一项针对非交流障碍的清醒脑外伤患者的研究显示，高达 89% 的患者会有痉挛状态[13]（颅脑创伤，参见第 19 章）。痉挛状态在儿童和患有脑瘫的成年人中也很常见。显然，痉挛状态已成为困扰神经系统疾病患者的一个重要问题。

正常运动功能

运动系统通路中有许多部分都参与了肌肉的有效控制[14]。与运动控制有关的皮质信号产生于大脑，主要位于运动皮质和运动前区。皮质脊髓束经内囊，在延髓锥体内交叉至对侧，然后下行至脊髓。这些信号由上运动神经元和神经突触传递，并通过中间神经元与脊髓中的下运动神经元相联系。α 运动神经元和 γ 运动神经元均是起源于脊髓前角的下运动神经元。α 运动神经元的信号离开脊髓后，继续沿周围神经到达神经肌肉的突触接头，从而引起肌肉收缩。另一方面，γ 运动神经元的信号则投射到肌梭内部的梭内肌纤维（图 40-1）。

同时，多种外周感觉信号会向脊髓提供反馈。这些信号不仅涉及传统的感觉，例如轻触觉和痛觉，还包括肌肉速度、肌肉张力和关节位置。该信息沿脊髓上传回大脑，像反射弧一样循环往复。因此，为了有效发挥作用，运动系统必须能够整合感觉反馈，控制反射活动并协调随意运动。

运动单位

运动单位是指包括 α 运动神经元、其轴突和其支配的所有肌肉纤维共同组成的集合系统。每个运动单位的募集方式和触发速度可能有所不同，具体取决于每个运动单位的需求和功能。正常情况下，运动单位会以正常的募集和抑制方式，在原动肌和拮抗肌系统地协调下产生动作[15]，能够整合肌肉长度、速度、肌肉张力和关节位置的感觉反馈环路会协

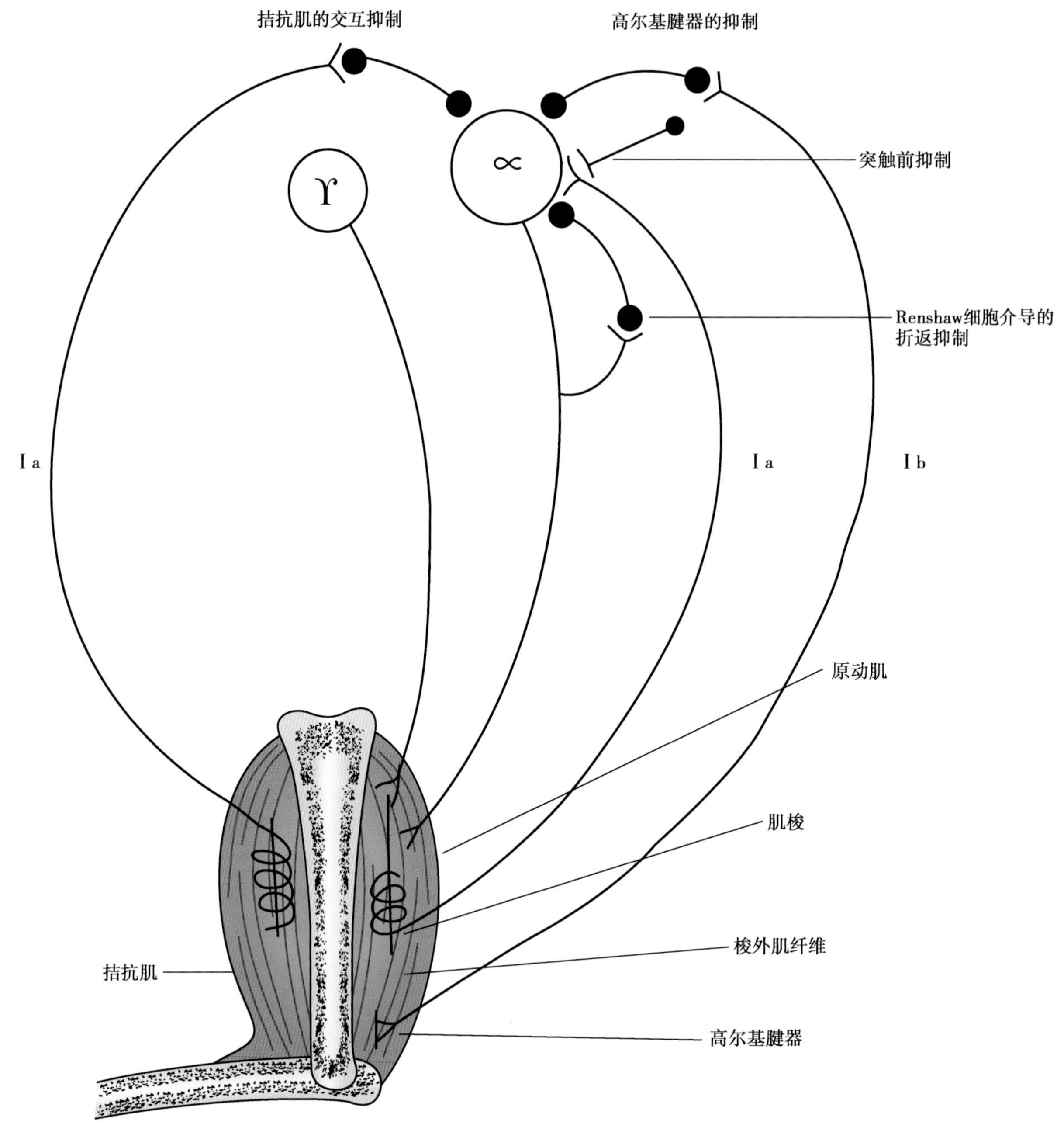

图 40-1 脊髓上输入、肌梭和高尔基腱器的外周感觉信号的正常生理反射过程。涉及平衡兴奋性和抑制性感觉输入的多种运动控制机制(Copyright © 2010 Mukherjee and Chakravarty. In: Mukherjee A, Chakravarty A. Spasticity Mechanisms-for the Clinician. Front Neurol. 2010;1:149)

调完成动作。这种整合是通过即时的单突触反射，和涉及更复杂的在脊髓和脊髓上更高水平的多突触反射共同介导的。抑制信号和兴奋信号的总和能够协调肌肉的收缩和共同收缩。

肌梭和高尔基腱器

在将承载有肌肉长度、张力、位置和速度的感觉信息传递到中枢神经系统(central nervous system, CNS)的过程中，肌肉牵张感受器发挥着关键作用。这种通过反射传递的传入信息，不仅可以快速调节运动，还可以通过各种类型的神经纤维传递到CNS[14]。肌梭通过Ⅰa类和Ⅱ类神经纤维上传信息。肌梭由梭内肌纤维组成，受γ运动神经元支配，与肌肉的梭外肌纤维平行相连。因此，肌梭仅会传递与肌肉延长有关的信息，而不会被肌肉缩短所激活。高尔基腱器与梭外肌纤维串联，并通过Ⅰb类神经纤维传入信息。高尔基肌腱器是肌张力的感受器，肌肉延长和缩短均可将其激活。因此，被动地牵伸肌肉会引起肌梭和高尔基腱器共同传入信息，但是主动的肌肉收缩只会激活高尔基腱器。

脊髓中间神经元

脊髓中间神经元在运动控制中起着至关重要的作用，它为感觉和脊髓上输入提供了一个整合点，并借此来影响运动神经元。中间神经元复合系统可通过多种重要途径来实现静息时的反射净抑制[3,14]。Ⅰa 类传入纤维与同源的 α 运动神经元以及协同肌的 α 运动神经元都有兴奋性联系。同时，Ⅰa 类传入纤维与拮抗肌的抑制性中间神经元也有兴奋性联系。因此，Ⅰa 交互抑制是指原动肌被牵伸时，拮抗肌受到的抑制。易化原动肌活动，同时抑制拮抗肌可防止无效的共同收缩。当抑制性中间神经元减少Ⅰa 类纤维向其同源的 α 运动神经元放电时，就会导致突触前Ⅰa 抑制。在基线状态下，这有助于维持对单突触反射弧的抑制性控制。Ⅰb 类非交互抑制作用是指起源于高尔基腱器的Ⅰb 类纤维放电后，通过中间神经元激活 α 运动神经元来抑制原动肌，并易化拮抗肌。来自高尔基腱器的这种负反馈回路可对肌肉收缩施加上限效应，并防止肌腱损伤[16]。Renshaw 细胞是一种特定类型的抑制性中间神经元，它可以通过称为折返抑制的负反馈回路，抑制 α 和 γ 运动神经元。与其他抑制途径相似，Renshaw 细胞可限制Ⅰa 反射，从而降低原动肌活动，并易化拮抗肌功能[17]。

痉挛状态的病理生理学

因篇幅所限，本章不会就痉挛状态的所有可能原因展开深入讨论，但仍然有必要简要提及较常见的通路。虽然痉挛状态的确切病理原因尚不清楚，但目前认为脊髓上水平对静息态中间神经元抑制作用减弱，会使正常反射变得亢进。肌肉的共同收缩和不协调放电，可导致肌肉丧失正常的募集和去募集模式，这可能在痉挛状态中起了关键作用[18]。在脊髓中间神经元水平，有一些通路被认为在痉挛状态的发展过程中独立或联合起作用[3,14]。首先，正常的交互抑制可能受损，因此，当原动肌激活时，拮抗肌没有被抑制，并且发生了共同收缩；其次，突触前Ⅰa 抑制减弱使 α 运动神经元放电增加，从而引起 α 运动神经元的兴奋性增加；再次，高尔基腱器对Ⅰb 的非交互抑制减弱，导致保护性负反馈回路丧失；最后，Renshaw 细胞抑制作用地反常增加，使交互抑制作用减弱，这在痉挛状态的发展中也会起一定作用[3]。

痉挛状态的评估

临床医师可以采用多种方法评估痉挛状态。利用关节活动度（range of motion，ROM）和反射进行有针对性的体格检查，是临床评估的基础。临床上已经有许多量表和评估工具，这可能有助于规范统一临床医师之间的检查结果，并利于在医疗文书中进行前后对比。痉挛状态评估的重要组成部分包括患者或护理人员对治疗反应的自我反馈，以及痉挛状态对日常生活的影响。一些生物力学和电生理的工具可较客观地测量痉挛。

临床评估量表

许多某些评估量表常用于评估临床环境中的痉挛状态。因篇幅所限，本章不会详细介绍每种评估量表，但是，我们将重点介绍几种使用最广泛的，以及一些新颖的评估工具。1964 年的一项评估 MS 患者治疗效果的研究，首次描述了 Ashworth 量表[19]。Ashworth 量表将肢体被动 ROM 的阻力水平按等级划分。该量表后来被扩展为改良的 Ashworth 量表（modified Ashworth scale，MAS）（表 40-1），后者常用于临床实践[20]。尽管 MAS 是评估痉挛状态时使用最广泛的量表之一，但它并没有表现出良好的内部或评价者间可靠性[21,22]。

表 40-1　改良 Ashworth 量表

0 级	无肌张力增加
1 级	肌张力略微增加，在 ROM 之末呈现最小的阻力，或出现突然卡住和释放
1+级	肌张力轻度增加，在 ROM 内出现突然卡住，在其后的 ROM 内均呈现较小的阻力
2 级	在大部分 ROM 内，肌张力均较明显的增加，但受累肢体仍能较容易地被移动
3 级	肌张力严重增加，被动关节活动困难
4 级	肢体呈现强直或挛缩

ROM，range of motion 关节活动范围。

摘自 Bohannon RW，Smith MB. Interrater reliability of aModified Ashworth Scale of muscle spasticity. *Phys Ther*. 1987；67[2]：206-207。

由于质疑 MAS 的可靠性，因此有学者开发了改良-改良版的 Ashworth 量表（modified modified Ashworth scale，MMAS），该量表消除了 1+级，并修改了 2 级的定义，以尝试建立更有序的逻辑关系[21]。更新的 2 级被描述为在中段 ROM，牵张时出现“抓住”及明显的阻力增加，在剩余的 ROM 里阻力都持续存在。与 MAS[23,24]相比,MMAS 的评价者间可靠性可能较好。类似地,Tardieu 量表和改良 Tardieu 量表也是顺序量表,它测量不同速度牵伸时的被动阻力,测量可靠程度不一[25-29]。之后,又有学者发明了很多将临床检查的各个方面结果与更有用的定性数据相结合的多尺度量表,如用于 SCI 患者的脊髓痉挛性反射评估工具(spinal cord assessment tool for spastic reflexes,SCATS)[30],和用于脑卒中后继发痉挛状态的三倍痉挛量表(triple spasticity scale,TSS)[31]。SCATS 主要用于评估下肢,包括阵挛的严重程度分级,有害刺激后屈肌痉挛的程度,以及从屈曲位置运动后的伸肌痉挛程度。TSS 是通过三方面组合不同牵张速度下的阻力差、阵挛持续时间,和借助角度计测量动态肌肉长度,来将痉挛状态分级。

患者自我报告的评估量表

虽然医师应使用临床检查来测量痉挛状态,但患者的主观描述通常也非常有价值,尤其在评估治疗反应时。有许多自我报告的量表可用于进一步量化痉挛状态。Penn 抽筋频率量表对脊髓源性痉挛状态患者在 1h 内的抽筋频率进行分级[32],而其修改版本,即改良的 Penn 抽筋频率量表则根据痉挛状态严重程度进行分级[33]。患者自我报告的痉挛状态影响评估(patient-reported impact of spasticity measure,PRISM),主要记录和评估痉挛状态对患者 7 天内各种生活经历的积极和消极影响[34]。类似的量表如专门针对 SCI 患者的脊髓损伤痉挛状态评估工具(patient-reported impact of spasticity evaluation tool,SCI-SET)[35],还有为脑卒中患者开发的一种自我报告的痉挛状态量表[36]。一般而言,在临床评估中应该综合使用多种评估方法。

定量评估

生物力学评估最常在实验室环境中应用,通常用以获得对关节被动 ROM 阻力的客观测量结果。Wartenberg 于 20 世纪 50 年代首次描述了一种最基本的测量技术,即在坐姿中测量小腿摆动的时间和幅度[37]。随着时间流逝,经典的摆锤评估方法得到了改进,新方法可测量关节的阻力矩,以转速计测量的关节角速度,以及用电子角度计测量的关节角度[38-40]。近年来,已发明了诸如 NeuroFlexor 和踝痉挛状态电子测量仪(electric spastic ankle measure,E-SAM)之类的电子设备,以量化手臂[41,42]和腿部[43]张力中的痉挛状态成分。肌电图可记录不同速度活动肢体时的肌电反应[44,45]。H 反射、H/M 比和 F 波振幅也可作为量化痉挛状态治疗反应的手段[46]。尽管生物力学检查和肌电图可为痉挛状态评估提供准确的数据,但由于这些评价需要相关设备、专门培训并较为耗时,因此临床使用受限[47]。

痉挛状态和 UMNS 的管理

并非所有痉挛状态的患者都需要治疗。考虑到发生治疗副作用的风险,那些轻微痉挛状态的患者可能不需要治疗。有些患者会充分利用痉挛状态,因为它有时可以帮助日常生活、转移、站立或移动[6,34,48]。因此,决定痉挛状态治疗方案时需权衡利弊。

痉挛状态的治疗可以分为两个核心目标:管理被动功能和改善主动功能活动[49]。改善被动功能可能有助于缓解疼痛、改善姿势和有助于卫生清洁、易于佩戴夹板,及预防挛缩。痉挛状态治疗所针对的常见功能性活动包括转移、移动和日常生活活动。为了实现治疗目标,医务人员经常会联合使用几种干预措施(表 40-2)。医务人员要根据可能存在的优缺点,来选择合适的管理方案。

确定治疗方案时要考虑几个方面。一个重要的考虑因素是与神经损伤相关的干预时机。通常情况下,痉挛状态介入治疗和药物治疗可能会妨碍恢复,因此,这些方法应在疾病发生的后期使用。例如,我们很少会给功能差的脑外伤(traumatic brain injury,TBI)患者开具镇静性的抗痉挛药物。同样,在疾病恢复的早期,我们很少会使用苯酚神经溶解术,因为对于恢复中的患者来说,我们不希望造成肌肉和神经的瘢痕形成,以及药物作用时间过长。在早期,我们几乎从来不提及骨科手术,因为在永久性外科手术之前,需要神经肌肉结构达到稳定。巴氯芬(intrathecal baclofen,ITB)泵鞘内注射治疗往往安排在痉挛状态稳定后,但遇到严重痉挛状态时,我们也常常提早安装[50]。

我们也必须考虑患者的整体状况及痉挛状态的部位。患有低血压、晕厥、平衡障碍或共济失调的患者可能无法忍受某些药物的副作用。如果痉挛状态是局灶性的,可考虑进行化学性去神经治疗,而如果累及全身,则需要采用更整体的治疗方案。

选择治疗时也要考虑成本。ITB 和肉毒杆菌毒素注射较昂贵。为某些治疗方式自掏腰包不太现实,因此医师、患者和家属通常会利用第三方付费机

表 40-2 痉挛状态管理中不同治疗方式的比较

痉挛状态治疗	适应证	优点	缺点
理疗	治疗师操作，用于早期治疗，增加化学性去神经支配的疗效	副作用最小	维持时间短暂
口服药	全身肌张力增高；抽筋	系统用药，可以治疗大范围的痉挛	全身副作用如镇静作用；代谢负担增加
肉毒杆菌毒素	局灶性痉挛状态	可治疗区域痉挛状态，而没有全身副作用	费用昂贵，需要重复注射以维持疗效
苯酚	局灶性痉挛状态	可治疗区域痉挛状态，而没有全身副作用；比肉毒毒素便宜，且持续作用时间更久	注射者需要较好的注射技巧，有感觉减退，注射过程中有疼痛风险
矫形外科手术	可改善主动或被动 ADL	达到长期的修复作用	手术风险；肌力可能下降
鞘内巴氯芬泵	肌张力明显增加，但其他治疗不能完全控制者	全身副作用最小	手术风险；电池耗尽时需要更换巴氯芬泵；需就医填充药物

构来承担治疗费用。一些保险公司会要求尝试性使用一些价格更便宜的药物，例如在批准注射肉毒毒素之前口服使用抗痉挛药物。医师通常需要对他们的临床决定和建议进行论证后，才能获得批准而使用昂贵的治疗方式。

在制订个体化的管理决策时，医师应充分考虑疾病病因、并发症、痉挛状态类型和费用等诸多因素。为了最大限度地改善痉挛状态患者的生活质量，整个治疗团队必须监测痉挛状态干预的疗效和不良反应，并做出相应的调整。

非药物治疗选择

减少有害刺激

任何的痉挛状态管理措施的第一步，都是减少有害刺激，已经证明有害刺激可以易化痉挛状态[51]。有害刺激一词涵盖很多种情况，较为常见的原因包括压力性溃疡、嵌甲、挛缩、导尿管堵塞、尿路结石、尿路感染、深静脉血栓形成（deep venous thrombosis，DVT）、异位骨化、便秘、败血症和骨折。解决这些问题，通常应该是痉挛状态管理的第一步。

体位摆放

合适的体位摆放是痉挛状态管理的重要组成部分。不良的姿势可能导致痉挛状态程度增加、ROM 缩小、挛缩、有害刺激、疼痛以及恶性循环的加剧，从而导致痉挛状态恶化[52]。应避免的姿势包括剪刀腿姿势（双侧髋关节后伸、内收和内旋）、横扫姿势（一侧髋关节屈曲、外展外旋而对侧髋关节后伸、内收和内旋）和蛙腿姿势（双侧髋关节外旋）。在轮椅上的姿势也很重要。患者屈髋屈膝 90°并使用适当的座位支撑以保持躯干中立位，可以将肌张力降至最低[52]。

肌肉牵伸和石膏管型

瘫痪的肌肉制动在短缩的位置，常会导致肌肉纵向张力降低（肌肉减荷），并易发生挛缩。牵伸训练是一种可以防止肌肉缩短的局部性疗法[53]。Schmit 等已证明即使短暂的牵伸训练，也有益于痉挛状态的管理[54]。当然，获益也是短暂的，因为单次收缩后肌张力又会恢复原状[55]。因此，需要长时间应用牵伸训练，才可能出现功能改善。事实表明，牵伸可易化原动肌[56]和拮抗肌[57]的随意运动。

通过石膏或夹板进行慢性牵伸，会改变反射活动并降低牵张反射[58-60]。临床上经常使用夹板和矫形器来延长牵伸时间，尤其夜间使用。系列石膏是指连续地使用石膏来治疗肌张力增高和挛缩。目前还不确定更换系列石膏的频率。但是，与较长的更换间隔（5～7 天）相比，石膏更换得越频繁（1～4 天），并发症的发生率就越低[61]。使用系列石膏来易化化学去神经作用，已被证明可以增加脑卒中[62]和脑瘫人群[63]的治疗效果。

物理因子治疗

物理因子治疗在痉挛状态管理中也占有一席之地。如同牵伸运动一样，它们也是一种具有局部治疗效果的良性干预措施。冷却肌肉有助于痉挛状态控制[64,65]。当冷刺激去除后，它既能抑制单突触牵张反射，又能降低下位感受器的敏感性[66,67]。冷疗方式中的快速冰块冷冻法，即用冰块快速移动击打肌肉，可以激活 α 和 γ 运动神经元，并易化拮抗肌功能[68]。另一种冷却方法是使用喷雾，例如氯乙烷[69]。由于此法冷却效果持续时间短，治疗师可最大限度地利用冷疗功效以减少肌肉过度活动，以利于进行其他治疗干预。

热疗是另一种治疗方式，其应用形式包括超声、石蜡、射流疗法、浅表热和涡流浴。热疗的作用时间也很短[70]，与冷疗一样，热疗后应立即拉伸和锻炼。

40

热疗对痉挛状态的主要影响似乎是提高了组织的弹性，这可能有助于牵伸训练[71]。

电刺激

电刺激可作为痉挛状态管理的另一种辅助治疗方式。经皮神经电刺激（transcutaneous electrical nerve stimulation，TENS）可以减轻痉挛状态，其作用机制是：伤害感受刺激会易化屈肌反射传入，而 TENS 可减少这种屈肌反射传入，减轻疼痛，进而缓解痉挛状态[72]。当 TENS 与主动训练联合使用治疗肢体痉挛状态时，可明显改善结局[73]。尽管电刺激主要用于促进中枢神经系统疾病的运动功能恢复，但它也可有效减轻痉挛状态。大量研究表明，脑卒中[74-77]、SCI[78-80] 和 MS[81] 患者接受功能性电刺激后，痉挛状态均得以改善。

其他非药物治疗

尽管这类干预措施不属于传统的治疗方式，但也已经有学者将其作为管理痉挛状态的工具来进行研究。全身振动（whole-body vibration，WBV）是优秀运动员的常用方式，它已被证明可以降低成年人和脑瘫儿童的下肢痉挛状态[82,83]。WBV 以及局部振动可在短期内降低 SCI 患者的痉挛状态程度[84]，并且可能有益于治疗脑卒中后痉挛状态[85,86]。已有多项研究着眼于传统中国针灸对痉挛状态的干预效果。尽管研究结果不一，研究质量参差不齐，但仍有一些研究表明，针灸可有效降低脑卒中和脑损伤后的痉挛状态程度[87-90]。有许多研究证明经颅磁刺激和重复性磁刺激可降低脑卒中、SCI 和 MS 患者的肢体痉挛状态[91-94]。最近，在脑卒中和脑瘫患者中采用的体外冲击波疗法也取得了疗效[95-97]。

药物治疗

口服和经皮药物

口服和经皮药物常用于治疗痉挛状态。表 40-3 总结了这些药物的用法。因为一般认为痉挛状态的病理基础是脊髓反射中间神经元系统的基线抑制丧失，所以大多数口服药物主要是通过增加抑制性神经递质，或激活其受体来发挥作用的。

表 40-3 常用的口服药物

药品	常用剂量	作用机制	备注
巴氯芬	5~40mg q6~8h	$GABA_B$ 激动剂，突触前抑制 $GABA_B$ 受体	突然撤药有诱发癫痫发作和幻觉风险；有肾脏疾病的患者需调整用药剂量；镇静
地西泮	2~10mg q6~8h	通过开放细胞膜氯离子通道，增加突触前抑制以促进突触后 $GABA_B$ 效应	半衰期较长；镇静
丹曲林	25~100mg q6~12h	干扰肌浆网钙离子释放	仅作用于外周的口服药，需密切检测肝功能指标
可乐定	0.05~0.3mg q12h 或 1~6 片/周	α_2-肾上腺素受体激动剂，经蓝斑易化肌张力降低，在脊髓水平增强突触前抑制	主要用于 SCI 患者。由于会影响恢复，理论上禁用于 ABI 患者
替扎尼定	2~8mg q6~8h	α_2-肾上腺素受体激动剂，阻断兴奋性神经递质释放，并易化抑制性神经递质	需缓慢加量以减少镇静副作用，镇静作用是限制其应用的主要因素

苯二氮䓬类

苯二氮䓬类药物是控制痉挛状态的首选药物。在此类药物中，地西泮最常用。它的作用机制源于神经中枢，可作用于脑干网状结构和脊髓多突触通路[98]。研究证明，地西泮通过 $GABA_A$（氨酪酸）起效，后者主要是通过开放细胞膜上 Cl^- 通道，来实现细胞的超极化。其最终效果是降低单突触和多突触反射，并增加突触前的抑制作用[99]。

地西泮的剂量一般为 2~10mg，每天三到四次[100]。苯二氮䓬类药物经肠内给药后吸收良好，并会在 1h 后达到血药浓度峰值。由于苯二氮䓬类药物在体内会转化为活性代谢产物继续存在,因此其半衰期相对较长,一般介于 20~80h 之间。此类药物的副作用也很明显,可包括成瘾和戒断反应、共济失调、虚弱、认知障碍、低血压、呼吸抑制、协调不良、疲劳和中枢神经系统抑制,上述问题可在饮酒后诱发。研究表明,地西泮可用于改善痛性痉挛、反射亢进和被动 ROM,但有关功能改善的证据有限。

已有研究证实,SCI[101] 和 MS[102-104] 的患者使用地西泮,可收到最大获益。由于该药可能会影响认知和运动功能恢复,因此苯二氮䓬类药物很少用于获得性脑损伤(acquired brain injury,ABI)人群[105]。

巴氯芬

巴氯芬也是通过 GABA 系统来发挥其作用的。巴氯芬作为 $GABA_B$ 受体的激动剂,可抑制单突触和多突触反射。它已获得美国 FDA 批准,用于治疗脑瘫、SCI 和 MS 患者的痉挛状态[100]。巴氯芬通过肾脏代谢,其半衰期约为 5h[100]。开始治疗时,建议每天口服 2~3 次,每次 5mg,每周可增加 5~10mg/d。每日最大的建议剂量为 80mg。虽然研究证实每日高达 300mg 的剂量也安全,但常规不建议这样使用[99]。巴氯芬的可能副作用包括镇静、低血压、疲劳、虚弱、恶心、头晕、感觉异常、幻觉和癫痫。突然停药时,患者会遭遇极大的撤药风险,常见的有幻觉和抽搐发作[106]。由于巴氯芬主要经肾脏清除,因此需要根据肾功能受损情况来调整使用剂量[107]。

巴氯芬可有效减轻 SCI 和 MS 患者的全身痉挛状态和屈肌痛性痉挛[107-116]。由于会产生镇静作用,因此一般需避免用于 ABI 和脑卒中患者[117]。但是,实际上在这类人群中,也已观察到了疗效[114,118,119]。

丹曲林钠

丹曲林钠与许多其他药物不同。它作用于外周,在肌肉水平上发挥作用,其作用机制是在肌肉收缩过程中抑制肌浆网释放钙离子。它不是抑制神经元的活性,而是降低肌肉收缩的强度。除了作用于肌肉的梭外肌纤维外,丹曲林钠还通过作用于 γ 运动神经元来降低肌梭的敏感性[120]。它的起始剂量是每天口服一次或两次,每次 25mg,可以每周增加 25~50mg,最高为 400mg/d[100,121]。丹曲林钠最主要的副作用是肝功能损害。然而总的来说,这种情况很罕见,给药 60 天以上的发生率仅为 1.8%[122]。即使出现了肝毒性,通常也是可逆的。它最常见于 40 岁以上的女性,尤其长时间服用剂量大于 300mg/d 的女性[123]。据报道,接受这种药物治疗的人中,有 0.3% 会发生致命性肝衰竭。因此,在开具丹曲林钠处方时,临床医师必须参照肝功能检查结果(liver function tests,LFT)。除肝毒性外,丹曲林钠的其他比较常见的副作用有虚弱、潮红、感觉异常、恶心和腹泻[99,100]。

尽管丹曲林钠可以有效地控制 SCI 和 MS 后的痉挛状态和改善 ROM[124,125],但它造成的无力症状也更为突出[126-128]。因为丹曲林钠不具有明显的镇静作用,所以它是 ABI 的可选药物[106]。研究已发现,丹曲林钠可改善脑卒中后 ROM,减轻深腱反射,改善上肢功能[129]。

可乐定

可乐定是一种咪唑啉衍生物,主要用作降压药。它是一种中枢性的 α_2-肾上腺素受体激动剂,已被证明可有效控制脊髓损伤患者的痉挛状态。此药口服后 3~5h 内达到药物血药峰值,在肾功能不全患者中通常具有 5~19h,或长达 40h 的半衰期。约有一半的可乐定首先被肝脏代谢,但其清除主要是在肾脏。可乐定具有两种不同的作用机制。首先,它直接作用于蓝斑并降低肌张力的易化作用[99]。其次,它也作用于脊髓,增强 α_2 介导的突触前抑制作用[130-132]。通常,口服低至 0.1mg 的可乐定即可有效治疗痉挛状态[131]。可乐定还可经皮给药,这种给药方式更便捷,且可使血药浓度更加稳定。已报道的可乐定副作用有心动过缓、抑郁、嗜睡、晕厥和低血压[131,133]。尽管已证实可乐定能有效治疗 SCI 后的痉挛状态[134,135],但其降压作用可能会限制使用[130]。可乐定会影响 ABI 后的运动恢复[105],因此这些患者可否使用尚有争议。

替扎尼定

与可乐定一样,替扎尼定是一种具有 α_2 受体激动剂作用的咪唑啉衍生物,也是一种广泛使用的抗痉挛药物。替扎尼定可增强 α 运动神经元的突触前抑制作用,并抑制兴奋性氨基酸[100]。它起效迅速,半衰期短至 2.5h,可能需要频繁给药。它通过肝脏代谢清除,然后经肾脏排泄。

替扎尼定的副作用相当明显,近 15% 的临床试验参与者因副作用而停药[136]。据报道,多达 50% 的患者口服后出现过嗜睡[136-138]。其他主要副作用有口干、疲劳、头晕、低血压、肌肉无力、恶心和呕吐[136-139]。该药有可能造成肝脏损害,因此需定期评估 LFT。替扎尼定的初始剂量从 2~4mg 开始,睡前服用,可以最高增加到 36mg/d[99]。

替扎尼定已在 SCI 患者中进行了充分研究[140,141],

经证明可明显降低痉挛状态严重程度和痉挛发作频率。有几项研究证明,MS 患者使用替扎尼定可改善阵挛、抽筋和深腱反射亢进程度[136,138,142-144]。ABI 的患者使用替扎尼定后,他们的上下肢 Ashworth 评分和下肢抽筋评分明显下降。除此之外,该药还可减少阵挛次数,并延长在平地上行走的距离[137]。尽管该药可能有效缓解痉挛状态,但需要注意的是,与可乐定一样,替扎尼定也是咪唑啉家族的成员。因此,它也有可能影响 ABI 后的神经功能恢复[105]。

大麻素

传统上,吸食大麻素多用于心理放松。但越来越多的证据表明,它可以缓解 MS 或 SCI 患者的痉挛状态。在美国某些地区使用大麻是合法的,因此医疗上使用也更加普遍,将来可能会有更多患者请求该种治疗。其药代动力学可因给药途径而有所不同。已有研究发现,抽大麻可以减轻 MS 患者的疼痛和痉挛状态[145]。在欧洲,商品名为 Sativex 的四氢大麻酚(tetrahydrocannabinol, THC)/大麻二酚(cannabidiol,CBD)口腔黏膜喷雾剂已用于治疗难治性 MS 的痉挛状态[146]。其作用机制具有双重性:该药可部分作为大麻素受体激动剂来降低皮质内和脊髓的兴奋性,进而调节兴奋性和抑制性神经递质的作用[147]。迄今为止,已证实该药能够缓解痉挛症状,且耐受性良好,同时似乎不会对情绪或认知造成影响。这表明使用 THC/CBD 口腔黏膜喷雾剂,可避免吸食大麻所带来的副作用[148]。不过,大麻素的长期副作用尚未得到很好的研究。

化学性去神经治疗

临床注意事项

化学性去神经支配,是通过局部注射药物以减少神经肌肉接头或周围神经的神经信号传递的过程。尽管酒精和苯酚是之前常用的注射剂,但在过去 30 年中,纯化的肉毒杆菌毒素蛋白的出现,已引起临床实践发生了重大变革。肉毒杆菌毒素注射已成为许多痉挛状态患者的标准治疗方法[149,150]。化学性去神经支配注射法最适合那些局部痉挛状态的患者。通过降低局部肌肉群的张力,可以实现为这些患者设定的个体化目标。例如,如果患者的髋内收肌紧张妨碍会阴清洁时,对髋内收肌进行局部注射可易化卫生护理。但是,如果患者是全身性痉挛状态,那么将注射作为主要治疗手段是不切实际的。

在开始注射之前,需要确定具体的治疗目标。除了描述注射的功能目标外,更重要的是告知患者,注射不能恢复肌肉力量,并且可能会使肌肉更加无力。鉴于注射效果维持短暂,患者应意识到通常需要重复注射。有各种证据表明,康复治疗联合肉毒杆菌毒素注射会产生积极影响,因此,当毒素达到峰值效果前,应推荐施行康复计划,以获得主动功能或达到被动目标[151]。患者遵守这样的程序很重要。即使痉挛状态是局部性的,美国的保险公司可能也会要求患者首先尝试使其他抗痉挛药物,无效时才会考虑肉毒毒素注射治疗。这是因为该药物费用高昂,不能作为一线治疗药物。然而,适当使用肉毒杆菌毒素所产生的全身性副作用极小,因此这类药物仍可能优于口服药物。

肉毒杆菌毒素

作用机制 肉毒杆菌毒素主要作用于神经肌肉接头。这种毒素蛋白是由一条重链和一条轻链组成,作用于突触前神经末梢。在正常生理过程中,充满乙酰胆碱(acetylcholine,ACh)分子的突触囊泡,与可溶性 N-乙基马来酰亚胺(N-ethylmaleimide-sensitive fusion protein,NSF)附着蛋白受体(soluble NSF attachment protein receptors,SNARE)蛋白相连,从而使囊泡胞吐并释放 Ach 至神经肌肉接头处。但是,一旦肉毒杆菌毒素进入突触前神经末梢,轻链就会分离并裂解一部分 SNARE 蛋白,从而阻止 ACh 的释放(图 40-2)。没有 ACh 释放,神经肌肉接头就不会引起显著的肌肉收缩,从而降低了目标肌肉的痉挛程度。

有趣的是,已发现肉毒杆菌毒素也可能通过毒素蛋白的逆轴突转运作用,而在运动单元和中枢神经系统的近端起作用来减轻痉挛状态。研究表明,注射肉毒杆菌毒素可降低折返抑制作用[152]。有理论认为,毒素会阻止 Renshaw 细胞和运动神经元折返侧支释放 ACh。在脑卒中患者中,使用肉毒毒素会改变未受累侧半球的皮质兴奋性,这表明适应不良性皮质重组会促成痉挛状态,而这种异常皮质重组会随着外周肉毒杆菌毒素的注射而改善[153]。

肉毒杆菌毒素的免疫原性 在某些使用肉毒杆菌毒素药品的患者中发现,先前可产生阳性结果的注射,后来却失去了疗效。这部分患者被称为"继发性无应答者"。研究表明,可能是这些患者产生了针对毒素的抗体,这种免疫原性可能是造成对肉毒杆菌毒素治疗继发性无应答的原因。一项研究调查了 1995—2000 年间 500 多个继发性无应答者,其中 44.5% 的继发性无应答者对毒素抗体呈

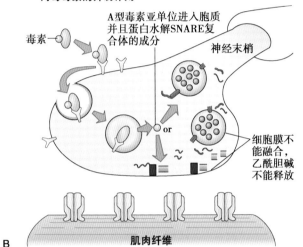

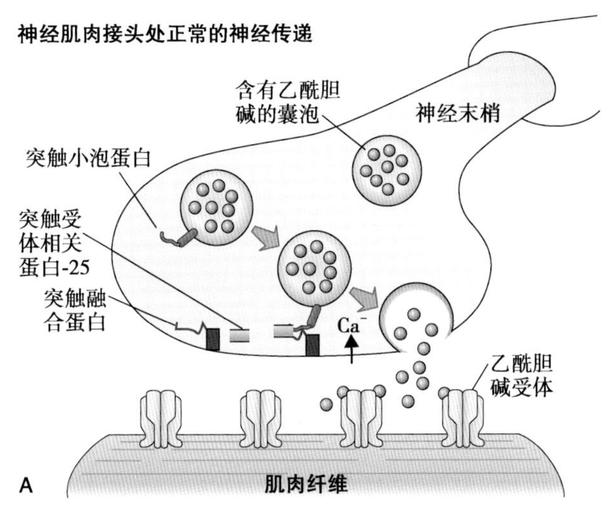

图 40-2 A:神经肌肉接头的正常信号传递。乙酰胆碱小泡与细胞膜融合,释放乙酰胆碱进入神经肌肉接头处。B:肉毒毒素的作用机制。SNARE 复合体裂解阻止乙酰胆碱小泡与细胞膜融合(摘自 Engleberg NC, Dermody T, DiRita V. Schaechter Mechanisms of Microbial Disease. 5th ed. Baltimore, MD: Lippincott Williams & Wilkins; 2012, with permission)

阳性反应[154]。自 21 世纪初以来,各种肉毒杆菌毒素的制造商已开始生产纯度更高、载体蛋白更少的毒素。在此之后,继发性无应答的发生率变得越来越罕见[154-156]。但是,鉴于过去的经验,我们仍然建议使用最小的有效剂量,以最大限度地降低产生免疫原性的机会,并在两次注射之间至少间隔 3 个月[157]。

肉毒杆菌毒素的类型 肉毒杆菌毒素有几种不同的血清型,从字母 A 排到 G。每个亚型在 SNARE 蛋白复合物中都有不同的靶标,所有这些都可导致突触小泡胞吐减少。目前临床实践中仅使用两种亚型的毒素:A 型和 B 型。

肉毒杆菌毒素 A 的作用靶点是 SNARE 复合体上的突触体相关蛋白(synaptosomal-associated protein, SNAP)-25。目前在临床实践中使用的 A 型肉毒杆菌毒素有三种(译者按:中国产 A 型肉毒毒素"衡力",被中国 FDA 批准用于临床实践),分别是:onabotulinumtoxin A(商品名 BOTOX),abobotulinumtoxin A(商品名 Dysport)和 incobotulinumtoxin A(商品名 Xeomin)。已发现所有制剂均可有效治疗上下肢局灶性痉挛状态,这些毒素都已获得美国 FDA 批准用于治疗上肢痉挛状态和颈部肌张力障碍[158-160]。另外,已经证实 onabotulinumtoxin A 可用于治疗下肢痉挛状态和痉挛性膀胱[158]。abobotulinumtoxin A 也被美国 FDA 批准用于儿童下肢痉挛状态[159]。选择一种肉毒杆菌毒素而非其他品种取决于保险和医师的偏好。但是,如果患者初次或后续对一种品牌无反应,则可以试用第二种药物。

每种品牌具有不同的剂量范围,并且不同品牌之间不能等价转换。尽管临床已观察到有更高的使用剂量,但是根据安全性数据建议,onabotulinumtoxin A 不应超过 400~600 单位[157,158]。abobotulinumtoxin A 的最大推荐剂量为 1 000 单位[159],而 incobotulinumtoxin A 不应超过 400 单位[160]。所有这些制剂的注射时间间隔,均不应短于 12 周。

B 型肉毒杆菌毒素作用靶点为囊泡相关膜蛋白或 SNARE 蛋白复合物的突触小泡蛋白部分。该类别中有一种临床上使用的毒素:rimabotulinumtoxin B(美国商品名为 Myobloc,欧洲为 NeuroBloc)。该制剂仅被批准用于颈部肌张力障碍。单次剂量范围为 2 500~10 000 单位[161]。已发现 rimabotulinumtoxin B 的免疫原性较高[162,163]。

副作用 肉毒杆菌毒素注射有关的副作用通常取决于注射部位。局部注射相关的副作用通常是一过性的,包括出血、红斑和疼痛[164]。也有报道短期内的无力[165]。据报道,高剂量时,肢体会有水肿和无力时间延长[166,167]。注射会有很小的感染风险,但彻底地消毒可降低风险。需要提防毒素的远处弥散,尤其治疗颈部肌张力障碍时,因这可能导致吞咽困难,或类似于上呼吸道感染的症状[168]。最常见的全身性反应往往是头痛、流感样症状、疲劳和恶心,但这些副作用都较轻微,不会有长期后遗症[169]。也有医源性肉毒杆菌毒素中毒的案例报道,如呼吸抑制、吞咽困难、全身无力、构音障碍、上睑下垂和口干[170-174]。

注射引导 一旦根据病史和体格检查确定了痉

挛的靶肌肉群，则必须确保准确定位以进行毒素注射。为了更好地制订这种注射操作的治疗标准，已有数项研究对针极引导技术进行了比较研究。研究发现，单纯使用解剖定位或触诊逊于使用其他引导技术。在一项将解剖定位与肌肉刺激进行比较的研究中发现，单独使用解剖方法定位，22%的有经验的注射操作者没有注射到腓肠肌-比目鱼肌复合体，而有38%的概率错过肱二头肌[175]。在更小的肌肉群（如前臂肌肉）中，注射成功率更低[176]。虽然一开始进针时解剖定位很有用，但最终进一步引导可使注射更为准确。

常被用于额外针极引导注射的神经生理学方法有肌电图（electromyography，EMG）或肌肉刺激。带孔的单极针状电极用于输送毒素，EMG可用于识别提示痉挛的非自主运动单位动作电位（motor unit action potentials，MUAP）区域。理论上，孤立的运动终板，以及那些随着目标肌肉的自主收缩而激活的MUAP应作为注射目标[177]。如果靶肌肉是隔绝于其他肌肉的，那么肌肉刺激器也可用于引导，因为一旦单独受到刺激，它会引起目标肌肉的反复收缩。两种神经生理学方法都将为毒素注射提供类似的定位[178]。但是，由于会增加不适感，这些方法并不常用[149]。

超声引导毒素注射能够可视化目标肌肉，并直接观察毒素进入肌肉。这种可视化能够使操作者避免伤及靠近目标肌肉的神经或血管[179]。痉挛状态最终可能会引起肌肉结构发生改变，从而影响毒素的效力[180]，而超声可以使操作者避开提示纤维化、具有高回声的肌肉区域[181]。尽管不同引导技术之间的比较尚未观察到痉挛状态的临床指标改善差异[182]，但鉴于超声可以实时、直接地观察针头和组织，超声就可能会成为更常用的肉毒杆菌毒素注射引导方法。在许多情况下，超声仪的额外培训和成本可能会阻碍超声在临床上的使用。

苯酚和酒精

苯酚和酒精注射用于治疗局灶性痉挛状态的历史已有一个多世纪了[183,184]。为了减轻痉挛状态，学者们曾提出了几种注射方法，包括肌肉内、脊髓内和神经周围注射[185]。两者都是非选择性药物，均可通过蛋白质变性作用而有效破坏组织。肌内注射虽然有效，但其造成的组织坏死会引起肌肉无力，尤其酒精。因此，神经周围注射苯酚是一种较好的方法，因为它似乎在减轻痉挛状态的同时，不会明显降低肌力。此外，已显示苯酚的神经鞘膜注射比酒精具有更完全、更持久的作用[150]。神经周围苯酚注射是通过脱髓鞘和轴突变性作用，来实现周围神经阻滞的[186]。由于苯酚会破坏运动纤维和感觉纤维，因此常见的副作用是感觉障碍[150,185,186]。神经周围注射的常见治疗部位，包括用于治疗屈肘肌痉挛状态的肌皮神经，髋内收肌痉挛状态的闭孔神经，腘绳肌痉挛状态的坐骨神经以及跖屈肌痉挛状态的胫神经。

鉴于肉毒杆菌毒素的副作用极小，近年来苯酚和酒精已不受欢迎[150]。但是，在某些特定的临床情况和顽固的情况下，苯酚可能仍合适。苯酚的优势是，它能够通过在单个神经周围的注射，以靶向处理多个肌肉，其作用时间通常比肉毒杆菌毒素更长[185]，且成本较低。考虑到周围神经比肌肉要小得多，因此注射需要技巧和耐心。过去，电刺激常被用来确认是否已接近神经。然而，电刺激与超声相结合，更能够使苯酚的神经周围注射过程可视化。

鞘内用药

鞘内注射巴氯芬

ITB可以安全有效地治疗痉挛状态。Penn等人最初证明了在有严重痉挛状态的MS和SCI患者中，与安慰剂相比，ITB明显有效[32]。后来证明，ITB对脑瘫[187]、TBI[188]、缺氧[189]和脑卒中[190-194]患者的痉挛状态均有效。ITB于1996年获美国FDA批准，用于治疗严重的脑源性痉挛状态。

ITB系统能够连续输注巴氯芬，其导管终止于蛛网膜下腔，这样就可以将药物放置在与目标$GABA_B$受体非常接近的位置，从而以比口服给药所需低得多的剂量来减轻痉挛状态[195-197]。据报道，鞘内注射的临床有效剂量约为口服所需剂量的1%[198]。鉴于这种较低的药物剂量，鞘内给药大大降低了巴氯芬的中枢神经系统副作用。因此，对于那些口服抗痉挛药后症状有所改善，但由于副作用而不能忍受剂量增加的患者，ITB可能是一种较好的选择[199,200]。除了副作用较少外，患者通常可以从ITB的痉挛状态控制中受益，并减少抽筋发作的频率和严重程度[201]。

尽管上述优点使ITB成为一种良好的治疗选择，但决策者也应考虑ITB系统的要求和潜在的不良反应。放置ITB设备需要进行外科手术，需严格随访关注储药罐加注情况，并注意巴氯芬泵警报，以及每7年更换一次设备。不良反应虽然很少见，但可能会很严重，例如感染[202]、CSF渗漏[203]、药泵出现机械故障，以及导管扭曲打结或断开，导致巴氯芬过量或停药，以及与此相关的癫痫发作[204-207]。一些研究表明，长期使用ITB会加速脊柱侧弯的进展[208-210]，可能增加癫痫发作风险[211,212]，并会不同程度地影响到呼吸功能，并有误吸风险[213-216]。

在临床上，需要对选择ITB治疗的患者进行评估，内容包括痉挛状态的严重程度，其对侵入性较小的痉挛状态管理方法的反应和耐受性，以及影响患者依从性的因素。评估痉挛状态的严重程度需包括临床医师的客观测量，以及痉挛状态对患者疼痛、功能和生活质量影响的主观描述[217]。从过去的经验上看，仅在多次保守治疗失败后，和/或在上运动神经元损伤经历一段确定时间后，才会考虑对患者进行ITB治疗。但是，进一步的研究对过去的观点提出了挑战，目前证明在受伤后较早时[50,218,219]而不是失败之后进行鞘内治疗，同时结合保守治疗[217]，可有潜在获益。可能导致患者无法使用ITB治疗的因素包括：依从性差，缺乏家庭/照料者支持，经济困难或路途遥远阻碍就医，对巴氯芬高敏或过敏的病史，或有活动性感染。

通过ITB试验，可以对可能接受ITB治疗的患者进行耐受性和疗效筛查。最常使用的试验，是经腰椎穿刺术进行50μg巴氯芬的鞘内注射。在基线和推注后评估痉挛状态；如果痉挛状态有实质性改善，则认为筛查成功。如果未证明有改善，则以剂量递增的方式重复推注，最大推注量为100μg。只要有任何试验证明成功，则可向患者提供ITB系统治疗，起始剂量通常设置为每24h有效推注剂量的两倍。

也可以使用与鞘内导管连接的外部泵，进行连续输注的试验。除了能够减轻痉挛状态，该试验方法可能还对有其他方面考量的患者有意义，比如是否可获得步行能力改善。可在使用ITB连续输注时，评估患者的行走情况，其剂量可能接近泵植入时的起始滴定剂量。尽管这类手术总体上安全有效，但是使用连续输注ITB试验的研究也报告了相关的不良反应[220]，包括脑脊液漏和化学性脑膜炎[221]。

可对植入式泵自行编程，以恒定或可变的速率输送ITB，并且可以选择定期推注，或在某些时间改变输送速率。ITB的剂量和输送选项，使每位患者的治疗都可以个性化[193,222,223]。连续给药可控制相应药物浓度，使药物峰浓度和低谷浓度差异最小化。而定期推注给药或改变速率给药，可以和患者一天内痉挛状态的变化相适应，或者与ADL等功能性活动相适应，进行不同程度的痉挛状态控制[222,224,225]。尽管文献中仍缺乏关于选择给药方法的明确指导，但我们还是建议使用定期推注给药，以增强ITB对上肢痉挛状态的作用，或增强药物在脑脊液中的分布[193,222,225-227]。

导管放置的水平也可能影响巴氯芬在脑脊液中的分布，并影响上肢的痉挛状态。虽然起初导管最头端的放置位置介于T8和T10之间[228]，但已显示放置更高的位置，也可安全有效地治疗上肢和下肢的痉挛状态[188,229-232]。

40

其他鞘内药物

除巴氯芬以外的其他药物，也可通过鞘内注射用于痉挛状态治疗，它们可单独使用，或与巴氯芬联用。这些药物包括吗啡、可乐定、咪达唑仑、利多卡因和芬太尼[233-237]。

鞘内吗啡 鞘内吗啡已用于痉挛状态管理。在治疗SCI引起的痉挛状态时，每次推注1~2mg[238]和每天使用2~4mg，可降低肌张力[239]。鞘内吗啡已成功地与ITB结合使用，以控制MS患者[240]和SCI患者[241]的痉挛状态和疼痛。病例报告证据还支持鞘内使用吗啡，作为ITB抵抗病例中ITB“休药期”患者的临时药物，来控制痉挛状态[242]，或在ITB耐药性增强时作为替代疗法[243]。鞘内吗啡的显著副作用限制了它的应用，副作用如耐药性的形成、瘙痒、包括胃排空延迟在内的胃肠道紊乱[244]、低血压、尿潴留[99]和呼吸抑制[245]。因此，鞘内吗啡在痉挛状态管理中的地位尚不确定[99]。

鞘内可乐定 鞘内可乐定也已用于治疗痉挛状态[233]，特别是在SCI患者中[234]。在不完全性SCI患者中，鞘内可乐定可降低痉挛状态严重程度，提高步速，但其总体功能改善研究结果参差不齐[234,246]。鞘内可乐定的另一个潜在好处是，它能够减少SCI人群的逼尿肌反射亢进[247,248]。鞘内可乐定的血流动力学副作用，如低血压、心动过缓和血流量减少[99,234,249]，可能是其在临床使用上的最大限制因素。其他常见的副作用包括口干和镇静。

其他 药物研究显示芬太尼用于ITB耐药的患者有效[235]。鞘内注射咪达唑仑也已用于治疗痉挛状态，动物研究表明，该药物可作为中枢神经系统抑制剂、镇痛药、抗惊厥药和肌肉松弛药来发挥作用[99]。然而，一些研究报道了它的神经毒性，如对血脑屏障、神经元和髓鞘的潜在毒性[250,251]。因此，它在人体中的使用具有争议。咪达唑仑也因其镇静特性，而在用于痉挛状态管理时受到限制。

40

外科手术

除了鞘内注射药物外，治疗痉挛状态还可采用其他外科手术方式，但通常仅在其他治疗失败时，才考虑手术干预。由于所有手术均有麻醉、出血和感染的风险，因此必须具有足够大的潜在获益，才值得患者甘冒这些风险。传统上的神经外科手术是为了镇痛，但是在管理痉挛状态方面也有一些好处。已有报道选择性脊神经后根切断术用于脑瘫患儿以及MS和SCI的患者[252-259]。最初，神经切断术并不是选择性地消融运动和感觉根，而切断最具病理学意义的有限数量的感觉小根并保留其余部分的技术，是后来神经根切断术史上的一项创新。这种方法缩小了由于感觉神经根消融引起的感觉缺失范围，并完好无损地保留了运动系统。选择性脊神经后根切除术的诸多并发症已见报道，但通常都比较短暂。并发症包括支气管痉挛、吸入性肺炎、尿潴留、肠梗阻、感觉减退、肌张力低下和肠道功能障碍[260-262]。

还可以使用其他更激进的神经外科干预措施，例如脊髓切断术，或脊髓丘脑外侧束切断术。这些手术通常用于顽固的癌症疼痛，大多数涉及脊髓切断术或脊髓丘脑外侧束切断术的研究，均与疼痛管理相关[263-265]。一些人主张，将脊髓切断术或脊髓丘脑外侧束切断术用于严重痉挛状态的患者。然而，采取这些更激进的干预措施有争议，因为它们可能导致肠道和膀胱功能障碍[266]。

在复杂的痉挛状态病例中，骨科干预措施也发挥着作用。截骨术、关节囊切开术、肌肉离断术和肌腱延长术可用来恢复挛缩关节的ROM[267]。胫前肌腱分离转移术是常用的手术方式，主要用于减轻胫前肌痉挛状态，以改善摆动相足部过度内翻。在手术过程中，肌腱的远端附着点会被锚定在足中部和外侧以减少足内翻，而背屈肌力量则尽可能保留[268]。可以通过松解腘绳肌治疗屈膝挛缩，以改善膝关节位置和功能[269]。跟腱延长有益于减少踝关节跖屈挛缩，但结果可能会导致踝关节肌力下降。如果屈髋肌挛缩大于20°，则在采取较保守的治疗措施失败后，可能需要进行髂腰肌切断术[269]。在严重的MS或CP痉挛状态患者中，可能常会遇到髋关节半脱位，可采用内收肌切断术，如果不成功，还可进行股骨截骨术进行治疗[266]。通常情况下，在需要恢复ROM且其他干预均失败时，才考虑骨科手术。

（李放、张安静 译 李铁山 审校）

参考文献

第七篇 特殊人群

第41章 运动医学

William Micheo • Gerardo Miranda-Comas • Luis Baerga-Varela • Gerard A. Malanga

运动医学是一门涉及身体素质和运动损伤的诊断、治疗及康复的交叉学科。McCrory提出了运动和训练医学的扩展定义和范围，包括各种年龄和所有运动水平参与者的医学问题的处理，涵盖生理学、生物力学、人体功能优化、运动促进人群健康以及预防和治疗疾病或损伤[1]。在美国，运动医学是物理医学与康复学（PM & R）、家庭医学、内科学、儿科学和急诊医学的亚专业，或是骨科的一个亚专业，而在其他许多国家，体育和运动医学被认为是医学的一个主要专业。

运动医学是许多PM & R专家进行实践的一个重要领域。PM & R模式能很好地应用于运动医学，因为大多数体育和运动相关的损伤并不需要进行外科手术，可以通过积极的保守治疗和多学科交叉进行治疗。

在过去的二十年里，物理治疗的干预措施在运动医学领域的应用有了大幅度增长。以PM & R为核心或亚专业的运动医学专科培训和认证，在促进专业发展方面起到了主要作用。许多PM & R专家在高中、大学、奥运会/残奥会和专业级别比赛中担任队医。此外，越来越多的人加入了专业协会，如美国运动医学会（ACSM）和美国运动医学协会（AMSSM），并担任委员、主任委员或学术会议讲师。康复医师正在开展研究，出版与运动医学和运动科学有关的书籍和研究论文，这些都增加了PM&R学者的学术贡献。

非手术治疗、康复方案、介入治疗和预防策略对治疗各种运动损伤的有效性已得到验证，进一步突出了康复医师在运动医学中的主导作用。

本章目的是介绍有关运动损伤的评估、治疗、康复和预防的相关概念及最新进展。

运动损伤的基本概念

损伤的流行病学

根据受伤类型、性质、年龄、性别、运动类型和症状出现时间等理解运动损伤的发病率和患病率，有助于针对运动损伤制订预防、治疗和康复方案[2]。肌肉、神经、肌腱、骨或关节的急性或慢性超负荷使用会引起运动损伤。运动员的膝、肩、足和踝关节是损伤的好发部位，常见的诊断包括肌腱病、韧带扭伤和髌股关节疼痛[3]。

运动员受伤的部位、类型和诊断与其参与的专项运动有关，例如棒球、网球或排球等过头运动易导致肩肘关节损伤，如肩袖损伤、肩关节不稳定和肩胛上神经病变等。一些特别需要躯干旋转、屈曲和伸展的运动，如体操、跳水、柔道和摔跤等容易导致躯干和脊柱损伤，如椎弓峡部裂、椎间盘疾病和小关节紊乱综合征。跑步和跳跃运动易导致膝和踝关节损伤，如踝扭伤、髌股关节疼痛和前叉韧带（ACL）撕裂。

个体的年龄和性别也影响运动损伤的类型[2,3]，年轻运动员和女运动员由于过劳和韧带松弛而受伤，出现退行性病变的老年人由于体育活动而使症状加重。

作为队医或随运动队参加不同比赛的康复医师

除了防治运动系统损伤外,还应了解其他常见医疗问题的防治。国际体育比赛期间健康服务报告表明,虽然医疗评估中最常见的是肌肉骨骼损伤(39%),但许多人也出现了其他系统的疾病,如呼吸系统疾病(17.2%)、胃肠道疾病(12.2%)和皮肤病(5.8%)[4]。

危险因素识别

运动损伤可由外在和内在因素引起,分为可改变因素和不可改变因素(表 41-1)。可改变的外在因素包括活动量、不适合进行训练和比赛的设备和场地。据报道,训练不当是造成跑步损伤的主要原因。每周跑步 64~72kg 或以上,过度坡道跑步和休息不足的连续训练,都会使损伤的发生率显著增加[5]。

表 41-1 运动损伤风险因素

内部因素	外部因素
年龄	生物力学和体育运动的专项要求
骨骼不成熟	早期运动专业化
性别	营养状态
BMI	培训设备和环境
体重	
身高	
损伤史	
解剖力线不良	
肌肉疲劳和力弱	
灵活性不够	
关节极度松弛	
软组织紧张	

内在因素分为可改变因素(灵活性差、肌肉无力和体重指数)和不可改变因素(性别、身高、韧带松弛度和解剖力线不良)[6-8]。

损伤的分类

运动损伤定义:在体育活动中发生的身体疾病或组织损伤,无论该疾病或损伤是否接受了治疗、是否延误了比赛或训练,均可定义为运动损伤。运动损伤通常分为两种基本类型:一种由明显创伤引起,另一种由过劳和重复性微创伤引起。

运动损伤可根据发病模式、损伤机制、诊断(损伤类型)、累及的身体部位、严重程度(取决于比赛或训练的时间损失),以及急性、亚急性、慢性和慢性损伤的急性加重进行分类[6]。

患者的评估

患者评估时,应在病史中获得的信息包括运动类型、损伤机制、损伤严重程度以及先前的治疗策略(如有)。需要收集有关生长发育、月经史、类似或相关损伤的既往史、训练和比赛史,以及相关医学问题的信息。还有一些心理问题,例如与比赛相关的焦虑、家长运动参与度、对饮食的异常态度和对反复受伤的恐惧。

体格检查能发现姿势不对称、灵活性缺乏、肌肉无力和不平衡、神经和本体感觉障碍以及韧带松弛等问题。评估躯干和骨盆的核心肌力、动态灵活性和专项运动技能也很重要。

治疗医师有责任提供并解释一些适用的诊断性检查,包括化验、X 线检查、肌肉骨骼超声、骨扫描、CT 和 MRI(参见第 5 章,成像技术)。改良肌肉骨骼损伤复合模型可以确定完整的运动损伤诊断[7]。该模型能识别损伤的解剖部位、临床症状和功能障碍(表 41-2)。

表 41-2 运动相关损伤的体系

骨骼肌肉损伤	临床症状	疼痛 不稳定 功能障碍
	解剖改变	组织损伤 组织负荷过大
	功能改变	生物力学障碍 亚临床适应

临床症状指受伤运动员的主诉,包括疼痛、肿胀、不稳感、麻木、无力和功能障碍。解剖变化复合体可以确定引起患者症状的原发损伤部位和继发过度负荷的区域。功能变化复合体可以解决由运动损伤导致的生物力学障碍,继续参加运动出现的代偿和运动表现的变化。

运动康复原则

受伤运动员的康复可分为急性期、恢复期和功能期。每个阶段都有具体的目标和进阶标准(表 41-3)。康复治疗应在损伤后早期开始,可减少固定、制动的不良影响,并降低身体损伤的总体水平[8]。

表 41-3 运动相关损伤的康复目标

急性期	对症治疗 保护解剖损伤部位
恢复期	纠正生物力学障碍 改善肌肉控制和平衡 本体感觉再训练 开始专项运动
功能期	增加爆发力、耐力 改善神经肌肉控制 训练整个运动链 重返赛场

急性期应处理临床症状,并重点治疗组织损伤。此阶段与损伤的炎症期相关,因为原发性组织损伤之后是继发性损伤,由缺氧和炎症酶活性引起。这个阶段的目标应该是减少疼痛和炎症,并促进组织愈合、重建无痛关节活动度(ROM)、预防肌肉萎缩和维持身体健康。

这一阶段的治疗策略包括冰敷、电刺激、静态运动和保护下 ROM 运动。在康复过程的早期,应使用冷疗、经皮神经或高频电刺激、止痛药或短期服用非甾体抗炎药(NSAID)药物治疗,以减少疼痛、减轻炎症和肌肉抑制。此外,还可使用矫形器来保护受伤部位。

如果动态运动对受损组织有害,可以通过静态肌肉收缩来保持肌肉力量。静态收缩应在多个关节角度进行,使用最大的自主力量,持续 5~10s 并反复进行。如果疼痛或肿胀抑制了肌肉自发收缩,可使用低频电刺激结合静态运动促进肌肉恢复[9]。一旦患者在无痛 ROM 下能承受最小的外部负重,就应开始主动运动。对疼痛和肿胀的控制应该在进入下一个康复阶段之前完成。

恢复期与成纤维细胞修复阶段相关,其中损伤部位的炎症反应被肉芽组织所取代。这一阶段的重点是获得正常的被动和主动关节活动度(PROM 和 AROM),改善肌肉控制,达到正常的肌肉平衡,并训练本体感觉。损伤组织的负重应以渐进的方式进行,因为损伤组织的抗拉强度降低。生物力学和功能障碍,例如缺乏灵活性、无法跑或跳的问题应在这一阶段解决(参见第 49 章,训练)。

治疗策略包括热敷、超声波、软组织激光和电刺激,以及灵活性训练和肌力训练。此外,还应进行上肢和下肢的本体感觉再训练。

灵活性训练包括静态和动态两种技术[10]。跨越两个关节的肌肉(如腘绳肌)容易因损伤而缩短,需要静态拉伸。静态拉伸可以提高灵活性,建议是每次拉伸 30s,重复 3 次为一组,每天至少 3 组。肌肉长度预计可以在 7 天后得到改变,而拉伸的益处可以持续 21 天[9,11]。训练本体感觉的神经肌肉促进技术包括收缩-放松模式和收缩-放松-拮抗肌-收缩方法,可持续 10s 并反复进行[12]。

在这个康复阶段,可以在矢状面、冠状面和横断面,结合离心、静态和向心性肌肉功能活动进行动态灵活性训练。

在康复训练的恢复阶段,动态肌力训练是非常重要的。开链(OKC)运动允许关节独立运动并训练肌肉的向心和离心收缩。肌肉离心收缩产生的最大肌肉力量和后续变化在肌腱病的康复中非常重要,但必须谨慎使用,因为这类锻炼可能导致肌肉损伤[8]。逐渐增加肌肉负荷可以恢复组织的张力,并减轻迟发性肌肉酸痛引起的疼痛和肿胀。当单关节独立运动达到全关节活动范围时,应在康复计划中加入特定运动动作的抗阻练习。

41

闭链(CKC)运动涉及多个关节和肌肉的协同收缩。这些运动强调功能相关关节的顺序运动,控制关节的运动中心,并转移所施加的负荷[10,13]。此外,这些练习可以减少损伤或术后膝关节韧带的张力、位移负荷和剪切力,并使受伤后的下肢向功能性活动过渡[14]。对于肩关节不稳定的患者,闭链运动可以使肩胛骨和肩袖肌群协同活动,有利于加强近端稳定性[15]。

核心肌肉力量训练已被纳入功能康复中。强化腹肌、臀肌、臀周肌肉、椎旁肌和盆底肌很重要,因为这些肌肉稳定了脊柱,为运动活动提供稳定的平台,产生力量并在动力链和减速结构之间传递连接。脊柱动态稳定训练已被作为功能性核心训练的基础[16,17]。

本体感觉训练也是这一阶段的重要组成部分。临床上将本体感觉定义为一种复杂的神经肌肉过程,包括传入和传出反应,使身体在静态和动态活动中保持稳定。已证实本体感觉是可以训练的,尽管损伤后关节的松弛度有所改变,但通过本体感觉训练有望改善关节功能[18]。恢复本体感觉和平衡觉的训练通常是通过从稳定支撑面上的双腿站立,到睁眼和闭眼单腿训练。

这一阶段可开始进行专项运动训练。进入功能训练期之前必须保证在症状不复发的前提下逐步进阶训练。

功能康复期与组织愈合的成熟重塑阶段有关,

在此阶段肉芽组织抗张强度增加以及胶原纤维重新排列。这一阶段应侧重于增强力量、爆发力和耐力，同时改善神经肌肉控制。重点应放在能解决特定功能障碍的整个运动链上。训练计划应以预防损伤复发为最终目的。

在这个阶段经常使用的治疗策略有增强式训练、渐进超负荷的全身振动和增加专项运动任务的复杂性。在肌肉向心收缩之前进行离心运动的增强式训练，用于获得力量和提高专项训练技术[9]。

重返运动的注意事项

一旦运动员完成了康复计划，就需要决定其是否参与运动并最终参加比赛。这个决定取决于临床评估、测试结果和运动员心理准备，而不是仅仅取决于症状消失以及受伤或术后时间。

要考虑的因素包括运动的类型和姿势，接受的治疗或手术，休息和运动时无症状，基于临床评估、等速肌力测试以及功能性测试得出的正常灵活性、力量和神经肌肉控制。在重返运动前，需要应用有效的问卷，解决好患者对治疗的满意度、对体育运动的自信心和参与运动的心理准备[19,20]。

运动损伤的预防

对于重返训练和比赛的运动员来说，预防伤病复发是非常重要的。针对未受伤的运动员（一级预防）和受伤的运动员（二级预防）已经有成熟的预防计划。预康复训练是针对由于特定专项需求而容易受伤的运动员以及受过伤的运动员所采取的训练策略，目的是让他们为专项的不同强度和要求作好准备。预防方案侧重于对损伤和可改变的内在和外在危险因素的教育（表 41-1）[19]。

预康复训练的组成包括拉伸、力量训练、本体感觉训练和增强式训练。Thacker 的研究显示，虽然已经发现拉伸可以提高灵活性（特别是静态灵活性），但并没有确切的证据表明它能降低受伤的风险，而且拉伸后即刻的力量减弱对跳跃和跑步的成绩有不利影响[10]。用动态的专项动作来调节运动策略和适当热身可能是降低受伤风险的更好选择。

众所周知，力量训练可以降低受伤的风险。特别是离心训练，可以降低优秀运动员大腿拉伤的风险，应该被纳入跑步运动员的训练和预康复计划[21]。研究发现，平衡训练、跳跃中落地技巧的学习、调整斜切动作技巧和激活腘绳肌的增强式训练可以减少运动员前交叉韧带损伤的风险，并应纳入损伤预防计划[21,22]。

上肢损伤的处理

参见第 29 章，上肢疾病。

肩关节损伤

肩关节有高度灵活性但稳定性较低。静态和动态约束使肩部在过头活动时保持在适当的位置。肌肉的活动，特别是肩袖和肩胛骨稳定肌的活动，对于在运动范围中段保持关节的吻合非常重要。维持肩关节静态稳定的组织，例如盂肱韧带、关节囊和盂唇，对于肩关节运动终端时的稳定性很重要[23]。

急性损伤

盂肱关节脱位

盂肱关节前脱位通常是由于手臂外旋和外展状态时跌倒所致。对肩关节后部的打击也可导致前脱位。盂肱关节后脱位通常是由于手臂在前屈、内收的位置跌倒，或手臂高于肩膀时向后方的直接打击所致。肩关节的急性脱位通常可以通过手臂的位置来识别。前脱位时，手臂外旋，可在肩关节盂前方触到肱骨头。后脱位时肩关节内旋，可见肩后部膨隆[24]。

在急性前脱位中，伤者表现为疼痛、主动活动减少和畸形。如果观察到损伤且损伤机制明确，临床检查没有明显的神经或血管损伤的迹象，可以尝试复位[24]。已有多种技术用于肩关节前脱位的复位。经典的复位技术有 Stimson 和 Milch 技术，但也有证据表明，最新的 Spaso 技术和 FARES（Fast，Reliable，Safe）方法同样有良好的结果[25]。如果怀疑有骨折或后脱位，患者应尝试在复位前进行影像学评估，并在复位后用 X 线复查。

关于首次前脱位的治疗存在一些争议。一些临床医师建议制动的时间为 6 周，但似乎制动时间与疗效改善无关。许多人支持在制动一段时间后进行功能康复训练，直到患者疼痛消失，并能在治疗中取得进展。

年龄是治疗中一个非常重要的因素，因为年轻的患者有较高的复发率[26]。年轻运动员在肩关节脱位康复后重返赛场时，应告知其未来复发和需要手术干预的可能性。对于年龄较大的青少年和成年运动员，由于投掷造成的肩关节外伤性脱位，建议尽早手术治疗[27]。

肩锁关节脱位

肩锁关节(AC)脱位是由对肩峰后部和肩胛冈的直接冲击造成,例如运动员跌倒时肩部着地。根据损伤后肩峰和锁骨之间的解剖关系,将其分为 1 型到 6 型。1 型 AC 脱位表现为关节囊完全撕裂,肩峰和锁骨之间的连续性无明显分离。2 型脱位表现为关节囊完全撕裂和喙锁韧带扭伤,与韧带断裂有关的点状压痛,在肉眼检查中锁骨远端突出。3 型脱位是关节囊和喙锁韧带的完全断裂。4 型脱位是锁骨相对于肩峰的后脱位。5 型脱位表现为锁骨通过斜方肌向上移位超过其本身的 100%。6 型脱位为锁骨向下移位[28]。

体格检查可见肩胛骨明显凹陷、锁骨抬高、触诊有局部压痛,肩关节主动活动受限。应进行 X 线检查以评估损伤程度。

非手术治疗适用于 1 型和 2 型损伤。在休息时使用吊带保护运动员上肢,直到疼痛消失。在全范围的 ROM、肩胛骨控制和肌力恢复正常并且触诊关节无疼痛之前,应避免拎重物和有身体接触的运动。在 1 型损伤中,这一过程通常需要 2 周,但在 2 型损伤中可能需要 6 周。

3 型肩锁关节脱位的治疗有一定争议。一些临床医师建议手术干预,而另一些则倾向于保守治疗和一段时间制动后进行康复。4 型至 6 型损伤需要手术治疗[29]。

过劳性损伤

肩袖损伤

肩袖过劳性损伤主要发生在经常性过头运动中。运动减少、肌肉无力和疼痛产生的症状会干扰活动。在年轻患者中,肩袖的过度负荷通常与肩关节不稳定有关[15]。反复的投掷应力对盂肱关节的动、静态稳定性提出了很高的要求,包括肩袖、韧带、关节囊和盂唇。这些生物力学应力使肱骨头的位移增加,并导致肩峰下撞击或肩袖继发性撞击引发疼痛。有的患者报告肩部滑出关节、手臂不能活动的状况。手臂在过头运动中无力也是一个常见症状。有一些患者表现出内部撞击相关的症状。在这些情况下,肩袖肌腱挤压盂唇的后上方,特别是在投掷动作早期的反复外展和外旋时[15]。

年龄较大的运动员可能出现由弧型或钩状肩峰、肩锁关节骨刺或喙肩韧带增厚引起的原发性撞击。这些可导致在上臂外展时引起肩袖的症状。休息时疼痛,尤其年龄较大运动员的夜间疼痛,可能是肩袖撕裂引起。

体格检查应首先检查有无畸形、肌肉萎缩、不对称和肩胛骨运动障碍。应系统触诊软组织和骨骼,包括肩袖、肱二头肌腱、肩峰下和肩锁关节区以及盂肱关节。

应评估肩关节的被动和主动活动范围。被动和主动活动之间的差异可继发疼痛、肌力弱或神经损伤。棒球运动中重复的过头投掷运动会导致肩关节外旋增加,同时内旋减少[30]。网球运动会导致内旋不足,外旋略有增加。应进行力量测试,找出肩袖和肩胛稳定结构哪些肌肉力量弱,尤其冈下肌、下斜方肌和前锯肌。冈上肌可在肩胛平面内旋或在所谓“空杯”(empty can)的位置进行测试。体侧外旋测试肩关节外旋肌肉,而肩胛下肌可以通过“抬离试验”(lift-off test)进行测试,也就是将手掌抬离下背部的动作。通过靠墙做站立式俯卧撑测试前锯肌和下斜方肌等肩胛骨稳定肌群。应经常进行肩带的感觉和运动检查以排除神经损伤[31]。

肩袖外撞击可以通过肩关节前屈 90°位时内旋来评估,或前臂旋前时肩关节极度前屈的姿势来评估。盂肱关节位移测试记录松弛(无症状)或不稳定程度(与症状相关)。恐惧试验可以在患者坐位、站位或仰卧位进行。在肩关节外展和外旋时施力,寻找并再现患者关节的不稳定感觉。使症状减轻的复位操作也有助于诊断[31]。在肩关节外展和外旋时,内撞击者表现为肩后部疼痛而不是恐惧。

其他测试包括负荷和移位操作,以记录肱骨头前后方向的移动,凹陷征记录肱骨头向下松弛程度,以及主动挤压测试。该测试是对前屈、内收和内旋的肩部施加向下的力,以重现与关节唇撕裂或肩锁关节病理相关的疼痛[32]。跨胸内收试验可用于诱发肩锁关节症状。

肩袖损伤非手术治疗的目的包括减轻疼痛、恢复全关节活动范围、纠正肌力不足、达到肌肉平衡、实现在无症状的情况下进行所有活动[33-35]。应尽早开始对肩袖和肩胛骨稳定肌群进行静态和闭链训练、肩部无痛范围内的 ROM 静态和闭链运动,并加强躯干和下肢肌力。应解决生物力学和功能障碍,例如盂肱关节内旋障碍和投掷动作异常。开始功能性运动,如深蹲、弓箭步、旋转练习等,以提高核心肌力和下肢肌肉力量。专项项目运动的训练也应纳入治疗计划[33-35]。在重新恢复运动之前，需要进行有监督和指导的投掷动作练习。

肩关节不稳

肩关节不稳的范围从急性创伤性脱位（通常是单向的）到与创伤无关的复发性半脱位。反复性关节不稳的患者可能有脱位复发史，但更常见的是与经常性过头动作有关的半脱位或疼痛[36]。患者会出现力弱、交锁、短暂性发软（transient giving way）或手臂暂时失去知觉（dead arm）。有些患者由于在附属运动角度时稳定肩的关节囊韧带结构受损，会继发肩袖撞击症状[23]。

诊断复发性肩关节不稳的关键是双侧盂肱关节位移的不对称性。这对于全身性韧带松弛征的患者尤为重要，他们可能也会出现其他关节松弛，如肘和膝关节过伸。肩关节检查应强调针对不稳定或盂唇损伤的操作。

肩关节多向不稳或轻微不稳的患者首选非手术治疗，首要目标是减轻症状，其次是针对肩胛骨稳定结构和肩袖肌肉的力弱进行康复治疗。重点应训练这些肌肉的“闭链”协同收缩来强化肩关节稳定性[33,34]。

对于康复治疗失败、不稳反复发作、优势侧损伤并参加过头运动的患者，应考虑手术治疗。根据年龄和造成不稳定的原因（如既往肩关节脱位或全身性韧带松弛），可选择切开或关节镜下修复技术[37-39]。

肘关节损伤

重复性过度使用导致的肘部损伤常见于过头运动中。在体操、柔道和篮球等运动项目中，肘部损伤较少见，但可发生在反复的上肢活动或外伤中，如跌倒时手臂在伸展状态着地。可引起肘部损伤的力包括：对肘内侧结构的外翻应力、对肘外侧的压力以及对后部的过伸应力。由于肘关节结构稳定，单一创伤暴力较大时才会导致骨折或脱位。

急性损伤

肘关节骨折和脱位

单一事件引起的肘关节损伤通常是由于上肢伸展时手与地面碰撞而造成。如果肘关节略屈曲，可能会发生肘关节的后外侧脱位。如果肘关节完全伸展，力量通过桡骨向上传递可能会导致桡骨头或肱骨小头骨折。撞击时受到的内翻/外翻剪切力可导致肱骨髁和髁上结构的骨折。直接撞击肘部是另一种损伤机制，可导致肘部骨折，通常是尺骨鹰嘴骨折[40]。

治疗肘部骨折的基本原则包括早期复位、处理合并损伤、持续评估神经血管状态以及在早期关注ROM减少挛缩的风险。在大多数情况下，完全固定不应超过2周。可以在康复早期使用一个可拆卸的夹板，使肘关节主动屈-伸和旋后-旋前活动。伤后10~14天，如果骨折或脱位病情稳定，可以停止使用夹板，开始充分增强肘关节灵活性和力量[41]。重返运动时，可以使用支具或支持带固定，以限制肘部过伸和防止外翻力。

过劳性损伤

髁上病变、韧带和神经损伤

软组织损伤包括外上髁或内上髁病变、尺侧副韧带（UCL）扭伤和尺神经病变[42]。

患有外上髁病变的患者表现为肘关节外侧前方和远端疼痛，与紧握动作和过度使用伸腕肌有关，通常为桡侧腕短伸肌[42]。伸肘前臂旋前时抗阻伸腕会加重疼痛。检查中的几个典型体征是前臂伸肌起点表面的外上髁前侧有局部压痛、疼痛抑制导致的伸腕力弱和慢性病例中的被动屈腕受限。

治疗方法包括休息、冰敷以及服用非甾体抗炎药等。伸腕肌的牵伸最初在屈肘情况下进行，逐步过渡到伸肘和前臂旋前时进行牵伸。这应该与不同腕关节位置进行离心肌力训练相结合[43]。局部糖皮质激素注射可以为那些在休息时出现疼痛或无法耐受康复处理的患者提供短期的症状缓解。但再生技术，如富血小板血浆（PRP）从长远来看可能更有益[44]。当运动员恢复训练或比赛时，建议使用反力支具减轻腕伸肌的负荷[45]。在允许重返运动之前，评估相关的专项运动技术非常重要。

患有内上髁病变的运动员，前臂屈肌和旋前肌群的损伤通常与超负荷拉伸有关。疼痛发生在肱骨内上髁远端的屈腕/旋前肌群起点，在进行抗阻前臂旋前或屈腕时疼痛加重[42]。很多有这种情况的患者存在肩带肌群和躯干肌群力弱。

治疗通过屈腕/前臂旋前肌群的拉伸和力量训练相结合来控制症状。康复计划还应加强肩带、躯干和下肢肌肉力量。在严重的情况下，局部注射糖皮质激素或PRP等再生技术以及反力支具，正如前面在外上髁病部分已描述的[44,45]。

部分肘关节内侧区有慢性症状的患者存在关节、韧带或尺神经的损伤。症状与重复活动时,作用于肘部的外翻和伸直力量有关。投掷类运动员常出现的典型症状,是在投掷的后期和加速阶段出现肘关节内侧疼痛,结果可造成投掷速度和控制能力的降低,体格检查肘关节内侧时有压痛。若发生尺侧副韧带损伤,屈肘 20°~30°时进行稳定性测试可以重现疼痛[42]。尺神经病变的患者在尺神经分布区域出现疼痛或感觉异常。在许多情况下,感觉相关的症状在休息时可能不会出现,只有在活动后才会重现。

尺侧副韧带内侧损伤的治疗包括避免外翻应力的动作、加强整个上肢运动链的力量、改进投球时用肘关节带动手臂等专项运动技术。有时需要进行手术重建,但只有在 3~6 个月的适宜康复计划失败后才考虑手术重建[46]。

尺神经病变通常发生在肘管,可以用肘垫避免直接压迫神经。严重时,可能要使用肘部矫形器使其保持在屈肘 45°位。在恢复初期,一天中的大部分时间都应佩戴矫形器。随着患者症状的改善,可以只在夜间使用。适当的拉伸、加强整个运动链力量以及运动生物力学也应加以解决[43]。

腕部和手部损伤

手部和上肢损伤是运动员最常见的损伤,约占运动损伤的 3%~9%。但由于手腕是非负重关节,运动员也很少因此不能参加比赛,所以该损伤易被忽视。尽管软组织损伤更常见,但骨折也很常见,青少年由于骨骺损伤比成年人更容易发生骨折[47]。

急性损伤

腕部和手部骨折

舟状骨骨折在腕部骨折中最为常见,受伤机制通常是由于跌倒时手掌撑地和腕关节过伸。

患者主要表现为腕部疼痛,并局限于"鼻烟窝"附近,应进行尺偏位的 X 线检查。如果 X 线片没有明确显示,但临床检查高度怀疑舟状骨骨折,可使用拇指人字形夹板固定 2 周,并在 14 天后复查 X 线片。对于特别优秀的运动员,X 线片呈阴性时,也可以进行骨扫描或 MRI 检查,排除舟状骨骨折可能。早期诊断对避免舟状骨骨折后缺血性坏死非常重要[47]。

治疗无移位舟状骨骨折的方法是用拇指人字形石膏固定约 6~8 周,直到临床和影像学显示骨折愈合。舟状骨骨折越靠近近端愈合所需的时间就越长,这是由于舟状骨的血供受损所致。如果舟状骨骨折在近端或有移位,建议早期切开复位内固定。为缩短康复时间,优秀竞技运动员多采用切开复位内固定的治疗方法。运动员可以在切开复位后 3~4 个月恢复运动[47]。

运动创伤导致的骨折通常是稳定的,因为引起损伤的能量较低。指骨骨折占所有手部骨折的一半以上,与手部被挤压致伤或直接撞击有关。在篮球运动中,最常见的骨折是中指的远节指骨骨折。通常由背侧的指甲和掌侧的纤维间隔来固定,对于没有移位的骨折应用伸指夹板固定 3 周。如果远节指骨骨折发生移位,可能需要手术治疗[47]。

中节和近节指骨骨折通常是由于直接打击手指造成的。如果骨折没有旋转不良和成角很小,可以用夹板或并指固定。只要骨折部位没有压痛,运动员就可以重返赛场。如果骨折力线不能被接受或移位,可能需要闭合复位或经皮穿针固定。在处理青少年骨折时需要特别注意,因为可能会波及指骨基底部的骺板[48]。

掌骨骨折非常常见,占所有手部损伤的 36%。与中指和无名指相连的掌骨骨折通常比与示指和小指相连的掌骨骨折更稳定,这是由于掌横韧带提供了一定的支持。掌骨骨折的治疗方式是闭合复位后用夹板固定 3~4 周后进行主动关节活动。由于掌骨骨干的骨折通常有缩短或旋转以及成角的趋势,在某些情况下进行手术是必要的[48]。

拇指因其无保护的位置特征而经常受伤。拇指骨折通常是由拇指桡侧的撞击引起的,通常发生在拇指掌骨近端的 1/3 处。骨折常处于内收和掌屈位成角。如果骨折成角很小,可以采用闭合治疗。中等的成角或旋转畸形的骨折通常需要切开复位内固定。

手脱位

指间关节背侧脱位是运动中常见的脱位。发生背侧脱位时掌板会被撕裂,导致中节指骨向背侧移位。

这种脱位的治疗方法是在现场立即复位,然后用并指固定(患指与相邻的健指一起固定)3~6 周。运动员在使用并指固定复位后可以立即恢复比赛。但不运动时,运动员应该用手背夹板将关节固定在屈曲 30°,促进掌板的愈合[48]。背侧脱位治疗不当可能会发展为伪纽孔畸形。

手肌腱损伤

人们普遍认为手部屈指和伸指肌腱的损伤较轻微,不需要治疗。然而,如果在损伤初期没有得到相应的诊断和治疗,可能会造成永久性畸形。

手部最常见的闭合性肌腱损伤是锤状指。它是由于直接撞击远侧指间关节(DIP)引起的。患者表现为 DIP 关节背侧疼痛、肿胀、不能伸直。这种损伤通常累及伸指肌腱末端,但也可能是远侧指间关节远端指骨背侧的撕脱性骨折。对伸指肌腱实质部损伤的治疗,可以用背侧夹板伸直位固定。夹板连续使用 6 周后,再使用 4 周的背侧夜间夹板以防止畸形复发。重要的是,运动员需在比赛中佩戴保护夹板保持远侧指间关节伸直位约 2 个月。需要指出的是,在受伤后进行治疗 3~4 个月后,可以获得良好效果[48]。

不涉及关节面的远端指间关节撕脱性骨折可以用背侧夹板固定治疗,但如果骨折波及 1/3 及以上的关节面,则需要手术治疗。

创伤引起的纽孔畸形指伸肌腱中央束在中节指骨基底部附着处或其附近的部位受伤所致。原因通常是在运动员主动伸直近侧指间关节时,中节指骨背侧受到打击迫使手指屈曲。它也可能是由未被发现的近侧指间关节向掌侧脱位引起,这种脱位可能是由于自发复位或由运动员在场上自行复位导致的。

Boutonnière 纽孔畸形的临床表现为关节后伸无力或伸肌受损,伴有关节背侧肿胀、疼痛和压痛。典型的近侧指间关节屈曲畸形和远侧指间关节过伸畸形是非常少见的。如果损伤得不到治疗,中央腱束就会挛缩,三角韧带被拉伸,外侧束降到旋转轴的掌侧,使近侧指间关节屈曲和远侧指间关节过伸。

急性 Boutonnière 纽孔畸形的治疗是在损伤后尽早使用掌侧夹板。这个夹板维持掌指关节和近侧指间关节伸直,同时允许远端指间关节的主动和被动屈曲。远侧指间关节的屈曲很重要,因为它有助于外侧束在近侧指间关节保持在解剖位置。夹板应持续佩戴 5~6 周,随后 2 周夜间佩戴夹板。在夹板固定 5 周后,在近侧指间关节处可以开始进行轻柔的主动和被动 ROM 练习。如果发生 Boutonnière 纽孔畸形,可能需要进行手术松解和重建。

指深屈肌肌腱撕脱伤,又称"Jersey"指,是许多运动中较为常见的损伤。其中在橄榄球运动中最为常见,通常发生在无名指,其损伤机制是在指深屈肌最大收缩时手指被强力伸直。运动员表现为手掌肿胀和剧烈疼痛,不能主动屈曲受伤手指的远侧指间关节。

这种损伤分为三种类型:1 型,指深屈肌肌腱缩回手掌,患者表现为蚓部肌肉平面部位的疼痛和肿胀;2 型,指深屈肌肌腱回缩到近侧指间关节的水平,并由完整的腱膜固定在此处;3 型,当指深屈肌腱撕脱并伴有大的骨片时,由 A-4 滑车固定。手部 X 线片常显示远侧指间关节近侧有单个骨片,这种损伤需要通过外科手术进行治疗。1 型需要早期干预,因为肌腱回缩至手掌可能会影响供血[48]。

手部韧带损伤

Skier 或 Gamekeeper 指是拇指最常见的软组织损伤,由尺侧副韧带断裂引发。这种损伤是与手部着地跌倒或与拇指的过度外展和过伸有关的创伤。韧带可能会部分或完全撕裂。如果漏诊这种损伤可能会引发慢性不稳定。一、二级撕裂可以用短臂拇指人字形石膏固定 4 周。两周后更换石膏,如果此时患者没有疼痛,可以使用可拆卸的夹板并开始 ROM 练习[47]。

当尺侧副韧带完全断裂时,应力位 X 线片或超声动态评估有助于诊断。X 线片也有助于发现撕脱骨折,无移位的撕脱骨折可用石膏固定 4~6 周来治疗。撕脱骨折超过关节面 10%~15%,移位超过 2~3mm 或有成角时,应考虑手术治疗[47]。

最常见的腕部韧带损伤是舟骨-月骨分离,通常由于跌倒时伸手支撑地面,手腕过度伸展和向尺侧倾斜。患者表现为腕关节背侧疼痛和肿胀。使用舟状骨漂移手法(又称 Watson 试验)时,当腕关节从尺侧向桡侧偏移时,向舟骨背侧施加应力,阳性表现为疼痛和弹响再次出现[49]。

在严重损伤中,可以通过后前位 X 线片观察到舟骨和月骨之间有 2~3mm 的分离。较轻的损伤中,舟月骨部分动态分离,可以在握拳或桡-尺偏位的 X 线片上观察到[49]。

急性静态舟月骨韧带分离通过外科手术、闭合复位和穿针或切开复位修复韧带来治疗。没有塌陷畸形的急性部分韧带损伤最好的治疗方法是用短臂拇指人字形石膏固定 6 周以上[49]。

过劳性损伤

腕部撞击

腕背部撞击综合征在所有轴向负荷时腕关节反

复性背屈的运动中都很常见。体操运动员腕关节疼痛的发病率很高，这可能与腕背侧关节囊炎、背屈撞击综合征、桡骨远端应力反应或骨折有关。此外，在前臂负重情况下反复旋前和尺偏会发生尺骨撞击综合征和三角纤维软骨复合体损伤[50]。患者表现为腕关节远端肿胀和压痛、伸腕受限、活动时疼痛。治疗方式包括夹板固定、休息、不进行负重活动、使用非甾体抗炎药，在某些情况下局部注射糖皮质激素封闭治疗。

腕部和手部腱鞘炎

De Quervain 综合征是腕关节第一背侧间室（拇长展肌和拇短伸肌）的腱鞘炎，发生在需要用力抓握，并同时伴有桡偏和尺偏以及拇指重复使用的活动中。腕关节桡侧疼痛是最常见的症状。体格检查显示腕部第一背侧间室有压痛，Finkelstein 检查可再现症状。这项测试是让患者将拇指放入拳头，然后尺偏腕关节，会再现疼痛。这种情况的首选治疗是休息、制动和使用非甾体抗炎药，超声波和电刺激等物理治疗也有一定帮助。如果患者没有得到改善，可行的办法是在腕关节第一背侧间室超声引导下注射类固醇。若上述保守治疗均失败，可考虑手术松解第一背侧间室[50]。

尺侧腕伸肌是腕部腱鞘炎的第二常见部位。表现为手腕背部尺侧的疼痛和肿胀。网球运动员多发，因为需要手腕的反复扭转和尺偏。首选治疗方法是使用非甾体抗炎药和夹板固定。如果上述治疗无效，在超声引导下注射糖皮质激素到腱鞘区域通常有效。对于顽固性病例，考虑手术松解腱鞘并进行修复[50]。需要注意网球运动员的技术因素，如矫正正手击球时出现的极端尺偏动作。

扳机指或屈指肌腱狭窄性腱鞘炎是一种手部过劳性综合征，可能与反复抓取的球拍运动有关。在掌指关节水平的反复撞击可导致 A-1 区域的滑车增厚，增加屈肌腱鞘的肿胀和受压。首选治疗包括休息和使用非甾体抗炎药。在超声引导下在 A-1 区滑车下的屈指肌腱鞘内注射类固醇通常有效。在某些情况下，A-1 区的滑车需要手术松解。

下肢损伤的处理

参见第 30 章，下肢疾病。

髋部损伤

髋关节在各种运动中都可能因直接创伤或肌腱负荷过重而受伤。在这两种情况下，由于步态改变明显，运动员参与运动的能力往往会受到很大的影响。关键是要确定问题的原因，允许一段时间的休息，并在这些损伤愈合时保持力量和灵活性。

急性损伤

髋骨隆凸挫伤或髋关节挫伤是对骨盆边缘或髋部的直接打击，会导致软组织及其深面骨骼的挫伤，在冲撞运动中比较常见，常见的损伤部位包括大转子和髂嵴。损伤可导致血肿形成，但肿胀或淤斑很少见。由于骨挫伤和骨膜刺激，可能会有胀痛和局部压痛。运动员的快速奔跑以及与该区域相关的动作均有困难。

需通过病史和现场观察做出诊断。检查时，重要的是注意髋和膝的关节活动范围。如果髋关节被动活动时有疼痛，应进行 X 线排除任何明显的骨性病变。对于绝大多数损伤，没必要进行进一步的影像学检查。

治疗包括经常和反复的冷疗、短期使用非甾体抗炎药、主动的 ROM 和充分休息，直至步态正常。必要时借助拐杖为髋关节减负，在可耐受范围内承重。一旦运动员休息和运动活动时没有疼痛以及触诊时仅有轻微疼痛，就可以带着保护垫恢复训练。这些损伤大多不会造成长期的后遗症。

屈髋肌拉伤常见于短跑以及足球、棒球和橄榄球等运动。它们的出现是由于腰大肌的离心过度负荷或运动员试图屈曲已完全伸直的髋部，如跨栏运动。检查发现触诊压痛、抗阻屈髋和被动伸髋时疼痛。大多数此类损伤需要髋关节 X 线平片（通常为前后位和蛙式位）以排除骨性损伤。这对青少年或骨骼不成熟的运动员尤为重要，因为可能发生骨骺撕脱骨折。无论是在成人或青少年运动员，这种撕脱骨折均可以采取非手术治疗，除非发生明显位移。

髋屈肌拉伤和/或撕脱的治疗包括在可耐受范围内保护下负重、冷疗和温和的主动 ROM 练习。早期应避免下肢的肌力练习，直到行走时无痛、关节活动度正常并无痛。然后，运动员逐步进行由开链和闭链运动组成的肌力训练方案。当运动员能耐受功能性活动时，应增加离心和增强式训练，这有助于防止损伤复发。

腘绳肌损伤在运动员中很常见。急性腘绳肌拉伤可能发生在高速跑步或过度拉长腘绳肌的情况下，通常分别影响股二头肌和半膜肌。患者可出现可触及的肌肉缝隙、淤斑和压痛。MRI 可对损伤程度进行分级，虽然尚未发现影像学检查结果与重返赛场的预后相关[51]。治疗包括渐进性康复方案，包括逐渐增加训练的强度、ROM 和离心负荷等更加专项和神经肌肉控制练习。损伤的类型，特别是拉长受伤的机制，对重返比赛的时间有更大影响[51]。

过劳性损伤

大转子疼痛综合征可与多种病因有关，可能涉及臀中肌和臀小肌肌肉-肌腱复合体、臀大肌下（转子）滑囊、髂胫束和髋外旋肌群[52]。大转子滑囊炎可继发于对滑囊的反复刺激，或较少见的直接创伤。创伤性的滑囊炎可见于冲撞型运动，如美式足球和曲棍球，有时也见于足球和棒球，发生于用力滑入垒内或扑球后摔倒在地面的时候。反复刺激可能与其他生物力学异常有关，如髂胫束过紧和/或髋外展肌群无力。运动员常主诉髋关节外侧疼痛，跑、跳和夜间患侧卧等任何接触后症状加重。体格检查可显示患侧髋部外展肌群无力、髂胫束紧张和大转子表面明显的触痛。大转子疼痛综合征不是真正的滑囊炎，而是一种臀中肌和/或臀小肌附着处的腱病。治疗应针对加强这些肌肉的向心和离心肌力以及拉伸髂胫束和髋内、外旋肌群等相关的肌肉/肌腱。超声检查有助于病理诊断和指导介入治疗。

在疑难病例中，可以尝试应用再生技术。这些病例应避免使用糖皮质激素。

股骨髋臼撞击（FAI）与股骨近端和髋臼的异常形态有关，在髋关节运动过程中导致股骨颈与髋臼缘的异常接触[53]。主要有两种类型：凸轮型和钳夹型，但混合型也很常见。症状包括缓慢发作的腹股沟疼痛、在体育活动或长时间坐着或走路时髋关节过度负荷而加剧。体格检查可以发现 ROM 受限，特别是内旋和内收。撞击试验通常为阳性，表现为屈髋 90°时内收和内旋疼痛[54]。前后位的 X 线平片可见髋臼过深和髋臼后倾，侧位可见前外侧头颈交界处骨性隆凸。磁共振髋关节造影是评估关节软骨和盂唇以及量化股骨颈磨削多少的首选方法。

首选非手术治疗，包括活动方式调整和非甾体抗炎药。如果保守治疗失败或有证据表明盂唇撕裂，则建议进行手术治疗[53,54]。

大腿后侧近端的疼痛可能继发于慢性近端腘绳肌腱病。这种损伤往往发生在没有刺激的情况下，患者表现为大腿后部逐步加重的不适和疼痛，特别是在屈髋时最大限度伸膝以及在活动中用力收缩腘绳肌时。患者会表现为附着在坐骨的腘绳肌近端有触痛，这可能和坐骨滑囊炎有关。诊断方式包括 MRI 和超声评估腘绳肌是否存在腱病、部分撕裂或滑囊炎，超声在动态评估中非常实用。采用离心力量练习为重点的康复方案进行治疗。当传统治疗失败时，其他有效的方法包括超声引导下向坐骨滑囊注射糖皮质激素、体外冲击波疗法（ESWT）、PRP 注射时可采用或不采用肌腱切割术，已发表的研究表明治疗效果不一[55]。

膝关节损伤

参加跑、跳或改变方向的体育活动的运动员经常出现膝关节创伤性或过劳性损伤。急性膝关节损伤可能是由于直接接触引起的外翻应力导致，如足球中的铲球、篮球中的非接触减速和变向以及与下蹲有关的强行屈膝。过劳性损伤可能是由于反复性活动引起，如下坡跑、跳跃或举重。

急性损伤

前交叉韧带撕裂

前交叉韧带损伤在体育运动中非常常见，尤其女性参加足球、高山滑雪和篮球等高要求运动项目时，很容易受伤[56]。前交叉韧带是膝关节的一种静态稳定结构，其主要功能是限制膝过伸和屈膝时胫骨前移、控制旋转，也是对外翻和内翻力量的次要约束结构。对前交叉韧带的生物力学研究表明，在最后 30°伸膝和过度伸膝时，前交叉韧带受力最大。在胫骨前移、内旋和内翻时，前交叉韧带的受力也很大[57]。

前交叉韧带损伤通常表现为疼痛、即刻肿胀和关节活动度受限。这种损伤通常是在高速运动时突然减速，需要股四头肌的强力收缩时造成的。也可以将损伤描述为是外翻应力、过伸和外旋的结果，如跳跃落地。也可以发生在严重的膝关节内旋或过伸伴内旋。韧带的创伤性损伤可发生在膝关节外翻应力情况下，合并内侧副韧带和内侧半月板损伤[58]。

有些患者表现为反复发作的膝关节不稳定，伴有肿胀和活动受限。这些患者通常有陈旧性膝关节损伤病史，通过休息、制动缓解症状，但没有进行康复干预[58]。

体格检查对前交叉韧带撕裂的诊断具有较高的敏感性和特异性。检查者应观察患者的不对称性，触诊有压痛的区域，测量主动和被动关节活动度，并记录肌容积。应进行鉴别诊断相关的特殊检查，如排除髌骨脱位的恐惧试验、侧副韧带试验和检查半月板损伤的 McMurray 试验等屈膝-旋转试验，以排除相关损伤。急性损伤患者前交叉韧带完整性的检测应包括 Lachman 试验，通过在屈膝 30°状态下对胫骨施加向前的力来完成。急性期的另一项重要试验是轴移试验，在这项试验中，检查者应尝试通过内旋大腿和屈膝时施加外翻应力来重现前外侧旋转不稳定。对于慢性前交叉韧带断裂的患者，也可以采用前抽屉试验，即在屈膝 90°时对胫骨施加向前的力。

在膝关节急性损伤中，二级结构的保护至关重要。康复进展的速度取决于其他膝关节结构的损伤程度。膝关节反复不稳定的患者通常从康复训练中获益，包括纠正肌力弱、本体感觉障碍和功能再训练，并结合活动进行调整。这些训练通常可以减少不稳定的发生[58]。

对青少年和竞技运动员以及经常参与旋转和跳跃活动的成年人，复发性前外侧不稳定是一个不能被接受的结果。慢性前交叉韧带断裂的运动员半月板损伤的发生率通常会增加，从而导致早期骨关节炎。使用髌腱中部或半腱肌/股薄肌腱移植物重建前交叉韧带，已成为这种运动伤患者群的治疗选择[59,60]。移植物的选择取决于有无髌股关节疼痛史和外科医师经验等几个因素。

重建术后第一天就应开始康复训练。早期使用冷疗、加压和抬高患肢可以减轻术后肿胀，术后第一天就应达到完全被动伸膝和早期主动屈膝，术后立即开始使用拐杖部分负重。

激进康复计划通常可以减少与前交叉韧带手术相关的并发症，如僵硬、肌力弱和萎缩以及髌股关节疼痛[61]。在康复的早期，要避免重建韧带受力过大，避免伸膝至终末端（0°~30°）的开链股四头肌抗阻训练。开链运动训练可以在屈膝 90°伸直到 45°的范围内安全地进行。使用浅蹲、上下台阶和弓箭步等闭链练习可增强股四头肌肌力，同时让移植物承受可接受的剪切力。一旦拆除（皮肤）缝线，就可立即开始水中运动，达到逐渐负重的目的[58]。

在重返运动的决策中要考虑的具体因素包括手术时机和类型、患者症状、体格检查、等速测试和功能测试结果、评估患者满意度等主观因素的有效问卷信息以及重返运动的心理准备[62,63]。虽然一些报告显示重建后很早就恢复了运动，但将前交叉韧带重建后恢复运动的时间推迟到 9 个月，并达到两侧股四头肌力量对称的状态，可显著降低再损伤的风险[64]。

对参加篮球、手球和足球运动的运动员来说，预防前交叉韧带损伤尤为重要。有证据表明，神经肌肉训练可降低男性和女性运动员前交叉韧带损伤的发生率，且已被纳入该人群的预防策略[62]。

半月板撕裂

半月板作为减震器，减少负荷集中，并有助于进行正常的膝运动。多达 50% 的压力通过半月板传输，屈膝时这个比例增加。半月板的损伤减少了膝关节的承重接触面积，使关节软骨处于损伤或退变的风险中[65]。常见的损伤原因包括过度屈膝或扭转引起的急性剧烈创伤，以及跑跳引起的慢性细微创伤。半月板受老化过程的影响，在没有急性创伤的情况下，老年跑步者的半月板可因剪切力破坏而撕裂。

41

半月板撕裂的症状包括活动性疼痛、轻微肿胀或机械症状，如弹响、摩擦、交锁。临床体征包括关节间隙压痛和过度屈膝或过度伸膝时疼痛。一些身体检查方法，如 McMurrays 试验、Thessaly 和 Apley 研磨试验，有助于诊断半月板损伤。这些方法显示出高特异性，但灵敏度有限[66]。

3~6 个月的康复训练，包括冰敷、使用非甾体抗炎药、减轻负重活动以及肌力训练，是大多数患者的首选治疗方法，特别是有退行性半月板损伤或膝关节炎患者[67]。急性半月板撕裂的运动员和疑难病例中，如果患者有持续性机械症状和运动后肿胀，建议进行外科会诊。手术选择包括半月板外围撕裂的缝合或半月板部分切除术。如果临床上可行，在年轻运动员中半月板缝合是首选方案。半月板切除术和清理术通常是老年运动员的唯一选择[65]。

半月板术后康复在最近几年有不少的进展。允许早期负重和渐进的关节活动度的激进康复计划，已取代了术后不负重、限制关节活动度的保守康复方案[68]。然而，术后应特别注意极度屈膝、旋转和轴向负荷。要告知半月板缝合和前交叉韧带断裂的患者术后反复不稳定和半月板缝合失败的可能性。

过劳性损伤

髌股关节疼痛综合征

患有髌股疼痛综合征的运动员通常表现与下坡跑、下楼梯或跳跃等活动有关的疼痛。而患有髌骨不稳定的女性和年轻运动员可能表现为与异常轨迹有关的疼痛。

膝前疼痛在跑步者和跳跃者中非常常见,可继发于多个病理过程。伸膝机制紊乱产生疼痛的原因包括髌骨的软骨下骨、关节囊和支持带软组织以及髌骨上的肌腱止点。由此产生的疼痛可能与游离神经末梢的刺激、炎症介质的分泌以及通过软骨到软骨下骨的力传递异常有关[69]。

针对损伤,可改变的内在因素包括肌肉(髋外展肌群、外旋肌群和伸膝肌群)力弱;髂胫束、股四头肌、腘绳肌和腓肠-比目鱼肌肌腱缺乏弹性;股内侧肌功能障碍;以及足跟着地时的关节反作用力增加。不可改变的内在危险因素包括高位髌骨、扁平足、年龄、性别和种族等。外在因素包括训练强度的迅速增加、不合适的跑鞋、上坡跑步和硬的比赛场地。预防策略应注重识别和纠正可改变的风险因素[70]。

症状包括隐袭发作的髌骨后或髌骨周围疼痛。症状通常随着屈膝活动增加而加重,如蹲、久坐(剧院征)、下楼梯或跑坡。体格检查通常表现为髌骨摩擦音、压髌或股四头肌收缩时疼痛、股四头肌萎缩。屈髋肌和腘绳肌紧张也很常见。在同时存在髌骨不稳定的患者中,除了髌骨上外侧的疼痛外,还会出现髌骨脱位恐惧征。也可能出现近端肌力弱,表现为单腿站立、下台阶和离心肌肉控制存在困难。

髌股关节疼痛综合征的急性治疗包括休息、冰敷和非甾体抗炎药。牵拉髂胫束和股四头肌的开链和闭链力量练习都应尽早开始,并与交叉训练策略相结合。在一些患者中,应首选闭链练习提高力量,因为它能降低髌股关节应力。其他重要的考虑因素包括增强臀肌力量,以减少负重活动时的股骨内旋;增强踝关节肌力,结合跟腱牵拉来控制过度旋前[70]。

在训练的早期阶段,可以使用髌骨支持带,迫使髌骨向内侧移动[71]。其他干预措施包括氯丁橡胶护膝或其他髌股关节矫形器,来控制髌骨的松弛度。使用控制过度旋前的矫形鞋也有帮助。

关节镜手术不太适用于髌股关节疼痛的患者,在处理这一问题时应谨慎使用此技术。对于髌骨外侧挤压综合征的患者,关节镜下外侧松解术可以缓解髌骨倾斜[72]。

腿部、踝部和足部损伤

腿部、足部运动损伤多发,常见于下肢活动量大的运动,如田径、慢跑、篮球和足球等。

急性损伤

踝关节扭伤

急性踝关节扭伤是导致运动员失去上场时间和功能障碍的常见原因。尽管被认为是良性损伤,但许多运动员因为反复扭伤、功能性不稳定,而无法恢复到以前的运动水平[73,74]。

踝关节的稳定性取决于其骨骼结构、韧带的静态作用和肌肉的动态功能。外侧韧带复合体由距腓前韧带、跟腓韧带、距腓后韧带和距跟外侧韧带组成。距腓前韧带是踝外侧韧带中最薄弱和最容易损伤的部分。跟腓韧带是第二薄弱的韧带,跨越胫距和距下关节,这两个关节与急性踝扭伤密切相关[75]。

引起踝外侧韧带损伤最常见的机制是踝异常跖屈和内翻。内翻损伤过程中韧带撕裂的顺序首先是距腓前韧带损伤,然后是前外侧关节囊,最后是下胫腓韧带。渐进的内翻力也会导致跟腓韧带撕裂[75]。

患者主诉急性外踝疼痛,通常伴有肿胀、负重困难和淤斑。查体可见:弥漫性肿胀、外侧韧带复合体压痛、内翻疼痛、大多数情况下腓侧肌肉力弱。应对后踝、第五跖骨和舟骨等骨性结构进行触诊以排除相关骨折。进行前抽屉试验以记录距腓前韧带松弛情况。在内翻位进行距骨倾斜试验以评估跟腓韧带,但在急性期会因疼痛而受到限制。

早期处理应强调减少踝关节积液和疼痛,保护外侧韧带复合体。在早期康复过程中可使用冰敷、非甾体抗炎药、抬高患肢、贴扎、物理疗法或外侧毛毡衬垫包裹。物理治疗应强调在无痛关节活动范围内活动,可以与功能性支具和早期负重结合使用。随后进行静态和动态的训练以加强力量,同时避免对踝的内翻应力。可轻柔拉伸跟腱以避免踝跖屈挛缩。在康复过程的早期应进行本体感觉训练,以降低伤后功能性不稳的风险[76]。

恢复活动的时间取决于扭伤的严重程度。Ⅰ度扭伤的运动员通常在1~2周内恢复比赛,而Ⅱ度扭伤的运动员可能需要6周才能恢复比赛。Ⅲ度扭伤的运动员需要几个月才能恢复运动。在踝受伤后的6个月内,应该考虑在运动中使用踝部支具[77]。

跟腱断裂

跟腱的退行性改变与跟腱血管分布差有关,它会导致跟腱断裂。跟腱断裂的机制包括伸膝位前足蹬离时突然的踝关节意外背屈以及当跳跃落地时跖屈足发生强力背屈引起[78]。患者临床表现为疼痛以及在跳跃落地或开始冲刺时听到"啪"声。大多数情况下,患者不能行走或负重。

查体时在跟腱止点的近端可触及缺损。若出现严重肿胀,检查就会变得困难。患者或许能够跖屈足部,但不能进行小腿抬高。Thompson 试验可通过俯卧位挤压小腿后部并观察被动跖屈动作来评估跟腱的完整性。此测试可能出现假阴性结果,因为未损伤的跖肌可以在小腿被挤压时使踝关节跖屈。

在跟腱完全或部分撕裂的情况下,可以采用石膏或功能性支具进行非手术治疗,这适用于对运动需求不高的患者。但跟腱完全撕裂者采取上述保守治疗会有较高的再断裂风险。切开手术修复跟腱可以恢复解剖结构,并允许早期康复。近年来,随着固定时间缩短和功能性支具的普遍使用,活动范围可更早恢复[78]。

中足扭伤

运动医学医师了解中足扭伤非常重要,因为它可能与踝关节扭伤相混淆。这种损伤发生于前足落地(常在内翻位)。仔细检查,触诊压痛部位位于中足的足背内侧,该区域肿胀和淤斑,足内翻应力可引起疼痛。若不使用减痛步态,大多数运动员不能行走。重要的是要获得足部 X 线平片,并注意第一和第二跖骨间隙有无增宽。大于 5mm 的增宽意味着不稳型损伤,需要手术固定。如果 X 线片没有明显的第一和第二跖骨间隙增宽,在跖屈和旋后位固定 4~6 周以便愈合[79]。

跖趾关节扭伤("草皮趾")

大脚趾的跖趾关节过伸损伤常发生于足球、橄榄球等运动中。将其命名为"草皮趾"是因为损伤发生在坚硬的合成草皮表面。除了跖趾关节过伸以外,往往还有附加应力,比如其他运动员摔倒在受伤运动员身上。这与负重时跖趾关节的局部疼痛有关,尤其在跑步的蹬离期。体格检查显示局部压痛、肿胀和关节活动度下降。在复发性损伤中,可能出现关节活动度丧失和退行性改变。治疗包括保护、休息、冰敷、加压和抬高患肢,并使用支持带限制关节活动。长而坚硬的矫形鞋有助于减少关节应力,帮助重返比赛。该损伤可能致残,重返赛场前需要休息数周。必要时可注射糖皮质激素,它有利于控制疼痛和炎症,促进渐进性康复。

过劳性损伤

胫骨内侧应力综合征

胫骨内侧应力综合征(medial tibial stress syndrome,MTSS),又称外胫夹,是跑步运动中常见的损伤。虽然跑步者是最常见的患者,但参与跳跃运动的人也会患上 MTSS。尽管引起 MTSS 确切的结构变化因素一直存在争议,但大多数专家认为,过劳和生物力学异常会引起胫骨骨膜处炎症反应。最近的研究指出,比目鱼肌内侧纤维在胫骨的筋膜附着可能是引起疼痛的原因。与胫骨内侧应力综合征相关的生物力学因素有足部过度旋前、腿部灵活性减弱、踝关节活动范围受限和跑步技术异常[80]。

临床表现是,与活动相关的疼痛最初可通过热身改善,但在运动结束时疼痛复发。通常当运动员开始训练或突然增加训练强度时,症状就会出现。体格检查中胫骨远端 1/3 的后内侧有弥漫性压痛,偶见局部水肿。最初的 X 线片通常呈阴性,可以通过 MRI 或骨扫描来确诊。MRI 具有以下优点:多平面成像、对病理的敏感性高、能够精确地确定骨损伤的位置和程度、没有电离辐射、成像时间比三相骨扫描显著缩短,后者可以显示沿胫骨内侧边界摄取的斑片区域增加[81]。在慢性病例中,X 线平片可见骨膜增厚。

初步治疗包括相对休息、冰敷、非甾体抗炎药、积极休息、轻微拉伸腓肠肌和比目鱼肌。其他治疗方式如离子导入和超声可作为辅助康复方法[80]。当症状开始消退时,建议逐渐恢复活动,但训练强度要降低,并且要在柔软平整的地面上跑步。应评估跑步技巧,强调中足落地,以减少下肢受到的地面反作用力[80]。其他措施包括:整个下肢的灵活性练习、整个运动链力量强化以及进行交叉训练活动来维持心血管状况。使用稳定鞋和订制矫形鞋处理足旋前。

应力性骨折

应力性骨折是一种常见损伤,损伤位置因运动而异。Iwamoto 在 196 例应力性骨折中发现,篮球运动员的胫骨干、内踝和跖骨的应力性骨折最为常见[82]。网球和排球运动员的胫骨干骨折的发生率较高。应力性骨折是骨的过劳性损伤,发生于骨分解超过骨重塑之时。应力对骨的影响范围从应力反应为水肿到可发展为完全骨折的应力性骨折。这些

41

骨折的诊治取决于其发生的位置和愈合潜力。容易愈合的骨折包括胫骨后内侧皮质、腓骨和跖骨干骨折。愈合困难的骨折包括胫骨前侧皮质、第五跖骨基底部和跗舟骨骨折[80]。

临床表现为运动相关的疼痛逐渐加重，这种疼痛在下肢反复受力时加重，休息后疼痛缓解。体格检查时有重现疼痛症状的局部压痛，常伴有软组织轻微肿胀。单腿跳等重现疼痛症状的动作也能帮助诊断。

应力性骨折后的 2~4 周，X 线片常为阴性。如果临床表现高度怀疑为应力性骨折，则考虑进行骨扫描或 MRI。骨扫描和 MRI 对诊断应力性骨折具有较高的敏感性和特异性。MRI 可提供周围解剖结构信息，对骨折愈合的随访优于骨扫描[81,82]。

急性期治疗包括相对休息、冰敷和非甾体抗炎药。第五跖骨骨折或舟骨骨折等难愈合的应力骨折，需要不负重和石膏固定，有时还需要手术。胫骨内侧和跖骨骨折等易愈合的应力性骨折，可以通过逐步功能活动进行治疗。如果患者在休息时无症状，可制订逐步恢复跑步的计划。最初阶段，跑步可以在平坦柔软的地面上进行。只要使用正确的跑步姿势且没再出现任何症状，就可以每周进阶[80]。

跟腱病

跟腱是人体中最大、最强壮的肌腱，在体育运动中承受很大拉力，导致退化和损伤。跟腱疾病在体育运动特别是跑步中非常常见，优秀跑步者的年发病率为 7%~9%[78]。

大多数人应该用肌腱病这个术语来描述跟腱损伤，因为最常见的病理表现是肌腱内变性而没有炎症。在有急性症状的运动员中，跟腱的腱旁组织发展为急性水肿和炎症。慢性跟腱病的症状通常包括跟腱增厚和局部压痛。

跟腱损伤常影响到在跑、跳活动中表现活跃的成年男性运动员。典型的病史是随着运动强度、跑步平面或鞋的改变而出现疼痛并逐渐加重。查体显示距离跟腱止点 2~6cm 处触诊有压痛、踝背屈肌僵硬、踝跖屈肌力弱。

跟腱病的保守治疗有相对休息以及解决生物力学障碍的物理方式和运动。肌腱病的运动处方应包括腓肠肌的离心训练（拉伸和增强肌力）[83,84]。在肌腱病的康复过程中，落踵训练非常重要。该练习需伸膝站在长凳上，使足跟离心下降，随后足跟回到中立位。随着症状改善，康复计划应该进阶为快速离心训练。当患者休息状态下无症状时，可以逐步开始跑步和跳跃训练。在最初阶段使用的提踵可以通过减少拉伸负荷来减轻疼痛。

足底筋膜病

足底筋膜病是引起足跟痛的最常见原因，在跑步者中发病率约为 15%~20%[5]。足底筋膜是一种坚韧的纤维性腱膜结构，起源于跟骨内侧结节，嵌入跖趾关节的跖板、足趾近节趾骨的基部和趾屈肌腱腱鞘。它为纵弓提供形状和支撑，在足部撞击时起到减震作用。

足底筋膜病是一种超负荷损伤，表现为跖屈肌和足短屈肌紧张、小腿后部肌肉力弱和足旋前增加。其他下肢生物力学异常，如髋关节外展肌力弱、小腿外旋和旋后高弓足也可能是损伤因素[85]。

患者通常主诉在早晨出现足跟痛，白天逐渐减轻，随着活动的增加症状加重。通常与创伤无关，表现较为隐匿。最初疼痛可以是弥漫性，随着时间推移，疼痛局限在跟骨内侧。患者常将症状的出现与迅速增加的跑步距离、速度、强度或频率相联系，其他因素包括换成对后足控制很小的软鞋等。

诊断足底筋膜病主要根据病史和体格检查。患者表现为跟骨结节内侧触诊有压痛，后期会在足内侧纵弓的近端有压痛。大多数患者表现为局部轻度肿胀和跟腱紧绷。其他检查结果包括足旋前和外翻、腘绳肌紧绷、腿部肌肉和足内在肌力弱。

初步治疗目的是缓解疼痛，包括非甾体抗炎药和对患处冰敷等。在行走过程中用足跟垫和足弓支撑来维持纵弓有助于控制症状。

康复包括纠正生物力学障碍的训练计划：拉伸足底屈肌、腘绳肌和足底筋膜，同时加强足短屈肌和足底屈肌的力量。

局部注射类固醇和麻醉剂可以减轻初期疼痛，但应避免浅表注射导致的脂肪垫萎缩。在症状严重病例，夜间使用夹板或石膏能减少疼痛。推荐体外冲击波治疗（ESWT）等新兴技术用于治疗难治性患者[86,87]。只有进行了 6~12 个月适当的保守治疗仍无效果时，才考虑手术治疗。当疼痛消失、生物力学障碍得到纠正后，运动员可以恢复活动。

颅脑和颈椎损伤的处理

负责竞技项目的医师，特别是接触性运动，要作好准备处理头部或颈部损伤的运动员。这些损伤会导致严重后果,甚至导致死亡。运动医学团队需要在赛前制订应急预案以正确处理这些事件。

头部和颈部损伤约占大学生运动员严重损伤的 11.9%[88]。每年每 10 万人中会发生 132~367 例颅脑损伤,其中体育活动约占 14%[89]。据统计,在美国每年发生的 12 000 例颈椎损伤中,有 8.9% 是由体育活动引起的[90]。颈部损伤风险最高的运动为美式橄榄球、摔跤和体操[88]。在 2005 年至 2014 年 10 年期间,高中和大学橄榄球运动员因脑外伤和脊髓损伤致死的共计 28 例(2.8 例/年)[91]。

运动相关的脑震荡

运动相关的脑震荡(参见第 19 章,颅脑创伤)是一种由生物力学应力引起的创伤性脑损伤,可能由头部、面部、颈部或身体其他部位受到直接打击引起。脑震荡通常引起快速发生、短暂的神经功能损害,这种损害可能造成意识丧失、视力或平衡障碍[92,93]。运动相关脑震荡的发生率高达每年 380 万例,且多达 50% 的事件没有记录在案[92]。接触性运动、女性、个人攻击性运动、脑震荡病史都是增加患脑震荡风险的因素。影响预后和恢复的其他因素包括症状的多少、严重程度和持续时间、年龄较小、灾难性损伤、损伤前的情绪障碍、学习障碍、注意力缺陷障碍和偏头痛。

在评估有意识的颅脑损伤运动员时,警觉水平是诊断损伤性质和随后治疗最敏感的参考标准。对脑震荡初步评估的主要依据是其症状,包括健忘、头痛、头晕、视力模糊、注意力不集中和恶心。脑震荡的运动员也会有其他各种各样的主诉症状,包括茫然凝视、易怒、情绪不稳、协调能力受损、睡眠障碍、对噪声/光线不耐受、嗜睡、行为障碍和味觉/嗅觉改变等。需要进行认知评估(表 41-4)、平衡测试和进一步神经学体格检查。为了指导系列评估的后续症状,已经提出了几种评估工具,但对其效度的关注不足[94-97]。

表 41-4 场边认知评估[94,95]

近期记忆(仅用于场边诊断)	位置、半场/节数、谁最后得分、最后的对手、谁赢得最后一场比赛
定向力	月、日期、星期、年、时间
瞬时记忆	回想 5 个词
注意力	倒数数字、倒数月份
延迟记忆	回忆 5 个词

当患者表现出任何与运动相关的脑震荡迹象时,必须停止比赛或训练,而且当天不能重返赛场。如果患者出现头痛加重、严重嗜睡、恶心或呕吐、行为异常和定向障碍、癫痫、虚弱、口齿不清或步态不稳等症状,需转诊到急救机构。

确诊脑震荡后是否继续运动的问题备受争议。针对年轻的运动员提出了一个独特的挑战,即除了身体休息以外还应该进行认知休息和学习适应,但具体的量还没有明确规定[92]。虽然还没有经过科学验证的重返赛场指南,但该领域专家一致认为,在恢复训练或比赛之前应完全消除在休息和运动期间的脑震荡症状(表 41-5)[92]。是否重返赛场的决定可以使用神经心理学测试帮助决策,特别是在受伤之前确定了基线测试值的情况下。

表 41-5 脑震荡重返赛场指南[92]

康复阶段	阶段目标
没有活动	恢复到无症状
轻度有氧运动	提高心率
专项训练	增加运动
非接触式训练	运动、协调和认知负荷
完全接触式训练	恢复运动员的信心、教练组评估功能技术
重返赛场	

脑震荡的后遗症包括不可逆的认知障碍和慢性创伤性脑病中的抑郁,或因二次撞击综合征导致的死亡。脑震荡后综合征是脑震荡的一种不太严重的症状,但能使人衰弱。它涉及长期、致残、甚至永久性的症状,如头痛、头晕、恶心、耳鸣、抑郁、易怒、智力活动减慢、注意力降低和记忆力减退。运动导致的罕见但严重的脑损伤有二次撞击综合征或恶性脑水肿、血肿以及颅内出血。二次撞击综合征是在运动员第一次脑损伤后仍有症状时遭受第二次脑损伤引起,通常在第二次撞击的几秒到几分钟内,最初意识清楚但晕眩的运动员突然昏倒、瞳孔迅速扩大、眼球运动消失并出现呼吸衰竭的症状。发生重度脑损伤的运动员昏倒后的处理,包括保护颈椎、心肺复苏、迅速转移到能进行头颅 CT 或 MRI 检查并有神经外科会诊的医疗机构。

目前尚无脑震荡发生后取消运动员参赛资格或使其退役的循证指南,建议因人而异。如存在神经影像学提示结构异常、多次脑震荡病史、学习或工作表现下降、持续脑震荡后综合征、恢复过程延长或感觉脑震荡复发阈值降低，建议取消该运动员的参赛资格[92]。

通过修改和执行规则以及公平竞争可以预防伤害。研究证明，头盔等装备的改进可以减少颅骨骨折和脑挫裂的发生，但不能减少脑震荡。二级预防可以通过以下措施实现：提高认识、通过立法促进安全比赛、改变规则、培训医疗保健人员，以及在体育赛事中配备训练有素的医疗专业人员。

颈椎损伤

颈椎损伤（参见第26章，颈椎疾病）是指加速的头颈部撞击静止物体或颈椎屈曲时受轴向负荷而引起的损伤。其严重程度可从扭伤或拉伤到导致四肢瘫痪的颈脊髓损伤。

运动医学团队应作好在训练或比赛期间处理颈椎急诊的准备，这包括练习如何处理戴头盔时受伤的运动员。运送疑似颈椎不稳的运动员到急救机构之前应移除运动防护设备。为了保护颈椎，应至少由三名训练有素且经验丰富的救援人员移除头盔[98]。

运动相关的四肢瘫痪是脊髓损伤中最可怕的并发症。用头部与对手进行接触这种不正确的抢断技术可能会导致这种伤害。禁用这种抢截方法、教育教练员和运动员关于颈椎屈曲时去抢截对手的后果，可以减少美式橄榄球中脊髓损伤的发生。四肢瘫痪的处理有评估气道、呼吸和循环以及保护脊髓免受进一步损伤。应将运动员送往医院进行影像学评估和急诊处理。

患有颈髓神经性疾病和暂时丧失力量或感觉的运动员需要特别注意。可逆性脊髓损伤后重返赛场的决定充满挑战和争议。一些临床医师允许既往有一过性颈髓神经性疾病、目前的神经和影像学检查以及颈部力量和活动度均正常的运动员重返赛场。其他人则建议运动员不要在受伤后重返赛场[99,100]。经MRI检查证实有椎管狭窄或X线片显示颈椎前凸消失和退行性改变的运动员，在重返接触性运动时，应告知其可能出现不可逆性神经损伤并禁止其参与运动。

刺痛是一种短暂的神经事件，其特征是在颈部或肩部受到打击后，单侧上肢出现疼痛和感觉异常。运动员出现刺痛或烧灼感，受累肢体麻木。青少年橄榄球运动员损伤的一个机制是肩部下沉同时颈部向相反方向侧屈，这会引起臂丛神经上干的牵拉。另一个机制是颈部向同侧肩部的旋转和伸展，因神经孔受压而影响颈神经根。刺痛通常是可逆的，但有些运动员的症状会反复发作，因此需要穿戴护具、改进技术和加强颈部肌肉力量。运动员在检查结果正常之后可返回赛场，检查包括上肢和颈椎的关节活动度和肌力测试[101]。

应对颈部软组织损伤的运动员进行评估以排除神经损伤。排除神经损伤后，处理方法有使用非甾体抗炎药、治疗性模式、肩带以及颈部肌肉的拉伸和强化训练。需要纠正的异常姿势包括伴胸肌紧张的头前倾、胸椎后凸增加、肩胛骨前伸和颈椎活动过度[101]。

腰椎损伤的处理

儿童、青少年运动员和成年人的背部损伤模式不同[102]。从事需要躯干旋转和过度伸展运动的年轻运动员通常会出现脊柱后部损伤。与体操、跳水和摔跤等相关的反复压力会使运动员更易受到椎弓峡部损伤，如椎弓峡部裂[103]。这些运动员可能会出现急性或逐渐发作的疼痛和活动受限，进而限制了运动。

参加高尔夫、网球、体操、足球、摔跤、舞蹈和曲棍球等运动的年长运动员会出现脊柱前部损伤，如椎体终板和椎间盘改变[104]。患者通常会出现与躯干屈曲和旋转相关的症状。他们会出现轴向背痛和运动受限，随后出现神经根病变。

反复进行旋转活动会导致与椎管狭窄相关的进行性椎间盘退变和关节突关节疾病。这些运动员可表现出与活动相关的腿部疼痛、力弱或麻木，这些症状在坐位或躯干屈曲时会改善。

体格检查可显示背部活动受限、躯干侧倾，这可能与纤维环撕裂或肌肉韧带损伤有关。应进行髋关节旋转肌、屈肌和腘绳肌的灵活性测试。神经学检查后应处理感觉丧失、异常肌肉牵张反射和局部肌肉力弱的区域。通过特殊检查确定异常的神经张力并重现腿部症状，如直腿抬高、slump测试（坐位状态下患者先屈曲颈椎然后伸膝）或股神经牵拉测试（伸髋同时进行屈膝）。

应该确定使患者疼痛加剧的运动方向。屈曲和旋转引起疼痛加剧的情况通常显示椎间盘源性损伤。而伸展和旋转引起的疼痛常与脊柱后部结构损伤有关。对疑似腰椎病的患者，有效的测试是单腿站立腰椎过伸动作（即患者单腿站立时伸展腰椎），重现患者的同侧症状。检查中应注意的其他症状包括臀肌和腘绳肌紧张、核心肌力弱以及平衡异常。

对腰部损伤运动员的康复应该侧重于减轻疼痛、保护受伤的组织、限制卧床时间并进行早期运动[105]。

在治疗的初始阶段，冰敷和电刺激等方式与静态练习相结合，以训练适当的肌肉激活。在此阶段应确定舒适的脊柱中立位，并对运动员进行正确的脊柱生物力学教育。轻度的有氧运动、肌肉松弛剂和非甾体抗炎药也可应用于康复计划中。

在治疗的恢复阶段，根据加重症状的方向运用屈曲或伸展运动。伸展训练对继发于椎间盘疾病的放射痛患者有帮助，而屈曲训练对关节突综合征或椎弓峡部裂的患者有益[106]。在脊柱中立位可以进行腰部稳定性练习用于加强腰部和骨盆核心肌力。需要运动训练的肌群包括多裂肌、腰方肌、腹肌和髋部肌群[13,14]。随着核心肌力的提高，应逐渐开始在矢状面、冠状面和水平面进行动态灵活性训练。随着患者疼痛的改善，髋关节屈肌、旋转肌和腘绳肌灵活性不足和肌肉不平衡的问题也应得到解决。

在功能治疗阶段，应重视躯干肌力强化进程。进行健身球、旋转模式和脊柱离心负荷等训练。在允许运动员重返赛场之前，需要使用正常脊柱力学来进行体育活动和专项运动训练。

对于治疗无效的椎弓峡部裂患者，应考虑使用脊柱支具。对于患有神经根病而不能参加康复计划的患者，可考虑使用硬膜外类固醇注射。对于小关节引起的疼痛，可考虑使用其他脊柱注射技术，如内侧支阻滞或关节突关节内的类固醇注射。

在极少数保守治疗椎间盘源性疼痛无效的情况下，可能需要手术治疗。手术治疗后能否恢复比赛并不确定，但积极的康复治疗通常可以帮助患者迅速重返赛场。接受经皮椎间盘切除术或微创椎间盘切除术的患者可以在伤后数月恢复体育活动；然而，接受脊柱融合手术的患者一般需要长达一年的时间才能开始非接触式运动[107]。

预防腰痛对运动员来说非常重要，因为既往有症状更易患复发性损伤[108]。髋部肌肉失衡被认为是腰部疼痛的诱因之一，纠正这些不平衡的核心肌力强化训练有望作为一种预康复策略[109]。

运动医学中的特殊人群

老年运动员

随着医疗条件的改善，参加运动和竞技体育的老龄人口显著增加。这一趋势正加速发展，到 2030 年，老年人将约占美国人口的 20%。以定期锻炼的形式进行有组织的体育活动，在预防和扭转某些与年龄有关的变化方面作用显著。定期锻炼对老年人有益，可以提高整体健康水平和身体素质、增加社会交往机会、增强大脑功能、降低死亡率和减少晚年失能。走路、一定强度的跑步和力量训练是可以终身进行的常规运动形式，生理和功能均可获益，从而提高老年人的生活质量[110]。

老年运动员（参见第 47 章，老年康复）面临的一个重要问题是运动与骨关节炎的关系。关于运动对滑膜关节和骨关节炎发展的影响没有定论，有时甚至相互矛盾。运动疗法有助于该人群的疼痛控制、功能障碍的自我报告、步行表现和患者的总体评估[111]。现有文献不能支持低、中距离跑步与骨关节炎之间的关系。但年龄增长、既往关节损伤和体重指数增大使骨关节炎发病的风险增加。有证据表明，高强度跑步可能导致骨关节炎加重，但是对于高强度跑步的定义尚不明确[112,113]。

许多骨关节炎患者最终受益于关节置换术，它可改善功能、减轻疼痛，并且能够在关节置换后恢复运动。大多数患者可以参加低强度的运动，如高尔夫、徒步旅行、跳舞、骑自行车和打保龄球[111]。术前不运动的患者术后开始运动的可能性较小。关于运动对假体磨损、松动和翻修的长期影响仍存在争议。轻度运动对置换后的髋关节无损害，有些研究发现重返运动的患者发生假体松动的风险较低[111]。

女运动员

参加竞技体育的女运动员，特别是那些受外观影响的涉及体重分级和评分系统的运动，认为低体脂有助于运动表现，她们为保持较低的体脂百分比承受着巨大压力。这会导致异常的饮食行为和女运动员三联征。三联征包括有或没有饮食紊乱的低能量利用率、月经失调和骨密度降低[114]。

治疗女运动员的医师应该对这种情况高度警惕，特别是出现应力性骨折的运动员。女运动员三联征的处理方法为给予充足的营养以达到正向能量平衡、补充钙和维生素 D、不过度负重运动以及在某些情况下使用口服避孕药。在年轻女运动员中，教育对于预防这种情况至关重要，因为晚年时期的骨骼健康和骨质疏松风险的高低，取决于在成年早期达到正常的峰值骨量。

骨质疏松症是女运动员特别是绝经后女性中非常普遍的一种疾病。除了过度运动和月经失调外，引发骨质疏松症的危险因素还有久坐的生活方式。预防和治疗该病的关键是负重运动。终身参加剧烈或中等强度运动的锻炼者,其髋关节骨密度高于轻度运动的锻炼者。绝经后妇女运动加补钙比单纯补钙的女性骨量丢失更少。

与未参加运动的对照组相比,高强度力量训练能有效地维持股骨颈的骨密度,并改善绝经后妇女的肌肉质量、力量和平衡[111]。抗阻训练应该每周至少进行两天且不连续,每次 2~3 组,每组重复 8~12 次,各组之间应短暂休息,以便达到接近肌肉疲劳强度。随着力量的增强,举起的重量也应增加,将阻力保持在 1RM 的 60%~80%。建议每次锻炼 20~30min,因为持续 60min 或更长时间会导致依从性降低。

女运动员的另一个问题是易受特定的肌肉骨骼损伤,如前交叉韧带撕裂、髌股关节疼痛和应力性骨折。已确定多种因素可能造成女性的这些损伤,包括韧带松弛、激素影响、解剖结构变化、肌肉力量和肌肉募集不足。导致前交叉韧带损伤的因素包括近端肌肉力弱和动态运动模式异常,如单脚着地时伸直的膝关节变为外翻姿势[62]。

年轻运动员

儿童和青少年的运动损伤是需要急诊治疗的肌肉骨骼损伤最常见的原因。急诊最常见的诊断是扭伤、挫伤和骨折。

年轻运动员发生运动损伤的风险与不可改变的内在因素有关,如性别、年龄和既往伤病史等;与可改变的内在和外在因素也有关,如赛前缺乏训练和耐力差等(表 41-1)[115]。导致过劳性损伤的生物力学因素包括青少年发育急速期的时间、运动控制的质量、灵活性和肌力不平衡。与这些生物力学因素有关的年轻运动员损伤包括胫骨结节和跟骨骨骺炎、髌股关节疼痛和肩关节不稳导致的肩袖撞击等。过早的专项运动训练可能会增加过劳性损伤和运动倦怠的发生率[116]。

识别这些可导致损伤的危险因素对于制订儿童运动员的医疗方案非常重要。结构化赛前检查是从事运动医学医师的有价值的工具,这也可能是年轻运动员与医师唯一的接触机会。它的目标是确定可能导致运动损伤的运动员病史和骨科情况,筛查潜在的医学疾病,并促进制订预防调整计划。赛前检查的组成部分包括简短的病史和家族史、一般体格检查和主要关节的临床评估。赛前检查应预留足够的时间来解决赛季之前确定的治疗和康复问题,通常在赛季开始前至少 6~8 周时进行。

在过去的几年中,儿童运动员进行力量训练是否有益一直存在争议。这个人群进行力量训练可能和健康有关的益处包括增加骨量和降低体脂以及增加爆发力和力量等。力量训练也能减少运动损伤。当训练计划结构合理,并且采用正确的技巧举起轻重量 10~15 次时,力量训练也比较安全。该计划应结合单关节的开链运动与多关节的闭链运动[117]。

残疾运动员

近年来,残疾运动员(参见第 42 章,残奥会运动;第 43 章,残疾人体力活动)参加体育竞赛的机会增加。据估计,在美国有超过 200 万名残疾运动员参加体育竞赛。此外,许多运动员有机会代表其美国参加国际比赛和精英级别的比赛。在 2016 年里约夏季残奥会上,有 4 350 名运动员参赛,而在 1960 年残奥会只有 400 名运动员参赛。

运动员的身体缺陷类型和他们所参加的运动通常决定了其最有可能遭受的损伤类型。用轮椅参加田径或篮球比赛的运动员通常出现的软组织损伤在上肢,尤其肩部。而与行走相关的运动员常出现下肢相关的损伤[118]。

需要解决的关于残疾运动员的医学问题包括呼吸系统疾病、皮肤完整性、胃肠道问题以及并存的疾病[119]。应仔细评估适应性设备、轮椅、假肢和矫形器的安装是否合适。其他可能影响运动表现的因素包括坐位时下肢静脉回流差、躯干肌肉控制力差影响上肢功能,以及神经损伤后的肌肉不平衡。

运动医学中的医疗问题

队医应该作好处理运动员治疗过程中出现的各种医疗问题。这些问题包括识别心源性猝死的危险因素、处理呼吸系统问题(如运动性哮喘)、胃肠道问题(如胃肠炎)以及体液和电解质平衡问题。其他需要解决的问题还有体育比赛中不恰当的减肥行为、使用能量辅助物和兴奋剂的规则。

运动中的心血管问题

运动员赛前体格检查的一个重要组成部分是心血管评估。这项评估的目的是确定在剧烈运动期间运动员是否有心源性猝死风险。通过个人史、家族史和体格检查,可以获得常见的心源性猝死最重要的体征和症状,有肥厚型心肌病、某些心律失常、冠状动脉畸形和主动脉瘤破裂[120]。特别是肥厚型心肌病，曾因夺走几位著名运动员的生命，而在媒体和文学界引起了广泛关注。它是运动员非创伤性猝死的主要原因，约占心源性猝死人数的 35%[121]。

常规心脏评估

赛前心血管系统运动筛查的指南建议对家族史、个人史和现病史以及身体评估等方面进行全面的评估[121]。

询问家族中是否有早产或心源性猝死的病史非常重要，或者在 50 岁以下的年轻家庭成员中是否有不明原因的死亡。如前所述，肥厚型心肌病是一种家族性疾病，可导致主动脉瘤破裂的 Marfan 综合征也是如此。对于任何运动员的心血管评估来说，个人史中的一些因素至关重要。心脏杂音、全身性高血压和劳累症状等病史相关的问题也很重要[121]。

体格检查是识别潜在危险运动员的关键。听诊杂音需要进一步评估，采用咽鼓管充气检查法、蹲、站等策略，以证明杂音的性质且尽可能确定其病理状态。脉搏和心律的异常也需要进一步评估。心脏最大冲击点在胸壁上的侧移和下移也可能是左心室肥厚的征象。如果发现上述任何一种情况，必须禁止运动员参与运动，并进一步检查心电图、超声心动图或者动态心电图监测。

Corrado 等人在意大利进行了多年的研究，分析全国实施的标准化赛前心血管评估对检测高危猝死运动员的有效性[122]。除了标准化的病史和体格检查外，还包括心电图检查。这项为期多年的研究发现，自美国筛查计划启动以来，心源性猝死发生率下降，因为这一计划能更好地检测出高危运动员并阻止他们参赛。不过，将心电图作为常规心脏评估筛查的一部分时，存在成本效益和假阳性诊断的风险等问题[121]。

毋庸置疑，有针对性的心脏赛前评估是运动医学医师专业能力的必要组成部分。医师还必须成为教练、运动员和家长关于危险心脏状况警告信号的教育者。

兴奋剂问题

为校队、专业队和奥运代表队运动员治疗的医师需要了解可能会影响参赛资格的地方、美国和国际的兴奋剂法规。违禁物质和方法清单是由世界反兴奋剂机构制订的国际标准，确定了在运动和比赛中禁用的物质和方法[123]。美国国家大学体育协会等其他管理组织也有药物检测程序，阻止运动员使用可能影响参赛资格、影响健康并造成不公平竞争的提高成绩的药物[124]。

由于运动员希望在其竞争对手面前展现优势，因此合成类固醇、兴奋剂和其他促进功能的物质在运动中广泛使用。已有研究证明，合成代谢剂较为常用，且与高强度运动和充足的营养摄入结合使用时，有助于运动员增加体重、减轻体重和增强肌力。这些药物的副作用也很多，特别是在大剂量使用时，会出现睾丸缩小、不育症、胆固醇增加、血压升高和攻击行为[125]。

运动医学医师和医疗团队成员需要意识到使用这些药物的风险，为运动员提供建议，并向运动员灌输公平竞赛的重要性。

运动医学进展

运动超声

在过去的十年中，超声在运动医学中的应用增加（参见第 6 章，超声诊断）[126]。随着超声技术进步、成本降低以及广泛培训，使得非超声科医师也能使用该工具。由于其具有高分辨率软组织成像、实时动态检查、患者交互性、便携性、无辐射、成本低等诸多优点，已经成为一种非常有吸引力的诊断和手术的指导工具。然而，超声也有其局限性，如穿透力和视野有限、不能穿透骨以及非常依赖操作者[127]。

该技术因其诊断和介入功能而受到运动医学医师的青睐。已有研究表明，超声在诊断肌肉骨骼损伤领域使用广泛，包括筋膜、肌肉、肌腱、韧带、骨骼和关节病变等[127-130]。它可以提高关节、滑囊、肌肉、腱鞘和神经穿刺或抽吸的准确性。此外还可以对肌腱切开术、松解术、水分离、经皮穿刺等干预措施进行引导[131,132]。

因为超声的适应证远远超出肌肉骨骼医学的范畴，有人提出“运动超声”一词作为更准确的术语在运动医学中广泛应用。非肌肉骨骼方面的超声应用包括通过超声成像对创伤进行重点评估（eFAST）、有限的赛前超声心动图筛查、糖原储备评估、颅内压增高的运动员的视神经鞘直径测量和运动员声带功能障碍诊断等[133]。

再生医学

再生医学为运动医学医师提供了新工具，使他们能够利用微创技术为患者提供更好的治疗。对过劳性和退行性损伤病理学的理解已经发生改变，因为不是所有的损伤都有炎症病因，而是与慢性退行性变和愈合反应受损有关[134]。非甾体抗炎药和糖皮质激素等运动医学传统的治疗方法，在治疗过劳性和退行性损伤方面受到了质疑。非甾体抗炎药可在短期内有效的缓解踝关节扭伤、急性肌腱损伤等急性损伤，部分原因是它的镇痛作用，然而，非甾体抗炎药对前列腺素的抑制降低了炎症反应。这可能会减少成纤维细胞增殖并导致肌腱愈合受损、通过防止骨痂形成影响骨折愈合[134]。糖皮质激素短期缓解作用明显，有助于患者参与全面的康复计划，然而有证据显示糖皮质激素可能会影响肌腱和软骨的结构特性。除非有明确证据表明短期止痛是为了达到其他康复目标，否则在复发性损伤或存在肌腱和软骨退变时，其治疗效果可能有限[135]。

再生医学的治疗方法包括增生疗法、PRP 和间充质干细胞疗法。一些关于 PRP 治疗慢性肌腱病有效性的研究已经被发表[136-140]。也有一些证据为 PRP 和间充质干细胞在骨关节炎中的应用提供了支持[141-146]。再生治疗的确切机制尚不清楚，但有基础研究支持其能改善局部环境和提高局部组织愈合因子的理论[147]。

尽管再生医学前景广阔，但离治疗方案标准化，还有很长的路要走。目前，PRP 的制备方法和技术仍存在问题，如白细胞的作用、血小板的数量、活化以及尝试另一次干预之前的时间表。同样，间充质干细胞的获取和制备也存在差异，包括要采集的组织、骨髓或脂肪组织、提取方法以及干细胞是否需要浓缩、加工或扩增等。因为运动员有不同的病理变化和疾病阶段，所以制订康复方案极具挑战性[148]。

最后，需要进一步确定适当的术后康复方案，以增强治疗的愈合效果。在不同的再生过程中，需要明确韧带和关节的负重时间和负重量。同时，术后康复的常规理念包括治疗后最初几天的保护性负重、术前 1 周和术后 2~4 周避免使用非甾体抗炎药以及早期关节保护之后应进行轻柔的关节活动度训练。注射后两周，患者开始拉伸和向心力量练习。在胶原强化阶段（注射后约 4~6 周），患者开始离心训练。最后，在康复治疗的最后阶段进行专项运动和功能训练[149]。

运动医学培训与认证

在美国，运动医学进修培训项目由医学生医学教育评审委员会（Accreditation Council for Graduate Medical Education，ACGME）认证，由物理医学和康复医学（PM & R）以及家庭医学等核心专业主办。运动医学的亚专业课程为期 1 年，与 PM & R、家庭医学、急诊医学、儿科和内科的进修培训项目要求类似。

进修学员应有临床和学术背景，包括讲课、期刊、运动医学诊所的培训经历、运动员的初级治疗、赛事和包括赛场急救在内的运动队服务。肌肉骨骼超声培训已成为运动医学培训的组成部分，所有进修学员都必须具备这方面的经验[150]。

目前，美国的 19 个运动医学进修项目，由核心 PM & R 项目主办，并通过了 ACGME 认证，不过 PM & R 住院医师也可以申请其他核心专业主办的运动医学专业培训项目。

美国物理医学与康复委员会（ABPMR）于 2006 年开始颁发运动医学亚专业的认证，在此之前所有申请者都有资格通过临床路径进行考试。而目前，只有经过 ACGME 认证的进修项目培训人员才有资格参加委员会考试和取得亚专业的认证。

（黄红拾、刘振龙 译　何红晨 审校）

参考文献

第42章 残疾人奥林匹克运动会

Yetsa A. Tuakli-Wosornu • Anne L. Hart • Cheri A. Blauwet • Jan Lexell

……然而，一个真正的创造者是必需的，这是我们发明的源泉。

——Plato，The Republic Book Ⅱ，369c

残疾人奥林匹克运动会（残奥会）的核心精神是决心、平等、灵感和勇气[1]。简明的价值理念贯穿了每个残奥会运动员故事、残奥会运动历史以及国际体育本身。有趣的是，残奥会的创立背景离不开物理医学和康复医学两个领域。两个领域开展的运动都是以两次世界大战为背景，除外其他因素，主要都是为了满足战争致残民众日渐增加的医疗服务需要；这两个领域都渴望为残疾人群建立一个更具包容性的社会；尽管这两个领域存在分歧，但不妨碍他们都以决心和勇气强调希望、可能性和平等。在这一章中，我们首先回顾现代残奥会运动的历史，描述残奥会的31项运动。然后，我们将回顾残奥会运动的基本特征、运动员分类。这可能对一些人来说是未接触过的，但应该会引起那些在不同的临床环境中进行功能性体格检查的临床医师的共鸣。然后，本章将探讨残奥会运动中的人体工程学和生理学问题，并回顾运动员常见的疾病和损伤。最后，我们将探讨残奥会运动对公共卫生的影响，并回顾残奥会运动所涉及的一些相互关联的健康、平等和包容的提议。

残奥会运动史

历史背景

在两次世界大战期间和之后，物理医学的持久性创新就出现了。物理医学与康复（理疗学）和残奥会运动共享这一共同基础条件。两者都致力于使受战争伤害的个体恢复到完全的身体、精神、情感和社会健康[2,3]，这一背景持续影响当代残奥会运动的价值和目标。

残疾运动员的运动起源

残疾运动员国际运动的起源早于残奥会。1888年，聋人运动俱乐部在德国柏林成立[4]。随着越来越多的欧洲邻国效仿这一举措，在整个欧洲，听力受损的运动员和该活动的倡导者的规模、范围和能力都在增加，并于1924年在法国巴黎举行的国际无声运动会上达到顶峰。这是有史以来第一次为有缺陷的运动员举办的国际比赛，参赛运动员人数不足150人[5]。每四年，听障奥运会，以前被称为世界聋人运动会，持续令观众眼花缭乱[4]。

路德维希·古特曼爵士和斯托克·曼德维尔医院

1939年，第二次世界大战爆发。同年，弗兰克·克鲁森（Frank Krusen）博士发明了“理疗师”[6]这个词，他是一位熟练的犹太神经外科医师。路德维希·古特曼（Ludwig Guttmann）与家人一起抵达英国牛津[7]。古特曼是一名逃离德国纳粹党的难民，他早期在英国的专业工作是在著名的牛津大学和温菲尔德莫里斯整形医院做临床研究[5]。在1943年，预计在战争的第二战线期间和之后，返回家园的受伤军人和妇女人数将显著增加。于是英国政府要求古特曼爵士在斯托克·曼德维尔医院（Stoke Mandeville）管理一个脊髓损伤病区。古特曼同意了，但条件是他将拥有完全的创作自主权。1944年2月1日，拥有26张病床的脊髓损伤病区在位于白金汉郡艾尔斯伯里的斯托克·曼德维尔的政府养老医院成立，其主要任务是照顾因截瘫和四肢瘫痪返回家园的男女军人。

对脊髓损伤患者的态度

在第二次世界大战结束之际，磺胺类抗生素问世之前，即使是最进步的临床医师都认为严重的脊髓损伤是致命的，因为继发的并发症如败血症、肾衰竭、重度抑郁症等。第一次世界大战中约有80%的脊椎受伤的英美退伍军人无法生存[3]，这些人因为失用和失去希望的残疾、无法就业和不被需要而虚度时日，没有重返高质量生活的动力[8]，因此临床医师通常认为该患者群体没有吸引力。古特曼的同事无法理解外伤性截瘫患者的护理是如何让牛津大学陷入绝望、沮丧中的。

正如他在20世纪30年代的德国[9]所看到的，古特曼在他的新脊髓损伤病区内发现了一种以悲观和放弃为特征的临床文化：临床工作人员士气低落，患者的功能预后期望很低，而且很难识别和招聘经过专业训练的治疗师[5]。当时，人们对脊髓损伤患者的临床疗效和社会效益的期望值并不高。古特曼有一句名言：截瘫是"医学和社会中最令人沮丧和最被忽视的课题"[10]。医学和社会基本上排除了这一类患者的一整群人，因为似乎没有令人满意的治疗和康复方案使他们充分和完全地融入社会。

42

古特曼的革命性康复计划

也许受人歧视和社会排斥的个人经历使古特曼能够立即认识到这种模式，并将医学"最沮丧和最易忽略的"[10]同时具有"人类生活中最毁灭性灾难之一"的受试者[8]视为值得体验充实生活的平等的和受尊重的人类社区成员。也许作为一名学生辅导员[3]的经历使他对体育活动的快乐有了深刻的了解，从而开拓了他的职业道路。凭借其开拓精神，古特曼彻底改变了截瘫和四肢瘫痪退伍军人康复和被理解的方式。同时他对脊髓损伤(SCI)必然预示着无意义的短暂的生命和可预测的致命疾病的观点提出了挑战，古特曼创建了一个强化的、动态的临床康复计划[9,11]。患者通过一种基于系统的健康维护和治疗方式的临床护理，被引导进入社区重返社会的初级阶段[5,7,9]。多学科护理小组每2h帮助患者翻身一次预防深部组织损伤，实施严格的生殖泌尿系统卫生方案，定期帮助患者完成全范围的肢体活动，让患者参与社区娱乐活动，并制订职业前工作方案，帮助患者促进健康、幸福、信心和独立[12,13]。

独特的是古特曼的项目纳入了竞技运动，这是最具社会性和活力的治疗方式之一。从健康和幸福感的总体角度来看，古特曼认识到运动在住院环境中的生物-心理-社会价值[14-16]。他将体育描述为"最自然的补救运动形式"，并把它视为恢复体力、心肺健康和协调的有力工具，同时也能修复心理健康[13]。在康复实践中使用长期持有的体育价值观，即使是对于那些严重肢体残疾人员，古特曼的计划强调了竞技体育作为一种实现自我价值、联络和目标的工具。古特曼的住院康复计划是残奥会运动的基础，其特点是决心、平等、灵感和勇气(图42-1)。

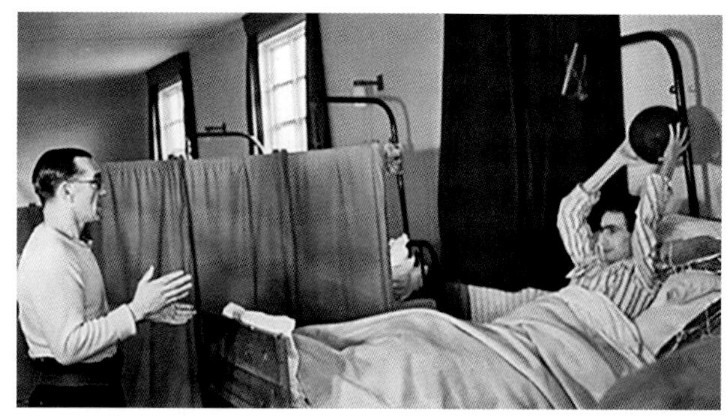

图42-1 "Q" Hill，Remedial Gymnast，在斯托克·曼德维尔医院，医师使用一个医用训练球加强患者的上身力量

游戏中的初期视觉、价值和目标

古特曼的目标是"不仅仅给患者带来希望和自我价值的感觉，而是通过展示他们不仅能继续成为对社会有益的成员，而且可以参与大多数非残疾人的社会活动并且完成任务，从而改变社会对脊髓损伤患者的态度。"[7]从一开始，古特曼不仅对探索运动的治疗价值产生了兴趣，而且也在使用运动来测试人类运动的极限，进而改变残疾人的社会认知：这些实验是为瘫痪者系统发展竞技体育的开始，也是他们的医疗康复和重新融入社会的重要组成部分[17]。

事实上，古特曼将患者带到非残疾人社区射箭俱乐部，让非残疾人参加与斯托克·曼德维尔队的比赛，进一步减少社区与截瘫者之间的障碍[7]。

古特曼和他的工作人员"以飞镖、斯诺克、击打球和投篮等运动开始了体育项目。"轮椅马球被引进，但很快改为轮椅无板篮球(也就是后来的轮椅篮球)。接下来开始射箭，"自然地加强上肢、肩部和躯干的肌肉，这是截瘫患者良好的平衡直立姿势所依赖的肌肉"(图42-2)[17]，就像飞镖一样，射箭也为残疾运动员提供了一个在平等的基础上与健全的运动员竞争的机会[7]。

斯托克·曼德维尔游戏的早期版本(1948—1959)

1948年，古特曼组织了来自两个医院的16名瘫痪的英国老兵之间的小型射箭比赛，即Stoke Mandeville游戏(后来的"国际Stoke Mandeville游戏")[18]。由八名弓箭手组成的两队分别在45.7m(50码)、36.6m(40码)和27.4m(30码)远的距离内进行比赛；当天包括非正式午餐以及代表英国军团和伦敦

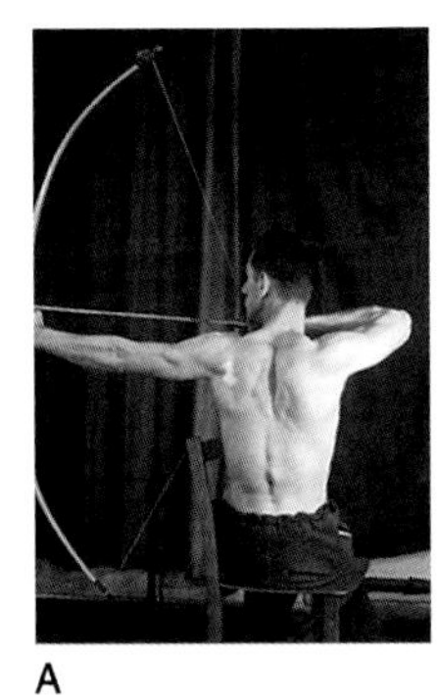

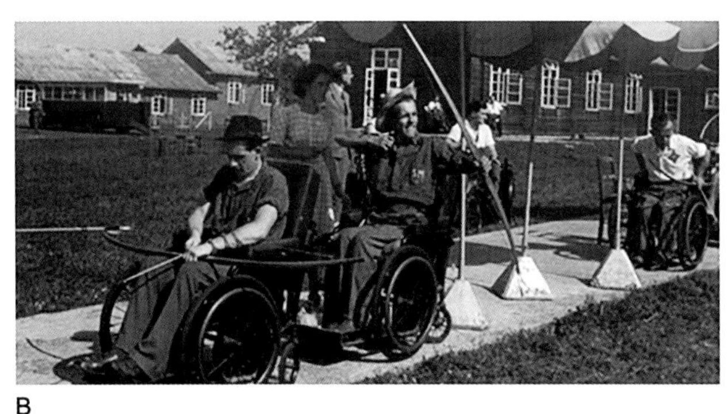

A B

图 42-2 射箭。在图 B 中，罗伊·詹宁斯(斯托克·曼德维尔队)在未婚妻艾菲·赖特的注视下射箭。背景中可以看到一辆特别改装的公共汽车，"老比尔"

交通[3,5,7]展示了专门改装的无障碍巴士。在随后的 12 年中，斯托克·曼德维尔、斯塔尔和盖尔特尔残疾退伍老兵之间比赛的名称和范围不断演变，体育项目和参加比赛的运动员和国家都在逐年增加(e 表 42-1)。

对奥运会的财政支持来自退伍军人联合会和英国截瘫基金等组织。他们的宣传主要有三种方式：①口碑，通常由前斯托克·曼德维尔的患者和工作人员发起；②媒体的关注，往往是邀请名人嘉宾出席；以及③古特曼个人在国际大会和会议上宣传奥运会的努力。古特曼有意将斯托克·曼德维尔奥运会与奥运会[18]结合在一起，也有助于引起公众的注意。事实上，第一次射箭比赛是在 1948 年 7 月 29 日举行的，与在英国伦敦举行的第 14 届奥运会开幕式同一天。古特曼在 1952 年奥运会开幕式上提醒观众，赫尔辛基奥运会正在同一时间举行，他也希望"有朝一日，截瘫比赛将像奥运会一样具有国际性，并在自己的领域里广为人知。"(图 42-3)[17]。正如

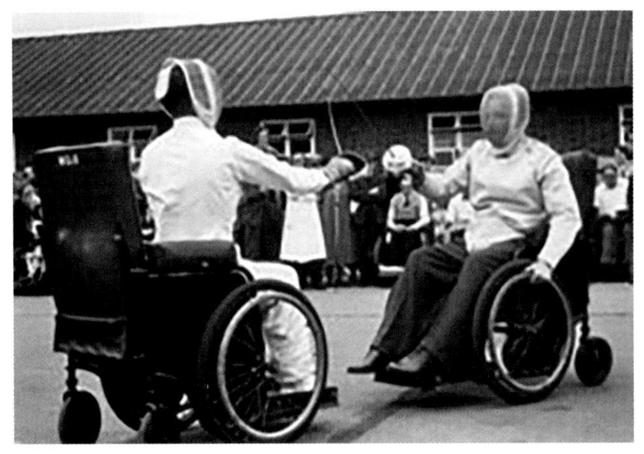

A

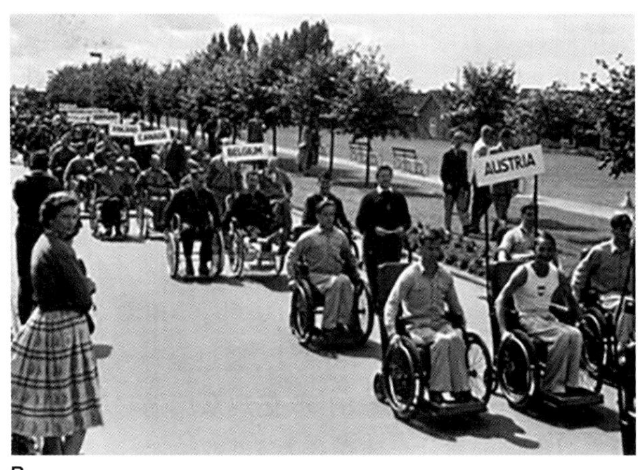

B

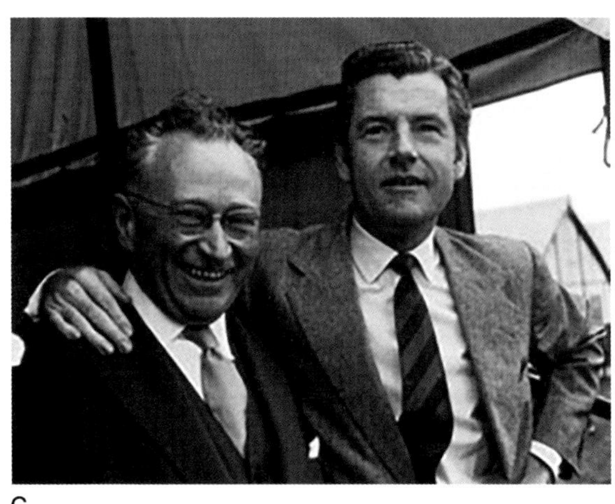

C

图 42-3 A：轮椅击剑。B：早期的"美国列队"。C：路德维格·古特曼博士和肯尼斯·莫尔博士

他后来所描述的那样："和奥运会一样，斯托克·曼德维尔运动会是由一小部分相信体育是增进人类真正体育道德和理解的伟大媒介的人所发起的，我们相信，斯托克·曼德维尔运动会将使不同国家的瘫痪人员团结起来，并在体育领域占据应有的地位。"

罗马后奥运会的增长和发展(1960—2016)

到1960年，国际斯托克·曼德维尔运动会已经演变成第一届大型国际体育盛会，在意大利罗马举行，并使用与罗马奥运会相同的场地[3]。这次比赛有400名运动员参加，他们都是脊柱受伤人员，代表23个国家。正如古特曼所解释的那样，"绝大多数的参赛者和护航者已经完全理解了罗马奥运会作为一种瘫痪人员重新融入社会以及体育世界的新模式的意义"[3]。

当代的残奥会运动在规模和风险上都前所未有地增加。2016年，巴西里约热内卢举行了第15次残奥会。160个国家的4 300多名运动员，其中包括一组独立的残奥会运动员，参加了23项运动[1]。残奥会的媒体覆盖经历了类似的扩张速率。2014年，NBC和NBCSN为2014年冬季残奥会进行了50h的联合电视报道播出，其中包括索契计划中残奥会的开幕式和闭幕式和每日5个残奥会运动项目的覆盖报道。2016年，NBC环球(NBCU)为2016年夏季残奥会进行了66h的电视覆盖报道，从2012年伦敦夏季奥运会的覆盖范围增加了60.5h。NBCU旨在于2012年伦敦奥运会的成功之上，通过全球众多电视网络平台向115个国家的38亿观众广播。2016年夏季奥运会的累计全球受众为4.1亿[1]。

残奥会在社交媒体上的影响力也在不断增加，现代的信息共享模式也是非常重要的。在2016年的比赛中，残奥会在Twitter上获得了1.4万粉丝，在Facebook上获得了12.5万粉丝，在Instagram上获得了1.3万粉丝(增长了近50%)。本届奥运会期间，YouTube上的残奥会订阅者增加了14 672人，增长了22%，而Snapchat上一个关于足球和田径的直播故事吸引了来自美国以外地区的500万点击量。在美国，由于与NBC的合作，250万人观看了这则实况报道，总计达750万人。在运动会期间，共有3.86亿人通过Twitter关注，累计访问人数为3 137 837人。

此外，国际残疾人奥林匹克委员会(IPC)在2014年庆祝成立25周年，对于这个致力于通过体育实现勇气、决心、灵感和平等等核心价值观的最大的国际体育组织而言，这是一项重大成就。

历史概况

在许多方面，世界战争加速了物理医学的创新，并使一位先驱医师能够看到对医学和社会所持有的普遍观点作出回应的显而易见的、紧迫的必要性：类似于脊髓损伤。在其他治疗模式中古特曼爵士利用了运动，其为残奥会运动奠定了坚实的基础。

古特曼被歧视的个人经历和竞技体育可能有助于形成他改造脊髓损伤病区的韧性、开展国际斯托克·曼德维尔运动会的决心以及他对竞技体育的宏伟愿望。在这种精神下，残奥会运动稳步成为历史上最成功的体育活动之一，始于将遭受战争创伤的个体恢复到身体、精神和社会健康的普通人，已经演变为通过体育[19]实现统一和赋予权利的全球运动。古特曼的愿望也是如此，因为当代的残疾运动员继续推动人类表现包容，人们被不同信仰者的社会认知震撼了。

残奥会运动

"残疾人运动员"是IPC对所有各级比赛中有缺陷的运动员的称呼[1]。相比之下，"残奥会运动员"和"瘫痪运动员"仅指参加过残奥会的运动员[1]。同样，"残疾运动"是指残疾人在所有竞技水平上进行的体育活动，"残奥会运动"仅指残奥会上进行过的运动比赛[1]。目前，31项运动得到了IPC的承认，所以并非所有项目都包括在残奥会计划[1]中。在残奥会的最新版本中，有27项运动被承认：2016年里约夏季残奥会有22项运动，2014年索契冬季残奥会有5项运动。每项运动的总结见表42-1。残奥会为在本章下文描述的10种符合不同条件残疾类别的运动员提供了比赛机会。如表42-2所示，前8个类别为肢体残疾；1个类别为视觉障碍，最后一个类别为智力障碍。

表 42-1　残奥会运动项目

	夏季运动会	符合条件的损伤类别	运动的特点	2016 年里约奥运会参赛选手人数	主管团体
	轮椅篮球	肌肉力量损伤 手足徐动症 被动 ROM 缺失 肌张力过高 肢体残缺 共济失调 长短腿	采用相同的球，球场尺寸，比赛时间，和记分系统作为健全的游戏。在比赛期间，每支球队的总的分类点数不能超过 14 分。当一个拥有球的球员推着他/她的轮椅超过两次而没有运球时，就会发生比赛违规	263	国际轮椅篮球协会
	残疾人皮划艇	肌力受损 被动 ROM 缺失 肢体残缺	在 2016 年奥运会上首次亮相。就像皮划艇对健全人运动员一样，让那些身体有缺陷的人在各个层次上享受这项包容性的运动	60	国际皮划艇联合会
	残疾人自行车	肌肉力量受损 手足徐动症 被动 ROM 缺失 肌张力过高 肢体残缺 共济失调 长短腿 视觉障碍	最初是为具有视觉障碍的运动员开发的。运动员比赛以自行车、三轮车、串联或手循环为基础进行比赛。个人和团队在短跑、个人赛、1 000m 时间赛、道路比赛和道路时间赛中进行竞争	235	国际自行车联盟
	残疾运动	包括所有	对来自所有障碍组的男女运动员开放。那些视力受损的人接受来自视力指南的指导，该指南与准运动员一起训练和比赛	1 140	国际残疾人奥林匹克委员会

续表

	夏季运动会	符合条件的损伤类别	运动的特点	2016 年里约奥运会参赛选手人数	主管团体
	划船	肌肉力量受损 手足徐动症 被动 ROM 缺失 肌张力过高 肢体残陷 共济失调 长短腿 视觉障碍	在 2008 年奥运会上首次亮相。有四种船级，在所有 4 个等级中，比赛为 2 000m。设备（船等）适合于运动员	96	世界划船组织
	残疾人乒乓球运动	肌肉力量受损 手足徐动症 被动 ROM 缺失 肌张力过高 肢体残缺 共济失调 长短腿 视觉障碍 智力障碍	运动员在个人、双人或团队竞赛中运动员或坐或站。比赛 5 局 3 胜制，每局 11 分	269	国际乒乓球联合会
	轮椅网球	肌肉力量受损 手足徐动症 被动 ROM 缺失 肌张力过高 肢体残缺 共济失调 长短腿	规则同正常网球，除了一个例外，球可以弹跳两次。参赛者必须有一条或两条腿永久性地或实质性地丧失功能，而比赛则采取 5 局 3 胜制	100	国际网球联合会
	室外地滚球	肌肉力量受损 手足徐动症 被动 ROM 缺失 肌张力过高 肢体残缺 共济失调 长短腿	两项残奥会中的一项，没有奥运会的对应项目。最初是为脑瘫运动员设计的。球员投掷或滚动彩色球尽可能接近一个白色目标球-“杰克”。在“杰克”附近有最多球的球员或球队获胜	106	室外地滚球国际体育联合会

续表

夏季运动会	符合条件的损伤类别	运动的特点	2016 年里约奥运会参赛选手人数	主管团体
轮椅击剑	肌肉力量受损 手足徐动症 被动 ROM 缺失 肌张力过高张力 肢体残缺 共济失调 长短腿	截肢、脊髓损伤和脑瘫的男性和女性均有资格在金属重剑(男女)和尖细的轻剑(仅男性)比赛中进行竞争。在比赛过程中,轮椅被固定到地板上	89	国际轮椅和截肢运动联合会
5 人制足球比赛	视觉障碍	类似于正常的足球比赛,除了:每队 5 名球员,更小的场地,50min 的比赛,没有越位裁决,球内的铃铛有助于引导球员,除了守门员外,所有球员都会为了公平而戴上眼罩。守门员可能是目视的和口头的	64	国际盲人体育联合会
7 人制足球比赛	手足徐动症 肌张力过高 共济失调	类似于正常的足球,除了:每个球队有 7 名球员,更小的场地,60min 的比赛,没有越位裁决,并且可以用一只手进行投掷。为患有脑性瘫痪的运动员设计的	112	国际脑瘫足球联合会
盲人门球	视觉障碍	两项残奥会中的一项,但没有奥运会对应项目。两次 12min 的半场比赛;为了公平运动员需戴上眼罩,目标是把球滚进相反目标。对手用身体阻挡球。场地须保持安静	119	国际盲人体育联合会
残疾人射箭	肌肉力量受损 手足徐动症 被动 ROM 缺失 肌张力过高 肢体残缺 共济失调 长短腿 视觉障碍[a]	残疾人箭术有三种不同的分类。在个人和团体比赛中,运动员或坐在轮椅上或站立进行比赛	137	世界箭术联合会

续表

夏季运动会	符合条件的损伤类别	运动的特点	2016 年里约奥运会参赛选手人数	主管团体
残疾射击运动	肌肉力量受损 手足徐动症 被动 ROM 缺失 肌张力过高 肢体残缺 共济失调	有 12 项残奥会射击活动。运动员参加 10m、25m 和 50m 以上的单人项目，还有步枪和手枪项目	147	国际残疾人奥林匹克委员会
轮椅橄榄球	肌肉力量受损 手足徐动症 被动 ROM 缺失 肌张力过高 肢体残缺 共济失调	最初是由加拿大的四肢瘫痪运动员发展而来的；两支至少有四名选手的球队参加了四个阶段的比赛，每次比赛时间为 8min。在比赛期间，每队在场上的总积分不能超过 8 分	96	国际轮椅橄榄球联合会
残疾人力量举重	肌肉力量受损 手足徐动症 被动 ROM 缺失 肌张力过高 肢体残缺 共济失调 长短腿 视觉障碍 身材矮小	男女运动员均可参加，板凳上的压力是唯一的规则。有 10 个体重类别，每个运动员每个体重有三次尝试。运动员们把杆子放在胸前，一动不动地握住它，然后用肘部紧固在末端。获胜者为抬起最多重量的人	179	国际残疾人奥林匹克委员会
残疾人马术	肌肉力量受损 手足徐动症 被动 ROM 缺失 肌张力过高 肢体残缺 共济失调	在 1996 年奥运会上介绍的。每个运动员参加盛装舞步比赛，包括有固定动作的锦标赛测试和对音乐的自由表现测试。由 3~4 名成员组成的团队也参加团队比赛	76	国际马术联合会

续表

	夏季运动会	符合条件的损伤类别	运动的特点	2016 年里约奥运会参赛选手人数	主管团体
	残疾人跆拳道[a]	肌肉力量受损 手足徐动症 被动 ROM 缺失 肌张力过高 肢体残缺 共济失调 长短腿 视觉障碍 身材矮小	在残奥会上，运动员目前参加拳击比赛。残奥会跆拳道和跆拳道的主要区别在于，残奥会跆拳道不允许踢头部	n/a	世界跆拳道协会
	坐式排球	肌肉力量受损 手足徐动症 被动 ROM 缺失 肌张力过高 肢体残缺 共济失调 长短腿	双方各有六名球员以五局形式进行比赛；第一名以 2 分领先 25 分的选手获胜。更小的场地，更低的球网更快的速度。在任何时候，运动员的骨盆都必须触地	187	世界残疾人排球协会
	残疾人舞蹈运动[b]	肌肉力量受损 手足徐动症 被动 ROM 缺失 肌张力过高 肢体残缺 共济失调 长短腿	组合风格（与站立身体健全的舞伴跳舞），或二重奏舞（两个轮椅使用者）；团体舞蹈，或单舞活动展示标准，拉丁舞或自由式舞蹈	n/a	国际残疾人奥林匹克委员会
	残疾人柔道	视觉障碍	1988 年参加了奥运会，2004 年又增加了女子体重类别。比赛持续 5min，得分最高的运动员获胜	129	国际盲人体育联合会

续表

	夏季运动会	符合条件的损伤类别	运动的特点	2016 年里约奥运会参赛选手人数	主管团体
	残疾人游泳	所有	自由泳、仰泳、蝶泳、蛙泳和混合泳。一些运动员可以选择起跑平台和水上起泳。信号或“踢踏机”可用于视障者。泳池内不允许使用假肢/辅助装置	593	国际残疾人奥林匹克委员会
	残疾人羽毛球[a]	肌肉力量受损 手足徐动症 被动 ROM 缺失 肌张力过高 肢体残缺 共济失调 长短腿 体位下短的身材	将在 2020 年奥运会上首次亮相。运动员在六个不同的层级进行比赛	n/a	羽毛球世界联合会
	残疾人帆船运动	肌肉力量受损 手足徐动症 被动 ROM 缺失 肌张力过高 肢体残缺 共济失调 长短腿 体位下短的身材	运动员参加不分性别的比赛。不同的船有不同的配置，无论是一人船还是两人船	80	世界帆船协会
	残疾人铁人三项	肌肉力量受损 手足徐动症 被动 ROM 缺失 肌张力过高 肢体残缺 共济失调 长短腿 视觉障碍	在 2016 年奥运会上首次亮相。运动员游 750m，然后骑自行车 20km，最后跑 5km。运动员可以在自行车部分使用自行车、双人自行车，或者在最后一段使用竞速轮椅	60	国际铁人三项联盟

续表

	冬季运动会	符合条件的损伤类别	运动的特点	2014 年索契奥运会参赛选手人数	主管团体
	残疾人滑雪板[a]	肌肉力量受损 手足徐动症 被动 ROM 缺失 肌张力过高 肢体残缺 共济失调 长短腿	比赛有四个规则：头对头交叉滑雪板，大斜杠，滑雪板穿越时间试验，和巨大斜面。根据运动员的缺陷，有特定的装备规则/适应	n/a	国际残疾人奥林匹克委员会
	残疾人高山滑雪	肌肉力量受损 手足徐动症 被动 ROM 缺失 肌张力过高 肢体残缺 共济失调 长短腿 视觉障碍	在高山滑雪中，有 14 个基于运动员障碍的运动课程，包括坐位和站立类别。有视觉障碍滑雪运动员，前面有一个向导。导游口头上给运动员指路	214	国际残疾人奥林匹克委员会
	残疾人冬季两项	肌肉力量受损 手足徐动症 被动 ROM 缺失 肌张力过高 肢体残缺 共济失调 长短腿	越野赛和冬季两项的滑雪运动员在 15 个不同的体育课上进行比赛。根据视力障碍的严重程度，指南可以是可选的，也可以是强制性的	95	国际残疾人奥林匹克委员会

续表

	冬季运动会	符合条件的损伤类别	运动的特点	2014 年索契奥运会参赛选手人数	主管团体
	残疾人越野滑雪	肌肉力量受损 手足徐动症 被动 ROM 缺失 肌张力过高 肢体残缺 共济失调 长短腿	越野滑雪运动员和双人三项比赛在 15 种不同的运动等级基础上进行比赛。根据视觉障碍的严重程度，指南可能是可选的或强制性的	147	国际残疾人奥林匹克委员会
	残疾人冰上曲棍球	肌肉力量受损 手足徐动症 被动 ROM 缺失 肌张力过高 肢体残缺 共济失调 长短腿	最初是在瑞典开发的，冰上曲棍球遵循了健全曲棍球的规则，除了：使用雪橇的前半径的任何部分来对对手进行 T 犯规是非法的	128	国际残疾人奥林匹克委员会
	轮椅冰壶	肌肉力量受损 手足徐动症 被动 ROM 缺失 肌张力过高 肢体残缺 共济失调	在 2006 年的奥运会上首次亮相。团队可以由有下半身损伤的男性和女性组成	50	世界冰壶联合会

[a] 没有参加 2014 年冬季或 2016 年夏季残奥会。
[b] 不包括在残奥会项目中。
图片摘自 YetsaA. tuakli-wosornu，M. D.，M. P. h. 来自国际残奥委员会。2017 年。可查阅：www. palmpic. org。2017 年 2 月 1 日[20]。

表 42-2　符合条件的损伤类别

肢体残损	**肌肉力量受损**:肌肉或肌肉群所产生的力量减弱,如单侧肢体或下半身的肌肉,例如由脊髓损伤、脊柱裂或脊髓灰质炎引起的肌肉力量受损 **被动 ROM 缺失**:例如,由于关节炎,一个或多个关节的活动度永久性减少 关节活动过度、关节不稳定和关节炎等急性疾病被认为是不符合条件的损伤 **肢体残缺**:由于创伤(如车祸)、疾病(如骨癌)或先天性肢体缺陷(如难解症)而导致的骨或关节完全或部分缺失 **腿长差异**:先天性缺乏症或外伤致单腿骨短缩 **身材矮小**:由于上下肢或躯干骨骼尺寸异常而导致站立高度降低,例如,由于软骨发育不全或生长激素功能障碍 **肌张力过高**:由于神经疾病,如脑瘫、脑损伤或多发性硬化症,肌肉张力异常增加,肌肉拉伸能力下降 **共济失调**:由于神经疾病,如脑瘫、脑损伤或多发性硬化症,肌肉运动缺乏协调 **手足徐动症**:一般表现为不平衡、不自觉的运动,由于神经疾病,如脑瘫、脑损伤或多发性硬化症,很难保持对称的姿势
视力障碍	视觉受到眼睛结构、神经或光学通路或视觉皮质损伤的影响
智力障碍	智力功能和适应行为的限制,如概念、社会和实际的适应技能所表达的,发生于 18 岁以前

残疾运动中的运动员分类

分类是一个过程,在这个过程中,一组事物或单位,根据可感知的属性[3,21]有序地分为若干较小的组或类[3,21]。分类在科学、健康和功能以及包括残疾运动的运动中发挥整合作用。残疾运动分类所使用的独特分类系统为维护残奥会的愿景发挥了两项非常重要的作用:

1. 界定谁有资格参加残疾体育比赛,从而有机会实现成为残奥会运动员的目标。

2. 将运动员分组参加体育运动课程,以确保损害的影响降至最低,运动优异决定哪一名运动员或哪一队最终获胜。

在残疾运动中进行运动员分类的个体被称为分类者。分类者工作的本质决定了残疾运动中的“谁可以参加,谁不可以参加”,同样重要的是,它也证明了残疾运动分类的成功[22]。分类者作为分类小组(称为分类小组)成员对准运动员进行评估,以确定运动员是否有合格的缺陷,并指定运动员参加比赛的体育类别[23-25]。体育的分级程度是根据损伤的严重程度及其对进行某项特定运动的基本活动的影响来确定的[25]。值得注意的是,理疗师在评估符合准体育资格的损伤方面有必要的教育和实践经验。

为了了解为什么分类对残疾运动如此重要,以及分类者在运动员中合作和参与的重要性,可以通过了解分类的定义、残疾体育中分类的历史基础、残疾运动中分类系统的演变以及在过去、现在和未来形成分类的概念模型。

分类的历史

自 20 世纪 40 年代早期残奥会运动开始[26]以来,有几个概念模型支持了残疾运动分类的发展和随后的进展:①医学,②功能体育分类,和③基于证据的体育分类。

42

医疗模式:残疾运动作为康复的一部分

康复是对残疾人竞技体育发展的最重要的早期驱动因素。在 20 世纪 50 年代中期,分类的概念最初出现的目的是将患有脊髓损伤的竞技者进行分类,将参加轮椅篮球的运动员分成两类:一个是较高节段的 SCI 运动员,一个是较低节段的 SCI 运动员,以便进行“更公平”的比赛[27]。损伤的影响,例如受损的运动能力,以及这种受影响的轮椅推进如何还不是分类系统的一部分。

在早期的几十年中,分类是基于医学的,医学诊断是用于确定运动员比赛层级的唯一因素。根据医师的医学诊断运动员获得一个单一的运动等级,并且他们在这一类比赛中参加了当时存在所有的运动[26]。

虽然医学分类的概念模型被广泛用于描述早期分类,但在三种不同的疾病情况下,患有脊髓损伤、脊髓灰质炎和脊柱裂的运动员在比赛中发生了转变。这些情况导致了力量的共同损害,因此焦点开始从医学诊断转向对运动成绩有多大影响[26]。

功能模式和具体体育模式:将残疾运动作为体育的一部分

随着残奥会运动的成熟,残疾人的分类迅速成为众多体育活动的焦点,推动了从医学模式到功能和运动特定模型[28,29]的分类发展。1988 年的汉城残奥会标志着体育从康复和娱乐到精英运动的转变,1992 年巴塞罗那残奥会推进了运动专用功能分类系统[30]的使用。

在功能分类的支持下,尽管支持客观、可靠和有效的分类系统的科学依据尚不成熟,少数分级的决策受到了活动组织者的欢迎,并加速了向功能和体

42

育特定系统的过渡。残疾分类者根据他们的专业医疗经验和临床判断做出决定。在大多数情况下,老练的分类者会根据对特定体育活动表现的可比影响作出可信和有效的决策。有时,这些决定是有意义的。然而,有时运动员、教练、媒体、观众甚至其他分类者都不清楚这些决定。

分类者大多是经过医学训练的临床专家,他们学习体育,并将其作为康复的一部分,他们中的一些人致力于制订和管理特定运动的分类规则。分类系统没有公布或公开提供,来自不同体育项目的分类者彼此之间没有联系,而且很少交流想法、技能或技术。这一群致力于体育的倡导者发展了更好地服务于残疾人奥林匹克运动的临床专门知识[30]。然而要跟上残疾人运动的爆炸性增长,还有很多的工作要做。

在越来越多的准体育运动中,关于基本问题的差异很大,例如采用一致的分类方法。体育分类被视为"过于复杂,无法理解"。更好地理解需要的是一种标准化的语言,一个明确的目的,以及一个透明的结构,进而决定谁有资格参加体育运动谁没有资格。寻找一个概念模型来指导分类前进[26]

2000 年悉尼残奥会成功举办后的每一场重大赛事,以及奥运会在全球日益普及的背景下,分类对体育的根本重要性开始得到广泛认可。体育运动的下一步是确定合格损伤以针对性提供体育机会,划定参加特定运动所需的损伤水平,以及损伤对体育专项活动的影响[31],并协调整个残奥会运动的分类问题[30]。

基于证据的模型:残疾运动的分类和科学

标准化的残奥会体育分类系统的演变以三份主要文件为指导:2003 年 IPC 分类战略、2007 年 IPC 分类代码和 2009 年 IPC 分类的背景和科学原则[22,32]。本文对后两者进行了讨论。

残疾人奥林匹克运动于 2007 年 11 月批准了 IPC 分类代码。这一分类代码的目的是维护对残疾分类者的信心,促进广大运动员的参与,具体规定所有残疾体育的共同政策和程序,并制订所有残疾人体育运动的适用原则[32]。2007 年"分类代码"采用了一种通用语言——功能、残疾和健康的国际分类(ICF)——进而与体育相联系。每个体育管理机构都要确定哪些合格的损害类型将包括在其体育活动中。授权存在永久、可核查的损害和基本的健康状况。体育等级的确定基于损伤是如何导致运动基本活动受限的。

2007 年的"分类代码"没有提供残疾人奥林匹克分类的科学背景和概念基础。Tweedy 和 Vanlandewijck 基于背景和科学的分类原则填补了 2009 年 IPC 的空白。这份基础文件的作者提供了一份理论上有根据的描述,说明了支持分类的科学原则,定义了基于证据的分类一词,并为如何通过独特地应用分类法、ICF 语言和选择性分类来实现这一目标提供了指导方针。

分类学是如何进行分类的科学,包括原则、程序和规则。在科学领域中得到了很好的认可,作为开发命名和排序系统的方法,以便能够清楚地传达、理解和识别事物之间的关系[3,21]。ICF 是最广泛接受的健康和功能分类,并使用世界公认的术语[33]。

解释了残疾运动分类与健康和功能分类的交叉,并将关键的 ICF 与准运动分类的关系确定为损害及其对体育专项活动的影响[31,34]。这个交集用 e 图 42-1 表示。残疾运动分类的小单位被明确描述为身体功能和身体结构的损害,以及损害对每项具体运动的基本活动的影响[22]。

总之,2007 年"残疾人奥林匹克运动会分类守则"和 2009 年"关于分类的立场声明"表明了分类在残疾人奥林匹克运动中的独特作用,并对所有残疾体育的分类提出了明确的、一致的立场。该基金会的目的是建立科学的证据体系,以推动分类如何支持残疾人奥林匹克运动的价值[1]。

当代的原则与实践

在 IPC 分类代码出现之前,分类的目的不明确,即:使运动公平,并使所有人员能够平等参与。该规范为分类提供了明确的目的——定义谁参与残疾人体育活动,并确保在每个事件中合格功能障碍的影响最小化。

基于证据的分类

基于循证的模型,使用分类学的观点,将分类单位定义为残疾运动中的损伤和对齐分类,以及其他用于运动的选择性分类系统,如年龄、体重和性别。每项运动都必须确定该运动中合格的损伤,描述所允许的损伤的严重程度,称为最低损害(损伤)标准,根据由此产生的体育专项活动限制的程度对损伤进行分类,并制订证据以证明用于分配运动等级的方法达到了第 22 段分类的定义目的[22]。

目前,残奥会运动为有缺陷的运动员(这些缺陷为"国际残奥会合格损伤国际标准"[23]中确定的十种合格损伤类型之一)提供了运动机会。表 42-2 列出了本章第一节简要介绍的所有 10 个符合条件的运动损伤。即使运动员在该特定运动中具有可获得的合格损伤之一，如果运动员没有达到最低损害（损伤）标准，证明该损伤严重到足以影响运动员如何为该运动开展基本活动，则运动员仍可能没有资格参加[25]。

值得注意的是，残疾体育不需要包括所有 10 项符合条件的损伤。有些残奥会项目只为有一项损伤的运动员设计。例如，盲人门球只对视力障碍的运动员开放，而田径和游泳则对有 10 个合格障碍的运动员开放。分类代码要求损害必须是永久性的，这意味着在可预见的将来，不管是进行体育锻炼还是任何其他治疗干预，损害都不会得到解决。分类系统是由国际运动联合会（IFS）制订、管理和约束的，国际联合会决定哪些损伤将包括在其运动中，哪些是运动的最低损害（损伤）标准。

因为基本的体育活动是不同的，所以最低损害（损伤）标准是运动特有的。因此，运动员可能在一项运动中达到标准，但在另一项运动中却达不到标准。如果运动员没有达到最低损害（损伤）标准，那么就没有资格参加这项运动，这并不是质疑是否存在真正的损害。这是一个专门针对这项运动的体育规则。最低损害（损伤）标准的例子可以是肢体残缺运动员的截肢水平，也可以是矮小症运动员的最高身高[32]。

应在科学研究的基础上解释 MIC，该研究以有效的、可靠的方式评估损害程度和损害对特定运动的基本活动的影响。通过科学的研究证据，可以确定在某一运动中对开展基本活动有多大的损害影响。虽然这一证据在 2007 年《守则》的时候并不存在，但这个研究机构现在正开始发展，并有机会为这个不断增长的知识主体提供帮助。

对分类者来说目前最佳的实践

竞赛中运动员的运动等级，对完美表现的可能性有显著影响，但开发新的基于证据的分类方法的研究仍缺乏。使用当前最佳实践时，分类专家应始终考虑以下三个问题：①运动员是否有符合这项运动的损伤；②运动员的合格损伤是否符合该项运动的 MIC；③哪个运动等级最准确地描述了运动员的活动限制。

Tweedy 推荐了四个可以帮助所有分类专家作出决定的信息来源，其中一些已经成为许多运动中运动员评估过程的一部分，并被记录在分类记录表格[35]中：①损伤；②新活动；③实践活动；④训练历史和其他因素。

为了评定损伤，残疾的分类应该是简单的、容易获得的、负担得起的、客观的、有效的、可靠的测试，例如徒手肌力评定来测量运动力量的损伤[35]。没有由运动员实践的但与体育活动有关的新运动，有助于联系损害测试结果。实践活动包括的因素有运动员在运动准备训练中测试的力量、协调和运动范围。例如，在轮椅橄榄球中，运动员会在停止、开始和转弯时进行轮椅推进训练[36]。最后，参加培训的记录包括训练的频率、持续时间、强度、训练周期、训练质量和水平，以及其个人或环境因素，如年龄[37]。

残疾的分类可以通过确定运动特定活动的关键组件可靠地评估活动限制，并随后查看新颖的实践任务，进而过滤出损害措施的培训敏感措施和训练反应。新任务的表现应与运动中所有运动员的缺陷一致。相反，实践任务的表现可能会有所不同。例如，受过良好训练的运动员可以比未受训的运动员在新任务上更好地执行实践任务，其中未经训练的或新手的运动员不可能在新的或实践的任务的运动表现上显示很大的差异。如果没有这个关键的步骤，存在分类绩效而不是损害的风险，并损害了对残疾体育分类的价值，在此分类里，一个残疾运动员不应该基于他（她）的培训情况而改变等级。

残疾分级中不需要考虑的因素

在任何运动中，许多其他因素不应影响运动员的等级，包括身体大小或类型，如身高、手臂长度或手的大小、性别以及允许提高技术的设备。由于性别这一因素对最佳成绩的影响，在大多数个人体育项目中，男子和女子会分别参加比赛。然而，由于女性轮椅橄榄球运动员人数较少，这项运动是男女共同参与的，并为此调整了体育规则，以鼓励女子运动员参与[38]。

此外，有选择而不是按照运动表现来分类是理想的。也就是说，运动员不应因训练和/或合理的装备使用而受到惩罚。同样，运动员也不应该因为不训练和缺乏合适的装备使用而受到奖励。每项运动的竞赛规则应具体规定哪些装备类型和设计是允许的，例如轮椅或自行车配置、假肢设计、手套或系带[25]。

残疾分级者的资质

残疾分级者对于损伤类型和特定运动是专业的。对某一特定的损伤类别，通过躯体、视觉或智力缺陷，国际分类者为特定损伤种类接受专业化训练，这种专业化训练是必要的，因为分类者必须具有适合他们进行评估相关损伤的资格[24]。

以下资格是最典型的：

1. 身体损害：医师、物理治疗师、理疗师、职业治疗师、运动和生物力学专家；

2. 视力损害：眼科医师和视光师；

3. 智力障碍：心理学家和运动和生物力学方面的专家。

国家级分类是一种非常值得介绍的分类方法。国际分类者是由特定的运动 IFS 培训和认证的。对于国际分类课程来说，这些运动项目中最让人感兴趣的地方就是去接触它。美国残奥会委员会也可以提供帮助。截至 2017 年 1 月 1 日，IPC 在其网站 IF 和 NPC 上罗列出了很多关于分类者培训的信息[1]。

残疾运动分级的未来

分类正明确朝着基于体育的循证模式而发展，由体育学、分类学和科学界驱动。所有利益相关者承认：体育这方面的分类至关重要，以便以一种明确的、一致的、合理的理解方式去实现让残疾人运动这一愿景。

2015 年守则和国际标准

2013 年初，IPC 启动了一项修订 2007 年的分类代码协商程序。这项修订的分类代码预计将进一步发展所有基于具体证据的体育分类。2015 年 11 月，残奥会批准了修订后的运动员分类代码，并要求所有体育项目都遵守这一规定一直到 2018 年 1 月 1 日。2016 年 9 月，国际残疾人委员会发布了一系列文件，为分类中的关键领域提供了具体的业务指导，其中包括：①合格损伤的国际标准；②运动员评估；③抗议和申诉；④分类人员和培训；⑤数据保护[23-25,39,40]。

未来的挑战和机遇

体育分类中仍然存在重大挑战。首先，改进现有系统的相关研究是特别重要的。在一些运动中，如竞技和轮椅橄榄球，越来越多的研究机构正在迅速崛起[41-50]。故意缺失事实性陈述对分类[22]构成了另一个挑战。故意缺失事实的虚假性陈述是“在运动员分类期间或在分配一个运动等级之后的任何时候，蓄意误导分类小组确定与某一段落运动有关的技能和/或能力的存在、程度和/或资格的损害的程度或性质”[51]，目的是从测试中获得最有利的结果，并且分类基本上被用作运动员在具有被允许的损伤小的运动等级中竞争的策略。事实证据表明，无论是主动配合还是来自其他人的建议，一些运动员都可能在测试过程中并不会全力合作，或试图夸大其损伤的严重程度。这需要有更好的工具来检测故意的失实陈述，并进行初步研究[50]。

为了应对这些挑战，来自等级运动员、分类专家和科学家的专业知识和资源[52]是必要的。这些挑战为各种团体参与残疾人奥林匹克运动提供了机会。通过表彰所有过去和现在的贡献者，保持医学界与科学、各研究团体之间的紧密联系，运动员分类将成为今后残奥会运动的坚实基石。

残疾人运动中的运动生物力学、人体工程学和生理学

区分准运动员和非残疾运动员的一个具体特征是使用个别适应的辅助技术。特别关注的两个领域是：一是为有行动能力限制的运动员提供轮椅，二是为截肢者安装假肢。

轮椅运动的运动学与动力学

对包含人体工程学的轮椅设计的研究导致了对脊髓损伤运动员[53]过度使用问题的认识增加（参见第 58 章）。“功率平衡模型”描述了运动员的能量输入和动力输出之间的相互作用。当使用轮椅的运动员以某一速度运动时，有三个因素作为阻力作用力：滚动阻力、空气阻力以及向上或向下斜坡[54]的重力效应。滚动阻力与实际表面、车轮和轮胎有关，其中轮胎压力、外形、车轮直径和车轮对准都有助于阻力。座位位置以及座位高度也与阻力相关；运动员在椅子上不应向前或向后倾斜[55]。空气阻力是第二个重要的因素，在高速运动中空气阻力是最重要的。因此，前部区域（即运动员身体）的尺寸应保持在最小限度，以减小空气所产生的阻力。这又与运动员在比赛中的位置和运动员的身体成分有关。最后，上坡或下坡有助于在比赛期间加速/减速。通过选择轻质材料制作轮椅，这样减少了质量，从而提高了动力输出。

为提高动力输出，轮椅的设计也很重要。首先，车轮尺寸的影响，车轮大小与滚动阻力成正比[56]。其次，通过手施加到轮圈上的力是重要的[57]，运动员使用手套来获得最大的抓握力。再次，弧形后轮影响动力输出。实际上，所有的运动轮椅都有弧形轮子。这给运动员提供了更大的稳定性，并且更容易操纵轮椅。现场研究发现，18°外倾角是短跑和机

动性技术的最佳选择[58,59]。用于不同运动的不同类型轮椅已经在开发中。在运动和轮椅比赛历史上,运动员们或多或少会参加日常使用轮椅的比赛。如今,三把轮式赛车椅采用高科技设计,可单独定制,使运动员能够达到高达 10m/s 的速度。这些椅子由轻质材料制成,带有小的手轮、高压管状轮胎和高达 15°的外倾角。

运动轮椅更接近于日常使用的轮椅,是轻质材料,与赛车轮椅相比,运动轮椅有较大的手缘,以便使转弯力矩[46]最大化。在橄榄球比赛中,轮椅的椅子较大。椅子被设计成允许击球和阻挡。橄榄球运动员的上肢和下肢都受到影响,通常为保持最大平衡而选择一个低座高度。在篮球运动中,运动员根据损伤风险和在场上的角色选择座位高度。

假肢修复学和跑步

随着现代假肢的发展,截肢者的奔跑能力也得到了巨大的提升[60,61](参见第 56 章)。碳纤维弹性足假肢是为需要高度活跃的截肢者设计的功能假肢,最初在 1996 年推出。它能够帮助截肢运动员打破大众眼中的刻板印象和普遍认为的社会局限性,在残疾人运动会或健全人运动会中进行体育竞技。最近德国跳远运动员,一位单侧膝以下截肢者,Markus Rehm 获得国际认可。在 2015 年多哈国际残疾人奥林匹克委员会(IPC)田径世界锦标赛上,Rehm 取得了 8.40m 的跳远成绩,成为 IPC 新的世界记录的保持者。同样的跳远成绩本可以在 2012 年伦敦奥运会上获得金牌。为了参加健全运动员的田径比赛,Rehm 在德国的一所体育大学进行了生物力学测试。当然,这次的测试结果并不能确定他是否比其他健全人更有优势参与田径比赛。然而,国际田径联合会(International Association of Athletics Federations)的规定要求他证明自己没有优势,因此在进一步的证据浮出之前,他仍被禁止参加健全运动员的比赛。

生理学

对于大多数残奥会运动员来说,他们对体力活动和训练的反应与非残疾人运动员相似(参见第 49 章)。我们从对非残疾运动员的研究中获得的许多基本生理知识可以用于设计残疾运动员的训练计划。尽管如此,仍有一些差异不得不考虑,其中大部分出现在脊髓损伤的运动员身上[62]。

运动表现与中央循环输送的血液量、收缩肌肉的血液灌注量密切相关。心输出量,作为每搏输出量和心率的综合指标,在患有脊髓损伤的运动员[63]中有很大改变。这是由于交感神经传入冲动减少,并且减少程度与病变的程度和严重程度密切相关。尤其在最大心率上,与非残疾运动员相比,T6 以上病变的脊髓损伤运动员更低。

考虑到最大摄氧量,这个公认的运动成绩预测指标时,残奥会运动员可以达到与非残疾精英运动员相似的测定数值[64]。肌肉量减少的残疾人运动员最大摄氧量与他们的体重成比例。然而,由于肌肉量减少和自主神经系统的变化,患有脊髓损伤的运动员的最大摄氧量数值更低。

T6 以上脊髓损伤的运动员也有血压控制障碍,这会导致低静息血压和直立性低血压[65]。这种血压控制障碍在体位变化和剧烈运动期间可能会导致头晕和恶心。弹力袜和足够的水分能够缓解这些症状。

脊髓损伤运动员的有氧和无氧运动表现与损伤的程度和严重程度密切相关。一般来说,损伤越小,运动表现越好。举个例子,在运动测试中,高水平的截瘫运动员参加轮椅竞走或手扶自行车比赛时,氧耗量峰值远高于 50ml/(kg・min),而对于脊髓损伤中四肢瘫的高水平的轮椅橄榄球运动员或轮椅网球运动员时,氧耗量显著降低,约 20ml/(kg・min)[66]。

自主反射障碍

T6 水平以上脊柱受伤的人可能出现的一种生理反应:自主反射障碍(AD)[67](参见第 22 章)。这种情况可能危及生命,需要立即治疗。AD 是一种急性的不受控制的交感神经活动,可导致高血压、头痛、脸红、出汗、鼻塞和焦虑的迅速发作。AD 是由病变水平以下的刺激引起的,通常是膀胱或肠道充盈,或其他一些有害的刺激,如疼痛。血压升高会导致颅内出血、视网膜出血、癫痫、心力衰竭和心跳停止以及肺水肿。治疗包括非药物干预和药物干预。患有 AD 的人应调整至直立体位,使血压直立性降低,并应脱去约束性衣物。通常情况下,膀胱通过导尿管排空,就像用戴着手套的手指轻轻插入肠道一样。如果血压仍然很高,超过 150mmHg,可以口服硝苯地平,一种钙拮抗剂。

AD 对残奥会运动员也有特殊含义,与"兴奋剂"相关[68]。"兴奋剂"是指运动员为了不公平的提高成绩而故意诱发 AD。在高水平的轮椅运动中,运动员会通过充盈膀胱来诱发 AD。交感神经的激活程度越高，血压、每搏输出量、心率峰值就越高，整体表现也会提高 10% 左右。几十年来，“兴奋剂”的做法一直受到残奥会运动的严格审查，由于其固有的健康风险，IPC 严格禁止这种做法[69]。自 2008 年以来，IPC 在主要残奥会比赛中实施了一项关于“兴奋剂”的测试计划[70]。收缩压被用来作为“兴奋剂”的衡量指标。运动员在比赛前要接受检测，超过 180mmHg 的收缩压被认为是“阳性”。2008—2015 年，总共进行了 159 次检测，没有一项呈阳性。但是还需要注意的是，运动员可能出现血压水平远低于 180mmHg 的反射障碍。通过研究脊髓损伤运动员赛前基线血压的历史数据，国际残奥会理事会（IPCGB）（根据国际残奥会医学委员会的建议）修改了规则，将“阳性”检测的阈值降低到 160mmHg。

42

脊髓损伤对患者的自主神经系统和躯体神经系统的影响也降低了他们体温调节的能力[62]。然而与非残疾人相比，体温调节能力的降低会导致病变水平以下的皮肤血流量减少，减少皮肤出汗，从而使运动期间的身体核心温度增加。与非残疾运动员相比，出汗率可减少 30%，这会显著导致运动成绩下降。病变程度高的运动员和完全病变的运动员受影响最大。因此，建议 SCI 运动员在比赛期间制订一个清晰的补液计划[71]。另一种替代方法是在运动时用湿毛巾或冷毛巾来冷却身体。

残奥会运动医学

随着残奥会运动的发展，残奥会运动医学领域已经成为一个令人兴奋的临床护理和科学探索的新领域[72]（参见第 41 章）。此外，使残奥会运动员的健康达到最佳状态对于运动成绩和长期的功能结果都很重要。在考虑残奥会运动医学的特有问题时，重要的是要注意到残奥会运动员遇到的大多数临床需求与普通运动员的需求是相同的。对于残奥会运动特有的考虑，将在这里提供更多的信息。

运动相关损伤的流行病学和预防

尽管人们普遍认为参加体育活动有助于身体健康，然而运动员经常不可避免地会遭受与运动相关的损伤。这样的损伤可能会对运动员的表现造成影响，甚至会使运动员的运动生涯提前结束，并/或在未来出现肌肉骨骼症状。这些相对的风险要求对残疾人运动更加重视，因为年轻时发生的运动损伤可能会在以后的生活中导致功能下降。例如，患有脊髓损伤的轮椅篮球运动员可能会在比赛中发生肩袖撕裂，并立即出现症状。如果不治疗，这种撕裂可能会进展，并在以后的生活中最终导致肩袖撕裂关节病。考虑到运动员使用肩膀进行运动和功能性任务，如轮椅转移和推进，这有可能导致发病率显著增加。因此，在这一人群中预防损伤至关重要。

残疾运动员的运动损伤流行病学是运动医学研究的一个新兴领域[73]。2002 年冬季残奥会实施了残奥会伤情监测系统[74,75]，从那时起，人们开始认真研究多项目比赛中的伤情模式。此后，2012 年伦敦残奥会夏季运动会启动了一个先进的网络在线的损伤和疾病监测系统，这是第一次能够全面记录各种各样的夏季残疾人运动项目中运动员的损伤模式，并对损伤和疾病进行监测[76]。目前，许多国家和体育联合会正在努力实施类似的系统，以便能够收集未来的数据。

在夏季残奥会运动中，受伤率最高的五项运动是五人足球、举重、盲人门球、轮椅击剑和轮椅橄榄球[77]。上肢最常受伤，特别是肩、肘和手腕/手。这种模式与来自奥运会运动员群体的类似数据不同，后者的下肢更容易受伤。年龄较大的运动员和脊髓损伤的运动员出现上肢损伤的风险较其他运动员更大[78]。此外，在所有运动员中，男性和女性的受伤率相似[77]。

最近的运动特异性分析对损伤进行了更详细的分析，结果表明：在田径运动中，使用轮椅的运动员上肢损伤的风险更高，这在投掷项目（铅球、铁饼和标枪）中最常见[79]。此外，在步行运动员中，与截肢者和视力受损的运动员相比，脑瘫患者下肢损伤的风险更低[79]。这可能是由于患有中枢性麻痹的运动员下肢肌张力增加，实际上可能是由于在短跑和长跑项目中缺乏完整、有力的离心肌肉收缩预防损伤。在残奥会足球运动中，5 人制足球的视力障碍运动员发生急性损伤的概率很高，尤其头部/颈部和下肢[80]。值得注意的是，超过 60% 的损伤报告是由于严重犯规。在残奥会举重运动中，慢性/过度使用损伤非常常见，占所有损伤的 60% 以上[81]。其中，肩部/锁骨是最常见的损伤部位，体重较重的运动员更容易受伤。

在冬季残奥会运动中，残奥会冰球和残奥会高山滑雪/单板滑雪的受伤率较高，而残奥会越野滑雪/冬季两项和轮椅冰壶运动的受伤率相对较低[82]。有趣的是，像北欧滑雪这样的运动可能在某种程度上能够保护上肢免于损伤，因为大力向前推进的本质很大程度上涉及肩胛骨的后缩，而不像轮椅运动，主要依靠前胸部肌肉的激活，导致过度使用损伤，尤其肩袖肌群。

此外，脑震荡、骨折和挫伤在冬季残奥会运动中更为常见，这可能是由于这些项目的高速度和高冲击力造成的[82]。

体育相关疾病的流行病学与预防

与受伤模式相似的是，与普通运动员相比，残疾人运动员的运动相关疾病也表现出独特的特征。事实上，与奥运会相比，残疾人奥运会中的疾病发病率更高[83,84]。呼吸、内脏和消化系统受运动相关疾病的影响最大[83]。此外，泌尿生殖系统或多或少地参与其中，这是准运动员特有的一种模式。在所有系统中，大多数疾病都是由感染引起的，特别是泌尿系统感染（占所有泌尿生殖系统疾病的 82%）[85]。这很可能是因为残奥会运动员中有很大一部分人患有中枢神经损伤（如脊髓损伤、脑损伤），并伴有神经源性膀胱和导尿。

皮肤和皮下组织感染也是脊髓损伤、截肢/肢体不足和脑瘫运动员常见的感染[85]。这可能是由于感觉减少导致皮肤破裂，以及截肢运动员使用运动假肢的残存-袜套样界面的并发症。

令人非常感兴趣的是，与身体健全的运动员相比，准运动员通常在发病后延迟报告症状，这在文献中被称为"超然性伤害"现象[86]。需要采取进一步的教育举措，鼓励运动员在发病时报告症状，从而优化护理，减少对运动表现的有害影响。

抗兴奋剂和治疗用途的豁免

对于参加美国和国际比赛的残疾人运动员来说，与反兴奋剂计划有关的问题至关重要。与奥林匹克运动一样，残奥会运动必须符合世界反兴奋剂机构（WADA）的法规以及 IPC 的反兴奋剂代码[87,88]。对于运动员来说，这通常包括通过尿液和/或血样进行比赛前后的检测。此外，根据 WADA 的禁止清单，某些类别的药物以及某些方法是被禁止的，因为它们有可能被滥用[89]。对于运动医学医师来说，了解药物是什么或什么药物是被许可的是极其重要的。对于运动医学从业者来说，了解哪些药物在该计划下是什么是非常重要的，以避免向运动员提供可能导致阳性测试的药物。值得注意的是，一些通常被残疾人使用的药物类别，例如口服抗痉挛剂和用于神经源性肠道和膀胱治疗的药物，都是不被禁止的。更多细节参见 e 表 42-2。

在某些情况下，运动员可能需要禁止使用药物，但有效的医疗指示是必需的。在这种情况下，运动员和他/她的医师可以通过严格的程序申请治疗使用豁免（TUE），但须经对该事件具有管辖权的 TUE 委员会的批准。给予 TUE 的准则需遵守国际治疗豁免标准，这意味着除其他因素外，运动员必须用尽所有可能涉及非违禁物质的治疗方法[90]。

残疾运动员的疼痛管理

运动员可能因多种原因而遭受疼痛，包括因与运动有关的损伤或疾病引起的症状。在运动员中，这种现象可能由于与他/她的残疾直接相关的预先存在的疼痛而变得复杂。例如，具有神经损伤病史的运动员可能经历严重的神经病理性疼痛，其在压力、竞争环境下可能会加重，有类风湿关节炎病史的运动员可能经历有疼痛感受的关节疼痛。运动竞技中疼痛会加剧，在所有情况下，安全有效的疼痛管理对于保护对运动员的健康至关重要。

任何竞技运动员的疼痛治疗策略涉及在开始药物干预之前优化保守的非药物策略。当药物通过任何途径（口服、局部、静脉、眼）使用时，必须特别小心避免使用 WADA[89] 禁止的物质和/或方法，如上所述。

虽然痛苦状况的全面管理超出了本章的范围，在本文的其他部分中也作了说明，但我们将选择讨论的重点放在神经病理性疼痛的治疗上，因为它对运动员群体有重大的、具体的关注，并且具有明显的影响神经损伤运动员的生活质量和运动成绩的潜力[91]。根据定义，神经性疼痛是由涉及体感系统的病变或其他病理所导致的不适，通常被描述为麻木、刺痛、灼伤、射击或电[92]。在运动员群体中，最常受影响的是那些有脊髓损伤、脑损伤、卒中、烧伤和/或任何类型周围神经损伤的运动员。诊断需要有完整的病史和身体检查（包括带有运动/感觉测试的神经学检查）。有时，附加的测试，如肌电图（EMG）与神经传导研究（NCS）可能有助于确定诊断，特别是在周围神经卡压或周围神经病变的情况下。

在所有情况下，最初的保守治疗应该包括非药物管理，这可能包括如下治疗方法：如热/冷应用，加压包扎，软组织按摩脱敏和针灸。如果药物治疗是必要的，对非违禁物质如口服药物加巴喷丁、普雷巴林或度洛西汀的初步试验可能是有益的[92]。此外，局部药物如利多卡因软膏/贴剂和辣椒素可作为单一疗法或与口服药物联合使用。两种常用于治疗神经病理性疼痛的药物——阿片类药物和大麻——应在运动员群体中严格避免，因为它们是被禁止的物质。如果这些药物的使用是必需的，运动员可以申请TUE，指出只有在所有其他不受禁止的治疗已经用尽的情况下才会批准。此外，对于国际水平的运动员，在这些物质被认为是非法的国家举行比赛时，必须考虑到举办国法律以供进口。

残奥会对公众健康的影响

众所周知，与普通人群相比，残疾人更有可能体验久坐生活方式（如心血管疾病、糖尿病和肥胖）的影响（参见第43章）。多重障碍可能有助于这些差异，包括与结构性、社会经济和态度因素有关的障碍，这些因素减少了参与体育活动和有组织的体育活动。在这方面，残疾人运动可以为重新确定残疾人参与体育活动和体育的社会期望提供平台，同时也推动制订满足这一群体需要的方案[93]。

与久坐生活方式有关的残疾和健康差异

与一般人群的趋势相似，人口健康研究已经可靠地显示了慢性病和有害健康行为对残疾人生活的影响。曾经被认为只影响到一小部分人，现在人们知道这些趋势影响到美国和全球人口的很大一部分，因为估计有5 600万美国平民或18.7%的人口是自我报告的残疾人[94]。估计全世界约有10亿人[95]。此外必须指出的是，残疾是异质性的。造成行动能力障碍、感官困难（如视力和/或听力障碍）、精神和情感健康问题以及儿童心理健康问题。

在美国，全国健康访谈调查的数据显示，与无残疾的人相比，残疾人的肥胖率更高，例如，在18~44岁之间，肥胖率为28.4%，而非残疾人为17.8%[96]。患有严重下肢活动障碍的成年人患肥胖症的风险特别高，也不太可能接受医师关于锻炼重要性的咨询[97]。智力障碍成年人更有可能肥胖或病态肥胖，无论是生活在独立的还是受监督的环境[98]。心血管健康，包括高血压、高脂血症和冠状动脉疾病，也引起了重要关注，因为人们知道它们会不成比例地影响残疾人。肥胖和降低迁移率的复合效应很可能使患有肢体残疾的个体处于特别高的风险[99]。例如，随着预期寿命的增加，心血管疾病现在是脊髓损伤[100]之后发病率和死亡率的主要原因。

其他几个因素可能会加剧这一人群中慢性病的流行。首先，与一般人群相比，残疾人更容易养成有害健康行为，如吸烟[96]。此外，残疾成年人更有可能报告不参与"休闲时间体力活动"——参与体育活动和有意义运动的标志[96]。这一消极趋势已经在青年残疾人中显现。例如，由妇女体育基金会委托开展的一项研究指出，9~12年级的残疾女孩每周只有3.1天进行了推荐的60min体力活动，而其强壮的同伴则为每周4.5天[101]。其次，残疾人更有可能失业，与健全的同伴相比，报告生活在贫困线以下[94]。以前的文献指出，减少的财政资源往往限制残疾人参加运动和运动的能力[102,103]

增加体育活动：公共卫生、政策和体育的交叉

虽然显然存在健康差距，但需要进一步研究充分了解各种干预措施的影响，这些干预措施对减少残疾人的久坐生活方式的影响可能是有效的。为了更充分地促进残疾人参与体力活动和体育活动，多管齐下的战略可能最有效地利用公共保健方案、政策变革和体育特定机会的交集。在这里，我们提出了关于这些广义类别中的每一个如何能够产生影响的概念。

公共卫生措施和政策变更

在人群中，肥胖症和慢性疾病的上升速率已经催化形成许多公共卫生倡议，其旨在增加参与肢体活动的群体[104]。在美国，几个联邦机构的优先事项是确保所有方案编制都包括残疾人[105]，尽管尚不清楚这一点在何种程度上得到执行。残疾人具体方案是美国卫生、体育活动和残疾中心的一个极好例子，它与主要的残疾和卫生宣传组织合作，以在未来促进融入体力活动和体育活动[106]，建议各组织寻求一种"双轨道"方法，通过该方法，将残疾人纳入所有公共保健方案和服务，甚至不具有特定残疾重点的残疾人，来补充残疾问题方案。

在法律和政策的背景下，公共保健举措旨在加强残疾人获得无数公共和私营服务的平等机会。这些法律中的许多都对参与基层和社区的体力活动和体育活动具有直接和间接的影响。此外，针对精英运动员的方案，如基于美国的残奥会规划，必须符合美国法律。例如，为即将到来的残奥会训练，运动员需要访问他/她的当地健身设施以进行强度和调节训练。

美国大多数与残疾人权利有关的公民权利法侧重于建立平等获得一般社区成员享有的相同方案、

服务和场所的机会。第一项此类立法是 1973 年《康复法》第 504 条，适用于接受联邦资金的联邦方案和私人方案和环境——例如公立学校和美国公园[107]。几年后，在 1990 年，美国残疾人法（ADA）将这些保障扩大到私人场所——如私人健身房和健康俱乐部[108]。虽然没有追溯性，但根据美国《劳动法》，新建造的健身设施必须满足基本的无障碍要求，以满足残疾者的需要。

最近，美国教育部于 2013 年发布了一份联邦指导通知，确认 1973 年《康复法》的原则也适用于课外体育，在接受联邦资助的学校和包括俱乐部和校际体育的各级教育机构中[109]。这一指导是由美国的研究结果推动的。美国政府问责办公室报告指出，残疾学生普遍被排除在公立学校的课外体育之外——例如，在 11 所学校中，6%～25% 的残疾学生参与了体育活动，而非残疾学生参加体育活动的比例为 18%～73%[110]。

在州一级，运动员及其家属在地方上的倡导所通过立法确保在几个地区参加学校体育活动。2005 年，轮椅赛车手 Tatyana McFadden 控告马里兰公立学校田径协会歧视，使她无法成为高中田径队的一名得满分的队员[111]。这一成功的斗争导致了 2008 年马里兰州残疾学生健身和体育平等法案的通过，确保了进入公立学校校际体育项目的机会[112]。

特别的体育节目

鉴于体育组织的形象和社会影响力，它们有机会参与健康促进的体育活动。残疾人奥林匹克运动特别宣传这些概念。很少有硬性数据将残奥会与公共卫生成果联系起来，比如增加休闲时间的体育活动，但更有说服力的论点是遗产，即城市和/或美国在主办残奥会后享有的长期成果。因此，残疾人奥林匹克运动可能产生与结构变化、消除障碍和态度转变有关的影响，所有这些都可能有助于扩大广大残疾人参与体力活动和体育活动的机会。

例如，每两年举办夏季和冬季残奥会的城市的建筑环境得到改善。通常，奥运会的准备为基础设施项目创造了一个积极的最后期限，以促进可访问性和通用设计。鉴于奥林匹克和残疾人奥林匹克运动的“一次申办、一座城市”模式，所有改进措施都必须向残疾人开放。例如，在 2008 年夏季奥运会和残奥会之后，北京市现有 2 834 辆单层无障碍公共汽车，公共汽车站和火车站现在包括无障碍通道、无障碍标志和凸起的瓷砖人行道，以提高视障旅行者的独立性[113]。

国际残疾人运动继续承诺成为促进健康和残疾人权利的变革力量。例如，IPC2015—2018 年战略计划提出了一个愿望，即“通过残疾人体育为残疾人创造一个更包容的社会”[114]。2012 年，为建设国际残奥方案策划能力，启动了 IPC 三色带基金会作为推动力。除此之外，IPC 和一个名为动机的英国国际非政府组织建立了创新伙伴关系，促进了低成本运动轮椅的发展，减轻了许多运动员经济负担。今后，预计能力建设仍将是本组织的高度优先事项，有助于提高整个运动的认识和资源。

总结

尽管体育活动是促进健康和预防慢性病的支柱，但由于诸如身体接触不良、消极态度和低财政资源等众多障碍，残疾人往往被排除在获得体育活动和运动机会之外。通过统一纳入公共卫生倡议、执行政策和与残疾体育团体的积极合作，可以加强改善广大人群健康的努力。残疾人的运动有能力提高公众对残疾人在赛场内外能力的认识，从而提高社会对体育活动和体育参与的期望。

（王雪强、胡浩宇 译　朱毅 审校）

参考文献

第 43 章 残疾人体力活动

Byron W. Lai • James H. Rimmer

研究发现，与一般的成年人相比，残疾人大多数都不愿意运动[1,2]。2009—2012 年的美国流行病数据表明，美国残疾人不爱运动的比例几乎是正常人群的两倍(47% vs 26%，包括未报道的残疾人)[3]。不运动的生活方式，肢体的失用和逐渐恶化的健康状况，使残疾人正面临着功能适应性迅速下降的风险。综上所述，随着残疾人年龄的增长，他们在保持工作能力、参加娱乐活动、独立自我照料[4,5]以及从事各种社区活动[6]将可能遇到更大的困难。

人们普遍认为规律的体力活动(参见第 49 章)有助于改善残疾人的健康和功能[7]。越来越多的证据表明，积极运动的残疾人罹患慢性疾病(如心血管疾病、糖尿病和卒中)[3]和继发健康问题(如行动不便、疲劳、抑郁和焦虑)[8]的概率较低；他们可以更多地参与社会各层面的活动，包括工作、休闲和娱乐[9,10]；并能获得更高的生活满意度[11]。这些好处强调了促进残疾人体力活动的重要性。在这一过程中，临床和卫生专业人员面临的首要问题就是要找到有效的方法，确定和消除残疾人参与体力活动所面临的许多阻碍。

一个普遍接受的事实，就基本的体力活动而言，残疾人都面临着很多巨大的参与障碍[12]。幸运的是，根据文献报道，通过正确的调整，可以克服这些障碍，使各类残疾人参加体力活动。这些障碍可能包括运动装备的获取、运动知识的学习和运动费用的支出；有些是与建筑和自然环境直接相关的障碍，例如：缺乏健身设施、公园、步道或公共交通工具[13]。除了这些硬件的障碍，促进残疾人体力活动还应该注意各种个人因素，例如：残疾人的需求和爱好，以及如何让残疾人对新的体力活动感兴趣。

本章重点，通过提供克服困难的建议、增强运动方案的个性化等途径，来指导卫生保健专业人员努力增加残疾人体力活动。第一节讨论如何建立一种机制，借助社区体育活动使残疾人可以从康复训练过渡到由自我来维持终身的健康和功能。体力活动这一节包含一个框架来协助我们改变。第二节提供了一个为残疾人量身订制的系统性的运动模式，该模式与推荐的运动训练相辅相成。最后一节侧重于残疾人可以参与的特定类型的娱乐、健身和竞技活动，并确定社区可提供的合适资源。

康复训练转变为社区体力活动

对于那些旨在改善其功能独立或从严重创伤或事故伤害中恢复的患者而言，住院或门诊康复可以带来健康和功能改善方面的实质性收益。然而，为了维持前期康复效果，卫生专业人员应该制订家庭或社区的运动方案，进一步保持或改善患者健康和功能。总结性的回顾文献中，研究试验表明，参加体力活动或锻炼(体力活动的子集)可以改善一些体质、健康和功能的指标[7,14,15]。然而，尽管有体力活动能带来这些益处，但大多数残疾人并没有达到推荐指南的必要标准以获得这些益处[3]。这一信息意味着在康复服务参与和终身运动行为之间存在一定差距。为了解释这一问题，图 43-1 提供了一份概念性说明，患者在受到外伤、发生意外或出现新的健康问题后，如果没有规律的身体运动，可能会潜在的导致健康和功能的渐进性下降。

大多数康复局限于治疗亚急性期患者，旨在恢复或改善最重要的功能，以帮助他们完成基本的日常生活活动(basic activities of daily living，BADL)和/或工具性日常生活活动(instrumental activities of daily living，IADL)。通常，在完成治疗和患者出院以后，康复专业人员会给患者制订一个治疗训练计划，以便他们在社区内继续康复。遗憾的是，这些患者在社区内的运动经常遭受许多内心挫折(如缺乏动机激励、结果预期和康复时间等)，也许，更严重的是训练环境或组织机构所产生的障碍。社区范围的障碍，既有结构性的，例如无障碍入口、可使用设备和交通转移，也有组织机构层面的，例如：政策或法律等[12]。因此，在患者病愈出院回家以后，健康状况、功能水平和生活方式经常发生巨大改变，众多问题

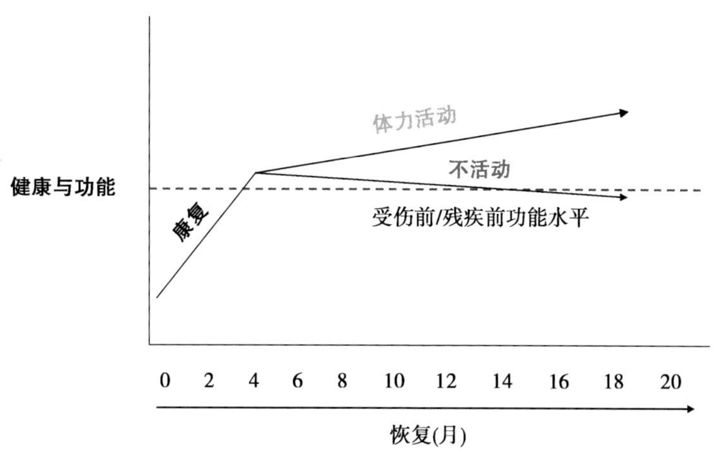

图 43-1 使残疾人从康复过渡到社区体力活动

阻碍了他们健康积极的生活方式。理论上，这些障碍可能导致产生一些患者在康复出院之后只能参与低水平的体力活动[16,17]，同时，在此期间，因为缺少运动或久坐导致健康和功能下降[18]。

转变康复患者为体力活动参与者

为了防止康复出院后发生身体功能下降，在理想条件下，患者应该安排一个康复训练过渡，使其成为社区体力活动的参与者。然而，对于如何执行这一过程，还没有达成普遍共识。运动训练的专业人士可以获得各种不同策略来促进体力活动，但为什么选择这一种方法而不是另一种，缺少循证医学依据。为了解决这个问题，我们在四个连续统一的重点领域讨论这个转变：①康复；②针对特定疾病锻炼；③健身运动；和④终身体力活动。这一系列转变被称为转化性锻炼（transformative exercise，TE）框架（图 43-2）[19]，在患者转变为终身体力活动之前，建议集中于不同方面的训练和康复，逐步过渡。

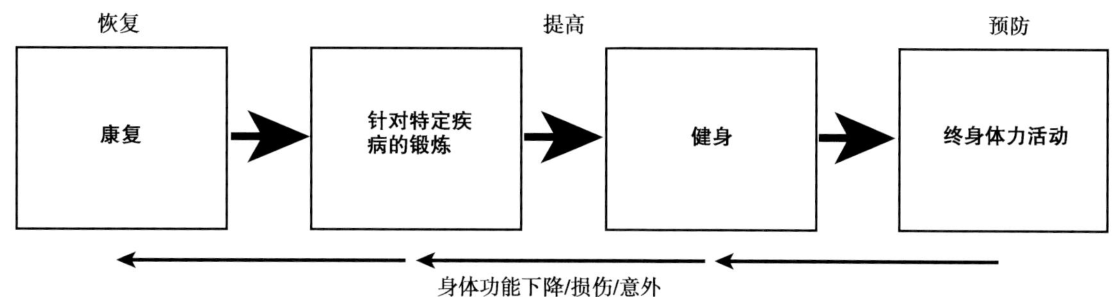

图 43-2 转化性锻炼，框架描绘了一个连续康复过程，从以恢复为重点的康复，到以特定环境和健身相关改善为重点的锻炼，最后到终生体育活动参与中的防护［摘自 Rimmer J，Lai B. Framing new pathways in transformative exercise for individuals with existing and newly acquired disability. Disabil Rehabil. 2015；39（2）：173-180］

TE（转化性锻炼）的终极目标是转变患者的训练重点，从集中精力为了功能恢复训练过渡到将终身体力活动作为预防疾病的手段。体育锻炼的目标是维持和延长人们的运动周期。例如娱乐活动，竞技运动和集体锻炼，这些都可以促进人们社会交往，享受生活和产生有意义的生活体验。本章后半部分将更详细地讨论体力活动的选项和改编。

患者康复后立即参加体力活动会面对一些挑战：除了环境障碍，体力活动比一般传统的身体锻炼，运动活力更高、运动时间更久、运动强度更大。例如，轮椅患者在一场篮球赛或橄榄球赛中需要推行大约 2. 5km[20]。这一数值不仅超过了手动轮椅单日的平均行走距离 1. 6km[21]，而且，在比赛过程中，该距离是在较短的时间内的路程累积（即一场短时的篮球比赛行驶了 2. 6km，而一整天 90 次单独的活动却只走过 1. 6km）。这种生理要求可能解释了为什么有证据表明一个人的体能与他参与体力活动有关。Janssen 及其同事的一项研究[22]发现，脊髓损伤患者每周参与体力活动的量与一些常见的体能指标有关体力活动，特别是最大力量输出和峰值摄氧量。换句话说，体力强的脊髓损伤患者，一周应参加更长时间的体力活动，而体力弱的患者参加的体力活动则较少。这些发现得到进一步支持和扩展，循证概念模型表明身体失健（如肌肉力量和有氧能力下降）会导致完成活动的难度增加（如易感疲劳、摔倒风险增加和移动问题等），这使得那些刚刚康复出院的患者不太可能单独进行体力活动[23,24]。

除了考虑体力活动的身体要求，健康专家也应该考虑把行为改变技术融入体力活动当中，从而提高患者的参与度[25]。强有力的证据表明，锻炼的自信（即自我效能：即自己能否成功完成某一项活动的自我判断）和目标设定在很大程度上决定了一个人能否开始并保持某种行为[26,27]，包括体力活动或锻炼。事实上，自我效能经常作为一个主流概念被纳

入许多健康行为理论/模型。综上所述，体力活动的参与取决于身体和心理因素，这对于刚刚出院、面临着无数生活方式改变的患者来说，可能是困难的，他们必须开始慢慢适应[29-31]。鉴于这些问题，我们建议逐渐从特定疾病的锻炼过渡到针对性地提高体适能上，以弥合康复和体力活动之间的鸿沟。

康复出院后的治疗性运动方案应侧重于疾病管理模式：即针对身体某一疾病的锻炼。根据医学研究所（*Disability in America*，1991）[32]的判定，继发性的健康问题"与原发性功能残疾是有因果关系的，包括皮肤压力性溃疡、肢体挛缩、功能下降、心肺功能降低和抑郁。"这些问题会影响患者身体（如长期卧床导致的肌无力，血流不畅引起的压力性溃疡和血压异常）或心理（如抑郁、焦虑和孤独）状态[8]。为了消除这些问题的影响能够继续运动，患者可能需要在运动健康专家（熟悉残疾知识）的帮助下，根据他们的健康问题进行个性化的锻炼。我们建议这些专家通过两个步骤针对特定健康问题制订运动处方：①确定阻碍患者健身或体力活动的继发性疾病；②制订循证的锻炼处方，以减轻或减少这些疾病的体征和症状。

要制订针对特定健康问题的运动处方，运动专家首先必须辨别和理解，不同的残疾人群可能患有的继发症种类。例如，轮椅患者因久坐会导致下肢血液循环障碍和严重的下肢肌肉萎缩。相反，卒中患者可能整天血压波动异常，这会给内脏器官带来巨大的压力，并增加了心血管意外的风险，包括卒中复发。据报道，残疾人最常见的四种继发性健康问题包括：行动不便、容易疲劳、功能下降和慢性疼痛[8]。社会心理学问题包括获取障碍、睡眠问题、抑郁和孤独[8]。

在辨别相关继发症以后，最后一步就是针对这些特定健康问题，制订运动处方，该处方应缓解和改善患者的继发症，或能够防止这些继发症加重。这项任务将是具有挑战性的，据咨询委员会（美国公共卫生服务部）报告，对 2008 年《美国人体力活动指南》发表的文献进行回顾性总结发现：那些被认为最能够影响残疾人健康状况的运动处方（频率、强度、时间和形式），并没有足够证据支持[15]。尽管如此，美国公共卫生服务部已经制订了美国体力活动通用指南：每周 150min 中等强度的有氧运动和 2 次肌力训练[33]。对于特定疾病的运动，我们建议卫生专家把身体各大系统（如骨骼肌系统、心血管/循环系统、呼吸系统、感觉系统和神经系统）作为训练目标，这些系统是残疾人所患疾病的基础。

因此，针对患者的继发性疾病制订的特殊疾病的训练方案，应以循证性运动为基础，强调为特定的功能需求制订训练方案和准备相关设备，并已确认参与者的继发性疾病。例如，一位下肢功能受损且长期使用轮椅的患者，锻炼的主要目的是改善循环系统，预防或降低压力性溃疡风险。在这种情况下，患者可以使用手臂测力计作为锻炼方式，并使用减重设备训练站立活动（如减重训练系统；图 43-3），这种减重设备可以减少患者负重或协助患者站立（如斜靠桌子或轮椅站立），以减少臀部压力。此外，一位多发性硬化患者想要改善步态，但容易疲劳且对

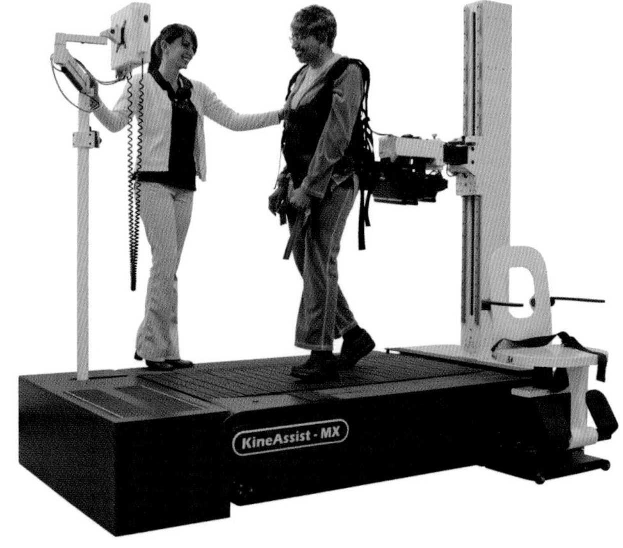

图 43-3 患者使用机器人减重系统（KineAssist）：为力量、平衡和协调障碍的患者提供一种安全且具有挑战性的转移和平衡训练方法（Courtesy of HDT Expeditionary Systems，Inc）

热敏感,那么他/她可以在低温泳池进行水中运动。水环境可提供浮力、减少负重和降低核心温度。此外,证据表明,水中慢步比地面行走能量消耗更少[34,35],这可能对易疲劳患者有益。

理想情况下,运动专家首先应以那些最严重的继发性疾病(如极度虚弱、疲劳、疼痛、摔倒风险)为目标,然后再转向剩下的两个重点领域——健身和终身体力活动。由于这项工作的复杂性,运动专业人士和患者可能需要接受物理治疗师或残疾训练专家的指导或咨询(稍后将在"通用训练规划"中讨论认证)。

一旦重大的继发性健康问题得到了更好的管理,参与者就能够进行更高水平的训练,其侧重点将是健身方向。健身阶段主要关注五种类型的健康问题:分别是心脏呼吸、肌肉骨骼、功能改善、新陈代谢和心理健康,并为患者从疾病改善转向预防做准备。训练内容包括心血管功能、平衡能力、柔韧性、肌肉骨骼力量和耐力。典型的健身方式也包括一些与运动训练相关的锻炼,如散步、慢跑、举重和自行车。一些同样的运动可能会为残疾人改变,其中包括手臂自行车,卧式自行车,无障碍举重机和水中散步。

健身可以帮助特定人群提高运动成绩。例如,轮椅篮球需要足够的力量来传球、投篮和操作轮椅;需要良好的坐位平衡保持姿势并防止运动干扰;以及拥有足够的有氧能力来完成整场比赛。与针对特定疾病的运动相比,个人健身通常不需要监督。从理论上讲,他们将会获得或接近获得独立完成许多运动的能力。健身专家仍应关注训练过程中的安全(更多细节见本章第三节)。刚开始实施健身方案时,这些高强度运动可能会给残疾人带来一些潜在的健康风险,但他们会逐渐习惯并适应这些训练(如转移到器械训练,了解运动过量的症状,减少运动损伤的风险)。

综上所述,患者康复出院以后,应针对特定健康问题进行锻炼,然后集中精力提高他们的身体素质,使其能够达到参加那些终身体力活动的水平,他们喜欢这些体力活动并能长期坚持。这种运动过渡可能并不总是以线性、渐进的方式进行,这就是为什么我们将四个 TE(转化性锻炼)称为"重点领域"而不是"步骤"或"阶段"。考虑到病情的进展,患者康复后可能达到了足够高的功能水平,并且可以跃过一个或多个重点领域,直接参加健身或终身体力活动。相反,患者也可以回到以前的重点领域进行运动训练。如果他们身患疾病恶化或出现新的损伤/意外,将需要进行康复或更详细的运动处方,以反映他们当前的健康状态(特定的疾病)。最后,某一位患者可能无限期地停留在一个重点领域进行运动锻炼。有些患者可能无法恢复到独立运动的功能水平。同样,一个单一的锻炼计划可以包含转化性锻炼(TE)框架的所有重点领域。尽管有少量证据显示康复后过渡性的身体锻炼有利于长期体力活动参与[36],但仍需要进一步的研究来验证 TE 框架。综上所述,对于那些康复出院的功能障碍患者而言,TE 为运动专家制订和设计总体运动方案和目标提供了一个首要基础。下一节讨论如何设计个体化的运动方案。

量身订制的体力活动

一个人所处的环境独一无二,对于其能否成功启动或坚持个体化的体力活动是非常重要的[37]。例如,对卒中后患者的体力活动研究表明,不针对任何特定疾病人群需求的通用训练方案,不太可能长期维持患者的健康促进行为[38]。通过评估各种因素的组合,包括个人动机水平(即准备好改变)、体力活动概况、健康和移动受限以及参与障碍,可以制订满足个人特定需求、兴趣和环境的运动方案。因此,如果推荐给残疾人的体力活动,参考了个人爱好和文化背景,并能在他们自己所处的环境中实施,那么推荐可能会更有效。这包括设定现实可及的满足个体需求的目标,建立自我效能,同时找到一些解决方案,来消除患者参与运动的阻碍,使患者维持对运动的热情。此外,运动方案应该是动态的(即有趣的,令人愉快的),灵活多变的,以便适应参与者生活中的变化(如无聊的时候,获得新工作时期,完成特定锻炼的一些痛苦等等)。许多方案失败是因为患者健康状况变化或个人兴趣爱好的转变,制订的运动方案要么太有挑战性、乏味无趣,要么环境变化,患者不再有同样的机遇参与运动。

个体化运动方案干预模式

在患者从住院康复回到社区活动的过渡阶段,协助康复专家提供患者更多的量身订制的体力活动建议,即个体化运动方案(personalized exercise program,PEP)。PEP 干预模型(图 43-4)首先通过详细的评估来发现问题,这些评估包括个人需求、兴趣爱好、运动水平、健康状况、功能能力和转变准备。这种对个人健康状况、生活行为方式和功能能力的评

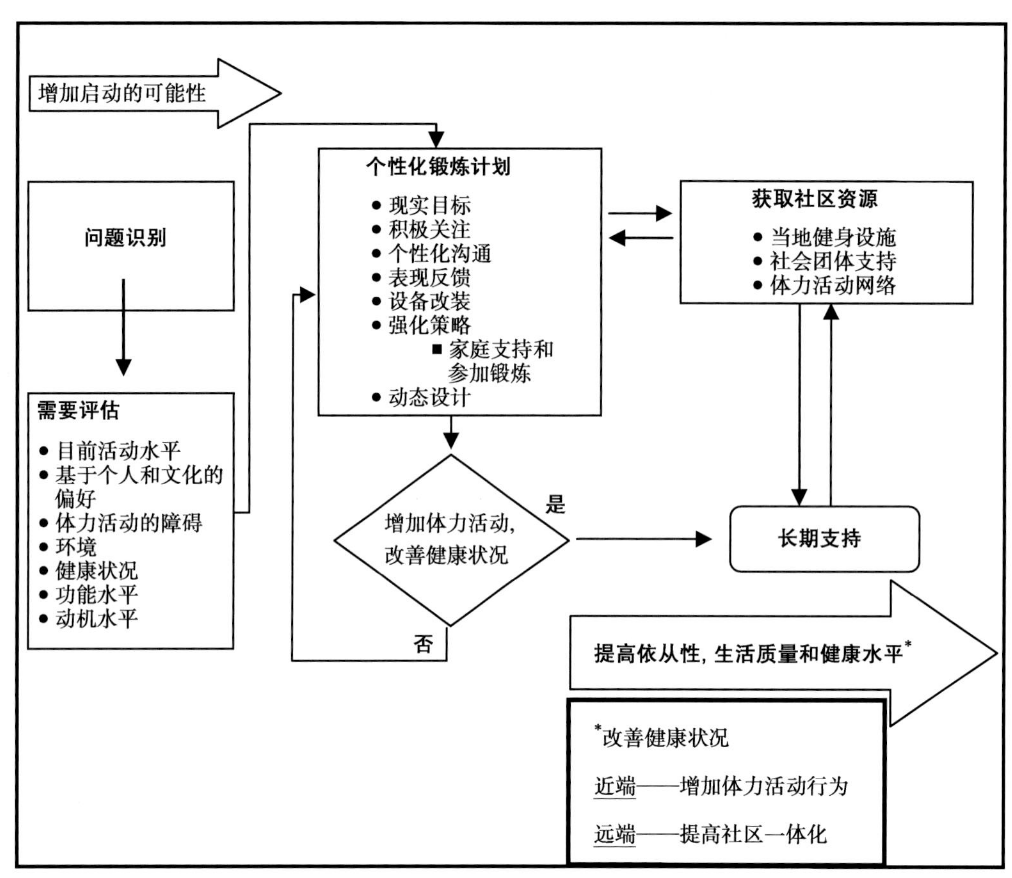

图 43-4　PEP 干预模式

估，结合家庭支持、社区资源和环境障碍的评估，促成了一个量身订制的个体化体力活动方案。将个人、家庭和社区层面的力量、资源联合起来帮助患者共同克服参与体力活动的困难。

在长期支持的背景下，实施 PEP 干预将会增加体力活动参与度，并改善患者的健康状况，但仍然需要进行更多的研究来确定 PEP 模型的有效性。建立和维护社会支持网络是维持残疾人体力活动行为的重要组成部分。个体化评估与社区资源（如社区游泳项目、无障碍健身中心）相结合，才能量身订制出个性化体力活动方案。个人能力和社区资源都被用来帮助患者克服运动参与困难，或改善在家中、社区参加体力活动的障碍。建立和维持社会支持网络是实现长期体力活动参与直至健康获益的重要组成部分，包括与他人建立相互友谊，获得父母及照护者支持。这些网络可能包括与家人的联系，与照护者的交流，也可能因为参加运动或烹饪培训建立的友谊，这些培训是社区运动方案的一部分。

PEP 干预模型是动态设计和以人为本的训练方案，康复专家被允许随时修正和改变此方案，直到该方案被校准或再次校准（如患病或继发新的疾病）以满足患者的需求和兴趣。在图 43-4 中，PEP 干预模型的第一步显示在左侧的列中，即综合需求评估，其中包括以下组成部分：①体力活动概况和活动爱好；②参与障碍；③健康状况和移动障碍；④动机水平（转变准备）。下面将描述这些内容。

PEP 干预模型组件

体力活动概要

了解患者在功能障碍发生前后（正常时）在竞技、娱乐和/或健身方面参与体力活动的历史，对设计有效的运动方案至关重要。对患者的残疾程度、功能水平以及运动爱好的评估，能够帮助确定患者的运动潜能。例如，一位脊髓损伤患者受伤之前就热爱垒球或篮球运动，我们应帮助患者建立联系去参加轮椅垒球或轮椅篮球，并设立相关的训练目标，这些运动对患者更有吸引力，并增加了运动的参与度。任何娱乐、健身和运动都可以适用残疾人（在本章的最后一节讨论），并且有多重机会为患者提供有意义的、愉快的、可持续的体力活动。

体力活动的参与障碍

如前所述，个人问题和环境障碍会对患者保持体力活动的生活方式造成很大的限制（参见第 15 章）。在残疾人中，一些比较常见的阻碍有疼痛、缺少交通工具、没有足够的钱来支付健身会费、缺乏社区运动意识，以及不知如何进行体育锻炼或娱乐活动。通常，为残疾人制订运动方案时，需要提供更多的操作规范和技术说明，因为特定残损和活动受限可能会限制患者的方案执行或活动参与。

与提高残疾人体力活动参与度相关的主要问题之一是患者无法参与很多的社区体育锻炼、娱乐活动和健身项目。提高残疾人体力活动参与度，与之相关的一个主要问题是患者缺少机会去参加社区体育锻炼、娱乐活动和健身项目。残疾人经常遭遇楼宇建筑和自然环境中的巨大障碍，室内外的建筑结构对残疾人参加体力活动有重要影响[39]。体育馆、健身中心、户外步道、公园和游泳池等设施往往标志不清，缺少设备使用和项目参与的详细说明，进出运动场馆或参加运动项目的通道缺少无障碍设施等等。

许多健身房和娱乐设施的室内环境也需要改善，使之更加便利。另一个主要障碍是患者锻炼时无法获得合适的运动器材[12]。大多数制造商在设计规格时，并没有考虑到有运动、认知和感觉障碍的残疾人该如何使用这些运动设备。一般情况下，营利性的心血管锻炼设备（如跑步机、健身车、椭圆机和踏步机）都需要利用下肢肌肉组织来推进，因此限制了下肢残疾（如截瘫或下肢缺失）患者的使用。虽然一些健身场馆可能购买营利性的手臂自行车或轮椅测力计，但对绝大多数健身中心而言，要么买不起这种设备，要么发现只为少部分客户服务的设备采购并不划算。除了获取合适的健身器材困难外，残疾人在使用健身器材方面也有障碍。例如盲人或认知障碍患者很难阅读或理解运动设备控制面板的显示内容，或者他们上下这些设备会有摔倒风险[40]。同时，低力量患者经常发现，即使调节到设备最低设置，也无法推动或举起这些运动器械。

运动方案中的问题也是残疾人参与运动所面临的障碍。健身和娱乐课程，例如有氧舞蹈、瑜伽和太极，这些课程的培训教师并不知道如何为残疾人改编运动方案。因此，这些课程活动，甚至口令，也许并不适合残疾人士。旨在促进体力活动的专业人员必须很好地理解如何克服某些特定的阻碍，以确保患者能够成功地参与各种类型的社区活动。

健康状况和其他因素

与特定健康问题训练一样，运动专家必须了解患者的健康状况和移动障碍，这些问题限制了患者参加各种体力活动，运动专家应制订合适的运动处方来解决这些问题。各种移动受限的例子包括步行、爬台阶和轮椅转移困难。其他限制因素包括平衡障碍、视力低下、听力困难、疼痛、疲劳、认知障碍和瘫痪。

动机水平

为了成功地参与各种形式的体力活动，康复/运动专业人员必须找到新颖的方法来鼓励患者去规律的参加体力活动。有一种行为理论类似于个人在进行体力活动过程中的进展变化，被称为变化阶段模型[41,42]。该模型包括五个阶段：预期——在可预见的未来不打算改变行为；沉思——个人意识到体力活动的需求，但尚未采取行动；准备——打算在下个月执行，但一年过去也未成功采取行动；行动——有意愿改变行为来增加体力活动；保持——个人正在参与体力活动。患者所经历的变化阶段取决于多种因素，包括个人因素、人际因素、环境因素以及锻炼的自我效能（前面提到过）。因此，帮助去确认和解决这些问题对于提高体力活动参与度至关重要。

残疾人整体运动方案

开出量身订制的运动处方后，需要仔细监测，以确保患者运动的舒适和安全。通常，成年人运动指南也适用于残疾人士，但实际应用时，需做适当修改/调整。

本节主要为运动的三个重要组成部分，即心肺耐力、肌力和耐力以及柔韧性，提供了一系列综合建议。心肺耐力或有氧能力是指心脏（有氧运动）和肺（呼吸能力）为运动肌肉提供足够的血流以维持体力活动的能力。肌肉耐力是指肌肉在一段时间内持续做功的能力，肌肉力量是指一次产生力的能力。两者都有助于改善平衡、转移和稳定。柔韧性是关节周围肌群的运动能力（即运动范围），有助于减少损伤、改善姿势、并完成 ADL 和 IADL[43,44]。请注意，以下建议可能不适用于休闲活动、竞争性运动和身体锻炼（体力活动中的 TE 框架）等体力活动，因为在这些运动过程中，不能密切监测患者的安全性和特定健康问题的锻炼效果。

开始一项锻炼计划

在开始锻炼之前，应告知患者的医师，以便在必要时采取足够的预防措施，并考虑药物可能产生的副作用（框 43-1）。美国运动医学学院（ACSM）[45]建议对有特定运动危险的患者进行分级运动测试，以确定心脏对血压的反应，同时，增加运动强度时，判断是否有足够的血液回流心脏。然而，必须仔细监督一些亚健康残疾患者（如卒中、高位脊髓损伤）的极量运动试验，以避免心血管意外发生。同样的，参与者的自身功能障碍也可能会影响极量运动测试的真实结果。标准化运动测试通常需要使用跑步机和功率自行车，必须达到足够高的强度才能评估出实际的最大功能。因此，对这样的特定人群，我们建议选择适合的设备，使用有效、可靠的方法，进行次极量运动试验（如斜躺式自行车或手摇功率计）。

框 43-1 参加运动训练前的注意事项

- 如果你不确定患者参加高强度运动的安全性，请告知医师参加体力活动的目的并征求医师意见
- 确定药物对运动的副作用
- 通过 ACSM 网站咨询运动专家，制订残疾人运动处方或确定运动方案所需的条件（www. acsm. org）
- 如果对中等强度到高强度运动的安全性存在任何担忧，那么需要对一些患者进行分级运动测试

为了找到具有教育背景和经验丰富的运动专业人员，可以向卫生专业人员或美国残疾机构寻求建议。虽然对运动专业人员没有强制的美国国家标准和教育背景要求，但 ACSM（美国运动医学学院）、美国运动协会（ACE）和美国体能协会（NSCA）都可以向通过美国国家资格认证的运动专业人士颁发证书。例如，通过 ACSM（美国运动医学学院）和美国国家健康、体育和残疾中心的资格认证，运动专业人员（包括健身教练）可以成为有资质的残疾运动专家。运动专业人员需要考虑的其他重要因素包括个性、性别及在家庭或健身场馆中进行培训的灵活性（框 43-2）。

框 43-2 选择运动专家和健身中心的参考因素

• 教育背景和经验	• 地点
• 个人爱好	• 成本
• 培训频率	• 社交技能

在选择运动设施时，也有类似的考虑。根据患者残疾和功能水平，健身中心的场地和设备的无障碍性也至关重要。最好使用通用运动设备，它对有无残疾人士都适用。此外，其他需要考虑的因素包括合适的教练、便利的位置、交通优化和成本节约。本章的最后一节提供了在线资源，是一个含有当地运动中心和残疾人运动项目的美国数据库。

运动训练（运动中）

安全性

应遵循各种指南，以确保体力活动的安全性和有效性（表 43-1）。患者必须意识到身体对运动的反应，以便做出适当调整。理想情况下，一份运动方案应该包括 TE 重点区域和身体靶向系统的各种运动（如心肺系统和肌肉骨骼系统）。有一个特别重要的问题必须要注意：即避免过度运动造成损伤。对于轮椅患者来说，由于驱动轮椅，肩部肌群经常过度使用。因此，运动专家开出的运动处方重点是肩背部肌肉群的运动训练。站位和坐位平衡也应评估，为各种后期运动作好准备。对所有运动而言，残疾运动专家都要帮助他们的患者避免和预防跌倒。

表 43-1 安全指南和减少创伤

减少残疾人创伤	• 如果感到疼痛、不适、恶心、头晕、胸痛、心律不齐、气短或手心出冷汗，请停止运动 • 补充足够水分 • 适合的衣服避免身体过热 • 必须确立可实现的短期和长期目标 • 运动方案必须符合患者目标 • 通过变换日常训练（如交叉训练）和使用适当设备避免因过度使用而造成的损伤 • 务必密切监测疼痛和疲劳 • 在进行站立活动（如常规负重、有氧舞蹈）之前，必须评估平衡功能
减少轮椅使用创伤	• 衬垫运动手套可以帮助避免手部受伤 • 轮椅手推轮装上防滑垫 • 相对于座椅的推动轮角度必须处于最佳位置，以提供最舒适和最有效的推动力 • 腿应该绑好安全带 • 运动前充分作好拉伸训练

在运动方案实施期间，应监测各种体能指标，以便患者保持最佳状态安全训练。应使用 BorgRPE 主观疲劳等级量表（评估运动强度，分值为 6~20 分）或“谈话实验法”（在此实验中，运动时可以交谈）让患者自我监测运动强度。训练期间，通过脉搏监测心率，并且与靶心率比较，特殊情况下，应由运动专

家来监测血压。对一些身体残疾的患者来说，血压不稳（如卒中）和自主神经功能障碍（如脊髓损伤）是常见的健康问题，应仔细监测。一旦患者血压没有大的波动适应了这个运动方案，运动监测就可以放在训练前后进行，直到患者非常舒适的运动则不需要监测而独立训练了。

虽然我们提供了总体的安全指导原则，但个人的运动计划会受到多种健康因素和疾病的影响，超出本章涉及范围。更多细节建议，我们推荐咨询残疾运动训练专家。

心肺耐力（通常指有氧耐力）

心肺耐力的总体建议如（框 43-3）所示。虽然有各种各样的体育活动和竞技运动提高心血管能力，包括步行、驱使轮椅、骑自行车和游泳，以及娱乐和竞技比赛（稍后讨论），但特定类型的心血管训练设备可以帮助轮椅患者和下肢残损患者提高心血管功能（框 43-4）。

框 43-3　心肺功能锻炼建议

- 神经系统疾病患者的运动处方应包括与普通人群相同的四个要素：频率、强度、时间和项目。查阅 ACSM 网站（www. acsm. org），以获得制订运动处方的指南
- 任何增加能量消耗的安全有效运动都可以用于改善心肺功能
- 服用 β-肾上腺素受体阻滞剂和患有自主神经功能紊乱的患者心率反应滞后。在这些情况下，请考虑使用 RPE 量表
- 在运动早期和实施新运动方案阶段应监测 RPE、心率和血压
- 传授正确的呼吸技巧（即深呼吸与浅呼吸，增大胸廓并保持良好的姿势），以避免呼吸困难
- 变换锻炼方式来保持兴趣

框 43-4　为不能用腿锻炼的残疾人士提供心血管训练设备样品

• 上臂测力计	• NuStep 斜躺式踏步机
• 轮椅测力计	• BioStep 半躺式椭圆机

测力计是一种由身体上肢或下肢驱动的运动装置，固定位置提供动力和有氧输出。普通的功率自行车就是一种具有代表性的测力计。为了给身体残疾人士提供服务，测力计有各种类型。大多数测力计使用手踏板或脚踏板进行基本运动，一些型号的设备，轮椅也可以接入训练。测力计有上臂、小腿和双肢体模式，通常是轮椅患者主要的有氧运动模式（图 43-5）。一些手臂测力计提供可拆卸或旋转的座椅，让使用和不使用轮椅的患者都可以使用。必要时，用手握器和脚带可以更好地连接健身设备。此外，轮椅测力计主要针对身体上半部分的锻炼，把轮椅固定，利用推轮椅的力来训练有氧功能。

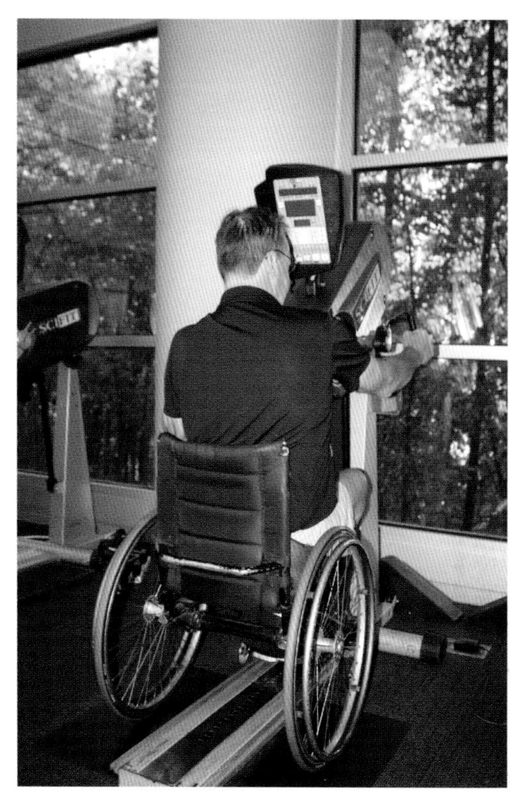

图 43-5　使用 Scifit 上肢测力计的人［Courtesy of Lakeshore Foundation（www. lakeshore. org）and the National Center on Health，Physical Activity and Disability（www. nchpad. org）］

另一种是 NuStep 斜躺式踏步机，是可以由上肢、下肢和四肢驱动的功率自行车或测力计（图 43-6）。NuStep 包括一个靠背和旋转座椅，手臂和下肢可以同时做平滑运动。根据患者的残疾等级和肌力水平，该器械设计的特点就是让患者下肢和上肢都可以驱动踏步机。

肌肉力量和耐力

残疾人的力量训练处方主要基于残疾严重程度、功能肌群的损害程度和健康状况（框 43-5）。一些患者可以非常高的强度进行训练，而另一些患者只能在最小的阻力下进行训练（即对抗身体重力训练）。训练负荷（训练组数、重复次数、频率和组间间隔）也因残疾类型、健康状况和功能肌力残存而异。就残疾类别而言，非进展性疾病（如脊髓损伤、脑瘫）的患者可能比进展性疾病晚期（如多发性硬化症、帕金森病）的患者运动能力强。

43

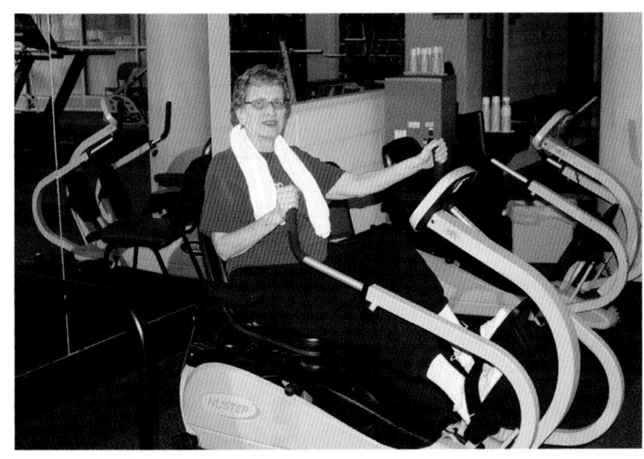

图 43-6 使用 Nustep 斜躺式踏步器的个人，带有倾斜的靠背和旋转座椅，允许进行上肢或下肢锻炼[Courtesy of Lakeshore Foundation(www. lakeshore. org) and the National Center on Health, Physical Activity and Disability(www. nchpad. org)]

43

框 43-5 力量训练指南

- 力量训练处方和训练负荷由残疾严重程度、功能肌肉群损害程度和健康状况决定
- 必须明确抗阻训练的目标，以确定力量训练方案
- 必须遵循正确的呼吸技术和完整的运动范围
- 在力量训练时应定时监测血压
- 必要时对训练方案进行改良以适应健患侧力量不均衡和手功能障碍的患者
- 重视患者的稳定性、协调性、关节活动度和训练的时间安排
- 在日常锻炼中使用较宽的长凳、较矮的座椅，躯干和骨盆固定带固定，可以支持和保护患者免受伤害
- 避免患侧肢体抬高
- 避免举重时屏气(即瓦尔萨瓦动作)
- 在举重时，必要时使用绑带确保肢体与器械充分接触

功能肌群的残存量也会影响训练强度。截瘫、偏瘫、运动控制障碍或关节活动受限的患者，其残存功能肌群较少，因此只能承受较低的训练强度。对于那些连器械最小阻力也不能承受的患者，可以使用阻力带或对抗自身重力的方式进行训练。

抗阻训练的方式包括三大类：举重抗阻、便携式抗阻(如弹力带、阻力棒)和器械抗阻。虽然举重抗阻可能更能够提高功能性日常活动能力，但需要良好的躯干稳定性，对于那些运动控制和协调功能严重受限的患者来说，可能很难完成。对于力量水平非常低的患者来说，抗重力运动可能是他最大能力范围，而某些肌群太弱(瘫痪)或太紧(痉挛)无法独立移动的患者，可能需要辅助下主动运动。

协助残疾人进行力量训练的注意事项包括避免疲劳和恶化，改善健患侧发展不平衡和手功能障碍，以及定期检查血压(协助残疾人进行力量训练可以避免患者疲劳、预防病情恶化、改善健患侧不均衡、协助手功能障碍患者完成训练，并且协助人员还可以定时监测患者血压)。身体残疾的患者应该避免疲劳和延迟性肌肉酸痛，尽管这些症状对刚开始阻力训练的患者很常见。如果特定肌群的酸痛使患者无法进行日常生活活动，应暂时停止锻炼。同样，对于健患侧肌肉力量不均衡的患者，应该在力量训练中给双侧肌肉施加不同的阻力以提高肌力，达到双侧肌力均衡的效果，并鼓励他们使用正确的训练方式和生活方式提高患侧肌肉力量。

对于有手部功能障碍的患者来说，他们很难抓握不同力量训练器械上的横杠或手柄，各种特殊设计的手套可以让患者去使用抗阻设备训练。在进行常规抗阻训练时，手套也可以保护患者的手不受伤。握力不强的患者可以使用护腕或尼龙搭扣皮革手套将手固定在哑铃或举重器上(图 43-7)。在训练早期就应该监测血压。血压不稳可能是一些残疾患者常见的继发疾病。

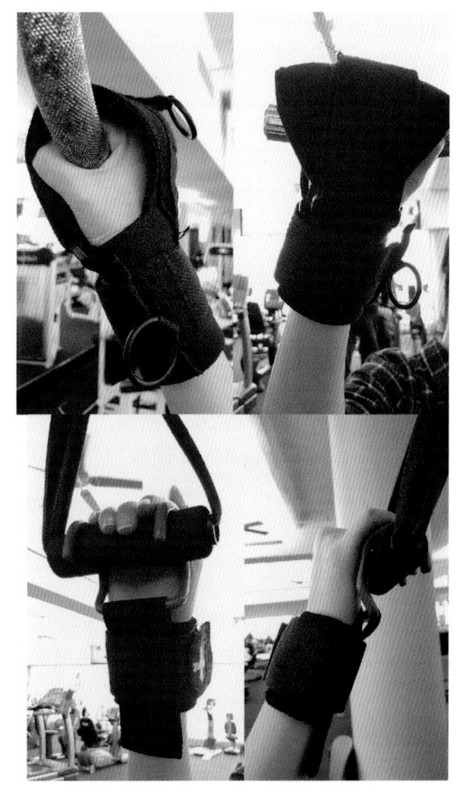

图 43-7 活动手套可以帮助手功能障碍的人握住设备手柄[Courtesy of Lakeshore Foundation(www. lakeshore. org) and the National Center on Health, Physical Activity and Disability(www. nchpad. org)]

最后，安全有效的力量训练必须包括正确的呼吸技巧，并能够贯穿完整的运动过程。力量训练过程中不要屏气，应教会患者当向上或向外推负荷时呼气，向下或向内推负荷时吸气。正确的姿势会帮助提升呼吸技巧。

柔韧性

柔韧性训练有助于改善关节活动范围、平衡和协调功能，也能够提高日常生活活动能力。在有氧锻炼和肌肉力量训练前后，柔韧性训练可以每天常规进行。某些情况下，运动前的牵伸训练可增加关节活动范围，使患者以更好的状态完成训练动作。然而，如果患者的关节多年来一直处于"固定"位置（即挛缩状态），则可能无法完全伸展关节。运动专家应咨询物理治疗师、医师或相关医疗专业人员，从而决定如何在不造成创伤的情况下合理牵伸肌肉。

综上所述，我们建议主要肌群的牵伸应缓慢进行，小心谨慎避免痉挛和疼痛。运动专家应熟悉身体每个关节的正常活动范围，了解柔韧性训练的禁忌证，并在必要时寻求咨询。柔韧性训练通常可以结合更有趣的活动形式，这些活动容易被残疾患者接受，比如瑜伽、太极和普拉提。

体力活动类型和参考资料

本章最重要的内容之一是为康复和健康专业人员提供一站式服务，以确保那些体力活动的资料能够帮助/促进/提高残疾人体力活动的参与度。

健身和休闲体育活动资料

虽然教科书提供了一个指导专业人员规划和开发康复项目的框架，但涉及具体体力活动时，互联网对于识别可以传递给客户的关键资料是极其重要的。资料内容包括：体力活动如何改善与残疾有关的继发性疾病或症状；如何训练或如何使用训练设施，并且最重要的是，利用视频解释各种类型的训练或体力活动比文字更加形象。体力活动自从 1999 年以来，美国健康、体育和残疾中心（NCHPAD，nchpad. org）一直由美国 CDC 资助，主要是为了促进残疾人体力活动。该资源中心作为一个公共数据库，是公共卫生专家、卫生保健服务人员、教育工作者、健身专家和残疾人士获取各种与功能障碍相关信息的地方，包括体力活动、营养、生活方式和体重管理。

对促进体力活动感兴趣的卫生专业人员来说，这种"一站式"资源可以帮助运动专家识别、开发和制订针对特殊残疾障碍的体力活动选项。NCHPAD 与宣传机构、服务商及私营企业者合作，通过各种服务宣传和活动推广，积极宣传体力活动在取得和维持残疾人最佳健康状态方面的重要性。

NCHPA 的信息集中在其网站（www. nchpad. org）上，该网站提供有关体力活动和残疾的一系列参考资料：关于体力活动和残疾的信息、网络社交、可搜索的数据库、评估工具和科学探索。NCHPAD 专家的电话是 800-900-8086，邮箱是 nchpad. org，负责解答如下问题：特殊残疾患者的锻炼内容，可用的适宜设备，附近健身项目的地理位置和参加运动队的机会等。NCHPAD 是一个中央信息储存库，信息主要来源于调查研究，专家的实践经验，有关为残疾人士提供的公共或者私人的娱乐和健身设施的相关资料，以及适合残疾人体力活动的设备和企业服务信息等。体力活动康复专业人员可以利用 NCHPAD 的参考资料为出院患者设计家庭或社区康复方案。

正如前面几节所讨论的那样，残疾人参加的体力活动，如果专家可以根据患者的能力和兴趣水平设计训练方案，并且包括 TE 框架的所有阶段，同时解决患者参与时可能遇到的困难，则更有可能成功。体力活动 NCHPAD 通过让残疾人士更容易更便捷参加竞技运动和体育活动项目来解决这些问题。例如，NCHPAD 的"14 周让你更健康计划"（www. nchpad. org/14weeks/）为互联网用户提供免费的基于网络服务的体力活动和营养方案，该方案由受过专业培训的残疾康复专家制订。信息专家提供个性化的锻炼和营养建议，以及提供网上参考资料（如：教学视频、时事通讯、科研论文和当地体力活动选项），这些参考资料适合于不同的残存功能水平及运动偏好的残疾人。

当地体力活动参考资料数据库

NCHPAD 在线数据库可以帮助专业人员在其社区内为残疾人搜索合适的体育活动参考资料。数据库（网址 www. nchpad. org/directories/）可以通过美国范围的城市和州来搜索。参考资料包括社区体力活动项目和机构体力活动，合适的设备和装置，无障碍公园，以及青壮年残疾人士的参与机会。

评估工具

NCHPAD 及其相关项目方案包括了关于残疾人士参加健身娱乐项目和设施的无障碍程度评估工具和参考资料。一个例子是 NCHPAD 中的 AIMFREE

(针对健身和娱乐环境的评估工具)评估手册,这是一系列经过验证的问卷评估工具,可供行动受限的患者和专业技术人员(即健身娱乐中心工作人员、康复专业人员、健身中心的经理)使用,主要是评估健身娱乐设施(包括健身中心和游泳池)的无障碍程度。社区卫生包容指数(CHⅡ)是帮助社区识别和评估社区内体力活动和营养资源的包容性(http://www.nchpad.org/1273/6358/Commu)。其他参考资料可用于帮助专业人员开发循证项目、申请资助或科研设计。

改善残疾人转化性锻炼框架式终身体力活动

在本节中,提供了各种休闲/娱乐/竞技体力活动,也提供了很多相关的参考资料,专业技术人员可以利用这些参考资料把患者与社区的运动项目进行对接。图 43-8 确定了一些属于终身体力活动的运动项目。终身体力活动的范围很大,包括了休闲运动、娱乐活动和竞技运动等。以下提供的参考资料可在 nchpad.org 网站上进一步查询(有关残奥会运动员和参赛项目的信息,参见第 42 章)。

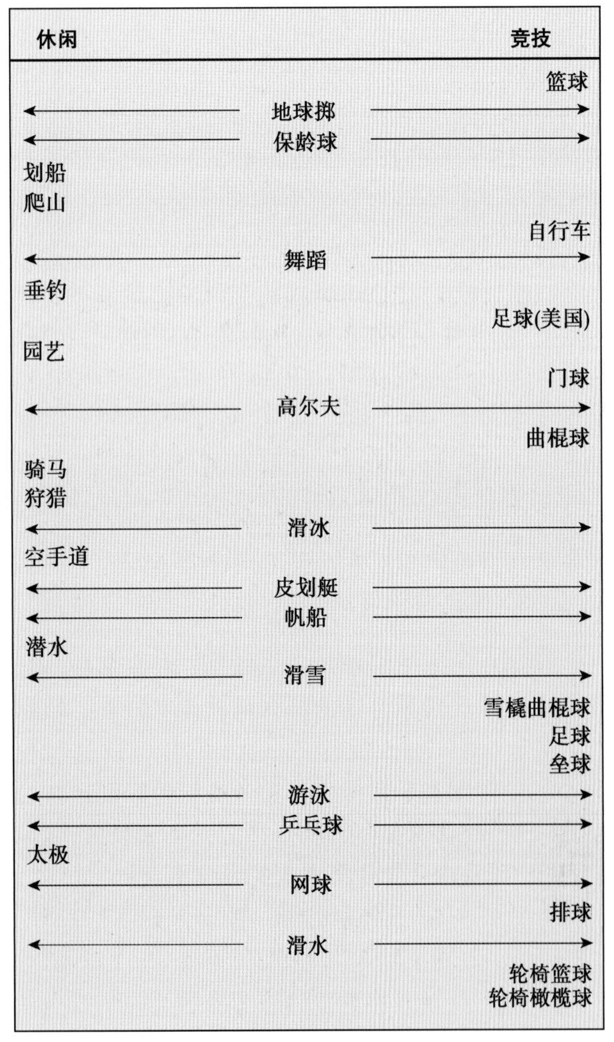

图 43-8 残疾人体力活动项目

园艺

园艺被认为是一种很好的休闲活动,不但可以增加体能消耗,还能训练一般活动中不常用的各种肌群。弯腰、伸展、转身、挖土等,都是园艺的各种动作,有助于患者完成全天的功能性活动。改造花园通路以适应各类患者的进出,从铺路开始,然后仔细选择和安放花架,引进垂直园艺技术(如吊篮),在可能的情况下,应用更大的凸起床培育苗圃。这些改造用来放置土壤和植物,在确保患者安全舒适的情况下,让他们触手可及。一个无障碍开放式的花园应尽可能便捷,比如:患者在齐腰高的阳台上容易够到窗框,或者居家环境设计方便轮椅使用者进出和常住。

本节中描述的所有体力活动都需要改良,主要是为了防止患者受伤,并为他们提供有益的经验。例如,园艺工具和设施让患者在花园修剪苗木时少费力,发挥最大潜能,鼓励他们独立工作。在园丁无法触及的花园工作区域,长柄工具可以减少患者身体过伸或弯曲。患者使用改良后的手柄,手握舒适的软垫,可以提高患者的抓握能力。对于需要伏地的花园工作,护膝是非常有用的。上述的这些工具有助于保护肌肉和关节,防止疲劳、避免受伤。

更多信息请参阅 NCHPAD 网站上的园艺文章,也可以登录美国园艺治疗协会(http://www.ahta.org)的官方网站查询,该协会可以帮助患者找到一个附近的、擅长残疾人园艺修建工作的治疗师。该协会还为地方卫生服务机构和公共花园提供园艺治疗方案、学习机会和公共出版物。这是芝加哥植物园园艺治疗服务项目网站:http://www.chicagobotanic.org/therapy,该网站提供园艺技术演示、园艺工具集、各种出版物和教育课程。

保龄球

保龄球是一项非常受欢迎的娱乐性竞技活动,残疾人可以通过最少的设备改装来参与活动。改装后的设施可供所有功能水平的患者参加保龄球锻炼。这些设施包括:球道,帮助那些不能扔保龄球的患者;推球棒或保龄球棒,使参与者能够更好地控制投掷力量,使球沿球道运动。此外,也为视力障碍人士提供的帮助。

为残疾人提供保龄球锻炼机会的组织包括国际特奥会（SOI）、美国聋人保龄球联合会（USADBF）、美国轮椅保龄球协会（AWBA）和美国盲人保龄球协会（ABBA）。请参考以下网站以获取更多资料：

- SOI：http://www.specialolympics.org
- AWBA：http://www.awba.org
- ABBA：http://www.abba1951.org
- USADBF：http://www.usdeafsports.org

舞蹈

舞蹈也是一种娱乐性竞技活动，适合不同功能水平的患者。它能够激发参与者的创造力和表达力，同时促进肢体运动、改善柔韧性、提高耐力。舞蹈可以减轻参与者的压力，增强他们的肌张力和自信心。舞蹈还可以通过编舞来促进大脑活动和改善记忆，并有助于预防或减轻抑郁和社交孤立等继发性疾病的影响。

轮椅舞蹈的基本规则就是男女配对，其中一人必须是轮椅使用者，至少有最低限度的残疾，不能行走（图 43-9）。虽然竞技性的轮椅舞蹈通常是下肢残疾人士［如：截肢、截瘫、脑瘫和肢体短缩（至少 7cm）］，但舞蹈形式（如：嘻哈、华尔兹、爵士乐、快步）也可以调整以适用于其他残疾人群，包括智力障碍、发育迟滞的患者。当地的残疾人士可通过无障碍舞蹈组织机构参加社交娱乐舞会活动。

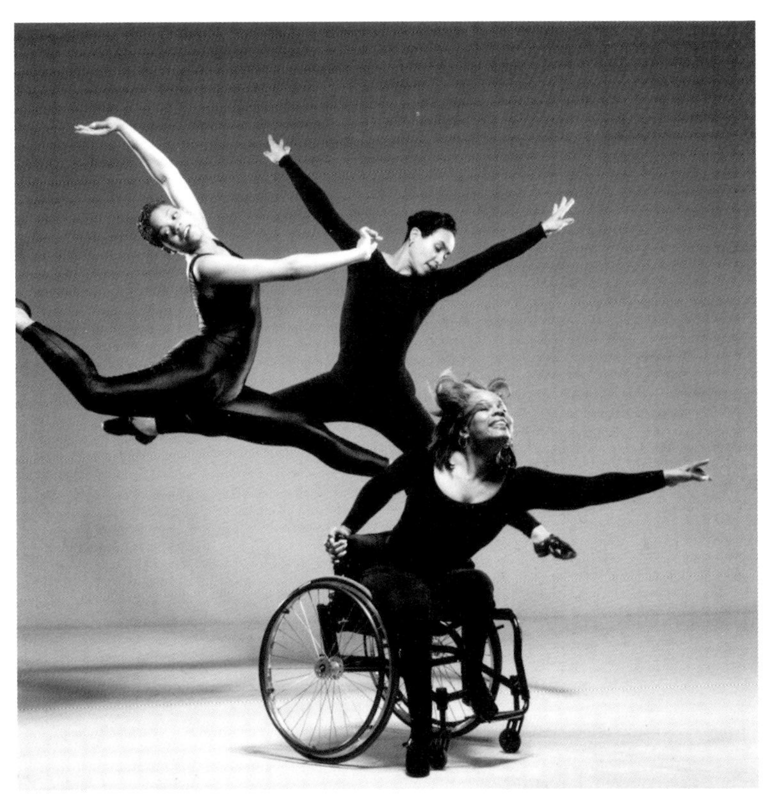

图 43-9　多才多艺的舞蹈团"舞蹈之路"，由残疾和无残疾的艺术家组成（Courtesy of William Frederking，Dance Detour，Chicago，IL）

更多资料，请参考以下网站：

- Axis Dance Company：http://www.axisdance.org
- Dancing Wheels：http://www.dancingwheels.org
- Gallaudet Dance Company：https://www.gallaudet.edu/department-of-art-communication-and-theatre/gallaudet-dance-company

游泳

游泳是一项极好的娱乐、竞技和治疗性运动，室内、室外均能进行。为了方便残疾人进入水池，可以使用水中楼梯、泳池升降机和水陆两用轮椅。辅具支持包括提供不同假肢，减少水中的阻力；提供漂浮装置，协助患者水中稳定。

对于游泳竞技比赛，残疾运动分类必须确保参赛者与具有类似功能水平的残疾选手竞争。鼓励残疾游泳者在有资质教练的监督下进行训练，这些教练懂得划水技巧，并针对残疾患者对划水动作进行改良。游泳运动员应该按照非残疾人游泳的规则进行划水，美国游泳协会（USA swimming）提供了竞赛规则手册。美国游泳队（http://www.usaswimming.org）是一个找教练的好地方。最优秀的游泳运动员每四年参加一次残奥会。更多资料，请参考以下网站：

- United States of America Deaf Sports Federation（USADSF）：http://www.usdeafsports.org/
- Dwarf Athletic Association of America（DAAA）：http://www.daaa.org）
- Disabled Sports USA（DSUSA）：http://www.disabled sportsusa.org/
- United States Association of Blind Athletes（USABA）：http://www.usaba.org/

帆船

残疾人的帆船运动可以在休闲和竞技两种情况下开展。它在1996年佐治亚州亚特兰大残奥会上作为示范项目首次亮相，并在2000年悉尼残奥会上成为一项正式的奖牌竞赛项目。使用国际残疾人帆船协会（IFDS）功能分级系统，残奥会运动员按功能水平进行分级，可以确保他们在相对平等的基础上进行比赛。

经过一些改良，许多标准船可以适合残疾人比赛。改良的设备包括无障碍稳定座椅、转移长凳和帆船转向辅助装置。座椅和转移长凳技术要求不高，可以由普通家具厂家根据专门的转移座椅设计，进行改良生产（如改良的草坪椅或冰箱椅）。转向辅助系统也可以根据患者要求进行改良。为了水手的稳定和安全，整个帆船都装有固定的杆子和把手。有关其他资料，请访问IFDS网站。

滑水

滑水是一项在温暖天气进行的娱乐竞技运动，是一项很容易为残疾人改良的锻炼项目（图43-10）。一条滑水安全带帮助有困难的滑水者抓住拖绳。外伸支架可以连接到坐式滑水板，以帮助滑水者保持身体平衡。残疾滑水者可以使用类似于冲浪板的板材，在板的顶部安装了一个座位，该座位通常是用带衬垫的金属管做成，坐位较深，这样滑水者就可以安全地坐在里面了。

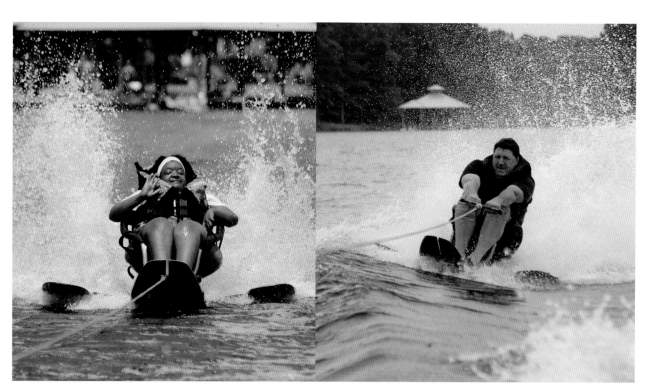

图43-10 一名男子和一名女子在滑水时，用支架来保持平衡［Courtesy of Lakeshore Foundation（www.lakeshore.org）and the National Center on Health，Physical Activity and Disability（www.nchpad.org）］

竞技滑水比赛包括三个项目——回旋滑水、花样滑水和跳跃滑水，而残疾人滑水项目又分为六个大类。分别是坐式滑水组：包括脊髓损伤（截瘫、四肢瘫痪）、双下肢截肢和其他疾病导致的下肢功能障碍；视力障碍组：包括完全和部分视力障碍患者；腿部滑水组：包括膝盖以上或以下截肢的滑水者，这种情况的滑水者可以选择使用或不使用假肢来滑水；上肢组：包括手肢截肢或单臂损伤的滑水者；上肢和下肢组：包括上肢和下肢都损伤的滑水者。更多资料，请参考以下网站：

- USA Water Ski：http://www. usawaterski. org/，美国滑水运动管理协会，通过滑水残疾人协会为残疾人提供服务。
- U Can Ski 2：http://www. ucanski2. com，致力于为残疾人滑水提高公众意识和增加拓展机会。

滑雪

雪地滑雪是冬季的一种娱乐竞技运动，患者可以使用滑雪板进行雪地下坡或越野。改良滑雪装备很容易，这样他们就可以利用改良后的滑雪板与朋友们进行娱乐比赛。许多机构提供滑雪运动，鼓励不同功能水平的残疾人参加。有关设备改装、技术教学、研讨会和认证诊所的信息可以从以下的官方网站，美国的专业滑雪教练协会获得（http://www. psia. org）。高山滑雪竞技项目包括回旋，大回转，超级大回转和滑降。滑雪越野项目包括男子 10km 和 30km；女子 5km、10km 和 4×10km 接力赛。

为残疾人改装滑雪装备包括改装滑雪板和假肢，同时，需要跟他们充分沟通，并提供指导。单板滑雪的座位由一个桶型座椅连接到滑雪板上，带有外伸支架（末端带有滑雪板的拐杖）以保持滑雪者的稳定性（图 43-11）；双板滑雪的座位由一个桶型座椅连接到两个滑雪板上，外伸支架连接在雪板上；三轨滑雪需要一个滑雪板和两个手持外支撑架，四轨滑雪需要两个滑雪板和两个手持外支撑架。视觉障碍滑雪者在滑雪时，需要与滑雪向导保持良好沟通。美国残疾人体育（http://www. disabledsportsusa. org/sport/downhill-skiing）为有兴趣参加滑雪运动的初学者（包括高山滑雪）提供各种参考资料和附近的滑雪场。此外，美国聋人滑雪和滑板协会（http://www. ussa. org），其隶属于 USADSF（http://www. usdeafsports），赞助了各种锦标赛，组建了美国聋人滑雪滑板队，并提供有关听力障碍患者的滑雪信息。更多资料，请参考以下网站：

- United States Ski and Snowboard Association：http://www. ussa. org
- Ski for Light，Inc：http://www. sfl. org
- Outdoors For All Foundation：http://www. outdoors-forall. org
- United States Deaf Ski and Snowboard Association：http://www. usdssa. org
- United States Deaf Sports Federation：http://www. usdeaf sports. org

网球

网球是一项娱乐竞技运动，在残疾人运动中越来越受欢迎（图 43-12）。残疾人网球运动有两种类型，即步行网球和轮椅网球。步行网球由两个残疾人体育组织管理，即美国聋人体育联合会和特殊奥林匹克运动会；轮椅网球始于 1976 年，在国际轮椅网球协会（IWTA）的建议下，目前由国际网球联盟（ITF，http://www. itftennis. com）和轮椅网球委员会共同管理。轮椅网球遵循与健全人相同的 ITF 通用规则，但有几个关键之处例外，其中最重要的是“两

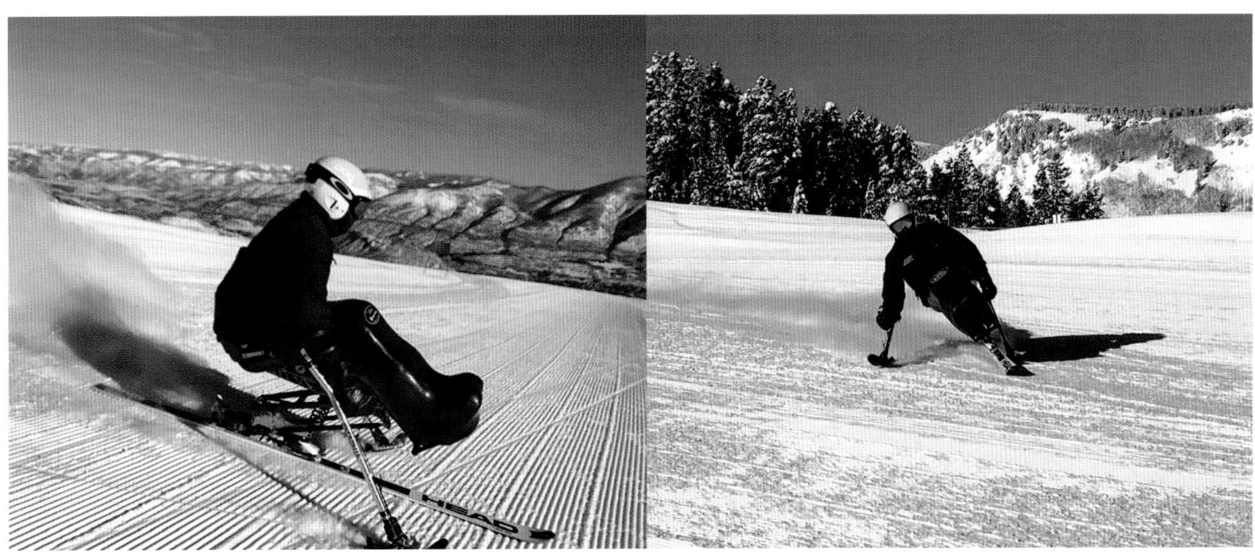

图 43-11　使用外伸支架的单板滑雪

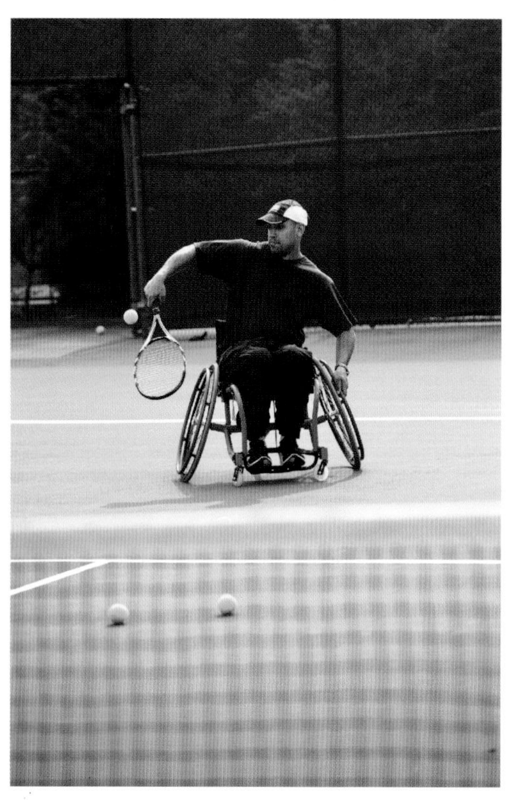

图 43-12 轮椅网球运动员[Courtesy of Lakeshore Foundation(www.lakeshore.org) and the National Center on Health, Physical Activity and Disability(www.nchpad.org)]

次弹跳原则”,即在球穿过场地返回之前弹跳两次,轮椅网球运动员击球依然合规。

轮椅网球仅仅需要几件装备:一个网球拍,一个球和一个轮椅。而且在与健康人相同的场馆和场地进行练习和比赛。运动员使用的竞技轮椅比普通轮椅要轻,灵活性更好,竞技轮椅被认为是残疾运动员身体的一部分,所以一般的网球接触规则都是适用的。为了保持球员在轮椅上的稳定,通常使用固定带固定腰部和大腿。如有必要,可以使用握拍器让没有抓握能力的球员握住球拍。更多资料,请参考以下网站:

- ITF:http://www.itftennis.com
- 美国网球协会:http://www.usta.com

自行车

骑自行车是一项娱乐竞技运动(图 43-13),上肢或下肢均可以操作。它是被美国残疾人体育(DSUSA)、国际特奥会(SOI)、美国盲人运动员协会(USABA)和美国聋人体育联合会(USADSF)官方承认的残疾人运动。竞技性手控自行车比赛由美国自行车联盟(USHF)管理。每一个残疾人体育机构都与美国自行车协会合作,在美国各地开展自行车运动。比赛项目包括 400m 初级赛和 40km 公路赛。

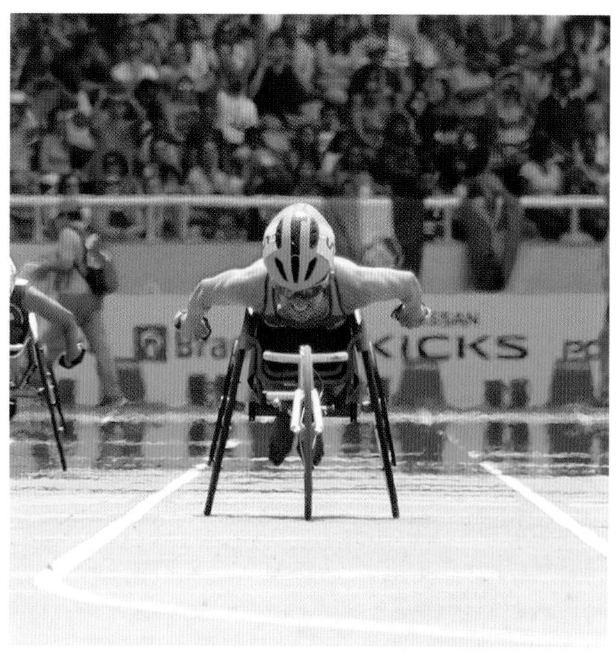

图 43-13 2016 年里约残奥会 Kerri Morgan 使用赛车轮椅加速冲向终点(Courtesy of Peggy Turner)

各种各样改装版的自行车都可以参加比赛,包括手动自行车、手臂驱动自行车、双斜躺式自行车和双人自行车。更多资料,请参考以下网站:

- DSUSA:http://www.disabledsportsusa.org
- United States Deaf Cycling Association:http://www.usdeafcycling.org
- USADSF:http://www.usdeafsports.org
- USA Cycling:http://www.usacycling.org
- USHF:http://www.ushf.org

篮球

篮球是一项团体运动,各级别残疾人士都可以参加。尽管存在许多变化,但比较流行的残疾人篮球运动方式有两种,即步行篮球和轮椅篮球。打篮球的好处很多,可以提高有氧能力和肌肉力量,也能让患者在一个团队中扮演不同角色,起到不同的作用。

在轮椅篮球运动中,轮椅被认为是运动员身体的一部分,因此一般接触规则都是适用的(图 43-14)。美国轮椅篮球协会(NWBA)制订了一个宽泛的轮椅篮球规则列表,在其他残疾组织机构(SOI,DAAA)中,也可以找到修改后的规则列表。篮球运动种类很多,其中就包括篮板进球,它完全依赖于投篮技术,不需要跑动、运球、跳跃或身体接触;还有双人篮球,它是为颈髓损伤的运动员设置的,运动员围绕罚球区运动并投篮。更多资料,请参考以下网站:

- NWBA:http://www.nwba.org

- USADSF：http：//www. usdeafsports. org
- International Wheelchair Basketball Federation：http：//www. iwbf. org

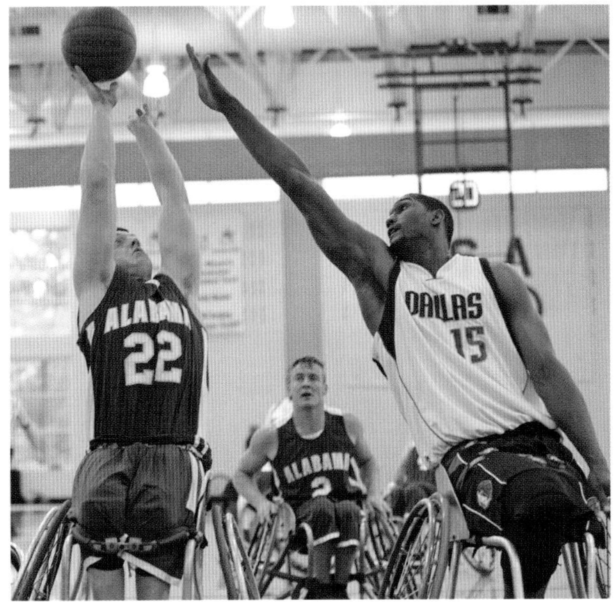

图 43-14　一场竞技轮椅篮球比赛[Courtesy of Lakeshore Foundation（www. lakeshore. org）and the National Center on Health，Physical Activity and Disability（www. nchpad. org）]

垒球

垒球运动可以很容易地为残疾人改良，并在竞技或娱乐的情形下开展运动。残疾人垒球运动改良后包括轮椅垒球和盲人棒球。上肢截肢的患者可使用击球和防守装备。比赛由 USADSF，DAAA（http：//www. daaa. org），SOI，全美轮椅垒球协会（NWSA），和美国哨音棒球协会（NBBA）举办。比赛规则的修改和常规信息可以从 NWSA 网站上获得。

盲人棒球运动适用于视力受损和失明患者。盲人棒球由一个带扩音器的 122cm（4ft）高软垫圆柱体、一位视力正常的投手和接球手组成。投手投球时会发出蜂鸣声，击球后，垒包操作员会激活嗡嗡声，让击球手必须在防守球员接球之前确定声垒并跑到垒包。有关详细信息，请咨询 NBBA。

更多盲人垒球和盲人棒球资料，请参考以下网站：

- USADSF：http：//www. usdeafsports. org
- National Wheelchair Softball Association（NWSA）：http：//www. wheelchairsoftball. org
- National Softball Association：http：//www. playnsa. com
- National Beep Baseball Association（NBBA）：http：//www. nbba. org
- DAAA：http：//www. daaa. org

排球

排球运动适合不同功能水平的患者在娱乐或竞赛场地开展（图 43-15）。尽管站式排球和坐式排球是残疾人排球运动的两种主要形式，但改良版的残疾人排球还包括壁球和水上排球。

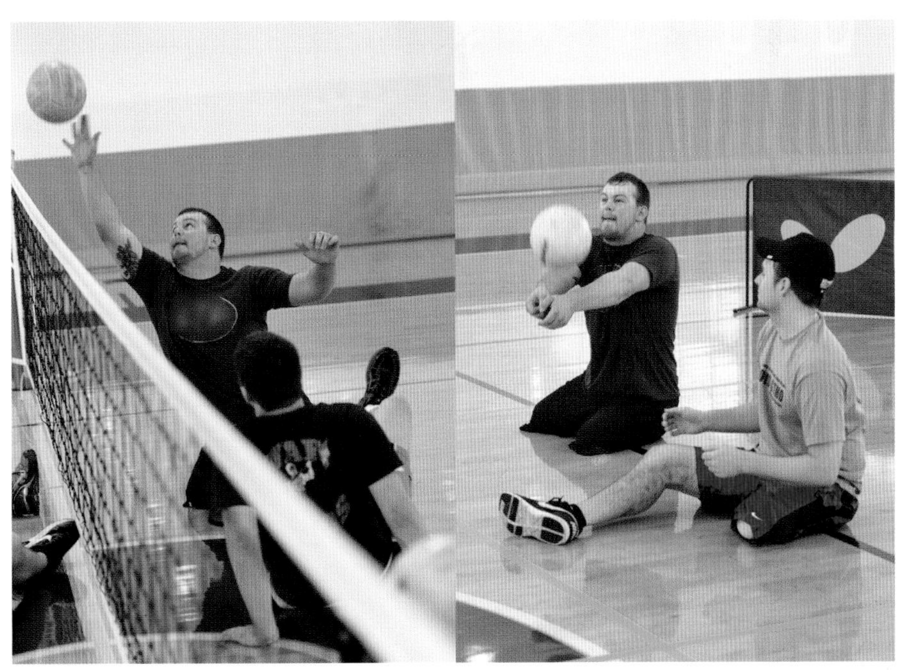

图 43-15　坐式排球运动员击球和发球。坐式排球比赛不允许使用假肢或矫形器械[Courtesy of Lakeshore Foundation（www. lakeshore. org）and the National Center on Health，Physical Activity and Disability（www. nchpad. org）]

改良版的残疾人排球使更多患者能够参与运动。截肢运动员可以自由选择是否穿戴假肢参加站立排球比赛(图 43-15)。坐式排球是每队 6 名队员在一个小一点的场地上进行比赛,并把球网调低。双腿截肢、脊髓损伤、脊髓灰质炎和其他各种下肢功能障碍患者都能够参加这一改良版的排球运动。排球也可以在水上运动场地开展,主要为了提供给那些没有陆地运动能力的患者(图 43-16)。美国聋人排球协会(USDVA)和美洲聋人排球协会(ADVA)为听力受损的运动员安排和管理娱乐性和竞技性排球比赛。更多资料,请参考以下网站:

- World Para Volley:http://www.worldparavolley.org
- DSUSA:http://www.disabledsportsusa.org

43

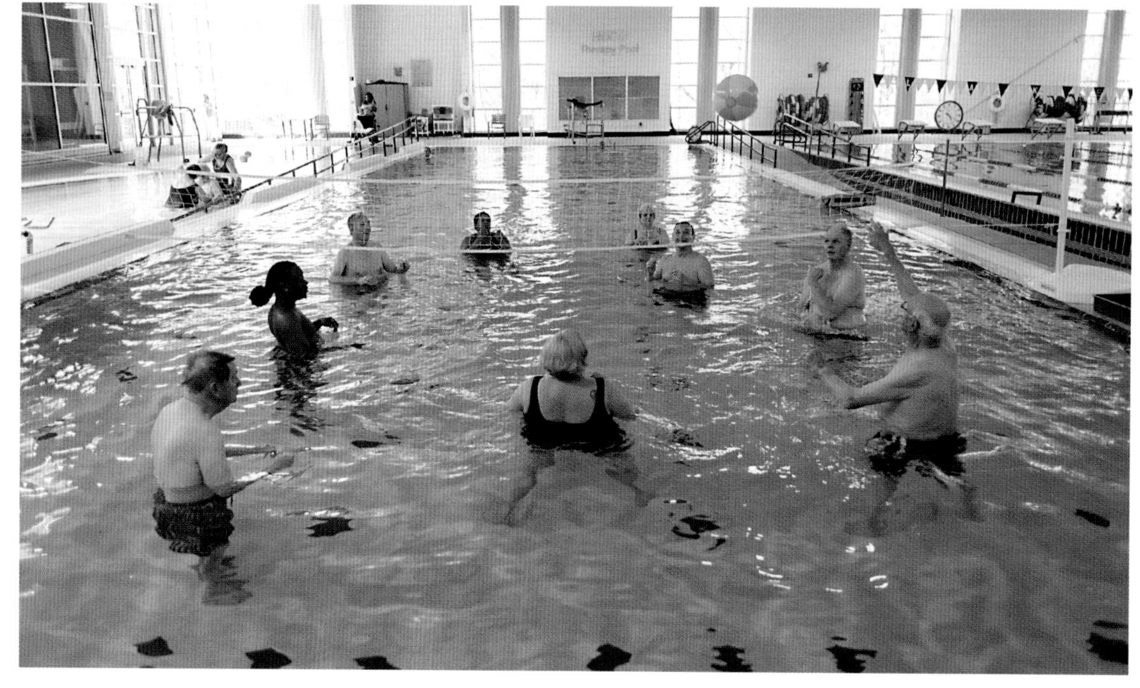

图 43-16 一组水上排球课

轮椅橄榄球

轮椅橄榄球起源于 1977 年,是一种竞技性体力活动,两队四名球员坐在轮椅上,试图在持球时,将球越过对手的球门线。这一运动主要参与者是截瘫或四肢瘫痪的患者,当然,也有其他疾患的残疾人士(如:肢体丧失)。根据患者功能水平分为七个等级,从 0.5~3.5 分不等。大多数轮椅橄榄球运动员坐的轮椅的正面、侧面和椅背上都有金属护板,以防止对手在比赛时钩住椅子。此外,轮椅车轮增加了倾斜角度(外倾角),以提高运动员坐位的稳定性。如果残疾运动员需要,允许用固定带将躯干、腰部、腿部和脚固定以增强稳定性。使用手套和前臂绷带可以保护皮肤免受擦伤。

轮椅橄榄球比赛节奏很快,进攻性强的球员会使用各种进攻和防守技术。当一名轮椅球员持着的球和轮椅的两个轮子都越过对方的球门线时,即为进球。更多关于四人轮椅橄榄球规则的详细信息,请咨询美国四人橄榄球协会网站。更多资料,请参考以下网站:

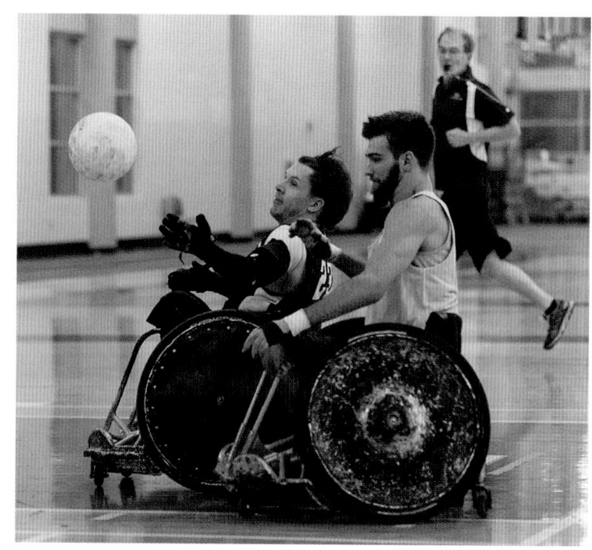

图 43-17 激烈的轮椅橄榄球比赛[Courtesy of Lakeshore Foundation(www.lakeshore.org) and the National Center on Health,Physical Activity and Disability(www.nchpad.org)]

- United States Quad Rugby Association:http://www.usqra.org
- WSUSA:http://www.wsusa.org

总结

从康复训练到社区体力活动的转换是一个关键步骤。如果运动方案是针对患者的需求而量身订制,他们则易于掌握,如果能够增加患者的社会交往,则他们更有可能坚持下去,这样一来康复和健康专业人员才有机会建立有效的社区化终身体力活动。

大多数从损伤或疾病中恢复的患者,都知道亚急性期康复治疗的好处,然而,一旦他们回到家中,停止特定的康复锻炼,长时间的久坐或不运动,这些康复疗效往往会减少或丧失,增加了并发症风险。考虑到通用的运动训练方案,患者很难坚持,不太可能长期维持促进健康的行为,为了保持患者良好的运动依从性,有必要采取量身订制的训练方案。首先,患者当前的目标和需求应该被视为一个连续运动过程,就像我们在本章(TE 框架)中描述的那样。我们将提供一套更具有针对性的运动方案,更精确地满足患者的健康需求、功能水平和兴趣爱好。PEP 模型结合了许多关键因素,包括个人动机等级(准备转变)、体力活动原则、健康状况和移动障碍以及参与困难,以至于康复和健康专业人员可以制订满足个人兴趣、环境和特定需求的运动方案。

这一章为康复专业人员提供了各种资料,他们可以利用这些资料来帮助他们的患者进行更多的体力活动。体力活动对预防继发性疾病的重要性不可低估。这是最重要的预防各种继发性疾病的方法之一。

致谢

这项工作得到了美国残疾、功能和康复研究所(NIDILRR)的支持;残疾人体育娱乐康复工程中心授权,授权号#90REGE0002。NIDILRR 是美国卫生与公众服务部(HHS)社区活动管理局(ACL)的一个中心。本章的内容不一定代表 NIDILRR、ACL 或 HHS 的政策,不应假设得到联邦政府的认可。

43

(李勇强、陈芳 译 倪国新 审校)

参考文献

第 44 章　表演艺术医学

Sonya Rissmiller • Lauren A. Chambers • Katie Weatherhogg

肢体足以传达言语之所不能。

——玛莎格兰姆，舞蹈家、编舞家

（1984—1991）

表演艺术医学是物理医学和康复的一个分支，是一门致力于为音乐家和舞蹈家服务的医学。表演艺术医学的理念在于预防、识别、治疗和康复每一位学艺者、业余爱好者和专业表演艺术家相关的肌肉骨骼损伤。本章将详细讨论音乐家、舞蹈家们常见损伤的诊断、管理和康复治疗（参见第 29、30 和 41 章），如音乐家的上肢损伤和舞蹈家的下肢损伤。表演艺术医学的从业者应该全面立体的掌握肌肉骨骼医学知识，并了解各种不同艺术表演中所需要的体力和特殊动作。表演艺术家亦是表演运动员。

舞蹈医学

目前与舞蹈相关的医学文献主要集中于芭蕾舞[1-4]，需要将相关的研究扩展到其他舞蹈导致的损伤。本章主要集中探讨芭蕾舞相关的损伤，但作为专业的医学从业者应该了解所有可能导致医疗问题的舞蹈，如现代舞、爵士舞、踢踏舞、民族舞、交谊舞和嘻哈舞等[5,6]。每种类型的舞蹈都对躯体有不同的要求，并伴随着舞鞋款式、表演场所、训练强度和运动方式的不同而有所变化。

舞蹈训练

女性舞者一般从 5~6 岁的开始接受芭蕾舞训练。在每年或每半年一次的表演期间，11 岁或 12 岁的年轻表演者每天会进行 2~6h 的专业训练。为了专业地学习芭蕾，具有高水平能力和技能的青少年表演者会参加暑期强化班，而那些具有最强能力和潜力的学生则会进入芭蕾舞专业学校接受整年培训。这些优秀的学生可以参加学校的半学习-半训练的培训项目，通常上午学习，下午和傍晚进行排练。一部分舞蹈演员提前获得了普通教育学位然后加入专业公司，而另一部分人则继续在高校里学习舞蹈然后再加入公司。试演是舞蹈演员早期职业生涯的重要内容，这对其于获得演出机会以及成为职业舞蹈演员都至关重要。表演艺术医学专业人员应了解试演的重要性，并掌握舞蹈演员的演出日期。这些知识可以帮助决定舞蹈演员在正常情况下是否可以承受更高风险的再损伤。

专业术语和姿势

医务工作者掌握舞蹈技巧是非常重要的。表演艺术医学从业者应理解舞蹈动作对舞者的生物力学要求，了解舞者用来代偿解剖、躯体状态或生物力学缺陷的不良方式。除了引发症状的动作或姿势外，还应评估舞者的症状、体征及诱发因素[7]。常见的舞蹈术语有：

蹲（Plié）——足跟着地，膝关节屈曲。图 44-1

大蹲（Grand plié）——足跟离地，膝关节深度屈曲。

足尖点地（Pointe）——足尖着地跳舞，踝关节极度跖屈。图 44-2

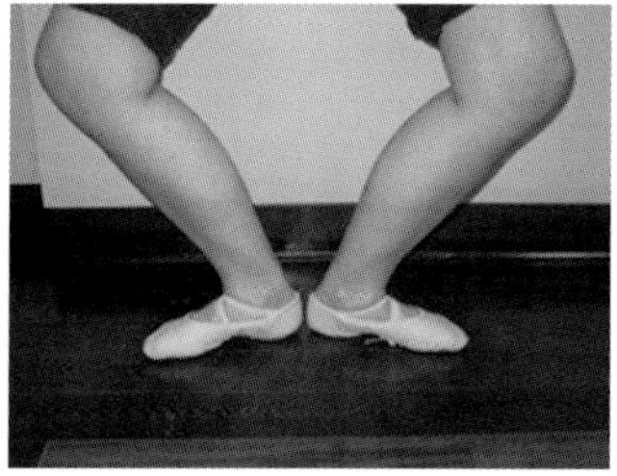

图 44-1　蹲（Plié）——足跟着地，膝关节屈曲

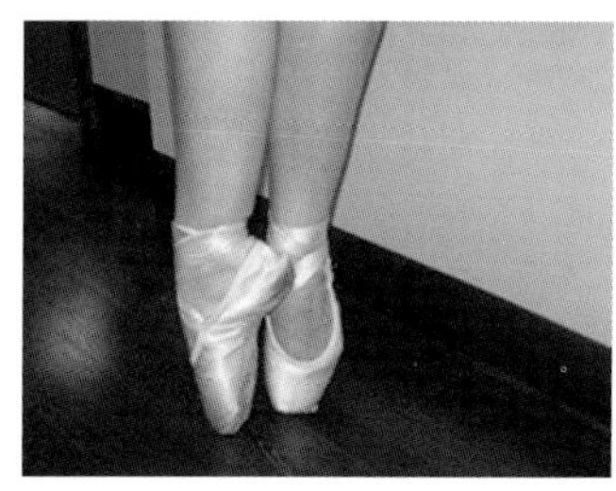

图 44-2　足尖点地（Pointe）——足尖着地跳舞，踝关节极度跖屈

足尖半点地(Demipointe)——跖趾关节负重，踝关节跖屈，跖趾关节背伸。图 44-3

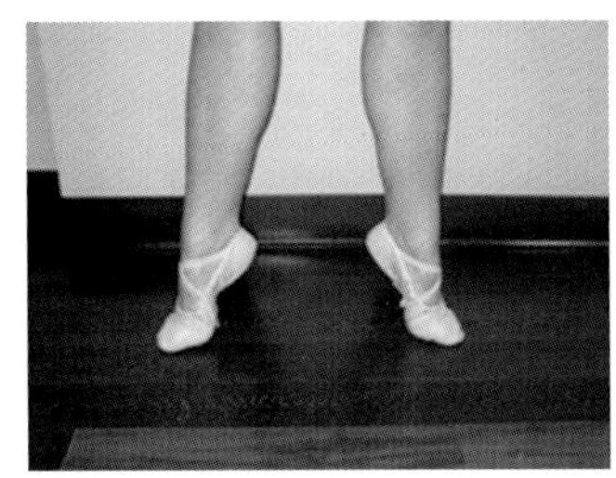

图 44-3　足尖半点地(Demipointe)——跖趾关节负重，踝关节跖屈，跖趾关节背伸

扶把练习(Barre work)——芭蕾舞蹈课程分为三个阶段：扶把练习，排练厅中央脱把练习以及从排练厅边角跨越至整个排练厅的练习。扶把练习是进行热身运动或准备活动时扶着把手的运动方式。

排练厅中央脱把练习(Center floor work)——芭蕾舞蹈课程的第二个阶段，此阶段指在排练厅中央进行平衡、跳跃和一些短舞蹈动作的练习。

损伤的原因和危险因素

外在因素

舞蹈损伤和危险因素有外在和内在两部分。外在因素之一是舞蹈地面的类型。如果地面阻力过大，导致表面摩擦增加以及减震效果不足，会造成膝、踝和足的损伤。同样，如果地板太硬会引起腿和足的疲劳及至损伤，如肌腱炎。

舞鞋的类型也会导致损伤。大部分芭蕾舞者跳舞时穿着由布或皮革制成、没有支撑结构的轻便舞鞋或芭蕾舞尖头鞋，这些舞鞋由坚硬结实的鞋头、金属或木制鞋底和布织物制成。尸体研究表明，理论上芭蕾舞鞋可以为舞者足部提供外部稳定性[9]。然而，自 17 世纪开始舞鞋并未有大的改变[4,8]，这些鞋并不能为舞者提供足够的稳定性或减震作用。此外，领舞者每次表演都会磨坏一到三双芭蕾舞鞋，而一旦鞋变得太软，经常会导致肌腱炎和应力性骨折等损伤[9]。

内在因素

内在因素包括但不限于以下方面：下肢力线不齐、肌肉失衡和训练不当[7,8,10,11]。芭蕾舞中正确的力线姿势是基于髋关节的外旋动作(髋关节最大角度的外旋)，理想的状态下可以使舞者在第一足位以双足脚跟靠紧，脚尖分开 180°的姿势站立。尽管舞者的脚可以达到 160°～190°的脚尖分开站立，其实舞者的髋关节可能没有达到足够的外旋[12,13]。当下肢在第一足位[14,15]以正确姿势站立时，膝关节会呈屈曲状态。许多初学者无法完成此这个标准的姿势，便会使用强迫髋外旋来代偿。这种“滚动”的挤压会迫使造成足跟外翻和前足旋前(图 44-4)，导致内侧足弓塌陷，继而增加脚踝和膝盖的扭矩(图 44-5)[7,9,11]。年轻的男女舞者为了达到髋外旋，有时会通过增加腰椎前凸来使骨盆前倾。其结果是导致了腰背痛的风险，并增加了下肢的扭矩[7,11]。

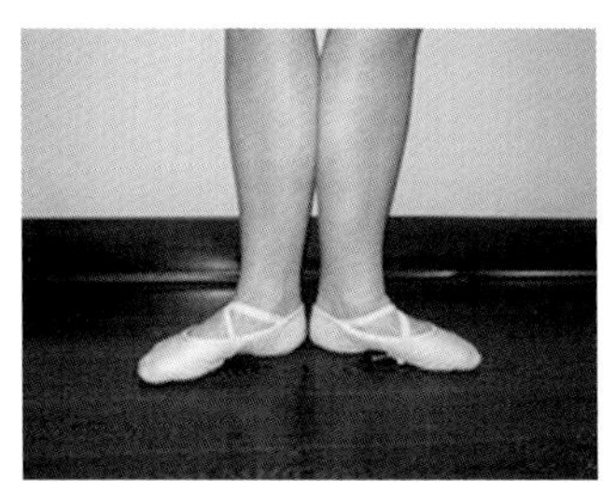

图 44-4　双足旋转，造成内侧足弓塌陷

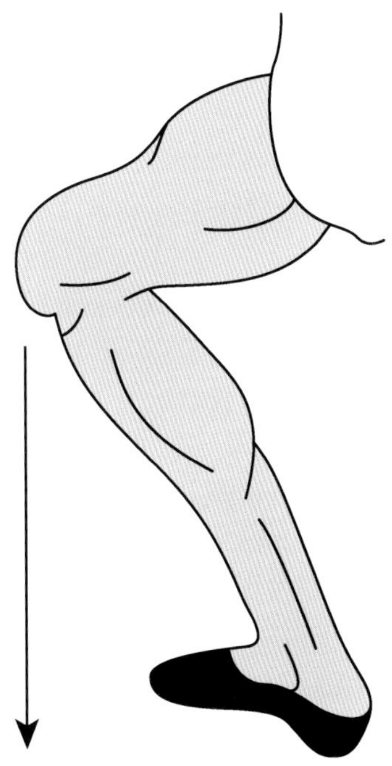

图 44-5　膝关节内扣，位于足内侧。这种情况多见于髋关节外旋力量不足和生理结构强迫阻挡所致

肌肉失衡主要是因为肌力不足和柔韧性的改变。芭蕾舞强调髋关节屈曲、外旋和外展，由此会导致相关拮抗肌力量的减弱[8]。髋部肌肉力量和耐力的不足会导致足部、脚踝和膝关节的损伤[16-18]。如果治疗时将重点仅放在损伤的关节，而不解决臀部

肌肉力量的不平衡,会导致疼痛和功能障碍的复发,使舞者和医师都感到沮丧。事实上,芭蕾舞需要踝关节最大限度的跖屈,同时对第一、二足趾施加压力。维持此姿势需要踝关节具有足够的灵活性和肌肉力量[9]。由于对线不良,舞者大多会在未达到此水平前结束自己的舞蹈职业生涯,而杰出演员和专业芭蕾舞者都可以表现出完美的对线。一般而言,专业水平的舞者的肢体损伤更多是因为过度使用而造成,并不是对线的问题。在年轻的舞者中,发育不成熟的骨骼会导致肌肉骨骼损伤。同样地,身高的突然增长也会导致肌肉不平衡,每增加2.54~7.62cm(1~3in)会导致移动和姿势改变所需要的肌力不足。因此,年轻的舞者会出现因骨骼长度和肌肉力量不足而造成的肌肉紧张,尤其在髋外旋时[19]。

44

训练不当的因素主要有训练时间过长和强度过大[7,10]。舞蹈演员的体型要求和其他重视外形的艺术运动,例如跳水和花样滑冰一样,舞者通常需要进行热量限制和大量运动而导致月经初潮时间延迟[20]。因为对舞者体型的挑剔,饮食失调在舞蹈学校里非常常见,有报告指出约30%的学生受此影响[21-23]。这种行为会使舞者患有"女性运动员三联症",即:饮食失调、闭经和骨质疏松[7,10]。

舞蹈损伤发病率

2005年,英国的一项调查显示,在全国1 056名专业舞者中,约有80%的人每年至少受过一次伤[24]。进一步调查表明,36%的已退休专业舞者因肌肉骨骼损伤在29岁时停止职业生涯;其中最常见的原因是臀部和背部的损伤[25]。在类似的研究中发现,66%~90%的损伤发生于下肢,且其中2/3的原因是过度使用而造成的损伤[26,27]。一项关于1984—2014年约1 365名业余舞者和900名专业舞者的系统回顾文献发现,男性受伤率低于女性,其中业余舞者的受伤率为每1 000个舞蹈小时1.09例,75%的人是因为过度使用导致;女性专业舞者的受伤率为每1 000个舞蹈小时1.46例,64%的人是因为过度使用导致[27]。所有的舞蹈训练中,古典芭蕾需要的训练时间最长,对肌肉骨骼系统要求最高,研究表明67%的舞蹈损伤发生于古典芭蕾训练[4]。

常见舞蹈损伤

脊柱损伤

与其他运动员类似,舞蹈演员也会发生脊椎损伤,主要包括但不限于:椎体峡部骨折和骶髂关节功能障碍。背部损伤通常发生于赛前的高强度训练,有腰背痛、低体重、脊柱侧弯、年龄小以及髋关节过度外旋的病史[28](参见第27章)。椎体峡部骨折治疗延迟,会导致骨折部位无钙化的纤维性愈合,进一步并引发脊柱滑脱。如果潜在的生物力学问题在合适的时间内得到纠正,脊椎滑脱的舞者也可以继续跳舞。然而,当发生新的峡部骨折时,舞者应休息以限制活动,并佩戴改良的Boston支具或传统腰带[29]。

骶髂关节会常常发生疼痛并难以解决[7,30]。骶髂关节功能障碍的舞者常会在患侧进行的跳跃和伸腿动作时诱发疼痛。特殊的检查手法如骶髂关节压迫和Gillet试验有助于诊断。骶髂关节功能障碍的治疗包括关节活动度训练和骨盆稳定性训练。

脊柱过度伸展造成的反复微创伤,会累及脊柱后方结构,如椎体峡部、关节面、椎弓根和棘突[31]。舞蹈技术不精的舞者在脊柱过度伸展时会引起骨膜疼痛。尽管此损伤很痛,但若未造成椎体峡部骨折则无须特殊处理,治疗方法首选纠正技术。

髋关节损伤

舞蹈演员中50%的髋关节问题多出自"弹响髋",发生于髋内侧或外侧,伴有或不伴有疼痛[4]。当发生在外侧,常见于跳跃时髋外旋不足且骨盆前倾或者大腿前后运动,此时髂胫束或阔筋膜张肌在股骨大转子上前后移动发生弹响[7]。"弹响髋"有时也会发生于内侧,被称为髂腰肌综合征[32]。多发生于舞者伸髋做"单腿画圈"(rond de jambe)动作时[7],由于肥厚的髂腰肌跨过股骨颈时造成(图44-6)。有此损伤的舞者在做此类弧形运动,特别是髂腰肌由内而外绷紧越过股骨头时,会感受到强烈的腹股沟部疼痛;空中时会比在地面时更加疼痛[33](e图44-1)。"弹响髋"较少会造成严重的功能障碍,在经过度牵引拉相应肌肉、强化髋部力量(特别是髋外旋、内收和内旋)、骨盆稳定性训练等保守治疗后会好转,并且效果强于手术和糖皮质激素治疗[11,33,34]。医学文献中报道过的其他髋关节损伤类型,还包括髋臼发育不良、髋关节撞击综合征、髋臼上盂唇撕裂、骨关节炎、股骨颈应力性骨折、髋关节撕脱伤和股神经失用等[7,35]。

膝关节损伤

髋关节外旋力量不足或强迫做出超出生理范围

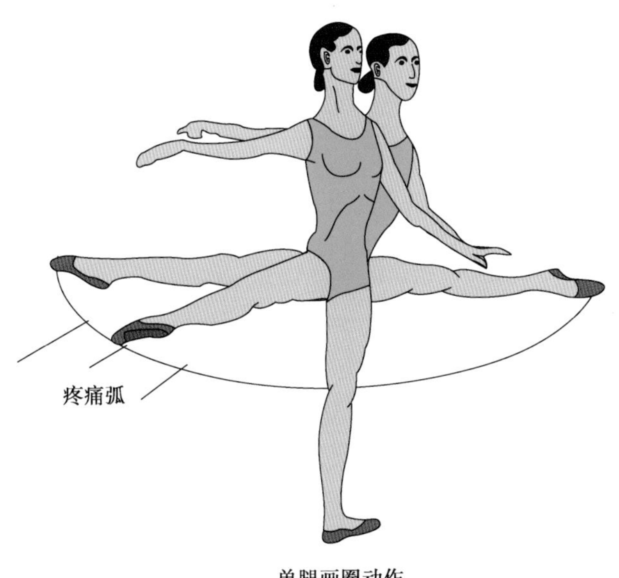

图 44-6　单腿画圈(rond de jambe)患有髂腰肌综合征的舞者,单腿空中画圈时会比在地面画圈更加疼痛

的外翻动作时(如前所述),会导致膝关节相关问题。髋部力量不足或力线对位不良时会导致膝关节疼痛。典型的运动导致膝关节损伤也常见于舞蹈演员,包括前交叉韧带或内侧副韧带损伤、髌骨半脱位和髌股综合征[36,37]。打滑、扭转时跌倒和跳跃时着地不当都会导致撕裂和损伤。此类损伤的诊断和康复可参照运动医学相关指南。

急性踝损伤

踝扭伤是最常见与舞蹈有关的急性损伤。这些扭伤通常发生于舞者跳跃落地踝跖屈时失去平衡,也常见于在足尖半点地脚外侧翻转时[9]。有趣的是,在足尖全点地时踝关节相对稳定,此时胫骨后唇锁定在跟骨,使距下关节锁定在内翻位。然而,此时只要有轻微的踝背屈就会导致运动链松弛,可能导致踝关节受伤[10]。和其他运动中的情形一样,距腓前韧带是踝关节最弱且易受伤的韧带[9,10]。如果患者不能正常行走三步或在任一踝上有压痛,根据 Ottawa 踝关节指南应行脚踝 X 线检查[10]。超声也有助于评估足和踝关节的软组织、肌腱和韧带情况,并用于指导介入治疗和动态评估[38]。急性踝关节损伤康复包括水疗、踝关节的跖屈锻炼、本体感觉再训练和腓侧肌肉力量强化训练,主要是为了恢复距腓关节、距下关节以及跗骨横关节的全部活动度[7,9]。

过度使用性踝损伤

前踝撞击

前踝撞击常发生于踝关节背屈,特别是做大蹲动作时,胫骨远端前侧和距骨会挤压关节周围骨性组织或软组织[7](图 44-7)。跳跃着地时的慢性前侧或前外侧踝关节疼痛或有限的半骨盆疼痛的病史通常值得注意[9]。舞者其他导致踝关节损伤的机制和病理学原因见表 44-1。

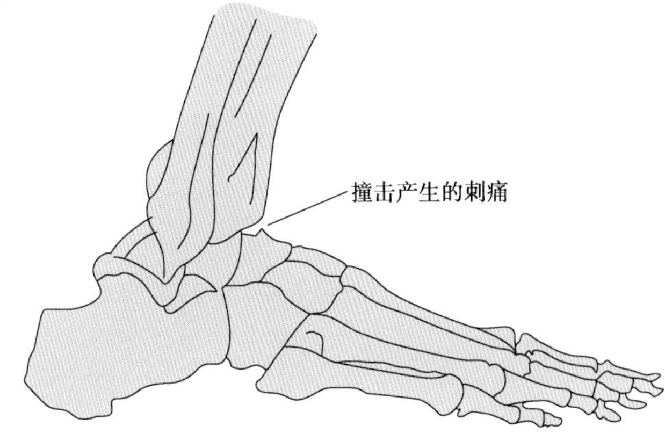

图 44-7　下蹲时因骨刺导致的前踝撞击

表 44-1　前踝撞击的病因

部位	病理学改变	损伤机制
距腓前韧带	瘢痕肥厚增生	踝关节内翻损伤
软组织	滑膜炎,软组织撕裂	跖屈
胫骨前侧	骨赘,牵拉性骨刺	反复强迫性踝背屈
胫骨远端	撕脱性骨折	快速跖屈
距骨颈	游离体	快速跖屈
关节囊	钙盐沉积	强迫跖屈

摘自 Valencia KM. Dance-related injury. Phys Med Rehabil Clin NAm. 2006;17(3):708. Copyright © 2006 Elsevier. With permission。

体格检查包括肿胀、弹响、压痛和与对侧对比时踝关节背屈受限。当屈膝位时踝关节被动背屈疼痛[9]。这可以作为初步的临床诊断。治疗方式为限制足尖点地动作和以地板为中心的练习,进行扶杆练习,使用非甾体抗炎药,局部注射,综合治疗。针对难治性的前踝损伤可行关节镜手术治疗[7]。恢复至全足尖着地需要 3~4 个月的时间[9]。

后踝撞击

后踝撞击是由胫骨后侧和跟骨挤压距骨后侧及周围组织导致的。这种撞击常常由有症状的三角骨引起[7,9]。三角骨是距骨后方的籽骨,通常是无症状的[11](e 图 44-2)。当舞者位于极度踝跖屈的时三角骨将会被挤压入胫骨和跟骨之间,患者常伴有后踝疼痛,跖屈时加重[11],疼痛和炎症会限制舞者做足尖点地的动作,以及由全足至足尖半点地的动作。

三角骨综合征导致踝主动和被动跖屈时疼痛[7]。此疼痛常发生于踝关节后外侧,腓骨肌腱后方,会导致踝关节僵硬[9]。诊断主要靠临床表现,踝关节侧位X线可以显示三角骨的位置[7]。磁共振也可以显示胫骨远端的水肿和软组织炎性改变[9]。后踝损伤的治疗包括调整舞蹈训练方式,如限制足尖点地动作,使用非甾体抗炎药,物理治疗和锻炼,难治性的案例需要手术切除[7]。将芭蕾舞鞋替换成易辅助跳足尖舞的半鞋底或3/4鞋底的舞鞋,也可以缓解症状[9]。

跟腱炎

跟腱炎常见于过度使用足尖点地、过度旋前以及下蹲时强迫外旋,或足尖鞋带系过紧等情况[10,11]。疼痛常发生于肌腱远端,约2~8cm处的无血管支配区,在跳跃着地时常常会加重疼痛[7]。体格检查时发现肌腱结节、肿胀和捻发音[10]。磁共振和超声可以有效地评估肌腱退变性改变。治疗方法包括小腿三头肌牵伸、向心至离心的肌肉力量训练,约有25%的患者需要手术切除和清理变性的肌腱[10]。演播室和剧院放置一些牵伸设备给舞者使用,可以起到一定的预防作用[9]。

44

急性足损伤

半脱位

骰骨半脱位可导致急性或慢性踝外侧疼痛[7],并常伴有外侧踝扭伤[10],或见于跳跃着地时下肢外旋位足尖半点地[4]。骰骨内侧面向下方脱位,并伴有第四跖骨底部向背侧移位和跖骨头向足底移位[9,10]。体格检查显示骰骨压痛,踝关节被动旋前旋后活动度变差,以及第四跖骨头脱位[10]。因为极度外旋位时是踝关节最僵硬的位置,舞者会使用患侧足外侧缘行走。早期诊断和治疗是预防发展为慢性损伤的关键。此时应立即行骰骨手法复位[9]。

距下关节半脱位由踝过度跖屈、外旋和轻度内翻引起,常见于足尖点地时下蹲,或跳跃着地时足尖着地[39]。舞者会突然感到剧烈的距舟关节疼痛和足向前的移动感,并影响步行[7,39]。体格检查显示距舟韧带、距腓前韧带、胫距前韧带、后关节触痛以及距下关节活动受限[39]。因为存在解剖位置的异常,影像学检查可能无意义[4]。治疗包括手法复位、贴布固定以及相对制动6周。2周后可以开始水中训练,3~4周后在严密监控下可以开始本体感觉训练[7,39]。

跖骨骨折

跖骨骨折多发于第五跖骨,通常由于舞者着地时失误,以及足尖半点地时翻转至足外侧缘导致。舞者常表现为第五跖骨触痛、水肿、淤血以及负重时足外侧缘疼痛[9,10]。最常见的第五跖骨近端骨折是撕脱骨折,常见于足内翻[10]。Jones骨折常发生于骨干与干骺端交界处,此处因血供不足而形成骨不连。舞蹈骨折发生于扭转和内翻时第五跖骨中远段的楔形或螺旋骨折[10]。若高水平舞者发生Jones骨折或其他骨折,可行手术治疗,避免长时间的制动[9,10]。撕脱骨折和舞蹈骨折可使用保守治疗,如佩戴可穿脱的踝关节固定支具[9,10]。当骨折完全愈合时,康复的重点在于足内侧肌肉力量强化训练,本体感觉训练和水疗,并逐渐恢复跳舞。

跗跖关节功能障碍

足中部扭伤常累及跗跖关节,尤其第二跖骨与中间楔骨连接处。跗跖关节对于维持中足稳定性、足的纵弓和横弓起重要作用[9,10]。此类损伤是由于跳足尖舞、旋转或跳跃着地时失去平衡所致,随后造成足尖舞时或足尖半点地时旋转无力[9,10]。体格检查显示足中部肿胀、淤斑和触痛以及踝关节被动内外翻时疼痛[9,10]。影像学检查可发现第一和第二跖骨底部存在撕脱骨块或骨块分离[9]。治疗方式视损伤的严重程度而定,由非承重支具固定,若有骨块分离,需行手术治疗[10]。单纯损伤而没有不稳定证据的患者,应进行保守治疗[9]。

第二跖骨应力性骨折几乎仅见于练习足尖舞的女性舞者[32]。第二跖骨较长的芭蕾舞女演员容易发生跗跖关节骨折[40],因为在负重过程中主要由第一、二跖骨承担体重,而第三跖骨部分负重。研究表明,因为跗跖关节的解剖特性,完全跖屈或前足过度屈曲是该关节损伤的危险因素[33]。第二跖骨较长时,会导致负重增加,引起第二跖骨底部或中间楔骨骨折[41-43]。

过度使用性足损伤

跖骨应力性骨折

应力性骨折多发于舞者的跖骨处[9]。舞者发生应力性骨折的危险因素有以下几点:每天长时间的训练、女运动员三联征和足背韧带过度紧张导致的内翻[9,44]。早期诊断可改善预后以及避免延迟恢复舞蹈的时间[7,44]。舞者常在舞蹈后出现局部中足疼痛,然后发展成活动和夜晚时疼痛。骨扫描和磁共振显示骨髓水肿和微骨折。骨干的应力性骨折常伴有反复内收、剪切动作和绕杆旋转。跖骨骨干-干骺端供血不足,骨折愈合能力差[9,10]。应力性骨折的治疗包括固定或使用踝关节支具 6~12 周，并考虑体外冲击波治疗[44]。佩戴支具时，双腿长度不一致，易导致骶髂关节功能障碍，需调整健侧鞋高度，预防下肢不对称和疼痛。应循序渐进地进行负重训练，并尽早开始水疗或普拉提训练，治疗时间为约 6 周，直至骨折愈合。对足尖舞鞋进行调整，增加第二跖骨处的支撑，可以更好地实现重量平均分布[7]。

踇长屈肌腱功能障碍

踇长屈肌腱功能障碍被称为舞蹈肌腱炎[45]，常伴发于三角骨疼痛。踇长屈肌是下蹲、全脚掌着地至足尖点地以及跳跃时的辅助肌[33]。反复的踝关节跖屈至背屈，会导致长屈肌在距骨后内侧的纤维-骨隧道内被挤压引发炎症[9]。当跳跃和跳足尖舞时出现疼痛，并伴有捻发音和激惹点，第一跖会在屈曲位被锁住，正如手部屈肌腱的扳机指一样[10]。体格检查显示第一跖骨被动伸展时疼痛和沿着肌腱走行的触痛[7]。保守治疗包括限制足尖舞和跳跃练习，纠正强迫旋转所导致的肢体姿势错误、使用非甾体抗炎药、物理治疗和水中扶杆练习[4,7,9]。

籽骨损伤

舞者的籽骨损伤大多发生于足尖半点地旋转、强迫旋转、外八字步态和突然着地时的负重增加[7]。籽骨位于屈肌腱和第一跖趾关节近端关节的足底表面，增加了屈肌腱的力学传导优势。舞者通常表现为第一跖趾关节足底疼痛[10]。体格检查显示籽骨触痛，第一跖趾关节抗阻力屈曲时疼痛，被动背屈活动受限[10]。注射少量局部麻药可明确诊断[9]。MRI 可以鉴别边缘光滑的分裂籽骨和急性籽骨骨折[9]。治疗方法包括：调整力学姿势如避免过度的外旋、限制足尖点地动作，使用籽骨垫，训练以外穿硬底鞋，物理疗法维持关节活动度，改善关节活动，平衡/本体感觉再训练和足部力量强化训练，以及偶尔的糖皮质激素注射[9,10]。

踇趾僵硬

踇趾僵直为第一跖趾关节的关节炎所致。舞者背屈第一跖趾关节时，尤其足尖点地时会感到疼痛，会导致舞者将体重翻滚至外侧跖骨。体格检查显示第一跖趾关节触痛，被动背屈受限。影像检查提示有骨赘、关节间隙狭窄或软骨下硬化[9,10]。早期通常保守治疗，如避免足尖点地动作和足部肌肉强化训练[9]。虽然可选择手术治疗，但不能完全恢复关节活动能力，因此有些舞者可能需要提前退休[9]。

踇趾外翻

踇趾外翻发生于第一跖趾关节内侧边缘，常因足尖点地动作而加剧疼痛。穿足尖鞋跳舞不会导致外翻畸形[9]；但因为技术不精、舞鞋内垫不足、第一跖趾关节扁平、第二足趾过长等会加重外翻的发生[4]。治疗方法包括：使用矫形鞋垫，非甾体抗炎药，物理因子治疗，长伸肌和内收肌力量训练，使用弹力带进行趾长屈肌腱力量训练，踝背屈牵拉和循序渐进的负重步行训练[7]，手术治疗仅适用于退役的舞蹈演员，因为手术会导致关节活动度的丢失[9]。

舞蹈康复

舞蹈康复中预防是最为关键的。舞蹈筛选门诊可以进行检查，主要内容有：训练强度、身体状况、姿势不良、技术欠佳、以前的受伤情况以及其他医学问题[7]。理想情况下，还应评估舞者足跖屈、背屈、旋前、旋后等功能性活动，以及蹲下、足尖点地、平行位置时受累关节的具体表现[10]。舞蹈康复与运动医学管理有许多相似之处，包括疼痛管理、改善关节活动、肌力训练、平衡和本体感觉训练等。研究表明，辅助的体能训练或交叉训练既能改善舞者的体能，又能减少损伤发生[46]。舞蹈活动的调整可以从最开始时，中立位下双足平放地面的力量强化训练，然后到扶杆训练，最后至脱杆训练[10]。以普拉提为基础的运动训练可以有效地改善平衡和协调功能[7]，并使受伤的舞者在恢复过程中保持相对健美的体型。康复应充分认识到舞蹈技术欠缺会增加损伤的发生，在干预过程中需强调生物力学教育，舞蹈训练中应该有一个由专业物理治疗师和舞蹈教练共同指导的过渡舞蹈班[7]，或者由舞蹈医学训练的从业者和舞蹈教练进行指导[33]。其他的干预还包括：心理压力和焦虑情绪的管理，面对活动受限时的心理调整，挑选合适的舞鞋，进行营养评估以筛查饮食失调，提倡全面健康的生活方式如戒烟[7]。

有多项研究报道了舞蹈康复的益处[47,48]。一项研究表明，一家芭蕾舞公司通过提供室内的医学治疗服务，在 5 年期间节省了 840 万元（120 万美元），并减少了每年的受伤发生率[47]。另一项由 Alvin Ailey 舞蹈公司进行的回顾性队列研究显示，应用预防、干预和病例管理在内的综合管理，5 年内的工伤补偿病例从 81% 减少到 17%，同时将损失的工作天数减少了 60%[48]。

音乐演奏者的肌肉骨骼问题

演奏乐器是一种需要不断重复和独特生物力学

的活动，各个年龄段及演奏水平的音乐演奏者都易患有肌肉骨骼疼痛和损伤。2013 年的一项研究显示，音乐学院学生在 12 个月内受伤的概率为医学院学生的 2.23 倍[49]。2007 年发表的一项针对波多黎哥专业管弦乐家的研究显示，年轻（22～29 岁）和年长音乐演奏者（50～61 岁）的患病率都会增加。女性、增加演奏时间和技术难度会导致风险增高[50]。

音乐演奏者的损伤与非音乐演奏者的肌肉骨骼损伤类似。所以理解造成此类损伤的生物力学机制非常重要。很多个案中，单独的肌肉骨骼损伤会导致音乐演奏者职业生涯的结束或生活的改变。演奏乐器导致的特殊损伤（e 表 44-1）。本章的剩余部分将以躯体解剖结构为基础介绍几种演奏家常见的骨骼肌肉疾病，着重介绍音乐演奏者损伤的危险因素和治疗特点。

相关乐器名称和专业术语简介如下[51]：

木管乐器 演奏者向乐器开口或边缘吹气，使得空气在共鸣腔内振动来产生乐音。常见木管乐器包括长笛、短笛、单簧管、巴松管、萨克斯和双簧管。

铜管乐器 演奏者向管状共鸣腔吹气时，通过嘴唇振动产生乐音。常见的铜管乐器包括长号、小号、大号和圆号。

弦乐器 是通过弦的震动发出乐音的乐器。常见的弦乐器包括小提琴、中提琴、大提琴、低音提琴、电吉他、贝斯吉他、木吉他、竖琴、班卓琴。小提琴是弦乐器中体积最小的也是管弦乐器重最常见的。

打击乐器 是以打击、摇动、摩擦、刮等任何动作方式产生震发出乐音的乐器。常见的打击乐器包括鼓、大鼓、铜钹、在一些参考文献也包括了钢琴。

键盘乐器 如钢琴、管风琴和手风琴，有时也归入打击乐器类，有时被归入弦乐器类。在本章节内容中也会使用到键盘乐器或特殊乐器的特殊名词。

置唇法 木/铜管乐器演奏者通过调整嘴唇的位置和面部的张力，演奏出正确优美的音色的方式。

头面部疾病

颞下颌关节（TMJ）是连接颞骨和下颌骨之间的关节。颞下颌关节紊乱可导致周围肌肉活动过度，引起咬合不正，甚至由于颞下颌关节半月板移位而导致关节位置不良[52]。由于乐器压迫下颌骨、咀嚼肌紧张以及从乐器传导的震动，颞下颌关节疾病常见于小提琴、中提琴演奏者。小号、长号或大号演奏者也可以出现颞下颌关节疾病。治疗方式包括调整提琴肩托、使用咬合夹板和物理治疗。物理治疗的治疗目的在于增加关节活动度、降低肌肉紧张。治疗方法可采用超声波治疗、经皮神经电刺激（TENS）、按摩和电子生物反馈以及肌筋膜喷雾和牵拉[53]。

置唇法过度使用综合征是铜管乐器演奏者最常见的演奏损伤。临床表现为嘴唇部疼痛、肿胀、吹奏时无力或无法长时间维持。下颌肌肉紧张表示吹奏乏力或提示吹奏技巧有误（e 图 44-3A 和 B）。改善以上症状的首要方式是主动休息。一旦症状有所改善，应请有经验的经过训练的乐器指导者纠正吹奏姿势、提升演奏技巧，避免应力过大，预防损伤加重甚至肌肉撕裂[53]。爵士乐家 Louis Armstrong 就因反复高强度小号演奏导致了口轮匝肌撕裂。一旦出现肌肉撕裂则需手术干预。相关患者或医师可以参考 www.embouchures.com。

颈肩部疾病

乐器演奏包括各种动态和静态姿势，有些姿势可能引起颈部的不是。小提琴和中提起演奏者需要用其左肩和左侧颈部以及下颌骨来支撑乐器。长时间维持这样的静态姿势可导致肌筋膜疼痛甚至最终引起颈椎退变。由于长时间的颈部旋转和屈曲，左侧颈椎神经根病变是小提琴演奏者常见的颈部疾病[54]（参见第 26 章）。乐器支撑垫，如提琴肩托或者腮托可以有助于调整姿势。正确使用支撑垫，演奏者的头部稍稍转动和倾斜便可以固定住提琴，不需要手部支撑提琴的远端，也不需要颈部用力固定（图 44-8）。然而如果演奏者需要固定一个平衡不良的乐器，往往需要用下颌使力加紧腮托，引发颈部疼痛。若提琴肩托或者腮托放置位置过低还会导致演奏者抬高其肩部或前伸头部以代偿[54]。

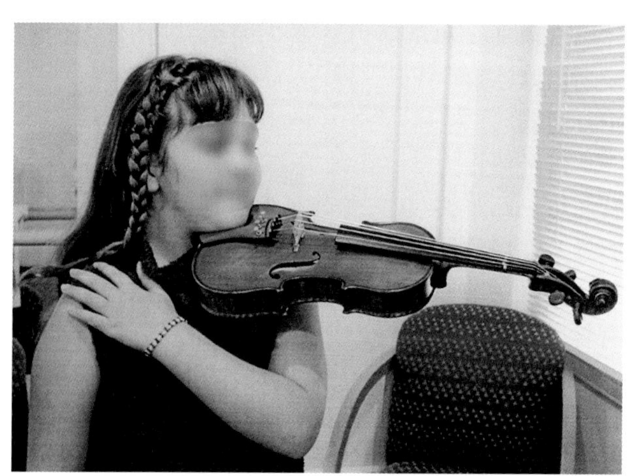

图 44-8 正确使用支撑垫的小提琴在放置时无须手持琴，也不会使颈部劳损

键盘乐器演奏者通常需要往下看关注其手部，导致颈部疼痛，尤其右侧颈部疼痛。因此钢琴演奏者的右侧颈神经根病变比较多见[55]。管弦乐演奏者往往需要将头部转向一侧读乐谱。由于需要长时间维持倾斜和旋转的静态头部姿势，长笛演奏者罹患颈椎退变疾病的风险较高。演奏者可以使用一种以 30°钝角通过唇板的哨嘴，调整颈部姿势使颈部维持近中立位。

因许多导致颈部疼痛的姿势也会引发肩部疼痛，因此肩部损伤也纳入本章的内容。肩部肌筋膜疼痛常见于由姿势导致的颈部疼痛的同侧。肩袖撞击常见于演奏者需要保持上臂抬起和肘部向前向外的演奏者中。演奏小提琴、中提琴、大提琴和巴松管都需要维持上述姿势。长笛演奏者因为其右上肢外展外旋，其右肩部较左侧更易受累（图 44-9A 和 B）。

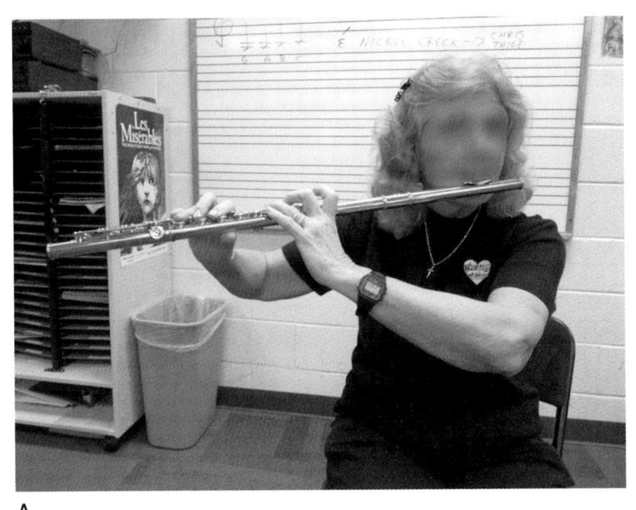

A

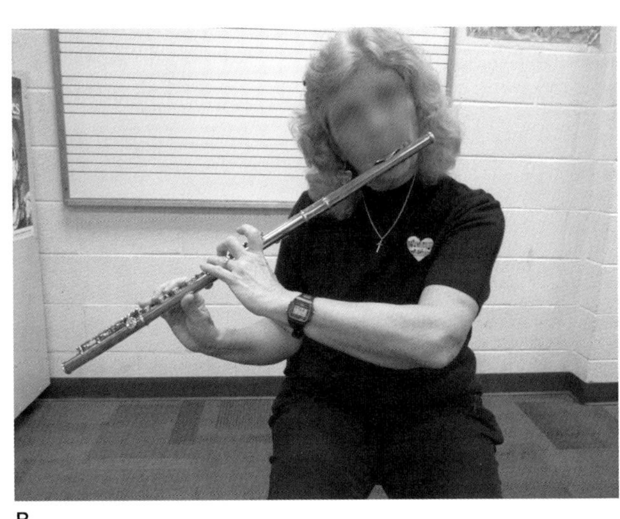

B

图 44-9 A：演奏长笛时，需要右肩外展外旋，易引起肩袖撞击和肩部肌群疲劳。B：演奏长笛演奏者不免会垂肩以减轻肩部不适，但因此反而加重颈部劳损

从骨骼肌肉损伤治疗的医务工作者必然接诊大量的颈肩疼痛患者。虽然目前文献并未提示演奏者较正常人群具有更高的骨骼肌肉损伤发病率，但是当演奏者出现颈肩部症状时，长时间演奏乐器和维持不良姿势都是引发相关症状的主要原因。2004 年发布的一项瑞典研究显示[56]对比演员和管弦乐演奏者之间骨骼肌肉损伤的发病风险，颈肩部是最常见的损伤部位且两组的发病率均为 25%。但是管弦乐演奏者因疼痛影响其表演水准的风险是演员的 3~5 倍[56]。上半身拉伸训练和针对不对成代偿姿势的拉伸有益于此类患者。

胸廓出口综合征

胸廓出口综合征（TOS）是一类臂丛神经或锁骨下血管受压引起的相关症状。临床症状包括手指麻木、血管改变和/或患手无力。由于演奏者需要长时间保持肩部外展或外旋，因此此类人群更易罹患胸廓出口综合征（图 44-10）[57]。演奏者往往胸肌和斜角肌紧张，容易压迫神经血管束。不规律的呼吸模式和演奏时闭气都可能是木管乐器和铜管乐器演奏者的高危因素[58]。颈肋和第一肋是引发胸廓出口综合征的主要原因。牵拉紧张的胸前群肌肉和加强后方肩胛稳定肌群是治疗 TOS 的重要方式。

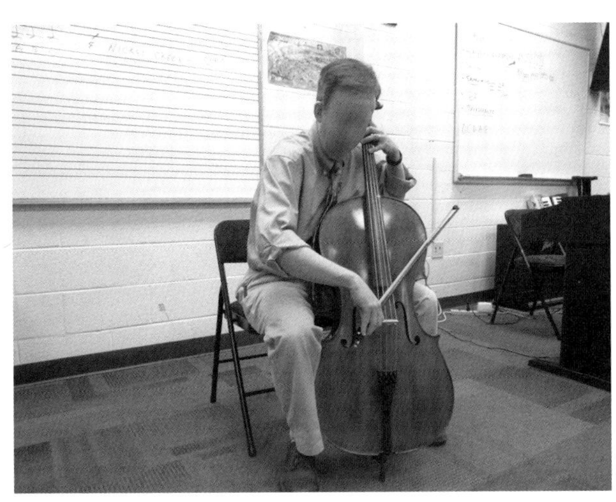

图 44-10 演奏者坐位演奏乐器时易塌腰弓背，增加前群肌肉如胸肌和斜角肌的紧张度

报道显示 TOS 常见于小提琴、中提起、吉他和钢琴演奏者左侧。研究显示 12% 的演奏者发生 TOS，

主要见于钢琴、弦乐演奏者和吹奏乐器演奏者[59]。该研究者的早期报道发现76%的演奏者,通过物理治疗能够有效改善不良姿势,提升关节活动[59]。

上肢和手疾病

尺神经卡压可发生在肘管内尺侧腕屈肌两个头之间或肱骨内上髁和尺骨鹰嘴之间的骨沟处。非演奏者罹患尺神经病变的主要高危因素是肘关节过度屈曲,而小提琴、中提琴和吉他演奏者由于长时间屈肘常发生左手尺神经病变。治疗主要包括提高演奏者姿势意识和控制肘关节屈曲。虽然在演奏时无法避免肘关节屈曲,但应该在其他活动或休息时强调此方法。

肱骨内上髁炎常见于肘关节、手指反复屈曲或前臂反复旋前的人群,可见于竖琴演奏者的左上肢。肱骨外上髁炎是由于腕关节、手指反复伸展或旋后导致,常见于单簧管双侧上肢、双簧管和长号演奏者的右侧上肢。打击乐演奏者和键盘乐演奏者同时罹患肱骨内上髁炎和外上髁炎的风险较高。合适的演奏凳高度是最大限度维持腕关节、肘关节中立位的有效方式。键盘乐器演奏时演奏者前臂应与地面保持平行(图44-11A-C)。

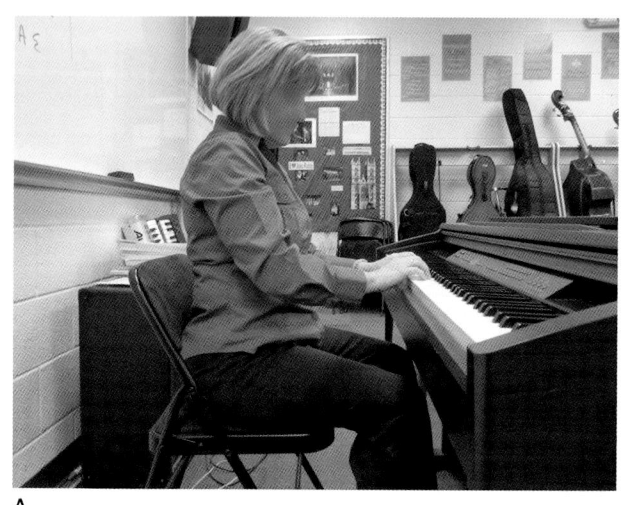

A

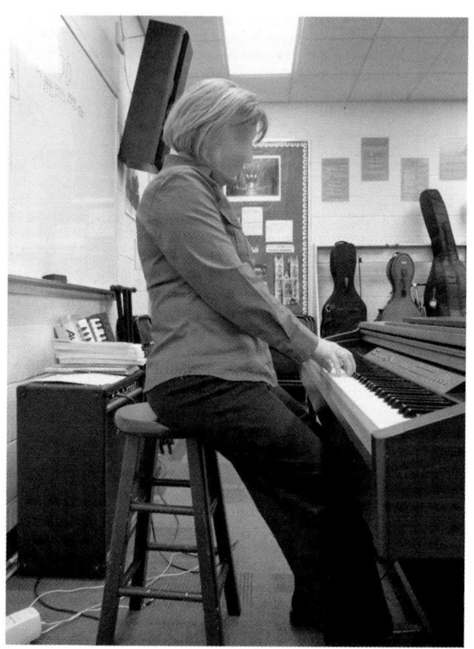

B

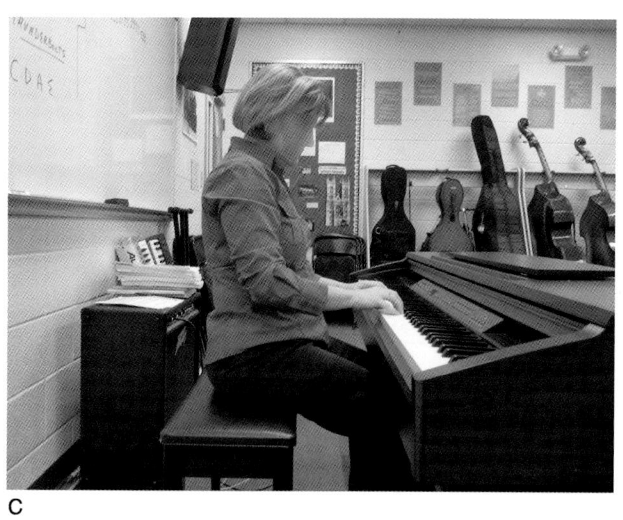

C

图44-11 A:演奏凳高度过低时,演奏者手腕需要维持在伸腕位,或耸肩才能使双腕维持在中立位,造成斜方肌和颈肩肌肉劳损。B:演奏凳高度过高时,演奏者双腕需维持屈腕位,并增加手指压力。C:高度合适的钢琴凳,可使演奏者肩、肘、腕均处于中立位

反复腕关节屈曲尺偏可导致桡骨茎突狭窄性腱鞘炎，为拇短伸肌和拇长展肌在腕部桡侧产生的炎症反应，主要见于单簧管、双簧管、长笛、键盘乐器、打击乐器、小提琴和中提琴演奏者。采用 Spica 夹板可限制拇指活动可能会有帮助。研究显示局部注射类固醇激素 6 周，可有效缓解 81% 患者的疼痛[60]。通过调整上肢近端位置也可以提高人体工效学，有助于避免演奏时左手大幅度尺偏引起症状（图 44-12）。

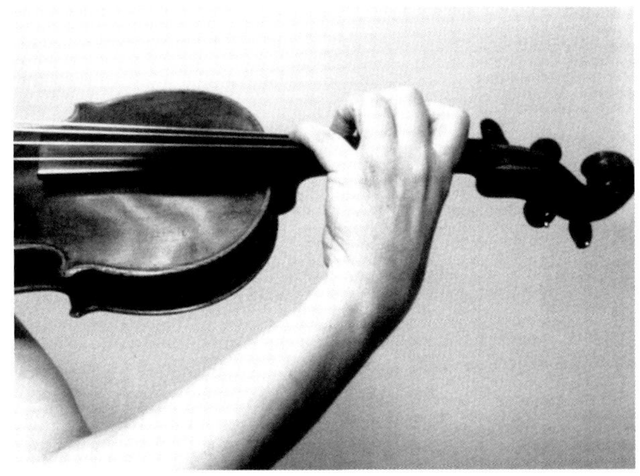

A

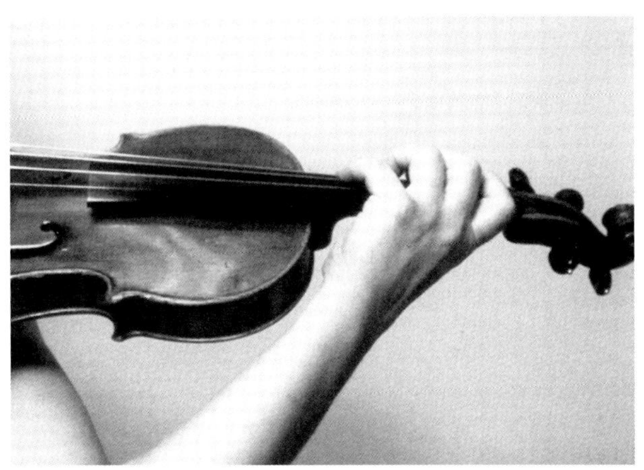

B

图 44-12 A：盂肱关节活动度较差时会限制演奏者上肢的位置，并导致腕关节人体工效学位置不良。B：增加盂肱关节活动度可减少腕关节偏向，维持腕关节中立位

腕管综合征（CTS）是腕部正中神经受累引起相关症状的疾病，是乐器演奏者最常见的疾病[61]。非乐器演奏者中，反复屈曲腕关节是主要的发病因素，然而 CTS 在人群中十分普遍，因此是否和乐器演奏有必要的因果关系尚存有争议。Dawson 研究了 98 名患有 CTS 的演奏者，发现仅 18.4% 演奏者并无其他 CTS 发病因素[62]。在右利手的小提琴、中提琴和吉他演奏者中，左手发生 CTS 的概率更高。临床治疗方案包括制动、休息、冰敷和理疗，但更重要的是调整演奏技术。幸运的是，患有 CTS 的演奏者，通过手术和非手术治疗方式超过 90% 的患者能够完全恢复[62]。

实际控制敲击键盘，按动按键和琴弦的主要是小的手内肌肌群[63]。此类肌群主要包括鱼际肌、小鱼际肌、骨间肌和蚓状肌。然而研究这类小肌群的文献和报道目前仍然较少。Dawson 的一篇纳入 1 354 名患有手或上肢损伤的乐器演奏者的回顾性图标综述研究中指出，51% 的患者存在手内肌群损伤，危险因素包括：键盘乐器、弦乐器演奏、女性以及高水平的演奏家。有假设认为由于女性肌肉更小导致肌力过弱以至于更容易受累[56]。临床治疗措施包括休息、改善演奏技巧、镇痛药物和作业治疗，其中作业治疗以人体工效学为基础进行。

44

关节松弛相关疾病

许多研究者已将关节松弛视为音乐演奏者损伤的危险因素之一。Brandfonbrener 研究了 128 名音乐家后发现 34% 的音乐家演奏时出现手臂和手部的疼痛，他们的关节松弛是疼痛发生的主要原因[64]。多数关节都可出现关节松弛。若音乐家的近端指间关节伸展时较水平 180° 过伸 10° 和/或掌指关节伸展时较 90° 超过了 10° 及以上，其演奏时损伤的风险更高[65]。女性音乐家较男性音乐家更易出现关节松弛。若音乐家的手掌越小，演奏乐器时手部损伤的风险更高，临床医师在诊疗手部疼痛的女性演奏者时应予提高警惕[65]。临床医师对关节松弛的认识和对患者的宣教，支撑支具或贴扎以及关节的保护是治疗的基石（图 44-13）。

局部肌张力障碍

局部性肌张力障碍症表现为不自主的肌肉收缩，能够选择性影响某些特定动作如写作或乐器演奏[66]。与书写痉挛相似，手部局部肌张力障碍可能累及演奏者的手指，极少数情况下会影响木管乐器演奏者的口型[67]。局部肌张力障碍症可引起手指或嘴唇的不自主收缩（e 图 44-4）。Lederman 发现该症状常见于弦乐器演奏者的左手、键盘乐器和木管乐器演奏者的右手[68]。键盘乐器演奏者是所有乐器演奏者中发病最多的，因右手弹奏旋律较左手多，因此通常累及右手第四和第五指[69]。同时右手第四和第五指患有局部肌张力障碍的患者更容易发生尺神经病[69]。

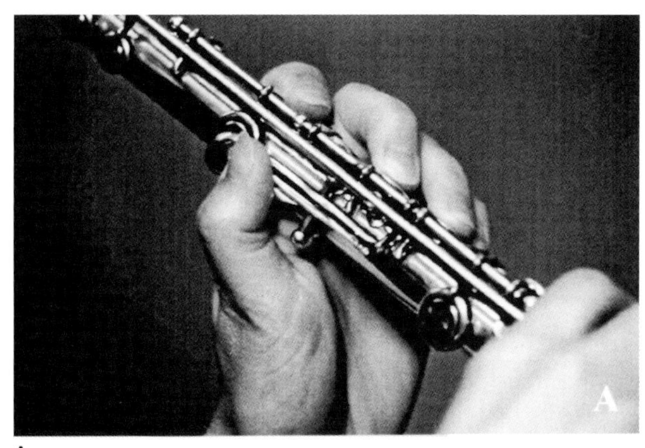

A

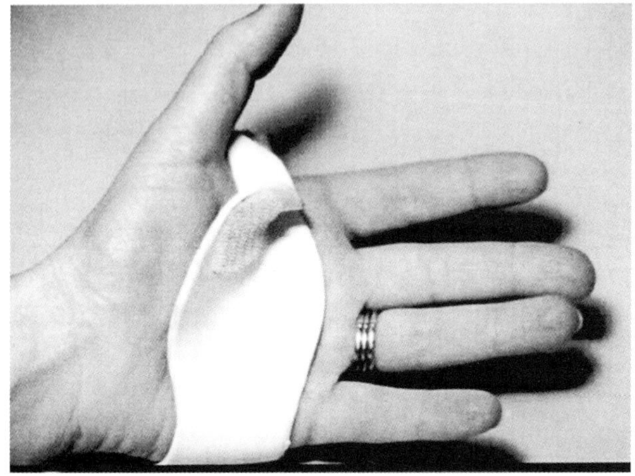

B

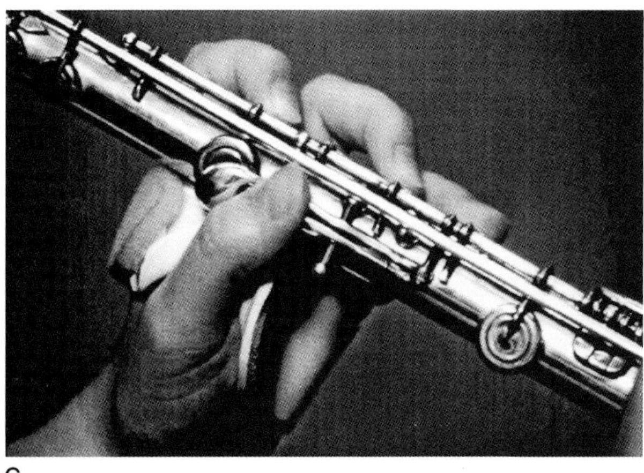

C

图 44-13 A：妊娠后掌指关节松弛。B：佩戴支具防止掌指关节异常活动。C：功能性手支具既保留手的活动功能又可能防止关节过度松弛

研究显示手局部肌张力障碍患者还可能出现手指皮质躯体感觉区域的改变。患者的手指躯体感觉代表区域会扩大，超过正常人。这可能会影响感觉运动反馈机制，导致其他肌肉不自主收缩[70]。该症往往隐匿起病且无明显痛感[71]。当乐器演奏者出现演奏速度和精准度异常时，同时演奏者必须更加努力来演奏时，应考虑是否存在此病。医务人员查看患者时观察演奏者演奏时是否出现速度降低，迟疑或手指异常动作有助于诊断局部肌张力障碍[72]。

目前临床治疗局部肌张力障碍症仍有一定挑战。一项 2008 年美国神经内科学会的循证医学研究指出肉毒杆菌毒素可能对治疗肢体局灶性肌张力障碍有效[73]。Priori 等人发现前臂和手部制动 4~5 周可以提高此类患者的相应功能[66]。他们提出假设认为制动可以在运动皮质水平产生作用，减少神经兴奋性。感觉技巧作为一种临床治疗方式在部分患者中有显著的治疗效果。感觉刺激疗法的应用可能可以扰乱习惯性躯体感觉皮质。研究显示 19% 的患者演奏时佩戴乳胶手套可以明显提高运动控制[74]。该方法可能有助于改善部分吉他演奏者的症状。文献报道的相关口服药物主要有左旋多巴、巴氯芬、氯硝西泮、加巴喷丁和苯海索。然而临床治疗并非一定有效，对于超过半数的演奏者来讲，肌张力障碍往往代表职业生涯的终点[75]。

上背部肌筋膜疼痛

肌筋膜疼痛通常发上在斜方肌、肩胛提肌和肩胛周围肌群。正常人群中，往往是由于维持一种静态姿势或不良姿势以及肌肉乏力等原因导致。吉他演奏者需要逆时针旋转脊柱以适应右肩的伸展和右手拨弦。弹力带训练可以有助于减少左侧斜方肌和肩胛骨周围肌群的张力[76]。康复医师可以采取扳机点注射治疗或者安排肌筋膜松解和神经肌肉治疗，但恢复对称的姿势，增加肌力和躯体灵活性是临床治疗的关键。肌筋膜扳机点的干针疗法已成为一项热门的治疗技术。大部分研究显示短期疗效显著。2017 年一项针对病程超过 3 个月的肌筋膜患者的研究显示，连续三次上斜方肌干针治疗后缓解效果可以维持 6 个星期[77]。

腰痛

腰部肌肉劳损一个重要的风险因素是长时间维持单一的脊柱不平衡的姿势[78]。此种情况在乐器演奏者中十分常见。椎间盘源性疼痛常由腰椎屈曲引起。乐器演奏者演奏时通常为坐位，身体超前倾，椎间盘碰触和椎间盘变性疾病发生风险较高。抬举和搬运重型的乐器也是肌肉劳损和椎间盘源性疼痛的主要风险因素。康复医师应向患者建议带轮推车

来转运重型乐器,例如竖琴、鼓和低音提琴[79]。

康复治疗师和乐器指导者应该关注演奏者的演奏姿势。《运动音乐家》的作者 Paull 和 Harrison 建议一种为乐器演奏者特殊设计的椅子,椅子前方成斜面而后部水平[80],可以使演奏者 1/3 的体重转移到双脚上,从而减轻脊柱的负担[80]。类似的辅具还包括,一种特制的椅缘坐垫可以用于普通的椅子。如果演奏者坐在普通椅子上,应将双腿平行于地面并保持背部挺直(e 图 44-5)。吉他演奏者应放置一个脚蹬,将吉他放置在垫高的大腿上。弦乐乐器演奏者伴发腰部疼痛时应站立演奏,改善症状。站立演奏吉他时应使用背带以支撑吉他的重量。

音乐演奏者表演损伤治疗的一般指南

演奏初学者应该逐步增加练习时间,保证演奏间歇的休息,避免肌肉疲乏。各种指南推荐的休息方式,如练习 20min 休息 5min,练习 50min 休息 10min 以及练习 30min 休息 10~15min[58] 都有助于演奏者。在休息时,演奏者应充分拉伸和更换体位。突然增加练习时间是引起乐器演奏相关骨骼肌肉损伤疾病最重要的危险因素[81]。

演奏者和乐器指导老师的沟通是完善表演水平的重要基础,一起确保合适的乐器尺寸、调整支撑垫、坐凳和肩带长度和松紧度。本章节讨论的大部分问题都可以通过宣教正确演奏姿势、演奏技术和调整乐器来避免。

治疗高水平表演者的医学考虑和壁垒

高水平表演者一整年都在参加演出。除了表演损伤的预防、管理和提升表演水平的建议以外,该类特殊人群还需要专业的医学监护,以满足总体健康需求[82]。当康复医务工作者为高水平表演者提供专业的康复医疗服务时,应强调健康基本原则,例如均衡饮食、适当运动,已获得更加的健康状态。一些研究证据显示舞蹈学生往往缺乏对一般营养饮食和适当锻炼所带来益处的了解[83]。除了参与常规舞蹈训练或长时间乐器演奏联系外,高水平表演艺术可能缺乏有效的锻炼,因此饮示指南和健身锻炼指南都应该向每一位高水平表演者进行个性化宣教。但对于表演者的宣教指南其中有一项值得特别注意的情况,就是旅途中的健康饮食选择[84]。舞者往往有许多独特的情况,其中一个就是根据周期性舞蹈训练计划而改变的营养需求,且针对这方面的研究还不成熟导致实际情况将会更加复杂。另外,舞者的理想体型往往是低体脂低体重的纤细型体型,且该人群更倾向听取同行的经验,而非训练有素的医疗保健专业人士的建议[85,86]。这使得舞者由于健康状况各异而风险较高。医务人员应该提高对舞者表现出来的对医师不信任的敏感性,应该尝试与舞者建立一种和睦的关系,以加强医务人员-患者关系[87]。另外,由于部分舞者接受了医师的预防性医疗服务[87],应该确保患者一直接受从始至终的医疗照护而不是仅仅针对单次的损伤。

医务人员应该明确乐器演奏者还面临噪声导致的听力损伤和音乐表演焦虑症(MPA)。除了单独的生理和心理健康因素外,两者均可以影响演奏者的表演水平或生活水平。演奏者应该接受定期的听力测试,并接受噪声暴露相关的宣教以保护听力[88]。听力专科会诊可有助于明确患者的问题。不论性别年龄、排练市场或专业经历,不少演奏者都经历过 MPA,MPA 甚至可能导致部分音乐专业学生职业生涯受阻[89]。针对 MPA 的评估和治疗不属于本章的内容,但是医务工作应当及时将可疑 MPA 患者转诊治精神科或心理科。

我们应该理解医疗保险或者经济负担都可能成为我们为表演者提供专业医学服务的阻碍。工伤补偿往往只有大型的舞蹈公司或相关大专院校可以提供。而且和工伤补偿相似,乐器演奏者往往难以保证医疗保险的覆盖。2015 年乐器演奏者和歌手的平均计时工资为 169.4 元(24.20 美元),还面临着待业期等问题。2015 年舞者和舞蹈编导的平均计时工资为 118.65 元(16.95 美元),根据该职业的特性还时有变动[90]。物理治疗、作业治疗、医师问诊、药物和耐用医疗用具都可能超过负担能力。虽然要求表演者休息是必要的医嘱,但是休息往往意味着收入的损失。因此舞者和乐器演奏者往往因为来自父母或舞蹈经理的压力选择带病表演。更多资深演奏者在繁忙的表演期或试音期会选择带病演奏,而错过最合适的休息期或最佳的治疗期。

结论

演奏者和舞者都是人群中非常出彩的特殊群体。乐器演奏和舞蹈表演都需要了解人体力学和他们特殊的生活方式，这对于解决骨骼肌肉系统损伤疾病等问题有着至关重要的作用。相关的组织表演艺术医学协会（PAMA）和美国音乐学院协会（NASM），对表演运动员以及他们的医疗有丰富的资源。

致谢

我们衷心感谢以下为本章节内容提供的帮助：Konrad Weatherhogg，物理治疗师，康复治疗技术支持；Stephanie Levi，物理治疗师，表演艺术医学文献；Don Humphries，Kelly Goley 和 Jane Mendlik，演奏模特，Charlotte Christian 学校音乐部；Laura Goodyear 和 Terry Efird，摄影，Charlotte Christtian 学校。

（何红晨、余曦 译 毕胜 审校）

参考文献

第 45 章 残疾儿童和儿童期致残的成人康复

Tobias J. Tsai • Kelly L. D. Pham

儿童康复与成人康复有很多不同。儿童的生理特点致使其受损伤类型及恢复方式不同于成人，且所患的许多疾病为儿童期特有。在整个儿童期，需采用不同于成年患者的独特方法应对生长和发育带来不同的治疗挑战。本章概述了提供儿科康复服务的照护环境，讨论儿童的生长和发育，回顾与康复小组成员相关的常见儿科临床疾病及其治疗，以及两种最常见的儿童期起病的成年患者的管理注意事项：脑性瘫痪（CP）和脊柱裂。

照护环境和医疗之家

根据 2010 年全美人口普查数据，15 岁以下残疾儿童约为 8%[1]。在美国，当前对儿童的照护标准是医疗之家模式。这对于使用医疗卫生服务较多的残疾儿童尤为重要，且分布在多种医疗卫生服务机构。医疗之家是指一种便利的、以患者和家庭为中心的，持续、全面、协调、富有同情心且兼顾文化氛围的照护方法[2]。但许多有特殊医疗卫生需求的儿童并没有得到医疗之家的照护[3,4]，且尽管照护协调与诸如满意度升高、计划外住院降低等积极的结果有关，多次调查仍显示，只有不到一半的有特殊医疗需求的儿童接受了照护协调[5]。

医疗之家中涉及的一部分费用被美国《社会保险法案》第Ⅴ款提供的补助金支持。许多州使用第Ⅴ款中的补助金支持以明确有特殊医疗卫生需求的儿童为目的的照护协调和筛查服务。

早期干预（EI）服务是残疾儿童医疗之家的重要内容之一。在得到《残障人士教育法案》C 部分（IDEA）授权的州，早期干预服务适用于 0~3 岁认知发育、运动发育、交流发育、社会或情感发育以及适应性发育迟缓高危儿童或发育迟缓儿童，且由补助金资助。“发育迟缓”的定义因州而异。

儿科患者评定

在儿科评估中，需详细回顾妊娠史、出生史、发育史及家族史。对于后天性残疾的儿童，应了解导致残疾的疾病或损伤的详细信息。大多数发育迟缓儿童的父母会非常清楚自己的孩子与正常儿童间的不同之处；通过询问家长“您孩子的行为表现看起来像几岁？”，可快速了解儿童的整体功能水平。

儿童生长发育

了解生长发育模式是理解、预测和应对残疾儿童可能遇到的困难的关键。在儿童发育早期，应重点监测头围、体重和身高。相关的生长发育图表适用于各种情况（如 CP、唐氏综合征）[6]。儿童的运动和认知发育里程碑按规律逐渐获得，如果达不到相应阶段的里程碑，则需进行进一步检查（表 45-1）。

表 45-1 粗大运动发育里程碑举例

年龄	粗大运动	精细运动	社交
2 个月	头居中	手打开增多	微笑
3 个月		手到中线	
4 个月	从俯卧位向仰卧位翻身		社交性微笑
5 个月	从仰卧位向俯卧位翻身		
6 个月	坐	把物体从一只手传到另一只手，耙式抓握	举起手捡起
9 个月	爬行，注：有些孩子可能跳过这个阶段	夹钳	

续表

年龄	粗大运动	精细运动	社交
10 个月	扶站		再见,躲猫猫
12~15 个月	独走	搭 2 块积木	展示玩具,会说两个字
21~24 个月	扶着扶手上下楼梯		双词的短语
3 岁	蹬三轮车,双脚交替上下楼梯,会跑	画圆	
4 岁	跳跃	画×	合作做游戏
5 岁	腾空跳跃	画方形,写名字	

原始反射

许多反射行为都与年龄和发育密切相关。例如,非对称性紧张性颈反射(ATNR)(e 图 45-1)出现在 6 月龄前是正常的,但如在 6 月龄后出现或持续存在则是神经系统功能障碍的病理表现。

多数原始反射模式在患有神经系统疾病的儿童中更常见,且可能会干扰或促进技巧性运动动作。因此,表 45-2 总结了这些反射在发育过程中出现和消失的时间。

45

表 45-2 原始反射出现与存在时间

反射	出现时间	存在时间
拥抱反射	出生时	6 个月
握持反射	出生时	6 个月
足握持反射	出生时	9~10 个月
膝反射的内收肌伸展	出生时	7 个月
紧张性颈反射	2 个月	5 个月
仰卧位悬垂反射	3 个月	24 个月
降落伞反射	8~9 个月	持续终身

医师评定

儿科体格检查的挑战性取决于儿童的配合程度,可反映儿童的年龄或发育水平。观察性评定可以为临床医师提供信息并帮助其诊断和制订治疗计划。通常情况下,在正式评定开始之前,通过观察可获得头和躯干控制情况、爬和行走等运动技能及沟通技能等重要信息。对儿童进行检查的策略包括:进入房间之前脱掉白大衣、让儿童坐在父母的腿上、先用父母或玩偶做检查演示、使用小玩具协助检查、展示反射锤等器械,然后从侵入性或恐惧性最小的检查开始。5 岁以下的儿童通常无法进行徒手肌力测试。在游戏过程中可以观察幼儿的自主运动,从而为检查者提供有关抗重力肌的肌力信息。

婴儿的感觉测试受限,但可以评定其对针刺等有害刺激的反应。关于儿科患者的视力评定,在新生儿出院前通常对其进行红色反射评定。美国眼科学会建议,如果怀疑斜视、弱视或屈光不正,应将婴儿或学龄前儿童转诊至眼科医师。在新生儿出院之前通常要进行听力筛查,如果没有通过最初的筛查,则应由听力专家进行随访。

在不同的年龄都可使用标准化的评定工具来评定特定的功能领域,包括粗大运动和精细运动能力、认知和沟通能力、适应能力和社会能力。由多学科团队成员对评定工具、适用年龄范围以及结果解释进行了解。表 45-3 描述了常用的测试工具。

表 45-3 常用的发育评估

测试	年龄	测试领域
贝利婴幼儿发育量表	1~42 个月	粗大运动、精细运动
贝利婴儿神经发育筛查(BINS)	3~24 个月	基本神经功能、表达能力、理解能力、认知
婴儿运动能力测试(TIMP)	妊娠后 32 周到 4 个月	粗大运动
丹佛发育筛查测试-Ⅱ	1 个月至 6 岁	粗大运动、精细运动、个人社交、语言
年龄与发育进程问卷	4~60 个月	粗大运动、精细运动、沟通、个人社交、解决问题

具体临床疾病

脑性瘫痪

CP 是指"一组持续存在的运动和姿势发育障

碍,引起活动受限,归因于发育中的胎儿或婴幼儿脑部非进行性损伤”[7]。它是儿童最常见的运动障碍,总患病率约为每 1 000 例活产新生儿中有 2~3 例,近年来一直保持稳定[8-10]。低出生体重与 CP 的高患病率有关(<1 500g,每 1 000 例活产新生儿中有 59.2 例,而>2 500g,每 1 000 例活产新生儿中有 1.33 例,早产也是如此(<28 周,每 1 000 例活产新生儿中有 111.8 例,而>36 周,则每 1 000 例活产新生儿中有 1.35 例[8]。

在 e 框 45-1[11,12] 中列出了 CP 的一般危险因素。因出生相关窒息导致的 CP 较少,约占出生 CP 儿童的 6%[11]。CP 在足月儿中并不常见,危险因素包括胎盘异常、出生缺陷、低出生体重、宫内吸入、紧急剖宫产、出生窒息、新生儿癫痫发作、呼吸窘迫综合征、低血糖和新生儿感染[13]。出生后 CP 的危险因素包括感染(脑膜炎)、外伤(非意外性创伤、跌倒、车祸),脑血管事件(动静脉畸形、镰状细胞病、先天性心脏病)和缺氧性损伤(溺水、心搏骤停)[14]。

分级

CP 可以按肢体部位、运动障碍和功能水平进行分类。大约 40% 的 CP 儿童为偏瘫,一侧身体受累,35% 为双瘫,累及双下肢,23% 为四肢瘫,四肢均受累[15]。三肢瘫和单肢瘫不常见,分别为三肢体和单肢体受累。运动障碍的类型以痉挛、不随意运动、肌张力低下、共济失调和混合型为特征。流行病学研究表明,痉挛型占 CP 儿童的 75%~85%,不随意运动型占 7%~14%,共济失调型占 4%~11%[9,16]。受累部位和运动障碍程度均与儿童的功能水平相关,包括粗大运动、精细运动和沟通技巧。

粗大运动功能分级系统(GMFCS)是以 CP 儿童在日常环境(如家庭、学校和社区)中的自主粗大运动情况为依据建立的分级方法[17]。分级如下:Ⅰ级,完全独立;Ⅱ级,随年龄增长,上下楼梯和在不平坦的地面行走时需要辅助,长距离移动时需要使用轮椅;Ⅲ级,需要辅助器具才能行走,可独立使用手动轮椅,随年龄增长轮椅成为主要出行方式;Ⅳ级,能够在辅助下或借助辅助器具移动,可独立使用电动轮椅;Ⅴ级,所有功能活动完全依赖(e 图 45-2)[18]。GMFCS 功能水平因年龄而异,根据发育水平,按小于 2 岁、2~4 岁、4~6 岁、6~12 岁和 12~18 岁五个年龄段进行描述[19]。约 75% 的四肢瘫 CP 儿童的功能在 GMFCSⅣ级或Ⅴ级,其余 25% 的儿童功能在 GMFCS Ⅰ~Ⅲ级。98% 的双瘫和 99% 的偏瘫儿童的功能在 GMFCS Ⅰ~Ⅲ级[20]。一项大型观察性研究概述了基于 GMFCS 分级判断 CP 儿童粗大运动功能预后的运动发育曲线,提示随着时间推移该运动发育曲线有助于预测包括步行能力在内的粗大运动功能[21]。

与 GMFCS 相同,手功能分级系统(MACS)是以 CP 儿童在日常生活中操作物品的能力(如自理和游戏)为依据而建立的分级方法[22]。从Ⅰ级(能成功地操作物品)至Ⅴ级(进行简单活动的能力受限)。交流功能分级系统(CFCS)是对 CP 儿童的日常交流表现进行分级的一种方法,从Ⅰ级(最有效的交流)至Ⅴ级(最无效的交流)[23]。这些量表为临床医师跨学科描述 CP 儿童提供了一种方法,并且在临床和研究中均可应用。

初步评估

45

CP 儿童多由家庭和/或儿科医师发现其存在运动里程碑(如翻身、坐、爬和行走)延迟而被确定,部分 CP 儿童可能会因异常运动模式而被识别,例如痉挛、肌张力障碍、手足徐动或舞蹈样动作,其表现类似于“早期”里程碑,如因颈部肌肉痉挛导致的早期头部控制、与姿势有关的早期翻身、在偏瘫儿童中常见的利手早期发育。存在相关疾病时也可能会怀疑 CP(见下文)。通常根据出生史、发育史、体格检查和影像学检查,在 2 岁左右进行诊断[24]。美国神经病学会(AAN)建议进行脑部 MRI 检查,而不进行头部 CT 检查[25]。

一项欧洲的 CP 研究表明,MRI 表现包括早产致脑白质病变,最常见的是脑室周围白质软化(PVL)占 43%,基底神经节病变占 13%,皮质/皮质下病变占 9%,脑畸形占 9%,局灶性梗死占 7%,MRI 正常占 12%[26]。MRI 正常的儿童往往功能障碍较轻,有必要对代谢性或神经退行性疾病做进一步评估,尽管这些测试常常也不能明确病因[27]。针对这种情况,AAN 建议仅在脑部 MRI 正常且 CP 的病史或体格检查不典型时才做进一步检查[25]。

鉴别诊断包括但不限于特发性尖足行走、多巴反应性肌张力障碍、遗传性痉挛性截瘫、Friedreich 共济失调、脊髓栓系、脑白质营养不良或代谢性疾病[25,28]。

相关疾病[24,29]

基于人群的研究已经确定了许多与 CP 相关的共患病。约 30% 的 CP 儿童存在智力障碍。具有理解能力的言语障碍占10%，严重受损或无言语的占22%～8%。5%～10%的CP儿童有皮质盲或视力严重受损。严重的听觉障碍仅占4%，且与肢体受累或GMFCS水平无关。17%～28%的CP儿童存在癫痫，在双侧或单侧受累的CP儿童中更常见。8%的CP儿童因吞咽困难需经胃造瘘管进食。口周运动功能障碍导致吞咽问题的儿童也可能存在唾液分泌障碍。共济失调-肌张力低下、痉挛性四肢瘫和不随意运动型CP儿童的共患病数量更多，为痉挛型双瘫或偏瘫儿童的5倍。有共患病的GMFCS Ⅴ级CP儿童比GMFCS Ⅰ级的儿童多出10倍。

肌张力增高与运动障碍

肌张力增高是指肌张力的增加，或被动关节活动范围测量时存在抵抗，通常包括痉挛、强直和姿势异常。CP的运动障碍包括肌张力障碍、舞蹈样动作和共济失调，共济失调较为少见。许多CP儿童躯干肌张力低而四肢肌张力高，但也有少数以全身肌张力低下为特征。高肌张力评估工具（HAT）是一种将儿童的肌张力增高分类为痉挛、肌张力障碍或强直的方法，可以指导临床医师进行管理[30]。常用的痉挛量表包括改良Ashworth量表和Tardieu量表，这两个量表在本书的痉挛章节中均有介绍（参见第40章）。肌张力增高会影响儿童的功能，包括移动、操作物品、自理和交流能力。

步态受肌张力增高、运动障碍、无力和运动控制障碍的影响。Rodda等很好地定义了能够步行的痉挛型双瘫和偏瘫CP儿童的常见步态（e图45-3）[31]。

低龄CP儿童的马蹄足步态特征：踝关节痉挛性跖屈，膝关节和髋关节伸展，三关节滚动运动损失导致步幅和步长缩短。膝关节受到从前到后的地面反作用可出现膝过伸。跳跃膝步态的特征是踝关节跖屈、膝关节和髋关节屈曲，通常是由于腘绳肌和髋关节屈肌痉挛或挛缩以及肌无力，导致无法保持直立姿势。僵直膝步态也可见于跳跃步态中，表现为摆动相时膝关节运动不足，是由于股直肌的痉挛和收缩不同步。明显马蹄内翻足通常见于大龄儿童，其特征同样为髋和膝屈曲，但踝关节处于中立位，而不是跖屈，尽管表现的是因膝和髋屈曲导致的跖屈。蹲伏步态通常发生在青春期后或单独跟腱延长术后，表现为踝关节背屈，常常以腓肠肌/比目鱼肌挛缩和跖屈肌无力而致扁平足畸形为代价，由于挛缩和肌无力而致膝关节和髋关节屈曲。

偏瘫儿童常见的步态有五种[31]：Ⅰ型偏瘫步态表现为足下垂，摆动相踝关节于背屈减小，导致代偿性跨阈步态模式。2A型偏瘫步态，或称真正的马蹄足，表现为踝关节跖屈痉挛而膝关节和髋关节伸展；2B型偏瘫步态则表现为膝过伸。3型偏瘫步态是一种类似于双瘫CP步态的跳跃膝步态。4型偏瘫步态表现为骨盆旋转，髋关节屈曲、内收、内旋，跳跃膝和马蹄足/踝。需在冠状面和矢状面进行临床观察以充分描述不同的步态模式。

肌张力增高也可影响儿童的精细运动功能，如操作玩具、写字、打字、喂养、穿衣和沐浴。如果病情严重，会影响父母的照护，增加沐浴、穿衣和换尿布等的难度，可能会使儿童感到疼痛，并造成姿势保持困难。这些可能都是需要治疗的原因，但并非所有的肌张力增高和运动异常都是功能障碍且需要治疗，一些儿童借助肌张力增高实现功能，如站立、转移甚至步行。

肌肉骨骼

最常见的足部肌肉骨骼异常包括马蹄足、扁平外翻和马蹄内翻，由肌肉不平衡、肌张力增高、肌张力障碍和运动控制受损共同引起[32]。马蹄足是由于腓肠肌和比目鱼肌痉挛造成踝关节屈曲。马蹄内翻是由于胫骨后肌痉挛或肌张力障碍导致踝关节跖屈和足内翻。随着时间的推移，踝关节跖屈肌挛缩最终造成肌肉无力，可能发展为扁平足畸形，表现为后足外翻、中距骨内旋和前足外展。

挛缩是肌张力增高、肌力不平衡和姿势异常的结果，可发生在任何关节，但最常见于双关节肌，如腓肠肌、内侧腘绳肌和髋关节内收肌。典型的挛缩模式是髋屈曲、内收，膝关节屈曲和踝关节跖屈（马蹄足）。同样由于痉挛，更具体来说是股直肌的痉挛而导致的高位髌骨在CP中非常常见，可导致膝关节疼痛，有行走能力的CP儿童尤为明显。

旋转畸形可发生于股骨和胫骨。整个发育过程中，因肌力不平衡以及髋屈肌、髋内收肌和内侧腘绳肌痉挛或肌张力障碍造成股骨旋转缺乏，最终导致股骨前倾。这类CP儿童通常存在“W坐”，在体格检查中可见内八字足，髋关节过度内旋、外旋受限。胫骨扭转，无论是内旋还是外旋，均是由于发育过程中缺乏典型的旋转所致。

除髋关节旋转畸形外，随着时间的推移，由于肌张力增高和肌力不平衡，CP儿童髋关节半脱位或脱位的风险也很高。在体格检查中，需测量髋关节外展的活动范围，并进行特殊检查，如可确定髋屈肌群紧张度的Thomas测试，可确定股薄肌紧张度的

Phelps 测试,可确定是否存在髋关节半脱位或脱位的 Galeazzi 试验。在过去 10 年中,已经开发并修订了髋关节监测方案,以基于 GMFCS 分级为临床医师提供髋部 X 线检查频率和时间的指南[33,34]。初次 X 线检查时,大约 25% 的 CP 儿童有髋关节移位,包括半脱位和脱位[35]。99% 的 GMFCS Ⅰ级儿童髋关节正常,而 GMFCS Ⅴ级儿童中只有 28% 髋关节正常。偏瘫和共济失调型 CP 儿童发生髋关节移位的可能性较小,而四肢瘫的儿童最有可能发生髋关节移位。

与下肢相同,由于肌力不平衡、痉挛和肌张力障碍,CP 儿童上肢也出现挛缩。常见的挛缩模式包括肩关节内收和内旋、肘关节屈曲、前臂旋前、腕关节屈曲、手指关节屈曲和拇指内收畸形[36]。

脊柱侧凸在 CP 中很常见,在一项针对所有类型 CP 儿童人群的研究中,有 17% 的儿童存在轻度脊柱侧凸,11% 为中度至重度,胸腰椎侧凸最常见。GMFCS 分级较高(Ⅲ~Ⅴ)的儿童最有可能出现中度至重度脊柱侧凸,而 GMFCS 水平为Ⅳ~Ⅴ的儿童则最有可能需要外科干预。偏瘫儿童不太可能出现脊柱侧凸,痉挛型双侧瘫 CP 和不随意运动型 CP 儿童出现中度至重度脊柱侧凸并需要手术矫正的可能性最大[37]。

治疗

针对 CP 的运动功能障碍、肌张力增高以及共患病的干预有很多,但很少有以降低新生儿脑病的死亡率和残疾率为目的的干预。作为治疗新生儿脑病的标准治疗方法,低温治疗被证明可显著降低因产时窒息而导致的中重度脑病的足月和晚期早产儿的死亡率和神经发育障碍风险[38]。

治疗

通常从发现儿童发育迟缓即开始治疗,最初采用的是早期干预计划(EI)(出生至 3 岁),这是由联邦政府资助的计划,旨在为 3 岁以下的儿童提供治疗服务。如果需要,这些治疗通常从运动治疗师和言语治疗师开始。随着儿童年龄的增长,物理治疗师和作业治疗师会分别进行专业化的治疗。

治疗师通常会根据儿童的功能水平,对与其年龄相符的发展性技能进行重点干预,如功能性活动能力、精细运动功能、喂养以及穿衣和沐浴。如果儿童超过 3 岁且仍需要治疗服务,家庭就会与学区一起制订个性化教育计划(IEP),使儿童能够进入发育学前班并接受包括物理治疗(PT)、作业治疗(OT)、言语和语言病理学(SLP)治疗在内的持续治疗,必要时可进行视觉治疗。基于学校的治疗往往侧重于儿童随着年龄不断变换的教育需求。除了基于学校的治疗外,许多儿童在校外接受私人门诊治疗以作为常年治疗的补充或暑期强化治疗。有很多治疗性干预方法,下面将对部分治疗性干预进行介绍。

目标导向性训练/功能训练包括重复性的粗大或精细运动,这些运动以让儿童实现对其有意义的目标为目的,并在文献中有充分的证据[39]。尽管涉及代偿性方法和环境改造,情景聚焦疗法同样以促进活动的成功为目的。减重步行训练包括在不同程度的支撑下在跑步机上行走,使儿童可以通过不断重复来专注于运动的质量[40]。

上肢功能的治疗包括强制性诱导运动疗法,用于偏瘫 CP 儿童,需约束健侧手臂,通过患肢的重复活动以促进其使用[41]。文献很好地支持了该疗法以及双手疗法。双手疗法包括结构化的、需双手共同完成的重复性活动计划,以促进双手共同使用[42]。

矫形器(参见第 57 章)

下肢矫形器有助于维持关节稳定性、保持关节活动范围并延长牵伸时间,甚至可以有效改善异常步态[43]。在 CP 儿童中,踝上矫形器(SMO)是一种常用的治疗过度内翻的低位支具,从足的长轴向上延伸,内外上缘刚好超过踝部。SMO 可为后足提供内外侧支撑,通常仅在刚开始站立且踝无过度屈曲或踝背屈无力的儿童中使用。踝足矫形器(AFO)更常用,它可以从足延长至膝关节正下方。AFO 的种类有很多,最常用的 AFO 包括后置弹性(PLS)AFO、铰链 AFO、固定 AFO 和地面反作用力式 AFO(GRAFO)。PLS 是一种后部有钢板弹簧低位矫形器,不能提供大量的足内外侧支撑,通常用于足下垂以及足跖屈肌肌张力较小儿童,以在摆动相提供支撑。固定 AFO 包裹在踝和小腿周围,为后足提供内外侧支撑,防止足下垂或足跖屈肌痉挛,帮助膝过伸儿童保持膝关节稳定。铰链 AFO 与外加一个铰链的固定 AFO 相近,允许踝关节背屈,但通常会限制足跖屈的程度,它用于需要踝内外侧支撑、踝关节可背屈且肌力足以保持直立姿势(足够强的踝关节跖屈肌、膝关节伸肌和髋关节伸肌)的儿童。GRAFO 类似于固定 AFO,不同之处在于,近端部分向前缠绕在腿上,使膝关节产生前后力矩,从而防止膝关节进一步屈曲，适用于存在蹲伏步态且膝关节有足够活动范围的儿童。一项关于不同类型踝足矫形器对CP儿童步态有效性的研究表明，AFO可以使步长有所改善，而其他步态参数没有变化[44]。

最常用的上肢矫形器包括功能性和非功能性夹板。非功能性夹板是指在夜间穿戴、以牵伸为目的的夹板，可使手和腕部在无法完成功能性任务。夜间休息用手夹板是其中的一种，可持续略微伸展手腕和手指。由于肘部在夜间无功能，通常使用夜间用肘部夹板进行长时间牵伸。有证据表明，无功能的手夹板可改善上肢功能[45]。有很多类型的功能性手和腕部夹板可用于保持手的功能位，例如氯丁橡胶手夹板，可将拇指保持在外展位置，或将手腕和手指保持在中立位置。一些氯丁橡胶和非氯丁橡胶夹板有助于腕部伸展，以使手指置于更好的功能位，从而支持手指屈伸或固定。

设备

许多设备可以用于不同功能水平和照护需求的CP儿童，最常用的设备包括辅助装置，如可为有行走能力的高功能CP儿童提供宽基底支撑的Lofstrand拐。行走时需要更多支撑而躯干控制良好的儿童可使用后置助行架。站立时躯干控制能力较差的儿童可使用步态训练器，通过背带系统提供支持，使儿童在保持直立姿势的同时继续进行步态训练。对于不能行走的儿童，可从婴儿车开始，随年龄增长选择适龄婴儿车或在合适的年龄(2岁或更大)时使用轮椅。轻便的手动轮椅是具有良好躯干稳定性和上肢功能的儿童的最佳选择。对于上肢功能受损的GMFCS Ⅳ级儿童，电动轮椅为其提供了最大的独立性。儿童还可以使用沐浴设备进行安全沐浴。沐浴装置既有适用于躯干支撑良好儿童的浴盆凳，也有为GMFCS Ⅴ级、完全依赖的儿童提供的带有倾斜装置的淋浴座厕椅。年幼儿童的汽车安全座椅对于安全运输非常重要。随着年龄的增长，无障碍机动车更有助于使用轮椅的儿童。

肌张力增高和运动障碍的管理

肌张力增高和运动障碍的管理首选保守治疗，如运动疗法、牵伸、关节活动度训练和支具。接受药物治疗的适应证包括儿童功能受损、疼痛或难以护理，如换尿布、穿衣、沐浴或转移困难。一些儿童利用他们的高张力或肌张力障碍实现功能，例如有马蹄足的儿童能够保持直立的姿势进行移动，但这被认为存在副作用。如果保守治疗失败，则可用口服药物治疗全身肌张力增高。其他全身肌张力增高的治疗方法包括鞘内巴氯芬(ITB)注射和选择性脊神经后根切断术(SDR)，下面将对此进行讨论。以特定肌肉为靶点的痉挛或肌张力障碍的局部治疗是采用化学神经阻断技术或化学神经松解术。

肠内药物

肠内药物会对儿童产生全身性作用，因此在出现全身痉挛或肌张力障碍时应开始口服药物治疗。巴氯芬是一种GABA-B受体激动剂，作用于脊髓可致兴奋性神经递质减少，副作用包括镇静、便秘和癫痫发作阈值理论上降低，尽管这一点在文献中尚未得到证实。关于疗效的研究仍尚有争议，尚未明确证明CP儿童的痉挛或功能可得到改善[46]。苯二氮䓬类药物也可用于治疗痉挛、肌张力障碍和舞蹈手足徐动症，是一种GABA-A激动剂，可通过抑制单突触和多突触反射以及增加突触前抑制来发挥作用，副作用包括镇静、无力和便秘。另一个需要考虑的因素是，如果癫痫儿童由于耐药而接受了预定剂量的相似药物治疗，则应用苯二氮䓬类药物进行癫痫发作抢救时可能反应不佳。药物疗效研究表明，痉挛和关节活动范围有所改善，自主运动增加，但并未证明功能获得改善[46]。

常见的主要用于肌张力障碍的药物包括苯海索(苯海索)和卡比多巴(信尼麦)/左旋多巴。苯海索是乙酰胆碱受体拮抗剂，常见的副作用包括便秘、口干、尿潴留和行为改变。卡比多巴/左旋多巴是一种联合用药，其中左旋多巴增加了大脑中多巴胺的释放，而卡比多巴减少了周围多巴胺的脱羧作用，从而减少了药物的外周作用所产生的副作用，常见的副作用包括胃肠道不适、运动障碍、运动迟缓和神志不清。

较不常用的、肌张力增高和肌张力障碍的二线或三线治疗药物包括丹曲林、可乐定和替扎尼定。

化学神经阻断术或化学神经松解术

当治疗目标区域不需要使用具有全身作用的肠内药物时，化学神经阻断术或化学神经松解术都是局部肌张力管理的手段。化学神经阻断术是通过肉毒杆菌毒素使所注射的肌肉神经失活，与化学神经松解术相同，用于痉挛和肌张力障碍的局部治疗。肉毒杆菌毒素包括Botox(A型肉毒杆菌毒素)、Dysport(A型肉毒杆菌毒素)、Xeomin(A型肉毒杆菌毒素)和Myobloc(B型肉毒杆菌毒素)。这些注射用药物在突触前起作用，阻止乙酰胆碱释放到神经肌肉接头中。通常在注射后约 3 天起效，约 3 周达到峰值。对于 CP 儿童，与运动疗法、牵伸和支具配合使用时，通常在注射后 3~6 个月内可以看到明显效果[46]。肉毒杆菌毒素注射可有效降低没有步行能力 CP 儿童的护理难度和改善舒适度[47]。在功能较高的儿童中，肉毒杆菌毒素结合 OT 可有效改善上肢功能；肉毒杆菌毒素结合 PT 治疗与单独使用 PT 相比，能更好改善步行功能[48,49]。从理论上讲，肉毒杆菌毒素可能存在向周边肌群扩散、进而造成呼吸肌无力和吞咽困难的风险。已有病例报告对此进行了描述，并认为这与患者使用肉毒杆菌毒素剂量过大或肉毒杆菌毒素与其他镇静药物联合应用有关[50-52]。

化学神经松解术是通过注射苯酚或酒精引起周围神经束非选择性轴突变性，继而破坏引起肌张力增高的反射弧的过程。注射既可以针对单纯运动神经(或几乎完全为运动神经)中的分支，如闭孔神经，也可以针对运动神经和感觉神经混合的终板，例如坐骨神经的胫神经分支。这些注射在技术上更具挑战性，需要使用解剖定位以及电刺激来确保将药物注射到神经或终板。已发现注射苯酚可减少痉挛并改善关节活动度和功能[53,54]。在大多数患者中，化学神经松解术的效果即刻出现且持续 6 个月或更长时间[55]，潜在的副作用为感觉神经受累引起的疼痛感觉障碍，可用加巴喷丁治疗。高剂量苯酚存在引起心律失常的风险，在手术室全身麻醉下对儿童进行苯酚注射时存在与麻醉相关的风险。

鞘内注射巴氯芬

鞘内巴氯芬(ITB)泵是一种通过在腹壁筋膜下植入与穿入鞘内的导管相连接的程序化注射泵，将巴氯芬直接输送到鞘内的方法，可将巴氯芬直接运送到脑脊液(CSF)中，使用比肠内给药低得多的巴氯芬剂量达到降低痉挛和肌张力障碍的目的，副作用更小。通过将遥测装置放置在泵上方的皮肤上，可以调节剂量和输送方式(简单的连续给药、推注剂量等)。事实证明，ITB 可有效改善 CP 儿童的痉挛状态，改善其舒适度、降低照护难度和改善生活质量[56]。从理论上讲，随着导管尖端位置的增高，对上肢的效果可能会更大，但是对于放在哪个水平较合适以及如何影响效果，目前尚无共识。ITB 泵的并发症包括泵周脑脊液漏、导管扭结或移位、感染、泵故障和泵翻转。巴氯芬鞘内注射撤药是一种医疗急症，通常伴有瘙痒、痉挛或肌张力障碍加重、高热、心动过速、高血压和癫痫发作。巴氯芬过量也属于医疗急症，表现为肌张力降低、呼吸动力下降、精神状态改变、体温过低、低血压和癫痫发作。

选择性脊神经背根切断术

选择性脊神经背根切断术(SDR)是一种用于治疗儿童痉挛的神经外科手术，通过腰椎椎板切除术进入腰骶神经根，采用神经监测来分离特定目标肌肉的前根。一旦分离，一部分目标神经背根被切断，实际上减少了导致痉挛的感觉输入。SDR 最成功的适应证为年龄 3~8 岁、GMFCS Ⅱ 至 Ⅲ 级的痉挛型双瘫 CP 儿童。考虑其对痉挛的作用，术后通常要进行神经肌肉强化训练，最后进行步态训练。初始阶段功能通常会下降，随着时间的推移缓慢改善。短期效果包括改善痉挛以及，单独使用 PT 相比，SDR 结合 PT 可改善功能[57]。术后 1 年、5 年、10 年和 15 年的长期效果已得到证明，包括下肢肌张力、粗大运动功能和日常生活活动(ADL)能力均得以改善[58]。

肌肉骨骼问题的管理

肌肉骨骼畸形在 CP 中很常见，通常需要外科干预。手术类型、手术时机和术后康复对于促进有行走能力儿童的移动，或促进无行走能力儿童的照料、姿势保持和疼痛控制均非常重要。

可用于 CP 儿童的下肢外科治疗方法有多种。多年来，采用单一或分期多层级手术，但导致住院和恢复期延长，通常被称为“生日综合征”，继而促进了单一事件多级手术(SEMLS)的发展并被广泛接受，将多级的畸形矫形手术改为单次手术和单一恢复期，包含软组织肌腱延长术、肌肉移植术、足畸形矫正术、髋关节旋转畸形和脱位矫正术。尽管目前尚不清楚 SEMLS 的长期效果，但它已被发现可改善步态[59]。

上肢的痉挛、肌张力障碍和肌力不平衡通常会导致肩内旋和内收、肘屈曲、前臂旋前、手腕和手指屈曲以及拇指内收畸形。如果这些畸形影响功能，导致护理或个人卫生困难、皮肤破损，则必须进行治疗。通常可以通过度牵引伸、关节活动度训练、支具、OT 和肌张力管理来解决。如果这些保守措施失败，则应考虑外科干预，包括肌腱延长术、肌腱转移术、关节融合术或关节囊固定术[36]。

应监测 CP 儿童脊柱侧凸的发生情况，尤其 GMFCS Ⅳ 级或 Ⅴ 级的儿童脊柱侧凸发生率较高。胸腰骶椎矫形器(TLSO)在预防脊柱侧凸进展方面效果不明显，但可改善坐位平衡，大多数儿童难以接受因此不常用。当脊柱侧凸发展到 Cobb 角大于 40°~

50°时,可以考虑进行外科干预。对于骨骼尚未成熟的儿童,可以使用随着儿童的成长而延展的生长棒,以防止曲轴现象(即行后路脊柱融合术后,脊柱后方获得坚固融合而脊柱前方继续生长,从而脊柱畸形加重的一种现象)。先进的生长棒技术包括使用垂直可扩张假体钛棒(VEPTR)和磁力扩弓控制(MAGEC)棒,无须手术即可根据生长情况进行调整。大龄儿童可以接受不可更改的脊柱融合术治疗脊柱侧凸,可改善生活质量,特别是与 GMFCSⅣ或Ⅴ级儿童的疼痛改善有关[60]。

肌张力低下

低龄儿童肌张力低下(有时通称为"松软儿")时需进行鉴别诊断的疾病范围较广。早期,CP 可能存在肌张力低下。普拉德-威利综合征(Prader-Willi syndrome)和天使综合征(AS)都涉及 15 号染色体的基因组印迹异常,均表现为肌张力低下。普拉德-威利综合征(Prader-Willi syndrome)的特征是早期不能正常生长发育,而后出现贪食。天使综合征患者有癫痫发作的危险,且总是表情愉悦。Beckwith-Wiedemann 综合征由 11 号染色体印迹异常引起,其特征是大舌症和患某些儿童期癌症的风险增加,特别是肾母细胞瘤。Rett 综合征是一种 X 连锁显性遗传病,其特征是发育倒退、惊厥和刻板动作,尤其拍手。肌张力低下也是 21 三体综合征(唐氏综合征)的特征,这种疾病的特殊面容可能有助于诊断。如果肌张力低下为阵发性,应考虑儿童交替性偏瘫(AHC)。肌张力低下的外周神经原因包括 Dejerine-Sottas 综合征,肉毒中毒是导致婴儿肌张力低下的重要后天原因。肌张力低下的其他常见原因将在下面详细讨论,但详尽的清单不在本章范围内。对于所有患有肌张力低下的患者,尤其没有明确诊断的患者,强烈建议应转诊给遗传学家。

神经肌肉疾病

在过去的十年里,神经肌肉疾病的诊断,除以往的电诊断和肌肉活检外,越来越多地是通过基因检测来完成(参见第 23 和 25 章)。此外,某些疾病基因疗法的有效性有可能改变以往几乎无法治疗的自然病史。

诊断方法

在采集病史和体格检查时,应注意是否存在伴有肌无力的肌张力低下、与其他发育领域相比不成比例的运动发育里程碑延迟,以及反射减弱或反射缺失。血清肌酸激酶(CK)是一种对可能的原发性肌肉疾病有意义的实验室检查方法,尽管仅在肌营养不良和炎性肌肉疾病中可见持续升高。血清电解质(特别是钾)、有机酸(乳酸、丙酮酸)和氨基酸(肉碱)也可能有意义。基因检测彻底改变了人们对许多神经肌肉疾病的单一理解,但即使在基因检测广泛运用的时代,电诊断研究也可能有助于指导进一步的检查并避免进行更昂贵的检测方法。e 表 45-1 中列出了所选儿科疾病的遗传位点(并非详尽无遗)。

前角细胞疾病

脊髓性肌萎缩症

脊髓性肌萎缩症(SMA)根据肌无力的严重程度分为多种类型,患者的认知不受影响。在此将回顾 SMA 的传统自然史,尽管正如本节后面提到的,预期的临床过程可能与基因治疗的最新进展大不相同。2007 年出版了 SMA 患者的治疗指南[61]。

SMA 是一种常染色体隐性遗传病,是由染色体 5q13SMN1 上的一个基因突变所致,该基因编码运动神经元存活(SMN)蛋白。SMN2 是 SMN1 的旁系同源基因,在个体中数量不定的拷贝数。SMN2 也编码 SMN,但是 SMN2 编码的多数蛋白会迅速降解,只有一小部分具有功能。SMN2 拷贝数与表型的严重性有关。

婴儿 SMA 或 SMA Ⅰ,又称 Werdnig-Hoffman 病,在活产婴儿的发生率为 1/25 000~1/15 000,典型表现是在出生后的最初几周内出现肌张力低下(e 图 45-4)和全身无力,伴面肌无力。通常无力十分严重,以至于 SMA Ⅰ 儿童不能独坐。舌肌束颤是标志性特征,有助于诊断。牵张反射缺失,但感觉正常;电诊断显示运动传导速度正常,但复合肌肉动作电位(CMAP)幅度明显降低,感觉潜伏期和幅度正常。肌电图表现为"慢性神经病变"改变,尽管也可能出现肌纤颤,肌肉活检显示肌纤维圆滑,可见肌萎缩和代偿性肥大。从病史上看,临床表现的特点为 2 岁前夭折,尽管目前呼吸管理的发展和基因治疗有可能延长存活时间。康复工作的重点应集中在提供适当的支持性座椅和辅助技术以改善移动和 ADL 能力。

SMA Ⅱ 有时被称为中间型 SMA,在婴儿后期开始出现进行性肌无力和反射消失。SMA Ⅱ患者通常可坐但不能行走。少数儿童期患者借助矫形器和助行架可在室内行走，包括舌肌束颤在内的肌束震颤更为常见，也可见微小多肌阵挛。除Ⅰ型 SMA 出现神经传导异常外，针极肌电图更常见大幅度运动单位。心电图呈现的震颤基线代表心肌束颤，这几乎是本病的病理学改变。临床进程是一种伴有逐渐进展性长期并发症的过程，包括脊柱侧凸、挛缩和呼吸功能衰竭，通常导致成年早期死亡（e 图 45-5）。

SMA Ⅲ（Kugelberg-Welander 病）在儿童早期至青年期表现为近端无力，步行可持续几年。肌电图显示慢性神经病变模式（伴有大幅度的多相运动单位动作电位并且募集减少的极小纤维颤动和正性尖波）。

2016 年，美国 FDA 批准了鞘内注射反义寡核苷酸药物 Spinraza（nusinersen）治疗 SMN2。尽管缺乏成人数据，但该疗法已被批准用于所有 SMA 患者。早期研究表明，该疗法可以改善运动发育里程碑，并减少对呼吸支持的依赖[62,63]。

急性弛缓性脊髓炎

在过去的十年中，美国和全球范围内都发现了急性弛缓性脊髓炎，其中一些病例与肠道病毒 D68 的暴露有关[64]，前角细胞受累，肢体和躯干无力是一个特征性表现，通常近端比远端更明显，也可能发生膈肌麻痹。迄今为止，类固醇、静脉注射免疫球蛋白或血浆置换的疗效尚未得到证实，预后差。大多数儿童在 1 年的随访中肌力无明显恢复[65]。但掌握了代偿方法的儿童的功能改善显著，说明康复对这种疾病的非常重要。

婴儿期先天性肌病

先天性强直性肌营养不良是一种母源性常染色体显性遗传疾病。1 型常被称为 DM1，具有典型特征，包括出生时严重的肌张力低下伴随呼吸窘迫，多需要长期呼吸机支持[66]，也可见双侧面瘫引起的特征性三角形嘴、马蹄内翻足挛缩和智力低下（e 图 45-6）。临床上，肌强直通常直到 3～4 岁才可出现，出生时很少见，也可能直到 2～3 岁时仍未出现。通过遗传学检测确定临床诊断，定位于 19 号染色体长臂（19q13.3）的异常基因位点，包含 DMPK 基因，导致三核苷酸重复序列（CTG）[67]，重复次数可能高达 2 000 次，而正常情况下在 5～35 次之间，并且与疾病严重程度（包括心肌病）直接相关[68]，基因和临床异常的严重程度有逐代加重的倾向（称为遗传早现）。临床进程是一个逐渐改善的过程，4 年后肌张力低下不再具有临床意义。这些患者可能需要软组织手术和支具，并最终至少能在家中活动。患者的轻度至中度的智力障碍很常见，且因口部运动障碍加重，语言表达受损大于语言理解。此外，多系统疾病包括前额秃顶、白内障、男性睾丸萎缩、平滑肌和心肌功能障碍。寿命通常会缩短，导致死亡的最常见原因是心律失常。

2 型通常称为 DM2，以往称为近端肌强直性肌病，由 3 号染色体长臂（3q21）的突变所致，与 CCTG 重复序列的扩增有关。通常在生命的 20～30 岁发病。临床特征为肌强直、肌肉疼痛和肌无力，但临床进程多较 DM1 轻微。

肌强直性营养不良协会已发布肌强直性营养不良个体的 PT 指南[69]。

需要注意，以下这些情况与由 CLCN1 基因突变引起的通道病——先天性肌强直不同。

先天性肌营养不良（CMD）是指一组异质性疾病，常为常染色体隐性遗传，包括结构蛋白（层粘连蛋白、胶原蛋白）缺乏症（包括以往称为 Ullrich 肌营养不良和 Bethlem 肌病的疾病）、抗肌萎缩相关糖蛋白病。

（以往包括几种命名为综合征的如 Walker Warburg 综合征、福山型 CMD）以及，Emery-Dreifuss 肌营养不良，具体的遗传疾病对包括认知在内的功能产生程度不等的、轻微到严重的影响。2015 年，公布了 CMD 评估、诊断和管理的循证指南[70]。

其他肌病是根据用特殊染色技术处理的活检标本的组织学变化而命名的，例如杆状体肌病、中央轴突症、中央核肌病（肌小管病）和纤维类型不均衡[71]。随着遗传分析的发展，组织病理学发现的遗传学基础被人们了解得越来越多[72]。

肌无力综合征

新生儿一过性肌无力是由于母体抗体通过胎盘所致。通常需要注意如果婴儿哭声弱和吸吮不力，则可能需要呼吸支持。一旦母体抗体离开婴儿的血液循环，该综合征就会自限。

先天性肌无力综合征（CMS）是一组遗传性疾病，多数为常染色体隐性遗传（e 图 45-7），但也有一些为常染色体显性遗传，血清乙酰胆碱受体抗体缺乏。应进行基因诊断，并根据亚型进行治疗。CMS 于生命早期发病，通常在 2 岁左右，有些类型可能出

45

现较晚。在新生儿期，常见呼吸功能不全，也可出现关节挛缩。反复活动会加重无力，面肌无力常见。认知多为正常。康复干预措施包括 PT、OT、SLP 以及矫形器和辅助行走的器械。

自身免疫性的重症肌无力（MG）患病率为 5/10 万~10/10 万，女性是男性的四倍。临床表现包括活动后出现异常疲劳，休息后缓解，多隐匿起病，但也可在发热、过敏或情绪低落时突然发作，最常见的体征是眼上睑下垂（眼部 MG）并伴有代偿性前额皱纹，阅读时加重，还可出现面肌无力，表现为下颌松弛、说话含糊不清或吞咽困难，以及四肢无力，近端重于远端，伴有 Gower 征阳性和 Trendelenburg 步态。依酚氯铵是一种短效乙酰胆碱类药物（AChE），静脉注射 30~60s 内可改善肌无力，并可持续 5~10min。电诊断检查显示，在 2~3Hz 的刺激下，下降幅度超过 10%，而单纤维肌电图（SFEMG）表现出异常抖动，在正常儿童中很少见。85%~90% 的 MG 患者的抗乙酰胆碱受体抗体升高，而眼部 MG 患者中仅 50% 升高。治疗的基础是通过使用 AChE 改善乙酰胆碱-神经肌肉接点的（NMJ）传递，或通过类固醇、免疫抑制治疗或胸腺切除术来降低乙酰胆碱受体抗体对乙酰胆碱受体的分解作用。常用的 AChE 包括新斯的明或溴吡斯的明。急性期有时会使用静脉注射丙球蛋白或血浆置换。胸腺切除术的作用仍存在争议，但最近的一项随机对照试验发现，进行胸腺切除术的患者在 3 年内时间加权平均量化重症肌无力评分得到改善，并其他结局指标也有改善，包括免疫抑制需求和病情恶化时的住院治疗时间均减少[73]。

肌营养不良症

进行性假肥大性肌营养不良

进行性假肥大性肌营养不良（Duchenne muscular dystrophy，迪谢内肌营养不良）（DMD）是一种 X 连锁隐性疾病，男婴发病率为 1/万~3/万。X 染色体短臂（Xp21）上编码肌营养不良蛋白的基因是人体内最大的基因。抗肌萎缩蛋白（Dys）将细胞外基质连接到肌动蛋白的细胞骨架，稳定肌膜[74]。抗肌萎缩蛋白缺乏导致肌肉细胞膜塌陷和肌肉脂肪浸润。许多不同的突变可能会影响该基因，导致"阅读框"缺失的突变通常会导致 DMD 和更严重的表型，而维持"阅读框"的突变会导致蛋白质被截短，但仍具有一定功能以及 Becker 型肌营养不良的轻型表型。

肌无力的第一个征象通常出现在颈屈肌，2 岁以后出现的步态改变最终导致 Trendelenburg 步态，这是髋外展肌无力的特征性表现。患者起立时 Gower 征阳性，这是近端骨盆带肌无力的典型表现，逐渐形成一种特征性姿势，即跟腱挛缩、腓肠肌假性肥大（有时也有三角肌假性肥大）、代偿性站姿和腰椎过度前凸，智力残疾约占 1/3，CK 显著升高，在临床前期即达到最高值，CK 值大于 10 000 并不罕见，可见"肌病性"肌电图（运动单元的短暂、小振幅、丰富的多相电位、早期募集）。活检显示肌纤维大小改变、肌纤维分裂、中央核、纤维/脂肪替代且缺少 2B 型纤维。

在治疗上，药物试验正在持续进行。2016 年，美国 FDA 快速批准 Exondys 51（eteplirsen）外显子跳跃疗法，可用于治疗已知存在肌营养不良蛋白基因外显子跳跃突变的患者。可用的基因疗法只适用于部分而非全部的 DMD 患者，因此应始终对 DMD 进行基因诊断。治疗目标有多种，包括不同的潜在治疗方法（包括但不限于基因替代、抗炎药和抗纤维化药）。临床试验的情况正在迅速发生变化——有关最新列表，请访问 https://Linicaltrials. gov。撰写本文时，https://www. duchenne-connect. org 提供了试验清单，并提供了适合家庭使用的概要。

临床进程多变，通常在 20 岁之前丧失行走能力，类固醇可以延长移动能力的时间，最近美国 FDA 批准了泼尼松或地夫可待（商品名为 Emflaza）。行走能力丧失的年龄可能部分取决于潜在的突变[75]。

DMD 患者的照护

2010 年发布了 DMD 诊断和管理的多学科照护指南[76,77]。为了更好地遵守这些指南，2015 年推出了简化的"必要措施"[78]。

功能性的考虑

出于身体健康的考虑，推荐亚极量运动[79]，指导患者"聆听自己身体的声音"，如果出现肌肉疼痛，应进行活动调整。牵伸和关节活动度训练可最大限度地减少挛缩的风险。因为 DMD 患者倾向于以跖屈来稳定膝关节，故尽量避免在日间使用 AFO，而建议夜间使用 AFO。有时会在行走后期使用膝踝足矫形器（KAFO），以延长步行时间，此阶段通常使用带有实心座的超轻型手动轮椅。随着下肢力量和行走能力的下降，可提供动力移动方式；随着上肢力量的下降，应提供环境控制方式。

肺部相关疾病

呼吸系统疾病是导致 DMD 发病和死亡的主要原因。辅助通气对自然病程的影响较大。除了上述多学科指南中发布的建议外，美国胸科学会（ATS）还发布了管理指南[80]。

各年龄段的患者都应至呼吸内科医师处就诊，并接种常规免疫，包括肺炎球菌疫苗和每年接种一次流感疫苗。对于门诊患者，建议每年进行坐位用力肺活量（forced vital capacity，FVC）评估。ATS 指南建议在 4~6 岁时，由专门从事呼吸道护理的医师进行至少一次包括基线肺功能测试（PFT）在内的评估以及预期指导。

Bushby 等 2010 年的指南建议，一旦患者不能行走，应至少每 6 个月进行一次常规评估，包括血氧饱和度、坐位 FVC 和峰咳流值评估。ATS 指南增加了 FEV1、最大呼气中期流量以及最大吸气和呼气压力的测量，建议至少每年评估一次二氧化碳浓度（最好采用二氧化碳分析法），以及每年一次的全血细胞计数、血清碳酸氢盐浓度和胸部 X 线片，应评估患者的睡眠呼吸障碍，最好每年进行一次多导睡眠监测。

有多种技术可用于 DMD 患者的呼吸状况管理，这些技术通常随着疾病的进展逐步使用（e 框 45-2）。

心脏相关疾病

DMD 的心脏总是受到进行性心肌病的影响，患者有室性心律失常的风险。随着呼吸管理的改善，心脏原因已成为 DMD 死亡的主要原因[80]。传统而言，心电图和超声心动图是主要的评估手段。近期人们已经认识到心血管 MRI 在评估无症状患者中的价值[81]。扩张型心肌病主要累及左心室，建议在患者出现症状之前对其进行治疗。血管紧张素转化酶（ACE）抑制剂或血管紧张素受体阻滞剂通常是一线治疗。β-肾上腺素受体阻滞剂与 ACE 抑制剂配合使用可改善有症状的左心功能不全患者的生存状况[82]。呼吸衰竭和肺动脉高压可导致右心室衰竭。

建议在诊断时或 6 岁时进行超声心动图检查，然后每 2 年复查一次直到 10 岁，此后每年复查一次[76]。每次心脏病随访时均应进行心电图检查。对服用类固醇的患者进行高血压监测非常重要。

胃肠与营养

营养不良和肥胖症都是伴随 DMD 儿童一生的潜在问题，类固醇与体重增加有关[83]。部分但非全部[84]的研究表明，相比于泼尼松，地夫可特可导致体重减轻。应当定期监测体重，且应在诊断时、类固醇开始使用时，或担心体重、计划进行大手术、怀疑存在吞咽困难或出现慢性便秘时，将患者转诊至营养评估[76]。便秘可通过使用粪便软化剂和其他泻药，并注意饮足够的水进行控制。部分患者出现胃食管反流，可用常用药物进行治疗。一旦出现吞咽困难，应考虑电视透视下吞咽能力检查。如果吞咽功能障碍严重或体重无法维持，则考虑放置胃造瘘管。

影响骨骼的因素

尽管使用类固醇似乎可以减轻 DMD 患者发生脊柱侧凸的风险[85]，但仍有部分患者会发生脊柱侧凸，且使用类固醇会增加其骨折风险。除非很早就发现脊柱侧凸，一般会在使用轮椅的前后进行脊柱 X 线片检查。指南建议对于 15°至 20°的弯曲应每年进行一次检查，对于大于 20°的弯曲应每 6 个月进行一次检查，直到脊柱发育成熟[76]。有证据表明，脊柱后路融合术可改善 DMD 患者的生活质量，但其对呼吸功能的影响尚存争议（e 图 45-8）[86]。

骨折很常见，指南建议骨骼健康评估的标志物包括钙、磷酸盐、碱性磷酸酶和维生素 D 水平[76]，应进行基线 DEXA 扫描，并且应在类固醇治疗开始时进行评估。对于高危人群，应每年复查一次[76]。对于有骨折史的患者，有时使用二膦酸盐治疗但仍有争议[87]。病例报告表明，有骨折史的 DMD 患者可能特别容易发生脂肪栓塞综合征[88]。

社会心理问题

所有 DMD 患者每次就诊时都应至少由社会工作者或其他社会服务专业人员进行一次非正式的情绪状态评估。由于 DMD 儿童患神经心理障碍的风险较高，如果担心言语或语言延迟，应转介至言语治疗；如果有孤独症谱系障碍问题，应转诊给专科医师[89]。对于 5 岁以上的儿童，建议在诊断前后以及入学前进行神经心理学评估，并为低龄儿童提供全面的发育评估[76]。

临终规划

临终照顾计划对 DMD 个体的照护非常重要。尽管医学专业人员承认临终关怀是预期照护的重要组成部分，但研究表明，许多家庭可能不愿在稳定时期讨论临终关怀问题,因此家庭取消事先所做的决定也并不罕见[90]。应在通气性衰竭之前讨论有关通气和姑息治疗的宣教[80]。然而,尽管建议进行预先指导,但因证据表明医疗专业人员低估了依赖呼吸机的 DMD 患者的生活质量使这个问题更加复杂[91]。在生命终结之前,应提供姑息治疗,并在适当时提供临终关怀服务。

其他肌营养不良

面肩肱肌营养不良(FSHD)常见于青少年或成年早期。面肌无力常早于肩胛带无力。在之后的数年中,可能会发展到腹部和骨盆带肌。相关的异常包括高达 75% 的高频(很少有低频)听力丧失、视网膜异常(毛细血管扩张、微动脉瘤),心脏和认知正常,CK 升高和肌肉活检变化可能很小。发现有 4q35 基因位点的异常。

45

肢带型肌营养不良(LGMD)是指以近端肌肉萎缩为标志的一组遗传性疾病,发病年龄各不相同,但多在儿童期发病。骨盆带肌常最先受累。一些肢带型肌营养不良为常染色体显性遗传,而另一些则为常染色体隐性遗传。LGMD 的治疗和管理指南发布于 2010 年[92]。

新生儿臂丛神经麻痹

新生儿臂丛神经麻痹(NBPP)是一种臂丛神经的损伤,包括 C5-8 颈神经和 T1 胸神经,通常由出生并发症所致。据报道在美国 NBPP 的发病率为每 1 000 例活产中有 1.5 例[93],损伤机制是分娩过程中臂丛神经受到牵拉,导致神经根性萎缩,轴突损害,神经破裂或神经根撕脱,导致一系列临床表现和恢复。危险因素包括肩难产、巨大儿(>4.5kg)、产钳分娩、真空吸引和臀位分娩[93]。临床表现取决于所涉及的臂丛神经部位。上臂丛麻痹或 Erb 麻痹累及 C5 和 C6,表现为服务员小费姿势,即肩关节内收内旋,肘关节伸直,前臂旋前(e 图 45-9),是由于肩关节外展、外旋,肘关节屈曲和前臂旋后无力所致。累及 C5、C6 和 C7 的扩展 Erb 麻痹表现为手指、腕关节和肘关节伸展均受损,下臂丛麻痹,也称为 Klumpke 麻痹,累及 C8 和 T1,表现为手、手指屈肌和腕屈肌的固有肌无力(e 图 45-10),尽管这种情况很少见。全臂丛神经受累,表现为伴有迟缓性麻痹的连枷臂。此外,霍纳综合征(Horner syndrome)(眼上睑下垂、瞳孔缩小和无汗)可伴有下神经根从脊髓撕脱并由交感神经链断开而引起。其他可能报道的出生史包括锁骨骨折、肱骨骨折、颈椎骨折(尽管较少见)和继发于膈肌功能障碍的呼吸窘迫(由 C3-C5 颈神经支配)。

高达 90% 以上新生儿的出生缺陷可完全解决,而更保守的研究报告 20% ~ 30% 的儿童有残存缺陷[94]。一些研究发现,C5-C6 损伤的残存缺陷更低(14% 没有完全恢复),而 C7 受损更持久、更广泛(62% 没有完全康复)[95]。有持续性缺陷的患者在接受 PT 治疗时应进行监测。

臂丛神经麻痹新生儿的 PT 重点通常放在用以保持关节活动度和防止挛缩为目的的牵伸项目上,同时还要进行适合年龄的发育技能训练。这些儿童有发展为挛缩的风险,尤其肩关节内旋、肘关节屈曲和前臂旋前。其他治疗干预措施包括强制性诱导运动治疗,即约束健侧上肢以促进患侧上肢的恢复。支持此点的文献很少且多数为病例报告和病例分析[96,97]。尽管有些证据支持将电刺激用于 NBPP 儿童改善肩关节功能和骨骼矿化,但证据仍非常有限[98]。

在出生后几年的治疗中应持续进行监测,监测方法为主动运动量表(AMS),这是一种用于对力量进行分级并随后指导 NBPP 干预决策的常用措施。其他常用的量表包括 Toronto 分级评测系统和改良 Mallet 分类(MC)等。这些方法有助于确定臂丛神经探查术和重建术是否有益。例如,肘关节抗重力屈曲的存在通常用于 3 个月时的指导,到 9~12 个月时,可以帮助一些照顾者预测神经重建手术的需求或受益[99],手术由在周围神经外科手术中受过训练的整形外科医师或神经外科医师进行,可能涉及神经再生、神经松解、神经移植和切除以及供体周围神经移植。Coroneos 及其同事的荟萃分析表明,神经修复可以减少与产伤相关臂丛神经麻痹新生儿的功能损害[100]。

除了监测神经功能恢复外,由于存在盂肱关节发育不良(GHD)的风险,监测盂肱关节发育情况非常重要。GHD 被认为归因于关节盂异常和肱骨头半脱位伴随的肌力不平衡,表现为肩内旋肌肌力增强,而外旋肌肌力减弱或缺乏。研究表明,GHD 最早可出现于生后 3 个月,应密切追踪,进行系列检查及肩部超声检查[101],除了常规 PT 如牵伸和关节活动度训练以外,新的研究使用了前臂旋后被动支具、肩关节外旋支具以改善功能[102]。在某些情况下,也可用肉毒杆菌毒素降低内旋肌的痉挛,以防止肩关节半脱位,促进外旋肌恢复。当肱三头肌和二头肌同时收缩时，也可用于减弱肱三头肌并促使肱二头肌进一步恢复。已经证实肉毒杆菌毒素 A 可有效控制 NBPP 的肌力不平衡[103]。尽管进行了外科和非外科手术早期监测和治疗，部分新生儿到童年和成年时，受累肢体仍较小，并出现肩内旋肌、肘关节屈肌和前臂旋前肌痉挛或挛缩，引起功能受限。儿童期采用肌腱转移和神经转移手术干预的可能性取决于年龄和供体肌肉或神经的潜在功能。

儿童斜颈

斜颈可能是先天性也可能是后天性。先天性肌性斜颈，常见于婴儿，与胸锁乳突肌（SCM）的无触痛、软性肿大有关，即所谓的“橄榄征”，见于生后 6 周内[104]，“肿块”可在肌腹内移动，体积逐渐减小，通常在出生后 4～6 个月内消失。继发畸形包括同侧面部变小和双眼不对称[105]。斜头畸形是一种常见的并发症[106]。后天性斜颈需要鉴别的疾病比较多，包括肿瘤、眼部疾病和椎骨异常[107]。

先天性斜颈的治疗应首先基于已明确的病因。PT 可促进运动范围的改善[108]；保守疗法应包括牵伸短缩的颈部肌肉，以及通过侧方和前方头立部直反射进行对侧颈部肌肉的功能性牵伸，应鼓励向同侧上方看。有人提倡使用颅骨矫形器作为一种辅助矫正措施，但仍存在许多争议[109]。当其他方法无效时，有时会考虑进行手术干预，但关于最佳手术时机也存在争议。已经证明，患者坚持术后康复方案的能力是影响手术治疗效果重要因素[110]。

脊髓功能障碍（参见第 22 章）

儿童脊髓功能障碍的病因有多种，包括先天性（如脊柱发育不良）、获得性外伤性脊髓损伤、诸如 AVM 或脊髓梗死等血管性疾病、感染性或自身免疫性疾病以及肿瘤。除了介绍儿童和成人外伤性脊髓损伤之间的主要区别（参见第 22 章）之外，本章概述了最常见的脊柱发育不良——脊柱裂的治疗[111]。

外伤性脊髓损伤

儿童外伤性脊髓损伤的发病率因研究而异，但远低于成年人。颈椎损伤所致四肢瘫较常见，一定程度上是因为与低龄儿童的头部与身长比例较更大。因此与成年人相比受损伤的支点更高，导致更高位的颈椎损伤[112]。儿童与成年患者的解剖学差异使儿童多为无放射影像学异常脊髓损伤（SCIWORA）。1982 年，Pang 首次提出 SCIWORA 的定义[113]，最初是指有临床证据而无 X 线或 CT 放射线证据的脊髓病变。（随着 MRI 的出现，一些作者/临床医师提出异议，即只有在 MRI 没有发现的情况下才可使用该术语，但他们也提出有必要对该问题进行进一步的讨论。）[114]儿童的脊柱较成年人更有弹性，可能会超出脊髓所能承受的范围伸展[115]。SCIWORA 通常发生在颈椎，低龄儿童比大龄儿童更常见。

发生在儿童群体的另一种损伤模式是安全带放置不当导致的脊髓损伤，典型的三联征是腹壁淤青、腹腔内损伤和脊柱骨折——在 Achildi 等的系列研究中，椎骨骨折与脊髓损伤相关的比例为 11%[116]。

儿科 SCI 患者的检查

儿科患者的检查通常受儿童合作能力的限制。因此，在许多情况下可能无法明确为完全性损伤或不完全性损伤，也不可能进行 ASIA 病损量表分级。大约 5 岁时，根据儿童的认知能力可以进行准确的徒手肌力测试。重要的是，徒手肌力测试过程中儿科患者的抵抗与成人所表现出的抵抗不同。对于不能进行徒手肌力测试的儿童，建议进行观察性运动检查。对于 6 岁以下儿童，应评估其感觉水平。几乎不可能对婴儿的感觉检查进行分级，只能对感觉水平进行估计。目前一致认为儿童（甚至青少年）肛门直肠检查较差[117]。对于前语言期的儿童或者还没有接受过如厕训练的儿童可以记录他们对肛门直肠检查的反应（做鬼脸、哭）。

神经源性肠和膀胱

对于受伤前尚无大小便自控能力的婴儿和低龄儿童，肠道训练有时会被推迟开始，在适当的时候引入以促进大小便自控。通常在术后早期拔除留置导管后即引入间歇性导尿以管理神经源性膀胱[118]。专业人员监测膀胱容量时，可以根据儿童的年龄（以岁为单位）估算其膀胱容量，从而得出以盎司为单位的容量（1 盎司约等于 30ml）[119]。定期通过肾脏超声和尿流动力学检查对监测泌尿道的健康和功能非常重要[120]。

儿童脊髓损伤患者发生静脉血栓栓塞症（VTE）的数据有限，发病率可能低于成年人。Schottler 等对 159 名患者的研究发现该病的发生率为 2.2%[121]。Leeper 等对 753 例儿科外伤患者进行回顾性研究，报道其发生率为 8.9%[122]。对于未成年的青少年和儿童，预防静脉血栓栓塞的问题尚不明确，有必要进行进一步调查[123]。

脊髓栓系综合征

脊髓栓系综合征包括开放性和闭合性缺陷，最常见的开放性缺陷是脊髓脊膜膨出(也称脊膜脊髓膨出，有时缩写为MMC)，包括脊柱所有部分的显著破坏，典型特征是开放的、被膜囊覆盖的神经管缺陷。

如果仅脑膜突出到囊中，则称为脑膜膨出。在无脑儿，脑区神经管闭合不全。产前通过评估甲胎蛋白可以检测出这些缺陷，目前通过胎儿超声检查来进行[124]。闭合性脊髓栓系综合征有时被称为隐性脊柱裂，发生率很高，在某些系列征中超过20%[125]，可在有或没有皮下脂肪瘤的情况下发生，可能没有可观察的临床表现，但可见的皮肤特征可能是在骶骨区域的一个酒窝或一簇毛发[126]。该病可能会因泌尿科问题或背部疼痛而引起注意。

45

人口统计学

在美国，据估计，每年大约有1 500名婴儿患有脊柱裂[127]，而来自西班牙裔的个体发生神经管缺损的风险更高，在非洲裔美国人中风险最低[128]。世界范围内的发病率正在下降，特别是在那些要求在食品中添加叶酸的国家(见下文[129])。

病因学

神经管缺陷的具体病因尚不明确。但研究证明，病因是多因素的，包括遗传和非遗传因素。遗传学证据显示脊髓脑膜膨出症患者的弟或妹受到影响的风险为2%~5%[129,130]，两次怀孕均受影响的风险为10%。如果父母中有一位患有脊柱裂，孩子也患有脊柱裂的风险估计为4%[131]。亚甲基四氢叶酸还原酶(MTHFR)的基因变异(C677T)与神经管缺陷有关。非遗传因素起作用的证据表明怀孕初期使用热水浴缸或桑拿浴是危险因素，还有研究表明孕妇使用丙戊酸或卡马西平会增加风险[132]。此外研究表明，母亲糖尿病和肥胖会增加神经管缺陷的风险[133]。孕前服用叶酸可将复发风险降低多达70%[134]。美国CDC建议所有育龄妇女每天摄入0.4mg叶酸，包括美国妇产科学院和美国CDC在内的多个组织认为，如果一名育有神经管缺陷的孩子的女性应提高剂量，可服用4mg/d[135]。尽管有人提出叶酸与纤毛结构和功能调节因子septi2的甲基化有关，叶酸预防神经管缺陷的确切机制尚未确定[136]。

外科闭合

囊闭合通常发生于妊娠24~48h内以降低感染的风险。显微外科手术闭合神经管并构建一个充满液体的囊袋来“沐浴”脊髓，可降低早期脊髓栓系的发生率。

目前，较新的神经外科技术还包括宫内修复。研究表明，接受胎儿脊髓脑膜膨出手术修复的儿童在1岁时接受脑室-腹腔(ventriculoperitoneal，VP)分流术的需求减少，在30月龄时神经运动功能得到改善，包括行走能力的改善，以及较少的后脑疝。但宫内修复会造成早产风险增加[137]。

相关的神经系统异常

Chiari畸形Ⅱ型与脑积水

Chiari畸形Ⅱ型与后颅窝容积小相关，常见于脊髓脊膜膨出，定义为小脑蚓部下段、延髓、脑桥下部向下移位，第四脑室延长(裂隙样的)下移穿过枕骨大孔，其他异常包括喙状顶盖和延髓扭曲。脑干异常导致吞咽困难、喘鸣和呼吸暂停，有时可能致命。脑积水在脊柱裂患者中占很大比例。Rintoul等建议根据病变的程度决定是否需要分流手术；在系列研究中，100%的胸椎水平受损的婴儿接受了分流，但接受分流的骶骨水平受损的婴儿只有68%[138]。最近，内镜第三脑室造口术有望成为分流手术可能的替代方案[139]。

脊髓栓系

尽管有关脊髓栓系症状的描述早已发表[140]，但Hoffman等在1976年提出“脊髓栓系”是指脊髓被增粗的终丝固定，使脊髓圆锥位置低于正常的患者[141]。最近，其他人选择将脊髓栓系综合征定义为“由于脊髓尾部被非弹性结构锚定导致脊髓的功能紊乱引起的一系列综合征表现”[142]。

脊髓栓系可能是由于脂肪瘤、闭合处的瘢痕或脊髓纵裂(如脊髓分裂综合征)所致，出现的症状可能包括膀胱和肠道功能退化、力量或感觉丧失，痉挛(偶尔会出现肌张力减退)，下背痛或神经根痛和/或快速进行性脊柱侧凸。但是，影像学诊断与临床综合征不一致，即并非所有具有低位圆锥或终丝增粗影像学表现的患者都会出现症状。尽管可能无症状，但几乎所有脑膜脊髓膨出患者均存在脊髓栓系[143]，是否进行手术以及何时进行手术仍存在争议。人们一致认为伴有终丝变粗的有症状患者、需要进行手术脱栓，但对无症状患者的治疗意见却有所不同[144,145]。即使手术后可能会发生重新栓塞的情况。

脊髓空洞症

脊髓空洞症是指中央管扩大并穿过多个节段。该术语有时可与脊髓积水互换使用，且脑脊液扩张到中央管。病因已有多种学说，但尚不清楚。临床表现包括神经功能退化、上肢感觉和运动功能丧失以及痉挛，脊柱侧凸是早期症状。脊髓空洞症患者也可能没有症状。当症状影响到功能则通常要进行分流。

认知

许多脊柱裂患者伴有智力障碍。在神经心理学方面，与非语言能力相比，语言能力可能具有相对优势[146]。Swartwout 等研究发现在西班牙裔脊柱裂儿童中较低的社会经济地位与较低的言语智商有关。注意和执行功能缺陷很常见[147]。神经心理学基线评估对于学龄前后的儿童有所帮助，且该测试应随着儿童年龄的增长而更新。

骨科问题

下肢

髋关节周围肌群的肌力不平衡使脊柱裂患者存在髋关节半脱位/脱位以及挛缩的风险。由于髋屈曲和内收不均衡，患有 L3 脊髓脊膜膨出的儿童特别容易发生髋关节脱位[148]。然而，看起来最影响患者下肢活动能力的是神经损伤水平而非髋关节复位[149,150]。挛缩松解术可能可以改善步态对称性[151]。

根据神经损伤水平，膝关节可能存在屈曲挛缩或伸展挛缩的风险。对于有行走能力的患者，膝关节屈曲挛缩的松解可以改善步态。对于不能行走的患者，只有在挛缩会影响坐位/姿势时才考虑松解。膝关节伸直挛缩的最初治疗多是通过系列石膏，如果无效则考虑手术治疗[152]。由于无力和肌力不平衡导致膝关节受压，膝关节疼痛较常见，步态分析有助于评估引起疼痛的因素。可能会出现股骨和胫骨扭转，且胫骨扭转更为常见。如上所述，当考虑采用截骨术时，步态分析可能会有所帮助。

足/踝异常几乎影响所有脊柱裂患者，常见类型包括马蹄内翻足（通常在生后早期通过 Ponseti 方法矫正）、马蹄足、跟骨畸形、后足畸形和垂直距骨。以实现跖行足为目的的手术被认为对步行者有帮助，但是手术的患者仍存在压力性溃疡和截肢风险[153]。

脊柱（参见第 28 章）

脊柱畸形在脊柱裂患者中很常见。脊柱后凸可能发生在胸椎或腰椎，先天性后凸畸形的发生率高达 20%，但也有可能为后天获得[154]。腰椎后凸畸形时可见代偿性胸椎前凸畸形。随着脊柱后凸进展（尽管使用了支具），顶椎出可能会发生皮肤溃疡。

脊柱侧凸也很常见，发生率与患者的运动水平相关，而严重程度与运动水平关系不大[155]，是否选择脊柱侧凸矫正手术尚有争议。研究表明，前后联合入路手术的弯曲矫正率更高，不愈合率更低[150]，但关于对术后的功能结局的研究相对较少。Wright 在 2011 年对证据进行综述时发现，肺功能可能略有改善的临床意义尚不清楚，尽管坐位/姿势可能会有所改善，但一些研究表明术后步行能力可能会下降[150]。

泌尿生殖系统

大多数脊柱裂患者伴有神经源性膀胱。此外，多达 20% 的患者存在相关的泌尿生殖系统异常，包括马蹄肾、肾脏发育不全或肾缺如以及输尿管重复畸形和后尿道瓣膜。

婴儿早期应进行肾脏超声检查以明确解剖结构。排尿性膀胱尿道造影图（VCUG）可以确定膀胱轮廓并确定是否存在输尿管反流，生后第一年会发生生理变化，因此应定期进行连续超声检查，以监测肾脏状态以及任何可能需要进一步干预的变化。大多数患者将接受清洁间歇性导尿（CIC）治疗，开始此治疗的年龄仍存在争议，一部分专业人员主张预期管理，也有人主张积极自我管理[156]。最初由照护者进行间歇导尿，但具有良好精细运动功能和认知能力的儿童可在大约 5 岁时学会自我导尿。

膀胱管理的长期目标是通过预防感染（尽管预防性抗生素的使用仍有争议）、预防反流及两次导尿间的尿床来预防肾脏损害。随着年龄的增长，应每 6~12 个月进行一次常规的肾脏膀胱超声检查以准确监测泌尿系统。根据尿流动力学结果和临床表现，可能需要使用抗胆碱能药物进行干预，如用于治疗膀胱痉挛的奥昔布宁。

外科治疗方法包括用于小容量膀胱的膀胱扩大术、用于反流治疗的尿道植入术、用于替代分流的耻骨上膀胱造口术。在膀胱和腹壁之间建立一个可插管的通道的 Mitrofanoff 术有助于促进患者独立[157]。人工括约肌是一种植入式装置，用来帮助控尿。过去的十年已经显示出神经重建手术是有希望的方法，尽管研究这些方法在脊柱裂中应用的作者提出还需要进一步的研究[158]。

肠道

定时排便训练可在 2~3 岁时开始。应尽一切努力至少实现社交性可控排便，防止儿童受到责备和影响其社交。

由于蠕动和胃结肠反射均完好无损，餐后排泄一般更容易。饮食是肠道管理的重要组成部分。充足的液体摄入量以及了解哪种食物会使大便软化或变硬非常重要。可能需要大量的添加剂、刺激性栓剂和灌肠剂。经肛门灌肠可能会对某些患者有帮助[159]。Malone 可控性顺行灌肠（ACE）是无法控制的大小便失禁患者的一种手术替代方法，即在肠道与腹壁之间使用盲肠或阑尾作为导管，通过导管输送自来水或盐水灌肠剂并允许通过直肠排空。另一种可供替代的方法是 Chait 盲肠造瘘术，即在盲肠中放置一根导管并保持原位。然后将一个接头连接到这根导管上，以进行顺行灌肠。

皮肤

由于移动和感觉受损，脊柱裂患者存在压力性溃疡的风险。枕部压力性溃疡更常见于头部较大且不能活动的低龄儿童。应矫形装置不合适、肌力不平衡而致生物力学异常及相关的足部畸形，下肢是溃疡的常见部位，且赤脚也是一个危险因素[160]。依赖轮椅活动的患者易出现坐骨和骶骨部位受压。频繁减压及应用合适的软垫非常必要，更复杂的情况可能需要绘制压力图。细致的皮肤护理很重要，家人/照护者辅助或儿童长大后有自己进行常规体位转换。然而，Psihogios 等人最近的一项研究表明，尽管儿童年龄长大，但仍对独自进行皮肤检查不重视，并指出即使儿童年龄增大，父母也要持续参与的皮肤管理的重要性[161]。对于后期伤口，必要时需进行缝合甚至截肢。

乳胶

对于每个脊髓脊膜膨出儿童均应考虑乳胶蛋白过敏的情况。既往来看，约 18%~40% 的脊髓脊膜膨出儿童对乳胶敏感[162]。以往的报道表明，过敏倾向、手术次数和分流的存在增加了乳胶敏感和乳胶过敏的风险[163]，但最近数据对此提出质疑[164]。某些导管也是乳胶暴露的潜在来源。近年来在美国，脊柱裂患者乳胶敏感和乳胶过敏病例减少似乎与医院环境中避免使用乳胶有关[165]。

需要注意到包括香蕉、鳄梨、栗子和猕猴桃在内的某些食物与乳胶有交叉反应。一项纵向研究表明，乳胶的敏感之后可能出现水果敏感[166]。

康复

脊髓脊膜膨出儿童的康复计划始于新生儿期。新生儿期仔细的检查（通常通过新生儿的姿势观察）可帮助辨别由于核心肌群肌力不平衡而导致的功能障碍。因此，随着儿童的生长应密切监测其挛缩的发展。

应将儿童转诊至早期干预服务，并密切随访儿童的发育，最好进行多学科诊疗。尽管只有很少的文献涉及多学科诊疗所提供的照护是否能改善脊柱裂患者的预后，Kaufman 等报告指出在原有多学科诊所解散后，46%~66% 的脊髓脊膜膨出患者未能继续接受常规医疗和专科护理[167]。

当儿童达到学龄时，康复小组应确保儿童在学校接受适当的照顾。许多脊柱裂患者都有一定程度的智力残疾，因此，提供最合适的照顾方法可能作为 IEP 的一部分。

移动

康复科医师是唯一具备帮助脊髓脊膜膨出患者获得移动能力知识的专科医师。对于婴儿，能适当缓解畸形的合适座位可以使其坐直并观察周围环境。大约 1 岁时，可以考虑使用辅助站立装置。

无论损伤水平如何，脊柱裂儿童的移动可能会延迟，且有多种因素影响步行[168]。正如预期的那样，来自美国脊柱裂患者登记的数据表明，中腰部（膝关节伸展）或腰骶部（踝背-/跖屈）运动水平低的人更有可能在社区行走。分流史、髋关节或膝关节挛缩松解史与行走呈负相关。

Charney 和 Melchionni 在一项回顾性研究中，对腰椎上段和胸椎水平损伤的患者进行评估发现，无论儿童是否接受 PT 提供的移动训练及父母的参与程度如何，决定移动的重要因素是智力残疾的程度[169]。

在运动功能水平较高的低龄患者中，有时会使用 Parapodium 站立行走架。Parapodium 站立行走架可以用于站立或移动。在站立时，与拐杖相比，Parapodium 站立行走架的优势在于能使儿童腾出上肢进行其他活动，缺点是儿童需要在辅助下才能穿脱 Parapodium 站立行走架，并可结合拐杖使用帮助行走，但该站立行走架不允许交互步态模式。矫形研究和运动评估单元（ORLAU）转动助行架类似于 Parapodium 站立行走架，不同之处在于底板与转动脚踏板连接，该转动脚踏板随着儿童左右移动重心而转动。这样行走时就可以不使用拐杖。根据儿童的能力最终可将 Parapodium 站立行走架替换为髋膝踝足矫形器（HKAFO），结合助步架或 Lofstrand 拐使用。往复式步态矫正器（RGO）允许采用直立、往复式（或摆过）步态模式。等中心 RGO 使用带有中心枢轴的杆（e 图 45-11）。如果患者可以协助主动屈髋，则步态质量得到改善。然而，肥胖、年龄、患者/家庭缺乏动力、脊柱侧凸和痉挛是导致许多患者决定长期停止使用该器具的因素[170]。

上腰段水平损伤的患者可能会早在 10~12 月龄内接受支具干预，通常使用 HKAFO。对于低位水平损伤的患者，残余的运动功能将决定所需的矫形器类型。

尽管在儿童期，即使对于运动量较高的患者，行走是一个合理的目标，但由于直立行走的能量需求，最终可能需要轮椅进行移动[168]。借助轮椅移动可以在 18~24 个月内实现，操作电动轮椅可以在 3 岁（某些情况下可能是 2 岁）之前实现。

当儿童进入青春期并达到驾驶年龄时，应考虑他或她是否需要手控制或由作业治疗师进行专门的驾驶评估。

过渡到成人照护

随着残疾青年向更独立的方向发展，医师需要对患者及其家人进行与年龄有关的潜在变化和医疗问题的教育。

除认识到随着年龄增长所遇到的常见医疗问题和生活质量问题外，儿科康复专业人员还可以将过渡视为随时间推移而发生的过程，帮助年轻人过渡到成人。在残障人士达到 18 岁之前（以及之前数次），专业人员应评估他们的自主性以及儿童和家庭的准备程度，谈话最早从 12 岁开始[171]。脊柱裂协会等某些组织认为，为过渡到成人自理做准备始于出生[172]。与成人照护提供者建立牢固的关系对于确保年轻人成功纳入在成人照护系统也至关重要。

患有特定儿科疾病的成年人管理

成人脑瘫

尽管 CP 是一种非进行性疾病，但与年轻人相比，成年人面临着一系列独特的医学和社会问题。在 WHO 定义的国际功能、失能与健康分类（ICF）的构架下考虑该人群非常有帮助[173]（参见第 9 章）。这提供了一种证明身体功能与身体结构、健康状况、参与、个人因素、环境因素以及活动之间相互作用的方法。ICF 中的许多因素会随着年龄的增长而发展，并可能导致身体和社会功能发生变化。尽管如此，许多患有 CP 的成年人可以在社区中独立生活和工作，过着充实和丰富的生活[174]。

功能变化

与正常成年人相似，随着年龄的增长，患有 CP 的成年人变得更加久坐不动。这被认为与影响运动功能的继发疾病有关。研究表明，在 12 岁左右时的 GMFCS 水平可高度预测成年期的运动功能[175]。到 25 岁时，移动能力不太可能提高，反而更可能下降[176]。在加利福尼亚州，有 101 名患有 CP 的成年人，由于疲劳和轮椅移动效率比步行高，到 25 岁时，大约 75% 的人停止了步行[177]。对于那些成年后可以行走的人来说，尤其在成年后期，步行能力显著下降，在接下来的 15 年中，行走良好的 60 岁老人中很少有人能保持这种技能[178]。老年人通常也失去自己穿衣服的能力。那些 60 岁还健在的人，通常会保留言语、独立进食和在公共场合点餐的能力。这些功能变化通常会影响一个人的自理能力，而且可能导致独立生活能力降低。大多数年轻人住在他们的家庭或小型私人特殊群体之家，而 60 岁的人中只有 18% 独立或半独立生活，41% 的人居住在医疗机构中[178]。

疼痛

疼痛已被认为是成人 CP 的严重继发问题。据报道，有 30%~67% 的成年 CP 患有慢性疼痛，其中最常见的是腰背、臀部、下肢和足[179-181]。患有不随意运动型 CP 的成年人的颈椎疼痛更多见[182]。50% 的成年人报告不止一个身体部位伴有疼痛[174]。人们认为，由于痉挛、挛缩和身体压力引起的不规则的生物力学力量可能导致过度使用损伤，但这在 CP

中尚未得到广泛研究[182]。已经证明痉挛在CP患者的慢性疼痛发展过程中起重要作用。痉挛可导致肌肉和关节疼痛，并常因疼痛而加剧。已经发现痉挛与骨关节炎、关节脱位，疼痛和压力性溃疡的高发生率相关[183]。包括口服药物（如巴氯芬）、肉毒杆菌毒素的化学神经阻滞、苯酚的化学神经溶解以及ITB在内的肌张力管理方法可用于治疗痉挛，因此有可能用于治疗疼痛。在一项对包括CP在内的痉挛成年人的研究中，肉毒杆菌毒素与康复治疗相结合可使功能和ADL能力改善达91%，而疼痛改善达90%[184]。疼痛治疗具有挑战性，已有报告，多数患有CP和慢性疼痛的成年人不寻求医疗机构的疼痛管理帮助。最常用且被认为是中等有效的治疗方法包括物理干预，例如PT、牵伸和关节活动范围，非处方药和阿片类药物以及热疗或冰疗[181]。研究表明，近两年，尽管增加了各种疼痛治疗方法的应用，但疼痛的强度没有明显变化[185]。一旦成年男子患上慢性疼痛，通常可能几乎没有有效的治疗方法[186]。已经证明，多学科和认知行为疗法对CP相关慢性疼痛患者有益。当培训的重点放在教育和鼓励患者学习如何在疼痛的情况下维持日常生活活动时，这一人群的应对能力得到改善[186]。

45

有几项研究记录了慢性疼痛对CP成年人的生活的影响。许多成年人在活动、社交退缩、自尊下降、抑郁、角色丧失、人际关系紧张和情绪困扰等方面受到局限，从而导致绝望的循环[186,187]。

肌肉骨骼

研究表明，患有CP的成年人可能比其非残障同龄人更早出现典型的老龄化的肌肉骨骼或功能变化[182]。终身残疾（如CP）会导致肌肉、骨骼和其他身体系统的过度消耗。挛缩在CP成年人中很常见，可能会导致关节疼痛、关节畸形、姿势保持困难、行走和转移障碍以及压力性溃疡。80%的成年人出现挛缩，其中33%发生在2~3个关节[174]。髋关节内收、屈曲挛缩和髋风摆样畸形与髋关节疼痛和会阴部护理困难相关[183]。单侧髋关节脱位的存在会导致骨盆倾斜，进而可能导致坐姿不平衡、髋部疼痛和压力性溃疡。据报道，严重程度不同的CP成年人中，髋部疼痛的发生率为18%~50%[183,188,189]。一些研究报告疼痛与髋关节移行有关，而在另外的研究中，影像学发现髋关节半脱位或脱位与骨关节炎相关，但与髋关节疼痛无关[183,190]。到成年时，畸形程度可导致许多适用于早期的干预措施不能使用[188]。如果成年后髋关节脱位引起疼痛或挛缩影响了ADL或姿势，则可以考虑进行抢救性手术。股骨头近端切除关节成形术（PFRA）、转子下外翻截骨术（SVO）加股骨转子切除术以及股骨近端人工关节置换术（PFIA）分别在67%，67%和73%的患者中显示出良好的效果，这已在一项比较三种手术结果的研究中被证明[191]。

对于许多患有CP的年轻人和成年人，脊柱侧弯是一个显著的问题。严重的脊柱弯曲可能与骨盆倾斜、压力性溃疡以及功能下降有关[192]。有几个研究对成人CP脊柱侧弯的自然病史进行评估，已经证明在骨骼成熟时弯曲40°的病情进展风险很高[192,193]。已经证明，平均进展速度为每年3°~4.4°，具体取决于功能情况[192]。也可发生心肺功能损害，并与弯曲的严重程度及年龄有关[194]。这些成年人的手术矫正可以改善呼吸功能，但结果不确定[195]。需要密切监视肺功能，并且持续监测坐位、皮肤完整性和舒适程度很重要。

颈椎病是手足徐动型成年脑瘫和肌张力障碍性CP的潜在的破坏性继发性疾病。在给定的基线神经功能障碍的情况下，症状很难表现出来，并且在有手足徐动或肌张力障碍的情况下难以进行神经系统检查。最常见的症状是手笨拙、下肢无力、步态障碍或跌倒、反射亢进、上肢无力、痉挛和颈部疼痛[196]。患有肌张力障碍性CP的成年人群中颈椎病的主要危险因素包括年龄增长、肌张力障碍较严重以及肌张力障碍持续时间较长[196]。影像学通常表现为椎间盘突出、椎管狭窄和脊柱不稳定[197]。治疗包括手术减压和脊柱融合术，可以合用或不合用肉毒杆菌毒素注射，以在术后控制患者的运动障碍。从限制性最小的费城颈托到最大限制性头环固定，可以采用各种辅具进行术后稳定。在一项对进行了减压和融合的颈椎病手足徐动型CP个体的长期随访研究中，10名患者中有8名出现晚期神经功能恶化，其中5名患者预后较差，3名需要再次手术[198]。

预期寿命

轻度功能障碍的CP患者的预期寿命可以很好。死亡在儿童期并不常见，更多地集中在婴儿期，通常归因于严重的脑损伤，以及成年期[199]。研究表明，CP的死亡率随着严重程度而升高，这意味着粗大运动功能水平较低。例如，加利福尼亚州的一项研究报道，60岁以上严重CP的死亡率为99%，相比之下，轻度CP的死亡率为44%。在30~45岁的人群中,重度 CP 的死亡率为 32%,而轻度 CP 的死亡率仅为 6%[200]。英国的另一项研究表明,在运动、精细运动、认知和视觉功能严重受损的任何年龄组,其死亡率都较高[201]。

脊柱裂的成年人

成人脊柱裂的健康管理越来越受到关注。美国脊柱裂协会致力于为患者及其医疗服务提供者提供更好的教育。改善神经源性膀胱功能障碍和脑积水的管理使成年早期的存活率提高到 75%[202]。

失禁

大多数患有脊柱裂的成年人需要某种类型的膀胱管理程序。一项研究报告,无论采用何种治疗方法,大多数年轻人存在尿失禁[203]。没有脑积水的患者更有可能意识到尿失禁是一个问题。可选择的处理方法包括间歇性导尿(大多数患者使用的方法)、留置导尿、尿流改道术和人工括约肌。常采用药物治疗,而一线治疗往往采用抗胆碱能药物。对于某些患者,也可选择对膀胱进行治疗性肉毒毒素注射。

医疗卫生优化并不是处理失禁的唯一原因,它也很容易影响社会化。研究表明,对于脊柱裂患者,大小便的自控能力与发生性活跃的可能性相关[204]。

在一项研究中发现,成年尿路感染是脊柱裂患者住院的最常见原因[205],而肾衰竭是成年脊柱裂患者的主要死亡原因[204,206]。由于采用了适当的间歇性导尿技术,成人脊柱裂患者的肾衰竭发生率已显著下降。危险因素包括慢性尿路感染和肾结石。腹膜透析因脑室腹膜分流或尿路造口而更加复杂,但是研究表明,分流手术并非绝对禁忌证[207]。肾脏移植已被证明具有良好的效果[208]。患有脊柱裂和神经源性膀胱的成年人患膀胱癌的风险增加,这可能是由于受到膀胱扩大术[156]或使用长期留置导管的影响[209]。需要进行精心监护。每年一次的肾功能检查、血压和超声检查是监测泌尿系统功能的重要工具[210]。Quan 等研究表明,血清肌酐大于 0.5 不是肾功能的准确标志物,而是提示进行放射性核素清除试验[211]。较新的文献表明,通过胱抑素 C 确定肾小球滤过率(GFR)比基于血清肌酐计算的 GFR 更敏感[212]。对于成年患者应全面评估膀胱功能的任何变化,因为变化也可能提示神经系统异常。

虽然大多数患有脊柱裂的成年人都有一定程度的肠道功能障碍,但是成人中神经源性肠的管理遵循与本章较早讨论的脊柱裂儿童的肠道概述类似的原则。研究发现,年龄在 18 岁以上的脊柱裂患者比年轻的脊柱裂患者更易出现大便失禁[213]。随着脊柱裂患者的年龄增长,其肠道模式可能会发生变化,一些人可能更容易出现稀便,而其他人可能更容易出现便秘[214]。在成年人中,肠道失禁的问题尤为重要,因为它可能导致就业障碍[215]。

皮肤

伤口在青春期的脊柱裂患者最常见,在成人中也仍很常见[160]。研究表明,由伤口所致的并发症是成年脊柱裂患者住院率高的原因,造成了巨大 160 的经济负担[216]。此外,一项为期 10 年的研究表明,患有皮肤溃疡的个体死亡率明显高于没有溃疡的个体[217]。

神经系统疾病

对于分流手术的患者,包括脊柱裂,应长期随访。尽管早期往往对分流管重置术的需求较高,但 Dupepe 等最近的一项研究表明,在 30 岁以上的患者中,分流失败的发生率也很高[218]。失败的症状可能不易觉察,仅表现为轻度认知下降,或者很严重(死亡)[206]。

45

脊髓栓系可发生在任何年龄。与隐性脊柱裂患者相比,先前曾接受过脊髓脊膜膨出修复术的成年人的预后可能较差[219]。此外,对于在先前进行手术松解栓系后再次进行手术松解栓系的个体,术后结果可能更糟[220]。

患有脊柱裂的成年人也经常出现慢性头痛。可能的原因有许多。应排除最严重的可能原因,例如分流管堵塞。多项研究表明,在患有脊柱裂的成年人中,并发症 Chiari 畸形/脊髓积水空洞症的发生率很高,其症状包括头痛、上肢无力、感觉变化、共济失调和后组脑神经麻痹[221]。一项研究发现,10% 没有发现明确头痛原因的成人脊柱裂和脑积水患者需要进行专门的疼痛管理[222]。

肌肉骨骼

那些在青少年时期仍能行走的脊柱裂儿童往往在进入成人期仍有行走能力[202]。活动能力的退化多发生在成年期,原因为病变的神经损伤水平变化、痉挛、膝关节和髋关节屈曲挛缩、腰背痛、缺乏动机以及诸如卒中等重大事件[223]。成人经常会因肌力不平衡而产生生物力学异常以及疼痛。最终,这可能导致退行性改变-有些人认为这些改变的发生可通过整形外科手术来延迟或预防(如去旋转截骨术)[224]。由于这些不平衡和感觉受损,可能发展为沙尔科关节(Charcot joint)病。最常见的位置是足/踝[206]。

适当的辅具，例如髌腱支撑AFO可能会有帮助。另外，Sawatzky等证明，儿童期使用轮椅的脊柱裂成年人的肩痛似乎比后天性脊髓损伤的成年人更轻[225]。原因尚不清楚，但可能包括脊柱裂儿童在幼年期对独立性的期望降低，或者未成熟的肩可能以这样一种方式重建，以便更好地适应轮椅使用过程中需要的力量。

骨质疏松症在脊柱裂成人中很常见[226]。个体发生骨折的风险增加，尤其那些无行走能力的患者，但是成年脊柱裂患者比脊柱裂儿童的骨折风险要低[227]。治疗包括适当补充钙和维生素D。缺乏有关二膦酸盐的数据。脊柱侧弯很常见，几乎有半数的成年人患有脊柱裂。脊柱裂患者到成年时，脊柱侧弯的弯曲通常呈静态状态。尽管如此，辅具可能有助于姿势的保持[206]。

营养

45

Buffart等的研究表明，39%的脊柱裂患者处于不活跃状态，而37%处于极度不活跃状态；19%的男性和52%的女性为肥胖症[228]。在考虑预防肥胖症的长期影响时，保持理想的体重对脊柱裂成年人至关重要。肥胖的并发症包括高血压、糖尿病、心血管疾病（研究表明，心脏病是脊柱裂患者的第二大死亡原因，仅次于肾功能不全[229]、高脂血症、阻塞性睡眠呼吸暂停和骨关节炎。研究发现，青少年/年轻脊柱裂患者的代谢综合征患病率高达30%（肥胖人群的患病率增至45%）。营养咨询不仅应包括饮食方面的建议，还应包括以下体力活动方面的信息。

性欲

绝大多数脊柱裂的年轻人都有性活跃。而研究表明，许多脊柱裂患者认为他们需要更多有关性/生育力方面的信息[230,231]。对于脊柱裂儿童发生神经管缺陷风险增加的咨询非常重要。在考虑避孕时，重要的是要提供许多有关避孕套中的乳胶风险以及与口服避孕药有关的血栓栓塞风险的信息。

诸如勃起或射精功能障碍之类的不育问题需要由医师解决。脊柱裂的勃起功能障碍已得到很好的研究，并且在很大程度上取决于神经损伤平面。25%的胸段/上腰段脊柱裂男性能够勃起，而大约75%的L3或更低水平脊柱裂的男性能够勃起[206]。已经证明西地那非可改善80%的脊柱裂男性的勃起功能[232]。射精功能障碍在骶骨水平病变的患者中更常见。在T10以上水平损伤的患者中，无精症的患病率更高[233]。

与男性研究相比，脊柱裂女性的性功能研究较少。一项针对35名脊柱裂女性患者的研究发现，超过80%的女性有外阴感觉，而37%的女性有性高潮[234]。

脊柱裂的女性可以怀孕到足月。如果活动减少，则特别的风险可能包括泌尿道感染和压力性溃疡加重。在一组70例依赖分流的妇女（138例孕妇）中，发现其中4位妇女需要在怀孕期间进行分流管重置术，而13位妇女在分娩后6个月内需要进行分流管重置术[235]。

总结

儿科康复专家认识到残疾儿童可能面临许多问题，尽管这些问题很多都与成年人的相似，但持续的生长发育、家庭因素以及儿童的状况与教育环境的相互作用创造了一个可以提供干预措施的独特环境。采用团队合作的方式将有助于确保儿童照护中的不同参与者了解这些干预的目标和效果，从而使整个儿童期的照护得到优化。

（姜志梅、孙爱萍 译 杜青 审校）

参考文献

第46章 残疾女性的健康状况

Amie Brown (Jackson) McLain • Marcalee S. Alexander

认识到应该鼓励美国人实现更健康的生活方式,美国卫生与公共服务部(Department of Health and Human Services,DHHS)于1990年发起了一项名为"健康人2000:美国健康促进和疾病预防目标"的倡议[1,2]。此资源致力于通过开发策略性识别、调查和管理健康活动的流程,同时防止不健康行为,来改善美国所有人的健康。由州、社区、私人和公共实体组成的联邦政府继续通过定义特定人群的健康改善重点来支持"健康人"。确定指南,然后通过基于科学的标准基准来监督进度。在将近40年的时间里,该计划一直在制订一项战略,以实施1 200项与健康相关的详细目标,这些目标与更大、更一般的目标相关,以促进更长寿、更健康的生活[3]。《2020年健康人》的总体目标强调:①总体健康状况;②差距和不平等;③健康的社会决定因素;④与健康相关的生活质量和幸福感[4]。通过证明26项相关的"领先健康指标(leading health indicators,LHI)"得到改善来衡量这些目标的实现,这些指标包括健康的决定因素,例如获得健康服务、临床预防服务、伤害和暴力后果、母婴健康、生殖健康以及性健康和社会经济因素。

"健康人"一直以来的首要目标是减少和消除健康差异。健康平等是"实现全人类最高水平的健康"。这"要求我们通过有针对性和持续不断的社会努力来平等对待每个人,以解决可避免的不平等、历史和当代的不公正现象,并消除健康和医疗保健方面的差距"[3]。健康差异是"与社会、经济和/或环境劣势紧密相关的一种特殊类型的健康差异。健康差异对人群产生了不利的影响,基于他们种族或族群群体、宗教、社会经济状况、性别、年龄、精神健康、认知、感觉或身体残疾、性取向或性别认同、地理位置或历史上与歧视或排斥相关的其他特征,他们系统地经历了更大的健康障碍"[5]。残疾人是易受伤害的人群,由于缺乏公平的做法,他们在医疗保健供给方面存在巨大差异。当残疾人也是女性时,需要进一步注意以确保了解她的医疗复杂性。缺乏关于残疾女性健康状况的全面知识,使她们容易受到照料不平等和照料不均的问题。

WHO根据国际功能、残疾与健康分类(International Classification of Functioning, Disability and Health, ICF)将残疾定义为"损害、活动受限和参与受限的总称"[6]。残疾取决于个人的健康特征及其与工作环境的相互作用。美国人口普查局将残疾定义为在听觉、视力、认知、移动、自理或独立生活方面具有"困难"[7]。根据美国人口普查局的数据,康奈尔大学杨坦研究所开发了美国社区调查(American Community Survey,ACS),该调查是基于人口的自我报告的残疾状况抽样。2016年,根据分析中使用的样本量推断,美国的基本人口约为1.62亿,其中50.9%是女性。对性别队列的亚分析显示,对ACS做出反应的所有女性中,有12.7%的人声称患有一种或多种残疾。进一步的分层显示,分别有8.0%、6.5%和3.0%的女性报告说有与行动、独立生活和自理困难有关的残疾[8]。因此,重要的是要充分了解那些可能对女性生殖健康产生独特影响的特殊残疾。

近年来有研究证实,与男性相比,女性中某些致残性疾病的发生率和/或患病率更高。在检查疾病状态的诊断和治疗时,以前的医学研究主要包括男性人群,这一认识导致消费者强烈要求进行包容的针对性别的研究。女性在医疗保健研究中的不平等代表于1991年发起了美国国立卫生研究院的女性健康倡议[9]。这是一项重大努力,旨在解决为期15年的大型多中心研究项目(包括乳腺癌和结肠癌、骨质疏松症和心脏病)的基金委托的不足。遗憾的是,没有将残疾女性定为研究的亚人群。因此,尽管信息丰富,但它无助于在残疾方面回答有关这些健康问题的相似性或区别的特定问题。

我们才刚刚开始了解,残疾疾病如何对女性的生殖健康和怀孕产生不利影响。例如,由于女性获得性或先天性残疾而经历的生理变化结果通常表现在神经系统和/或骨骼肌肉,这些结果将影响妇科和产科预后。另一方面,女性生殖系统的常见神经内分泌波动会影响由残疾导致的继发性疾病的出现或加重。因此,必须共同评估性别和残疾之间的相互关系,以确保为女性提供最高质量的医疗服务(图46-1)。

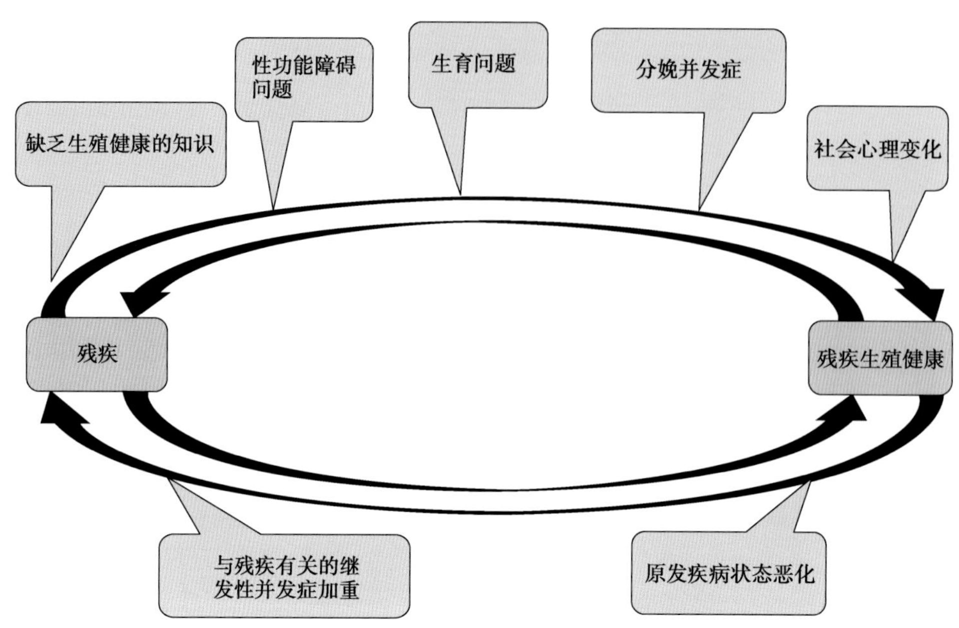

图 46-1 女性生殖健康和残疾之间的相互关系

46

本章将讨论影响女性功能和生殖健康结果的几种特定条件。然后,它将侧重于残疾女性并在生殖健康和潜在疾病/病症方面面临挑战的女性的生物学、生理和社会心理方面。具体而言,将解决有关生育、性功能、生殖内分泌表达、月经管理、避孕和产科预后的独特问题。本章还将讨论残疾女性所遇到的独特的社会心理问题,例如暴力和虐待,但医疗保健提供(health care providers,HCP)通常会忽略这些问题。任何参与女性保健的从业者,无论如何,都有责任了解可能需要预防咨询、综合管理或专科转诊的情况。只有通过改善获取、教育和赋权,所有女性才能达到其最大的健康状况。

所有女性的一般注意事项

女性的医疗保健包括针对发育、性、社会心理和疾病特定状况的预防以及诊断和管理方法。除"不健康"的风险因素外,对"正常"健康状况的认可也应作为对任何从业人员或医疗团队的评估的一部分。不论女性所处的医疗环境如何,从业者有义务评估和教育女性患者。并非所有患者都将在初级保健医师/提供者或妇产科专家的照顾下。实际上,最近的一项研究支持需要综合护理模式,并需要在女性健康专家与初级、精神卫生和其他类型的护理提供者之间进行更好的协调,以便所有健康照护提供者承担全面护理的责任[10]。向患者提供预防保健咨询并提供适当的服务可降低发病率和死亡率[11]。

应该提供指导女性进行预防性保健的信息,以便对宫颈癌、子宫癌、生殖器癌和乳腺癌进行适当的年龄筛查。美国预防服务工作队(U. S. Preventive Services Task Force,USPSTF)已发布了针对女性(和男性)适合年龄的预防性健康行动的广泛认可[12]。USPSTF 网站上提供了许多链接,这些链接为医疗服务提供者和患者提供了预防性保健措施的建议(即特定疾病/疾病筛查、咨询资源、预防性药物和疫苗接种信息),并应在适当的时间和频率下完成这些程序。例如,电子预防服务选择器(electronic preventive services selector,ePSS)工具[13]是一个链接,其中根据年龄、性别、怀孕状况、吸烟情况以及个人是否从事性活动来个性化推荐。《临床预防服务指南》[14]提供了一份预防性健康服务建议的完整列表,该建议每年进行审查和更新。有关在女性中发现的特定生殖癌的筛查和咨询指南,也可以在链接中的网站上找到:"*Center for Disease Control, CDC 24/7: Saving Lives, Protecting People*""*Inside Knowledge: Get the Facts About Gynecologic Cancer*"[15]。

该教育信息可以下载并打印给患者。扩大从业者的知识,以及提倡女性患者对自己的医疗保健负责，将有助于改善健康状况。对可能携带更高发病率和残疾的疾病的迅速认识，有助于及时进行干预和有效管理，从而减少损伤和死亡率。

遗憾的是，尽管事实证明参与这些行为的人的存活率有所提高，但许多针对年轻女性（和男性）的有效预防措施仍未得到充分利用。例如，接受疫苗接种以阻止人类乳头瘤病毒（human papillomavirus，HPV）感染的适当人群令人失望地低。CDC 报告说，大约 27% 的美国 14~59 岁女性（近 2 490 万女性）的 HPV 检测呈阳性[16]。尽管已证明 HPV 疫苗有效，但仅 41. 9% 的适合年龄的女孩（和 28. 1% 的适合年龄的男性）已接受建议的剂量[17]。从任何 HCP 咨询有关 9~26 岁女性（和 9~12 岁男孩）HPV 疫苗接种的益处和安全性的建议，可大大提高疫苗的利用率，并减少肛门生殖器癌症和尖锐湿疣的发生率。

某些残疾状况在女性中更为普遍，应作为从业者监视的一部分。HCP 应常规筛查那些可能表明代谢综合征和其他慢性疾病可能发展的危险因素。研究表明，2/3 的女性死于心脏病、脑血管意外（cerebral vascular accidents，CVA）、糖尿病和慢性呼吸道疾病[18]。亲密伴侣暴力（intimate partner violence，IPV）可能导致永久性损害[19]。与 IPV 有关的女性比男性多得多，而且受到的伤害更严重。此外，IPV 的幸存者残疾率很高，而残疾女性更是 IPV 的目标。因此，筛选 IPV 问题的需求至关重要。图 46-2 由 McFarlane 等人开发，是一种有效的、简短的筛查工具，专门用于残疾女性的虐待评估[20]。

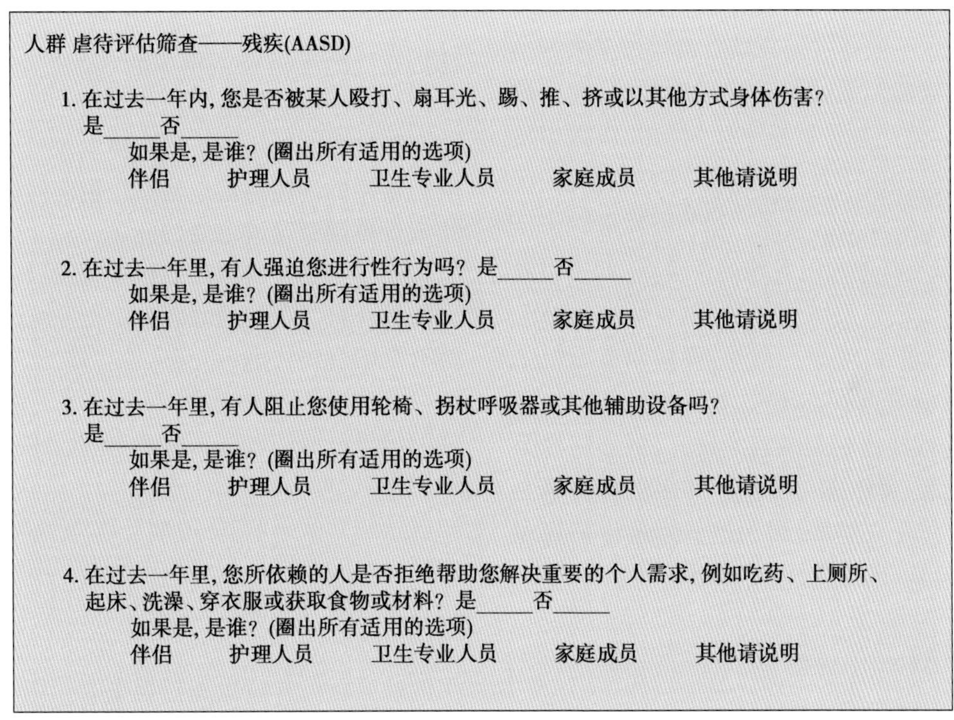
人群 虐待评估筛查——残疾(AASD)

1. 在过去一年内，您是否被某人殴打、扇耳光、踢、推、挤或以其他方式身体伤害？
是_____否_____
如果是，是谁？(圈出所有适用的选项)
伴侣　护理人员　卫生专业人员　家庭成员　其他请说明

2. 在过去一年里，有人强迫您进行性行为吗？是_____否_____
如果是，是谁？(圈出所有适用的选项)
伴侣　护理人员　卫生专业人员　家庭成员　其他请说明

3. 在过去一年里，有人阻止您使用轮椅、拐杖呼吸器或其他辅助设备吗？
是_____否_____
如果是，是谁？(圈出所有适用的选项)
伴侣　护理人员　卫生专业人员　家庭成员　其他请说明

4. 在过去一年里，您所依赖的人是否拒绝帮助您解决重要的个人需求，例如吃药、上厕所、起床、洗澡、穿衣服或获取食物或材料？是_____否_____
如果是，是谁？(圈出所有适用的选项)
伴侣　护理人员　卫生专业人员　家庭成员　其他请说明

图 46-2　筛查工具，以（机密）评估残疾妇女遭受身体、情感和性虐待的可能性（From McFarlane J，Hughes RB，Nosek MA，et al. Abuse assessment screen-disability（AAS-D）：measuring frequency，type and perpetrator of abuse towards women with physical disabilities. J Womens Health Gend Based Med. 2001；10（9）：861-866. The publisher for this copyrighted material is Mary Ann Liebert，Inc. publishers）

骨质疏松症对女性来说是一种非常残疾的状况。尽管许多因素都会导致骨质疏松症的发展和严重程度，但它通常在绝经年龄左右达到顶峰。一些风险因素包括遗传易感性、营养/维生素和钙的摄入量、烟草和咖啡因的摄入量、运动/运动不便或缺乏运动/锻炼以及一些药物。对于残疾女性，神经源性和与运动相关的骨质疏松症仅使潜在状态恶化。本书的另一章（参见第 31 章）对此主题进行了详细介绍，但在此提及该示例是系统性过程的示例，女性可能在正常衰老过程中发育，但也可能是由于病理状态失常而导致的并发症。

从患病率研究表明，女性比男性更容易患慢性疼痛。此外，他们接受适当治疗的可能性较小。最近的研究表明，女性对阿片类药物和其他用于慢性疼痛治疗的治疗方法的反应不同[21]。这可能是由于疼痛感、性别相关的激素影响和性别变异性之间的独特关系所致[22]。已知雌激素受体存在于背根神经节和细纤维传入神经中[23]。此外,雌激素可指导与初级传入性敏化或疼痛发展有关的邻近神经节受体的调节(上调或下调)。动物研究表明,雌激素及其代谢产物有助于脊髓背侧小疼痛纤维的萌芽和生长。它的作用增加了神经生长因子(nerve growth factor,NGF)对 trkA 受体的亲和力,继而产生了信使核糖核酸(messenger ribonucleic acid,mRNA)表达以上调伤害感受敏感性[24,25]。功能磁共振成像(functional magnetic resonance imaging,fMRI)的最新研究已经研究了雌激素、黄体酮和睾丸激素如何与多个内源性疼痛调节系统和中枢神经系统(central nervous system,CNS)相互作用。通过对应于内源激素水平的月经周期水平或通过外源操纵血清水平来评估性激素活性。脑激活模式的功能成像表明,在高雌二醇状态下,μ-阿片类药物系统被"打开"以减少持续性疼痛刺激的作用[26-29]。在丘脑、下丘脑前部、伏隔核和杏仁核中发现激活增加。动物研究提供了证据,表明性激素与其他利用多种神经递质(如去甲肾上腺素、5-羟色胺、多巴胺和氨酪酸(γ-aminobutyric acid,GABA))的非 μ 阿片类药物,疼痛调节系统之间的衰减或扩增之间存在着更多的相互作用。研究[30,31]继续进行其他生殖激素的研究,例如阿片类药物与睾丸激素、黄体酮与 GABA 和多巴胺与睾丸激素。这些研究令人鼓舞,因为他们理解疼痛管理应针对性别;但是,还需要更多的研究。

残疾女性

1988 年,阿拉巴马大学伯明翰分校成立了第一家残疾女性诊所,以应对脊髓损伤(spinal cord injury,SCI)的女性,这些女性对自己的特殊需要感到沮丧,并且在社区中没有得到满足。显然,残疾女性面临许多障碍,阻碍了她们获得生殖健康保健。此外,很明显,从业人员缺乏有关这些女性独特身体的具体信息,以致无法适当对待她们[32]。从那时起,注意力逐渐发展为残疾女性提供全面的健康和保健。凭借多年的艰辛、排斥和偏见产生的智慧和韧性,残疾女性开始发声并重塑医疗服务体系[33]。与美国针对性别的研究的指令同时,临床研究人员开始通过一种新的医疗保健模式来研究这些女性的需求和问题。诸如 Welner 和 Nosek 之类的先驱研究者阐明了残疾女性在获得医疗保健中的重要意义[34,35]。绝大多数情况下,女性把障碍作为获得医疗服务的第一线障碍。

卫生保健的障碍

存在许多类型的障碍,这些障碍被认为是残疾人获得医疗保健的障碍(表 46-1)。由于这些努力,物理障碍最初已被定位为消除障碍。最明显的物理障碍是楼梯、狭窄的门口、路缘石和难以进入的浴室[36,37]。过去一直缺乏路缘切口、无障碍交通、通讯系统和更多进入公共空间的途径。另一类物理障碍是无法使用的医疗设备,例如检查台、肥胖秤和乳房 X 线检查机[38]。但是,对于需要大量生殖保健服务的残疾女性而言,服务障碍并没有太大改变。对许多残疾人的生活至关重要的"保健"和"疾病"资源的可用性一直是适应最慢的领域[39-41]。交流障碍包括手语翻译员的短缺、盲文材料或大字体的印刷。其他类型的沟通不足包括不知道询问和讨论对于残疾人生殖健康至关重要的问题。对于 HCP 而言,重要的是不仅要开出治疗或程序,而且她/他还必须询问女性获得管理计划的能力。程序障碍包括缺乏训练有素的身体协助,以安全地转移、安置并进行适当的身体检查或诊断测试[42]。缺乏了解残疾相关问题的消息灵通的医疗专业人员和工作人员,可能会妨碍检查和护理,特别是对于手/上肢功能受限、神经源性肠和膀胱问题、活动性疼痛以及关节、皮肤和骨骼脆弱的女性。安排和运输上的困难使女性没有机会去看服务提供者,接受专科医师介绍,获得检查或接受治疗[43,44]。经济障碍在阻止残疾人获得医疗保健社区服务方面也发挥着重要作用[45]。然而,最隐蔽的障碍是由于对残疾人生活的无知和消极的社会态度造成的[46]。特别是,残疾女性在获得预防保健检查、就业、教育、职业服务、经济计划、获得福利和服务的机会、保健和育儿活动方面受到歧视性做法的影响尤其大[47-49]。随着 1990 年《美国残疾人法》(Americans with Disabilities Act,ADA)等民权法的通过,以及针对残疾女性需求的临床服务的扩展,这种情况正在开始改善[50,51](参见第 15 章)。但是,从完全融合到实现残疾女性可以去社区卫生中心还有很长的路要走,希望该中心可以使用轮椅专用设备和训练有素的员工为各种残疾女性提供全面的服务以尊重女性的方式对待残疾。

表 46-1　影响女性获得医疗保健的障碍

物理因素	通讯
环境	程序
设备	金融/经济
适应性辅助	态度
服务	医疗人员知识

预防生殖保健

残疾女性经常报告遇到困难,难以获得有关月经管理、节育和生育方法、妊娠结局和风险、分娩和分娩方式的生殖健康保健问题的平衡信息,以及有关性功能、约会、男女同性恋问题以及性别认同的信息[52,53]。残疾女性的基本预防健康和妇科筛查通常被更明显的或神经系统的问题所掩盖,这可能需要更直接的关注[54]。因此,筛查糖尿病、高血压、高脂血症和甲状腺失衡是女性普遍关注的问题,而残疾女性可能会被忽略[55]。

许多女性由于难以获得可及、舒适和有尊严的检查而避免进行妇科和专科治疗[41,53]。因此,可治疗的早期问题可能会升级并变得更加难以管理。这些问题包括巴氏(Papanicolaou,Pap)涂片检查以及乳腺癌评估。通常必须使用创造性的摆位技术来针对女性的身体残疾量身订制骨盆检查的效果[38,56,57]。降低到轮椅高度并具有安全功能(如扶手,靴子和皮带)的可访问检查台可能是必不可少的。腿部调整应缓慢而逐步地进行,以最大限度地减少疼痛和痉挛,但不鼓励引起皮肤衰竭的压力点。在会阴部位自由应用利多卡因凝胶有助于减轻痉挛或减轻某些损伤程度高的脊髓损伤女性的自主神经反射亢进(autonomic hyperreflexia,AH)(T6 以上)[58];但是,由于可能会干扰测试结果的准确性,因此必须小心避免与宫颈和阴道采样接触。

2013 年(本章出版前可获得的最新数据),美国有 230 815 名女性和 2 109 名男性被诊断出患有乳腺癌,美国 40 860 名女性和 464 名男性死于该疾病[59]。除了某些类型的皮肤癌,美国的乳腺癌是“所有女性中最常见的癌症,与种族或族群无关”(参见第 36 章)。此外,它是“西班牙裔女性死于癌症的最常见原因;白人、黑人和亚洲/太平洋岛民女性中死于癌症的第二大原因;美洲印第安人/阿拉斯加土著女性中死于癌症的第三大原因”。目前,据估计,八分之一的女性会患乳腺癌。作为一种检查工具,乳腺 X 线摄影可检测 80%~90% 的乳腺癌。乳腺摄影作为筛查预防措施[60]应考虑女性的年龄、已知的基因突变存在、胸部放射史或已知的乳腺癌家族史。对于 40~49 岁的女性,筛查时间表应根据女性的“情况”和“价值观”进行个性化。此外,当女性很少发现乳腺癌时,HCP 还必须考虑在生命中出现假阳性结果的可能性以及在手术时不必要的手术活检。但是,“有父母、兄弟姐妹或孩子患乳腺癌的女性罹患乳腺癌的风险更高,因此从 40 岁开始接受筛查的女性可能比普通风险女性受益更多”。如果没有风险因素,通常建议 50~70 岁的女性至少每两年开始进行筛查。值得注意的是,在所有年龄组中,“60~69 岁的女性最有可能通过乳房 X 线检查来避免乳腺癌的死亡”。遗憾的是,许多机构没有配备可轻松容纳行动不便的女性的设备[42]。尽管可以使用通用设计的乳腺摄影设备,但并非所有的乳腺摄影中心或技术人员都了解如何容纳残疾女性。目前正在努力教育乳房保健提供者如何容纳残疾女性[38,61,62]。残疾女性应向其 HCP 询问其所在地区最能容纳残疾的设施名称,并应提前联系该中心,以告知她们可能有的特殊需求。

46

尽管许多机构对乳房自我检查的价值提出质疑,但 2013 年 USPSTF 建议的共识[63]得出结论:“证据不足以建议或反对教导或进行常规乳房自我检查”。体内的所有预防性健康措施仍然很重要,因此每月进行的乳房自检可能与其他皮肤检查同时进行,例如皮肤癌(尤其黑色素瘤)、压力性溃疡或感染的检查。残疾女性,特别是缺乏手动感觉或灵活性的女性,可能需要依靠伴侣或私人服务员或适应性辅助工具(如镜子)来协助进行此项检查。

在一项医疗支出调查数据的纵向研究中[64],残疾女性接受巴氏涂片检查、乳房 X 线照相和其他癌症筛查服务的可能性较小,但接受流感疫苗免疫、结直肠癌和胆固醇筛查的可能性较高。另一项针对年轻人的研究[65]报告了关于宫颈癌筛查的相似结果。即使在进行性活动控制的情况下,与健全的女性相比,过去一年中年龄在 18~26 岁之间的肢体残疾女性报告接受子宫颈抹片检查的可能性也大大降低。有趣的是,他们的报告在接受“妇科”检查后没有统计学差异。研究人员推断,“提供者的态度”可能是导致年轻女性因生殖健康问题而接受 HCP 而未进行子宫颈抹片检查的原因。另一项研究分析了 2000 年和 2005 年的《全国健康访问调查》,调查了 20 907 名 21~64 岁的女性,她们接受了关于接受预防保健的采访。令人鼓舞的结果表明,接受预防性健康建议的残疾女性所占比例低于健全女性的比例仅很小

（无统计学意义）[66]。遗憾的是，该研究无法解释为什么即使在两组之间没有差异的情况下，残疾女性在统计学上也不太可能遵循建议并接受子宫颈抹片检查。其他研究人员使用八项措施检查了医疗保健的可及性，包括护理的来源、保险状况、满意度、巴氏检验的使用率和乳房检查。他们得出的结论是："尽管残疾女性与非残疾女性相比，具有相似或更好的潜在医疗保健机会，但她们通常在实现卫生保健方面却较差"[67]。更具体地说，尽管残疾女性的"正常医疗保健来源"比例较高，但残疾女性比无残疾女性更有可能推迟评估和用药，对医疗的满意度也较低。作者的结论是，残疾是预防性临床服务的障碍，"改善女性卫生保健的关键问题是确定那些有可能采取特殊预防措施的人，并认识到亚组的护理差异"[64]。干预措施有旨在促进自我倡导和改进做法以为残疾女性提供预防性保健的方法已经被开发出来，但是在当今的保健环境中并没有被常规使用[48]。

越来越多的证据表明，在疾病的治疗阶段而不只是在健康检查中存在相似的健康差异。在一项对Ⅰ~ⅢA期乳腺癌女性进行的回顾性观察研究中，与那些非残疾女性相比，残疾女性在保乳手术后接受放射治疗的可能性要低得多[68]。造成这种差异的原因很多，包括健康保险的缺乏或不足、患者的偏好、缺乏身体的出入或运输资源以及态度上的偏差[69,70]。需要进一步的研究来发现预防保健中这些健康差异的原因。

月经管理与避孕

月经初潮是大多数女性生活中的象征性时刻，标志着从"少女时代"到"女性时代"的转变，伴随着繁衍的可能性。对于患有残疾的年轻女孩来说，这也可能带来很多压力，从管理月经卫生的实用性到父母的焦虑和月经引起的担忧[71,72]。父母的不适可能涉及广泛的问题：需要协助月经卫生；对月经来潮和痛苦时期的担忧（特别是对于那些智力或交流障碍的女儿）；意识到对性虐待的脆弱性，女儿的成熟和次要性特征；对约会和性行为的兴趣；和潜在的怀孕。对于仍在月经的后天残疾女性而言，在残疾发生后不久，月经量的管理就成为一个实际问题，并且通常是康复计划的一部分。女性可能能够与护士或职业治疗师合作开发管理月经的系统，其中可能包括轮椅的改动。其他女性可能会发现，如果以前使用过卫生棉条，则换用卫生护垫可能就足够了。还有一些女性可能选择与私人助理一起管理她们的月经卫生。那些肢体残疾较广泛的人可能会发现这些选择不切实际，并选择寻找药物或手术替代品来调节或终止月经[73-77]。一般而言，女性有许多选择，但关于残疾女性的使用、满意度和安全性以及这些治疗方法的数据很少。遗憾的是，某些身体残疾和慢性疾病状态与月经不调有内在的联系，正好导致难以预料的月经，这是不受欢迎的。

月经操纵的主题可能暗示着患者护理的多个方面。过去，由于对有精神和/或身体残疾的女性进行滥用、误解以及有时目标不正确的历史，月经操纵激发了许多社会热情和关注。因此，就女性月经周期的短期和长期目标进行沟通对于女性或青少年以及HCP至关重要。如上所述，残疾女性经常寻求减少或停止月经，以改善其生活质量。另一个原因包括该名女性在生育期间的某个时候对避孕的个人渴望。当需要永久避孕（即绝育）时，月经操纵通常涉及程序干预。遗憾的是，事件曝光的时间还不算很多，几十年前就暴露出了儿童、青少年和身体和/或精神残疾女性的严重滥用和不正确实施手术绝育的现象[78]。因此，在决定采用哪种月经方式时，应仅在完全尊重女性及其"生殖自主权"的情况下考虑使用，而不要"强制实施强制绝育措施"[79]。

随着更安全、可逆的荷尔蒙干预措施的发展，月经抑制已成为希望避孕或减少/停止月经的青少年和残疾女性的合理选择[77]。研究表明，长效可逆避孕（long-acting reversible contraception，LARC）和连续激素避孕（continuous hormone contraception，CHC）耐受性良好，可为多种类型的残疾女性提供有效的治疗方法。但是，美国妇产科学院[80]或加拿大儿科、青少年妇科和妇产科医师不建议采用初潮前的月经抑制。Kirkham 等[77]总结了一些可用的激素疗法及其风险和收益。但是，必须根据潜在的残疾及其相关的后遗症或所需的治疗方法来考虑这些干预措施。在开始可能会相互作用以加剧残疾症状的激素疗法之前，应探讨与残疾有关的问题。在回顾了对女性的欲望和残疾的个性化利弊之后，建议进行妇科咨询/检查。

不应假定残疾女性对永久避孕或不育没有兴趣。实际上，一项针对520名14~45岁女性的在线调查研究[81]进行了抽样调查，以确保将非高加索族裔女性和残疾女性纳入其中，该报告称，残疾女性对绝育的兴趣明显更大比所有分析的亚组都高。此外，许多残疾女性回答说，他们目前正在使用LARC，或者有兴趣使用LARC。避孕强迫不是一个大问题。总体而言，生活在发展中国家的15~49岁女性中有

8.1%严格使用某种绝育措施避孕[82]。目前，永久性除子宫切除术还包括其他选择。虽然尚未研究残疾女性宫腔镜消毒的并发症和/或失败或各种类型的腹腔镜输卵管结扎方法，但这些方法可能是精心挑选的女性永久避孕的选择[83]。报告的并发症包括除了腹部感染，严重疼痛和瘘管形成之外还发生高危妊娠。没有进行输卵管闭塞术的子宫内膜消融术不是公认的避孕方法[84]。

月经不调和其他妇科问题

对于大多数身体残疾的女性来说，生育能力得到保留，并且月经类似于无残疾女性的模式[85]。但是，在某些情况下，可能会出现月经不调和生育问题（表 46-2）。应该探讨任何类型的异常子宫出血，如果治疗的益处大于风险，则应纠正主要病因。当月经变得太不可预测并影响女性的功能、活动能力和独立性时，采取适当的干预措施来阻止月经。上面描述了其中一些方法，包括避孕。通常，异常子宫出血会导致其他并发症，例如贫血、疼痛和痉挛/肌张力恶化。治疗选择可能包括放置左炔诺黄体酮宫内缓释系统，或进行诸如子宫切除术或子宫内膜消融术之类的手术程序[84,86]。

表 46-2 一些影响生殖健康的月经问题

月经周期异常		
状态	类型	定义
异常子宫出血	功能失调性子宫出血（Dysfunctional uterine bleeding，DUB）	月经过多（menstrual blood flow，MBF），通常是内分泌病因
	子宫不规则过多出血 Menometrorrhagia	周期不规则，经期延长，经量过多
	月经过多 Menorrhagia	周期规则，但经期延长、经量过多
	子宫不规则出血 Metrorrhagia	周期不规则，经期可延长而经量正常
痛经 Dysmenorrhea	原发性	月经来临前或月经过程中发生腹部绞痛，通常与其他躯体症状（如恶心呕吐，头痛和发汗）有关，并且在初潮时发生，但与盆腔病理状况无关
	继发性	与原发性痛经相同的病状和症状，但是由于病理性盆腔病和初潮确定后引起的
无月经	原发性	16.5 岁之前未有初潮
	继发性	妇女曾有过自发性月经的情况，至少要停止月经 3~12 个月

女性最常见的荷尔蒙失调是催乳素分泌异常或甲状腺功能异常。尽管没有明确的数据可以影响月经周期或生育能力，但在创伤性脑损伤（Traumatic Brain Injury，TBI）后神经内分泌功能失调并不少见（参见第 19 章）[87]。此外，最近的审查提供了证据，证明垂体功能低下的患病率被高报，并且取决于 TBI 的敏锐度和测试方法。仅临床怀疑肾上腺和抗利尿激素功能不全的病例应进行进一步的标准化检测[88]。另一方面，患有 TBI 的女性，尤其育龄女性，被认为是需要进一步监测内分泌的亚人群。

对于患有 SCI 的女性（参见第 22 章），几乎所有女性都将在受伤后的前 3~6 个月内恢复其正常周期[55]，其中约 25% 的女性研究表明月经周期前后，其自主神经症状增加（出汗、头痛、潮红、立毛）[89]。有时，药物也会引起月经不调。苯妥英钠和糖皮质激素可能影响甲状腺功能和排卵；三环类抗抑郁药，抗精神病药和某些降压药也可能通过影响下丘脑产生不稳定的催乳素水平而引起月经不调[85,90,91]。月经不调的治疗因年龄和医疗状况而异。在评估月经不调时应始终考虑怀孕。甲状腺和甲状旁腺功能检查以及催乳激素、雌二醇、卵泡刺激素（follicle-stimulating hormone，FSH）、促黄体生成激素（luteinizing hormone，LH）和睾丸激素检测有助于评估月经不调或异常的女性[92,93]。对于一生中某些时候可能需要放置脑室-腹膜（ventriculoperitoneal，VP）分流器以增加颅内压的女性，荷尔蒙和月经的改变可能会表现出分流器功能障碍或阻塞的迹象[94]。纠正荷尔蒙引起的月经不调的原因通常可以成功地调节月经周期并提高生育能力。

总之，对于希望受孕且有困难的女性，他们需要接受与没有残疾的女性相同的评估[94]。应特别注意记录正常的月经生理。一些研究[95]假设月经期的自主神经功能紊乱或失衡可能是不孕的原因。证据表明交感神经在黄体期占主导地位，这导致免疫环境有利于植入和妊娠。这可能是那些有自主神经系统功能障碍的女性的一个关键问题。最后，男性伴侣需要通过提供精液样本进行分析来参与这一过程，因为大约 40% 存在不育问题的夫妇都有男性因素[96]。

异常出血也可能由于结构问题而发生，例如子宫或宫颈内膜息肉、肌瘤、宫颈病理学和外阴阴道病变。其中一些问题可能更常与先天性残疾有关[97]。随着女性接近更年期，月经不调变得更加普遍。需要仔细的妇科评估以确定合适的治疗方案。

目前尚不清楚在某些类型的残疾女性中，其他原因引起的月经周期异常是否更为普遍。它们至少和健全的女性中一样普遍。评估中妇科转诊是合适的；但是，其中一些情况可能会加剧病症，诸如膀胱痉挛、肌肉痉挛、自主神经功能紊乱以及肠易激惹或便秘等。了解女性生殖周期和与残疾相关的全身性反应之间的关系，使 HCP 能够解释这些症状并将其视为主要病因。

性功能

性对于人们来说是一个重要的问题，但也可能会带来问题。在接受问卷调查的 1 480 名寻求妇科护理的 65% 女性中，有 98. 8% 的人报告了某种类型的性关注[98]。根据《全国健康与社会生活调查》，美国 43% 的女性抱怨性功能障碍[99]。当人们在女性必须解决的问题中增加残疾时，性问题的发生率只会增加。尽管已知在神经系统和风湿性疾病后会发生性满意度、频率和欲望的下降，但使用系统的方法来教育和治疗残疾女性的性问题可以帮助改善其性反应能力。这种方法的基础来自“SCI 后促进性可持续发展的指南”，该指南是治疗 SCI 患者忧虑的建议[100]。但是，该框架很容易修改，以解决一般残疾人的忧虑，因此，我们将在这里使用它。

解决残疾女性的性问题的第一步是以非判断性的方式与她进行沟通，以确保该女性安全并适合与您讨论性问题。对于获得性残疾的女性，一旦达到了基线的信任水平，那么重要的是要取得良好的性病史，并确定在残疾之前是否存在任何先前存在的性问题。除其他外，这些问题可能包括童年或伴侣遭受性虐待的历史；基线性功能障碍，包括性欲、唤醒、性高潮或性疼痛问题；与性别不安或性取向有关的问题；抑郁症和其他先前存在的精神疾病；医疗问题，例如糖尿病、高血压、心脏或肺部疾病；或妇科或泌尿科功能障碍，可能会对性反应产生负面影响。对于有长期存在性问题史的女性，强烈建议临床医师建议转诊具有治疗性功能障碍专长的医师或心理学家。

除病史和性史外，解决残疾女性可能遇到的伴侣问题也很重要。尽管在研究中并不经常涉及，但在临床实践中，通常会发现残疾人的配偶一旦伴侣生病就选择不进行性活动。这会导致残疾人士产生负面情绪，这是一个重要的问题，首先要与患者打交道，然后，如果患者愿意并且伴侣愿意参加讨论，则要添加这些内容。此外，此时建议向女性推荐手淫作为缓解性紧张和重新发现其身体对性做出反应的潜力的一种来源，因为通过手淫获得的信心可能使她成功地和她的伴侣进行新的性活动。在努力改善残疾女性的性功能时，文化和宗教问题也很重要。对于来自非洲、亚洲和中东的女性，临床医师需要了解切割女性生殖器的习俗，或称为割礼或生殖器切割。此外，对于有穆斯林信仰的女性，许多人会选择不去看男医师，如果结婚，只能在丈夫在场的情况下去看医师。因此，在这些情况下，最好是由女性首先进行有关性问题的讨论。对于天主教信仰的女性来说，婚前性行为和反对节育的问题也可能是一个令人担忧的问题，医师们在讨论中也必须意识到这些信念。

除了文化和宗教问题外，心理问题在残疾女性中也很普遍。抑郁是生病或受伤后的常见问题，可独立导致性功能障碍。对未来的焦虑和恐惧会影响女性对性的兴趣。改变的身体形象和不安全感可能会影响女性寻找和从事性活动的能力，创伤后压力会导致回忆闪回和负面影像，从而影响女性在性行为中放松的能力。如果在女性中发现了这些问题，建议您将其转诊以获得心理支持。

在考虑残疾女性的性关注时，进行详细的神经系统评估很重要。脑神经功能障碍会导致沟通、视力或口腔运动控制问题。这些问题可能会对女性与伴侣沟通以及参与对女性非常重要的面对面活动（如接吻或进行口交）的能力产生负面影响。改变的运动控制和痉挛可能使以前的性行为难以进行，并可能导致女性需要重新考虑性行为的体位，需要协助才能上床，或者需要其伴侣给予特别照顾和关注才能接触到身体部位。小脑的功能对于评估和阐明女性处理与性行为有关的共济失调、精神分裂或震颤的方法是很重要的。此外，正电子发射计算机断层扫描的研究表明，左侧小脑深部核团的活动增加与性高潮有关[101]。最后，对感觉的评估对于突出残疾女性的感觉或感觉异常区域并对女性进行教育很重要。如果女性是无感觉的，那么她需要意识到，在性行为中可能要注意摩擦烧伤、剪伤或压力性溃疡的风险。此外，对感觉保留的详细评估可能有助于患有脊髓疾病的女性确定其损伤对性反应的潜在影响。

女性脊髓损伤（参见第 22 章）和障碍的神经学检查需要特别关注，因为特定的损伤模式和损伤程度与性唤起和性高潮的特定方面丧失有关。此外，最近的研究[102,103]提供女性脊髓射精器位置的证据。根据尸检数据，在女性和男性的 L2-5 脊髓节段均发现了甘氨酸能神经元，但女性的密度较低。这些发现符合射精和性高潮的双态性和脊髓损伤后电射精的反应失败。已经有文献证明，SCI 评估者执行神经学分类的国际标准评估 SCI/D 女性的性潜能是很重要的，根据国际标准检查 T11-L2 皮肤小体的轻触觉和针刺觉的保存程度与女性心因性性觉醒的维持有关[104]。这些皮肤小体中感觉保存得越好，SCI/D 患者越有可能出现心因性生殖血管充血。这是因为交感细胞体位于脊髓的这一层。这些皮节大致相当于脐和阴囊之间的区域；因此，一个有用的技术是告诉患者，他们在这一区域感觉越强烈，就越重视最大化浪漫或心理上的性以获得润滑。评估女性 SCI/D 肛门反射和感觉也很重要。关于性反射润滑，虽然尚未被最终证实[105]，但人们普遍认为，女性进行性反射润滑需要保留骶部反射功能。根据基于实验室的分析，在女性[105]和男性[106]中分别发现，如果没有保存球海绵体反射和肛门收缩反射、随意肛门收缩或 S3-5 感觉，患者不太可能达到生殖器高潮。尽管约 50% 的 SCI 女性报告有达到性高潮的能力，但在实验室研究中，只有 1/10 的男性和女性报告有性高潮。因此，这一人群应该被引导去尝试通过非生殖器手段达到高潮。另外，国际标准自主功能评估[107]可用于记录女性脊髓损伤者性反应损伤程度和损伤水平的，女性性功能和生殖功能的基本数据集[108]可用于评估女性 SCI 者是否有性功能障碍。

体检的其他重要方面包括口腔干燥的评估，以及关节活动度、压痛度和肿胀度的评估，并评估尿道生殖区域是否有感染、病变、尿道或阴道脱垂或外阴萎缩的迹象，这些症状发生在绝经后或有接受化疗、区域手术或放疗史的妇女身上。此外，肛门直肠检查将发现尿失禁、肛裂、痔疮或其他损害，这些均有可能影响性活动。

一旦进行了全面的身体检查，对患者进行有关其残疾对性功能影响的教育是很重要的。解释创伤对性行为和性反应的生理和心理影响，教育患者如何切实改善这些问题，这些都是必要的减轻患者痛苦的方法。此外，对一些患者来说，提供有关性和性反应的基本信息是必要的，而且可以同时进行。根据患者的年龄和社交状况，在这个讨论中包括患者的另一半可能合适，也可能不合适。作为教育过程的一部分，与患者讨论自慰的话题是很重要的。很多女性在谈论这个话题时可能会觉得不舒服，而提起这个话题会让她们觉得这是一个安全的探索领域。此外，对于没有或有伴侣的女性来说，自慰是一种极好的方式，可以让她们在疾病、神经损伤或手术过程中“重新认识”自己的身体，因为这些可能会影响她们的生殖器反应。通过在没有伴侣的情况下达到性高潮变得舒适，它也可以帮助女性感到足够舒适，从而与伴侣一起达到性高潮。

46

在初次遇到对其性功能有疑问的患者后，建议临床医师鼓励患者回家独自或与伴侣一起参与性活动。通过给患者布置这种类型的“任务”，这是在强调性对患者的重要性，让她知道你愿意并有能力跟进她的需求。在第一次就诊时，告诉患者使用润滑乳胶和振动器等辅助工具对身体健全的人来说是很常见的，他们也可以自由地使用这些辅助工具，这可能会让患者更容易获得性满足。

在后续复诊中，建议医师回顾先前就诊，以无判断的方式询问患者她是否“实践”了建议以及夫妻的性问题是否得到解决或是否持续存在或出现其他问题。此时，还需要与患者重复上一次就诊时提出需解决的问题，以确保患者准确地回忆起相关建议。如果患者持续关注，建议医师着手讨论可能与性相关的混杂因素和医源性问题。

混淆问题包括与残疾对性行为影响相关的问题，包括伴随的医疗问题。同时患有 1 型和 2 型糖尿病的女性性功能障碍增加[109]，这可能与周围神经或自主神经病变有关。此外，阴蒂血管阻力的增加与代谢综合征有关[110]，且被认为是女性性功能的一种测量方法。与健康对照组相比，合并心血管疾病和心肌梗死的女性患者的性欲、性唤起、性高潮和润滑功能均下降[111]。此外，据报道，运动和心脏康复可以有效降低缺血性心脏病心血管风险及性相关并发症的风险[112]（参见第 33 章）。支气管哮喘[113]和阻塞性睡眠呼吸暂停与女性性功能障碍增加有关[114]；因此，最大限度地治疗这些情况将是有益的。据报道，病态肥胖还与女性对性的关注增加有关[115]。

膀胱和肠道功能障碍也是性活动的常见问题。女性性功能障碍患者常害怕出现尿失禁[116]，而使用托特罗定缓释片[117]与女性性欲、性觉醒、润滑、高潮、满意度和疼痛的改善有关。盆腔脏器脱垂会增加的性问题，随机对照试验证明盆腔肌肉训练和/或（后期）手术矫正可以改善脱垂妇女的性功能[118,119]。尽管没有文献记载尿失禁逆转对性功能的益处，但是大便失禁与女性性功能变差有关[120,121]。

除了伴随的医疗问题外，医源性问题也常常影响残疾妇女的性功能。许多常规用于康复治疗的药物都有性副作用，可能导致或加重残疾妇女的性问题。抗抑郁药通常用于康复治疗。事实上，根据最近的一项调查[122]，美国有六分之一的女性在服用抗抑郁药；因此，在开始使用抗抑郁药之前，临床医师应该了解女性性功能的问题，并且在治疗期间，他们应该考虑各种方法，比如减少剂量、停用或者在性问题增加时换一种不同的抗抑郁药。抗高血压药物也会导致性功能障碍。其他常用于康复治疗并与性功能障碍相关的药物包括普瑞巴林、加巴喷丁[123]和巴氯芬[124]。此外，阿片类药物的使用与女性性功能障碍有关[125]；因此，除了药物依赖和便秘的不良反应外，如果考虑使用慢性阿片类药物进行疼痛管理，医师应确保告知患者这一潜在的影响。其他医源性性功能障碍包括影响生殖器神经解剖学的手术、放疗或特定形式的化疗。

在临床医师复查了任何对性反应有影响的致残伤害并采取措施减轻伴随的医疗困扰后，建议该妇女回家后继续挖掘其性潜能。由于性问题通常不是紧急问题，因此建议使用缓慢的方法，以使女性知道这是一生的问题。医务工作者还可以在此时提醒患者其他技巧，例如性活动时机以及使用润滑和振动刺激来帮助改善她的性反应。

对一些患者来说，这些行动将解决他们的性问题，而另一些患者却不能解决。在这种情况下，临床医师可能会关注其他治疗性功能障碍的方法。对于那些抱怨性交困难伴有外阴萎缩的妇女，奥斯派芬[126]已被证明是一种有效的治疗方法。氟班色林在2015年被批准用于治疗女性性欲减退[127]；然而，它的局限性包括要求完全停止饮酒以及有出现症状性低血压的风险、费用高且缺乏第三方支付。睾丸激素[128]已被证明可以提高女性的性欲、性唤起和满意度；然而，尽管它在美国被用于治疗女性性欲和性高潮障碍，但这是一种处方说明外的用法，尚未获得美国FDA批准。对于性觉醒障碍，可以尝试超处方使用像西地那非这样的PDE5抑制剂；然而，医师必须意识到，尽管在实验室环境中，西地那非被证明可以改善SCI后女性的性唤起心理[129]，但在多中心临床试验中，它并没有显示出改善的性反应[130]。此外，使用阴蒂真空刺激装置已被证明对身体健全的妇女[131]和多发性硬化症（MS）妇女[132]的性高潮障碍有效。

一旦你开出了治疗性功能障碍的处方，还是需要女性患者回家继续练习和评估。在后续访问中再次评估进展是有意义的。此外，如果女性患者未能对上述任何一种措施做出反应，退一步考虑一下，确定一般的心理治疗或转诊给更专业的医师可能会有用。此外，如果女性和她的伴侣有任何兴趣的话，夫妻治疗绝对应该被考虑。

生育力

我们知道，残疾妇女有神经、生理、生理或心理方面的继发性疾病，这些疾病可直接影响妊娠。妇女能否怀孕取决于致残疾病/障碍的类型和表现以及其他与“非致残”有关的因素。因此，当残疾妇女希望怀孕时，计划可能涉及生育能力评估。根据残疾情况，研究表明[133]，残疾妇女往往比身体健全的妇女年龄更大，选择怀孕的妇女比没有怀孕的残疾妇女有更少的功能障碍。虽然相互关连，但决定妊娠结果的两个方面的影响似乎是明显的：①残疾的具体影响和②年龄引起的情况。与残疾有关的因素包括身体/生理和社会心理后果，这些后果包括由于妇女本身的残疾以及她在决定怀孕之前考虑的怀孕时功能和心理调整能力。与身体健康的人群相同，与年龄有关的因素使妇女需要更长时间进入孕产，这可能会影响生育率。除了这些因素的关注，产前建议咨询医疗团队，可能包括一个物理康复医师、高危产科医师、麻醉师、神经学家、新生儿学家、物理和职业治疗师、哺乳护士，或其他能确保这个怀孕过程的其他人。不应假定残疾妇女是无性生活并且不希望生育的。事实上，一项研究[134]使用了定性解释现象学分析（IPA）技术来访问脊髓残疾的妇女，以探索她们对分娩和养育的感受和理解。结果表明：①SCI女性认为分娩是唯一的、积极的；②“以人为本的护理和控制至关重要”；③“有必要认识到在这种情况下妇女的生物、心理、社会框架。”

怀孕时产科问题

有身体残疾的产科妇女常常被错误地认为没有兴趣或能力进行性活动，因此没有怀孕的愿望。遗憾的是，公众偏见助长了对这些女性成为母亲能力的负面看法[135]。一些 HCP 反对怀孕，因为关于这些妇女照顾孩子的能力的不准确的假设，或者误解生育总是会导致母亲或婴儿“伤害”[136,137]。医学科学的进步已经改善了许多残疾疾病的整体发病率和死亡率，更多残疾妇女达到生育年龄并生育（图 46-3）[35,138]。除非疾病或治疗导致生理不育，许多妇女已被证明有能力怀孕、生下健康的婴儿并成功地成为母亲（图 46-3）。

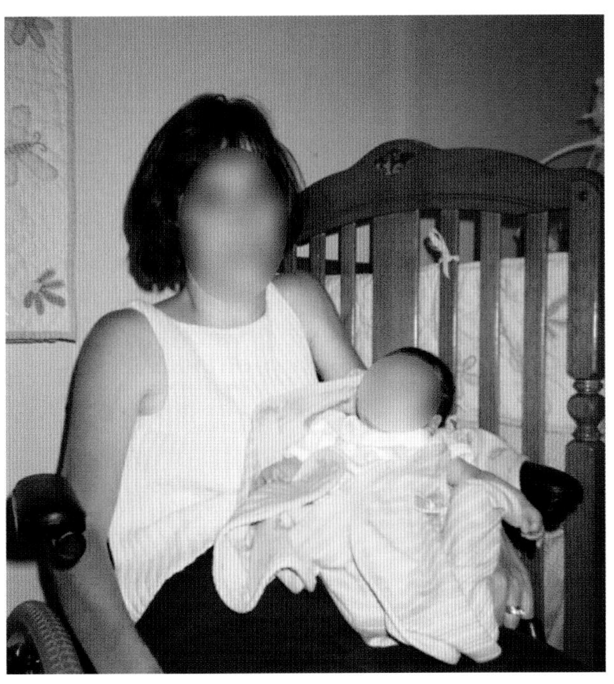

图 46-3　右 C6、左 C7 完全瘫痪的母亲在产后早期抱着她的 1 个月婴儿

然而，来自基于人群调查表明，残疾妇女明显有更严重的共病健康状况，对妊娠结局有负面影响。此外，缺乏社会机会、经济支持和生殖健康知识似乎延长了作出怀孕决定的时间。因此，当她们第一次或受伤后怀孕时，她们的年龄往往比身体健全的同龄人要大。

仅在最近几年，研究才侧重于残疾妇女独特的生育能力和产科挑战。积累的信息支持对这些妇女的全面生殖管理需要理解、潜在的致残疾病及其对怀孕和产后状态的影响之间的关联[135]。尽管某些疾病会影响生育能力，但残疾妇女还可能患有其他直接影响怀孕结果的继发性疾病。相反，在怀孕期间，适应性的女性生殖系统可能会直接或间接控制神经系统疾病或肌肉骨骼疾病的表达。例如，在系统性红斑狼疮，MS 和类风湿关节炎等疾病中，妊娠和/或产后时期可能会改善或加剧疾病进程的进展或症状[136-139]。

许多残疾妇女患有神经源性膀胱，这导致肾功能受损和泌尿系统结构改变的风险增高。如今，泌尿科治疗为预防或延缓神经系统残疾妇女（如 SCI、脊柱裂、MS 和横贯性脊髓炎）发生的泌尿生殖系统（GU）症状和并发症提供了许多选择。这些妇女中的许多人在孩童时期或在怀孕前的某个时候就经历了各种尿流改道术[140]。当先前进行过的输尿管乙状结肠造口术、回肠或结肠导管，腹部或盆腔袋、膀胱扩大术或人工新膀胱构建术等导致永久性解剖结构改变时，就会面临挑战。胎儿的成长可能会损害 GU 功能的改变，分娩可能会损害 GU 的转移。Hautmann[140] 和 Thomas[141] 对已发表的尿流改道术后妇女的分娩结果进行了全面回顾，并得出结论，由于并发症的风险，尿流改道手术类型应决定分娩方法。建议指出，对于骨盆狭窄、人工括约肌（有或没有电刺激）、膀胱颈重建或髋关节受限的女性，应禁止阴道分娩。只有在输尿管乙状结肠造口术、畸形或宫颈脱垂的女性中，才能谨慎使用。剖宫产一般无禁忌，但对于有囊袋、膀胱成形术或人工新膀胱的妇女应慎行。当然，在决定任何手术之前，具体情况和产妇的健康应该是优先考虑的。

在怀孕期间，残疾妇女的基本膀胱功能可能发生变化。胎儿生长的压力、激素的波动、膀胱逼尿肌张力的增加和痉挛（见于反射性上运动神经元疾病），或无力的盆底肌肉组织功能的恶化（见于无反射性下运动神经元疾病）都会导致不寻常的漏尿。对一些妇女来说，在怀孕期间对膀胱进行适当的处理是可取的。如果尿失禁很严重，可以考虑放置留置导管。然而，这必须根据 GU 感染的增加和可能出现的自主反射障碍（AD）来评估。

尿路感染（UTI）在残疾妇女中非常常见，多年的治疗使妇女容易产生抗生素耐药性。妊娠还与 UTI 发病率的增加有关，因此残疾妇女必须更密切地监测这些并发症。很少有研究探讨如何预防或治疗这些妇女的尿路感染。两项对照研究[142,143]表明，经常检查尿培养，并在预防或治疗中使用适合三个月妊娠期的抗生素，可显著降低脊髓损伤妇女患 UTI 的频率。这项研究的重点是，具体的、有针对性的治疗比不加选择的预防更有效。

残疾妇女的呼吸功能可能受到损害。这可能是由于潜在的疾病或是机体异常适应发展,如脊柱弯曲畸形。如果存在脊柱弯曲畸形(下面将进一步讨论),则胸壁的背-尾侧尺寸要小得多,这将影响肺容积。对于身体健康的女性[144,145],在怀孕后半段膈肌抬高和胸部结构的改变导致正常的呼吸调节改变。这种情况还会造成相对的生理碱中毒和低氧血症,功能残气量(FRC)下降 20%,摄氧量增加 15%。对于出现脊柱弯曲畸形或固有肺功能障碍的妇女,她们的基础肺功能下降在妊娠发展时进一步恶化[146,147]。此外,扩张的妊娠子宫由于限制了肺的扩张,促进了用力肺活量(FVC)和 FRC 的下降。即使在妊娠早期,肺炎、肺不张、胃反流和明显的睡眠呼吸暂停也可能是有问题的。当出现无症状的低氧血症时,在初次和随后的分娩期临床检查中获得脉搏血氧饱和度会提醒临床医师。干预措施可能需要吸氧、使用诱发性肺量计或间歇性持续气道正压通气(CPAP)。有时,在妊娠、分娩或分娩过程中可能需要便携式辅助通气(间歇或持续)。

46

神经性肠功能障碍在神经功能障碍疾病女性中很常见。无论女性的运动神经元损伤是下运动神经元损伤(无反射性的)还是上运动神经元损伤(反射性的),在怀孕期间排便和大小便失禁往往是一个主要的问题。少数女性会有肠道改道,还有很多女性会用排便来排尿。常见的肠手术有结肠造口术和马隆顺行自制灌肠术(MACE)。1990 年,Malone[148]采用 Mitrofanoff 原理[149],通过创建皮肤阑尾生态吻合术,通过生理瓣膜关闭导管腔以改善大便失禁。患者通过引入用于灌肠的导管来排便。该方法已成功应用于脊髓损伤[150]和脊柱裂[151]的妇女。一份报告[152]甚至详述了 MACE 手术后成功怀孕的情况。当需要进行剖宫产时,了解这些手术在解剖学上的变化尤为重要。

不管采用何种肠道管理方法,在怀孕期间可能会出现问题,特别是当神经性肠病伴随在正常妊娠时发生的胃肠道(GI)变化上时。痔疮的产生是常见的。女性会经历生理性胃肠道适应,如胃的 pH 下降和蠕动减慢、胃食管括约肌活动减慢。随着腹腔内压力的增加,胃食管反流和误吸成为可能。患有神经源性肠病的女性可能会出现严重的并发症,如严重便秘、慢性阻塞、持续性腹泻、麻痹性肠梗阻、腹痛、持续性恶心呕吐、AD、肠压缩坏死、肠梗阻等。产前维生素通常与铁的补充相结合,这增加了便秘可能性。使用高纤维、流质饮食、天然泻药和栓剂的程序只是部分有效。由于可能造成孕妇和胎儿的不良反应,在妊娠和哺乳期使用任何药物时应谨慎。虽然还没有关于经肛门灌洗(TI)系统[也称为脉冲灌肠(PIE)]在妊娠期安全性的研究发表[153],但如果女性躯干平衡和手的灵活性可,那么引入直肠导管可能是一个选择。随着腹部增大,这变得更加困难。然而,这类肠道管理方法的一个并发症是肠穿孔,因此应谨慎使用。

肌肉和骨骼通常会适应神经系统和风湿性疾病导致的残疾。肌张力增高、关节周围肌力不均、缺乏主被动运动的肌肉或结缔组织固有纤维化缩短导致肌腱性挛缩。患有神经系统疾病的女性,例如 SCI、脊柱裂、MS、脑瘫(CP)、肌萎缩性侧索硬化症(ALS)以及患有肌肉退化和萎缩的女性,例如肌肉营养不良(MDs)、肌病和关节炎,尤其容易导致四肢和躯干挛缩。错位畸形导致关节活动和身体定位障碍(图 46-4A)。

其他的骨性改变包括关节周围的骨融合。异位骨化(H. O.)可发生在 SCI、TBI、烧伤、关节成形术和 CVAs 等事件之后[154]。异位骨的形成是由于失去中枢神经控制,软组织内的祖细胞转化为成骨前体细胞。这些成骨前体细胞在肌肉内转化为成骨细胞,并在关节周围产生骨样物质。钙沉积形成并融合关节。H. O. 形成的最常见部位则根据原发性疾病不同而不同,但通常影响髋部,其次是膝部、肘部和肩膀。H. O. 发生在中枢神经系统损伤后的最初几个月内,但据报道,当患者出现急性炎症、长骨干骨折或接受外科手术时,H. O. 会在最初的中枢神经系统损伤后很长时间才出现[155]。伴随或不伴随肌腱延长的关节融合术等特殊骨科手术例如脚踝骨融合,可以促进先天性残疾儿童(如 CP 和脊柱裂)的活动能力[156]。髋骨和关节发育异常可能造成畸形,影响正常的关节运动。即使没有结构上的限制,当存在明显的痉挛、高张力、肌张力障碍或其他不受控制的身体运动时,中枢神经系统残疾也可能出导致下肢活动受限。对于残疾孕妇来说,这些问题阻碍了的安全移动、转移和定位。对于即将分娩的产妇,下肢关节活动受限和挛缩对盆腔检查、阴道分娩和剖宫产均有不利影响。

任何身体有残疾的妇女,如曾有过瘫痪和体重过轻,将会患上失用性骨质疏松症。对后天性神经损伤研究报告了第一年的骨丢失率增加。潜在的骨量减少 50% 可能导致骨折风险增加两倍[157,158]。育龄妇女如长期患有失用性骨质疏松症,长时间站立

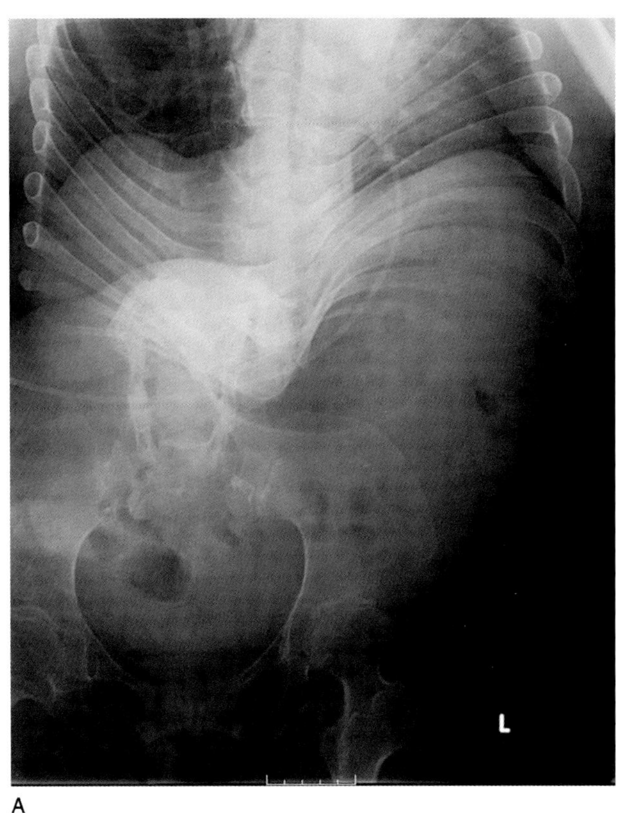

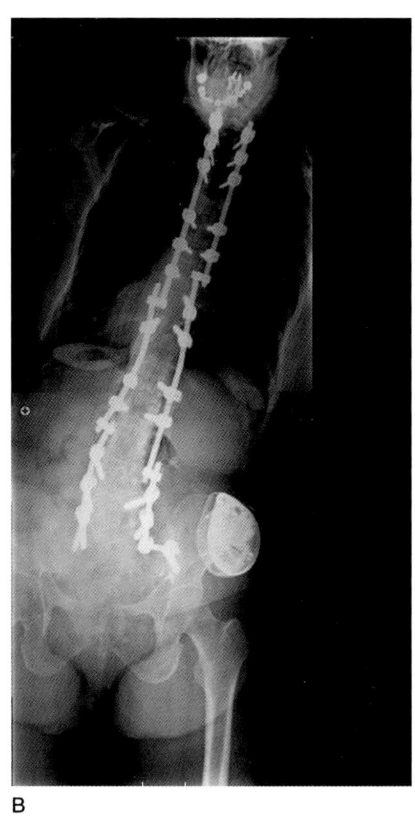

A　　B

图 46-4　脊柱和骨盆错位可能会影响怀孕、妊娠和分娩。A：X 线片显示脊柱和骨盆排列的重大变化可能会影响考虑怀孕的脊柱裂的年轻女性的妊娠连续。B：射线照相显示出脊柱内固定造成的受限，还发现巴氯芬泵

后可能会因肢体轻微移位对骨骼产生极小的张力而导致骨折发生。甚至有证据表明，女性骨质疏松性患者在性交时因髋关节外旋和弯曲而导致股骨骨折。同样，据报道，骶骨、骨盆和股骨在分娩过程中发生骨折。炎性关节病致残的妇女可能因关节周围脱矿而导致骨质疏松[159]。当使用类固醇和其他治疗疾病的药物等药物减慢原发性疾病进程或提早服用某些含激素的药物进行节育时，也会发生伴随的骨质流失。

无论需要还是不需要进行脊柱矫正手术，残疾女性中合并进行性脊柱畸形都可能会干扰妊娠进程（图 46-4B）。这些脊柱改变可能是先天性、特发性或后天性的。进行性脊柱侧弯，无论是否患有过度的脊柱前凸或后凸畸形，都会严重影响妊娠和分娩过程中妊娠子宫的位置。在有先天性轴性骨骼异常倾向的女性中，脊柱后凸症的发展伴随着代偿性骨盆畸形和髋/股倾斜。这些区域周围的弯曲血管会加剧血流动力学不稳定，尤其在怀孕期间。实际上，据报道，患有严重脊柱弯曲畸形的孕妇因血管受压而发生肠系膜上动脉综合征。胎儿成长和子宫扩大导致十二指肠肠系膜动脉受损，导致肠缺血，最终导致胎儿窘迫[160,161]。重要的是要了解骨骼血管系统的解剖和结构“重新排列”，以便医疗团队可以指导妇女在床上或轮椅上正确体位。

在某些情况下，由于胎儿需求，妊娠可能会出现轴向脊柱钙/骨丢失而引发或加剧新的脊柱弯曲形成。脊柱的应力改变和与妊娠相关的韧带松弛造成的附加影响使脊柱的生物力学稳定性受到影响。文献报道在怀孕期间胸腰椎椎间盘突出症[162]、腰椎滑脱[163]和分娩时应力性骨折[164]的风险增加。可能会导致神经功能受损，造成背部和腿部疼痛、下肢力量和感觉丧失以及新的肠或膀胱功能障碍。遗憾的是，由于这些症状通常在“正常”怀孕中常见，因此常常会漏诊。但是，这些疾病的进展会导致神经功能下降，导致怀孕前或怀孕期间脊柱侧弯/后凸畸形而导致功能恶化，通常需要手术重建并放置椎间棒、椎弓根螺钉或其他金属装置[165,166]。因此，了解并记录妊娠早期女性的神经系统和脊柱基线状态对于整个妊娠连续过程中进行密切观察非常重要。妇女的产科保健记录应记录所有脊柱稳定或矫正事件，以

为决定分娩方法(即剖宫产)和全身麻醉或脊柱麻提供参考[167-170]。

对残疾孕妇来说,行动不便带来的其他问题也值得关注。甚至找一个医师来管理他们的怀孕可能也很困难。一项研究[43]探讨了行动不便的女性获得医师预约的困难。研究人员"假设"了一个典型患者,她是女性、肥胖、身体残疾、不能从椅子上转移到检查台上。被研究"患者"使用一个特殊的脚本,在美国四个城市开展了256次医疗实践,试图安排第一次就诊预约。确定了8个亚专科,并将其分为两组。其中160次实践需要将该妇女转移到一张桌子上,以便对其进行标准、充分的评估,而有96次实践则可以从轮椅上对该妇女进行检查(如物理康复科和眼科)。在"要求转移"的那一组中,只有14%的人表示曾使用可调节高度的桌子或电梯来转移(因此同意安排该女性)。在需要转诊的亚专科中,妇科由于不方便而拒绝转诊的比率最高(占妇产科实践的44%)。

缺少可调节高度的检查台和轮椅重量秤,影响了质量管理。那些需要轮椅和其他辅助设备的人在检查或分娩台上转移、放置和定位方面将需要帮助。他们将无法把腿放在马镫上,更不用说保持那个姿势了。可能需要其他人员来扶住她的腿。无法获得满意的护理可能导致妇女不能按时完成产前就诊和检查[135]。由于瘫痪和感觉缺失,如果女性在一个姿势上停留太久会让她更容易患上压力性溃疡。许多报告表明在妇女在分娩过程中出现压力性溃疡[170]。怀孕期间增加的体重可能会要求曾经能独立的残疾妇女在所有活动和转移方面寻求帮助。对临床护理团队来说,复习将患者转移上/下检查台以及在检查台上摆放合适体位的技巧和注意事项是很有帮助的。

疼痛可能与失能障碍有关,也可能与之无关。迄今为止,还没有研究探讨妊娠对伴有慢性疼痛综合征的残疾妇女的影响。慢性疼痛可以有多种病因,有慢性疼痛的残疾妇女如何应对怀孕和分娩,而分娩的变化对每个妇女来说都是独特的。中枢神经性疼痛,通常被描述为灼烧感或搏动感,由于神经内分泌的适应而变得更加强烈。体重增加和新的移动限制可能会使先前存在疼痛的肌肉骨骼问题变得明显。对残疾孕妇的疼痛管理可能具有挑战性,因为医师必须检查所有止痛药的生理和功能益处以及新生儿成瘾、戒断和胎儿致畸的相关风险。遗憾的是,很少有研究关注这些妊娠相关疼痛的治疗。有证据表明,安全的治疗方法,如耳穴[171]或传统针灸[172]、双向电流应用和经皮神经电刺激(TENS),可能在怀孕期间带来一些缓解,特别是如果疼痛病理与脊柱疾病相关[173,174]。研究显示使用这些方法来缓解分娩疼痛的是有效的[175]。其他在妊娠期可能姑息治疗包括延长[176]或缩短[177]硬膜外镇痛和骨疗手法[178]疗程。尚没有确凿证据支持使用孕妇支持带[179],对于在盆腔/腹部皮肤上感觉减少或感觉缺失的妇女来说,压力导致皮肤破裂的风险是一个值得关注的问题。

一种针对残疾妇女神经性疼痛的干预方法是脊髓刺激器,通常植入骨盆。它的导线将刺激器连接到脊髓背侧的硬膜外间隙。单通道或多通道电极上的电激活由预先设定的频率控制。文献[180]不支持在怀孕期间放置这种装置,但是一个案例研究证明了在怀孕前放置脊髓刺激器的妇女的母婴安全。在她的第三个孩子出生后,她再次经历了剧烈的疼痛。拆除该装置后发现,刺激器上的一根电线断了两处。患有特定类型残疾的妇女通常需要药物治疗残疾或残疾造成的继发性生理问题。对于所有怀孕或正在考虑怀孕的妇女,临床护理要求对其处方或非处方药物和补品进行仔细评估。

分娩

到目前为止,分娩中最严重的并发症主要发生在有脊髓损伤或脊髓病变的妇女身上。60%~80%[181-183]T6及以上部位脊髓损伤的女性以及少部分T6水平以下脊髓损伤的女性[183],在分娩过程中会发生自主神经过反射(AD)。AD(在第22章有更详细的描述)通常由脊髓损伤水平以下的有害刺激或疼痛诱发。这是一种内脏紊乱的警报系统,也有报道称发生在母乳喂养期间[184]。当交感-副交感神经平衡的大脑控制被阻断,并出现无法控制的大量自主反射时,就会发生这种症状。如果刺激没有被发现并缓解,AD就会成为紧急医疗事件。

如果"诱发因素"是分娩时的子宫收缩或分娩时胎儿下降时,则必须针对性解决母婴问题。产妇可能出现并发症,包括心搏骤停、高血压性脑病或小脑血管意外或脑病、脑室内或视网膜出血、昏迷、癫痫发作和死亡。胎儿并发症包括子宫胎盘血管收缩、胎儿低氧血症和胎儿心动过缓。治疗方法为局部硬膜外麻醉或全身麻醉，及时分娩婴儿及胎盘。偶尔需要非肠道抗高血压药的使用[185]。由于 AD 的心血管症状与子痫前期/子痫相似，区分这些非常不同的综合征及其治疗方法是很重要的[186]。子痫前期在健康女性和残疾女性中发生的频率相同（图 46-5）。子痫性高血压、心动过速和蛋白尿在分娩过程中发生，而 AD 的发生通常伴随子宫收缩。

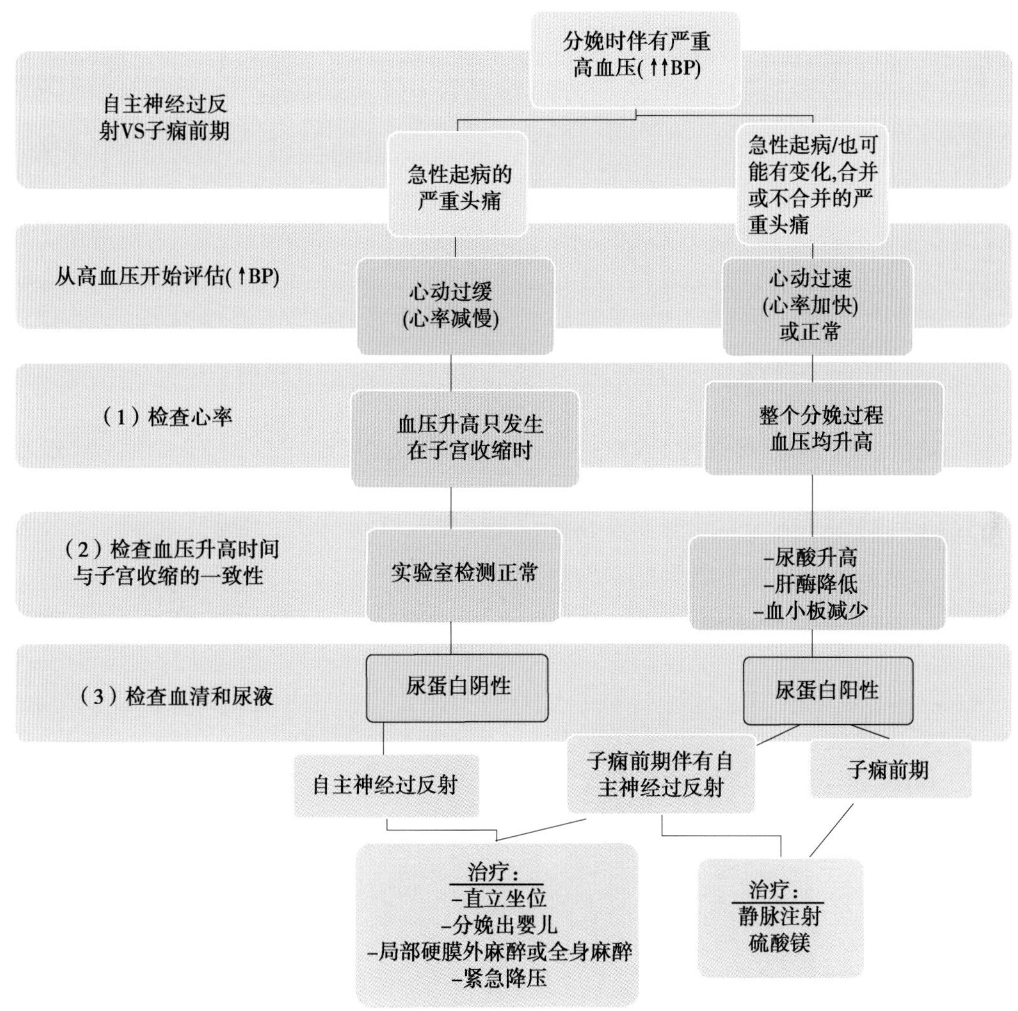

图 46-5　自主神经过反射与子痫前期/子痫的鉴别诊断

为分娩所做准备工作是残疾妇女的一个重要考虑因素；然而，由于残疾，传统的分娩课程可能不适合她和她的伴侣[187]。帮助产妇正确认识分娩的信息包括了解在其特定残疾情况下的预期症状和体征[188]。例如，有广泛感觉障碍的妇女可能无法感觉子宫收缩带来的疼痛，但必须依靠人工或电子检测子宫收缩。如果她有高位截瘫或四肢瘫痪，由子宫收缩引起的周期性头痛可能是她认识到的第一个症状。孕妇在分娩的早期症状，包括识别羊水渗漏，并知道何时寻求立即的护理是很重要的。建议在过去的两个月里，主管医师进行频繁的定期检查及更密切的监控。最后，讨论临产前麻醉对制订护理计划很重要。

残疾母亲

尽管残疾母亲与非残疾母亲有着相同的基本需求和关注点，但通过使用适应性设备和技术，残疾母亲育儿作用会得到提高。定期获得同伴和知识渊博的 HCP 的支持也是至关重要的[188,189]。现在，残疾母亲有更多的机会获得支持和资源，例如互联网、专门的资源中心和康复专家。但是，许多残疾妇女仍然担心如果自己照顾孩子没有达到别人的期望，就会被带离她们，为了被接受为“普通”母亲[190]，她们感到必须竭尽全力地向自己和自己的孩子展示自己在“正常”生活中的表现。这是一种现实的恐惧，因为从历史上看，普通公众和 HCP 都存在这样一种看法和假设，认为残疾母亲本身正在接受护理(如个人助理),不能向他人提供护理[190],因此质疑残疾妇女作为婴儿照顾者的能力。一项针对残疾父母的全美性研究结果证实,残疾母亲在生育和抚养子女的权利方面普遍存在歧视[191-195]。在接受调查的1 000多名存在身体、感觉和/或认知残疾的父母中,其中15%的人报告说其他人试图让他们的孩子离开自己[191]。

总结

残疾妇女的生殖保健需要了解残疾状况的相互影响以及风险管理。并不是所有这些妇女都一定会出现严重并发症,但考虑到她们独特性,因此需要密切观察以便及早发现并治疗或适应这些问题。随着这一人口的增长,必须在物理医学和康复(PM&R)专家、产科医师、妇科医师、泌尿科医师、胃肠科医师、家庭医师、护士、物理和职业治疗师以及参与妇女保健的任何其他保健提供医师之间发展一种协作
46 方法。最后,医疗团队必须密切倾听残疾妇女的声音,因为她通常对自己的身体和发生的变化最了解。

致谢

作者要感谢 Kristi LKirschner MD,她慷慨地允许使用第2版“赋予残疾妇女在卫生保健方面的自主决定权”章节内容,并作为本章某些部分的模板。Kirschner 教授和她的合著者,Judy Panko Reis MA MS,Debjani Mukherjee PhD 和 Cassing Hammond MD 亦提供了有价值的信息,直到今天仍然相关。虽然我们不能列出所有参与这一章的人,我们要感谢过去的(和现在)下面贡献者的版本:Megan Kirshbaum PhD,Judi Rogers OTR/L,Christi Tuleja MS,OTR/L、Rosemary Hughes PhD,Carol JGill PhD 和已故的 Sandra Welner MD。这些作者和倡导者,和很多人一样,提供了“影响、热情和智慧”为促进所有残疾妇女生殖保健。最后,我们感谢 Barrett BJackson MA 和 Elizabeth Cooper 提供的急需的技术援助。

(王彤、王盛、伍琦 译 丛芳 审校)

参考文献

第 47 章 老年康复

Ian D. Cameron • Susan Kurrle • Patrick Kortebein

衰老是功能逐渐衰退最严重的生命阶段。这是由许多因素所导致的,通常认为生理性退化是功能下降的主要原因。多病共存在老年晚期几乎不可避免。但是,人们越来越认识到,社会和环境因素也起了重要作用。老年康复的目标是在老年人的日常环境下,通过增强和维持其最佳功能来减少失能的发生。

直到最近,老年康复主要是因特殊疾病所引起的失能而发展起来的,例如卒中和髋关节骨折。然而,康复现在越来越被认为是改善老年人功能的一项更广泛的健康策略,尤其在活动能力和自我照护方面。同样,传统上的康复场所是机构(主要是医院),但越来越多的社区康复需求得到认可和推广。

WHO 认为,通过康复治疗影响老年人恢复生理功能,重新获得和保持生活自理能力[1]。图 47-1

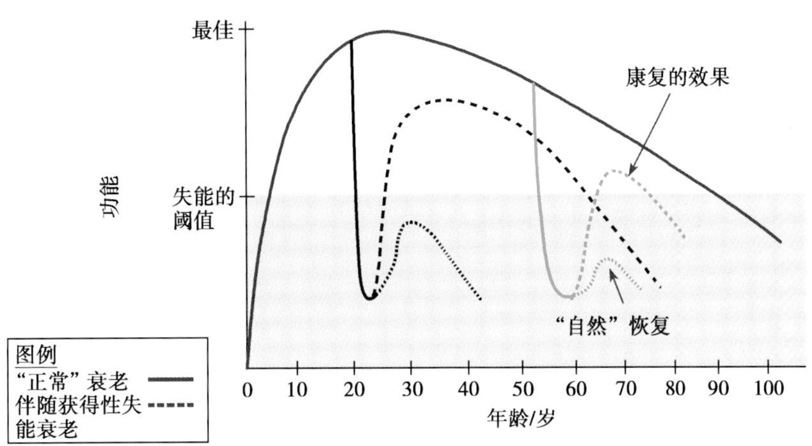

图 47-1 康复对不同年龄段人群功能的理论上作用

WHO 还认为,不同的老年人的能力和健康需求存在很大差异,这源于人一生中所经历的事情,因此,对衰老的理解与年轻人对康复医学的认识息息相关[1]。生命历程方法认为许多决定老年人健康的事件和过程可以改变[1]。

本章节旨在阐述:

- 回顾衰老的流行病学和理论
- 讨论与衰老相关的常见综合征和健康问题
- 调查相关因素(个人和环境)对老年人功能的影响
- 回顾老年人的功能研究
- 介绍制订康复干预方案的基础,评估功能受限的原则和方法
- 详细的、适宜老年人常见功能障碍性疾病和综合征的康复干预

衰老-流行病学与理论

老龄化的人口统计学及流行病学

人口统计学的紧要性

在美国和其他发达国家,老年人口迅速增长,老年人对医疗保健的需求越来越受关注。

20 世纪初在美国,每 25 人中就有 1 位是 65 岁或 65 岁以上的老年人(占总人口的 4%)。截止到 2015 年,这一数字已达每 7 个人中就有 1 位老年人(占 14.9%),即 4 780 万人[2]。根据预测,到 2050 年,将会有 8 800 万老年人,即每 5 名美国人中有 1 位是 65 岁或 65 岁以上(22.1%)[2]。到 2029 年,所有"婴儿潮"时期(美国二战后 1946—1964 年)出生

的美国人都将达到 65 岁或以上。然而,美国的人口老龄化速度和老年人口的绝对百分比低于大多数发达国家,尤其欧洲和日本[3]。此外,美国预期寿命的延长低于大多数其他国家[4]。

在美国,老年人群的分布不均衡,其中 50% 集中在 9 个州。老年人口数量最多的是加利福尼亚,老年人口比例最高的则是佛罗里达(18.6%)[5]。同时,不同种族老龄化的趋势也不同。根据预测,到 2050 年,老年白种人的比例将有所下降,而西班牙裔和黑人美国老年人比例相应升高[2]。

人们越来越认识到不同年龄段老年人对医疗的需求和问题有所不同。从医疗的角度看,特别明显的是 65 岁及以上老年人口中 75~85 岁(年长者)和 85 岁或 85 岁以上(最年长者)的相对比例迅速扩大。后一组人群中包括许多所谓的"衰弱"老年人,他们的失能率和医疗服务消费率不成比例的过高[6]。另一相关动态是认识到随着种族和少数民族的相对比例的增加,美国不同种族和族裔间老年人的健康差距越来越大。

47 缩减发病率和失能

老年人的寿命正在延长,并且预期寿命延长还将继续。在 2010 年至 2030 年之间,预计美国 65 岁以上女性的寿命增加约 2 岁,男性 3 岁[4]。寿命的延长可归因于:医疗卫生渠道的改善、医疗水平的提高、全民更为健康的生活方式,以及 65 岁前较好的健康状况[7]。降低危险因素和改善医疗干预措施,使得卒中、癌症、心肌梗死等疾病的致死率降低,这在一定程度上延迟了各年龄段人群死亡的发生[8]。更多的情况下,人们在罹患这些以往的致死性疾病时存活下来,进入慢性疾病状态。这种趋势被定义为流行病学转变的第四个阶段(即退行性疾病的延迟死亡)[9]。死亡率的显著降低与患各种慢性疾病的风险升高有关。

的确,在老年人中,很多潜在致残性的慢性疾病,如关节炎、骨质疏松合并骨折、卒中、截肢以及各种神经退行性病变(如阿尔茨海默病、帕金森病)的发病率和患病率都大大地增加[6,10-12]。

人口统计学上的需求对有限的美国医疗卫生资源和经费分配有着深远的影响:美国为慢性病患者群的医疗保健支出高达 84%[13]。2012 年,65 岁以上人口的年度平均医疗保健费用为 132 916 元(18 988 美元),而劳动年龄人口为 46 424 元(6 632 美元)[14]。较年长及最年长人群占用资源的比例最高,而且相当多的花费用于养老院和其他护理机构[6]。虽然居住在养老院的老年人比例从 1982 年的 6.8% 下降到 1999 年的 4.2%,这个比率在不同年龄段有很大差别[15]。在初老(65~74 岁)人群中,只有 1% 的老年人居住在养老院。相比之下,在最年长(85 岁及以上)人群中这个数字达到 20%[8]。事实上,后者占养老院所有老年人数的 45%。

与衰老相关的医疗费用增加(包括所有医疗卫生机构)主要与活动受限有关,而与慢性疾病无关[13,16]。有证据表明,老年人的失能比率正在降低,但在各个国家间可能存在差异,并且对于基本日常生活活动能力(ADL)和工具性日常生活活动能力(IADL)的限制可能有所不同[1]。图 47-2 显示了一组人群中随时间推移 ADL 失能患病率。在美国,肥胖似乎并不引起这种情况,可能与自我报告的差异或其他因素有关[17]。

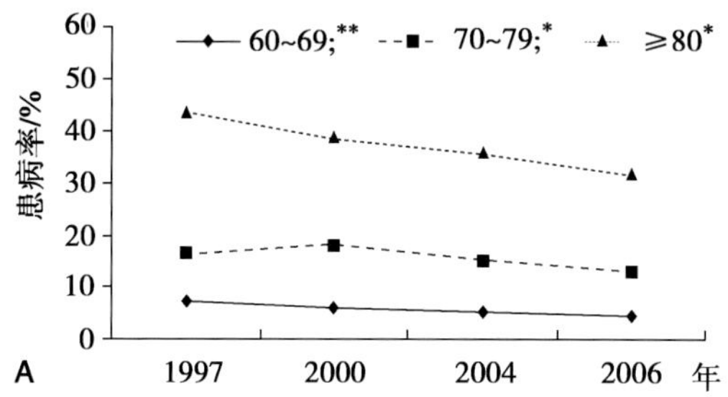

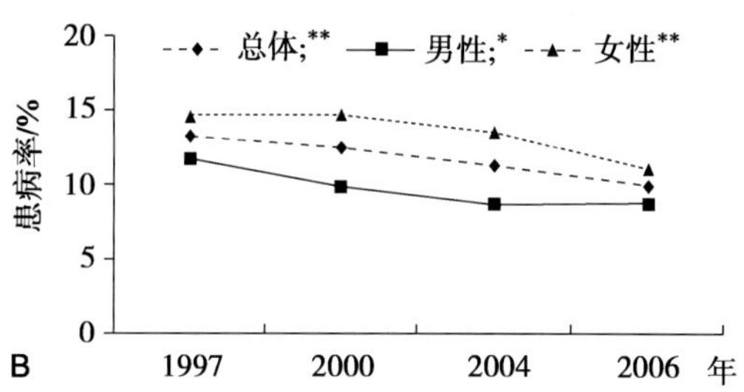

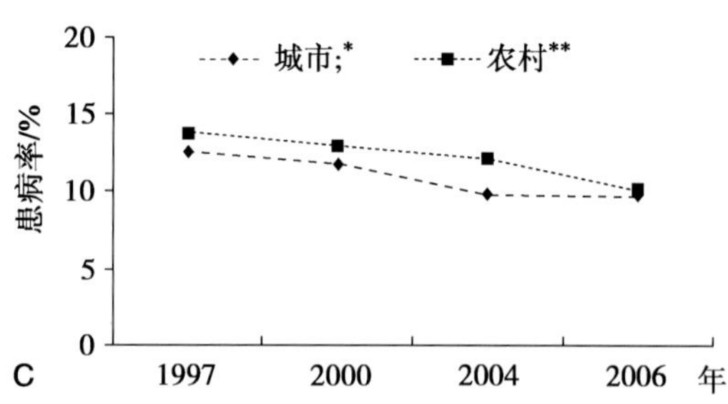

图 47-2 随时间推移中国老年人的 ADL 失能的患病率。在 1997 年、2000 年、2004 年和 2006 年,分别按年龄(A)、性别(B)和生活区域(C)划分基本日常生活活动能力失能的患病率。* ptrend<0.05;** ptrend<0.01。1997—2006 年,基本日常生活活动能力失能的患病率显著下降:对于总样本、60~69 岁的人群、女性和农村居民,ptrend<0.01;对于 70~79 岁和≥80 岁的人群、男性和城市居民,ptrend≤0.05。(From Liang Y, Song A, Du S, et al. Trends in disability in activities of daily living among Chinese older adults, 1997—2006: the China Health and Nutrition Survey. J Gerontol ABiol Sci Med Sci. 2015; 70(6): 739-745. Reproduced by permission of The Gerontological Society of America)

这些发现使人相信 1980 年 Fries 提出的"缩减发病率"的理论，他曾预测在寿命相对一定的情况下，如果失能的发生年龄能被显著推迟（如通过定期锻炼、健康饮食、戒烟、提高预防干预等），那么临终前的失能时间可被缩短[18]。他推测如果老年人直至临终前不久一直相当健康和自理，他们对医疗卫生的需求将减少。与其相关的一个预测是，临终前患病及其伴随失能时间的缩短在预料之中，与医疗干预无关。证据表明，医疗卫生费用随年龄增长而上升，几乎一半的医疗经费用在 65 岁以后[19]。值得关注的是，尽管相当一部分的报道记载了临终前医疗费用的急剧上升，但应当指出的是这些费用是临终时产生的，而非用于延长生命[20]。而且，有证据表明用于延长生命的费用增长，可能实际保持平稳，甚至下降[21-23]。

这些发现对控制费用增长的幅度、可行性及医疗卫生的合理配比具有重要意义[24]。尽管"缩减患病率"的原理尚不清楚，在 Fries 最初发表预测的 20 年后，他（和其他人）引用了更多的例证来证明其观点[25,26]。他重申了以下研究工作的重要性：划定失能的流行病学、明确与增龄相关的慢性疾病的根本因素、确定有效的预防或延缓失能的干预措施[25]。这个提议得到了广泛的响应[12,19,27]。另一方面，Kane 提出了一些令人担忧的问题，人们成功地战胜了衰老（和死亡）后可能带来的有关经济、文化、个人的负面影响，并呼吁进一步探讨伦理学问题[28]。

健康预期寿命

由长寿和衰老行病学研究派生出的生存质量问题，即常见的致残慢性疾病的发病率增加，这些疾病包括退行性神经系统疾病（如阿尔茨海默病、帕金森病）、骨骼肌肉退行性疾病（如骨质疏松、骨关节炎）、多种感觉功能缺失（如白内障、老年性耳聋）。"健康预期寿命"这一概念被用来描述老年人的生存质量，指的是剩余寿命中尚能独立生活的年份[29]。这个概念也被称为"无失能预期寿命"，其含义已经延伸身体和认知损害，以及两者间的相互影响[26,30]。已明确老年人健康预期寿命有显著的性别差异。正如表 47-1 所示，各年龄段的老年男性健康预期寿命的比例更高。可是，由于女性的寿命比男性长，85 岁以上女性的实际健康预期寿命年限比男性长[31,32]。一项近期的英国研究证实了这种性别差异，65 岁的男性健康预期寿命达 79%（12.1/15.3 年），而 65 岁女性的健康预期寿命为 57%（11.0/19.4 年）[26]。更深入的研究发现一些动态影响健康预期寿命的有害因素，包括糖尿病（在各年龄段均缩短预期寿命及健康预期寿命，85 岁人群可缩短 25% 的健康预期寿命）和抑郁（将 70 岁男性健康预期寿命缩短 6.5 年，70 岁女性健康预期寿命缩短 4.2 年）[33,34]。

表 47-1　根据性别和年龄组划分的健康预期寿命[a]（功能独立的年限，占预期寿命的比例）

	男性		女性	
	1990 年估算	完成的队列估算	1990 年估算	完成的队列估算
65 岁				
总和	15.1	15.7	18.9	22.2
健康	7.4	13.7	9.8	15.7
社区内失能	7.0	1.7	7.5	5.0
养老机构	0.6	0.4	1.5	1.6
85 岁				
总和	5.2	6.4	6.4	9.3
健康	1.6	4.2	1.6	3.1
社区内失能	2.7	1.5	3.0	4.2
养老机构	0.9	0.7	1.8	1.9

[a] 由于四舍五入，各分类的预期寿命相加可能不等于预期寿命总和。

Adapted by permission from Springer: Manton KG, Land KC. Active life expectancy estimates for the U.S. elderly population: a multidimensional continuous-mixture model of functional change applied to completed cohorts, 1982-1996. Demography. 2000; 37 (3): 253-265. Copyright © 2000 Population Association of America。

47

共病、衰弱及失能

尽管伴随衰老的慢性疾病的发病率和患病率不断上升（通常是多因素的）已被充分证明，但疾病和不健康状态[35]，或疾病与失能[36]之间没有一对一的关系。大多数老年人因慢性疾病导致他们的日常活动或行动在质或者量上受限：在由慢性健康问题导致功能障碍的成年人中，超过 60% 年龄在 65 岁或 65 岁以上[10]。

然而，老年人群中的失能也是不断变化的，在功能独立与失能或不同程度的失能之间转换[37,38]。更何况老年群体的整体健康也一直在进步变化。尽管人们预测，在某种程度上由于受教育水平和健康意识的提高[38]，未来的一代比当代人更健康，但老年人肥胖症和糖尿病的增加是令人不安的趋势，将会引起发病率和死亡率的增加[11]。

共病、衰弱和失能这些术语经常被混淆，Fried 等帮助我们澄清三者之间动态变化的关系，明确了每个术语的不同定义，描述了它们之间的相互协同作用[39]。如图 47-3 所示，失能被定义为“在进行生活自理的重要活动时有困难或依赖”（如 ADL、活动能力、IADL），衰弱是“一种因生理储备能力下降或多个生理系统失调所导致的对应激反应脆弱的生理状态”。衰弱的出现意味着风险因子加剧，是年龄或疾病相关的生理性亚阈值降低，多个生理系统受累

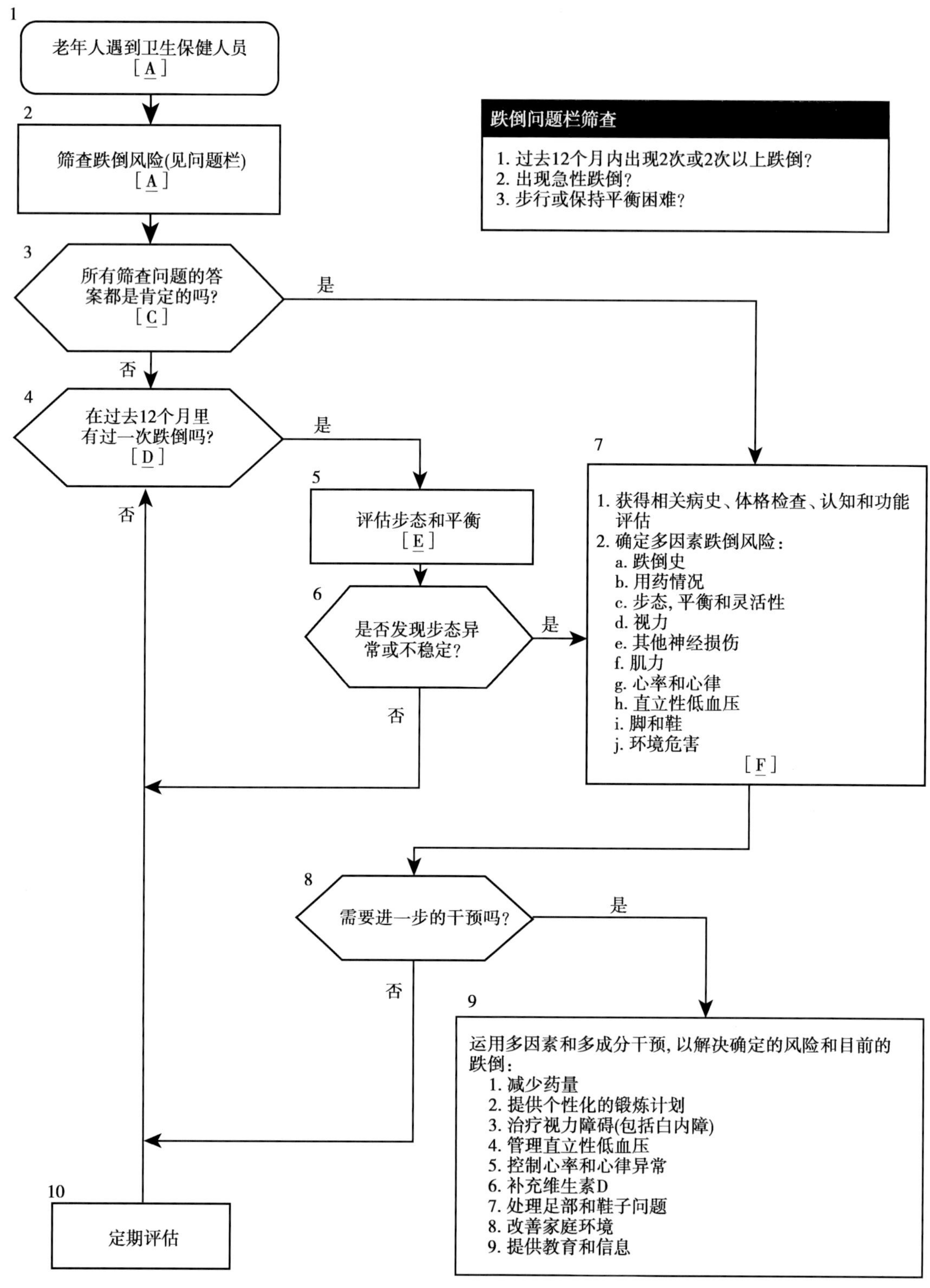

图 47-3 预防老年人跌倒流程图（From Panel on Prevention of Falls in Older Persons, American Geriatrics Society and British Geriatrics Society. Summary of the Updated American Geriatrics Society/British Geriatrics Society clinical practice guideline for prevention of falls in older persons. J Am Geriatr Soc. 2011;46(1):148-157. Reprinted by permission of John Wiley & Sons, Inc）

所致。[39]。Fried 引用证据阐述了衰弱的临床表型，其特征是具备 3 个关键点或更多的衰弱核心要素(乏力、耐力差、体重下降、体力活动少、步速慢)[40]。共病通常被定义为同一个个体同时存在两种或多种疾病。Fried 认为共病是在同一人身上所有临床表现的疾病总和，而衰弱是多个生理系统储备能力的亚临床损失的总和[39]。

Fried 进一步描述了衰弱、共病和失能三者之间的关系(图 47-4)，他指出衰弱和共病都预示着失能，而失能又使衰弱和共病加剧。对三者的治疗都相当复杂，当它们同时存在时尤为如此[39]。Fried 特别指出，对有失能的老年人进行康复干预，以期重新获得功能和/或防止功能进一步丧失，必须考虑对衰弱和共病的认识和治疗，才有可能获得最大的成功。她引用大量的证据说明，衰弱、共病和失能是可以预防的，不过需要使用不同的干预策略[39]。三者的紧密联系强调了预防的重要性；特别是当三者共存时，高昂的医疗费用和较低的生存率使得预防变得更加重要[39,41]。最近的研究进一步区分老年人失能的亚型(短暂的、短期的、长期的、复发的、不稳定的)以及与其相关的临床重要性[42]。

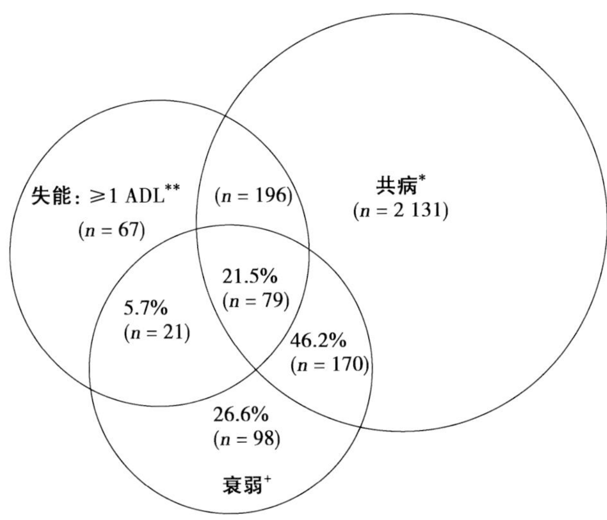

参加心血管健康调查的65岁及65岁以上男性和女性社区居民共病、失能和衰弱的患病率及重叠。所列的百分比代表在衰弱人群(N = 368)中,有共病和/或失能, 或两者都不存在的比例。总数代表：2 762名参加者有共病和/或失能和/或衰弱。+N = 368：衰弱参加者的总数。*N = 2 576：有2种或多种以下9种疾病：心肌梗死、心绞痛、充血性心力衰竭、跛行、关节炎、癌、糖尿病、高血压、慢性阻塞性肺疾病。这些参加者中共有249人有衰弱。**N = 363：有日常生活失能者的总数；这些参加者中共有100人也有衰弱

图 47-4　衰弱、共病、失能的重叠[From Fried LP, Ferrucci L, Darer J, et al. Untangling the concepts of disability, frailty, and comborbidity: implications for improved targeting and care. J Gerontol ABiol Sci Med Sci. 2004; 59 (3): M255-M263. Reproduced by permission of The Gerontological Society of America]

总之，越来越多的老年人寿命增加，同时患不同程度(和不断变化)的共病、衰弱和失能的风险也变大。医疗人员由此面临的挑战是预防三者的发生和进展，采取早期、有效的医疗和康复干预，逆转或最大限度地减少它们对健康和功能的有害影响。

主动衰老及健康衰老

衰老定义把“原发性衰老”(即显然是随着年龄增长而发生的普遍变化，与疾病和环境因素无关)和“继发性衰老”区分开来，后者包括生活方式、环境影响和与衰老有关的疾病[43,44]。关于衰老研究的许多原则正在被重新检验，尤其观察到有的病理过程在临床上被诊断为疾病之前，就在加速衰老过程，过去却被认为是正常的生理现象[43]。更多的证据表明，非病理性的衰老过程不同于，但不一定独立于疾病的病理过程[39,45]。

大多数关于通常的衰老研究曾经着重在随年龄增长而发生的生理和生物化学改变，显然排除了疾病。然而，越来越明显的是很多因素对所观察到的衰老变化有显著影响，如个人习惯(饮食、锻炼、营养)、环境接触和人体成分[44]。Rowe 曾提出“成功衰老”与“通常衰老”之间应有概念区别[46]。他认为“成功衰老”特指某个特殊器官系统很少，甚至没有生理衰退，这占整个“正常”(即非病理性)衰老人群中很少的一部分。其余大多数的“正常”老年人属于逐渐地“通常的衰老”，但各种生理功能明显减退。

这一概念的意义在于说明通过改善体力活动、饮食、营养、环境暴露可以改变“通常的衰老”[25,44,45]。运动、饮食和药物影响通常的衰老的糖耐量这一原则在研究中得到证实。Rowe 提出老年医学促进健康的研究应集中在，通过明确和改变导致通常的衰老的外在因素来提高老年人“成功衰老”的比例，并通过预防或减少继发性疾病的不良影响，来减轻“病理性衰老”的症状[46]。这将强化前文提到的疾病缩减的理念，使健康预期寿命延长。研究成果确实有助于明确功能好的老年人有别于其他老年人的因素[26,33,34,47]。

WHO 最近对“主动衰老”进行了定义和讨论，强调了体力活动[1]的重要性。主动、健康衰老的理念被广泛接受，特别是认识到环境对于健康衰老的影响[1]。图 47-5 显示了与健康衰老的相关因素。

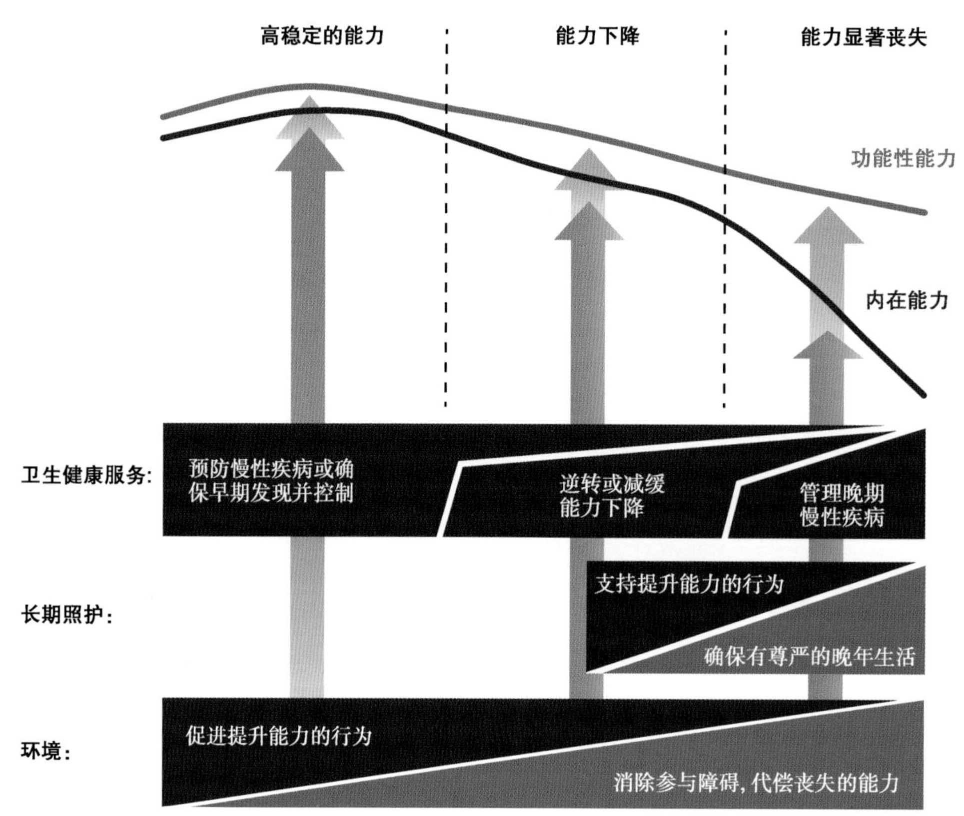

47

图 47-5 用于健康衰老和维持整个生命过程能力的一种公共卫生方法。在"能力下降"和"能力显著丧失"两种情况下,康复都起主要作用。康复是一种卫生健康服务,能影响长期照护机构的运行,并倡导环境改造(经 WHO 许可后转载。World Report on Aging and Health. Geneva 2015)

衰老的学说

随着不断的研究,很明显衰老不是单一因素引起的[45,48]。目前认为衰老是十分复杂和多因素所致,各种关于衰老的学说不应相互排斥,而应相互补充[48]。从这点看,基于被动(即随机的)和/或主动基因编程假说,或许应同时考虑叠加的非遗传机制(如环境、生活方式),所有这些造成不同的个体易感性[43,45,46,49]。这显然有助于解释"差异性衰老"这一被充分记载的现象,即同一种群的不同个体衰老速度不同[45,47]。多层面的研究表明,衰老的速度受遗传、生活方式、环境、所患疾病和心理适应能力不同程度的影响[31,43,47,50]。

在神经内分泌的起搏器、端粒的缩短、诱导应激反应衰减等领域的研究正在积极地进行[49,51-53]。许多研究还集中在细胞凋亡和自噬现象,分别与增殖中和有丝分裂后细胞死亡有关,也与长期存活的细胞线粒体退化相关[54,55]。一些证据提示细胞凋亡的病理性刺激可引起伴随衰老出现的许多退行性疾病,而抑制又会引起各种癌症[54]。例如,骨质疏松可能与细胞的加速死亡有关,而凋亡失败似乎是癌症尤其转移性癌症的重要机制。

正常衰老的生理学

正常的衰老过程包括器官系统功能和内稳态调控相对良性的逐渐减弱(即无症状或亚临床症状),没有疾病或应激状态[35]。虽然老年人无须(或要求)外界的干预,而逐渐适应这些变化,但生理储备的持续下降,使老年人易于因急性和/或慢性疾病而功能衰退[43,56]。理解这些过程的一种方法是通过"可抛弃体细胞"理论,将衰老归因于遗传和环境因素影响的随机的分子损伤所导致的累积缺陷[57]。衰老的特征包括:

- 器官系统的储备能力下降,往往在劳累或应激状态下才表现出来;
- 内稳态调控减弱(如保持直立的功能下降,压力感受器敏感性下降);
- 对不同环境的适应力下降(如在不平或光滑的表面上易跌倒,温度变化易导致体温过高或过低);
- 应激反应能力下降(如劳累、发热、贫血)[35]。

这些与衰老有关的减退所导致的最终结果是增加疾病、外伤和衰弱的风险[39]。

研究设计中的问题

研究老年人生理变化存在一些潜在的混杂变量,这是这类人群特有的。了解它们间的相互影响将有利于更准确地解读老年临床研究,特别是对概括性的研究。

“正常”的定义

鉴于老年人群的异质性,一个重要的问题就是什么是真正的“正常”。如前所述,健康的老年人衰老程度差异很大,个人表现也大不相同[31,35]。65 岁以上的人群中,80% 以上患有至少一种慢性疾病,50% 患有两种或两种以上疾病[30]。那么基于老年学研究,是否应该把相对少数的、无严重疾患的老年人认定为“正常”,而由此得出的研究结果是否可以推广到其他(大多数)老年人,将是一个问题。另一个不确定性的领域是多病共存与失能或衰弱并不一致。

另一方面,在临床上,区分因增龄(即正常衰老)还是伴发疾病(即病理性衰老)引起的生理和功能变化很重要[58]。由于明确疾病取决于确定一个患者不同于正常人,为老年人的临床相关变量确定适当的年龄校对后标准至关重要[59]。虽然,许多实验数值随年龄增长而逐渐改变,但不应当把异常主观的归因于年老。事实上,许多与年龄有关的变化,与特异性疾病引起的改变相似[45]。例如,与年龄相关的糖耐量下降已被充分证实。该变化如此之大,以至于如果用年轻患者为研究对象获得的传统诊断标准来看,大多数 60 岁以上的老年人会被诊断为糖尿病[60]。

方法学的局限性

衰老的研究存在着一些方法学的问题。普遍认为,年龄大的人报告的年龄往往比实际年龄大[61]。这与报告年龄的难以核实有关,部分源于出生记录丢失或不存在。

在设计和评估衰老研究中,另一主要问题是横断面研究与纵向研究的相对效度。横断面研究虽然较容易,且花费更少(在时间和经费上),但过于强调(但也可能低估)与年龄相关的改变[62,63]。这可能是由于队列研究偏倚所致,因为不同年代出生的人在教育、营养、健康和社会经历上会有明显差别。

在美国很大一部分老年人出生于国外,相对受教育程度低,这更使偏差加大,特别在心理、认知与年龄改变的研究中会造成影响[36]。要考虑的另一个问题是周期效应,其在特定的时间点影响整个人口的健康状况比率。

另一方面,纵向研究容易低估衰老带来的变化,主要由于研究对象的退出和高脱落率的幸存者偏倚[47,56,62]。有的研究仅 10 年时间,退出率就高达 50%,就会有疑问说其研究对象相对保全健全的功能,是否源于自行选择(同样,这是一个“超常”的问题)。

方法学上随着时间推移而产生的微妙变化,造成实验数据的漂移,让辨别真正与年龄相关的变化更为困难[5]。另一问题是,由于学习效应,系列测量可能成为数据失真的潜在因素。

平均值对比最大表现

另一问题是在描述衰老特点时,注重各种参数的“平均数”或“均数”变化,这会掩盖明显的个体差异,特别是峰值特性[18]。如马拉松长跑倾向于招收特选(“超常”)人群,挑选出的个体最大携氧能力更高。例如,一名 50 岁的男子,马拉松成绩是 3.5h,排名在其年龄组第 99 个百分位,但是该成绩要直到 80 岁以上才会成为年龄组的记录。

47

基于世界老年人群的资料,尽管随着年龄的增长,最大携氧能力呈缓慢的线性下降,在 30~70 岁之间,每年仅降低 1%[18]。70 岁以后这种下降似乎会加速[64]。

年龄对器官系统功能的影响

关于年龄对各器官系统功能的影响有几个基本原则[65]。

衰老速度具有广泛的个体差异

线性回归显示出年龄增长引起的均值变化,个体间差异很大,导致并不总是能确切判定,是否在整个年龄段年龄引起的递减均呈线性,还是在晚年加速下降[66]。然而,Fleg 等近来报道,无论平时身体活动情况如何,尤其男性,70 岁之后 VO_{2max} 急剧下降[64],长距离耐力跑的世界记录也证明了这一点。

不同器官系统以不同的速度衰老

不同器官系统功能减退的速度有很大差异[35]。例如,随着年龄增长,最大肺活量下降可高达 60%,但是同期神经传导速度和基础代谢率的下降只有

15%。另一个例证是在某些组织和器官(如造血系统、皮肤、黏膜)里,不断有局部细胞生长、老化和死亡。

另外,一个器官系统(如肾)的功能显著减退,并不一定意味着其他器官系统同样地减退[65]。

增龄对复杂表现的影响

复杂表现(如跑步)随衰老的改变更大,因为需要协调和综合多个器官系统的功能(如肌肉收缩的速度、程度和顺序,平衡、本体感觉、视力、心血管反应性),不同于只涉及单个系统的单项表现(如肾小球滤过功能)[65]。

增龄对适应性反应的影响

适应性反应(如对温度的变化或体位的变化)受年龄影响最大,源于有效生理调节机制(如感觉反馈)的作用减退,在应激状态(如疾病、环境的突然改变)时更为显著[35,65]。

生理性衰退的预防和可逆性

47

毫无疑问,除外衰老的直接影响,生物学系统受环境和生活方式的影响很大[31,35,44],包括吸烟和久坐不动(相对于积极的生活方式)的有害影响[67,68]。

衰老的可变性和可塑性已经被研究所证实,在相当广泛的范围内,无论年龄大小,功能均可被改善[18,69]。通过体能训练能够改善,甚至逆转因衰老导致的携氧能力和肌肉力量的下降[70-72]。这些改善已被证实可以转化为功能性能力的提高[73,74]。

身体内系统的衰老对功能的影响

临床医师必须注意与年龄有关的特殊生理变化,以便正确了解疾病,因为这些变化不仅明显地影响疾病的症状,还影响对治疗的反应和可能发生的并发症。这些知识对了解由疾病引发的功能损害的潜在机制,以及制订有效康复措施同样重要[58]。以下总结了随增龄临床上的重要生理变化。

老年综合征

为老年人提供医疗服务时,经常遇到老年人中患病率较高的综合征,这是疾病和器官系统老化的结果。在上个世纪英国老年病学专家发现这些"老年病巨人",并具有"Is"的特征[75]:不活动、不稳定、尿失禁和智力受损。"智力受损"可能是由于痴呆、谵妄、两者都有或其他不常见的精神疾病引起。本章节后将更详细地讨论这些综合征。

感觉系统

视力衰退是最受公认的随年龄增长而发生的感觉变化。最常见的视觉变化是靠增加晶体厚度和曲度来聚焦近物的能力逐渐下降(即老花眼),以及生理性瞳孔缩小[60]。95%的65岁及以上的老年人都有一定程度的晶体混浊,即白内障。而且,老年人更是罹患与疾病相关的视力下降的高危人群(如青光眼、黄斑变性、糖尿病视网膜病)[76]。这些不同改变的结果造成视力丧失、外侧视野缩小、暗适应能力和适应速度下降,以及光感知最小阈值增高。这些改变和老年人易跌倒有明显的关系,特别是在夜间[77,78]。

听力的逐渐下降(如老年性耳聋)也是衰老的一个特征,尽管有许多可治疗的疾病会加重听力下降(如耵聍阻塞外耳道、胆硬脂瘤、听神经瘤)。大多数老年人最常表现为传导性耳聋,可能是因为基底膜硬化或因听力阈值升高而致感音失真、可听音域缩窄、响度异常和对混合声音的分辨力下降[79]。助听器技术的不断发展,可以弥补这些听力问题[80]。尤其在有认知功能下降时,早期诊断和治疗听力障碍特别关键,可避免不良后遗症,诸如社会孤立、妄想症的发展或明显的精神反应[77]。

神经系统

随着衰老,神经系统功能的许多变化已引起重视[81]。伴随着正常的衰老,会出现三个主要领域的功能障碍,包括活动时运动速度减慢(中枢信息处理速度下降)以及在姿势、本体感觉和步态上的改变[60]。

神经系统随衰老的改变主要争议在认知功能。发现因衰老流动智力显著下降,在很大程度上似乎与中枢信息处理速度的下降有关[82-84]。20岁以后,在计时性运动和认知测试中,认知功能呈现进行性衰退,包括抽象测试(如数字符号替换)、反应时间和其他处理新信息时所要求的速度测试。尽管运动神经和感觉神经传导速度,以及肌肉收缩速度会随着年龄增大而下降,但它们只占这些下降的极小部分[83]。

在正常衰老的过程中,学习与记忆的许多方面保留相对完好,包括用数字记忆广度测试的瞬时或初级记忆,长时记忆的提取,超量学习资料的储存与提取和语义记忆[85]。然而,在完成需要情景短时记忆和附带学习的任务时,会出现与年龄相关的障碍,这点有一致的记载[86]。例如,对所列举的长串(即超跨度)数字或文字的自由回忆、配对的关联和串行率学习，不管呈现的资料是可视的还是口述的，都会有困难。这些研究提示老年人能学习新事物，但速度较慢[85]。

由于许多康复涉及学习，这些发现对失能老年人的康复方案有重大意义。鉴于认知能力是决定标准老年康复计划是否有效的一个重要决定因素，这一点在合并认知障碍的情况下尤其正确[87]。

最后一个与年龄相关的神经生理变化涉及姿势、本体感觉和步态[88]。老年人通常在协调和平衡方面呈现进行性减退，部分原因是本体感觉受损[89]。这些可能对运动能力和稳定性有重要意义；尽管许多常见的、可能是并发的病理性改变，可以进一步导致老年人步态问题（如脊椎压缩性骨折伴脊柱后突、关节炎、肌少症、大脑退行性病变、脑梗死）[78,90]。

肌肉骨骼系统

有充分的证据表明，从四十岁开始，随着年龄的增长，肌力逐渐下降。下肢肌力每十年大约下降14%～16%（男性和女性），上肢肌力每十年大约下降2%（女性）～12%（男性）[47]。这里所观察到的肌力下降主要原因是随着年龄增长，肌肉横截面积和肌肉量的下降[91]。然而，细胞、神经或代谢等因素可能对肌力的改变也有重要影响，甚至肌肉在没有发生肌肉量变化时，肌力已经下降[47]。而且，已经证明即使对于养老院中高龄至96岁的衰弱老年人，通过有系统的、高强度的抗阻训练，明显提高肌力和功能性活动能力[71]。

肌少症是指随着年龄的增长，骨骼肌组织的减少，该病已经被发现数十年。最近认为影响老年人的功能是受多种潜在因素加剧所致[92]。长期以来，对肌少症的研究由于缺乏公认的定义而受到限制。但是目前这一点已经得到解决。通常认为，肌少症是指骨骼肌肌肉量和肌力均降低，或伴有躯体功能的下降。肌少症的欧洲共识及定义是众所周知和公认的[93]。

治疗包括给予充足的营养和有针对性的运动锻炼[92]。由于许多康复患者罹患肌少症，因此，增加对肌少症的认识对制订康复计划十分重要，这同时也是治疗干预的目标之一。其中最主要的治疗就是运动方案。

肌少症肥胖，顾名思义，是这两种问题的结合，代谢和功能的变化与这种综合征相关，因此这种结合在临床上很重要。过多的能量摄入、缺乏运动、慢性炎症、胰岛素抵抗和其他激素变化的综合作用，导致肥胖、肌肉量下降以及功能的降低。文献指出不只是肌肉量本身的减少，肌肉组成成分和质量也发生有害的改变[94]。通过营养干预和增加体力活动，即运动方案来减重，达到治疗作用。这两种方法有协同作用，建议同时应用[95]。

无论是肌少症还是肌少症肥胖，都在进行药物治疗的临床试验。目前，除了使用合成代谢类固醇外，尚无确定的药物可以改善功能。而运动和营养干预方法是有效的[96]。

老年人骨质疏松和退行性骨关节病（即骨关节炎）患病率高，引发了这是正常生理性改变，还是普遍存在的病理性过程的争议[46,97]。骨质疏松的生理变化及其后遗症详见第31章。

作为“疾病”的骨关节炎不同于负重关节所发生的正常或常见的老年性退变，这可从生物化学基础上做出判断：骨关节炎患者软骨的水分以及4-硫酸软骨素与6-硫酸软骨素之比增加，而硫酸角蛋白与透明质酸含量减少（与衰老退化的改变相反）[97]。衰老和骨关节炎之间有着密切的联系：两性60岁时负重关节的退行性改变已基本普遍存在[98]。这些变化包括软骨生物化学的改变，特别是蛋白多糖成分的改变，造成其无裂缝但承重能力减弱，软骨的局部纤维化和破裂，以致最终暴露出软骨下的骨质[97]。骨关节炎的磨损假说认为，发病过程是由于终身使用关节，应力累积的结果。据此，“原发性”骨关节炎源于反复负重（如脊柱、膝关节）或劳损（如远端指间关节），而“继发性”骨关节炎则可能与职业因素或先天性因素所致的不正常受力（如先天性髋关节发育不良）有关。然而，因为性别和种族之间的分布与发病率存在具体差异，其他因素似乎也会起些作用，有人也提出了其他解释模型[98-100]。肥胖似乎是一个危险因素，尤其对于膝骨关节炎，尽管还不清楚是否因为力学或代谢性病因所致。有关关节炎的详细论述参照第27～30章。

骨质疏松作为一种明确的疾病，长期以来被认为是骨折（以及与骨折相关的失能）的危险因素。早在20世纪90年代，WHO就根据骨密度（BMD）的测量方法对其进行了定义，该方法低于年轻健康女性的平均值2.5个标准差或更多（T值<-2.5SD）[101]。最近，研究重点已经转移到预防脆性骨折及其不良结局，而不是治疗低骨密度本身。低骨密度仅被认为是骨折的几大危险因素之一，跌倒风险是衰弱老年人中最重要的因素。目前，根据骨折的绝对风险进行骨质疏松的治疗，可以通过许多在线工具计算，

其中最公认的是 FRAX[102]。当未来骨折的绝对风险很高时，药物治疗骨质疏松可使其风险降低约 50%[103]。然而，对于参加康复计划的老年患者，应通过适当的干预措施，尤其运动来降低跌倒风险[104]。关于骨质疏松的详细论述见第 31 章。

肾脏系统

肾脏有许多与年龄相关的解剖与生理变化，包括肾脏的重量、肾小球和肾小管的数目和功能、肾血流和肾小球的滤过率均下降[105-107]。这些肾功能的下降对药物排泄有重要影响，使那些主要通过肾小球滤过（如氨基糖苷类药物、地高辛、锂、青霉素、氯磺丙脲）来清除的药物半衰期延长[108]。

研究表明，从大约 40 岁开始，与年龄相关的肾功能平均每年降低 1%，肌酐清除率每十年下降 7.5ml~10ml。然而，这一变化差异很大，高达 1/3 的老年人可没有明显的功能降低[107]。由于每天尿中肌酐排泄相应降低（反映肌肉量减少），血清肌酐水平随年龄增长无明显变化。结果无论血清尿素氮（BUN）（取决于饮食摄入和代谢功能）还是肌酐都不能如实反映老年人的肾功能情况[108]。

其他常见的衰老生理改变包括尿浓缩或稀释能力受损、钠保留受损、尿液酸化降低和排酸能力下降[105]。这种储备能力的削弱，使体液、电解质的内稳态虽在正常情况下还能维持，但若有容量、酸负荷或电解质平衡突然变化时即会失衡。结果，老年人更容易出现低钠血症、高钾血症、脱水、甚至更严重的出现水中毒[60,109]。

由于尿液浓缩障碍，加上迟钝的口渴反应机制，如果老年人不显性失水过度（如高热或持久发热、高温环境、运动），而摄入液体又不足，就会出现高血钠状态伴发神智混乱[109]。

正如老年人限盐时易发生血容量减少一样，不恰当的补液、饮食不当或静脉注射放射造影剂，均可使血容量激增，导致充血性心力衰竭，甚至发生在那些无心肌疾病的老年人[108,110]。老年人使用放射造影剂的另一潜在并发症是急性肾衰，术前的脱水会加剧这种情况[105]。老年人血浆肾素和醛固酮浓度减少 30%~50%，容易发生高钾血症，故使用保钾利尿剂（如螺内酯、苯氨蝶啶）要特别小心[111]。

水中毒引起的低钠血症可能是老年患者最严重的电解质紊乱[60,109]。这常使急性病复杂化，临床表现包括非特异性的抑郁、意识混乱、嗜睡、纳差和无力。血清钠浓度低于 110mEq/L，可能导致癫痫和昏迷[112]。因感染（如肺炎、脑膜炎）、卒中、各种药物（如利尿药）、颅脑损伤或麻醉和手术的应激，可能导致抗利尿激素分泌不当综合征（SIADH），发生水潴留和低钠血症[107]。

肺脏系统

尽管随着年龄增长肺功能逐渐下降，在没有明显的肺、心血管或神经肌肉疾患时，这些退化主要反应储备能力的丧失，在休息状态时不会引起主要的功能受限（参见第 34 章）[113]。但是，肺活量测定时肺功能的下降，明确提示老年人今后失能和因某些常见疾病死亡的危险性增高，包括心血管疾病和慢性阻塞性肺疾病（COPD）[114,115]。研究发现随衰老引起的肺功能变化，既反映了衰老本身的影响（对肺、心血管、神经肌肉系统），也反映了吸入有害物质的累积效应（尤其吸烟和空气污染）和感染进程[113]，尤其后者对肺功能的影响远大于前者。

已经证明，随着年龄的增长，在许多肺功能测试时，肺功能呈进行性衰退，包括肺活量、最大自主通气量、呼吸流速和用力呼气通气量[113]。这些衰退反映了肺及相关器官系统的老化，因为测试需这些器官系统协同完成最大用力吸气与呼气，比如退行性肋骨软骨钙化会致胸廓僵硬（即顺应性下降）；肋间肌和腹肌肌力减弱；因弹性降低，小气道狭窄而气道阻力增加[114]；这些情况均会造成肺功能测试异常。尽管总的肺容量保持不变，由于弹性回缩力丧失（顺应性增加），残气量和功能残气容量会增加。

正常的气体交换要求具备均匀的肺泡通气与充足的肺毛细血管床血流量。随着年龄增长，由于外周小气道塌陷和肺泡通气量降低，通气-灌注比例逐渐失衡，导致 pO_2 呈线性下降［$pO_2 = 110 - (0.4 \times$年龄)］[113]。由于胸腔力学的改变，老年人仰卧位时 pO_2 要比坐位或立位低，pCO_2 或 pH 无变化，氧饱和度通常正常或轻度下降。

动脉氧分压下降与临床相关，它意味着更多的贮备丢失。老年人氧-血红蛋白的解离曲线更接近陡坡，所以更容易因为轻度损害（如贫血、充血性心力衰竭、呼吸道感染）或缺乏活动，而发生明显的缺氧[113]。这一易感性会因中枢和外周化学受体的反应迟钝进一步加剧：高碳酸血症和低氧性通气反应都随衰老而显著减弱，与肺脏的机制无关。随衰老睡眠相关的呼吸道疾病显著增加，似乎与这一现象有关[60]。

最大摄氧量（VO_{2max}）即对运动能力和心肺健康状况的总体衡量，取决于肺通气、心排出量、周围循环控制力（即对运动肌肉的射血能力），以及肌肉的氧化能力(即从血液中摄取氧的能力)。尽管随衰老 VO_{2max} 进行性下降,这似乎不是肺的问题[114,116]。实际上患有轻度和中度慢性阻塞性肺疾病(COPD)的老年人 VO_{2max} 下降,主要是因为有限的运动量导致心脏和外周肌肉失健[114]。在衰老的过程中通过定期运动保持或改善体质至关重要,因为在任何年龄,锻炼都可以增强体质,降低对应激和疾病的易感性(从而延长健康预期寿命)[68,69,72,73,117]。医师和社会倾向于容忍、甚至鼓励老年人减少活动,加之肥胖与卧床增加的趋势,可能比单纯衰老更会导致肺功能下降[114,118]。

尽管对于发病率高的老年性肺炎主要关注免疫力的降低,但是有些直接或间接的影响因素与肺脏系统本身有关。许多肺炎源于吸入感染性细菌,黏膜纤毛功能下降、胸廓的顺应性降低以及咳嗽无力(造成咳出吸入物和分泌物的能力弱)都可能是其病因[113,114]。其他的非免疫影响因素可能包括吞咽困难、食管下括约肌破裂、各种食管疾病、意识水平下降、糖尿病以及心血管疾病[119]。

心血管系统

采用更加严谨的研究方法,以排除隐匿的疾病和控制习惯性体力活动的程度,基于这些长期的研究结果,以往的许多关于心血管系统衰老的认识已被修订(参见第33章)。因此,目前证实在休息和分级运动时,心排出量相对不受年龄的直接影响[60,116,120]。

尽管静息时,心率不随着衰老而改变,但是运动时的最大心率持续降低,可能与对肾上腺素刺激的变时性反应减弱有关。临床公式反映了最大心率随年龄的下降而下降:男性:220-年龄,女性:190-0.8×年龄[117,120]。对肾上腺素刺激的变时性反应减弱,导致心肌收缩力降低、射血分数下降和充血性心力衰竭的风险增高[121]。在休息和适当的运动时,通过Frank-Starling机制的早期参与,维持心排出量,通过提高左心室终末期容量,增加每搏输出量[60,120]。

另一个与年龄相关的变化是心脏舒张早期充盈率降低,对心房收缩末期充盈的依赖性更大[120]。因此,老年人更容易受到房性心动过速或心房颤动的影响,包括充血性心力衰竭[116,121]。

横断面和纵向研究都表明随着衰老最大摄氧量下降,与习惯性运动水平无关[64,67,116]。然而,体力活动多的人要比久坐的同龄人明显保留更多的最大摄氧量[69]。事实上,训练过的老年人可能比久坐不动的年轻人最大摄氧量更大[70]。而且,即使从老年才开始耐力训练,也能明显改善运动能力[69,117]。与临床相关的是,随着年龄的增长,行走时耗能占总摄氧量的比例增加,因此步行是一项很有效的体力活动[122]。

最后一个与年龄相关,并具有重要临床意义的心血管系统的生理性改变是压力感受器的敏感度下降[122,123]。这导致从卧位到站立位时发生心动过速的反射减弱,部分原因是(可能与血浆肾素活性减弱,Ⅱ型血管紧张素和抗利尿激素水平下降有关)老年人症状性直立性低血压和咳嗽/排尿性晕厥综合征发病率增加[120,124]。

免疫系统

随着衰老免疫力明显改变,包括细胞免疫和体液免疫功能[125,126]。尽管老年人淋巴细胞总数下降大约15%,但这似乎不是导致免疫力明显下降的主要原因[116]。老年人对抗原刺激产生的反应性淋巴细胞增生减弱,并且这种反应低下的比例增高[125]。T细胞(即抑制或辅助T细胞减少)和单核细胞或巨噬细胞的调节活动中,亦可见随衰老而发生的变化。

随着衰老,体液免疫的改变包括循环的自身抗体与免疫复合物增加,抗体生成减少[125]。后者的特点是免疫反应减弱,无法保持特异的血清抗体水平。

47

老年人对感染的易感性增加,源于与增龄有关的免疫功能变化,以及进一步损害宿主抵抗力的伴随因素的频度改变(如糖尿病、恶性肿瘤、血管性疾病、营养不良和应激)[125]。防感染的局部防御屏障改变了,例如皮肤破溃或导尿管留置,经常会进一步降低抗感染能力。老年人的常见感染,包括流感、肺炎、泌尿系感染、败血症、带状疱疹和术后切口感染。

特别要注意与临床有关的一个现象,即不同于年轻人,老年人抗感染的活性白细胞反应降低,白细胞总数通常不高(尽管分类往往左移)[116]。老年人可能疼痛或其他的症状较少,常常只有低热或不发热[127]。

内分泌系统

随着年龄的增长,内分泌系统也经历很大的变化。尽管空腹血糖水平相对保持不变,但葡萄糖耐量却随着衰老逐渐降低[60]。因此,已经应用依年龄而调整的糖尿病标准。随增龄葡萄糖耐量下降是因为组织对胰岛素的代谢作用敏感性降低,或者胰岛素耐受[128,129]。结合这些年龄引起的生理性改变,一些继发性的问题将进一步降低组织对胰岛素的敏感性,这些问题包括生活方式的改变(如肥胖、饮食改变、精神压力、久坐的生活方式),其他疾病(如慢性感染、长期制动)和药物的影响[46,130]。罹患糖尿病的老年人患常见老年综合征的风险增高（如抑郁、跌倒）[131]。

临床上要重视未经治疗的高糖血症、渗透性多尿和脱水，有可能导致高渗性非酮症昏迷或酮症酸中毒[130]。有些药物能引起或加重高糖血症（如噻嗪类利尿剂、糖皮质激素、三环抗抑郁剂、吩噻嗪类、苯妥英钠）[132]。老年糖尿病患者通过口服磺酰脲类药物或使用胰岛素控制血糖不稳定，易导致低血糖。

然而，即时临界高血糖也会加速动脉粥样硬化和多发的终末性器官受累[60]。另一方面，最近的数据显示，对2型糖尿病过度控制血糖也会有害[133]。有趣的是老年人肥胖和缺乏运动会增加糖尿病的发生，而减肥和定期锻炼，则有助于控制疾病[46]。

还有一些其他的与衰老相关的内分泌改变。随衰老甲状腺生理性变化的主要临床意义在于，须高度警惕甲状腺疾病的非典型表现[134]。老年甲状腺功能亢进患者的症状和体征，包括心悸、充血性心力衰竭、心绞痛、心房颤动、因纳差导致的体重下降、腹泻或便秘[135]。通常无甲状腺肿和眼病。淡漠型甲状腺功能亢进可能到疾病的晚期才被发现，患者表现为抑郁、孤僻，临床上出现肌肉无力、极度的体重下降和心功能异常[130]。甲状腺功能减弱的症状和体征基本不随年龄变化，但是诊断仍然可能被延误，因为程式化的衰老和甲状腺功能减退有许多相似之处（如精神运动性迟滞、抑郁、便秘、怕冷）。

下丘脑、垂体、肾上腺皮质之间的关系不因年龄的变化而变化，保留着昼夜节律和应激反应[130]。然而老年女性一天中血清皮质醇浓度变化更大，日均皮质醇和ACTH（促肾上腺皮质激素）刺激下的血清皮质醇水平增高[136,137]。原发性肾上腺皮质病在老年人中并不常见。尽管在老年人中明显的低钠血症和高钾血症并不鲜见，提示肾上腺皮质功能不全，但更常见继发于药物（如噻嗪类利尿剂、氯磺丙脲、卡马西平）。

性腺功能随年龄的变化已有详尽的记录。健康男子血清睾酮水平随年龄增长有不同程度的缓慢下降，可能是由于部分睾丸衰竭，然而，并无常规使用雄性激素替代疗法的指征[60,138]。

女性在绝经期后雌激素水平下降有据可查，临床表现也多样，包括血管舒缩不稳定综合征（即瞬间发热）、萎缩性阴道炎及骨质疏松[44,139]。对于骨质疏松的预防和治疗一直存在争议，尤其关于膳食补充与运动的潜在效果[44,46,140]。详文可参考第31章。

体温调节系统

由于对体温变化的敏感性下降和血管自主舒缩控制异常，老年人的体温调节系统有轻度受损[141]。因此，老年人在环境温度变化时，维持体温的能力下降，易引起体温过低或过高[60,109]。产热障碍（即颤抖反应低下）会增加体温过低的风险，很多疾病（如甲状腺功能低下、低血糖、营养不良）或药物（如酒精、巴比妥类、吩噻嗪类、苯二氮䓬类、麻醉剂）又可能加剧这种情况[109]。相反，在炎热气候条件下，出汗减少（因引发出汗的体温阈值升高，而出汗量减少）是导致热衰竭和中暑的主要原因。抗胆碱能剂、吩噻嗪类和抗抑郁剂使出汗过少加剧[111]。2/3中暑死亡的人发生在60岁以上，反映了体温调节系统障碍。这对康复运动方案影响较大，特别是合并脱水时[69]。

泌尿生殖系统

在60岁以上男性中良性前列腺增生很常见，是受激素而不是肿瘤的影响[142]。因此，对持续梗阻证候群，而经直肠检查前列腺不大时，在排除其他病因后（如抗胆碱能药物或利尿剂的副作用），应考虑使用膀胱镜检查，明确是否有中叶肥大[143]。外科手术（如前列腺切除）通常的指征包括：梗阻症状加重、反复/持续性肉眼血尿、膀胱结石、反复感染和残余尿量大于100ml[142,144]。

尽管随着年龄的增长，老年人尿失禁增多，但不是由于自然衰老过程所致，而应看作为相关疾病的一种症状[145]。正常衰老导致膀胱容量、排尿延迟能力、逼尿肌收缩力和尿流率均下降[146]。残余尿量通常会增加，傍晚的排夜尿次数趋于增多，以及逼尿肌无抑制性收缩倾向。任何一种变化都易使老年人发生尿失禁，但尿失禁不会由单一因素引起。

这些衰老变化的主要临床意义在于，一个老年人新发生的尿失禁或原有尿失禁加重，可能源于尿路以外的因素[145]。通常补救治疗措施可以恢复正常排尿。

与以往的观点不同，尽管随着年龄增加，性功能有所减退，但大多数老年人仍保持着性兴趣、欲望和不同程度的能力[146-149]。

老年男性心理性勃起减弱，需要强烈的身体刺激才能勃起；勃起可能不完全，即使在高潮和射精时也未必充分充盈[150]。射精力量及性高潮的感觉强度会减弱。阳痿可能源于各种疾病（如动脉粥样硬化、糖尿病、甲状腺功能低下）和药物（如抗高血压药、苯妥英钠、西咪替丁)。随着药物西地那非、他达拉非、伐地那非的出现,老年男性勃起障碍的治疗取得了革命性的进步[151,152]。

老年妇女绝经后的改变,包括阴道壁的脆性增加和兴奋期减弱(如阴道湿润度下降)[149]。

常见的性功能障碍,包括性配偶的阳痿、性高潮缺乏、性欲下降和性接触机会不够充分。尽管有这些变化,大多数妇女仍可在整个生命周期有性交的能力[99]。

血液系统

虽然随着年龄增长,贫血(即男性血红蛋白<13g/dl,女性血红蛋白<12g/dl)[153]的患病率增加,但是越来越多的证据表明,它不是衰老的正常结果,尤其当血红蛋白<10.5g/dl时[154-156],应查明原因。老年人贫血最常见的原因是缺铁(典型的是胃肠道出血),或是慢性疾病(如感染、风湿性多肌痛、癌症)[156]。其他潜在的原因包括溶血(如继发于淋巴瘤、白血病、药物影响),维生素 B_{12} 缺乏(恶性贫血、饮食),或叶酸缺乏(饮食)。值得注意的是,D-二聚体水平随着年龄增加一倍,黑人和功能受损的老年人增加尤为明显[157]。随着年龄增加,红细胞沉降率和C反应蛋白的水平也会升高[158,159]。

贫血会有显著的功能性后果,因为储备能力进一步减少,以往的亚临床疾病状态可能出现症状(如体位性血压变化,因运动耐力进一步降低而出现心绞痛)[155,160]。这显然会影响患者相对高强度、持续的康复运动的耐受性。有证据表明即使相当轻度的贫血也会出现活动受限[161,162]。严重贫血的老年患者可能伴有非特异性疲劳和精神恍惚,可能被误诊和误治[154]。

伴随年龄增长的一些相关血液学改变可能影响药物代谢动力学,尤其药物的分布。与蛋白结合力高的一类药物(如华法林、甲苯磺丁脲)与蛋白的结合力随年龄降低,可导致未结合或游离药物浓度升高,其相应药效增强[108]。对于多重用药患者,这种作用更加显著,因为数个药物竞争减少了蛋白结合位点。

由于老年人体内总水分减少和体重下降,脂肪相对增加,药物分布容量也发生变化[163]。结果,水溶性药物(如地高辛、西咪替丁)的分布容量趋于减少,血清浓度升高,药物作用增强[164]。相反,脂溶性药物(如地西泮、苯巴比妥)由于在脂肪组织中储存相对较多,而分布容量增大。这将导致治疗作用延迟,可能出现意想不到的延迟毒性反应。同样,由于储存在脂肪组织中的药物,当剂量改变或停药之后,还能观察到延迟的药效[108]。

胃肠系统

随着衰老进展,常见的食管功能变化有多种,如食管排空延迟、括约肌松弛不全、蠕动收缩幅度减低等。只有后者是衰老的直接结果,但它没有临床意义。其他改变与伴发的疾病进程有关,有重要的临床意义[165]。最重要的是,随着衰老吞咽的协调性降低,误吸的风险增加。

与年龄相关的改变发生在整个胃肠系统,最常见的受累部位在结直肠[166]。结肠功能的改变包括平滑肌的收缩力和协调性轻度减退,导致传输时间变长以及直肠对粪便的感觉迟钝[167]。老年人便秘高发与多种附加因素有关,如食物纤维和液体摄入过少、久坐不动的习惯和许多影响肠内功能的疾病(如帕金森病、卒中)[168]。许多药物也可能诱发便秘,包括矿物质(如铝制酸剂、铁、钙),阿片类药物、非甾体抗炎药物(NSAIDS)、抗高血压制剂(如钙通道阻滞剂、可定乐)、抗胆碱能制剂(如三环类抗抑郁药、神经松弛剂、解痉药)和拟交感神经制剂(如伪麻黄碱、异丙肾上腺素、特步塔林)[111]。长期使用刺激性泻药或灌肠剂会使肠蠕动功能受损,进而导致便秘或顽固性便秘[168]。老年人经常抱怨便秘时排便费力和大便硬结[169]。排便费力可能表明直肠排便困难(即直肠感受器和收缩功能受损)。

最常见的老年人大便失禁是继发于粪便嵌顿所致的充溢性大便失禁,也可见于括约肌张力低下、认知障碍(如因药物、痴呆)、腹泻或排便困难[168,169]。老年人腹泻最常见的原因是粪便嵌顿、肠道感染或药物(如广谱抗生素、地高辛中毒),但也可因长期滥用泻药[170]。较为恰当的肠道调节措施包括增加食物纤维,使用膨胀剂或大便软化剂,避免经常灌肠或使用泻药。

尽管伴随衰老有以上的生理性改变,但很少影响到大多数口服药物的吸收[164]。药物吸收一般更易受同时服用多种药物的影响,特别是抗酸剂、泻药与其他药物结合,或降低其他药物的溶解[108]。

肝脏系统

随着衰老,肝脏系统的主要改变包括肝脏体积逐渐缩小(5%~15%)及肝脏血流进行性减少,以及肝脏生物转化减慢,特别是最持续的微粒体的氧化和水解[164,167]。这会在很大程度上影响某些药物和其代谢产物的循环浓度,因为它们的代谢与清除依赖于肝脏。那些首次清除率高的药物(如普萘洛尔、常用镇静剂、三环类抗抑郁药、抗心律失常药),由于肝血流减少,清除效果下降,导致生物效应增强[108]。这些影响可因并发症而加剧,如充血性心力衰竭。

老年人体内,通过Ⅰ期生物转化方式(即氧化、还原、水解)代谢的药物清除趋向延缓(如地西泮、氯氮䓬、普拉西泮);然而通过Ⅱ期代谢(即葡萄醛酸化、乙酰化、硫酸化)的药物(如奥沙西泮、劳拉西泮、三唑仑),通常不受年龄变化的影响[108,111]。

有关衰老对药物清除的研究表明个体差异很大,这可能与遗传变异有关,也与吸烟、饮酒、咖啡因摄入量、饮食和同时服用其他药物等因素有关[164]。因此,当使用以年龄为基础的指南来确定药物剂量时需特别谨慎[66]。

环境因素对老年人健康的影响

衰老的心理和社会问题

老年歧视和衰老的误区

47

Butler 创造出"老年歧视"一词,形容在当今以青年为主流的文化中,年青一代对老年人负面偏颇的看法,以及老年人自己对老龄的感知[171]。老年歧视存在许多负面的影响,包括对老年人的过低评价(来自他们自己及其他人,包括年轻人和年长者)、医疗的重点偏移了老年患者真正的健康问题、缺少对老年医学感兴趣和受过专业训练的医师、在医学院中缺少有关老年医学的课程时间[172-174]。证据显示,这种被歧视的负面效应已影响老年人的死亡率[175]。Rowe 认为"人们常认为年长者病态、衰老、呆傻、性冷淡、久坐,以及呆板、易怒、无用,年龄太大,无须采取预防干预措施。现在是抛弃那些贬低老年人说法的时候了"[176]。确凿的证据表明,大多数老年人认知完整,能够在社区独立生活,有完全独立的日常生活能力[36,50]。

累积变化

人们日益认识到生理健康、精神健康和生活环境相互间关系的重要性,对于老年人尤其如此。有证据表明,情感和生活上的压力与重大损失有关,老年人可能不断遭受着多重的重大损失:工作、收入、健康、功能与独立性、父母双亲、配偶、兄弟姐妹、子女、朋友、社会角色与地位及自尊[177]。事实上,在老龄期,什么是恰当的行为或活动鲜有规范或定义[178,179]。丧亲之痛、孤独、贫穷、疾病和躯体失能都与老年人抑郁症的高发有关[180],反过来,这又与躯体和认知功能下降、失能和死亡率上升有关[34,181-183]。

社会支持网

社会支持网是多源的,可以分为非正式的(家庭)、半正式的(教堂、俱乐部、家庭医师、当地药剂师)和正式的(医疗系统、社会服务机构、保险公司等)[184,185]。老年人可以得到的支持常常来自所有这些相互连接的社会网[10]。越来越多的证据显示了社会支持网对老年人的认知、健康、功能状态的积极影响[185-187]。

有孩子的老年人通常会住在离自己孩子很近的地方,经常互访,或至少保持定期的电话联系[188]。没有孩子的老年人倾向与年轻的亲属或兄弟姐妹保持密切联系[189]。对于支持网来说,大家庭很重要,包括表兄弟、姻亲和其他,而不仅仅是依靠直系亲属[178,185,190]。

让有功能障碍的老年人住进养老院,通常是家庭在所有努力都失败的情况下做出的最后选择。事实上,64%的依赖他人或家政照料生活的85岁以上老年人仍居住在社区[191]。是家庭,而不是政府和机构的正式系统为他们的失能老年亲属提供大量的(高达90%)长期个人照护[13]。这包括家庭式医疗和护理、个人护理、家居维修、交通、做饭和购物。然而,随着年龄的增长,老年人的支持系统越来越有限或趋于相对脆弱。年迈父母的依赖会给他们的家庭带来生理、精神和经济上的巨大压力[188]。在失去家庭支撑后(如配偶或兄弟姐妹去世、子女搬家而不能经常照顾),经过一段时间,替代的支持系统逐渐形成,这系统可能包括由朋友和邻居延伸出去的支持网络,帮助购物、烹饪、清洁和自理[185,192]。

不管支持系统如何组合,一次重大的意外打击(如新的疾病或并发症的发作)有可能让已达临界的状态不堪重负。人们常常看到当患者对正式医疗系统的依赖增加,非正式的家庭支持就会减少[187]。而且,如果老年人住院过久,其社会网可能消失,并且很难或不可能再重组[193]。每有一位老年人因功能障碍住进护理院,就有两名同样功能障碍居住社区的老年人,这点充分说明保持完整支持网对功能障碍的老年人至关重要[58]。区别在于后者的非正式支持系统为患者提供了大部分的长期护理。

越来越多的研究关注与衰老有关的家庭功能问题。即使家庭成员看似可以帮助年长的亲属,但不能总是依靠他们的支持，除非他们也得到了帮助。幸运的是，有证据显示，患者家属可以从教育干预中获益，有利防止这一患者支持系统中重要资源被削弱。癌症和慢性疼痛的老年患者的陪护人员常常感到沮丧、恐惧和焦急。当陪护人员接受了如何在家里帮助患者的指导后，患者的护理得到改善[187]。同样，卒中幸存者的陪护人员受到更加正规的培训后，会减少抑郁，且使患者预后更好[194]。阿尔茨海默病患者有了专门的家庭干预措施，其被安置去护理院的时间会推迟[195]。

陪护人员的负担是另一个受到关注的动态[196]。控制已知危险因素后，陪护人员负担的加重与死亡率的增加有关[197]。除了提供个人护理帮助的生理压力外，可能还有因亲属睡眠障碍所致疲惫和尿失禁的不愉快感。行为问题诸如缺乏安全意识的躁动和冲动，造成陪护人员的负担比需要提供生理支持的要求更大[196]。陪护人员的身心健康问题已有文献记载，包括抑郁和免疫抑制。患者对陪护人员的人身攻击并不少见，并导致反向虐待[198]。潜在的干预策略包括鼓励利用其他支持系统，以扩大由家属提供的护理及采用间歇休息方案[199,200]。教育、信息、咨询、支持以及辅助设备也很有效。最好是持续不断地提供包括间歇休息在内的服务[201]。在社会中普遍存在虐待老年人的情况，有时，老年人的康复服务机构也会承认虐待的情况。虐待与老年人的失能密切相关[1]。针对财务滥用可能需要法律干预。减轻照护者负担的干预措施将对具有严重失能的老年人有益，但是在这种情况下，可能有必要将施虐者和受害者分开，将受害者转移到住院照护机构。

功能的影响

有身体受损的老年人容易在社交上孤立，这加剧医疗问题、功能障碍和精神健康问题（特别是抑郁）[34,181]（参见第 7、15 章）。导致抑郁、孤僻和功能减退这一恶性循环的其他因素，可能包括加重抑郁症的多重丧失的应激、营养不良、慢性疾病、疼痛和药物的副作用[183]。遗憾的是，环境往往助长依赖，典型的例子就是急性病医院，重在是定期提供护理和帮助，而不是鼓励自我护理[202,203]。

此外，心理障碍也会影响老年人保持或改善功能的能力。歧视老年人的不良后果包括贬低（自我的或他人的）老年失能者、医疗行业对他们的问题缺乏兴趣（实际或感知）及有限的获得恰当康复服务的机会[172,176]。甚至，失能的老年人遇到态度上的障碍，包括被视为由长寿而赢得的“依赖的权力”，以及因多种疾病和长期住院而导致身心的“厌倦冷漠”[204]。

人们渐渐地认识到，物理环境要么防止失能，要么加重失能[205]。全面讨论超出了本章的范畴，但我们鼓励要求某些房屋达到建筑物无障碍设施标准（有一个无楼梯的入口，浴室在一层，能容纳轮椅的宽大的浴室门）[206]。当他们年老时，这样的房屋改建更适宜老年人居住，通过尽可能减少物理障碍，促进他们的社会交往和朋友间的往来。可视性低于全面无障碍和通用设计[207,208]。完全无障碍性提供了足够的附加功能，以支持行动不便者持续使用，通用设计提供了广泛的其他功能，以提高具有不同能力、不同人群的可用性、安全性和保健性。

康复何以在失能老年人恢复功能中发挥关键作用，显而易见的结论是因为它重在了解和干预影响健康的重要社会心理因素。这些因素中许多可以被预测和预防，或至少可以将其负面影响减少到最低。

疾病累积性功能后遗症

47

老年人在患卒中、脑外伤、脊髓损伤（SCI）和截肢后，会像年轻人一样，出现急性发作的失能。然而，许多人经历了一个功能受限逐渐进展的过程。随着时间的推移，器官储备功能逐渐减少，多种慢性疾病的影响逐渐显现，使老年人合理地发生适应各种改变，例如走得更慢或歇息得更频繁[25,35,46]。随着功能问题的加重，很难确定是否失能可被泛泛的对待（即无论导致的疾病或其他因素），或因为可逆转、潜在的疾病而需要治疗。而且，老年人的功能犹如强弩之末，很少或根本没有储备功能，以至于一个相当微小的急性并发症或疾病（如流感）的发生，都可能导致功能的失代偿[58,209]。更值得注意的是，即使急性并发症得到了适当地治疗而治愈，这个严重的功能失代偿却可能难以逆转[209-212]。这可以看作是衰弱的临床表现，尤其在使用累积缺陷模型进行概念化时[213]。

漏报的疾病

由于各种原因，包括老龄歧视，老年群体更容易患有疾病的功能性后遗症。老年歧视通常导致漏报相关疾病的证候群[35,171]。医务人员在评价和治疗老年人失能的症状和体征方面可能培训不足，导致没有认识到那些不明确和易变的症状的重要性。老年人自己可能认为这些不明确的症状是衰老的自然结果[212]。结果,在就诊前,潜在的疾病病程可能已步入晚期,使治疗更加困难。

从老年人的个人角度看,所提供的医疗系统似乎对他们的需求没有反应[35]。对身体功能障碍者来说,医师办公室常地处不便利的位置,不易被发现,而且停车位不充足。通常与医师门诊接触短暂,不足以建立良好的医患关系,也难以详细阐述诸多症状。忙碌的办公室人员也可能表现冷漠或无礼。

其他的一些问题可能加剧导致漏报疾病。加之害怕后果,尤其担心费用问题而否定疾病的存在[171]。老年人常有抑郁,可影响到态度,“我能获得什么益处?”[35,181]。另一层障碍是与社会隔绝增加,使他人越来越少有机会观察到他们外表和行为的变化并做出反应。最后,老年人由于认知障碍,没有认识到严重的症状去就医,而认知障碍常常可能继发或加重本可以治愈的潜在疾病过程[83]。

对疾病的反应改变

47

老年人经常对疾病有不同反应,使得延误初步诊断或误诊[35]。许多特定的疾病表现出非典型的症状和体征。如老年人心肌梗死较少出现典型的胸骨后疼痛,而更常表现为恶心、眩晕、晕厥或充血性心力衰竭,伴有活动耐力下降[160]。而且,许多疾病可能出现类似的非特异症状,如神智错乱、乏力、体重减轻和总体“营养不良”[35,124]。因此,老年人疾病的鉴别诊断更加广泛。

疾病的不同类型

疾病类型和分布常常变化,进一步混淆对基础疾病的准确阐述[35]。一个器官系统的异常,可能伴有继发的其他器官系统的异常。传统医学培训注重在相对年轻的人群中进行疾病的识别和治疗,强调将多种症状与体征综合为一个统一的诊断[35,215]。老年人通常有与多种疾病有关的并发症状。尽管准确的诊断很重要,但是每个疾病的功能性影响,特别是多种疾病的累积和附加影响应予明确[58]。

对治疗的非典型反应

在这一人群中,许多慢性疾病发生的频率增加,包括骨关节炎、骨质疏松、心血管疾病、恶性肿瘤、贫血和营养不良。姑息治疗和预防继发的并发症,常常是比治愈原发病更为恰当和实际的目标[35,215]。由于共同存在的疾病和多器官系统的储备功能下降(如影响药物的代谢和分布),常常对治疗存在不典型的(和潜在的扑朔迷离)的变化和反应[35]。

老年人还容易患各种共存的和合并的疾病,可进一步影响诊断和治疗决策。例如,栓塞性静脉炎、脱水、水电解质紊乱、药物副作用或中毒、压力性溃疡、肺炎和由于不活动而导致失调的全身性不良反应,这些在老年人发生得更早且更加严重[216,217]。

衰弱

衰弱作为一个概念不仅仅是指那些经历功能丧失的老年人,还代表一种源于医疗和社会因素之间的平衡与相互作用的脆弱状态[39,48,218]。在养老院的衰弱老人的特征包括女性、未婚、没有陪护人员、存在认知障碍、功能受损和疾病(如糖尿病、卒中、帕金森病)[219]。

“衰弱”正被更好地鉴别为一种生物综合征,表现为老年人的储备和抗压能力下降[39,40]。诱因如前所述,为生理系统多方面的衰退。临床特点已经被定义为不明原因的体重下降(较前一年瘦 10lb 或 4.5kg)、自觉疲乏、无力(握力下降)、步速减慢和体力活动减少。按照这些标准,如有 3 个或 3 个以上症状出现可被诊断为衰弱[39,40]。衰弱的另一概念是累积缺陷模型,在该模型中使用了将缺陷累积与个体死亡风险联系起来的衰弱指数[213]。

急性住院的影响

越来越多的人意识到急诊住院对老年人的诸多不利影响,它有别于因原发病所致的后遗症[210,220]。因陌生的医院环境产生定向障碍,与不熟悉的医护人员相对不经常的短暂接触,可能造成谵妄和躁动[181,202,221]。其原因可能是强制卧床休息,相对的感知和社会隔绝,源于缺乏熟悉的环境暗示和社会联系,尤其当患者被限制在私人房间或重症监护室时。甚至,一些异常的流程和作息表(如采血、偶尔的生命体征监测),夹杂着一些不寻常的噪声(如广播喇叭里的传呼、机器声、其他患者的声音)可导致失眠。对失眠的患者通常用镇静剂治疗,这可能开启药物副作用和对患者健康的负面影响之循环(或连锁反应)[210,220]。

已有详尽记载,医源性和药物性并发症的发生率在老年人中增高[35,215]。药物的副作用、并发症和毒性,联同服用多种药物时发生不良的相互作用,占了这类发病率的相当大的比例[35,108]。部分由于器官储备能力减低,易感性增加,老年人群更加容易发生诊断与治疗意外[220]。

住院还会有各种精神性后遗症，可能影响健康与功能状态。焦虑和神智错乱与基础疾患及预后有关，或者仅因住院本身引起，可能影响到患者是否配合药物治疗或治疗方案[222-224]。类似原因引起的抑郁可导致依赖、缺乏合作或改善功能的动力[181,182]。在急性住院期间，功能依赖性经常得到加强，主要因为老年人希望医院工作人员提供帮助，医务人员常规执行自我护理任务而没有时间监督患者进行自我护理[204,210]。记录在案的急性疾患住院后出现功能减退，还可能由于其他一些迄今尚不明了的因素[220]。在住院期间由于缺乏足够的活动所引起失健，可能会导致功能预后更差。最近的研究显示，与年轻人相比，年长者更容易受到卧床休息带来的负面影响[225]。至于住院期间锻炼是否可以改善功能预后的初步结论尚褒贬混杂[226,227]。

除了对于医院内医疗护理具有重要意义外，这些与急性住院有关的后遗症常常会影响到社会支持系统和出院安置计划[193,210]。因多种创伤和并发症，并伴随因失用而导致的功能受损，年老患者可能失去信心和动力[216,217]。这本身将给常常相对脆弱的社会支持系统带来更大的压力，使得年老患者更难以回归家庭、恢复以往的生活状态[193]。

为了尝试解决这些问题，一些随机对照试验调查了试图用替代模式改变老年患者在住院期间的医疗（和预后）。采用老年会诊小组方式未能提高疗效[228]。在另外一个随机对照临床试验中，有 651 例 70 岁及以上的老年人，试验组患者在特殊病房内接受医疗（老年急性期医疗病房），额外增加每日的小组团队讨论会、积极的出院计划和治疗人员进行功能训练——所有这些即急性康复中心的核心措施。试验组患者以较高的功能水平出院，较少数出院到专业护理机构（14% 比 22%）。无论是住院费用还是住院时间均未增加[229]。一项来自退伍军人管理部门的研究显示，老年患者病情稳定之后，被随机分到常规护理病房和老年康复中心[230]。出院时，接受老年康复中心医疗的患者，其 SF-36 生存质量量表八项中有 4 项得分、ADL 和体能均有更大的提高。这些研究表明有潜力的策略，可以改善老年人的急性病医院的医疗，减少功能性后遗症。遗憾的是，尽管有明确的益处，类似方案却还没有被常规实施[231]。

失健的影响

失健被定义为因缺乏体力活动引发的生理和解剖的多种改变，而通过体力活动可被逆转[217]，可用国际疾病分类将其编码为“体弱，未指明的”[232]。这个问题在第 38 章有详细介绍，但这里讨论的是与衰老有关的独特方面。

按照 Spirduso 的标准，老年人（75～120 岁）的生理功能和相关的体力活动被分为五类：体能优异、体能合格、体能独立、体能衰弱和体能依赖[233]。除了疾病，失健是导致患者功能低下的一个原因。另外，在老年人中，体能差是心血管疾病和全因死亡率的一个重要预测指标[234]。

如前所述，年长者要比年轻人更容易由于卧床休息、不运动导致更严重的肌肉萎缩[225]。然而，在卧床休息时间相同时，年长者和年轻人下肢肌力和最大有氧运动能力有同等下降。已经充分证明通过护理院和社区重点加强肌力方案以及综合性运动方案，能够逆转失健带来的负面影响[71,235-237]。这些项目是可变的，包括加强灵活性、肌肉力量和氧耐量的锻炼。

失健对老人的功能性影响有重要的临床意义，它可能与衰老的固有改变，或因疾病引起的改变发生混淆[217]。除了失用，肌少症也是影响老年人总体功能的另一过程[238]。当身体能力达到某些阈值，失健本身就会引起功能受损。单纯由于进行性的失健，股四头肌无力即可发展到上下车都需要依赖的程度，与内在衰老和新发的疾病无关[239]。与跌倒有关的多种因素可能最初源于失健，或因失健而加重[240,241]。对于居住在社区的人，与跌倒相关的因素，包括静态平衡、下肢肌力、髋关节和踝关节灵活性的受损[242,243]。在护理院的患者，跌倒的原因是膝和踝部的肌力下降[244,245]。无力的肌肉可能使异常力量作用在骨、关节、韧带和肌腱上，而导致其他的损伤和疼痛综合征。此外，缺乏运动正越来越被看作是一种危险因素，不仅会引起功能丧失，还会引起诸多疾病的发作，包括心血管疾病和糖尿病等[246]。

影响到老年人的失健可分为：继发于卧床（诸如急性疾病时）的急性不活动和继发于生活方式的慢性不活动（通常更难逆转）[217]。有多种类型和组合的运动可用于治疗老年人的失用，建议包括适当预防措施和指导的治疗性运动和活动方案的精确治疗处方[69,72,122,247]。

对于维持运动习惯的心理学问题的研究越来越多[237]。目前，卫生专业人员可以通过开放的讨论，然后引导患者选择最合适的运动方式，来帮助增加老年人的体力活动[118]。一种方法可以是集体办班，发挥社交互动和相互支持的优势，甚至可以进行友好的竞赛。对于那些对自己能力有自我意识的人可以选择居家锻炼[248]。

医疗转换

医疗转换对于老年人来说尤为危险。其被定义为医疗地点之间的转移[249]。危险的发生是由于药物和支持需求的信息传递不充分。当老年人被转到急性期后医疗机构时，特别要注意老年人的风险[250]。这包括康复机构的入院和出院。可以进行循证干预，并且出院计划这一广泛概念的优势已经确立[251]。

老年人失能的预防

随着人口老龄化，失能的增加对未来的影响是临床医师、医疗卫生管理者、保险公司和决策者主要关心的问题。预防措施正越来越多地被拟定，意在不仅提高无失能的生活年限，而且控制医疗费用[15,26,30,34,36,38,39]。根据一级预防、二级预防、三级预防，将围绕预防的一些主题进行分类。一级预防包括预防疾病的发生（如每年的流感疫苗），而二级预防包括诊断和治疗一些尚无症状的疾病，防止症状的出现（如治疗高血压防止卒中或心肌梗死）。三级预防是一旦疾病出现症状进行治疗，以防止并发症的发生（如在卒中后的患者，预防深静脉血栓和适当活动来阻止皮肤的压力性溃疡）。然而，如前所述，注重预防和减少衰弱，对患有慢性疾病（并发症）的老年人变得越来越重要，可因此降低失能的发生风险[39]。

Lawrence 和 Jette 提出的另一个模式有助于预防策略的发展[252]。他们将去功能化进程这一模型应用于研究，跟踪了 1 048 名居住在社区、无功能受限或失能的老人（平均年龄 74 岁）6 年。这个模式假设在这一过程中，无论有无病理或损伤，许多危险因素（年龄、性别、教育、体重和经常步行一英里的体能锻炼）将会导致功能受限。

随着时间的推移，功能受限（如不能很好地走路）将导致继发的失能，如不能购物。Guralnik 等同样发现在社区居住的无失能人士中，下肢功能下降高度预示今后失能的发生[253]。Fried 等通过研究 70~80 岁的老年女性，归纳了一个功能性阶段，为“临床前失能”（通过自我报告完成改良任务没困难）[254]。

测试发现女性身体功能在功能强（无须改良任务）和失能（完成任务困难）之间。功能丧失具有动态的特征，并影响发病率和死亡率，支持增加锻炼和体力活动作为老年人失能一级预防形式的潜在作用[37,39,41]。

事实上，在老年人的多种问题中，有很大一部分的危险因素是重叠的。例如，与跌倒、失禁和功能依赖相关的危险因素很相似——从坐位起立缓慢、上肢肌力下降、视力和听力下降及焦虑或抑郁指数增高[255]。

源于这些模式的成功预防策略正受到检验，通常涵盖多个领域的多项干预措施。例如，通过调整药物、运动、安全培训和环境改造的综合措施可以减少跌倒的发生率。对社区居住的老年人实施的一项综合的护理评估计划，可以延迟失能的发生，减少养老院的入住[256]。

另一项研究显示，体能状态下降的老年人，自我效能越高，功能下降越少[257]。研究还表明，自我效能（即一个人的信心或信念，认为他或她能达到一个特定的行为或认知状态）是可以调整的，从而有助于指导预防策略[258]。继续研究针对在特定的时间点、有特定危险因素的特定患者，确定针对性的干预措施，将是最有效的预防或最大限度地减少失能[39]。

失能老年人的评估和康复治疗的原则

老年患者的评估

康复医学和老年医学有着共同的原则和互补的方法[174]。这可通过患者的评估方面体现，并且初始医学评估与这两个学科均相关[259]。具体可见框 47-1。老年人的康复需要注意多个领域。对于急性发作的失能，如卒中，系统、全面评估和治疗的益处已得到证明，并在本书的其他章节介绍。对于老年人有多项隐匿发病的失能，其评估正在不断演变。这些被统称为老年综合评估（CGA）。在评估入住养老机构的老年人方面，英国的 Marjorie Warren 博士做了开创性工作，为 CGA 奠定了基础[260]。1988 年在美国国家研究所的发展共识会议上，正式定义这一方法[261]。CGA 是一个“多学科评估，在这种评估中，尽可能发现、描述、解释老年人的多种问题，对个人的资源和优势进行分类，评估是否需要帮助，制订一个重在预防的协作医疗方案”[261]。

框 47-1 对老年患者进行简短评估的基本要素

病史

- 如有需要,确保患者佩戴眼镜和助听器。如果患者听不见你说话,使用耳机放大设备。
- 自我介绍并解释此评估的目的。
- 与患者感同身受,说话缓慢、清晰。
- 询问患者是什么困扰他们(出现症状)和这些症状的病史。
- 询问其他医疗情况,包括新发疾病、就诊医师和医院及跌倒情况。
- 检查患者正在服用什么药物(最好是当前服药列表),是否有已知过敏、酒精摄入和吸烟情况。
- 询问在入院前的日常生活活动能力,包括大小便控制。
- 询问患者的家庭情况,是独自生活还是与他人一起生活,这个人是否为他们提供照顾,或者是否有帮助他们的服务项目。
- 询问他们是否已经完成了预先的医疗指导或委托了一名医疗保健决策者代理。
- 当患者有明显的认知障碍时,需要从照料者或家庭成员那里获得信息。

体格检查

- 评估一般情况、个人卫生、营养和水分。检查视力、听力和牙齿。用少量水(20~30ml)评估吞咽情况。
- 进行一个简短的认知筛查测试来评估定位、注意力、记忆和语言。检查执行两级命令的能力。简要评估情绪。
- 无论坐卧还是站立,都要检查脉搏和血压。
- 评估所有肢体的运动,包括肌张力和肌力、肌肉萎缩和主要关节的主动活动范围等简短的评估。
- 在检查肢体运动时,评估周围脉搏和水肿、皮肤完整性和压力性溃疡(尤其足跟和骶骨)的存在。
- 在可能的情况下,让患者站起来检查转移能力和站立平衡能力,并要求患者走几步路(确保有助行器并提供备用协助)。
- 检查心血管系统、呼吸系统和腹部,包括膀胱触诊(如需要,还要检查直肠)。

Reproduced from Kurrle SE, Cameron ID, Geeves RG. A quick ward assessment of older patients by junior doctors. *BMJ*. 2015;350:h607. With permission from BMJ Publishing Group Ltd。

从那时起,在不同的医疗机构进行了大量评估 CGA 项目的研究。大多数的研究侧重于老年人口的总体医疗,但越来越多的文献研究了肿瘤等特定领域的益处。CGA 项目取决于临床设置和项目设计。这项工作总的结论是根据目标患者和项目的性质可能会获益。靶向目标是确定那些没有到终末期,而又患有多种疾病的老年人。这些患者也有相关的失能,适合进行已知的多因素干预。通常情况下,一个好的方案应包括所提供护理的实际操作,而不仅仅是咨询。

部分并非全部的住院项目之效益,包括住院时间缩短、更好地管理特定综合征、延缓功能减退、在 1 年内身体疼痛减轻、减少家庭医疗护理的需求以及提高了 6 个月后仍在家居住的可能性[230,260,262]。在最近的一些研究中,1 年内的死亡率没有改变。

不是全部,只有一些门诊 CGA 项目已经显示可以延缓功能减退,提高 1 年内的心理健康,以及更早期诊断常见的健康问题,如认知障碍、抑郁、焦虑和失禁[230,263-265]。

CGA 的主题类似于那些在综合康复过程中所需评估的问题。其问题包括感知、认知、情感、功能、社会、财政、法律和家庭问题。其他的共同点是症状的筛查和评估,诸如失禁和跌倒。这些综合征是由多种疾病和多种危险因素所致的常见问题[255,266]。

一个评估老年患者和治疗管理的标准框架,既可促进康复,又有利于其他医护人员的跟踪治疗。因为有多种问题需要评估、随访,一个可行的、标准化的框架可能帮助避免忽略相关的因素。团队成员之间的交流会更容易些。这非常重要,因为老年人往往接受不同机构的多个医护人员的医治。一项估计表明美国老年医保患者,平均每年接受来自 4 个不同执业机构的 5 个专家和 2 个家庭医师的服务[267]。另一个对卒中后幸存者的估计显示,他们可能接受来自 7 个不同地点、8 个不同医疗团队、高达 89 个医护人员的服务[268]。

有许多制订老年人康复计划的框架。这些可能涉及医学、心理学、社会和功能[269,270]等多个领域,也可以参照 WHO 的"国际功能、失能和健康分类(ICF)"来制订[205]。Steiner 及其同事在一篇被广泛引用的论文中[271]列出了"康复问题解决表"。此表以 ICF 为基础,包括患者、家庭和康复卫生专业人员的观点。它定义了一些领域,但这些领域强调的是功能以及个人和环境对功能的影响,此外还有患者所经历的健康状况。该模型明确地认识到各领域之间利弊交融,并形成了一个生物-心理-社会模式。也可以使用 ICF 的分类系统,但不是必需的。该表被用作康复周期的一部分。这涉及从患者的角度识别问题,将这些问题与相关的人、环境和健康状况因素相关联,定义康复目标,规划和实施干预措施,并评估其效果[271]。该康复周期与通常的康复目标设定和审查过程是一致的,如下所述。

康复目标的设定

越来越认识到患者和他们的医务人员对医疗和

康复目标可能不一致[272,273]。例如,患者可能想在康复后回归家庭,而康复工作者可能强烈反对,有时是出于对可能发生的事情的过度恐惧[274]。作为医疗卫生工作者,我们的重点通常是总体的健康和幸福以及功能独立。我们默认的假设是,这些目标必然是患者和他们的医务人员所共有的,而且可能是他们唯一推崇的目标。然而,证据表明在医护人员、案例管理员、患者及他们的照护者之间,有不同的目标和目标的优先次序[272,273,275]。患者和他们的医务人员也看重其他目标,如教育和转诊、社会/家庭关系、情感问题及照料者的负担问题。具有重要意义的是,患者和家庭照护者通常注重过程性目标和短期的时间框架,而不是传统的医务人员所强调的特定结果和较长期的时间框架[273]。虽然目标设定被认为是康复方案的内在因素,但基于特殊患者的相关结局与获益的证据不充分[276]。

康复方案的处方

恰当的治疗处方是康复方案成功的关键。实现这一目标的过程将因从业人员所在的国家和卫生系统而异。它必须建立在仔细地分析患者目前的功能受限情况,依据发病前功能状况和对病情的预期改善程度来设置现实目标[277]。根据身体状况(如神经、肌肉骨骼、心血管系统)和病情稳定程度,应用特定治疗技术,同时也必须考虑对于某些运动或活动的社会和文化障碍。患者应该参与目标设定,这样康复方案就与他或她自己的目标相关联。

47

所有医疗专业团队成员和患者(及家属)之间若没有一个强大的治疗联盟,康复进展将会缓慢和/或有限。大多数的老年人通常能很好地接受功能训练的方式,因为他们很清楚地看到其相关性和重要性。许多治疗目标可以通过在功能性任务中纳入正规的治疗技术来实现。这一方法的例子包括以下技术:

- 重复坐到站,以提高肌力和平衡能力
- 参与洗澡、穿衣等基本活动的练习
- 改良食物或用器皿进食,以矫正感知问题并练习基本活动
- 参加小组活动,以提高社交技能,并鼓励与他人交往
- 在家庭成员的监督或协助下,参与日常活动,以增加实践,同时教育家庭成员

康复方案的处方必须因人而异,以适应由并发症引起的功能受限[69,117,122]。必须建立适当的心血管(如:血压/脉搏反应、心脏症状)和肺(如使用氧气)的极限。如果患者的运动耐受力有限,有必要灵活安排治疗日程和治疗持续时间,辅以间歇的频次。许多作者推荐了总结这些建议的实用康复指南[122,278-280]。可以通过辅助设备或水疗来调整负重极限,但不适于髋部骨折的患者[408]。

Resnick 提出了一个七步模式以帮助激励老年人锻炼,包括教育、目标设定、树立榜样及口头鼓励/奖励[281]。

在任何康复机构中,设定现实的目标是复杂的,老年患者因两个独特的方面可能使之更加复杂。首先,老年人潜在的照护者(如配偶、兄弟姐妹、子女)也在衰老,他们也有自己的医疗问题。因此,在计划出院过程中,必须考虑出院后照顾者的体能和能力[189,190,193]。第二个问题涉及老年失能患者有限的预期剩余寿命。例如,65 岁以上的糖尿病截肢者平均生存期大约 1 年[282]。鉴于他们的寿命有限,一个促进其回归家庭的快速康复方案可能最为合适。这也适用于日益加重的失能患者,以及需要日益频繁的住院和/或技术护理的患者。

在康复机构中,会出现一些潜在的消极或事与愿违的团队动态,可能会干扰或阻碍患者的康复进展[283,284]。患者和家庭倾向于信任他们的医疗人员,把他们当作知道什么对患者最好并且这样去做的专家。至关重要的是,康复团队应保持警惕,努力抵制消极态度,如"家长作风"(如团队认定患者的首要目标不切实际或不恰当)、傲慢(如自以为很熟悉患者,未经允许直呼其名),以及自证预言(比方说患者被认定没有改善的潜力,就没有得到与被认定为预后好的患者一样多的关注或努力)。其他可能影响疗效的团队问题包括,相关团队成员的作用(如缺乏透明度或过度死板)、沟通障碍或决策冲突[283]。康复团队面临的持续挑战是树立一种尊重和赋予患者权力的个人和集体理念,促进功能独立。

功能定位在住宅布局问题中的意义

已有文献提到功能布局在社区生活自理能力方面的重要特性。老年人经常独自生活,必须能够生活自理和完成一些其他日常活动,包括家务。要重视家庭环境的安全问题,尤其在急性不良事件或疾病之后(如跌倒致髋部骨折)。患者达到一定程度的移动水平(仅可移动或转移),但由于有时会失去平衡,可能无法独自安全回家,需要严密的监护或接触式保护性辅助。除非个人付费请一名助手实施居家看护,通常每天只有几小时,一周 5 天,时间相当有限。在这种情况下要回归社区只有一种可能,就是有个亲戚与患者住在一起。如果没有亲戚,他或她可能

甚至没有资格进入一个集体住宅或中级护理/辅助生活机构;大多数中级护理机构入院标准包括能独立安全地活动。因此,这样的患者可能被收入一个有专业技能的护理机构(SNF 或护理院),因为只有这样的机构才有 24h/全天监护。遗憾的是,具有相同功能水平的其他居民,选择居家式机构的机会有限。尽管各个国家之间的家庭支持和养老设施结构可能存在很大差异,但这些问题同样适用于全世界[285]。然而,家庭对老年的支持呈明显增加趋势。

医疗卫生政策问题

这些问题对老年人有重大的影响。在国际上,人们支持"就地养老"的理念,因为老年人通常喜欢住在自己的家中,而且在需要每天支付两次赡养费之前,在自己家中的赡养费要低于在机构中的费用[1,285]。尽管社会上严重的收入不均被认为对健康不利,但老年人的相对状况因美国而异,并且有证据表明,年轻人比老年人存在更严重的收入不均问题[286]。

在美国,由于医疗卫生政策的变化,医疗保险、医疗补助和其他项目将会发生什么变化尚不清楚[287]。但是,这些可能会对老年失能者支持系统产生重大影响。

共病和老年综合征的康复方式

医疗问题

重新评估医疗状况

患者从急诊或外科治疗转到康复科,有机会被重新客观地评估病情[288]。对于老年康复,这种评估更加至关重要,应包括证实转诊诊断的正确性,评定先前未确诊的疾病,以及审核持续用药的必要性[215]。通常老年患者在转诊时生理状况已明显改善或稳定,值得考虑改变药物剂量或停用某些药物。创建和使用一些工具,如记录患者用药情况的医疗笔记本,这是一种能帮助弄清所有药物的方式[289]。鼓励患者在医疗就诊时带上这些笔记本。

避免药物副作用

在 80 岁以上的老年人中,药物不良反应的发生率高达 25%[35]。在 65 岁以上的老年人中,因药物不良反应的住院率 11%~20%,并且是引起精神状况恶化的一种常见原因[290-292]。引起老年人的药物问题有以下 5 个相互影响的关键因素:

1. 多重用药
2. 不按处方用药
3. 发生不良反应的易感性增加
4. 药代动力学改变
5. 受体敏感性的变化

多重用药

多重用药在老年人中很常见,而且更为复杂的是,常常有非处方药,导致本来可以避免的药物不良反应和不必要的医疗费用[293,294]。医师往往会造成这一问题,有一研究发现每 5 个老年人就会有 1 个接受可能不恰当用药的处方[295]。

通常是因为在开某一具体药物和剂量时,没有考虑到已知的危险因素[296,297]。无论在门诊和住院时,医师掌握的用药史常不准确[298,299],部分原因是没有问及和没有报告非处方用药,而老年人用非处方药几乎和处方药一样多[300,301]。50% 以上的非处方药是口服止痛药,其他包括咳嗽和感冒药、维生素、制酸剂及泻药[299,301]。

因为在医院可以仔细监控,因此医院是停用那些有问题药物的最佳场所。为此,在康复入院时,应该仔细筛查所有药物,以后定期检查[302]。除了非处方药物之外,还要特别注意检查精神科药物、非甾体抗炎药和洋地黄制剂。修订后的 Beers 标准为药物审查提供了良好的基础[303]。

除了不了解患者同时使用的药物外,还有其他被确认的原因可能影响开处方的习惯,而导致老年人多重用药。这些包括药品广告(特别是尚未在老年人中进行充分试验的新药)、患者和亲属对治疗(通常是处方)的希望(或甚至是强求)[304]。根据一项在护理院的研究,如果患者的问题(如躁动)引起工作人员不安时,则会出现较频繁的治疗(即药物处方);而当症状呈间歇性或对工作人员影响较小时(如关节炎),则得不到充分治疗[305]。

不按处方用药

有 1/3 到 1/2 的患者不按处方用药[306]。75 岁以上的独居患者不按医嘱用药的尤为多[299,301]。在一项研究中,患者提出的不吃药的理由包括"感觉处方剂量太大",和曾发生过严重的副作用[307]。这些患者的选择可能导致出院后的病情恶化。为避免这些问题的发生,出院前患者的教育是非常重要的。住院时允许患者根据较为灵活的时间自己服药,可能是监测他们是否理解的一种有效方式,同时也是强化用药必要性的机会[308]。这一策略还有助于减少不正确用药频率或剂量、忘记服药以及使用过期药物的次数[309]。然而,要提高患者处方用药的依从性,确定最佳方法依然存在挑战[310]。

当患者入院时,给予以前开过但患者在家时未服用过的处方药(以"正确的"剂量和次数),就会发生药物中毒。患者入院 5~10 天后,出现认知或功能状态的降低,而其他医疗检查未发现异常,就应该怀疑是这个问题[311]。

发生不良反应的易感性增加

即使用药量恰当,药物副作用似乎更常发生于老年患者[312]。这可能与他们内环境稳态机制相对缺乏恢复能力有关[35,302]。尽管并不是所有的药物副作用都可以避免,但有研究人员提示,70%~90%的药物副作用是可能预见并加以预防的[293,305,306]。

某些患者选择不遵从医师的处方,可能实际上帮助减少了不良反应的发生概率[307]。严重的副作用可能继发于非处方用药,特别是抗组胺药有抗胆碱能的副作用,甚至在中年人,都可导致疲劳与神智错乱[300]。

药代动力学的改变

有若干与年龄有关的药代动力学改变(参见第 52 章)对于用药剂量、剂量改变的时间、潜在的意外毒性或相互作用均有显著影响。读者可参考前面讨论过的有关血液、胃肠、肝脏和肾脏系统的衰老章节。

受体敏感性的变化

受体对药物作用的敏感性随年龄变化是老年人发生不良药物反应的又一原因。例如,有人证实同样浓度的苯二氮䓬类药物和华法林对老年人的作用比年轻人要强[304,312]。这些变化很难和因衰老导致的药代动力学改变区分开[313]。

常言道"从少、从缓"是为老年人开处方时的一个忠告。评估药物治疗的反应是关键,去除不必要的药物对提高老年人的功能是必要的。对老年患者和家属进行适应证、禁忌证和药物副作用的教育,甚至比努力提高依从性和避免不良反应更加重要[308,309]。

低血压

即使在相当短暂的卧床休息后,许多老年患者也会出现症状性直立性低血压[123,217]。直立性低血压的定义是指从仰卧位到站立时,收缩压下降 20mmHg 或以上,通常伴有眩晕或头晕的症状[314]。因此,这是在康复机构中老年人恢复活动初期常见的问题。如果与维持血压有关的药物治疗、限盐或自主神经功能障碍存在隐患,直立性低血压的症状就会持续存在[160]。

对直立性低血压患者的评估,应包括药物筛查(特别是硝酸盐类药物、降压药、左旋多巴、利尿剂、吩噻嗪类和三环类抗抑郁剂),自主神经功能障碍检查(如瞳孔反射、出汗异常)或最近的体液丢失,以及实验室检查排除异常的醛固酮和皮质酮水平[215,314,315]。治疗直立性低血压包括停用任何可能导致低血压的处方或非处方用药。指导患者在站立前进行锻炼(如踝背屈/跖屈),先坐起,然后要扶着支持物缓慢站立。长筒弹力袜或腹带有助减少下肢的血液淤积[314]。在没有充血性心力衰竭时,高盐饮食和醋酸氟氢可的松(一种盐皮质激素合成剂)有助于扩充血容量。其他可考虑的药物包括非甾体抗炎药(抑制前列腺素合成)、可乐定或米多君(α_2-肾上腺素激动剂)、普萘洛尔(阻断 β_2-血管舒张受体)、吲哚洛尔(一种 β-肾上腺素拮抗剂,具有内在拟交感神经活性)或苯丙醇胺(一种拟交感神经作用剂)[316]。

精神和情绪状态的重要性

抑郁

抑郁的情绪在老年人中是一个值得关注的问题,但又常被忽略。鉴于提高对抑郁的认识很重要,最近一些文献综述详细阐述了这个主题[317](参见第 12 章)。在临床老年患者中,严重抑郁症的发生率在 16%~30%;社区居住的老年人患病率则在 2%~5%。根据推测,老年失能者发生抑郁症的风险是功能自理者的 3 倍[182,318]。反过来也似乎如此:老年人患抑郁症与健康预期寿命的明显降低有关[34]。区分不同病情很重要,抑郁的情绪仅需辅助性的咨询,更加严重的抑郁需要更为积极的干预治疗(如心理治疗、药物、电休克治疗),但有时很难做到[319]。症状包括抑郁情绪、缺乏动力、疲倦、有自杀的想法。康复团队应该对需要积极治疗的现有抑郁保持高度警惕。出现植物人征象提示更严重的抑郁,包括:

- 睡眠障碍
- 食欲减退
- 便秘
- 注意力不集中
- 记忆力差
- 精神运动性迟钝[181]

其他比较笼统的主述包括其他躯体症状,如疼痛和特征性呼吸困难[180]。抑郁患者可能表现为认知障碍。

许多轻度反应性抑郁患者,其抑郁在康复机构的活动及环境中得到缓解。治疗的进展以及同伴和工作人员的支持通常就有疗效。当抑郁更加严重时,可能需抗抑郁药物的治疗,然而,药物的禁忌可能限制和排除使用它们。相对于三环类抗抑郁剂,选择性 5-羟色胺再吸收抑制剂(SSRI),如西酞普兰、舍曲林,因抗胆碱能活性低可被优先考虑使用。如果这些均没有效果,建议咨询老年精神病学专家。

建议对老年人进行循证心理治疗。一般健康状况良好的门诊抑郁症志愿者已经在认知行为、人际关系和短程心理动力学的门诊治疗方面显示出优势。临床上这样的治疗手段有潜在疗效,需要进一步评估,特别是因为单纯药物治疗不能解决各类相关问题,如生活角色的改变(尤其失能者)、慢性疾病、失去配偶和/或亲密朋友[181,320]。

焦虑

焦虑综合征是康复中的另一个常见问题[321]。如同抑郁症一样,其症状可表现在多个系统。需要仔细鉴别是原发性焦虑症,还是继发于疾病或药物的焦虑症。对起因和发病过程需要详细采集病史,并常需要从精神病医师那里获得帮助。诊断分类包括适应障碍伴随的焦虑情绪、广泛性焦虑症、外伤后应激障碍和恐惧症[322,323]。如有可能,应首先采用非药物治疗,如行为治疗技术、放松肌肉的物理治疗或心理治疗[324]。

然而,为了控制焦虑症状和促进在康复过程中患者的参与,审慎的、恰当的用药常常有必要。常用药物包括劳拉西泮、丁螺环酮、丙咪嗪 SSRI[322,324]。

住院可加剧原有的焦虑症,导致躁动以及无目的过度活动。抑郁及已经存在的精神障碍,也可表现为躁动[321]。镇静较强的三环类抗抑郁剂(如多塞平)通常对前者有效。妄想型痴呆是精神病的一种,发生于老年人,常表现为躁动不安[324]。这种偏执型精神病常于晚年发病,其特点是与社会隔绝的老人有离奇偏执性妄想。

抗精神病药物可以帮助解决此类问题,加上老年精神病学专家的联合治疗,以及尝试为患者重新建立社会关系。对焦躁患者应调查其以前是否存在精神病史。

精神分裂症可以延续到老年,尽管抗精神病药物对控制其发作效果良好[321]。

谵妄

谵妄是以急性发作、认知障碍起伏不定、伴有注意力障碍和思维紊乱为特点的综合征,可引起睡眠障碍、幻觉与躁动[221,325]。它较常发生在以往有认知障碍的患者,可与痴呆并存,致使很难做出准确诊断[326]。发生在老年人的任何急性病都可以谵妄为表象,而缺乏潜在急性病的典型症状[215]。感染、脱水、卒中、低体温、尿毒症、心脏或肝脏衰竭和肺栓塞都是这一现象最常见的例子[327]。药物中毒是引起老年人谵妄的另一常见原因,通常包括神经地西泮剂和麻醉剂[326,327]。有进一步的资料对伴发手术后谵妄状态的因素进行了讨论[328]。在入住非急性期医院的患者中,16%仍有谵妄,这对在特殊护理机构的诊疗提出了挑战[329]。谵妄是一个医学急症,本身就有显著致病性[330];明确病因是治疗的关键。有关其预防、诊断和管理的详细临床指南现已出台[331]。

痴呆

在 65 岁以上的老年人中,大约 5%的人患有痴呆症,而在 80 岁以上者中,这一比例约为 22%[332,333]。痴呆在养老院的老年人中占半数以上,是最常见的入院诱因[332]。女性比男性更容易患痴呆。隐匿性记忆丧失、抽象推理和解决问题能力丧失、判断和定向障碍,以及性格改变、但仍保持相对完好的清醒状态和意识,都是本病的特点[334]。病前日常活动如常的早期痴呆患者,可能因为一次急性住院,可出现严重的定向障碍[203,215,335]。这种焦躁性的意识混乱在 1~2 周内可能自行缓解,不需要任何的特殊治疗。在康复机构中,对这些人做评估和治疗,了解这种情况很重要。

50%~60%的痴呆者为阿尔茨海默型痴呆,另外 20%来源于血管性[333]。当前的术语是血管性痴呆,而不是早前的多发性梗死性痴呆。在约 10%~15%的痴呆者中发现有路易体痴呆和额颞叶痴呆,其余包括与酒精有关的脑损伤、创伤性颅脑损伤及伴有痴呆的帕金森病。老年痴呆症的可逆原因非常少,需要强调的是,在未确诊为痴呆,但逐渐出现认知功能障碍的老年人中,这些情况并不常见:

- 硬脑膜下血肿、脑肿瘤
- 隐匿性(正常压力)脑积水、睡眠呼吸暂停综合征
- 甲状腺功能减退或亢进、高钙血症
- 维生素 B_{12} 缺乏、烟酸缺乏、药物中毒、抑郁
- 心、肾或肝功能衰竭[334]

应进行有限的诊断性评估,以排除这些可能的原因。即使查出其中一个潜在的可治疗的病因,但是由于这个病因所造成的永久性损害,痴呆的可逆性也可能有限[336]。尽管有不同的临床指南推荐不同的评估痴呆的实验室检测[334],一个标准的痴呆相关检查,除了详细询问病史及包括认知筛选的体格

47

检查外，必须包括至少全血计数（CBC）、血液生化检查（包括电解质、钙、葡萄糖、肝功能和肌酐、尿素氮）、血沉、甲状腺功能测定、血清维生素 B_{12} 和叶酸水平。

应进行脑部影像学检查（如 CT、MRI），因其有助于弄清病因，例如，是血管性痴呆，还是阿尔茨海默病[337]。尽管阿尔茨海默病的病因尚不清楚，但仍有对症治疗方法。这包括多奈哌齐、利斯的明和加兰他敏等胆碱酯酶抑制剂，它们都被证明有相似的中等疗效[337]。也可能对症治疗抑郁症[214,338]。

在康复机构中，中度或重度的痴呆患者的学习能力有限，因为他们形成新的记忆能力很差。每一天的转接内容有限，难以达到某些类型治疗的效果[339]。在这种情况下，进行一次试验的康复可能仍然合理，以弄清楚其学习能力，并且培训家属为新发失能的患者进行恰当的护理。例如，尽管患者陈述性学习（接受口头指令的学习）有障碍，但可能具有程序性学习（通过完成活动来学习）的能力[195,224]。在进行康复项目评估时，应注意不要不合理地歧视老年痴呆症患者。

47

对参加康复项目的老年患者进行评估时，相当重要的一点是，应通过与家属或其他曾观察过患者的人谈话，确定在新发失能之前患者的心智状态。患者在急性医院里被观察到的心智状态，与其比较健康时相比，常常被低估以及处在有较多支持与激励的环境中，患者所具有的认知能力[340]。

痴呆患者的出院计划应该包括家庭教育，如患者认知的优势和弱点，以及如何处理潜在的行为问题[195]。成人日间看护及临时护理计划等社区资源可能对家庭很有帮助；另外，像阿尔茨海默病协会网站提供的教育资料也同样有益。

药物治疗患有严重痴呆的老年人，特别是有行为障碍者，还存在争议和困惑。1995 年，美国 FDA 对老年人用非典型（第二代）抗精神病药物发出“黑色”警告，因为有很多临床试验报道使用这些药物造成更大的死亡风险[341,342]，这种后果已经在第一代和第二代抗精神病药物中得到证实。这些药物应谨慎使用，就像临床提示的一样短期使用。目前的治疗指南强调要通过详细的记录和密切的监测，与护理者共同决策[337]。

常见的老年综合征

失禁

尿失禁是一种非常常见的并发症，对患者的自尊和家庭对患者护理的承诺都是毁灭性的。关于诊断分类和评价方法，参见第 23 章。最近的几篇文献全面地介绍这一主题[343-346]。对老年人尿失禁的治疗有赖于正确诊断，通常根据全面病史，结合细致的神经学、盆腔、直肠和精神状态的检查，可以作出诊断。

实验室检查包括尿常规、尿培养和敏感性试验、血清肌酐和尿素氮及残余尿量[344,347]。一份排尿日记常有利于确定问题的性质，可能还需进行膀胱内压力测定/尿动力学检查的指征[348]。

治疗应针对尿失禁的原因。遗憾的是许多病因没有统一的有效治疗方法，况且甚至可能存在多种病因。定时排尿的方案对许多患者有益，即采用规律的间隔时间上厕所达到维持排尿自控[344]。最初，间隔时间很短（如每 15~20min），随后适时逐渐的延长。这种技术的改良方法包括图案催促反应如厕（PURT）[349]和功能性训练（FIT）[350]，据报道这些方法在护理院机构中效果显著。

外科手术治疗前列腺增生和括约肌无力有效[343,348]。抗胆碱能剂（如托特罗定、索利那新、司曲氯胺）对治疗逼尿肌功能失调常常有效，但是有引起尿潴留的潜在风险[351]。其他药物疗法包括直接平滑肌松弛剂（如奥昔布宁）和丙咪嗪[343,344]。然而，老年人使用抗胆碱能药物时应格外小心，因为其与谵妄和认知障碍的关系密切[303]。尽管经常性的间歇性导尿和胆碱能药物可能有助于刺激逼尿肌收缩，但由于逼尿肌失代偿（过度牵伸）导致的充溢性尿失禁可能需要长期留置导尿管[352]。

如果逼尿肌失代偿是逐渐发生的，可以对患者进行长时间的监测，以便确定干预是否可能对患者有益。这方面已经为患者和专业医务人员提供的优质教育资料[353,354]。

大便失禁可能意味着严重的双侧大脑病变（最常见为中重度痴呆），或丧失来自直肠壶腹部的感觉传入[355]。已经证明生物反馈治疗感觉性大便失禁有效[356,357]，但继发于弥漫性大脑病变的大便失禁通常需要行为疗法，即定时用肛栓剂诱导排便[355]。

睡眠障碍

在长期住院以及居住在社区的老年人中，睡眠障碍和白昼困乏是最常见的问题[216,220,358]。医院环境本身就可能打乱睡眠周期，而且下列因素进一步加剧睡眠障碍，如非常规的事项（偶尔的生命体征检查和给药）、不熟悉的噪声（来自机器、广播喇叭的传呼和邻近的患者）及罹患新的慢性疾病时常伴随的抑郁[220]。夜间失眠导致白天困乏,而白天打瞌睡又进一步打乱了夜间睡眠规律,因而产生恶性循环[359]。

记录是否有真正睡眠不足很重要,因为有时当患者抱怨睡眠障碍时,并未观测到有什么问题,而且他们整个白天都保持清醒。对这样的患者应该消除顾虑。对确实有睡眠障碍者,应考虑其诱发因素,诸如谵妄、药物中毒、抑郁、焦虑、不宁腿综合征、慢性疼痛综合征或夜间发作的内科病症(如充血性心力衰竭、心绞痛)[215,220]。区别急性失眠和慢性失眠也很重要。急性失眠(病程不超过一个月),常与应激(如丧亲之痛)有关,采取支持和短期、间断的用药治疗。慢性失眠(持续一个月以上),应看作是其他疾病的一种症状[359]。只有当改善睡眠卫生和治疗基础疾患的其他干预措施无效时,才应谨慎使用安眠药。

处理了这些问题后,良好的睡眠卫生习惯可能会有帮助。这包括规律的睡眠作息,使患者除就寝时间外远离床和卧室,睡前小零食、每日锻炼、睡前的夜晚放松活动及晚间床上必要时可以运用的心理意象指令或深呼吸放松术[360]。此外,患者在夜间不要看时钟。除非绝对需要,白天应避免小睡,在午饭后短暂休息。

只有这些措施都失败后,才考虑用睡眠药物。在夜间有选择地使用小剂量抗抑郁药,可以利用其镇静的副作用,而尽量减少其抗胆碱能的作用(如曲唑酮)[361]。如果使用苯二氮草类催眠剂,应选择半衰期很短的药物(扎来普隆、唑吡坦、替马西泮),以避免累积造成后遗效应[347,362]。一般情况下,由于苯海拉明有抗胆碱能作用,应该避免使用[302,304]。患者有持续困乏而无明显的器质性原因,应考虑隐匿性抑郁症[214,315]。其他非药物治疗在老年人中似乎很有希望,包括行为治疗(如控制刺激法以诱导良好的睡眠卫生行为)和加强日照[363,364]。最近的研究表明,褪黑素是治疗老年人睡眠障碍的一个有效的辅助[365,366]。

随着年龄的增长,老年人原发性睡眠障碍的患病率显著增加。常见的有睡眠期间的周期性肢体运动、失眠、阻塞性睡眠呼吸暂停(OSA)和不宁腿综合征[358]。

疼痛

疼痛在老年人中很常见,关于这方面的研究也越来越多[367-369];估计社区老年居民的患病率为25%~50%,而在养老院中为45%~80%[369,370]。疼痛的后果严重,包括抑郁、社会活动减少、睡眠障碍、行走障碍和医疗卫生的使用与花费增加[368]。老年人所经历和报告的疼痛危害不低于年轻人,因此必须要及时处理[369]。

老年人的疼痛治疗(参见第 39 和 52 章)要特殊考虑的是:因患者害怕造成疼痛评估困难,比年轻人高的共病发生率,有记忆和认知障碍的患者报告疼痛时的复杂性,旁人代述的有效性问题,以及评估疼痛对功能影响的重要性[369,371]。此外,医师容易将新出现的疼痛归因于以往的疾病(如骨关节炎)。当询问患者时,认知障碍不会掩盖现时的疼痛,但确切报告过去的疼痛未必可靠[372]。患者能对现时的疼痛强度恰当地评价作答,考虑到短期注意力的问题,必要时可用视觉提示[373]。特殊功能检测需认识到IADL 可能对疼痛的变化更敏感。

老年人疼痛常见的病因包括骨关节炎、癌症、带状疱疹、颞动脉炎、风湿性多发性肌痛和周围动脉硬化性血管病[370]。

各年龄组疼痛治疗方法大体相似,包括物理疗法(如热、冷、按摩)、经皮神经电刺激(TENS)、生物反馈、催眠、分散注意力技术及其他认知策略[368]。

如同年轻人一样,抑郁与疼痛可以同时存在,需要时须直接评估抑郁并进行治疗[374]。值得注意的是,作为情绪障碍的躯体表现,抑郁的老年患者更易诉说疼痛[372]。

对疼痛的药物治疗应该谨慎,并结合非药物治疗方法[368]。对乙酰氨基酚仍是常规治疗疼痛最佳的初始药物[375,376]。鉴于 65 岁以上病例的研究有限[377],加上其4 倍于常人的消化道溃疡的危险[378],非甾体抗炎药在老年人中使用问题较多。长期用阿片类止痛药适合于恶性疼痛和有些非恶性、影响功能、又对其他药物无效的慢性疼痛。三环类抗抑郁药或抗惊厥药对治疗神经性疼痛可能有效[368]。应鼓励尽可能进行体力运动与活动。不管是在什么地方(如家庭、专业护理机构 SNF 或门诊部),所有这些治疗最好是多学科团队方法的一部分[369]。

特别具有挑战性的临床对象包括那些经历过慢性疼痛,且反复多次传统的内科或外科治疗无效的老年人。认知-行为模式的治疗方式是在年轻人发展起来的,在这类患者中也可能证明有效[379,380]。与长期镇痛方案相比,这种治疗更加安全、更为有效、而且成本可能更低,尤其在疼痛综合征的早期应用。

这个模式把引起疼痛体验的因素分为生物医学变量、心理学变量(如疼痛应对策略、抑郁、个性)和社会环境变量(如社会支持,配偶的批评)。行为治疗鼓励健康行为,认知治疗有助于患者重新审视该如何看待自己以及他们的疼痛体验。该模式还强调在疼痛出现后，对家庭成员行为的评估也很重要。家庭应对的具体干预是有益处的[381,382]。

在处理老年人慢性疼痛的问题上，家属和陪护者的培训以及社区中半正规的社会支持特别重要[369]。例如慢性腰背痛者（通常伴有抑郁）往往用尽了他们的社会支持[383]。预防因此所致的社会隔离将可能改善治疗的效果，且避免一系列的并发症[211]。

跌倒

许多与年龄有关的多个器官系统的生理性衰退，包括视知觉困难、姿势不稳、运动障碍、直立性低血压、下肢无力及因前庭器官的退变或血管变化所致的眩晕，共同导致老年人跌倒的发生率急剧增加[240,241,384]。其他引起跌倒风险增加的因素，包括环境危害、药物副作用、伴随的急/慢性疾病、抑郁、淡漠或神智混乱[333,385-387]。一种试图鉴别反复跌倒危险程度的模型根据坐姿和站姿平衡、步行能力和上楼梯从而将患者分为高危和低危人群[388]。此外，还对社会对风险的态度进行了测试，如社会支持和环境状况。反复跌倒与运动障碍、冒险行为和环境有关。

47

预防这些致伤性跌倒更是一个问题。最近一项对 9 516 例社区居民中的白人妇女进行的前瞻性研究（平均随访 4. 1 年），发现存在多种危险因素合并骨密度低者，更易发生髋部骨折[389]。提出了可以减少风险的措施包括维持体重、步行锻炼、避免长期使用苯二氮䓬类药物、减少咖啡摄入和治疗受损的视觉功能。一项对无慢性疾病的 70 岁及以上社区居民的随机对照研究显示，练太极可以使反复跌倒的风险减少 48%，这些人很多在前一年有反复跌倒的病史[390]。但这个干预对患慢性疾病的老年人是否有效尚待评估。另一项研究中，对至少存在一个可致跌倒的危险因素的社区老年居民进行调查，采取多因素干预（调整用药、行为指导和锻炼），最终使跌倒率从对照组的 47%，降为干预组的 35%[391]。

多项研究一致证实，运动是任何预防跌倒策略中的一个重要的组成部分[104,392,393]。

对许多老年人，因害怕跌倒而导致活动减少也是一个临床问题[394,395]。目前正在评估有助于预防老年人因恐惧而活动受限的方法，如培训患者跌倒恢复技巧、有关适应性和预防性策略的教育等[396]。

由于存在大量潜在的影响因素，老年人跌倒的评估和干预是复杂的。这个问题可以用流程图辅助解决，该流程图也是跌倒的评估和干预指南的一部分[392]。详见图 47-3。

老年人常见失能状况的康复干预

髋部骨折

尽管 95% 的老年人跌倒很幸运，没有造成严重损伤[397]，但髋部骨折仍然是最严重的后果之一[398]。已考虑到的预防髋部骨折的策略包括公共健康倡议（如强调负重锻炼）和针对高危患者的个体化方案[78,90,399]。最有效的方案还有待制订。在涉及老年人跌倒所致的髋部骨折修复后的康复问题时，评价和治疗发生跌倒的原因对预防今后再次发生髋部骨折非常关键。

关于髋部骨折后老年患者的正确护理问题有诸多争议。日益增多的文献对影响髋部骨折预后因素，以及实际的潜在成本效益变化进行评估[400-404]。

与术前决策有关的问题包括需要等待多长时间病情才稳定。有一个指南建议，有 2 种或 2 种以下并发症的髋部骨折患者，应在入院 2 天内手术；若有 3 种及以上疾病时，推迟手术会对患者有利[405]。另一研究发现延迟 4 天以上或因为治疗急性病而拖延，会导致死亡率的上升[406]。

一些因素会影响是否手术和选择最佳手术方式的决策。老年痴呆患者髋部骨折的治疗倾向保守（即非手术治疗），但有研究发现手术治疗反而使功能更好，发病率和死亡率更低[407]。患有严重心血管疾病而禁忌全身麻醉者，可在局部麻醉下经皮植入 Ender 杆。股骨颈骨折治疗既可行股骨头切除加装内置假体，术后能立即负重；也可采用多针内固定，术后延迟负重。尽管对粗隆间骨折在传统上采用钉子或加压螺钉作内固定，延迟负重，目前的指南建议术后不久后即可进行活动[408]。

术后时期分为急性住院阶段和出院后（或急性期后）护理。髋骨骨折修复后早期活动的迫切性有两重意义：一是许多术后并发症的易感性（如肺部问题、血栓性栓塞、泌尿生殖系并发症、谵妄）；二是由于卧床或相对不活动，继发并发症的风险[400,404]。而且发现，物理治疗的早期介入，有助于提高髋部骨折后最初 2 个月的活动能力[409]。

到目前为止，美国大多数髋部骨折的患者在其他机构接受急性期住院医疗-在急性康复医院/病房，或在专业护理机构。随着住院天数持续地大幅缩短，这些康复机构就愈显其必要。

近期一项前瞻性评估研究发现，髋部骨折后 12 周内在急性康复机构比在专业护理机构（SNF）功能恢复更好[410]，但是到目前为止，还不清楚什么样的康复机构最适合哪一类患者。不论处于何种环境，在髋部骨折的恢复期，都须密切关注可能发生的多种医疗问题[400,403]。在这些机构的最佳住院天数还不清楚，但也是趋向缩短。

关节炎与关节置换

老年人关节疾病的治疗同年轻人的一样，必须个体化且密切关注治疗作用[407,411]。由于老年人不活动有不良后果，所以休息和活动之间的平衡关系更加微妙；尽管如此，治疗原则是相似的。有证据表明，患有关节炎的老年人对治疗方案依从性，往往更有耐心，去实施长期的锻炼和运动计划[412,413]。治疗目标包括缓解恐惧、疲劳、僵硬与疼痛，抑制炎症过程，预防和矫正畸形，以及最大限度提高功能[376,412]。这是通过心理、药物、物理和手术综合治疗实现的。

通过关节炎自我帮助课程已经建立重要的心理学方法。多方面的干预包括教育和运动[414]。部分获益是提高患者自我管理其慢性病的能力。

成功的运动干预包括有计划的针对性肌力训练（如膝骨关节炎的股四头肌肌力训练）、全身情况和有氧运动[415-417]。

应教会患者使用各种辅助器具，保持在社区内生活自理，如高度适中、带扶手的牢固椅子、有手柄的餐具、带抓握手柄的升降马桶座或行走辅助器具（如拐杖、助行器）。任何一位患者的护理设备，在购置之前，要让患者试用各种设备装置，确保实际功能的应用[376]。

控制疼痛的药物治疗应从对乙酰氨基酚开始（最大量为 2~3g/d）[375,376]。阿片类药物（曲马多或可卡因）对突发性疼痛可以提供额外的镇痛作用。局部应用辣椒素霜有助缓解持续性膝或手指疼痛，尽管它的使用可能受费用、频繁涂抹及初始烧灼感等因素限制。控制疼痛和炎症也可能需要用非甾体抗炎药 NSAID，但因为有增加急性肾脏损害和胃肠出血的风险，需十分谨慎，并密切监控[375]。有胃炎或溃疡病史的老年患者需要用 NSAID 药物时，须考虑同时应用米索前列醇或其他细胞保护剂[376,418]。药物性保健品氨基葡萄糖和硫酸软骨素不推荐作为髋关节或膝关节炎的基础治疗[419]。

可以考虑有限次数的关节腔内类固醇注射（任何一个关节每年一般不超过 2~3 次），但仅获得短期的预期疗效[376]。美国 FDA 已经批准了另一种类型的关节腔内注射（透明质酸，一种黏多糖），用于对其他治疗均无效的患者[376]。

年龄不应是考虑老年骨关节炎患者手术治疗是否会获益的主要因素[375,420]。适时的手术（如韧带或肌腱的修复、骨切除、关节再造术、关节假体置换术）可以获得明显的功能改善，提高关节稳定性与活动度，以及缓解疼痛[412]。注意术前和术后的治疗方案，以及术后早期活动都至关重要，有助于获得功能最大化和减少不活动所继发的并发症。更详细的康复治疗，包括药物处方原则和治疗方式见第 30、32 和 52 章。

脑卒中

到目前为止，各种研究结果提示，年龄对脑卒中患者的功能预后可能有负面影响或没有影响，老年脑卒中患者要获得与年轻患者同样的康复功能可能需要更长的住院时间。在不同的康复机构里，功能性结局可能相近[421-431]。老年脑卒中患者的康复最主要与以下方面有关：神经系统和功能损害的严重程度，内科疾病的稳定性，频发的多种并发症对机体耐受性的影响，以及在治疗过程中患者的理解、配合和学习能力。严重的语言或认知功能障碍、明显的空间忽略症或失用症、平衡能力或耐力差或反复发作的内科并发症/病情不稳定，这些都可能对康复计划的可行性及其目标产生负面影响。脑卒中康复的临床实践指南已经出版，其中包含了这些因素和其他可变因素[432]。很显然，抑郁症，这一任何年龄段脑卒中患者的常见并发症，由于它对认知功能的有害影响，在老年患者中，更成为一个严重的问题[433]。有证据显示，既使对老年个体也有可能提高脑卒中后的神经可塑性，改善功能恢复[434]。需要进一步的研究明确老年脑卒中患者康复治疗最适当（且符合成本效益）的作用、时间、方式、设施、强度和持续时间[421,435]。第 18 章详细论述了脑卒中康复的理念，可参见老年患者的部分。

截肢

虽然在第 37 章已经就血管功能不良性截肢患者的康复作了详细论述，但此节还需要强调几个方面。歧视老年人的偏见可能产生以下观点：患者的年龄应是决定安装假肢与否的一个因素。事实上不是年龄本身，而是其他的共病，才是装配假肢的相对决定性因素[421,436,437]。许多研究证明老年截肢患者康复取得成功，包括双侧截肢和截肢同时伴有偏瘫[437-441]。即便是面对严重的内科并发症（如心血管疾病），假肢仍可具有治疗性与功能性，即使仅从站立、转移或美观的角度出发也是如此[436]。对双侧截肢者，尽管能量消耗明显较高，而且行走训练更难,但装配假肢仍可能有益于白天间歇性站立和在家中近距离行走,这从有氧运动和心理学观点来说都有治疗作用[438]。轮椅移动因其能量消耗明显降低、便于暂停和休息,通常作为较远距离移动的优选方式。以往用拐杖成功步行作为标准来证明是否安装假肢,是不恰当的[436,437]。

脊髓损伤

虽然脊髓损伤(SCI)通常被认为是主要发生在年轻人群中的一种失能,但是现在已越来越多地认识到它对老年人的意义。SCI 患者的平均年龄从 20 世纪 70 年代的 29 岁增加到现在的 42 岁。然而,自 20 世纪 80 年代以来,美国的 SCI 患者的剩余寿命并没有明显增加[442]。

老年脊髓损伤的流行病学在发病上与年轻人不同。外伤原因更有可能是跌倒(在 75 岁以上年龄组中占了 60%);其次是机动车事故(在 75 岁以上年龄组中占 32%)[443-445]。老年人主要发生转移性疾病和颈部脊髓疾病所致的脊髓损伤。老年人四肢瘫痪和四肢不全瘫发生比例明显地增加(61~75 岁年龄组为67%,75 岁及以上为88%)。相比之下,在较年轻人群中,下肢截瘫与下肢不全瘫,以及四肢瘫痪和四肢不全瘫痪则几乎分布相等[438]。与四肢瘫痪相比,老年人更容易得四肢不全瘫[444]。

47

随受伤时年龄的增加,SCI 和非 SCI 的人群,其 10 年生存率有明显差异[445]。70~98 岁 SCI 者的 10 年生存率为 32%;相比之下,非 SCI 者为 48%。报道的 SCI 患者预期寿命的不同,取决于是否将康复计划终止前死亡者(通常在外伤后第一年内)纳入分析中。如果纳入第一年死亡者,在 60 岁时受伤的 SCI 患者预期寿命:下肢截瘫者为 6.5 年,下肢不全瘫者为 5.9 年,四肢不全瘫者为 4.2 年,四肢瘫痪者为 1.9 年;相比之下,非 SCI 人群预期寿命则为 20 年[445]。年龄在 61~86 岁的 SCI 患者,两年预期寿命为 46%,而同类的年轻人为 95%[446,447]。

SCI 老年患者比年轻患者更容易发生各种内科并发症,如肺炎、胃肠道出血、肺栓塞或肾结石[448,449]。虽然老年人脊髓损伤后总生存率降低,但伴随发病率增加,似乎年龄与功能性预后并无直接联系[450,451]。

显著的预期寿命和功能改善的潜力,使得康复治疗的努力适宜于任何年龄的 SCI 患者[448,451]。除了在受共病的影响时(如关节炎限制手的功能、失用等),康复目标应与年轻的脊髓损伤患者相当(参见第 22 章)。考虑到重返社区生活的能力,个人护理的支持变得更加重要。

创伤性脑损伤

尽管老年人跌倒的关注重点主要是髋部或其他部位骨折的风险,但有证据表明,创伤性脑损伤的发病率也很显著[452,453]。与老年脑卒中患者相似,对脑损伤后的康复干预必须考虑到发病前和当时的认知状况、神经和功能受损的严重程度以及共病等因素。联邦政府设计的创伤性脑损伤模型系统项目的经验表明,脑部损伤的老年患者有能力显著改善功能,不过往往恢复速度较慢(需要更长的住院时间和更高的费用)[452,453]。然而,在严重的创伤性脑损伤中,年龄增大与更严重的长期失能显著相关[454]。

第 19 章提供了详细的创伤性脑损伤的康复方法。

老年康复的视角

老年康复机构

合并内科疾病功能障碍的老年人,因严重受损、共病和失健等因素,可能难以耐受并参与强化住院康复计划[455,456]。结合选择最低医疗费用的要求,理想的住院康复治疗应该提供不同水平的康复强度和机构[277]。事实上,在美国,越来越多的研究致力于了解不同水平的急性期后康复治疗的作用和有效性;这包括基于医院的综合性或“急性”康复、专业护理机构(SNF)或基于护理的“亚急性康复”、急性长期护理医院(LTACH)或基于门诊的康复治疗。每个这些机构都会提供医师参与医疗护理和监督的不同程度和频次,以及不同频率和强度的康复治疗。预后研究仍需解决的问题是:哪些老年人,有哪些潜在的失能,在失能发生后的哪个时期、哪个水平会获得最大的投入-获益比[425,426,455,456]。

另一种非传统的康复机构是日间医院,它提供全面的、相对强化的和结构化的康复治疗,旨在逆转失能和培训家庭成员,协助患者保持居家生活[457,458]。这种机构提供了强度更大的治疗、更全面的设备和更密切的医疗监护,比通常基于家庭的治疗方案更可行。日间医院可以使患者从康复医院的住院部/病房,更早地过渡到更加熟悉和舒适的家庭环境里,同时医疗费用更低[457]。但是,有关该主题的最新文献很少。

此外,人们对包括康复治疗在内的家庭医护服务的兴趣和项目开发也越来越大[459,460]。正在开发和测试新型、创新方案，提供强化的、家庭康复服务[461]。一项对社区居住老年人的随机对照试验显示，经作业治疗预防评估和治疗方案的干预后，在健康、功能、生活质量各方面均有改善[462]。这种基于社区的方案可以证明投入-获益比和可行性，并有助于解决城市和农村无障碍问题。

这些可选择的不同层次和不同机构的康复服务，为老年人提供了一个持续医疗的可能性，促进了个体化、量身订制的康复治疗，可被修改以满足每个患者随着时间的推移不断变化的需求。在不同机构中使用有效的疗法也很重要[463]。需要进一步研究证实不同康复方案的投入-获益比和益处，特别是对不同类型的失能和不同年龄组。

与预后相关的关键问题

治疗失能的老年个体的康复方法与一般的老年护理一样，必须是长期的过程，同时还要与个人医疗的其他方面相协调，不是短暂和孤立的[464]。团队工作的背景和康复医师的培训是完成老年医疗关键目标的一个理想基础。

一些关键问题影响质量、投入-获益比和康复干预的结果。确定合适的治疗机构、治疗时间和疗程显然很重要。而且相应的康复目标设定需要个体化、切合实际和功能性，包括让老年患者参与目标制订过程。无论是保险支付或交通转运到医疗机构，为患者获得所需的服务提供便利至关重要。从长远的角度出发，有必要定期进行重新评估，并在必要时和修订治疗目标。有必要定期重新评估，并在必要时审查和修订治疗目标。

尽管“维持性”的治疗或活动通常没有资金资助（与“恢复性”医疗相反），然而这种观念是恰当的。通过“维持”一个老年人的功能状态，他或她可以留在社区，比入住机构的花费要低很多。等待的患者因为缺少“维持性”护理而恶化，有触发一系列并发症的风险，同时也降低了恢复发病前功能的可能。同样重要的是要谨记小组治疗/活动（如同伴的支持和鼓励，甚至是友好的竞争）的潜在益处，而不是个别治疗。

为了医疗建议和治疗得到遵从及后续坚持，应该认识到也许需要在多种场合，甚至是不间断地做患者和家属的教育和培训[465]。最后，从长远的角度出发，要求长期随访以监测并发症、疾病复发或潜在疾病的进展（如果必要，及时干预），以及评估咨询或暂缓需求。

康复医师在老年医学中的作用

来自不同专业的医师们通常对各自在老年医学中的作用有着不同看法[451]。根据执业机构的不同，康复医师可起到与老年病学有关的各种作用。这些作用范围从在康复医院或亚急性机构（基于专业护理机构 SNF）住院机构中的一级医疗[288,339]，到各种医疗卫生机构中的会诊（如急性医院、专业护理机构 SNF、日间医院或家庭医疗保健），再到门诊医疗[339,401,457]。在后几种情况下，康复医师评估功能和医疗状态，与治疗人员密切合作，帮助制订合适的康复目标，必要时帮助协调多学科团队的医疗，以及监控治疗效果。

Hoenig 提供了一个对康复工作者的有趣分析，指出无论哪个专业的医师，在处理疾病或功能障碍方面（如医疗药品、外科手术等的处方）都有能力作为康复团队的领导者，往往被指定为帮助获得康复服务的守门人（通过治疗处方、保险授权等）[466]。她指出，不同的康复工作者所起的作用有很大的重叠性和可变性，需要建立网络、相互沟通和协调，为老年患者提供最好的服务。她还提供了老年医学背景下关于衰老和康复的观点（http://www.uptodate.com/contents/overview-of-geriatric-rehabilitation-patient-assessment-andcommon-indications-for-rehabilitation？source=see_link）。

这方面的新进展体现在分别由美国老年病学会和 John A. Hartford 基金会倡导和资助的十大内科和外科专业之间的跨学科互动和达成共识的过程中[467]。作为这个进展的一部分，Strasser 等阐明了老年病学和康复学的重叠原则和辅助治疗方法，以及提高所有康复医师关于老年康复的一致认识及其专业水平的重要性，以利于为我们的老年患者改善医疗保健和功能预后[174]。

47

致谢

感谢 Gary SClarke 博士和 Hilary CSiebens 博士对本章前一版的贡献。

（彭楠、曹梦宇、刘金炜 译　姜志梅 审校）

参考文献

第 48 章 物理医学与康复医学在救灾中的作用

Andrew J. Haig • Josh Verson

> 你到处都可以听到女人们的尖叫，幼童们的号啕，以及男人们的叫喊；有的在呼喊他们的父母，有的在呼喊他们的妻儿，试图通过声音来辨认出自己的亲人。有的人哀叹自己和亲人的厄运，有的则在面临死亡的恐惧中祈求死神给他们以解脱。
>
> ——小普林尼（公元 79 年维苏威火山爆发幸存者）[1]

> 战争作为人类最古老的活动之一，它造成的残疾远比受伤或慢性病更普遍……比起残疾老兵，旁观者则很难接受将战士形象浪漫化和英雄化的描绘。
>
> ——残疾百科全书[2]

灾难是指压垮一个地区资源承受能力的事件。战争，恐怖袭击，房屋倒塌，核泄漏或化学物质泄漏，以及地震、海啸、泥石流、洪水等自然灾难的发生都会压垮当地资源的承受能力。学者们通常将灾难分为自然灾难和人为灾难。然而，公平地说，从康复医学的角度来看，几乎所有导致灾难的压倒性因素都是人为的。这意味着我们也有机会极大程度地改善灾难给人类带来的影响。本章节主要回顾了灾难与残疾相关的问题，提出了康复治疗对策，并为那些希望为救灾工作做贡献的人提供了具体的方向。

灾难不是突发事件

事实上，大多数灾难的发生都是可以预测的。我们可以百分之百肯定地震、海啸、洪水、飓风、龙卷风和火山喷发等灾难都还会再次发生。只是我们不能确定它下次将什么时候、在哪里发生。在本篇编写之时，有人正在遭受折磨，有人经历了炸弹袭击，还有人仍然在弹片、毒气或地雷的威胁中挣扎。除此之外，还有一些灾难的形式和时间是我们无法预知的，例如核泄漏、生化恐怖袭击、流行病及某些化工事故的发生。

WHO 将每一个压垮性事件都列为重大紧急事件。2016 年 1 月至 10 月 WHO 发布的令人生畏的报告中[3]列出了 47 个国家经历的重大紧急事件，其中包括了 31 个急性和 19 个持续性紧急事件。其范围包括了战争，城市内乱，地震，洪水等自然灾难，还有埃博拉，寨卡病毒和其他传染性疾病疫情的发生。人们为此付出了巨大的资源代价和生命代价，而灾难的规模，发生率和消耗也在同时增加[4]。灾难流行病学研究中心认为这种现象与人口增加、城市人口密度增加以及全球变暖对气候的影响有很大的关系。

一位在海地有经验的同事在听说当地 2010 年发生大地震的消息时，她说：“什么灾难？海地本身就是一场灾难。”这场史诗级的灾难远远超出了她的预期。这个西半球最贫穷的国家不仅要面对食物，水和卫生设施的短缺，还要面对与廉价建筑一同倒塌的政府决断力。

对于康复方面的专家们来说，可怕的是 WHO 长达 17 页的主要紧急情况摘要中却从未出现“残疾（disability）”一词。“康复（rehabilitation）”一词也仅仅在介绍叙利亚内战的背景时出现过一次：“重伤患者的长期康复仍然是一个挑战。”即使在叙利亚，该文件也忽视了对“挑战”的任何分析，没有讨论需求或计划、成功或失败的可能性与后果。唯一有意义的干预似乎就是英勇的救援，而灾难的唯一结果无非是死亡或治愈。

事实上，直到最近，WHO 和大多数政府依旧只是将死亡和治愈作为衡量医疗保健系统能力的维度。在过去的几十年中，一个被称为“伤残调整寿命年（Disability-Adjusted Life Year，DALY）”的概念逐渐形成，用以表示残障失能所造成的代价[5]。事实上，DALY 对于康复而言是没有价值的。在 DALY 模型中，一旦一个人跨越了从“健能（ability）”到“残疾”的界限，他生命的价值就不会再发生变化。无论是否提供假肢，截肢就是截肢。就业、上学、养育子女以及参与社会和政府工作，这些所有为社会提供价值的功能都不再具有价值。所以在 DALY 模型中，以恢复这些功能为目标的康复被认为是没有价值的。因此即便危机与机遇显而易见，WHO 与大多数国家的政客仍没有意识到他们错失了康复的机会。

即使是某一企业或个人需要为灾难承担责任，他们往往也对后期的恢复袖手旁观。印度的博帕尔(Bhopal)化学品泄漏事故造成了数千人死亡以及更大数量的残疾。但是这家企业成功地通过花费大量资金和政治手段避免了本应他们承担的责任[6]。

战争是更为常见的例子。许多国家为士兵和退伍军人提供了最大限度的医疗与康复资源。在道德的必要性方面，照顾为美国服务的人群在道德上是毋庸置疑的，更何况军队和退伍军人的政治力量也是巨大的。相反，在事件的另一端，是那些战争的无辜受害者。战争结束那些外国军队离开后，地方政府资源紧张，很少有人有足够的远见或者是政治意愿为长期的个人独立投资考虑，即使这些独立的人群也耗费着大量的经济支出。在内战的情况下，政治报复往往采取资源扣押的形式。尤其在难民营问题上，国际援助组织极有可能会被认为是支持内战中的某一方而陷入瘫痪。平民受害者往往生活在战区中，而内战也往往不会因为某个人的伤残而终止。因此外国援助人员确实面临着危险，建立一个能持久存在的康复机构的设想也难以实现。

恐怖袭击是指出于政治目的针对平民或无辜者的暴力行为。针对恐怖袭击的康复均是基于现有的基础设施。因此，在工业化国家遭遇恐怖袭击的受害者确确实实得到了康复，许多人，比如波士顿爆炸案的受害者，还被誉为了英雄。然而绝大多数恐怖主义却是发生在资源匮乏或存在冲突的地区，那里康复相关的基础设施建设也不够完备。援助组织往往也不对恐怖主义行为做出反应，除了在恐怖主义事件中受伤人数相对较少的原因外，在他们真正行动之前，那些紧急的严重伤亡事件其实已经结束了。所以，即便需求巨大，在这些地方建立应对恐怖袭击的康复设施也十分困难。

自二战时日本广岛和长崎遭核武器打击后，核灾难一直存在。后来又发生了切尔诺贝利和福岛核泄漏等污染事件。恐怖袭击中“辐射性炸弹”的存在意味着核灾难几乎可以在任何地方发生。

人为灾难波及的范围十分广泛。化学泄漏、辐射污染、建筑物倒塌、大坝决堤、传染性物质释放和其他灾难都会导致各种各样的医疗问题，均需要不同类型的康复介入。表 48-1 为灾难后伤者可能需要的康复介入类型提供了要点架。

48

表 48-1 人为灾难的康复问题*

	战争	爆炸	辐射暴露	化学事件	生物事件
脊髓损伤	常见	偶尔	不常见	不常见	不常见
脑损伤	常见	常见	不常见	不常见	不常见
截肢	常见	常见	不常见	不常见	不常见
烧伤	常见	常见	偶尔	偶尔	偶尔
多处骨折	常见	常见	不常见	不常见	不常见
神经疾病	偶尔	不常见	经常	经常	经常
心肺疾病	不常见	偶尔	偶尔	偶尔	偶尔

* 各种人为灾难发生后，被护理者的康复方面问题的理论分布：脑损伤包括缺氧、毒性、传染性或代谢性脑损伤。烧伤包括剥脱性皮肤病。

尽管未来发生人为灾难的风险明显增加，但 Medline 的一项综述中指出，针对此类事件的康复措施研究几乎没有什么实质性内容。虽然确实有一些专家学者也经历了这些灾难；但他们还没有为此提供更专业的公开解决措施。更重要的是，美国和国际组织必须由此意识到，在人为灾难造成人们残疾之后，为人们提供特殊的康复干预是合情合理的。

面对灾难的人道主义响应

没有亲自参与过救灾工作的康复工作者在灾难发生时往往只能注意到人道主义救援结果的冰山一角。他们的同事、所在医院或当地服务组织会筹集资金，并派遣救援人员进入灾难发生现场。但这样的努力并不是救灾的核心。由地方或国际政府协调的当地专业人士和准备充分的志愿服务团队才是人道主义响应的核心。

许多具有丰富经验和资源的组织已经制订了相关政策和流程，开发了各类资源，并能在任何重大灾难发生后数小时内实地开展工作。大多数国家（根据 WHO 的一项调查[7]，85%）（包含整个国家的所有州和所有城市）都有综合的灾难应对计划。WHO 和许多非政府组织，如红十字会/红新月会、无国界医师组织、国际残疾协会等都拥有致力于为下一场不可避免的灾难而时刻准备着的专业人员。

灾难的数量和可预测性意味着国际紧急医疗队将更多地由在这一领域[8]受过专门培训的专业人员和核心人员组成或领导[9,10]。其中也包括将康复工作纳入应对措施[11-13]。有意愿参与应对国际灾难性事件的康复专家或康复团队，必须遵从能够在相关特定事件应对中起领导作用的政府和非政府组织的规划。

援助组织之间政治斡旋的存在应当被承认，但不应因此阻碍响应者们的加入。救援现场的响应者几乎一致的表现出了英勇协作的精神，他们致力于在尊重当地人民的同时救助生命并改善他们所负责的社区。然而，一些顶级援助组织同时也是由带薪职业经理人经营的市值数百万美元的大企业，他们因筹集资金提高了企业知名度而获得奖励并促使他们在职业生涯阶梯中不断攀升[14]。正如医学领域普遍存在的现象那样，一些临床专业的领导者往往对现场开展救助持不同的专业观点。而一些最差劲的组织则利用灾难现场拍摄的照片来筹集资金并满足自我。他们制造混乱、混淆视听，为当地难民留下一小部分资金后便草草离开。虽然这些救灾当中的负面反应需要被公之于世，但也不能因此忽视那些加入了主要援助组织的志愿者团队为救援任务带来的积极影响。

急诊医学和外科手术的精确计划根据地点、灾难种类和负责的组织而不同。它们超出了本章所论述的范围，在此不再赘述。对康复医疗的救灾者而言，重要的是要寻找出合适的领导者，并遵循他们的应急计划，尽可能提前加入康复专业知识，或在他们看到计划中与有与残疾人士（people with disability，PWD）相关的未尽事宜时巧妙的提出自己的建议。

灾后康复领域的演变

毫无疑问，灾后重建工作可以追溯到几千年前。然而令人惊讶的是，由康复医师所理解并实行的专业且科学的应对措施却是在近些年才做到的。

第一篇关于科学描述灾难救援中的康复医学论文可能出自美国康复医师 George Kevorkian（医学博士）以及在他的家乡亚美尼亚共同应对地震的同事们之手。Burke 记录了这次灾难后脊髓损伤单元方面研究的发展[16]。几十年后，由 Kevorkian 建立的假肢中心成为美国医疗资源。

偶尔有文章描述了灾难的致残结果。几十年后的 2009 年，在土耳其开塞利举行的一个名为国际康复论坛的基层团体会议是第一个关于物理医学与康复干预问题的科学会议。在那次会议上，曾参与对巴基斯坦和中国地震以及新奥尔良洪水的救灾人员发表了他们的相关经验与建议。可以预见的是，在后来应对 2010 年海地地震和 2015 年尼泊尔灾难的领导人均是这个小组织的成员。差不多十年后，这个组织发表了许多研究报告和观点性文件（包括 Rathore、Gosney、Li、Haig 和本章其他人的研究报告和观点性文件）对一些全球灾难作出了回应，并且该组织还维持了在国际物理医学和康复医学学会（International Society for Physical and Rehabilitation Medicine，ISPRM）以及灾后康复委员会的核心领导地位。

作为一个负责任的大国，中国为我们提供了最好的救灾实践点之一。在四川省发生第一次地震一段时间后，励建安被征召带着他组织良好的康复团队来到该地区。他们的工作令人印象深刻并且备受认可，以至于当几年后地震又一次发生时，康复团队被列入首批救援团队之一。当有些地区可以获得康复救助，而另一地区无法获得时，为一个地域广大的灾区提供康复救助较为困难，但同时也提供了自然实验的可能。中国团队目前已经成立了一个专门研究灾后康复的科研团队，并且励建安教授在担任 ISPRM 主席期间亦带领该组织承担了更多灾难应急响应的责任。

有一些重要的政策性文件和综述获得了发表[17,18]。Rathore 陈述了灾难响应的缺乏[19]。Gosney 叙述了这些重要组织在开创灾难响应方面的充分作用[20,21]。也许 Reinhardt 的详细报告展示了未来康复最佳的需求和趋势[22]。他发现地震的存活率（“受伤：死亡”）自 1970 年以来有所增加，这意味着灾难后出现残疾会更加常见，各种康复干预措施似乎也显示出了正面效果。

康复医疗的作用

灾后残疾的性质

许多复杂的因素导致了灾难后不同类型和数量的致残性伤害和并发症的发生，其包括了灾难类型、灾难发生的时刻、基础设施建设，文化因素和灾难响应方法。表 48-2 列出了在各种自然灾难之后会发生的致残情况。

虽然地震会导致脊髓损伤、截肢和挤压伤，但据我们所知，在农村地区，白天发生的地震可能会使在田里工作的男人们幸免于难，但妇女和儿童们可能因为待在简陋的家里或学校里而遇难，所以受难者的性别比例是失调的。而在城市中这个比例是完全相反，因为城市中的男性通常从事建筑业和其他高风险职业[23]。如果脊柱损伤的伤员能够通过直升机或者其他稳定的方式转运，可能有一些伤员的结局为四肢瘫痪，否则他们大部分会当场死亡[24,25]。

表 48-2　自然灾难幸存者的康复相关问题*

	地震	风暴	洪水	火山爆发	海啸	大火
脊髓损伤	常见	常见	偶尔	中等	常见	中等
脑损伤	常见	常见	中等	中等	常见	中等
截肢	常见	常见	中等	常见	中等	中等
烧伤	中等	中等	中等	常见	不常见	常见
多处骨折	常见	常见	偶尔	中等	中等	中等
神经疾病	不常见	不常见	不常见	不常见	不常见	中等
心肺疾病	不常见	不常见	不常见	不常见	不常见	常见

* 在各种自然灾难发生后，被护理者的康复相关问题的理论分布：脑损伤包括缺氧、毒性、传染性或代谢性脑损伤。

海啸是地震后通过海洋传播的物理能量波。在靠近海岸的地方，这些能量波快速形成并转化为高速前进的物理波，足以摧毁前方所有的物质并使伤者溺毙于洪水之中。

洪水会造成不同的伤害和疾病，这与洪水发生的原因（河流泛滥、飓风潮水、大堤溃坝）和地点（寒冷区域、炎热区域、广泛的区域还是局限区域）密切相关。洪水存在的特殊问题是伤口感染和动物咬伤[26]。飓风则会导致大风、大浪和洪水。撤离残疾人方式的不同可能导致各种大大小小的新伤[27-29]。

关于为灾后康复作好准备的必要步骤[30,31]已经写了很多。康复护士在其中起着关键的作用，特别是当他们工作的医疗设施可能投入使用的时候[32,33]。媒体策划是重要的早期步骤。如下文所述，最初的措施应涵盖对急救人员的培训以及对管理过程的公开。在早在灾难发生之前，就可以设计出宣传手册和其他传播形式的宣传手段，并将它们翻译成适当的语言并通过适当的媒体渠道发布[34-36]。

地震引发海啸和日本福岛核电站核辐射泄漏时，电子邮件和请求支援的电话纷纷涌向日本康复医学协会。他们的回复总是礼貌而周到的。显然，日本方面拥有足够的专业技术、资源和组织能力来应对灾后康复。他们最不需要的就是接待外国救援队。在这个案例中，人道主义救灾模式并不能严格意义上被称作“灾后康复”，因为这样的危机并没有压垮该国优秀的应对能力。

48

具有残疾史的人

遗憾的是，一些灾难应对计划的策划者并没有考虑到有 15% 或更多的人口本身就已经存在严重身体残疾这一事实。新奥尔良飓风和洪水发生后[27,28,37,38]，由于疏散残疾人员方案的设计不当致使人员伤亡并受到了严厉的道德谴责。

研究人员陈述了一些与先前即具有残疾的残疾人相关的问题和解决办法[39-42]。

一些研究人员就特殊人口的需求发表了意见。由于存在发生压力性溃疡、膀胱和肠道系统中断、痉挛性药物管理以及与辅助设备和护理人员分离的风险，对于具有脊髓损伤史的患者而言撤离是一个特殊的挑战[43]。类风湿关节炎患者不仅在精细活动以及自主移动方面有一定困难，于他们而言疼痛控制也可能是一个挑战[44]。由于听力和视力不是传统的物理医学与康复医学培训课程的一部分，有这些障碍的人在撤离计划中也可能会被忽略。然而，疏散和补给应考虑到这些人的需要[45,46]。癫痫患者时常因为得不到药物控制而发作[47]，而依靠麻醉剂的疼痛患者可能会出现严重的戒断反应[48]。

虚弱状态往往与年龄增长有关，其导致潜在疾病、认知障碍、神情淡漠、方向障碍、与年龄相关的身体功能限制、久坐的生活习惯以及特定的残疾状态等也对撤离提出了特殊的要求。人员疏散时必须考虑到[43,49]之后的急性期护理、康复和出院后[50,51,52]的生活问题。

框 48-1 展示了国际残疾协会对一线急救人员提出的针对残疾人需求的指导。这些步骤的提出主要基于相信残疾人及他们的家人通常知晓他们需要什么。

框 48-1 国际残疾协会关于救援人员救助残疾人士(PWD)的指导

- 尊重残疾人的尊严和愿望。
- 有耐心的对待心理和智力受损的人。
- 向残疾人士征求意见。
- 找到固定的照顾者或家庭成员。
- 不要让残疾人士离开他/她的辅助器具/装置。
- 跟进残疾人士的其他具体需求。

摘自 LeBourgeois B, Sherrer V, eds. How to Include Disability Issues in Disaster Management Following Floods 2004 in Bangladesh. Dhaka, Bangladesh: Handicap International Bangladesh; 2005。

48

康复团队

本章的第一作者曾说，“外科医师依靠刀子，内科医师依靠药物，康复医师依靠团队。”这是显而易见的，但仍需强调的是，灾后救援必须依靠包含物理医学与康复医学医师以及通常与之合作的专家团队来完成。早在 1956 年，Lee 就指出了灾难对于物理治疗师、作业治疗师以及营养师的需求[53]。多年来，康复专业的每个领域都致力于在灾难中发挥其应有的作用。

早在 1960 年，McDaniel[54]就指出作业治疗师在应对灾难方面发挥着重要作用，Scaffa 等人[55]在这一观点上作了进一步的阐述，他们描述了涉及作业治疗的许多不同技能和任务。其内容涵盖了从撤离的残疾人的基本功能，到对创伤后应激障碍患者的支持治疗，再到康复后的早期职业规划和评估。Edgar 等人[56]针对巴厘岛爆炸事件提出了对于提供最高质量物理治疗的挑战。

社会工作问题要比人们想象的更加重要。海地地震后不久，美国海军医院里就挤满了不需要住院治疗又不能/不想离开的人。“出院计划从入院开始”是一条失败的康复魔咒。没有足够的拐杖让患者步行回家，也没有更多的精力去支持和训练家庭成员。整个家庭可能也处于房屋被毁的震惊和混乱之中。没有食物、水、衣服和避难所，家人无法带患者回家。

心理学在许多问题，包括潜在心理疾病的解决上是至关重要的。创伤后应激障碍是非常常见的问题，它与绝望和社会支持等调整问题相关[57-60]。急性悲伤反应的管理，反应性抑郁的治疗，以及更经典的心理康复方面的问题，比如如何调整突发残疾带来的情绪心理是相当重要的[61]。咨询师应为患者的照顾者提供教育和支持[62]。治疗犬也已被成功应用[63]。心理学家以及其他咨询师通过服务除受害者之外的人来支持整个灾后响应团队。但急诊治疗者和康复治疗师通常对患者所经历的悲剧毫无准备。

康复科技和康复工程也十分重要。达到无障碍环境的要求总是困难的，但医院和患者的家必须是无障碍的，否则患者出院后独立生活是不可能的。轮椅和其他移动设备也很重要；然而，在一些发展中地区，捐赠的高科技设备，如电池驱动的假肢或钛基轮椅，往往遭到闲置，因为它们不够坚固也不可能修复。

Farooq Rathore 是巴基斯坦军队中参与过该国唯一相关训练项目的物理治疗师和康复住院医师。当一场大地震袭击时，他和其他学员在学院的领导下，征用了一家妇女医院和其他设施，在短短几天内收治了 300 多名脊髓损伤患者。他们不仅仅照顾患者，还筛查有无静脉血栓形成，评估机体功能，并跟踪康复治疗效果。后来他们创造了零死亡结果，迎接了两个新生儿，一个令人印象深刻的数据库以及许多帮助我们了解震后残疾性质、幸存者正确管理方法的书籍。在此之后，Rathore 博士及其同事在这一领域受到了国际范围的尊重，且对康复工作的日益重视也有助于在平民中开展康复工作。

康复治疗分诊

在尽可能多的情况下，具体的诊断和治疗方法应该参照本书中其他章节提出的标准。因此，这里介绍的大多数与灾后康复有关的重要知识都是有组织性的。然而，仍然存在一些需要其他特殊的技术支持的临床差异问题。

数十或数百名患者的集中入院意味着完整的入院康复评估和步骤可能需要简化。康复目标应该被优先考虑并重新审视，而不是忽略那些细节问题。第一要务是排查对生命、肢体功能和神经系统存在威胁的问题。忙碌疲劳的急诊团队非常有可能遗漏上述问题。与此同时，也需要预防一些极其危险的问题比如静脉血栓形成，胃肠溃疡，膀胱问题和癫痫疾病。其次是寻找可以通过运动避免的致残因素，比如挛缩或压力性溃疡。接着是维持之前存在或是持续存在的医疗问题，这可能包括肠道问题、膀胱问题、糖尿病和高血压。接着是评估日后不需要急诊或者外科手术的康复介入问题。在这之中，轻度脑损伤、轻微骨折和肌肉骨骼系统疾病是非常常见的，且如果在与卫生保健系统的最初接触期间不加以管理则会危及生命。

执行挤压伤紧急撤离任务的救援人员经验不足会导致计划不周或难治的截肢发生。急诊手术组也可能因为他们并不擅长截肢手术而感到慌乱。因此，物理医学与康复医学要审查每一个截肢手术潜在的风险是非常必要的[64]。特别是在资源匮乏的地区，手术后应该考虑立即装配类似 Yeongchi Wu 这样经典但是有效的可移动刚性敷料[65]。

损伤和疏散也可能导致横纹肌溶解进而导致肾衰竭，体温过低，电解质异常和压力性溃疡。同时也需要治疗急性或慢性营养不良。

应急膀胱管理可能不符合典型康复计划的标准。间歇性清洁导尿可能是最佳选择，但由于人力资源有限，最初也许只能使用 Foley 导管[66]。Chang 利用 20 余年的时间跟踪了 74 名由于地震导致脊髓损伤而使用"克雷德术"的病例[67]。他发现脓尿，结石和输尿管扩张等并发症的发生率相当高，从而使得这一技术的应用效果低于预期。

通常，那些对长期恢复效果至关重要的关于功能、心理和社会因素的评估可以在入院几天后，则在一个更加冷静和更有评估价值的时间来进行。

灾后响应机制

当本国或海外发生自然灾难后，物理医学与康复医学专家们可能会被召集或者提供志愿帮助。快速的物理医学与康复医学响应是至关重要的，但是经过深思熟虑反复推敲的计划才可以确保安全、有意义且持久的灾难响应。领导、组织和后勤则显得十分关键，特别是因为许多物理医学与康复医学响应者会带来自己的团队，或者即将与没有一起工作过且并不会长期一起工作的团队一起工作。所以领导方面的问题比一切其他问题显得更加关键。

第一个问题是，去还是不去。灾难发生时的一个自然而然的反应可能就是冲过去帮忙。然而，在许多情况下，康复方面的响应会增加救援的负担，比如无效的治疗、干扰既定计划以及无视当地的专业知识和领导力。上述负担会对患者造成伤害，并将自己和他人置于风险之中。因此，任何潜在的响应者都必须首先明确自己是否是真正被需要的，且是否能在自己的位置上做出真正有用的贡献。

图 48-1 提供了在决定是否参与救灾时需要考虑问题的汇总清单。在出发前仔细考虑从财务到后勤再到在救灾中发挥的作用才可以保证救灾工作安全有效地进行。

- ☐ 得到目标国的许可
- ☐ 确保安全
- ☐ 联系当地的救援团队
- ☐ 充足的资金
- ☐ 充足的资源(食物、水、药物、发电机、庇护所等)
- ☐ 在目标国有交通工具
- ☐ 知道要去哪里，以及到达目的地后要找谁报到
- ☐ 身体健康(曾服用过治疗慢性疾病的药)，情绪平稳
- ☐ 得到雇主的许可(工作负责，熟悉患者情况)

图 48-1　是否参与救灾时需要考虑问题的汇总清单

48

响应者

具有专业技能的响应者并不是应对灾难的专家。所以他们必须与这一方面的专家合作。每个国家、WHO 和许多非政府组织都有专门从事备灾工作的专业人员。他们有详细的计划，充足的储备物资和设备。同时这些团体也制订了更精细的康复计划。任何个人或团队都不应该在没有与任何一个上述组织合作的情况下参与救灾工作。

WHO 有完善的区域灾难计划和小组。合适的计划包括指定为残疾人服务的和康复医疗的领头组织。参与紧急响应的非政府组织包括：

- 无国界医师
- 红十字会/红新月会
- 国际残疾协会
- 国际脊髓损伤学会
- 国际假肢与矫形外科学会

在救灾领导小组审查或批准之前，不建议响应当地医院和组织的需求。

签证和要求

在出发之前,响应者有很多工作要做。他们应通过访问本国大使馆网站以获得前往目的地国家的签证。在美国,美国国务院领事事务局网站提供了非常有用的资料(https://travel. state. gov/content/travel. html)。与大型援助机构合作通常情况下有助于加快签证办理时间。响应者需要了解本地许可证发放的要求和豁免许可证的规则。

免疫接种

响应者应首先完成适当的免疫接种和药物治疗。在美国,这些可以通过 CDC 网站来查询办理(http://wwwnc. cdc. gov/travel/)。需要注意的是,某些疟疾预防制度要求在出发几天前接受免疫接种。响应者需要确保携带了足以支撑他们完成行动的常规药物。

旅行计划

48

航班,当地交通,安全,住房,食物和饮用水问题须在出发前安排妥当。财务支持方面必须条理清晰。响应者必须随身携带一定量的现金,并同时安排筹款事宜,在他们出发后的欠款交付以及在外资金保障的问题。响应者的居家生活将会受到一定程度的影响,因而他们必须安排当自己不在家中和重返家庭的相关事宜。重要计划包括:

- 准假
- 雇主或机构旅行许可表
- 与家人讨论出行计划
- 家庭,宠物,儿童和个人理财计划
- 确保旅行者的意愿、生活意愿和健康保险得到更新,并为他人所知

保护和安全问题

在灾难中的自我保护问题必须严肃考虑。灾难现场并不是美丽的,且随时可能有次生灾难发生。惊慌或愤怒的人群可能会因此变得失控。典型的健康和卫生基础设施经常发生崩溃,甚至有些在灾难发生之前就很差。响应者可能会因精神和身体疲惫而崩溃。康复专业人员必须计划如何在保障自我安全的前提下进行救援。

一部分安全问题与灾难发生的环境有关。余震,洪水或更多的风暴随时可能发生。特别是在地震后,必须首先确认生活和工作设施结构是否完好无损。火灾,气体泄漏,有毒化学物质,辐射以及食物和水的短缺都可能发生。当地环境也可能存在包括流浪的宠物,不稳定的树木,山崩,流离失所的蛇类、有毒动物以及污水等问题。

工人们自己可能会生病或受伤。因此,团队必须为霍乱,艾滋病,疟疾或狂犬病等感染性疾病作好准备。工人们需要疫苗和药物储备,并在感染事件发生时得到及时的治疗。在恶劣的环境中进行艰苦的工作可能会导致许多问题,包括脱水,热衰竭,体温过低和饥饿。因此,团队必须制订食物、饮用水、净水系统、适当的衣物以及人际症状监测计划。

工作,压力和环境都有造成肌肉骨骼损伤以及切割伤的风险。因此,必须准备止痛药,夹板,清洁材料,绷带,并为更严重的伤害提供更高级的入院或运输护理服务。

灾后的社会环境通常令人恐惧,响应者可能会在当地经历无法预期的文化冲突。他们可能会遇到监狱暴乱,抢劫,帮派活动,大规模骚乱,针对旅客的政治动荡,医疗服务获取的混乱以及与性别相关的骚扰。重要的保护措施包括了与军方和警察建立牢固的关系,聘请运输安保人员,配备保护设施,以及与了解情况的当地人或侨民联系,每天关注当地电视台的新闻和谣言信息。我们建议响应者不要携带贵重物品,集体行动,远离政治集会或人群聚集的地方,设置警报系统以通知并迅速联系所有人,设置会合点,隐蔽处和撤离计划。

在海地地震发生前的十多年中,Jeff Randle 的《海地康复之手》(*Healing Hands for Haiti*)一直是当地备受尊重的康复的典范。各种各样的康复方面的"帮助"淹没了整个国家。有些人确实做出了出色的工作,但有些人似乎只呆了一个星期左右拍拍照就挥手离去,而还有一些人并没有为海地带来资源反而在当地索求帮助。国际援助组织基本上不具备这种解决当地资源需求的专业知识。因此,Colleen O'Connell 领导的"治愈之手"(Healing Hands)协同其他高度运行的康复应对小组协调护理,为协同组内其他成员和辅助系统提供每日状况报告,并向外联络以获取应对急症的进一步护理需求。

"治愈之手"的设施遭到严重破坏,并且许多当地工作人员失去了家庭和家园。因此后来,"治愈之手"的领导力与对待紧急事件本身一样,将重点放在长期资源的筹资上。因而"治愈之手"开设了一个新改进的设施,并将训练当地人员参与康复工作纳入其工作中。

大多数灾难救援人员会安全地返回家园。然而，许多人却因此经历终身伤痕累累。即使是经验丰富的救援人员，也会遇到严重的心理问题。为此，必须专门为此制订具体计划。个人需要了解自己的心理健康脆弱性，团队负责人必须能够限制或拒绝那些在压力下可能对自己或他人造成伤害的志愿者加入。团队在出发之前至少要举行一次针对抗疲劳倦怠的方法的团队会议。他们可能会在出发之前阅读和观看新闻，观看灾难和灾后的视频，听取经验丰富的同事的发言，并公开讨论他们所能提供帮助能力的局限性。优秀的团队每天结束时都会进行现场汇报，在汇报中，他们会谈论实际情况中他们努力的局限性或者学习深呼吸或生物反馈锻炼。领导者需要注意那些沉默的成员，尝试建立成员与其家人联系的桥梁，并为团队提供心理健康支持的资源。对团队来说，优秀并可行的政策是要求成员回家后花些时间进行康复，重返后要继续见面一周左右，并硬性要求仍在痛苦挣扎的团队成员去寻求帮助。

设备、物资和准备

实际的设备和物资会根据灾难性质，发生地点和响应组织规模而有所不同。图 48-2 是要考虑的物资列表。每个人都必须携带满足自己生存需求和个人需求的相关物资。团队负责人则需要考虑食物、住所、医疗用品、团队安全、与其他团队专业人员的沟通方式以及患者教学资源的安排。

个人应考虑：

- 生存物资：能够完全自主生活长达五天
  - ☐ 食物、水、净水、避难所(蚊帐？)、基本医疗用品、电力/发电机、衣物、煤气/燃料(如果允许)
- 个人服装：
  - ☐ 根据您的角色和您必须要做的工作调整着装
  - ☐ 尊重当地文化规范
  - ☐ 易干衣服
  - ☐ 适合不同天气、防虫且防晒的衣物
- 个人需求：
  - ☐ 洗漱用品、肥皂、包括洗衣皂
  - ☐ 药物和个人急救、防晒霜、防虫喷雾
  - ☐ 病史和药物记录，家庭和医疗沟通
  - ☐ 眼镜、太阳镜、帽子、相机、纸、笔，可能的话携带计算机、电话、小折刀
  - ☐ 阅读材料、纸牌或其他业余消遣用品
  - ☐ 小礼物
- 个人后勤：
  - ☐ 钱，包括足够的钱来购买用品
  - ☐ 有效护照
  - ☐ 工作服、姓名牌
  - ☐ 许可证和名片复印件

团队应考虑：

- ☐ 五天的食物、水、住所、基本医疗用品、电力/发电机、衣物、汽油/燃料
- ☐ 通讯：手机、卫星通讯、对讲机
- ☐ 建议：用于食品或药品的冰箱、电
- ☐ 口译员和/或语言指南
- ☐ 团队内部培训所需的打印资料
- ☐ 重要文件的纸质复印件
- ☐ 撤离、重新打包、撤退至安全地带的书面计划
- ☐ 用以识别团队成员的工作服/T-恤

图 48-2　应对远距离外灾难恢复的准备清单

康复相关物资取决于这些变量以及团队的专业知识和职责。图 48-3 是一个简单列表，包括通用医疗设备、药物、针对急性救援的康复专用物品也应该增备，而更高级或更长时间的计划将需包括肌电图机等技术设备。

最后，远道而来的救援人员需要了解和认同他们目的地的环境。他们需要了解当地国家和医疗的基础设施。这可以通过阅读美国中央情报局情况手册或目标国家/地区的其他文档获取。救援人员应准备一张用当地语言书写的 11 个基本单词的卡片：你好、再见、请、谢谢、不、是、走开、帮助、洗手间、饿了、口渴了。应该了解当地文化：一般的举止、性别角色（尤其在医疗保健中）、好客、腐败、教育水平、政府、政治热点话题以及当地人对自己国家的看法。

认真考虑：

☐ 参考书：康复医学、家庭医学、急诊医学、肌电学
☐ 针对相关卫生从业人员和患者家属的以适当语言所写的说明
☐ 基本医疗需求[针、注射器、绷带、缝合材料、麻醉剂、手套(无菌和保护性)、甜菜碱(PVPI)、各种胶带、口罩、小型手术包]：减压和压力性溃疡敷料、膀胱导管插入术(直管和Foley)、排便程序、拉伸方案
☐ 设备：听诊器、耳镜、测角仪、反射锤、光笔、温度计、血压计、单丝
☐ 医学术语翻译清单或书籍

可能需要

☐ 药物，例如可注射的类固醇和麻醉药，用于阻滞的苯酚，止痛药(检查是否可以进口阿片类药物)，抗癫痫药(请与其他专家核对，例如苯巴比妥)，抗痉挛药？
  ○ 抗生素、抗抑郁药、抗凝药
☐ 铸造材料(石膏和玻璃纤维铸造材料、细木工、填充料、手册和电动铸锯、铸楔机)，夹板材料
☐ 可为截肢者准备的可移动硬质敷料：白色运动袜，带魔术贴的M/F魔术贴带背面的黏胶，可热塑的塑料
☐ 测量功能和结果的物品(L.I.F.E.、调查仪器等？)

高级或长期需求

☐ 肌电图仪(电极、针头、卷尺、胶带、正常参考物、凝胶)和耗材？
☐ 便携式超声波(凝胶、教科书)
☐ 病历保存：计算机、纸质表格、剪贴板、笔、文件夹、带有永久性标记的腕带
☐ 成品矫形器、拐杖、手杖

图 48-3 为应对远距离外发生的灾难而需要考虑的康复物资

救援人员应该认同该国的社会经济地位，包括就业手段、教育、住房结构、政府角色和资源。通常，当地的自然环境对这些外来救援人员而言会大不相同，因此还应考虑气象中期预报、地理环境以及动植物种群状况。

应首先了解灾前准备医院，医学院和非政府组织的参与情况。相关情况可以通过网站搜索康复基础设施和康复协会的领导人，并通过与美国领导人或国际物理和康复医学学会所关联组织联系获得。即使是资源最匮乏的地区，也有残疾文化和残疾人组织，这可以确保外来人员的努力受到尊重和并能持续发展。

外来响应者的真正工作是创建可持续的响应机制。救治成功会导致因此致残的人群终身需要医学、身体和社会心理方面的适应。但是，长期投资并不符合大多数急性护理救援组织的利益，而且也往往超出了当地医疗体系的能力范围。捐助者的疲劳意味着在灾难初期就必须提供长期且可持续应用的护理方案。即使在本地具有专业人士的地方，这些专家也常常会感到心有余而力不足，并且一线现场也往往急需他们的帮助。这就导致了一个对高度投入专业应急小组以应对区域内的残疾人士长期护理的巨大需求。

幸运的是，不在救援一线或非医疗相关专业的志愿者可以承担创造可持续性治疗的大部分工作。他们的任务包括与其他志同道合的组织进行联络和计划部署；制订和执行筹款工作和媒体策划；收集有关致残伤害的性质和程度的数据，并将此信息提供给组织和决策者；梳理当地卫生保健系统和教育系统内源差距；寻找支持方案，包括长期志愿者，远程医疗咨询以及为当地企业家建立可持续康复企业提供资金支持。志愿者可能能够影响在急性期之后继续进行康复计划的政策实施，例如增加政府对门诊治疗，辅助设备和作业康复的支出。

首先进行响应的康复专业人员通常能体会到他们与他们所服务的地方和人员的承诺关系。通过努力组织相关事宜，可以将其转变成长期的有益关系，在这种关系中，远程合作可以为当地提供建议，成为客座老师，充当地方组织的倡导者或董事会成员，并多次返回当地来帮助他们发展文化专长并维护友谊。

现场工作

对灾难的应对应该事先计划周密并组织得井井有条。事实也经常如此，只是康复问题却通常是事后才想到的。因此，康复方面响应者需要了解整体方案，以便有效地参与到流程之中。康复专业人员和团队在哪一步中参与灾难应对？表 48-3 总结了总体康复目标。

许多康复医师，康复护士，甚至治疗师也具有急诊医学和进行外科手术的能力。他们可能会在灾难发生的头几天在保证自己完成康复相关工作的同时承担这些工作。或者，在灾后第一周，康复团队需要向首批急救人员提供建议以为他们展开工作保驾护航。

表 48-3 灾后康复目标时间参考表

1~7 天	通知一线工作人员合适的撤离方法(如稳定脊髓,使用直升机撤离伤员到专业医疗中心) 咨询可能被截肢患者的想法 确定并标记可能需要康复的患者:疾病可能导致需要入院康复治疗的患者
2 周	二次诊疗:重新评估所有在院患者是否有潜在康复治疗的需求 开始处理有肌肉骨骼系统疾病和疼痛问题的病例 开始开展合适的治疗并对患者进行宣教
3 周	建立一个"真正的"住院康复病房: 专业的康复护士团队以及 PT,OT,SLP,心理干预 每周小组会议:记录康复目标,时间表,出院计划,出院地点,家居宣教,设备,药物,障碍 专业治疗设备 开始长期的康复需求评估

应当考虑通过紧急广播和宣传册来宣传脊神经损伤的预防措施,不用止血带来控制出血的方法和轻微脑损伤进展的观察方法。康复团队可能会向专业撤离人员普及脊髓损伤相关问题,包括直升机撤离转移方法,减压和留置导管的使用。他们也可能会制订一项政策以要求外科医师在截肢之前与 PM&R 医师联系,并且在疏散中留意那些先前就存在残疾的人的状况。

美国是一个世界公认的富裕国家,具备世界顶级的医疗系统。然而,当飓风和洪水袭击南部城市新奥尔良时,他们的紧急响应却并没有得到认可[68]。街道上发生抢劫;人们被困在房屋的屋顶上;食物、水和住所稀缺;全美各地普遍认为政府让人民失望。从康复的角度来看,混乱从一开始就存在。残疾人的救援工作被推迟且执行不力。残疾人缺乏必要的照料者,支持设备以及重要的药物和生活用品。一个急性期后的治疗机构被指控对一些残疾情况较严重的居民进行遗弃或实施安乐死。而一旦被发现并获救,患者就会被迅速撤离到附近地区的世界顶级的康复中心。

在混乱的灾难响应环境中,康复团队的一项重要任务是系统地,反复地识别需要康复的患者。在早期,识别出一些需要康复的脊髓损伤,截肢和严重脑损伤的患者是非常容易的。但几天后,则需要再次筛查那些被漏掉的患者。在多系统损伤的情况下,骨折非常容易被忽视[69]。一些看上去濒危的病患将会得到救治。然而那些明显受轻伤的病患经常因为存在神经系统损伤、未能抢救回的肢体或者已经存在的残疾状况使他们的出院情况变得复杂。在第 1 周,"轻度"残疾(如背痛、单侧神经损伤或轻度脑损伤)可能不是重点,但如果不及时发现和治疗,可能会导致持续一生的疼痛和残疾。

无论灾难如何或是诊断如何,许多常见问题都会出现。从人道主义和防止持续疼痛问题发生的角度来看,疼痛管理,尤其在现场疼痛管理显得尤为重要。灾难在心理方面产生的问题可能包括创伤后应激障碍和悲伤情绪。精神健康障碍的流行病学也告诉我们,许多残疾人会患有病态的复杂而严重的心理健康问题。

灾后康复带来的影响

虽然直觉告诉我们康复很重要,但如果要将康复纳入更大范围的灾难政策和资源分配中,科学证据就显得尤为重要。

相关前瞻性研究目前还很少。然而,Zhang 的团队未能及时进入灾区,而在震后的中国开展了一次自然实验[70]。他们将 298 名接受机构康复和社区随访的人与 101 名接受延迟康复服务的人和 111 名从未接受康复服务的人进行比较。结果显示,接受康复治疗的患者的 Barthel 指数有明显改善,尽管早期和晚期康复之间并没有太大差异。

长期随访展示出了持续存在的挑战。地震后,Li 的团队[71,72]发现 50 多名接受康复治疗的脊髓损伤患者的轮椅技能和日常生活活动能力得到改善。这是与早期撤离和早期康复有关的积极结果。

从地震中吸取的教训将为以后脊髓损伤患者的疏散和管理研究奠定基础[73]。据海地地震的研究者回忆,当地康复基础设施的薄弱在很大程度上导致了救灾行动的失败,但是后期在支持灾后设施的重建上仍然为日后国际救援提供了积极示范[74,75]。

灾难中的儿童幸存者有着不同的医疗和社会需求。在海地地震后,Gamulin 发现在收治的 1 000 多例儿科疾病中,约一半由外科医师治疗,另一半由医学专家治疗[76]。大多数急性期手术在地震后的 11 天之内得以完成。

Rasco、North[77]和 Tomata 等[78]研究了灾难幸存者的就业情况。Tomata 在回顾美国残疾数据库时发现,海啸地区的残疾率(14%)是该国其他地区的两倍[78]。相比之下,Rasco 整理了七次重大灾难幸存者的三年随访情况,发现就业情况变化很小。

48

目前已有不同情况下人为灾难所致后果的研究。除了躯体障碍之外,心理创伤也非常常见[60]。在9/11恐怖袭击之后,Perlman等人[79]发现人群中创伤后应激障碍的危险因素包括:“接近9/11现场,在曼哈顿下城居住或工作,在世贸中心现场进行抢救恢复工作,在该事件中丧失配偶以及社会支持的缺乏”。

总结

当然,战争、恐怖主义和基础设施的失败都可以归咎于人类自身。即使“灾难”是由自然力量造成的,康复需求也与人为因素有关。我们可以对比日本海啸和海地地震。当地基础设施是否完备决定了受伤的人数和伤势轻重。当地紧急响应的速度决定了所需的康复类型。当地康复资源的供给弹性决定了是否需要外部帮助。人为因素在人为或自然灾难后的恢复中占主导地位。

48

本章的一小部分读者将负责为他们的团队提供康复响应的前瞻性设计。我们中的大多数人将会成为那个“希望施以援手的陌生人”。我们的技术和医疗专业知识是无价的,但我们必须意识到跟随领导人而非孤军深入的必要性。我们必须确保我们的团队在当地环境背景下是安全、健康和有贡献的。最后,作为心系灾后康复发展的旁观者,我们拥有着着眼于建设在应急团队打道回府之后经常被忽视的远期基础设施的独特机遇。

致谢

本文的大部分研究和基础设施来自ISPRM的灾后紧急恢复小组项目的相关工作,该项目由密歇根大学全球卫生中心资助,由作者即南京医科大学励建安教授负责领导[80-84]。Josh Verson教授,Lars Johnson Huacon(Wendy)Wen教授以及Yih-Chieh Chen教授也是这个项目的主要领导人。另外,本文中所有图表(框48-1除外)均由Andrew J. Haig博士在2013年完成。

灾难救援队的教育模块没有得到ISPRM的正式承认,但可能对灾后康复组织领导人和团队有用。

(朱毅、赵芳玉 译 许光旭 审校)

参考文献

第八篇 治疗方法

第 49 章 运动

Frank E. Lorch • Lee Stoner • Jesse A. Lieberman • Alicia H. Lazeski • Michael Masi

“运动”一词传统上指的是为了训练或提高身体素质而进行的有规律、有组织的体力活动。规律的体力活动可降低许多不利于健康的风险，通常来说，一定量的体力活动都会有利于健康[1]。大家应该明白，运动减少或体力活动量不足则会有重大风险[2,3]。运动治疗损伤已不是一个新的概念，据报道，早年 Hippocrates(460BC—370BC)主张运动是治疗韧带损伤的一个重要手段，而早在公元前 1000 年，中国人和印度人就已将运动疗法用于运动损伤的治疗中。

运动作为一种理念是指通过各种各样的活动和方法，改善功能和健康状况。功能本身涵盖了平衡与姿势控制、心肺功能与耐力、柔韧性与活动能力、肌肉功能表现、神经肌肉控制与协调性以及稳定性的相关性能[4]。作为功能的一个方面，体适能包括心肺能力、肌肉功能(力量、耐力和爆发力)、身体成分、柔韧性和神经运动功能，这些都与健康密切相关[5]。运动可用于这些功能相关的疾病和残疾状态的预防、治疗与康复。

本章的重点是通过需要消耗体力的活动来改善健康状况。可使用的相关训练方式包括有氧运动和肌肉训练、柔韧性训练和神经运动(平衡、协调与本体感觉)控制。另外，本章还能为运动在临床中的运用提供相关的生理学基础。

肌肉生理学基础

肢体的活动，也就是身体的活动，是由激活的骨骼肌产生力量引起的。在讨论提供骨骼肌动力的能量是如何产生之前，下一节将先重点介绍骨骼肌的结构和功能(参见第 2 章)。

肌肉的结构与功能

形态学

人体由超过 650 块骨骼肌组成。如图 49-1 所示，每块骨骼肌都由其亚结构单元组成，包括肌束和肌纤维(肌细胞)[6]。每个结构单元均被结缔组织包绕着，结缔组织与骨骼肌的延长结构连接着肌腱与骨。骨骼肌产生的力通过结缔组织作用于肌腱。

更确切地说，作用于肌腱的力是由肌节产生的。肌节包含在肌纤维中，首尾相连形成肌纤维。肌节产生的力来自两种基础蛋白丝的作用，一种较粗的称为肌球蛋白，另一种较细的称为肌动蛋白。这些蛋白质的排列方式使骨骼肌呈现出条纹状。

肌丝滑行学说

如上所述，骨骼肌的主要功能是产生力量。肌丝滑行学说(图 49-2)[7]解释了肌纤维是如何缩短从而产生力的。

肌肉缩短需要充足的钙和三磷腺苷(adenosine triphosphate，ATP)供应。在静息状态下，原肌球蛋白阻断了肌球蛋白与肌动蛋白连接的部位。要暴露肌动蛋白位点，要求动作电位必须到达肌浆网，肌浆网储存的钙离子一旦释放出来，就会附着在肌钙蛋白上，并引起构象变化，将原肌球蛋白从肌动蛋白位

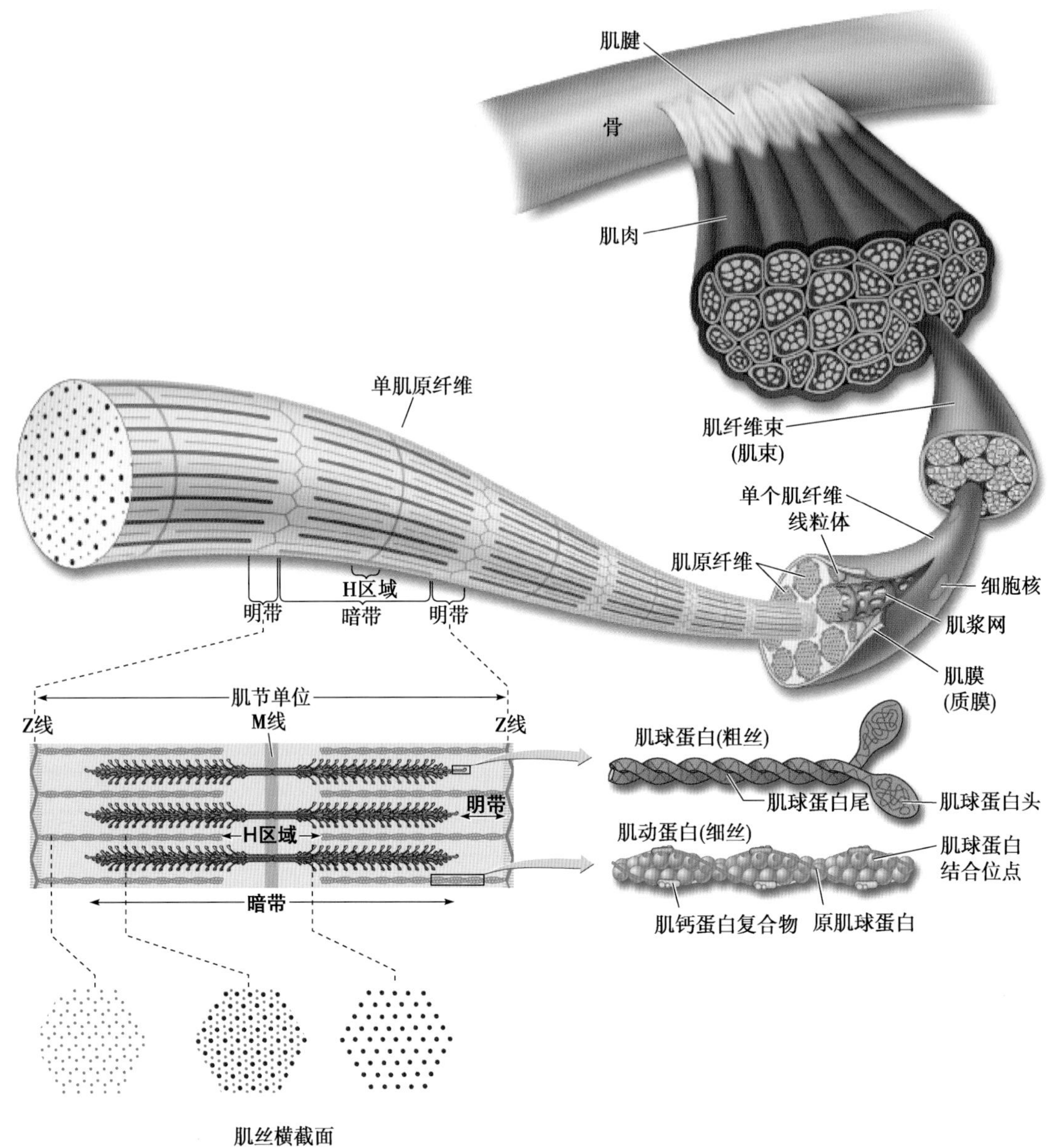

图 49-1 骨骼肌的结构和功能亚单位(摘自 Moorcroft C. Myology and Kinesiology for Massage Therapists. Philadelphia, PA: Wolters Kluwer Health/Lippincott Williams & Wilkins, 2011:22)

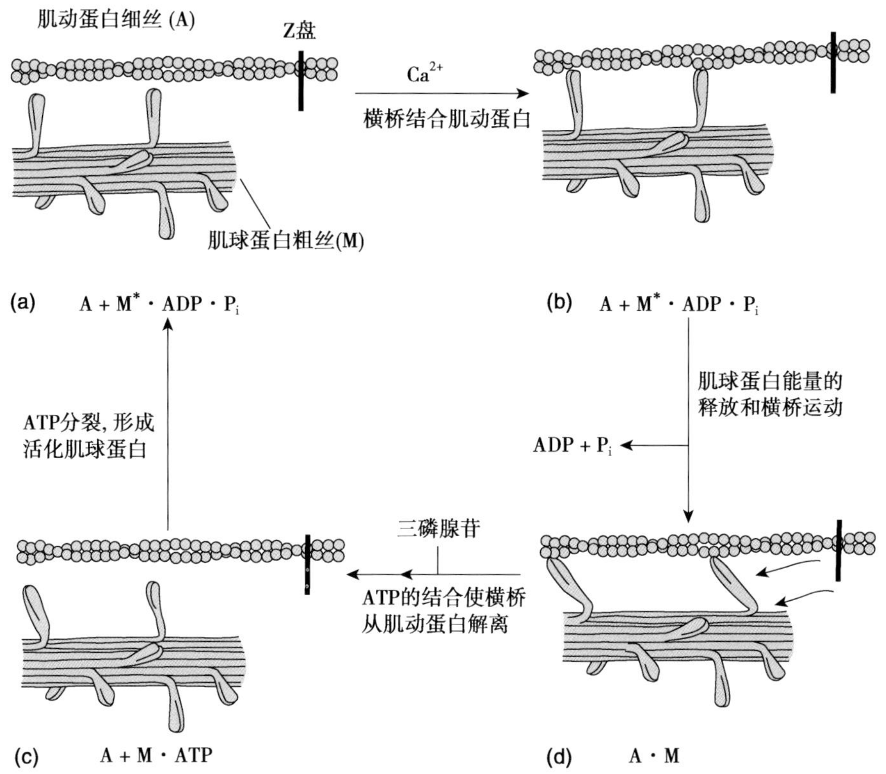

图 49-2　肌肉收缩和放松的循环过程。在静止状态下(a)，肌动蛋白(A)和活化肌球蛋白($M^* \cdot ADP \cdot P_i$)由于结合位点被原肌球蛋白阻断而不能相互作用。当肌浆网释放钙离子(Ca^{2+})时，M^* 网释放钙离 P_i 与 A 结合(b)。随着 ADP 和 P_i 的释放，张力增强并且发生运动(c)。肌动蛋白和肌球蛋白的解离需要 ATP，与肌球蛋白结合并将 Ca^{2+} 泵入 SR(d)。肌球蛋白重新获能恢复到静止状态(a)。(Republished with permission of McGraw-Hill Education from Vander A，Sherman JH，Luciano DS. Human Physiology. 3rd ed. New York：McGraw-Hill，1980：218；permission conveyed through Copyright Clearance Center，Inc.)(译者注：根据上述解释，图 49-2 中 c 和 d 的字母位置应对调)。Ca^{2+} = 钙离子；M^* = 活化肌球蛋白；ATP = 三磷腺苷；ADP = 二磷腺苷；P_i = 磷酸

点拉开。随后，肌球蛋白头部附着到肌动蛋白上，形成横桥并允许发生动力冲程。在一个动力冲程中，肌球蛋白头部的角度会发生变化，导致肌动蛋白丝被拉到肌球蛋白丝上，并使 Z 线之间的距离缩短(图 49-1)。为了产生更多的缩短，肌动蛋白-肌球蛋白的结合必须分离，从而使肌球蛋白能与靠近 Z 线的另一个肌动蛋白位点结合。肌球蛋白的启动(动力冲程)和分离所必需的能量以 ATP 形成提供。为了进行重复收缩，即随后的横桥循环，必须补充 ATP。

力学模型

图 49-3 展示了一个肌肉力学特性的有用模型[8]。该模型由收缩成分、并联弹性成分和串联弹性成分组成。收缩成分代表肌节，通过横桥循环产生力。收缩成分是起机械弹簧作用的纯被动元件；其中并联弹性成分是指肌肉各亚单位周围的结缔组织，串联弹性成分是指腱肌结合部。由收缩成分产生的力通过并联弹性成分作用在串联弹性成分上。

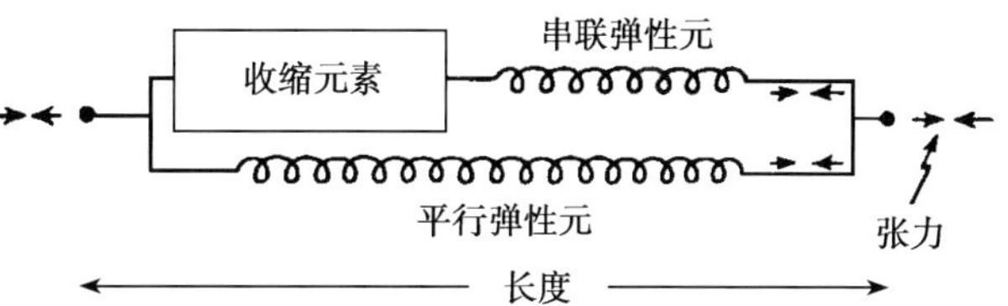

图 49-3　一个收缩元和两个弹性元组成的肌肉力学模型(摘自 Roberts TDM. Neurophysiology of Postural Mechanics. 2nd ed. London：Butterworth；1978. Copyright © 1978 Elsevier. With permission)

力-速度关系

肌肉能产生的最大力量取决于它收缩的速度。肌肉静态收缩(等长收缩)时产生的最大力量总是大于缩短时产生的力，而肌肉拉伸时所能产生的最大力量往往大于静态收缩时所能产生的力。这种关系如图 49-4 所示。

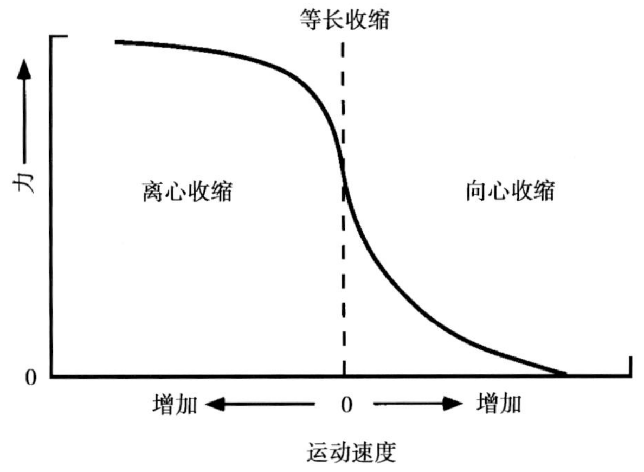

图 49-4 最大肌力与运动速度的关系示意图

据认为力-速度曲线是基于肌肉收缩的肌丝滑行学说来解释的[9]。

肌纤维类型

骨骼肌包含多种类型的肌纤维，可根据其物理和生化特性加以区分（参见第 2 章）。这些生理和生化特征已被用来为骨骼肌命名，如表 49-1 所示。理解物理和生化特征的起源及其后续的命名法，对于接下来肌肉生理学的讨论非常重要。肌肉分类的一个常见方法是测定肌球蛋白 ATP 酶（myosin ATPase，mATPase），该酶位于肌球蛋白的头部，水解 ATP，并启用横桥循环。具有高 mATPase 活性的纤维能够快速水解 ATP，并能"快速"收缩。也有肌纤维同时表达一种以上的肌球蛋白重链异构体，被称为混合纤维（如 Ⅰ/Ⅱa、Ⅱa/Ⅱx、Ⅰ/Ⅱa/Ⅱx）。这些混合肌肉纤维存在于一个连续体上，并不特定地表现慢肌纤维和快肌纤维的特性。另一种肌肉的分类方法通过评估肌肉的氧化代谢特征进行，例如分析琥珀酸脱氢酶（succinate dehydrogenase，SDHase）。最后也可利用电泳鉴定肌球蛋白重链的类型。根据这些组织化学和生物化学确定的分类，肌肉类型的连续体可分为（表 49-1）：① Ⅰ 型，慢缩-氧化（slow-oxidative，SO）；② Ⅱa 型，快缩-氧化糖酵解（fast-oxidative glycolytic，FOG）；③ Ⅱx 型，快缩-糖酵解型（fast-glycolytic，FG）。下面的讨论概述了运动过程中如何以及为什么使用这些肌肉纤维分类。

运动单位

运动单位由一个细胞体、α 运动神经元及其支配的所有肌纤维组成。每根肌纤维均附属于一个运动单位。虽然特定运动单位的肌纤维分散在一块肌肉上，但这一运动单位支配的所有纤维具有几乎相同的物理和生化特性。运动单位主要分为两类-快速运动单位和慢速运动单位。快速运动单位支配 Ⅱ 型纤维，较慢速运动单位大，可以更快地达到峰值张力和松弛，并达到更高的峰值张力；但是募集阈值相对较高，疲劳更快。相反，慢速运动单位支配 Ⅰ 型纤维，较小，具有较低的募集阈值并且耐疲劳，可以更缓慢地实现峰值张力和松弛，所达的峰值张力也相对较低。

表 49-1 使用肌球蛋白 ATP 酶分类和琥珀酸脱氢酶系统的肌纤维类型连续体

	Ⅰ 型	Ⅱa 型	Ⅱx 型
收缩速度	低/"慢收缩"	高	最高/"快收缩"
氧化能力	高	中等	低
耐力	高	中等	低
力量	低	高	最高
线粒体密度	高	中等	低
外观	中间	红色	白色

根据 Henneman 的尺寸原则[10]，运动时细胞体较小的单位（慢速运动单位）将首先被募集，其募集频率更频繁。此外，募集模式是可叠加的，这意味着当以正常速度行走或举起轻物时，慢速运动单位会被募集；当冲刺或者快速举起重物时，慢速运动单位仍然会被募集，但是为了产生所需的力量，快速运动单位也会被招募。这一基本原则是为患有肌少症的患者（如老年人或 2 型糖尿病患者）制订运动处方时需重要考虑的因素。肌少症会导致选择性地丢失一些不常使用的运动单位，即快速运动单位。而进行高强度的运动，包括抗阻训练，快速运动单位的参与是必要的[11]。

代谢基础

热动力学第一定律指出"能量不能被创造或毁灭，相反，能量可以从一种形式转化为另一种形式"。因此，身体不产生、消耗或耗尽能量；而能量会随着生理系统的不断变化而从一种状态转变为另一种状态。肌肉收缩所需的能量正是通过这种方式获得。在横桥周期中，需要 ATP 形式的能量。肌细胞内的 ATP 供应有限，只可以为肌肉收缩提供几秒钟的能量[12]，要使细胞继续活动，必须生成更多的 ATP。要做到这一点，必须使用基础能量系统将存储在体内的基质转换成 ATP。

基质存储

肌肉收缩所需 ATP 可由三种基质产生：碳水化合物、脂肪和蛋白质（表 49-2）。脂肪是体内储存能量的主要形式，其热量密度远高于碳水化合物[38.87kJ/g(9.3kcal/g)，相比于 17.14kJ/g(4.1kcal/g)]。氨基酸也可以为肌肉运动代谢产生能量，尽管其贡献通常为 10% 或更少。

运动中基质的使用主要受运动强度和时间的影响。随着运动强度的增加，主要的基质来源转向碳水化合物。其部分原因在于高强度运动过程中需转为无氧代谢产生 ATP，而可用于无氧糖酵解的唯一基质是碳水化合物。碳水化合物为肌肉收缩提供能量，其形式是调动肌肉和肝脏糖原储存以及摄取血液循环中的碳水化合物这两种形式进行。运动持续时间也会对基质利用模式产生影响。在长时间的运动中，以游离脂肪酸形式的脂肪消耗逐渐增加。游离脂肪酸是通过肌肉外（如脂肪）和肌肉内储存的甘油三酯的脂解作用为肌肉收缩提供能量的。

表 49-2 能量产生的功率和容量

	可用的 ATP/mol	最大功率/mmol ATP $kg^{-1}d \cdot wt \cdot s^{-1}$	支持的相对运动强度	运动时间
ATP 存储	0.02	11.2	非常高	5~10s
PC 存储	0.34	8.6	非常高	30s
无氧糖酵解	5.2	5.2	高	7min
有氧氧化				
碳水化合物	70	2.7	中-高	90min
脂质	8,000	1.4	低	350h

ATP，三磷酸腺苷；PC，磷酸肌酸。

* 假设男性受试者体重 70kg，体脂 15%，最大摄氧量 4.0L/min。

摘自 Sahlin K，Tonkonogi M，Söderlund K. Energy supply and muscle fatigue in humans. Acta Physiol Scand. 1998；162(3)：261-266. Reprinted by permission of John Wiley & Sons，Inc.。

49

鉴于脂肪储量丰富（表 49-2），而碳水化合物储量有限，人们对使用低碳水化合物（<25% 的能量）、高脂肪（>60% 的能量）饮食来增加肌肉脂肪的利用率很感兴趣[13,14]。有证据表明，这种饮食可在短短 5 天内增强肌肉脂肪燃烧能力[14]。但是关于耐力/超耐力表现的研究中却未发现这种饮食有明显的优势。造成这种现象可能的原因为：①低碳水化合物饮食限制了高强度训练的能力；②糖原分解和能量流受损，限制了 ATP 的产生；③对于长达 3h 的耐力项目，碳水化合物是肌肉运动的主要基质，因此碳水化合物的可用性成为限制耐力表现的因素[13]。

基本的能量系统和连续体

在运动过程中，三种能量系统相互作用以补充 ATP：①三磷腺苷-磷酸肌酸（adenosine triphosphate-creatine phosphate，ATP-CP）系统；②无氧糖酵解系统；③有氧系统（表 49-2）。无氧系统只能利用碳水化合物来产生 ATP，而有氧系统可以利用碳水化合物、脂肪和一定程度的蛋白质。

这三种能量系统始终都在为人体提供部分能量，而在特定的活动中某一个能量系统可能会占优势。在特定的活动中，哪个能量系统占主导地位取决于活动期间能量（功率）需求的比率（图 49-5）[15]。最大强度仅持续数秒的活动（如 100m 冲刺），大多

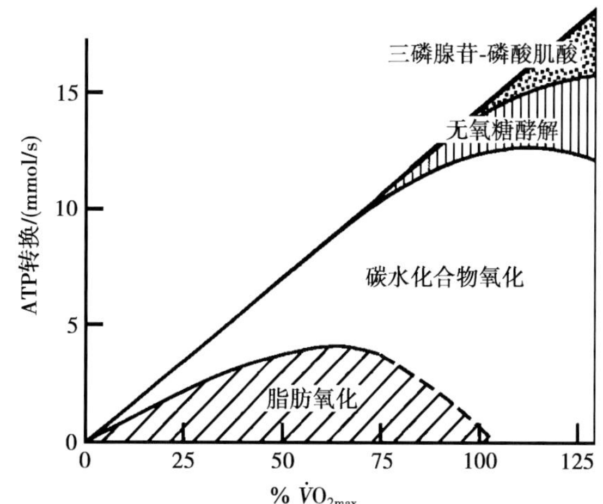

图 49-5 不同代谢系统在不同运动强度下的相对重要性（摘自 Sahlin K. Metabolic changes limiting muscle performance. In：Saltin B，ed. Biochemistry of Exercise Ⅵ. Champaign，IL：Human Kinetics；1986：323-343）

数的 ATP 是由 ATP-CP 系统提供的;较低强度的活动,如那些最大限度可维持 1~2min 的活动(如 400~800m 冲刺),ATP 的供应主要取决于无氧糖酵解系统。

可能持续数分钟(如 1 600m)或数小时(如马拉松)的持续时间较长、强度较低的活动,几乎全部通过有氧代谢提供。然而,有氧代谢依赖于氧气的输送,包括肺从环境中提取氧气的能力,心脏泵血的能力(心排出量)以及血液流向活性肌纤维的能力。了解这三种系统,包括每个系统的优点和局限性,对于最佳地调节个人参与特定活动或运动的能力至关重要。

无氧代谢

无氧代谢是指一系列不需要氧气存在的化学反应。为肌肉收缩提供能量的系统中有两个是无氧的。

磷酸原系统

ATP 和 CP 是储存在肌肉中的可以立即使用的高能磷酸化合物。ATP 的分解产生腺苷二磷酸(adenosine diphosphate,ADP)、无机磷酸盐和用于肌肉收缩的能量。磷酸(phosphate,P)可以从 CP 和磷酸化的 ADP 中被裂解转换给 ATP。该系统为肌肉提供直接的能量来源并具有大的功率容量。换句话说,这个系统可在单位时间内提供大量的能量。但是由于 ATP 和 CP 的存储量较小,使用 ATP-CP 进行运动的总能力有限。实际上,在整个运动中,来自磷酸原系统的能量将在 30s 或更短的时间内消耗殆尽[12]。

糖酵解供能系统

糖酵解是指碳水化合物分解的一系列反应,无氧糖酵解是指碳水化合物在无氧状态下进行分解。虽然碳水化合物可以被无氧或有氧代谢利用,但有氧代谢的副产物是丙酮酸,而在无氧代谢过程中,丙酮酸可转化为乳酸。

当最大强度运动持续 1~2min,骨骼肌产生的乳酸会在肌肉和血液中积聚,同时伴随着质子的释放增加引起酸中毒。当乳酸的浓度足够高时,会刺激神经末梢导致疼痛感。此外,肌细胞内的乳酸会抑制更多 ATP 的产生以及钙与肌钙蛋白的结合,从而抑制横桥周期[16]。因此,从无氧糖酵解系统获得的能量是有限的。不过无氧糖酵解系统是非常重要的,因为它可以提供快速的能量供应。

有氧代谢

在氧气存在的情况下,糖酵解产生丙酮酸,丙酮酸通过三羧酸(tricarboxylic acid,TCA)循环(也称为 Krebs 循环或枸橼酸循环)和电子传输系统进一步代谢,产生二氧化碳、水和能量。特定量的碳水化合物通过有氧代谢产生的能量比无氧糖酵解约高 13 倍。此外,有氧代谢不会产生引起疲劳或疼痛的副产物,除碳水化合物外,脂肪还可能被代谢。尽管代谢脂肪的能力意味着该系统提供了几乎无限的能量来源,但有氧代谢(特别是在利用脂肪时)在三种能量系统中以最慢的速度提供能量。

运动的急性生理反应

在动态运动中,必须协调各种生理系统,才能产生和维持力。在短程的暴发性运动中,神经肌肉募集和无氧代谢尤为重要;而对于较长时间的活动,输送和消耗氧气的最大能力,即最大摄氧量($\dot{V}O_{2max}$)是至关重要的。氧的输送和消耗之间的关系可以用 19 世纪 70 年代 Adolf Fick 提出的 Fick 原理来解释。根据这一原理,$\dot{V}O_{2max}$ 等于心排出量与动静脉氧含量差[$(a\text{-}v)O_2$]的乘积,即$(a\text{-}v)O_2$ 反映的是活性肌纤维所提取的氧气。虽然 $\dot{V}O_{2max}$ 控制有氧代谢能力的上限,但 $\dot{V}O_{2max}$ 所能长期维持的比例水平是由最大乳酸稳态(maximal lactate steady state,MLSS)决定的。最后,维持特定的 $\dot{V}O_2$ 的能力还依赖于内分泌系统(调动营养和保存体液)以及体温调节系统来散热。

肺部

通气量的静息值为 6~10L/min,运动过程中,非运动训练者可达到 100~125L/min,优秀运动员则可达到 150~200L/min[17]。随着通气量的改变,平均肺动脉压升高,肺血流量增加,通气灌注比率提高。对于没有肺部疾病的人,肺部系统往往不是其在海平面海拔水平上运动能力的限制因素[17]。

心血管

氧气一旦被吸入肺部,就会从肺泡扩散到肺泡周围的毛细血管并与血红蛋白结合。含氧血红蛋白通过肺静脉运输到左心房,然后进入左心室,最后被泵入系统循环。充足的氧气输送取决于两个因素:

①每分钟从左心室泵出的血量或心排出量；②自主神经系统引导血液的能力。这些因素都会影响运动表现。

心排出量是心率和每搏输出量的乘积，未经训练的参与者可从静止时的约 5L/min 增加到 20L/min，训练有素的运动员可增加到 40L/min 或更多[18]。为了实现这种心排出量的增加，心率与运动率或 $\dot{V}O_2$ 成正比增加，并且每搏输出量增加直至达 $\dot{V}O_{2max}$ 的 40%～60%[18,19]。心率的上升受由自主神经系统的控制，包括副交感神经的活动减少和交感神经活动增加。每搏输出量的增加是收缩力增加的结果，也是交感神经活动增加和心肌前负荷增加的结果。前负荷（可以定义为心肌细胞在收缩前的初始拉伸）随着静脉回心血量的增加而增加，而静脉回心血量是通过肌肉收缩（肌肉泵）和静脉收缩来增加的。总的来说，增加的左心室舒张末期容积（前负荷），加上左心室更完全的排空（收缩力），导致每个收缩周期泵入大量的血液。但是当收缩周期（心率）变得过快时，心脏在收缩前没有足够的时间填充左心室（前负荷），每搏心排出量的上限在最大摄氧量的 40%～60%之间将趋于稳定，随后心排出量的增加都归因于心率。

人体最多可将 80% 的心排出量分配给活动的肌肉，相比之下，只有约 20% 的心排出量分配给静息状态的肌肉和其他器官[20]。这种显著的血流再分配是通过活动肌肉的动脉血管舒张和其他血管区域（如内脏、非活动肌肉、肾脏）的动脉血管收缩来完成的[20]。尽管活动肌肉中交感神经的活动似乎增加了，但是代谢副产物产生的舒张血管作用超过了这种收缩血管的作用。运动过程中自主神经系统的控制源于运动皮质的中枢和外周受体、肌动力感受器以及动脉和心肺压力感受器[21]。

乳酸阈值和最大乳酸稳态

有氧乳酸阈值是指血乳酸开始高于静息值时的运动强度，而最大乳酸稳态（maximal lactate steady，MLSS）（也称为无氧乳酸阈值或通气阈值）是血乳酸不可避免的持续增加时的运动强度[22]。虽然 MLSS 的确切机制尚不清楚，但许多因素可以解释血乳酸的持续增加，包括：①心脏、肝脏和肾脏对乳酸的去除不足；②交感神经系统的激活增加，导致糖原增多和流向肝脏和肾脏的血液减少；③线粒体供氧不足；④糖酵解与线粒体呼吸不平衡；⑤FG 肌纤维的募集（表 49-1），其中无论是否有氧气都会产生乳酸[17]。如上所述，高浓度的乳酸会导致痛觉，抑制 ATP 的产生并干扰横桥循环[16]。

$\dot{V}O_{2max}$ 控制有氧代谢的上限，而 MLSS 则决定 $\dot{V}O_{2max}$ 可被长期维持的比例水平。这一概念对于优秀的耐力运动员，包括长跑运动员尤其重要（图 49-6）。在优秀的跑步者中，在训练中 $\dot{V}O_{2max}$ 的进步空间小，而 MLSS 发生时的跑步速度可训练性很强，并且与改善的跑步成绩有较大的关系[19,23]。

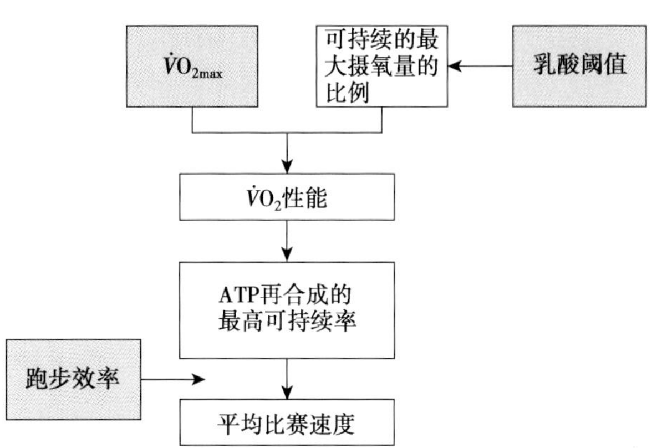

图 49-6　流程图显示，长跑性能主要取决于最大摄氧量（$\dot{V}O_2$），乳酸阈值（决定以最大摄氧量可被维持的比例）和跑步效率。摄氧量性能表示在比赛中可以维持的最高平均 $\dot{V}O_2$。跑步效率是指跑步者将可用能量转换为跑步速度的效率。ATP，三磷腺苷。（Reprinted by permission from Springer：Midgley AW，McNaughton LR，Jones AM. Training to enhance the physiologic deter minants of long-distance running performance：can valid recommendations be given to runners and coaches based on current scientific knowledge? Sports Med. 2007；37（10）：857-880. Copyright © 2007 Adis Data Information BV）

内分泌

内分泌系统释放的激素对于调动基质和维持基质稳态至关重要。在运动过程中，在运动期间，几种激素包括儿茶酚胺类（肾上腺素和去甲肾上腺素）、生长激素、皮质醇和高血糖素的水平会增加；而胰岛素的水平会下降[24]。这些变化共同促进了肌糖原的分解，升高了血糖并增加了脂解和游离脂肪酸的调动[25]。此外，肾素-血管紧张素-醛固酮的激活和抗利尿激素的释放分别通过保留钠和水来帮助维持血容量。上述激素的释放在持续运动中起着至关重要的作用。

体温调节

新陈代谢的最终产物是热量。特别是在长时间的运动中,如果不加以控制,这种热量的产生会导致核心体温显著升高并随后导致热病。细胞活动后产生的热量通过心血管系统输送到皮肤血管床,在此主要通过蒸发消散。所增加的血流部分是通过血液远离内脏和肾动脉血管床进行重新分布来实现的。

持续高强度水平的工作,尤其在高温状态时,会导致大量的汗液流失,达到 2~3L/h。这些出汗率会导致脱水和总血量减少。血容量的减少,加上皮肤血流量的增加,可导致心血管循环转换。心血管循环转换是指长时间运动时心率增加而运动率几乎或完全没有变化。心率的增加弥补了每搏输出量的减少,每搏输出量的减少是由于静脉回流减少从而前负荷降低所致。为了避免在长时间的运动中丢失过多的液体/电解质,最理想的补水方法是以接近汗液流失的速度和成分摄入液体[26]。

静态(等长)运动

49

静态(等长)运动的血流动力学反应与最大自主收缩(maximal voluntary contraction,MVC)的百分比和参与收缩的肌肉量有关[27]。与动态运动相比,静态运动期间的氧气、心排出量和心率的增加通常是适中的(图 49-7)[28];此外,总外周血管阻力不会

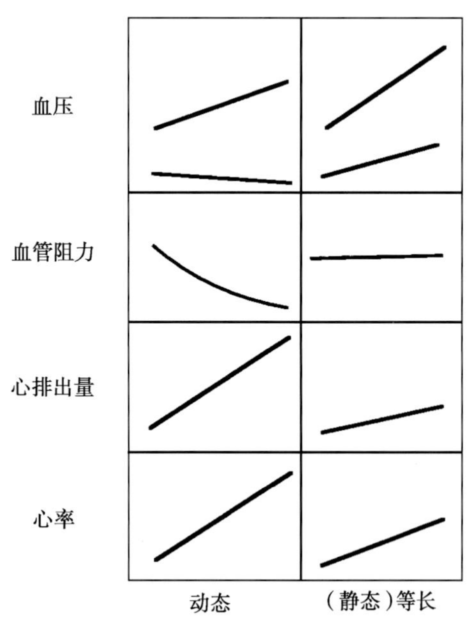

图 49-7 动态和静态运动血流动力学反应的示意图比较(摘自 Hanson P, Rueckert P. Hypertension. In: Pollock ML, Schmidt DH, eds. Heart Disease and Rehabilitation. 3rd ed. Champaign, IL: Human Kinetics; 1995: 343-356)

减少,每搏输出量通常也不会增加。然而,血压(尤其平均血压和舒张压)会显著升高。血压升高可归因于加压反应,这是由骨骼肌传入神经纤维的机械和代谢刺激引起的[29],传入神经纤维的代谢刺激可归因于静态运动对血流的影响。

流过活动肌肉的血液取决于代谢引起的血管舒张和与周围肌肉收缩相关的血流机械限制之间的平衡。在高静态运动负荷下,流过活动肌肉的血液被限制并且可能会被完全阻塞。与动态运动相比,相对于代谢需求而言,肌肉血液流量的减少导致对无氧代谢的依赖性更高,代谢废物更多,更早出现疲劳[19,29]。

运动处方

总论

众所周知,尽管体力活动和规律运动对身体健康有好处,但缺乏体育运动仍然是全球性问题[30]。人们越来越认识到医学界在促进体力活动中所起的重要作用。"运动是良医"的理念基于:医师的角色和职责是给患者开运动处方并让他们从中受益[31]。PM&R 基金会也启动了一项起初名为运动处方的项目(Rx for Exercise)来强调医师指导运动的重要性(www.foundationforpmr.org/ADF)。

虽然运动计划的具体目标取决于个人,但基本的目标包括抵消久坐不动或活动减少的不良影响(如来自疾病或损伤),以及优化功能。此外,运动训练方案可以为正在接受治疗的患者提供有价值的临床信息。在这些基本目标的基础上,个体化的运动处方制订和细化还将取决于个人健康史、风险因素、行为特征、个人目标和运动偏好。

恰当的运动处方应该系统地和个体化地推荐体力活动,以增强体力、保持健康和/或治疗特定的身体状况。最佳的运动处方应针对与健康相关的体适能问题,包括心肺(有氧)功能;肌肉力量、爆发力和耐力;灵活性;身体成分和神经运动的控制能力[32]。此外,鉴于长期久坐对健康的危害[33],除了增加体育运动外,运动处方还应包括减少不运动时间[34]。

制订运动处方,重要的是要先熟知已制订的适合所有人的活动,在此基础上进行个体化推荐。来自美国运动医学院(American College of Sports Medicine,ACSM)和美国心脏学会(American Heart Association,AHA)的体力活动指南推荐见表 49-3。

表 49-3 ACSM-AHA 体力活动建议

• 所有年龄在 18—65 岁的健康成人,应进行每天至少进行 30 分钟中等强度的有氧运动,5 天/周;或每周至少进行 20 分钟高强度的有氧运动,3 天/周
• 可以将中等强度和高等强度运动相结合以达到此建议
• 可通过每次进行持续 10 分钟或更长时间的中等强度有氧运动,累积达到最少 30 分钟的总运动量
• 每个成年人都应该进行至少 2 天/周保持或增加肌肉力量和耐力的活动
• 由于体力活动与健康之间存在剂量-反应关系,那些希望进一步提高身体素质、降低患慢性疾病和残疾的风险以,和/或预防不健康体重增加的人,可以通过进行超过最低推荐量的体力活动从而获益

摘自 Pescatello LS, American College of Sports Medicine. ACSM's Guidelines for Exercise Testing and Prescription. 9th ed. Philadelphia, PA: Wolters Kluwer Health/Lippincott Williams & Wilkins; 2013。

2018 年美国人体力活动指南[1]报告有类似的建议,但更强调每周获得的运动量,取消了成年人每次进行运动至少 10min 的要求,制订了针对学龄前儿童和儿童及青少年的新指南。这些指南的概要可参见 e 表 49-1。

适应和坚持

大家要记得,如果没有患者的接受和参与,运动处方是无法发挥其益处与价值的。其实要实现这一点并不容易,不然在美国参与中度到高强度体力活动的人数就不会仍然处于低水平了[35]。没有哪一种鼓励患者规律运动的方法是对所有人都有效的。事实上,有至少六种行为理论可用于了解运动的参与情况以及可能促进或阻碍体力活动的因素[34]。动机是运动参与和坚持的一个共同的必要条件。在大多数情况下,动机必须是内部导向的[36]。表 49-4 列出了各种基于认知和行为策略的证据,有助于临床医师帮助患者找到增加体力活动的动机。

使用"五 A"模式的简短咨询是一个有前景的领域,可以帮助患者解决矛盾心理并增加他们改变的动力[37]。临床医师:①评估(access)患者的体力活动行为、信念、知识和改变的意愿;②就体力活动的益处和不运动的健康风险为患者提供建议(advise);③根据患者的兴趣、信心、能力和改变的意愿,在体力活动目标上达成一致(agree);④利用问题解决技术以及社会和环境支持与资源帮助(assist)患者发现并克服障碍;⑤制订(arrange)一项具体计划以进行跟进、反馈、评估和支持[34]。一般而言,当患者成

表 49-4 增加体力活动的认知和行为策略

认知行为策略	描述
增加自我效能	通过确保实现切合实际的目标,观察与他们相似而有积极经历的人,给予鼓励并帮助他们体验积极的情绪状态从而增加个人的信心
目标设定	帮助个人建立具体的,可测量的、行动导向的、现实的、及时的和自我确定的(SMARTS)短期和长期目标
强化	鼓励个人对达到自己的行为目标给予奖励。强化可以是外部的或内部的
社会支持	鼓励个人从家人、朋友和同事得到对体育锻炼的社会支持
自我监控	鼓励个人通过体育活动日志、计步器、智能手表或其他科技设备跟踪自己的体力活动
解决问题	帮助个人找到克服体力活动障碍的方法
预防复发	为个人体力活动的失误做好准备,并制定克服这些失误的计划,使之不再出现

摘自 American College of Sports Medicine. In: Riebe D, Ehrman J, Liguori G, et al., eds. ACSM's Guidelines for Exercise Testing and Prescription. 10th ed. Philadelphia, PA: Wolters Kluwer; 2017。

为决策过程中的主动合作伙伴时,行为改变过程会变得更容易,然后用书面运动处方的形式呈现并记录下来[38]。

要养成终身规律运动的习惯,其中一个关键原则是目标设定。目标设定是一种强大的工具,可以通过调动积极性来促进运动行为发生积极的变化[38,39]。使用 SMARTS 原理有助于个人建立有效的目标:①明确的(specific),目标应明确;运动处方在这里非常宝贵;②可衡量的(measurable),目标应可量化;③行动导向的(action-oriented),目标应表明需要做什么;④现实的(realistic),目标应可实现;⑤及时的(timely),目标应有一个具体和现实的时间表;⑥自行决定的(self-determined),目标应主要由患者制订。

建立规律运动习惯的另一个重要因素是安排运动时间的优先级。首先应该鼓励个人专注于抽出时间以建立规律的运动模式,而不是只注重运动的量[38]。如果无法达到规定的时间,应鼓励他们将运动纳入日常生活和/或参加更积极的娱乐活动。例如使用手扶式割草机、爬楼梯、在较早的站点下车,以一起散步而不是喝咖啡的形式见面,把车停在停车场里较远的地方。其他有用的策略包括:开始一

项运动计划，以小运动量的某项运动开始，在几周内逐渐增量，着重在锻炼或体力活动上，总比没有好[38]。逐渐增加运动强度和运动量的方法，将减少过度使用和其他肌肉骨骼损伤的可能性，减少因此而导致停止活动的情况。最后了解不同人群可能存在的潜在独特信仰、文化价值观、环境和健康状况，将有助于确保适当调整体力活动建议以鼓励其坚持运动[34]。

运动处方的构成要素

为患者制订出个性化的运动处方，提高体适能和健康，可使用 FITT-VP 原则：频率（frequency）、强度（intensity）、时间（time）（持续时间）、类型（type）（模式）、运动总量（volume）（数量）和进阶（progression）[40]。如本节稍后详细介绍的那样，经过适当调整后，该公式也可以应用于患有各种健康状况和残疾的患者。它可以无限的调整，以适应个人的情况、需求和目标。

频率是指每周进行体力活动的天数。一般来说，有氧运动应根据强度每周进行 3~5 天，抗阻和柔韧性训练应每周进行 2~3 天，神经运动训练包括平衡、敏捷、协调和步态，建议每周至少进行 2~3 天[5,34]。

强度是指进行活动的速率或完成一项活动或锻炼所需的努力程度。可将其视为是“一个人完成这项活动的用力程度”[41]。超负荷原则是指活动要达到一个最低阈值，即身体受到挑战到足以改变生理参数的强度水平[34]。受益的最小强度阈值因个体的健康水平和其他因素而异，增加强度对健康和健身益处有积极的剂量反应[5,34]。强度可以通过许多实用的方法进行测量和监视，其中一些方法比其他方法更为主观。例如心率监测、Borg 主观用力程度分级量表（rating of perceived exertion，RPE）、谈话测试和运动传感器[42]。目前还没有用于将所有的运动处方强度方法相互比较的研究，因此这些方法可能并不等同。表 49-5 概述了其中一些方法。

表 49-5 运动强度分类

强度	主观/相对测量		客观/相对测量		绝对测量
	“谈话测试”	自觉用力（6~20RPE 量表）	%HRR 或% $\dot{V}O_2R$	$\%HR_{max}$	MET
轻	能够说话和/或唱歌	9~11	30~39	57~63	2.0~2.9
中等	能够说话但不能唱歌	12~13	40~59	64~76	3.0~5.9
剧烈/强	说话困难	14~17	60~89	77~95	6.0~8.7

HR_{max}，最大心率（HR）；$\%HR_{max}$，最大心率百分比；HRR，心率储备；$\dot{V}O_2R$，氧摄取储备；
MET，代谢当量 1MET=3.5ml/（kg·min）。
摘自 Pescatello LS，American College of Sports Medicine. ACSM's Guidelines for Exercise Testing and Prescription. 9th ed. Philadelphia，PA：Wolters Kluwer Health/Lippincott Williams & Wilkins；2013。

一般而言，更主观但更简单的“谈话测试”[43]和 Borg RPE 量表[44]在实际运用中更容易。此外，相对强度测量［如心率储备（heart rate reserve，HRR）或 Borg RPE 的百分比］通常比绝对测量更适合个人运动处方，特别是对于年长和失健的人[45-47]。关于运动强度的更详细说明将在后续章节中介绍。

运动时间或持续时间指的是进行体力活动的时间。如前所述，建议大多数成年人每周进行 75~150min 的有氧运动，并且中等强度运动的每次积累应≥10min[3,34]。对于久坐的人来说，每天持续运动少于 20min 或每次运动少于 10min 可能是有益的，但为了控制体重，可能需要每天运动 60~90min[34,48]。在 10min 内进行的高强度有氧间歇训练也可能对体虚的人产生良好的适应性，但需要进一步的研究[5,49,50]。

运动处方选择的体力活动类型必须考虑患者的喜好、能力、目标、健康状况、环境、可用的设备和设施以及现有的体适能水平。建议对大肌肉群的规律性的有氧运动来改善心肺功能[5]。步行就是一个很好的例子，它适用于大多数人，也是久坐患者作为初始活动的一种适当方式。在必要的时间内，进行其他各种强度的活动也是适用的。e 表 49-2 给出一些用代谢当量（metabolic equivalents，MET）表示运动相关强度的例子。抗阻运动的类型可以包括组合器械、哑铃类器械、弹力带，甚至自身体重。建议所有成年人进行多个肌肉群和主动肌和拮抗肌群的多关节运动，也可以进行单关节运动[34]。

有氧运动的量是频率、强度和时间的乘积，是能量消耗的一种表现形式[34]。能量消耗可以标准化的方式表示为 MET/min 和 kcal/min，本章后面将更详细地讨论。有氧运动的量与健康结果指标之间被证实存在剂量-反应关系，4 180kJ/周（1 000kcal/周）的能量消耗相当于每周大约 150min 的中等强度的体力活动，与较低的心血管疾病（cardiovascular disease，CVD）发生率和过早死亡率有关[5]。作为能量消耗的测量，MET/min 和 kcal/min 常用于研究中估计运动量，但很少用于个人运动处方[5]。值得注意的是，较低的运动量［如 1 254～2 090kJ/周（500kcal/周）］可以带来健身益处，尤其对于不运动的人[1]。在抗阻训练中，运动量是指运动的重复次数和组数乘以阻力，反映了该肌群的负荷量[51]。在章节的后面将更全面地讨论此训练变量。

有氧运动的进阶训练是通过增加频率、强度、时间（持续时间）或这些要素的组合来实现的。抗阻运动计划是通过增加阻力、重复次数和/或肌群训练的频率来完成的[34]。运动训练的进阶程度取决于患者的健康状况、体质水平和目标。应循序渐进，以避免受伤、肌肉酸痛和过度疲劳，同时利于长期坚持。对于最初的有氧运动计划，患者可选择在低强度到中等强度的情况下每周进行 3 次的运动，在开始的 4～6 周内，每 1～2 周每次运动增加 5～10min 的运动时间/持续时间。在患者运动了 1 个月或更长时间后，频率、强度和时间可以在 4～8 个月内逐步增加（对于那些没有运动的人来说，甚至更长），直到达到指南推荐的标准为止[34]。有关运动处方进阶的更详细模式，有兴趣的读者可以参考 ACSM 的运动是良医[38]。为了在适应抗阻运动时逐渐使肌肉超负荷，必须发生肌肉疲劳。肌肉疲劳可以通过增加阻力、重复次数和频率来实现，可达到增加肌肉量和力量的目标。更多的细节将在后面的章节中概述。

风险评估

ACSM 先前关于运动前健康筛查的建议着重于降低“高风险”个体发生严重运动相关心血管（cardiovascular，CV）事件的可能性[40]。被划分为 CV 疾病的低、中、高风险，有中度风险的人建议在开始一项剧烈运动之前进行医学体检。尽管进行高强度运动只是有心血管疾病并发症急性发作的较小风险，尤其对于久坐的患有已知或隐匿性心血管疾病的男女人群，但运动过程中 CV 事件的绝对风险和相对风险还是极低，且随着规律运动量的增加，风险也能降低[2]。逐渐增加运动的时间、频率和强度超过 2～3 个月，可以减轻许多与剧烈运动相关的风险[52,1]。因为在大多数儿童和成人中，运动的好处远远大于保持久坐的风险，研究表明，使用之前的 ACSM 运动前筛查程序可能会导致过度的医师转诊，并可能会阻碍运动的参与，所以 ACSM 更新了参与运动的程序[2,34]。

新的 ACSM 运动前健康筛查算法（图 49-8）旨在识别在有氧运动期间或运动后有心血管并发症风险的个体。目前尚无足够的证据表明抗阻运动过程中出现 CV 并发症，无法提出正式的预筛查建议[34]。新的健康筛选程序基于：①个人目前的体力活动水平；②存在症状或体征和/或已知的心血管、代谢或肾脏疾病；③所需的运动强度。这三个因素已被确定为运动相关心血管事件的重要风险调节因素[2]。

运动活跃或不活跃（即在过去 3 个月内，没有进行每周至少有 3 天、每次至少 30min 的中等强度的体力活动）的健康无症状个体，在没有医疗许可的情况下，可分别进行中等至高等强度的运动，或开始轻微至中等强度的运动[2]。已知具有 CV、代谢或肾脏疾病的无症状的运动活跃个体可以在没有医疗许可的情况下开始中等强度的运动，但所有其他类别的人都应在医疗许可的情况下进行[2]。重要的一点是，医疗许可的类型由参与者所选择的提供者自行决定，因为没有单一的、普遍推荐的筛查测试[34]。在成年人中，可以通过以下运动处方降低运动诱发的心血管事件的风险：①遵循 FITT-VP 运动处方原则；②鼓励采用适当的热身和整理活动策略；③加强关于警告标志/症状的教育（如胸痛或压迫感、头晕、心悸/心律不齐、不寻常的呼吸急促）；④鼓励久坐的人进行定期的快步走；以及⑤劝告运动不活跃的人避免剧烈的-接近最大强度的体力活动[2]。儿童和年轻人很少在体力活动中死亡，发生率很低的死亡事件通常与先天性和遗传性异常有关，包括肥厚性心肌病、冠状动脉异常和主动脉瓣狭窄[34]。心脏性猝死（sudden cardiac death，SCD）是 35 岁以下运动员运动过程中死亡的主要原因[53]，竞技运动员中 84% 的 SCD 发生于心脏结构异常[54]。用于检测有 SCD 危险的运动员的最佳筛查方案仍在争论中。AHA 建议使用具有 14 要素病史和体格检查（history and physical examination，H&P）[54]，而欧洲标准则要求有针对性的 H&P 和 12 导联心电图（electrocardiogram，ECG）[55]。在美国，ECG 筛查被一再拒绝，原因是假阳性结果的发生率很高，并且有大量证据表明，这是一种成本效益低的筛查工具[56]。但是就其最新立场而言，美国运动医学医学会表示，由于缺乏基于结果的明确证据，因此无法为所有运动员认可

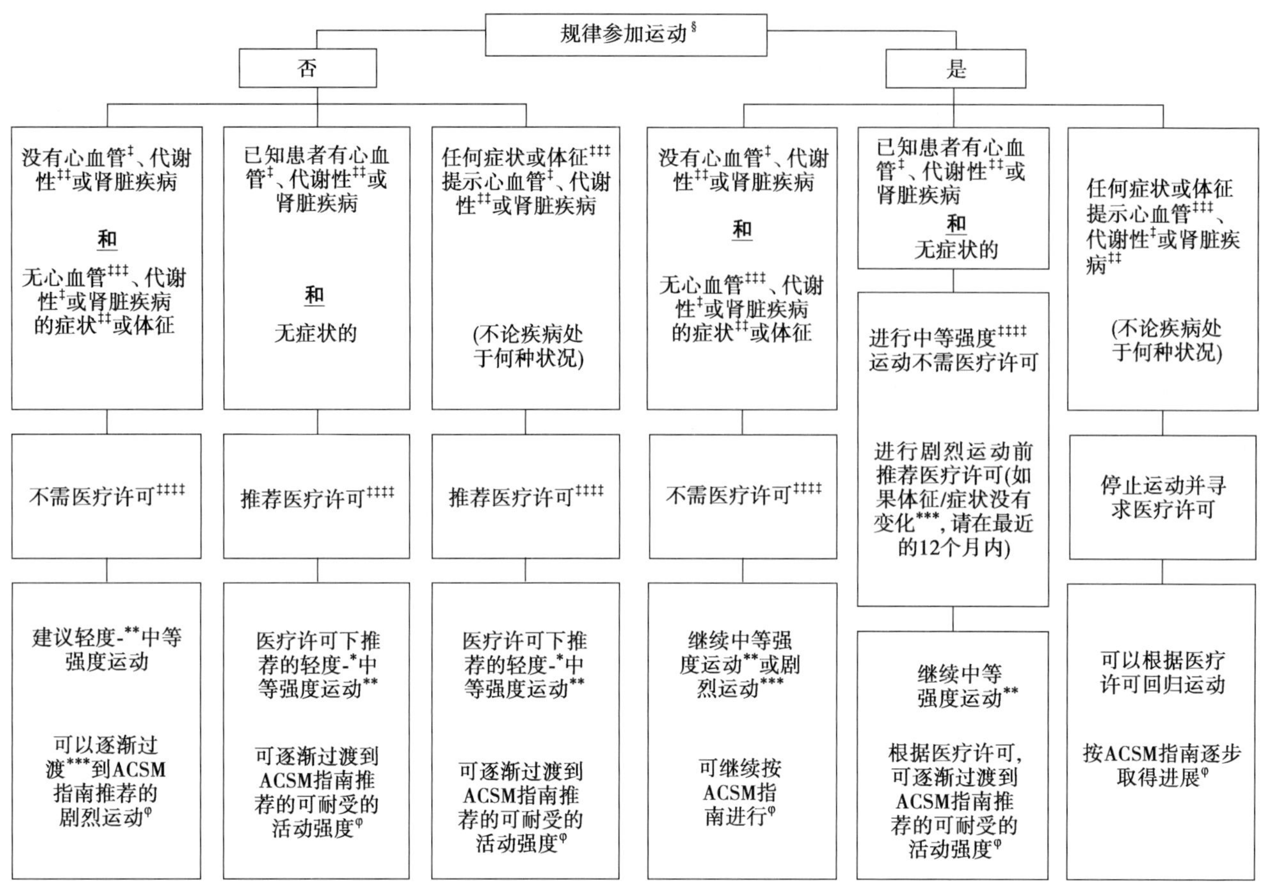

图 49-8 对有氧运动的运动前健康筛查逻辑模型。§ 运动参与,在过去至少 3 个月里,进行至少 3 天/周、至少 30min/d 中等强度的有计划、有组织的体力活动。* 低强度运动,30%~40% HRR 或 $\dot{V}O_2R$,2~3MET,9~11RPE,这种强度会导致 HR 和呼吸略有增加。** 中等强度运动,40%~60% HRR 或 $\dot{V}O_2R$,3~6MET,12~13RPE,这种强度会导致 HR 和呼吸明显增加。*** 剧烈运动,≥60% HRR 或 $\dot{V}O_2R$,≥6MET,≥14RPE,这种强度会导致 HR 和呼吸大幅增加。‡ 心脏、外周血管或脑血管疾病。‡‡ 代谢性疾病,1 型和 2 型糖尿病。‡‡‡ 症状和体征,在休息或活动时;包括可能因局部缺血引起的胸部、颈部、下颌、手臂或其他部位的疼痛和不适;休息或轻度劳累时呼吸急促;头晕或晕厥;呼吸困难或阵发性夜间呼吸困难;脚踝水肿;心悸或心动过速;间歇性跛行;心杂音或在日常活动中出现异常的疲劳或气短。‡‡‡‡ 医疗许可,获得医疗保健专业人员许可去进行运动。φ 进行运动指南,请参阅 ACSM 的运动测试和处方指南,2014 年第 9 版(Riebe D,Franklin BA,Thompson PD,et al. Updating ACSM's recommendations for exercise preparticipation health screening. Med Sci Sports Exerc. 2015;47(11):2473-2479)

任何单一或普遍的心血管筛查策略[57]。由一线医师现场进行运动前超声心动图筛查是另一种吸引人的方法,它具有检测结构异常的能力并且似乎具有可观的可靠性和可行性[56]。

伤病预防

所有的运动都有受伤的危险,但是个性化运动处方可以最大限度地减少引起或加剧健康问题的机会。运动的强度和类型可能是与受伤发生率相关的最重要的因素[5]。牵伸、热身和整理活动以及逐渐增加运动强度和运动量是减轻肌肉骨骼损伤的常用方法,但其有效性尚未得到证实[5]。

运动对免疫功能也有显著的影响。个别运动会短暂改变免疫状态,但这种急性反应在适度的慢性训练后会逆转。与久坐不动的人相比,受过适当训练的人具有更好的免疫功能和更低的感染风险[58-60]。过度训练所带来的压力(即训练量和恢复能力之间的不平衡)将增加运动员感染和生病的发生率,但需要进一步研究以确定高强度运动与恢复能力分别对免疫系统恢复贡献[61,62]。没有研究系统地确定不同强度和持续时间的反复有氧运动对免疫抑制的影响,也没有数据显示同一天内反复进行无氧运动、抗阻/力量运动或不同类型的运动组合对免疫系统会有什么样的影响[62]。各种的营养干预和物理治疗(如推拿、振动疗法、电刺激、冷水浸泡、压力衣)已被研究证实在运动恢复期间可抵消免疫抑制，其中补充碳水化合物被证明是最有效的[62]。人们对运动如何影响现有传染病的进展知之甚少，但没有证据表明定期参加中等强度的运动项目会抑制无症状或有症状的 HIV 感染者的免疫功能[34]。在表现为发热、不适、肌痛和/或畏食症的病毒感染活跃期间，个体应避免剧烈运动，因为可能会发展为心肌炎[63]。

环境因素

炎热和/或潮湿的环境会增加与运动相关的生理挑战和健康风险。运动和环境热应激相结合会使活动肌（输送氧气和营养物质）和皮肤血管床（散热）之间的血液流动产生竞争，从而降低运动表现和/或体温调节能力[64]。体内总水量减少（即水分不足）通过增加体核温度、心率和主观用力程度而加剧了这种情况[65]。为了防止脱水，在运动前后通过测量体重来确定出汗率，可以提供补液指导。运动活跃的人每减少一磅体重应喝 0.5L（1 品脱）的液体[66]。表 49-6 提供了在锻炼或体力活动之前、期间和之后补水的建议[66,67]。

表 49-6 运动前、运动中和运动后的补液建议

	液体	建议
运动前	• 运动前至少 4 小时喝 5~7ml/kg	• 如果不产生尿液或尿液颜色太深，运动前再喝 3~5ml/kg • 含钠的饮料或咸味的零食有助于保持液体
运动中	• 监测运动过程中个体体重的变化以估计出汗量	• 防止体重减轻>2%
	• 液体成分应包括 20~30mmol/L 的钠，2~5mmol/L 的钾和 5%~10% 的碳水化合物	• 补液量和补液率取决于个人出汗率、环境和运动时间
运动后	• 正常饮食和饮料的摄入将补充水分	• 目标是完全替代液体和电解质的不足
	• 如果需要快速恢复，根据体重丢失按 1.5L/kg 的量喝	• 摄入钠可刺激渴感和液体保持，从而促进恢复

摘自 Sawka MN, Burke LM, Eichner ER, et al. American College of Sports Medicine position stand. Exercise and fluid replacement. Med Sci Sports Exerc. 2007; 39(2): 377-390; Armstrong LE, Casa DJ, Millard-Stafford M, et al. American College of Sports Medicine position stand. Exertional heat illness during training and competition. Med Sci Sports Exerc. 2007; 39(3): 556-572。

通过降低核心温度、心率、RPE 和汗盐，以及增加出汗率和运动耐受时间，适应在炎热或潮湿的天气可以获得最佳性能[68]。季节性适应会通过暴露在高温下逐渐发生，但是可以通过在高温中进行有组织的适度运动 10~14 天来促进这一适应过程[34]。如果运动处方指定了一个目标心率，在高温下减少工作负荷以保持相同的目标心率，将有助于减少在适应过程中热病的风险（如热衰竭）[34]。有关更多详细信息，请参见 ACSM 立场中关于对运动期间热病的描述[67]。

在极端寒冷的环境中，运动者必须防止体温过低和暴露皮肤的冻伤（冻伤和非冰冻的伤害）。当热量损失超过热量产生时，就会出现体温过低，在浸湿、雨水、湿衣服、体脂含量低、年龄在 60 岁以上以及低血糖这些情况下低体温的风险增加[69]。与热病相比，冻伤的发生率要低一些，因为运动产生大量的代谢热负荷，使体核温度能够免受最冷温度的影响。然而，与运动有关的冷应激可能会增加诸如 CVD 和哮喘病等高危人群的发病和死亡风险[34]。在大多数情况下，穿着适当的衣服并保护敏感区域（如手、脚和脸）可使运动舒适地进行。铲雪、在雪中行走以及在温度低于 25℃ 的水中游泳可能会通过大幅提高压力率的产生或能量需求或使心绞痛症状变得迟缓，从而对患有 CVD 的人构成危险，因此应该减少此运动强度和/或持续时间[34,69,70]。在反复暴露于寒冷的环境后，人体会出现适应性，从而增加热量的产生或最大限度地减少热量的损失；但是寒冷气候适应引起的生理变化远远小于热气候适应引起的生理变化[69]。

49

处于中等海拔（1 200~2 400m）和高海拔（>2 400m）也会形成运动挑战。处于高海拔会降低工作能力，因为较低的大气压力直接转化为较少的可用氧气。身体通过增加通气和心排出量来补偿，后者通常通过增加心率来实现。对于大多数人来说，海拔 1 200m（3 937ft）以上时，身体功能会随着海拔的升高而下降[34]。适应性包括在反复或持续暴露于中高度海拔变化中所获得的生理变化，这些变化有利于运动表现（主要是通过增加血氧携带能力）和减少与海拔有关的疾病的发生（如急性高山病）。为了减少高原反应的发生，有必要在中等海拔高度停留至少 3 天，而改善体力活动表现需要 6~12 天[34]。对于指定目标心率的运动处方，在更高海拔下，个体应保持相同的心率[34]。现有资料表明，心脏病患者可以安全地进行至少中等高度的运动[71,72]。

空气污染不利于运动表现。一些空气污染物

（如颗粒物、一氧化碳、二氧化硫、氮氧化物和臭氧）会对工作耐受性或运动引起的心血管反应产生负面影响[73,74]。此外，运动过程中肺通气的增加会使人吸入的污染物增多。现在有强有力的证据表明空气污染和 CVD 之间存在联系[75]，个人应避免在高度污染地区或交通拥堵附近以及臭氧达到临界阈值的环境中运动。这些建议尤其适用于那些患有冠状动脉疾病或肺部疾病的人。

有氧运动

有氧状态下的生理适应

早在 20 世纪 60 年代和 70 年代，研究者就试图了解患者如何通过进行有氧调节来提高整体有氧能力。有氧运动训练会产生许多生理适应（表 49-7），其中一个重要的适应措施就是增大运动能力，或 $\dot{V}O_{2max}$。如前所述，$\dot{V}O_{2max}$ 可以在数学上定义为最大心排出量和最大动静脉氧含量差的乘积，并可用于评估肺、心血管和肌肉系统氧气的更新（氧气在肺和肌肉微脉管系统中的扩散性转运）、转运（传导性氧气运输）和肌肉收缩时线粒体利用氧气的整体功能[76]。大多数研究表明，在不同人群（年龄、性别、收入、民族背景、健康状况）中，久坐的人在开始有氧训练的 3 个月内，其 $\dot{V}O_{2max}$ 将提高≥15%[17,77,78]。这种增加大致是由增加最大心排出量的中央心血管适应和增强循环血液中氧气提取的外周适应引起的[17]。

表 49-7 有氧运动的生理适应

呼吸	心血管	骨骼肌
↑ O_2 在肺中的交换	↑心输出量	↑毛细血管化
↑通过肺的血流量	↑血容量	↑线粒体大小和密度
↓亚极量呼吸速率	↑骨骼肌的血流	↑肌红蛋白浓度
↓亚极量肺通气	↓亚极量心率	↑酶浓度
	↑温度调节	↑动静脉氧含量差

有氧状态下最大心排出量的增加体现在心搏量的增加。有氧状态下，最大心率不会升高，训练有素的耐力运动员甚至比久坐者更低。最大心搏量增加的机制似乎与心脏前负荷的增加有关，而心脏前负荷又与有氧训练的总血容量的增加有关，这可能是最大心排出量增加后耐力提升的主要机制[17,79]。心肌收缩和舒张能力的提升以及收缩末期容积减少也可能起作用[80,81]。随着训练的进行，在男性耐力运动员中常见的现象是心脏尺寸增大（运动员心脏），其特征是左室舒张末期容积增大，左室质量和正常室壁张力成比例增加[82,83]。虽然训练有素的女性经常表现出心脏适应性，但她们很少表现出超出正常范围的心脏尺寸变化[84]。值得注意的是，运动员的心脏增大与高血压和充血性心力衰竭时的心脏增大不同，后者左心室功能指标受损[85]。在运动员中，左心室肥厚是偏心性肥厚而不是同心性肥厚，心室扩张与壁厚成正比。

有氧训练中氧摄取的增加源于运动肌肉内的变化，包括毛细血管密度、毛细血管-纤维比率和组织肌红蛋白的增加[17]。有氧运动也会增加每个线粒体的支持量和呼吸酶含量，最近的研究表明，运动量可能对增加线粒体含量很重要，而运动强度对增加线粒体功能很重要[86,87]。这些肌肉适应性通过增强的氧化能力提高了无氧乳酸阈值（或 MLSS），并提高了对持续工作的耐受性。

对有氧训练的生理适应并不局限于针对腿部的训练计划。尤其对于最初身体条件较差的人而言，手臂训练比腿部训练产生的应激反应更多，这可以通过许多参数来衡量，并且可以通过增加心排出量、每搏输出量（中心）和动静脉血氧差（外周）来改善摄氧量峰值[88,89]。然而，具体的训练方式才是首要的，可使运动性能提高，包括最大摄氧量，而由于训练肌肉的外周适应，训练效益从一组肢体转移到另一组肢体是有限的[90,91]。

有氧能力的评估

$\dot{V}O_{2max}$ 提供了一个可靠而精确的测量心血管适能和身体最大氧气利用率的方法，它可以被认为是运动用力程度的替代参数，是衡量运动表现的金标准。然而，其测定需要肺活量测定技术，包括受监控的临床实验室环境，以及愿意运动至筋疲力尽的健康年轻人。$\dot{V}O_{2peak}$ 是另一种用于确定氧气运输/利用能力上限的临床测量方法，代表在给定试验中达到的最高摄氧量，并决定了心肺系统能力的极限[92]。它也不能区分因缺乏动力、感觉不适或过多其他原因而停止运动的受试者[76]。影响最大摄氧量的因素很多，包括年龄、性别、长期运动水平、遗传和疾病[17,93]。随着年龄的增长，最大摄氧量在 25 岁达到峰值后以每年 1% 的速率下降[94]。男性的最大摄氧量比女性高 10%～20%，差异主要归因于女性的肌肉含量更小、血红蛋白更低以及每搏输出量较少[95]。与普通青年男子(如 40~50ml/(kg·min))相比,优秀耐力运动员(如 70~85ml/(kg·min))有更高的最大摄氧量水平,这可能是由于长期的高强度训练加上基因因素,提高了对训练的反应[93,96]。

强度测定

根据最大摄氧量百分比或类似方法[76]得出的运动强度具有如前所述的限制,会过高或过低地估计强度[5,97],更适合于运动表现和心肺运动测试[92]。有很多用于测量最大氧气消耗/摄取的替代方法,包括无氧乳酸(通气)阈值(或 MLSS)、最大心率、换气比值、摄氧量储备和 MET[22,76,92]。无论是在精确测量能量消耗方面,还是在办公环境中的实用性方面,这些方法都有各种限制。

强度可以用绝对或相对测量方法来表示,e 表 49-3 概述了有氧运动强度的各种测量方法。MET 是对给定活动的绝对能量消耗的度量,它是指一项活动中消耗的能量与安静状态下消耗的能量之比,1MET 等于 3.5ml/(kg·min)的摄氧量——一个普通人坐位休息时消耗的能量。MET·min 指标描述了患者花费超过其静息能量消耗率上的分钟数[1],例如,4MET 活动消耗的能量是人体静止时所消耗能量的 4 倍。如果一个人进行了 30min 的 4MET 强度的活动,那么他们已经进行了 4×30=120MET·min 的体力活动。虽然代谢当量是标准化的,而且针对特定活动列出代谢当量对应值也广泛可用(e 表 49-2),但他们会高估实际的氧气使用量,并且不考虑体能、体重或性别的影响[34,98]。举一个例子,同样是双打网球(约 5MET),一个 20 岁健康、活跃的年轻人相对 65 岁久坐的老年人而言,可能会觉得活动的强度轻些。

强度的相对测量方法可以是主观和客观的(表 49-5)。ACSM 建议在制订运动强度处方时测量感知努力程度(即谈话测试和 Borg-RPE)[34]。特别是谈话测试(如你能在运动时轻松的说话吗)已经被证实是通气阈值或乳酸阈值的替代测试方法,用于为竞技运动员、健康的成年人和心血管病患者制订运动处方和监测运动强度,是一种有效、可靠、实用和廉价的工具[43,99]。精确地客观测量最大心率百分比需要进行运动测试,对于大多数人来说是不实用的。因此,估计最大心率通常使用公式 HR_{max}=220-年龄[100]。虽然使用简单,但它可能会低估或高估实际测量的 HR_{max}[101-103]。为基于目标心率来确定运动强度,ACSM 推荐使用最大心率储备(HRR),因为它比最大心率和摄氧量的百分比更加准确地反映运动强度[34]。考虑到工作心率的范围,它也是对能量消耗的更准确的估计[92]。用 HRR 来确定运动强度的公式:目标心率=[(最大/峰值心率-安静心率)×期望强度百分比]+安静心率,其中最大/峰值心率是最大/极限运动期间获得的最高值,或者可以通过 220-年龄或其他预测方程来估计。

有氧运动处方的原则

如前所述,ACSM 建议根据 FITT-VP 原则制订体力活动处方,前三个参数是决定运动量的频率、强度和时间(表 49-8)。

表 49-8　有氧运动的循证建议

FIT T-VP	循证建议
频率	• ≥5 天/周的中等强度运动,或≥3 天/周的剧烈运动,或≥3~5 天/周的中等强度和剧烈运动相结合
强度	• 对于大多数成年人来说,中等强度和/或高强度的运动 • 轻度到中等强度的运动可能对身体健康状况不佳的人有益
时间	• 每天 30~60 分钟有目的的中等强度运动,或每天 20~60 分钟的剧烈运动,或大多数成年人进行中等强度和高强度运动相结合的运动 • 每天少于 20 分钟的锻炼也是有益的,尤其是对以前久坐不动的人来说
方式	• 主要肌群进行有规律的、有目的的运动,并且连续、有节奏
总量	• 目标总量每周 500~1 000 MET-min • 将计步器步数每天增加≥2 000 步,达到每天步数≥7 000 步是有益的 • 对于那些无法或不愿达到这个运动量的人来说,低于这个运动量的锻炼可能仍然是有益的
模式	• 运动可以在一个连续的过程中进行,可以在一个间隔的过程中进行,也可以在每次≥10 分钟的多个过程中进行,来累积每天所需的运动时间和运动量 • 少于 10 分钟的运动可以使身体条件不好的人产生良好的适应能力
进阶	• 通过调整运动时间、频率和/或强度来逐步增加运动量是合理的,直到达到预期的运动目标(维持目标) • 这种"低起点、慢节奏"的方法可能会增加运动依从性,并降低肌肉骨骼损伤和心脏不良事件的风险

摘自 American College of Sports Medicine. In:Riebe D,Ehrman J,Liguori G,et al.,eds. ACSM's Guidelines for Exercise Testing and Prescription. 10th ed. Philadelphia,PA:Wolters Kluwer;2017。

49

因此，通过改变这些参数，可以使运动量增加。建议每周运动量≥500～1 000MET·min，约等于4 180kJ/周(1 000kcal/周)。为了达到建议的运动量，个人可以①保持体力活动强度水平不变，通过增加一周中运动的天数来增加频率；②保持运动频率不变，增加活动强度(如将低 MET 活动换成中到高 MET 活动)；或③保持频率和强度不变，但增加特定活动的时间。

随着身体素质水平的提高，个人将需要增加体力活动，以继续达到挑战身体所需的最低强度阈值。最佳的进展速度取决于几个因素，包括个人当前的活动水平、生理限制、健康、年龄和运动目标[5,34]。运动进程通常是从增加某项活动运动时间开始的。例如，ACSM 建议将运动时间每 1～2 周增加 5～10min，并“从低处开始，慢慢走”[34]。一旦从前不活跃的人参加了至少 4～6 周的有氧训练，他或她就可以开始在接下来的 4～12 个月内逐步调整 FITT 参数，确保避免任何成分的大幅增加。重要的是，所有的进展都要逐步进行，避免出现筋疲力尽、肌肉酸痛、过度训练和/或过度使用性损伤[34]。

过去，如果需要制订基于当前健康水平的更个

性化的运动处方，则采用目标心率法。如前所述，这需要估算最大心率或进行正式运动测试。众所周知，无氧乳酸(通气)阈值对于所有个体都是高度可训练的，而 $\dot{V}O_{2max}$ 则不然[104]。在高水平运动员中，几乎所有的跑步成绩的提高都归功于 MLSS 的训练，而获胜者通常是能够以最大 $\dot{V}O_{2max}$ 的相对比例维持 MLSS 的人[22]。有充分的证据表明，通气阈值对于规范运动强度并使个人进入特定训练强度区间是可靠的[105]。也有很好的证据表明，自我感觉努力程度评分和“谈话测试”在确定训练强度区间方面是有效的[106-109]。

有氧运动的方法

传统的耐力训练是指在固定的时间段内进行亚级量的有氧运动，从而产生生理适应性变化，例如心排出量增加，肌肉对氧气的利用增加，代谢变化和运动能力提高[110,111]。耐力训练通常在 65%～75% $\dot{V}O_{2max}$ 的中等强度下进行，并在短短 7 天内开始产生积极的中枢适应和代谢适应[111]。这些活动可能包括跑步、骑自行车、游泳或步行。

有氧训练的缺点之一是需要大量的时间才能满足推荐的指导原则。事实上，1994 年进行的一项横断面研究报告表明，缺乏时间是不锻炼的最常见原因[112]。间歇训练是指在一次运动中，运动强度以固定的时间间隔变化，在给定的时间段内可以产生相等或更大的运动量。与单一强度的运动相比，它在健康成人和患有代谢性疾病、心脏疾病或肺部疾病的人中，其心肺适能和心脏代谢生物标志物的改善程度相似或更高[5]。高强度间歇训练(high-intensity interval training，HIIT)依赖于在 90% $\dot{V}O_{2max}$(大约最大 HR 的 85%～90% 或剧烈-接近最大强度)下重复进行的高强度运动，期间进行短暂的低强度运动(约为 65% 最大心率)，以使身体部分恢复[113]。在 HIIT 训练中，可以在改变运动方式(如跑步、骑自行车、游泳)、运动和恢复间隔次数、运动强度及间隔的持续时间和重复次数的同时获得训练效果[114-117]。一种流行的 HIIT 技术，即 Tabata 训练，包括最大用力运动 20s，然后休息 10s，然后重复该序列共 4min[118]。尽管训练持续时间减少了 90%，但 HIIT 与传统耐力训练相比，在生理学方面即使没有更优的表现，也有差不多的改善[50,119,120]。

步行是一种随时可以进行的运动形式，可以用来满足每周推荐的有氧运动量。跟踪步行量的一种相对较新的方法是每天的步数[5]。计步器可以追踪步数，很受欢迎并易于使用，并且可以改善体力活动[121]。但是，步数的质量(即速度和持续时间)无法通过计步器确定，并且目前尚无关于每天推荐步数的共识。尽管常规引用每天 10 000 步，但研究表明，每天 5 400～7 900 步可能会带来健康益处[122-124]，体重管理可能需要更高的步数[34]。每分钟走 100 步，可以大致等于中等强度的运动[121,122]。

抗阻运动

抗阻运动的重要性

通过抗阻训练提升肌肉适能，可以维持功能性活动能力，预防损伤、促进损伤恢复，提升运动表现[125]。机体存在许多生理状况(如衰老，损伤，疾病)会促进肌肉和结缔组织分解代谢，而抗阻训练是抵消这种消耗的唯一自然方法。此外，瘦肌肉数量对能量平衡很重要，微小差异即可能会产生重大的影响，这对代谢综合征和疾病状态的治疗和预防具有影响[126]。提高肌肉适能与改善心血管代谢危险因素[127]、降低全因死亡率[128-130]、减少心血管事件[130,131]以及降低发生非致死性疾病和功能障碍的

风险有关[127,132,133]。抗阻训练可以提高诸如速度、跳跃能力和其他运动性能指标。本节的重点是为获得肌肉适能和健康效益制订运动处方和设计程序。如果读者对旨在获得最大力量、爆发力和增肌的更先进的训练方法感兴趣,可以参考 ACSM《健康成年人抗阻训练的进展模型》[134]。

概念

肌肉适能的成分包括力量、耐力和爆发力。肌肉力量是指一次收缩产生的最大力量,与肌纤维横截面积和管径、肌肉长度、关节角度、收缩速度和运动单元激活有关或受其影响[135-137]。力量和肌肉耐力通常是常规训练的重点。耐力,或更准确地说,局部肌肉耐力,是肌肉或肌群在一段时间内维持亚极量阻力的能力。这种类型的训练可能会使进行亚极量运动和娱乐活动的能力增强[134]。肌肉爆发力是在给定的时间内完成的最优工作量,是产生的力和运动速度的乘积,可以表明在给定的运动过程中达到的最高输出功率[134]。全身运动(稍后讨论)对增强爆发力非常有效[138]。肌肉爆发力是一个重要的训练目标,尤其对老年人有益,因为随着年龄的增长,这一肌肉适能下降得最快[139]。

肌肉纤维不管保持静止、变短或变长,都能产生力量[140]。静态(等长)肌肉收缩是指肌肉产生力量而不改变长度,并且没有相关的关节运动[141]。力量增加受限于运动关节所处的角度[142]。挤压拐杖手柄以避免失去抓握力就是一个例子。动态肌肉收缩分为向心运动、离心运动和等速运动。在动态向心肌肉收缩中,肌肉长度缩短以克服外部阻力(如肱二头肌屈曲缩短阶段)。向心作用使关节加速并在缓慢收缩的情况下产生更大的扭矩[142]。在动态离心肌肉收缩中,肌肉随着关节缓慢的运动而伸长,从而产生较大的力量。专注于这一类型收缩的运动有时被称为反向收缩。在步态的摆动末期,腘绳肌的活动减缓了腿的向前运动,就是一个离心动作的例子。动态等速肌肉运动的特征是匀速向心或离心运动,这种情况存在于实验室或临床中,在自然界中不存在[143]。等速运动训练需要计算机设备在关节活动度(range of motion,ROM)范围内的活动角度给予最大化的阻力,并能模拟特定运动的实际速度[141]。

增强式训练虽然在技术上不是一种抗阻训练(经常与弹震式阻力训练相混淆),但它是一种肌肉快速拉伸和收缩(如跳下蹲,单腿跳)以最终增加力量的技术,这种训练通常使用体重与向心或离心肌肉收缩的组合。增强式运动的离心预牵伸阶段需要对肌肉进行快速有力预牵伸,以激活肌肉牵伸反射,从而通过高尔基腱器官抑制主动肌。因此,这种运动可以被视为神经肌肉训练的一种形式。通过离心收缩产生弹性势能达到肌肉的预牵伸,这种能量储存在肌腱单位中,以供随后的向心收缩使用,被称为牵伸缩短周期(stretch shortening cycle,SSC)[144]。正是这种离心-向心收缩的耦合构成了 SSC 的基础并增加力量发展[145]。从离心阶段结束到开始向心收缩的时间(向心阶段)被称为缓冲阶段。这个阶段持续的时间越长,肌肉失去弹性势能的风险就越大[146]。增强式训练可以减少缓冲阶段的时间,理论上可以增加平均功率和速度,增加峰值力量和加速度,增加力发展的时间[147]。从实践的角度来看,增强式训练已经被证明可以提高最大垂直跳跃高度[148-151]和短跑速度[151-155],并在预防前交叉韧带损伤(anterior cruciate ligament,ACL)方面发挥作用[156,157]。

抗阻训练的进阶被定义为"随着时间的推移,朝着一个特定更高的目标前进,直到达到目标的行为",渐进的超负荷是在运动训练中逐渐增加对身体的负荷,以增加肌肉力量和质量[134]。由于训练过的肌肉增强和体积增大(如肌肉肥厚),如果要获得更多收益,必须逐渐增加抗阻训练的刺激(如增加举起的阻力)[34]。除了渐进性超负荷外,特异性和变异性(或分期化)对进阶也很重要。特异性原则认为,训练程序越接近预期结果的要求(如一个特定的锻炼任务或表现标准),结果会更好-也就是说,要想在某项特定的锻炼或技能上表现得更好,你就必须完成那项锻炼或技能。抗阻训练对敏捷性和平衡性等方面的影响有限,最有效的训练计划是专门针对该活动的特定训练目标而设计的。变异性,或者分期化,是随着时间的变化调整运动训练的进程。因为人体会快速适应抗阻训练的程序,因此至少需要一些变量改变才能实现长期发展,并且最有效的方式是运动量和运动强度的系统变化[134]。有三种常见的分期模型:经典,反向和起伏。有兴趣的读者可以参考相关的 ACSM 立场以获取更多详细信息[134]。

最多重复一次(1RM)是指一次重复所能举起的最大重量,常用于指导制订抗阻训练处方中的运动强度(或负荷)。ACSM 提出了基于 1RM 的相对强度准则(表 49-9)。在抗阻训练的处方中,通常通过以下方式增加运动强度:①根据 1RM 的百分比增加负荷;②根据目标重复次数增加绝对负荷;或③在规定的强度范围内增加负荷(如 8~12RM)[134]。

表 49-9 抗阻运动相对运动强度的评估方法

强度	自觉努力程度(6~20RPE 量表)	最大重复次数比
非常轻微	RPE<9(低于非常轻的努力程度)	<30%
轻度	RPE 在 9~10 之间(非常轻到相当轻的努力程度)	30%~49%
中等	RPE 在 12~13 之间(相当轻到有点难的努力程度)	50%~69%
剧烈	RPE 在 14~17 之间(有点难到非常难的努力程度)	70~84
亚极量至极量	RPE≥18(大于或等于非常努力的程度)	≥85

Adapted with permission from Garber CE, Blissmer B, Deschenes MR, et al. Quantity and quality of exercise for developing and maintaining cardiorespiratory, musculoskeletal, and neuromotor fitness in apparently healthy adults: guidance for prescribing exercise. Med Sci Sports Exerc. 2011;43(7):1334-1359.

全身锻炼方案意味着所有主要的肌群(胸部,肩膀,上背部和下背部,髋部,腿,腹部和手臂)都应在同一天的同一次运动中进行锻炼,每个主要肌肉群每周进行 2~3 天的训练,以达到抗阻训练一般指南的要求[34]。或者,在分体训练中,每次训练可分为上半身、下半身训练(上半身肌肉训练在一天,下半身肌肉训练在另一天)和/或肌群训练(锻炼中进行单组肌肉训练)[5,134]。在分开的肌群训练中,每一块肌肉都用不同的技术进行训练。例如,可以通过一组肱三头肌伸展练习和另一组俯卧撑来训练肱三头肌。这种分体训练计划需要每周进行 4 次,每组肌肉每周训练 2 次。关于这个方案的更多细节将在后面讨论。

49

抗阻训练的生理效应

神经系统适应

要使肌肉产生最大力量就需要最大限度地募集所有运动单位[158]。抗阻训练适应的一部分内容是增强募集所有运动单位的能力以及提高这些运动单位同步性的能力[158,159]。这种神经适应被认为是在阻力训练计划的早期阶段,肌肉体积增加之前,力量急剧增加的原因。肌肉力量的提高也可能来自中枢神经系统(central nervous system,CNS)的抑制作用降低[139]。

肌肉肥大(增量)

在高强度抗阻训练中,同时募集Ⅰ型和Ⅱ型肌纤维的运动单位。因此,阻力训练通常会使Ⅰ型和Ⅱ型肌纤维以及整个肌肉的横截面积增加,在训练几周或几个月后观察到这种肌肉肥大[160,161]。肌肉纤维肥大是通过重塑细胞内的蛋白质以及增加肌原纤维的大小和数量而发生的[162]。卫星细胞在训练的早期就被激活,它们的增殖以及其后与现有纤维的融合似乎与肥大反应密切相关[163]。肌动蛋白和肌球蛋白丝数量的增加、肌丝密度的增加以及肌节的增加也有助于增加肌纤维的大小[162,164]。

抗阻运动引起肌肉肥厚的假说包括三个主要因素:机械张力,代谢应激和肌肉损伤[165-168]。由力和牵伸产生的机械感应张力被认为是肌肉生长必不可少的,并且这些刺激的组合似乎具有明显的累加效应[168-170]。相反,在一定时间内肌肉没有任何负荷会导致肌肉萎缩[171],肌肉萎缩也是由纤维去神经化引起的,其中一些纤维丢失,另一些纤维萎缩;尤其随着年龄的增长和活动减少,会引起肌肉萎缩的快速变化[172]。

利用无氧糖酵解产生 ATP 引起的代谢应激也可能在促进肥大性反应中发挥重要作用[167,173-175]。代谢产物如乳酸,氢离子,肌酸和无机磷酸盐的积累与合成代谢反应有关[176,177]。与糖酵解训练相结合时,肌肉缺血也会产生代谢应激,并可能对肌肉肥大具有叠加作用[178,179]。

最后,局部肌肉损伤会产生一种合成代谢级联反应,超出局部修复所需的范围,导致肌肉肥大[166,180]。虽然目前还不清楚肥厚性优势是肌肉损伤、肌肉紧张、代谢应激的产物,还是这些因素共同作用的结果[183],但涉及更大工作量的抗阻训练方案,已被证明优于单一训练方案[181,182]。

肌纤维转换

抗阻训练可能会使肌纤维亚型从Ⅱx 型向Ⅱa 型转变,反之亦然[184-186],这种转变在训练开始后约 2 周内开始发生[187]。然而,从Ⅰ型纤维向Ⅱ型纤维的转换似乎不大可能[185,186]。

肌肉内的其他适应

人们普遍认为,从啮齿动物到人类,运动后骨骼肌线粒体含量、氧化酶活性和氧化能力都会增加[160]。然而,骨骼肌线粒体对运动的适应程度可能取决于运动方式,而抗阻训练是否能持续增加氧化能力,目前尚不清楚。随着年龄的增长,骨骼肌线粒体功能下降,氧化应激增加[188,189],这些变化与肌少症的病因学有关[190,191]。此外，久坐不动的老年人其骨骼肌表现出线粒体含量、氧化酶活性和氧化能力降低[188,192,193]。虽然低运动量的抗阻训练似乎不会增加老年人骨骼肌氧化能力或减少活性氧的产生[194]，但不管任何年龄，耐力和抗阻训练的结合被发现在显著提高氧化能力及线粒体蛋白和转录因子的表达方面优于单独任一种方式[195]。

身体成分的改变

抗阻训练引起的身体成分变化主要为瘦肌肉量增加[196,197]，这可以在短期(6~24 周)的抗阻训练项目中积累获得[198,199]。无脂体重的增加通常反映了肌肉组织重量的增加，但是由于脂肪的同时减少，总的体重在短时间的训练中几乎没有增加。在 10 周的训练中，预计最大的无脂体重增长 3kg(6.6lb)多一点[125]。

内分泌系统适应性

内分泌系统在骨骼肌抗阻训练的适应反应中起主要作用[200]。血清睾酮、生长激素和皮质醇浓度在运动后立即升高[201]。在血清睾酮浓度升高期间，肌肉蛋白的类型(如肌球蛋白 ATP 酶杂交体或肌球蛋白)发生显著变化。众所周知，抗阻训练可以通过增加合成代谢激素胰岛素来改善胰岛素敏感性；它还可以增加胰岛素样生长因子-1，这是骨骼肌生长的关键[199,200,202]。

结缔组织、骨骼和软骨的适应性

当肌肉通过抗阻训练产生更大的张力时，韧带和肌腱的力量也会增加[203,204]。现在公认的是，组成肌腱和韧带的致密纤维组织具有适应性，离心收缩负荷会导致肌腱重构[205]，而高强度抗阻训练会增加肌腱刚度[206]。体力活动也会导致韧带新陈代谢、厚度、重量和强度的增加[207,208]。如果受伤后进行体力活动，受损的韧带会以更快的速度恢复力量[207,208]。

环绕整个肌肉的结缔组织鞘(肌外膜)、环绕肌纤维束的结缔组织鞘(肌束膜)和环绕单条肌纤维的结缔组织鞘(肌内膜)同样会对抗阻训练产生适应性。这些鞘对肌肉的抗拉强度和弹性性能非常重要，因为它们形成了支撑肌肉超负荷的框架。已经发现，肌肉肥大伴随着这些结缔组织鞘中胶原蛋白绝对含量的增加[209,210]，但是结缔组织似乎与肌肉组织以相同的速度增加[162]。

抗阻训练也会产生骨的适应性改变，但是速度比肌肉慢得多，需要 6~12 个月才能观察到适应性改变[211]。骨对挤压力和拉力敏感，这些力在抗阻训练中很常见，并且与所用训练的类型，阻力的强度以及训练的组数有关。以大功率运动、强阻力和多组训练为特征的运动似乎最有可能引起骨骼代谢的改变。抗阻训练与骨密度之间存在直接和正向的关系，与药物干预相反，抗阻训练具有减轻骨质疏松症多种危险因素的累加效应[212]。

另外发现抗阻训练可增加关节表面透明软骨的厚度[213]。透明软骨在关节的骨表面之间起到减震作用，增加软骨的厚度可以促进该缓冲器的功能。

抗阻运动处方的原则

抗阻训练方案运动处方的制订关键在于制订适当和具体的训练目标，应是高度个性化的过程。其安全有效地实施需要适当的设备、程序设计和训练技术[134]。抗阻训练方案可以用于促进疾病或损伤的恢复、保持健康(减少日常生活中的生理压力)、预防体育锻炼或其他活动可能导致的慢性疾病或损伤。可训练的因素包括肌肉的力量、爆发力、肥大情况和局部肌肉耐力，这些因素的改善可以通过改变各种变量(即频率、强度、运动的方式和顺序、重复的次数、重复的速度和休息时间)来实现。随着时间的推移，这些变量的变化将产生生理适应和改善功能所需的进展、变化和过载。

抗阻训练最开始的训练项目只是一个起点，要达到个人目标，就必须按一定的程序进行下去。随着时间的推移，运动方案设计应进行调整，以优化每个人的生理潜能，实现特定的训练目标；同时要认识到，抗阻训练项目适应性发展中，个体差异是个性化方案需求的驱动因素。通过改变抗阻训练的变量，可以设计出几乎无限个训练方案。如前所述，ACSM 提出的 FITT-VP 原则(e 表 49-4)提供了一个很好的运动处方的框架，但应针对个人的目标进行量身订制[34]。

分析需求

需求分析是一个过程，可用于帮助设计抗阻训练计划[214]，为训练处方中许多选项确定优先级，从而实现与健康、体能和身体表现有关的目标。在本章中要解决的主要问题是：

1. 对肌肉力量，耐力和爆发力有哪些具体需求?

2. 需要训练哪些肌肉群?

3. 需要进行什么类型的肌肉训练(如等长收缩、离心收缩)?

4. 先前的受伤经历是什么? 个人参加特定活动的主要受伤部位是哪里?

确定肌肉适能各组成部分的需要

确定肌肉力量、耐力和爆发力所需的改善幅度是整个抗阻训练计划设计中非常重要的一步。要完成这一步就需要了解肌肉适能的每个成分所传达的益处以及个人的目标。例如,正如前面提到的,老年人力量不足与较大的跌倒风险相关[14,23]。对局部肌肉耐力的训练有助于延长参与活动的时间。许多运动要求高力量/质量比或高爆发力/质量比,在这种情况下,设计抗阻训练计划时,应最大限度增加力量和爆发力,同时最大限度减少体重增加。因此,必须评估这些肌肉适能成分的需求,才能采用适当的抗阻训练方案。

生物力学分析,以确定哪些肌肉需要训练

第二个问题是了解要实现特定的目标,需要训练哪些肌肉及其特定的关节角度。这项检查包括对活动的动作及相关的肌肉进行基本分析。当制订抗阻训练处方时,针对任务或活动进行特异性的设计,可以观察到最大的改进[134]。设计方案时重要的一点是准确地分析训练期间所试图模仿的动作,这样有助于正确选择使用的肌肉动作以达到期望的结果。选择此类练习的最佳方法是分析活动的生物力学并将其与练习匹配,但也应同时考虑所选运动对生理变量的影响。例如,当为了改善健康而进行训练时,训练的特异性需要考虑到所选的运动方式能够影响特定生理变量[如骨密度(bone mineral density,BMD)]的训练有关。这个阶段所做的决定将有助于选择训练的方式,这一变量将在后面讨论。

49

确定应该使用哪种类型的肌肉运动方式

通过上述基本的生物力学分析,我们已经确定了哪些肌肉需要训练,下一步是确定训练肌肉收缩的类型。在为运动、健身或康复制订抗阻训练计划的初级阶段,关于使用静态(等长)运动、动态向心运动、动态离心运动和等速运动形式的决策是很重要的。大多数的抗阻训练方案使用几种类型的肌肉动作,实际上在大多数类型的运动中,肌肉的静态运动和动态运动交替进行[141]。对于多数运动项目而言,抗阻训练将包括动态向心运动和离心运动。

肌肉收缩是向心的、离心的还是等长的,都会影响抗阻训练的适应性。肌肉在离心运动中可以产生更大的力量,其优点是每单位肌肉力量所需的能量更少[215-217]。肌肉最大化肥厚需要离心成分[183,186,218,219],这就是人们(如健美者)已经使用离心加重、强迫离心和缓慢离心技术来最大化增肌的原因。进行单纯的离心性运动,特别是对于未经训练的个体,迟发性肌肉酸痛(delayed-onset muscle soreness,DOMS)比进行向心运动时更加明显[220]。离心训练会导致更大的肌纤维和结缔组织破坏、酶的释放、DOMS 和神经肌肉功能受损,从而限制力量产生和限制 ROM[221]。另外,当进行离心运动时,进行高强度的训练或新的角度进行新的训练,可能会引起更明显的肌肉酸痛。然而,重复进行离心运动和向心运动时,动态力量的提升和肌肉的增粗是最明显的[219]。个体适应离心运动后,发生上述肌肉损伤的机会大大降低。

与动态肌肉运动相比,等长肌肉运动对代谢的要求更低,对肥厚的影响也更小[222,223]。当肌肉骨骼损伤时,静态运动可能在抗阻训练计划中发挥作用,或者在非常不适应的情况下,动态训练的运动量可以增加一小部分代谢疲劳。

主要损伤部位的评估

最后,重要的是要了解个人的受伤情况和/或确定在工作或体育活动中可能受伤的主要部位。除了损伤的康复,抗阻训练项目的另一个目标是增强组织的力量和功能,使其更好地抵抗损伤。预康复的概念是指通过训练在活动中最容易受伤的关节和肌肉来预防最初的伤害。预防再受伤也是抗阻训练计划的一个重要目标。因此,了解运动损伤的典型部位(如高山滑雪时易损伤膝关节或办公室工作人员易损伤下背部)和个人的损伤史有助于抗阻训练计划的正确设计。

训练方案处方

在需求分析完成之后,要制订一个特定的运动方案处方,以满足个人康复、健身或提升运动表现的目标和需求。前面提到的运动方案变量(FITT-VP)用作训练计划的框架,对这些变量的后续更改将组成整个方案中训练期的进阶。了解每个训练变量对实现特定训练目标的影响和重要性,对于设定最佳运动刺激至关重要。在长期训练过程中,特定的需求适应(specific adaptation to imposed demands,SAID)原则意味着需要对训练变量进行变更或分期化改变,以确保运动的进度[125,224]。尽管分期化运动通常意味着要控制抗阻训练的运动量和运动强度,但在康复环境中,这种变化可能意味着从有针对性的强化训练转移到更多的功能性运动上,以强调肌肉耐力的发展。

每个运动程序的设计必须了解初始的体适能水平,满足个人的需求和训练目标。重要的是要记住,了解个体能够承受测试要求才能生成有意义的数据,在此之前,通常不会对体适能水平(如 1RM 强度测试)进行评估[225]。在设计抗阻训练的过程中,最严重的错误之一是在个人能够承受该压力之前就对其施加过多的负荷。

训练方案变量

频率(每周运动次数)

最佳运动频率(每周运动次数)取决于几个因素,例如运动总量、强度、运动方式、身体条件、训练现状、恢复能力、营养和训练目标[134]。大量的抗阻训练研究表明,在未经训练的受试者中,每周 2 或 3 天交替锻炼的频率[219,226],是一个非常有效的初始频率。如果抗阻训练不过度,在训练后 1 天仅会出现中度的延迟性肌肉酸痛。ACSM 建议初学者在肌肉力量训练,增肌练习,爆发力或耐力锻炼时每周进行 2~3 天的全身锻炼[134]。荟萃分析显示,未经训练的人以每周 3 天频率进行训练时,力量增长最大[227]。减少频率足以进行维持性训练,每周 1~2 天的训练对于肌肉量、爆发力和力量保持来说是足够的[228]。但是,这似乎仅在短时间内有效,因为这种长期的维持训练(即降低频率和运动总量)可能会导致训练不足。

从开始训练到更大程度的进阶并不一定要改变频率,而可能更多地取决于其他变量的改变,如运动方式、运动量和强度(即分期)。然而,在训练较激进的人当中每周进行 3~4 次训练很常见。增加训练频率可以实现更大的专业化(即根据更具体的目标,每组肌群有更多的运动方式选择和/或更大的运动量)。要达到较高的训练频率,需要更详细的训练方法,因为简单地每周进行 4 次而不是每周 4 次相同的训练并不是增加频率的最佳方法。运动程序中训练应针对相似的肌群但对特定运动进行不同角度的练习(称为分割训练)[125]。例如,每周 4 天的常规训练中,如果 2 天进行常规的卧推训练,而在另外 2 天进行另一种卧推训练(如斜卧推),就会比 4 天都进行常规卧推效果更好。因此,由于可用训练天数的增加,分割训练允许在训练方式上有更多的变化(进展)。此外,全身或分布位训练可以提供更多的训练方式。两种训练方式都被证明可以提高肌肉力量和大小[229]。然而,在分割式常规训练中,不要连续几天进行相似的肌群训练,以保证充分的恢复和减少过度训练的风险。ACSM 建议对于中和高水平训练者,以每周 3~4 天的频率进行肌肉力量,肌肉肥大,爆发力和耐力训练:每周 3 天进行全身锻炼,每周 4 天进行分组肌肉常规训练[134]。

强度(负荷或阻力)

反应训练阻力大小的用力强度,是所有抗阻训练计划中的关键因素之一[230],是与力量、爆发力和局部肌肉耐力变化相关的主要变量。每执行一项抗阻训练计划都必须选择一个负荷。确定强度最简单的方法可能是最大重复次数或者重复一定次数的负荷。通常,人们使用 RM 作为运动强度目标(如 10RM)或强度目标区间(一个范围比如 4~6RM)来选择负荷,从而选择用力的强度。确定训练负荷的另一种方法涉及使用 1RM 的百分比(如 80% 的 1RM),如果患者训练项目的 1RM 的为 45.4kg(100Ib),则 1RM 的 80% 为 36.3kg(80Ib)。这种方法要求定期评估训练方案中举起各种物体的最大强度,如果不定期(如每周)进行 1RM 测试,用于训练的 1RM 百分比则会降低,因此训练强度会降低。从实践的角度来看,由于需要大量的测试时间,因此多次举起物体确定 1RM 的百分比可能不可行。使用 RM 目标或 RM 目标区间允许个体调整阻力,使个体表现出更大重复的能力以达到 RM 目标或 RM 目标区间。此外,读者需要知道,每次重复所提升的负荷强度高度依赖于其他变量,例如运动顺序、运动量、频率、肌肉运动类型、重复速度和休息时长[231]。

经典研究表明,1~6RM(主要是 5~6RM)负荷强度的训练最有利于增加最大动态力量[232,233]。对于初学者,要增加动态肌力至少需要 45%~50% 1RM 负荷强度[234]。但是对于经常练习的人,则需要更大的负荷[235]。尽管 8~12RM 的强度训练被报道能够显著增加力量[187,236-238],并且这个负荷范围似乎对增大肌肉体积最有效[239],而比这个更小的负荷强度(如 12~15RM 或者更小)对过去没有训练过的人在最大力量方面仅有很轻微的效果[240]。然而这种较小的负荷训练对增加局部肌肉力量非常有效[241]。

与早期抗阻训练的研究相反,为了最有效的增大肌肉适能,训练采用的负荷必须根据个体水平量身订制,而不是所有训练都采用 6RM 的负荷强度[242]。在集中训练期间，神经适应性早于肌肉肥厚，并且，似乎各种负荷都能够同时增加神经功能（如增加运动单位的募集、神经冲动发射率和同步化）和肌肉的肥大。因此，要长期改善肌肉适能，负荷强度恰当变化的周期性训练似乎是最有效的。

一般来说，与采用相同比例的 1RM 强度在机器上进行类似的锻炼比较，采用一定比例 1RM 强度的自由重量训练，后者需要重复更多的次数。这可能是由于使用自由重量训练在空间上需要更大的平衡和控制。当使用自由重量不必使用运动器械时，大肌肉群比小肌肉群需要更高比例的负荷强度来达到目标强度区间[243-245]。因此，训练使用的 1RM 百分比取决于运动器材（自由重量或器械）锻炼方式的选择，并且应检查 RM 区间，以确保重复次数的百分比符合与训练相关的目标。

ACSM 建议初学者和中级水平的人进行 60% ~ 70% 的 1RM 负荷（中等到高等强度），并重复 8 ~ 12 次以发展最大力量，同时增加轻至中等强度的爆发力成分（如 30% ~ 60% 的 1RM 负荷的上肢训练和 0% ~ 60% 的 1RM 负荷的下肢训练），训练要有进展，就需要高强度负荷（如 85% ~ 100% 的 1RM）训练以增加爆发力的力量成分，需要在暴发性速度下进行的轻至中等强度的负荷训练以增加快速力量的产生[134]。对于初学者和中等水平训练者的耐力训练，建议采用低于 50% 的 1RM 负荷的低强度训练，进行 10 ~ 15 次较高的重复次数（对于高水平训练者重复 15 ~ 25 次或更高次数）[34,134]。

49

运动类型（运动方式选择）

如需求分析所述，抗阻训练计划选择的运动方式将与确定目标的生物力学和功能特性的提升有关。比如，如果需求分析发现下肢缺乏力量是造成轮椅转移困难的原因，则应该选择利于从坐到站的转移运动，在这种情况下，下蹲或臀桥训练比较合适。除了利用体重，各种类型的抗阻训练工具都能有效用于提高肌肉适能，包括自由重物、器械、阻力带[34]。使用自由重物和器械的训练都能有效增大力量，训练的选择应该基于基本的训练目标、目前训练水平和对特定运动的熟悉程度[134]。对于一般健身，建议以胸部、肩膀、背部、臀部、腿、躯干和手臂的主要肌群为训练对象[134]。

运动的选择可以是结构性的（即多关节）或部分性的（即单关节），两种选择都能有效增加目标肌群的肌肉力量[134]。结构性的或多关节的运动要求通过复杂的神经联系协调多肌肉群间的运动，因其能举起更大的重量，因此通常被认为能够有效提高整体肌肉力量[246,247]。例如高翻、举重、下蹲、卧推、推举和背阔下拉（e 图 49-1）。当某一活动要求全身用力时，在训练中包括多关节练习尤为重要。由于多数多关节运动都需要全身稳定，因此训练了大量其他时候训练不到的肌肉。诸如举重和下蹲之类的运动，几乎牵涉到下肢的所有肌肉，包括参与踝关节稳定的远端肌肉。同时也通过腹部和下背部肌肉，以及斜方肌、菱形肌和其他肌肉来稳定核心部位[248]。大多数体育运动和日常生活的功能性活动都依靠结构性的多关节运动。

单一关节或身体部分性的运动集中于单个肌群，如腰伸肌、腘绳肌和肱三头肌。屈肱二头肌，仰卧起坐，伸膝，和屈膝是孤立的单关节或身体部分练习的例子（e 图 49-2）。这些练习通常需要较少的技能和技巧，不会令新手生畏。所有的练习都应该使用正确的形式和技巧，包括有意识地、有控制地进行重复练习，以及使用正确的呼吸技巧（如向心运动阶段呼气，离心运动阶段吸气；避免屏气）[5]。

因身体姿势、握法、手宽度或足姿势和位置的差异而引起的角度改变，会影响肌肉组织的激活。研究人员利用磁共振成像技术研究发现，抗阻运动的类型（相对于关节角度和负重方式）会改变肌肉的激活模式[249]，因此，有无数种可能的角度和练习方式。运动的另一种变化方式是选择单侧或双侧训练，单侧练习可能会增加双侧力量（除了单侧力量以外）[250]。因此，重要的是要了解，如果肌肉组织没有通过使用最适当的阻力负荷（周期性负荷）或关节角度来激活，就不会出现预期的肌肉训练效果，因而不能达到最佳的康复进程。

ACSM 建议使用单侧和双侧、多关节和单关节练习，强调多关节练习，最大化发展力量和局部肌肉耐力[134]。强调多个或大肌肉群的运动可刺激骨骼肌内的代谢适应，从而提高耐力[251]。为了增强力量，应当主要使用多关节练习，特别是全身暴发性的上举动作（如高翻、推压、跳跃深蹲）[134]。

运动顺序

关于多关节和单关节运动的顺序，应首先进行较复杂的多关节运动，然后再进行较不复杂的单关节运动。排序的基本原理是，在训练开始时需要最大量的肌肉和能力才能获得最佳表现[252]。因此，这种排序策略的重点是达到大肌群的更好的训练效果。如果在训练的早期进行多关节运动，由于疲劳程度有限，可以使用更多的阻力。此外，在疲劳开始抑制运动技能之前，复杂的多关节运动学起来更容易也更安全。单关节训练主要是对重要功能肌肉群的单独训练，增加这些单一肌群为重点的训练目的是提高多关节运动的表现。

为了防止肌肉不平衡，训练对立的肌群（主动肌和拮抗肌）是非常重要的[5]，例如胸部和上背部，股四头肌和腘绳肌，以及腹部肌肉组织和腰伸肌。推/拉方案，即推力练习后进行拉力练习（如卧推，然后俯身划船）也用于同样的目的。改变运动的身体部位的顺序（如练完腿之后练手臂），可以使一些肌肉恢复同时另一区域的肌肉得到训练。

训练顺序不当会影响举重者完成目标负荷下重复次数的能力。想要进行全身训练、上肢/下肢部分训练和部分肌群训练，以达到提高力量、爆发力、增肌的目的，不管是对于新手、中等训练水平的人还是高水平训练的人，关于运动顺序有一些建议如下：

- 主动肌/拮抗肌的轮换训练
- 上肢/下肢的轮换训练
- 先大肌群，后小肌群
- 先多关节运动，后单一关节运动
- 基本力量和单关节运动前先进行奥运蹲举
- 最激烈的运动先于最不激烈的运动（尤其在同一组肌群进行连续几个训练时）

总量（重复次数或组数）

抗阻运动量表示重复次数（组数×单组重复次数）乘以阻力（强度），反映了肌肉锻炼的时长[51]。要增大力量，应选择能够每组重复 8～12 次的阻力，如前面的“强度”小节所述，该数字通常表示一个人大约 60%～80% 的 1RM 的阻力。随着阻力的增加，将需要以较少的重复次数完成训练以提高强度。每组都应进行到肌肉疲劳而不衰竭的程度。对于力量训练，推荐轻到中等强度负荷重复 3～6 次，需要快速或弹震式的速度来发展爆发力[134]。

训练的重复速度很重要，其对神经[216,235]、肌肉肥大[253,254]和代谢[251]适应有显著影响。通常，较低速度运动时产生的力是最大的，较高速度运动时产生的力是最小的。这种关系由本章前面讨论的力-速度曲线图展示，力-速关系的含义是，以最大张力在低速下进行训练将对力量训练有效，而在高速度下进行训练将对爆发力/速度提升有效。通常，中到快速（如 1～2s 的向心运动，1～2s 的离心运动）的训练对提升力量和爆发力是最有效的。因此，使用中到快的速度可以最好地改善单组训练的表现（即重复次数或负荷）。在有张力的状态下（有足够的负荷）延长时间会增加肌肉疲劳，疲劳对于提高肌肉耐力是很重要的[51]。较低速度运动比中到快速的运动更容易产生疲劳，但在较低速度下，很难进行重复次数很多的运动。因此，更高重复次数的训练（15～20 次或更多）应在中至快的速度下进行[227,236]，而有意放慢速度时，应减少重复次数（10～15 次），以提高局部肌肉耐力[134]。

对于力量、爆发力和耐力训练，大多数人对每组肌肉进行 2～4 组抗阻训练反应良好。但其实 1 组运动也可以显著地改善肌肉的力量和大小，尤其对于未经训练的锻炼者来说[5]。多项研究表明，不管是短时间或长时间，多组抗阻训练对未训练和训练有素的人都有更好的力量增强效果[182,227,255,256]。尽管对于未训练或中等水平训练者来说，单组训练在短时间内（6～12 周）就能有效增强力量，但是进行多组训练的话，则需要长时间（17～40 周）的训练才有提高[182,227,256]。一项最近的荟萃分析发现，不管受试者是否曾经有过训练，2～3 组训练增加的肌力比单组训练多 46%[255]。每个肌群进行 4 组负荷为 60% 的 1RM 的抗阻训练，每周 3 次，可使增加的肌力达到峰值[227]。变异性（分期化）对持续提高很重要，要求在整个训练周期要有专门的阶段进行较低运动量的训练，以保证休息和恢复时间。需要变动的关键因素可能是训练量（及其与强度的相互作用），而不是绝对的运动组数[134]。这些发现促使 ACSM 提出，要有长期的进步（而非维持某一水平），建议进行分期的多组训练[134]。

49

运动模式（组间休息时间、锻炼和重复次数）

如前所述，力量增加是由机械、代谢和激素因素介导的，而两组之间的休息间隔是影响训练的机械和代谢急性反应的最重要变量之一。两组之间及两次训练之间的休息量会影响运动的负荷压力，从而解除阻力产生训练适应性。休息时间决定了 ATP-CP 能源重新合成的强度以及血液中乳酸的浓度，休息时间的长短会显著改变代谢、激素和心血管对抗阻运动的反应，以及影响随后几组的表现[237,257-260]。力量和爆发力表现高度依赖于无氧能源代谢，主要是通过磷酸原系统，似乎大部分磷酸原补充发生在 3min 以内[261,262]。另外，乳酸和其他代谢产物的去除需要至少 4min[263]。Kraemer 报道休息 3min 与休息 1min 比，运动表现会有差异[237]。组间休息 3min 时，所有受试者都能完成重复 10 次的 10RM 负荷的腿部蹬伸和卧推举；然而，当休息时间减少至 1min 时，受试者只能分别重复

10 次、8 次和 7 次。另一些关于业余举重者[264]和抗阻训练者[265]的研究也都得出相似的结论。出于这个原因，在进行高度复杂的训练时，组间应休息较长时间，对单一肌群的简单训练，组间休息较短时间。目前 ACSM 关于提高力量和爆发力的建议是，在使用较重负荷的核心训练之间休息 2～3min，在辅助训练组间休息 1～2min[134]。

局部肌肉耐力也会受到组间休息时长的影响。在高强度训练中（如每次负荷量为 70%～100% 的 1RM，每组重复 6～12 次或更多，完成 3～6 组的训练），两组之间短时间的休息可以提高疲劳率[257]。两次训练之间采用最小休息时间的循环训练同样可以提高肌肉耐力[266,267]。进行局部肌肉耐力训练意味着个体①进行多次重复练习（可能达到 15～25 次）；②训练超过疲劳点；③组间最小化恢复（训练至半疲劳状态）。ACSM 建议，高重复次数的训练（15～20 次或更多）组间休息 1～2min，中等重复次数的训练（重复 10～15 次）组间休息小于 1min[134]。

重复次数之间的休息量也会影响训练效果。关于力量，Rooney 等人发现连续重复训练的一组比在重复之间休息 30s 的一组有更大的改善，并认为疲劳有助于力量训练，这佐证了传统的连续训练方法[173]。然而，在爆发力抗阻训练中，避免过度疲劳或力竭是非常重要的，在重复训练之间，20～100s 的休息间隔可以改善最大和总的爆发力[268,269]。最佳休息时间需要进一步的研究，但如果训练中每次重复都要达到较高百分比的速度及爆发力，则应采取 50～100s 的较长休息时间，减少几组内的重复次数。

进阶

锻炼或训练的进阶方案意味着个体想要继续增加肌肉力量、爆发力、肌肉量和局部肌肉耐力。如上所述，这一目标必须通过渐进性超负荷来实现，最常见的是通过逐渐增加阻力、肌群的运动组数和/或频率来实现。如果一个人对自己的肌肉适能感到满意，可以放心地通过每周 1 天的训练，维持力量、功能表现和代谢健康[270-272]。然而，必须维持在中到高水平的运动强度，因为这是一个维持抗阻训练效果的重要因素[271]。

年龄较大且身体条件较差的人，应该以 40%～50% 的 1RM 强度（非常轻度-轻度）进行更高重复次数[10-15]的抗阻运动，以减少受伤的风险[34]。运动进阶应根据患者的耐受性和偏好进行个体化定制。已经证明，老年人在非常轻到中等强度（20%～50% 的 1RM）下重复 8～12 次训练，完成 3 组，能有效地增强力量、爆发力及改善平衡功能[273,274]。随着适应的产生和肌腱条件的改善，老年人和体弱者可以安全地增加阻力，并遵循前述针对年轻人的指南[46]。鉴于爆发力在老年人中所起的重要作用，值得再次强调的是，健康的老年人应该通过轻到中等强度（30%～60% 的 1RM）的单关节和多关节训练（1～3 组），进行 6～10 次高速重复练习，以增加爆发力[34]。

神经运动训练

重要性和挑战

在功能改善方面，神经运动训练的重要性可以通过其独立而又相互关联的多个领域来理解：平衡、协调、姿势控制、稳定性、肌肉力量/爆发力和敏捷性。神经肌肉训练的目的，是提高神经系统快速地产生最佳肌肉激活模式的能力，增加动态关节稳定性，减少关节挤压，并重新学习运动模式和技能[275]。神经运动训练通常是为了预防跌倒和损伤、从损伤中康复，以及提升运动表现。然而，由于所使用的运动种类繁多，使得该领域的研究受到阻碍，这些运动包括平衡和稳定训练，以及结合平衡训练、力量训练、增强式训练、敏捷和专项训练等多项干预计划的训练[276]。步态训练和柔韧性训练以及普拉提、瑜伽、太极、气功和舞蹈已经用于改善功能平衡、预防跌倒、损伤康复和预防[4,277]。由于文献中没有公认的标准，目前关于平衡训练的术语很多，包括：静态和动态平衡、神经肌肉、本体感觉、感觉运动、不稳定训练和干扰训练。比较和明确各种训练的有效性之所以这么复杂，主要是因为最佳神经肌肉功能的包含复杂的因素：来自视觉、前庭、本体感觉和机械感受系统的可靠的感觉信息；一个具有反馈和前馈回路能够承受外部和内部变化的功能完善的中枢神经系统；以及确保适当运动的足够的肌肉骨骼力量和关节活动度[278]。在大多数研究中，这些神经运动控制的重要机制并不一致。各种不同但又相关的运动干预经常被用于在治疗性干预试验中，而且干预人群往往不同，这使得很难确定每项运动对不同结果的不同影响[279]。尽管面临这些挑战，神经运动训练仍然被认为是老年人综合锻炼计划的重要组成部分，特别是用于改善平衡、提高灵活性和肌肉力量，降低跌倒风险这些方面[34]。另外，最近的一些荟萃分析和系统综述表明，神经运动锻炼在降低跌倒和损伤风险、提高损伤后的表现以及提高某些方面的功能表现是有效的[276,280-283]。

神经运动训练方案和结果

如上所述，神经肌肉训练方案中使用了多种训练方法以及多种评估结果的技术。关于训练方案，区分平衡训练和多模式训练是有帮助的。前者通常使用的姿势训练包括静态（即以坐姿和站姿保持位置稳定）和动态（即在部分肢体或全身运动期间保持位置稳定）的测试及运动训练。动态平衡可细分为主动平衡（即预测干扰）和反应平衡（即干扰补偿）[284]。静态和动态训练的例子包括在稳定或不稳定平台上、有或没有周期干扰条件下、进行单腿或前后纵列平衡练习，（如星移试验、倾斜板、泡沫垫、摇摆板、BOSU 球、在蹦床上投球或接球、踢弹力带）（图 49-9，e 图 49-3，e 图 49-4）。

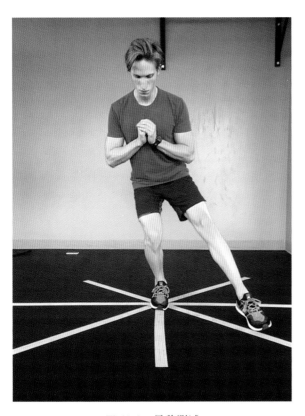

图 49-9　星移测试

多模式训练项目通常包括两个或多个组成部分：力量、平衡、增强式训练、近端控制或柔韧性训练，也包含敏捷训练和专项运动训练。增强式训练使用包含向心收缩和离心收缩阶段的弹震式动作，常见的有向前和向后跳跃、侧向跳跃、团身和剪式跳跃[285]。强化训练旨在促进肌肉力量的发展，一种常见的运动是北欧腘绳肌训练（图 49-10）。近端控制训练通常用于强化躯干（因此有时被归类为肌力训练），并且通常使用平板支撑、卷腹、俯卧撑、过伸训练和上肢负重训练（包括卧推、上提和下拉）[285]。瑜伽、普拉提和太极也被认为是多模式训练。一种明确有效预防 ACL 损伤的代表性多模式培训，是"预防损伤及提高运动表现（prevent injury and enhance performance，PEP）"方案（e 表 49-5）[286]。

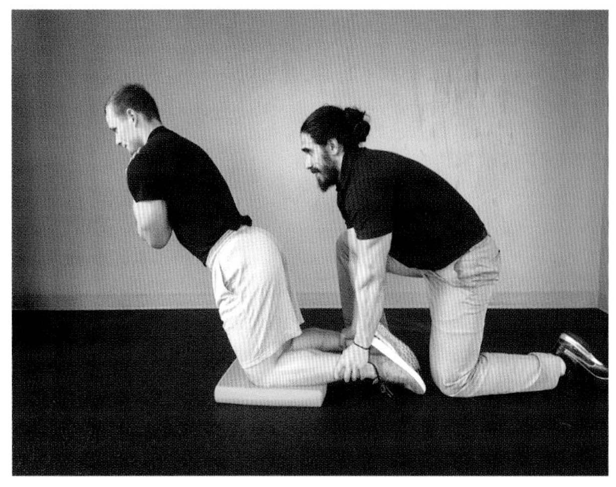

图 49-10　北欧腘绳肌力量训练

旨在加强神经肌肉控制和功能表现的干预措施，其结果测量指标是多样和广泛的，一篇系统综述里统计了有 68 个平衡特异性测试[273]。平衡练习应分为不同的类别，因为平衡控制被认为是高任务需求，每个任务类型之间存在有由弱到中等难度的关联[281]。神经肌肉训练结果测量通常分为以下几类：功能活动期间的静态和动态平衡、成套平衡测试和计算机动态姿势图。如上所述，静态和动态平衡测试也被狭义地定义为静态/动态平衡、主动平衡和反应平衡。例如，静态测量是单腿站立时和 Romberg 试验时的压力位移中心。动态测量（包括主动平衡和反应平衡）包括 5 次坐起试验、10m 的步速/时间、单腿跳跃落地后的稳定时间、功能性伸展测试和推放测试。涉及平衡的功能性测量包括起立行走试验和 Berg 平衡量表。神经运动相关文献中的其他测量结果包括损伤的复发和预防；肌肉力量、敏捷性、步态、跳跃和短跑表现；肌肉反射活动；力量发展速度和肌电图。对这些结果的完整描述超出了本章的范围，感兴趣的读者可以参考其他部分[4,280,281,287]。

神经运动训练指南

随着时间的推移，人们提出了许多不同的神经肌肉锻炼方法来改善平衡及其相关的功能活动,直到最近才开始研究其中独立的影响成分。在 2008 年的一篇系统综述中,Orr 和他的同事们发现,单独进行渐进式抗阻训练不能改善老年人的平衡功能[273]。最近的一项研究平衡和下肢肌肉力量/功率之间相关性的荟萃分析发现,最大力量(随年龄变化)和动态稳态平衡(如 10m 步行试验)之间只有很小的相关性,作者得出结论,这些成分彼此独立(即任务特异性),在整个生命周期中,应进行补充性测试和训练[287]。此外,肌肉功率(力量×速度)对平衡的影响可能大于力量。随着年龄的增长,肌肉功率下降的速度比力量下降的速度快,并且与日常活动的表现联系更紧密[288]。这意味着训练的方案应包括特定于任务平衡、力量和功率部分,以增加平衡和肌肉力量/功率[287]。

躯干肌肉力量对平衡的影响及提高核心力量最有效的技术这两个问题日趋明朗。在解剖上,核心被定义为中轴骨和所有附着于中轴骨上的软组织的近端;在功能上,核心作为一个动力环节,在执行全身运动时(体育或职业技能、健身活动和日常活动中的一部分),促进上肢和下肢之间扭矩和角动量的传递[248]。传统的核心训练和普拉提肌力训练经常会使用一些躯干肌肉运动,通过改变腹部支撑、平板、臀桥、部分仰卧起坐、腰部伸展和躯干旋转这些运动才实现。(图 49-11)

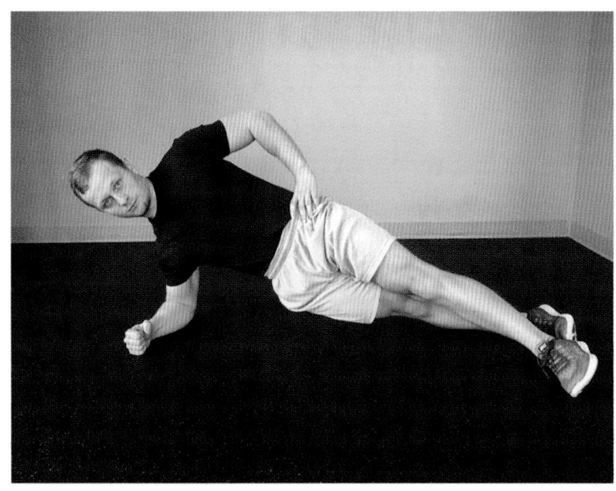

图 49-11 参与者进行核心力量训练(侧平板)

最近的一项系统综述发现,与传统力量训练相比,核心力量训练对老年人的平衡和活动能力产生了更为显著的影响;推荐增加不稳定因素(如平衡垫、瑞士球)以促进运动训练[289]。众所周知,在不稳定的基础上进行训练可以增加核心肌群的激活[290]。

然而,Behm 及其同事认为,相对于传统不稳定核心练习,基于地面的自由体重训练,如奥林匹克举重、深蹲和硬拉,会引起类似的或更高程度的核心激活[248]。此外,最近的荟萃分析发现,利用近端控制和力量训练的方案可以最大限度地预防 ACL 损伤[285]。因此,为了有效地利用上下肢,从而改善平衡、提高功能表现和预防损伤[289],似乎应该使用核心力量训练和普拉提辅助、甚至替代传统平衡和/或阻力训练方案。

在相当长的一段时间内,我们并没有明确神经运动训练的最佳频率、强度、时间、类型、运动量和进阶[5,34,46]。在最近发表的 25 项研究的荟萃分析中,只有 7 项被列为高质量研究,提出了平衡训练参数的剂量-反应关系,促进运动能力不同的健康成年人改善平衡功能[280]。基于对主要的单模式平衡训练技术(如平衡板、踝关节生物力学平台系统、单腿平衡)的分析,Lesinski 及其同事发现,平衡训练似乎是改善优秀运动员稳态平衡最有效的方法[280]。他们发现了一个有效的改善稳态平衡和主动平衡的训练方案,该方案的训练周期为 11~12 周,每周训练 3~6 次,累及至少 16~19 次,每次训练 4 轮,每轮训练 2 组,单组平衡练习持续 21~40s[280](表 49-10)。平衡训练的性质是特定于任务,因此,应该在特定运动或特定任务环境中进行提高静态/动态稳定平衡(如单腿平衡)、主动平衡(如星移试验)和反应平衡(如推拉)的训练[291,292]。

表 49-10 健康成年人平衡训练的剂量-效应关系

训练方式	结果/最有效剂量
训练期	11~12 周
训练频率	每周 3~6 次
总训练次数	16~19 次
每次训练持续时间	11~15 分钟
每次运动动作数目	4 个
每格动作训练的组数	2 组
单组平衡训练持续时间	21~40s

Lesinski 及其同事无法确定平衡训练的最佳时间(即在特定运动训练之前还是之后),也无法明确

平衡功能的改善是否只针对于特定方案，或者其他类型的训练方案（如增强式训练）是否会产生类似的效果。这对多模式训练方案的设计有一定的启示。在强度问题上，他们发现没有文献提到如何在平衡训练期间正确评估强度的方法[280]。在训练过程中不断挑战姿势控制是必要的，要遵循在个人能力极限或接近极限时进行训练的超负荷原则，以达到训练效果。可通过减小支撑和限制感官信息的使用（即从睁眼到闭眼，从站在坚实的地面到站在泡沫上），增加任务难度促进训练进程。

为了研究老年人平衡训练方案的参数问题，Lesinski 等人发表了另一份 23 项研究的荟萃分析，其中只有 6 项被认为是高质量的[281]。在分析中，排除了使用组合式（即多模式）平衡训练（如平衡训练和阻力训练）和只使用了一种特定类型的平衡训练（如太极和水中训练）。他们发现，采用静态/动态稳平衡、主动平衡和反应平衡运动的平衡训练，在睁眼或闭眼的情况下，在稳定和不稳定的表面上，每个领域的代表（如动态稳态平衡代表＝步态速度、主动平衡代表＝功能伸展测试、反应性平衡代表＝干扰测试）及平衡功能成套测试的指标结局都会有提高。为了改善健康老年人的平衡能力，他们提出了一个方案，训练周期和频率与年轻人的相似（即 11～12 周，每周 3 次），但总训练次数更多（36～40 次对比年轻人的 16～19 次），单次训练持续时间更长（即 31～45min 对比 11～15min），每周平衡训练总持续时间更长（91～120min 对比 33～90min）。利用现有数据无法确定每轮训练的组数和/或重复次数以及单组训练的持续时间。

预防损伤和跌倒

制订有效预防损伤和跌倒策略的关键是解决可变的风险因素。解剖、激素和遗传成分是不可改变的，而生物力学和神经肌肉因素是可改变的[285]。在儿童、青少年、成人和老年人中，平衡与下肢力量减弱是损伤和跌倒的重要内在危险因素[293-296]。老年人跌倒的两个最重要的内在因素是药物使用和平衡减弱[297]。如果出现如下问题，则代表平衡功能减弱，会有 2～3 倍的跌倒风险：①改良 Romberg 试验中的站立时间≤19s；②正常步速≤1m/s；③起立行走试验完成时间≥13. 5s[281]。大量的证据表明，平衡训练对提高运动表现和预防损伤有较好的效果[281]。以增强力量、改善平衡和步行功能为目标精心设计的训练方案，可以预防社区老年人摔倒和损伤[297-300]。单靠力量训练并不能有效地改善平衡、提高日常活动能力或减小跌倒风险[273]。如前所述，力量和动态平衡（如行走时的时间/速度）是相互独立的（即特定于任务），因此应以互补方式进行测试和训练[287]。最近，Hafström 等在现有跌倒干预方案的基础上，设计了一种多模式的家庭训练方案，该方案简化为无须设备即可使用，包括了重新调整策略以及对前庭眼和前庭颈系统的挑战，以提高凝视时身体的稳定性[301]；他们发现这种改善平衡功能的训练是安全、有效和经济的（e 表 49-6）。

Granacher 等对核心训练和普拉提在改善平衡、提高功能表现和预防跌倒方面的作用进行了系统回顾，从中确定：①老年人躯干肌肉力量与平衡、功能表现、跌倒风险有密切关系；②核心力量训练对躯干肌肉力量、平衡/运动、功能表现有促进作用；③普拉提运动训练可以对老年人躯干肌肉力量、平衡、功能表现和预防跌倒的各种指标产生积极影响[289]。在训练中增加其他不稳定元素（如瑞士球、平衡垫）可进一步提高平衡能力和核心力量，但必须在适当监督下使用，并以安全的方式和正确的处方（即频率、强度、训练次数、组数、重复次数、持续时间，这些目前正在研究中）进行[289]。然而，对于减少跌倒发生率而言，持续更长时间的普拉提训练（即 12 周）比较短时间的计划更有效[302]。目前，对仅依靠强化躯干力量能否降低老年人跌倒发生率这一点还没有定论。

基于运动的预防策略主要被应用改变于本体感觉、神经肌肉控制、柔韧性、跳跃和落地技巧、力量和平衡这些参数。Hubscher 等在系统综述中指出，平衡训练或平衡训练与增强式训练、力量训练、专项运动和/或牵伸训练相结合，可有效预防篮球、手球、足球、排球、曲棍球和板球运动员的膝和踝损伤[283]。Sugimoto 等对多模式神经肌肉训练方案进行了荟萃分析，方案内容是通过平衡、力量、爆发力和近端控制训练预防 ACL 损伤，该分析结果阐明，力量和近端控制训练有最大的预防效果[285]。另外，尽管没有统计学差异，他们发现，使用增强式训练减少了 ACL 损伤的发生率，而单独进行平衡训练并没有减少 ACL 损伤。然而，平衡训练与其他类型的训练似乎是有效的[285]。因此，一个合理的预防方法是应将热身计划纳入其中，此热身方案不需要平衡设备，而是持续 3 个月以上使用牵伸、增强力量、专项敏捷训练和落地技巧（如果适当地指导膝盖位置，则可以认为是一项平衡训练）[303]。一篇系统综述指出，“11+”

预防策略显著减少年轻女子足球运动员总体下肢损伤的发生，以及过度使用下肢损伤和膝关节损伤的发生；“膝关节损伤预防方案”显著降低了年轻业余女足和篮球运动员非接触性下肢损伤和过度使用损伤的风险；“PEP 方案”降低了 ACL 损伤的发生率；“HarmoKnee”计划降低了年轻女足运动员膝关节损伤的风险；而“预防膝前疼训练计划”显著降低了新兵膝前疼痛的发生率[303]。

康复

手术或损伤后神经肌肉功能的康复旨在改善和优化感觉运动控制。人们推测，在关节损伤后，机械感受器反馈机制的改变引起了感觉运动整合（即学习）过程中 CNS 的重组，随后导致运动反应发生变化（如神经肌肉控制的适应）[304]。把神经运动训练纳入康复计划中，有助于恢复受损的本体感觉和神经肌肉功能[282]。研究人员对 15 个方法学质量相对较低的研究进行系统回顾发现，有中等强度证据表明，由平衡、干扰或增强式训练组成的神经运动训练对预防损伤、踝关节不稳及 ACL 断裂后的关节功能改善是有效的[282]。由于这些计划中的训练种类繁多，目前无法确定一个组成部分是否比另一个组成部分更有效。之前，Hess 等提出在功能不稳定的踝关节受试者中，仅 4 周的敏捷训练并不能改善其静态单腿平衡能力[305]。然而，6 周或更长的训练似乎有可能影响生理适应从而预防损伤复发[282]。Emery 等研究了一项使用平衡板的居家平衡训练方案，每天一次持续 6 周，而后改为每周一次持续 6 个月[306]，发现这种方法可以有效地预防超过 6 个月的所有自述运动损伤，可以降低踝关节扭伤的风险，而且这种干预方法对有过损伤史的参与者更有效[306]。在一项对篮球和足球运动员采用单腿站立和平衡板训练的研究中，赛季开始前每周 5 次，持续 4 周，然后在赛季中每周 3 次，有扭伤史的运动员踝关节扭伤的发生率显著降低[307]。另外，在一项对女大学生足球运动员的研究中，Gilchrist 等发现 12 周的多模式神经肌肉训练（即 PEP 计划）对 ACL 损伤有预防作用，特别是在有 ACL 损伤史的运动员中[286]。

49

表现提升

表现改善或提升这一概念，意味着个人或运动员目前正处于成功或稳定的状态，为了取得更大的成功，需制订相关的步骤或使用相关的技术。众所周知，平衡训练有多种形式，可以改善稳态、提高主动平衡和反应平衡的能力，对预防下肢损伤和康复有效[276,280,283,285]。前述内容也已阐明改善平衡的参数，目前不清楚的是，这些姿势和神经肌肉控制训练的改善是否会转化为表现的提高。在神经肌肉训练计划中，各种各样的运动很难确定哪种干预或组合可能会提高表现。关于与训练相关的平衡改善如何转移到运动或专项任务技能提高方面，文献也没有具体说明[280]。随着人们不断意识到强化躯干对平衡的重要性，我们有理由设想核心力量的提高会转化为表现的提高。然而，最好的实现方案并不清楚。虽然在不稳定条件和平面下进行抗阻训练都可以提高核心激活，但在阻力练习的基础上增加不稳定因素会降低力量、做功、速度和活动范围，因此不推荐作为主要的运动训练模式[248]。Zech 等还建议使用平衡练习来改善姿势和神经肌肉控制，但指出在提高短跑、跳跃和力量表现方面，其他训练计划（如力量或暴发式训练）则更有效[276]。

柔韧性

重要性

柔韧性（flexibility）是身体在可动范围内其结构和阶段自由活动的能力。活动性（mobility）经常与柔韧性互换使用，但在严格意义上来说，前者更为复杂。主动活动需要有神经肌肉的激活，形成功能活动的关节活动出现[4]。活动性也可以用来描述活动完成的质量。与柔韧性和活动性密切相关的一个概念是活动表现。如果活动表现是完成一项任务的能力，无论是抢篮板还是下蹲，或是捡起一个物体，柔韧性都可能是其潜在限制因素。所有活动表现的基础都是从运动的质量开始的，如果运动质量受到影响，活动表现将不是最佳的。

要想获得理想的活动表现重要的是维持足够的 ROM。即使相对较小程度的 ROM 下降，也可能导致生物力学改变，对身体其他部位的组织施加异常的压力，理论上容易导致受伤；严重的 ROM 受限甚至可能导致皮肤破裂等并发症。身体某一部位或关节受伤经常会造成 ROM 受限，正是这种相关性促使特定的职业应运而生，例如物理治疗师和作业治疗师，他们用各种技术恢复活动范围，以重建个体之前的活动功能水平。当活动受影响，且与柔韧性和活动性有关，想获得最佳恢复结果，与适当的卫生保健提供者合作很重要。

恢复和维持功能性 ROM 的好处直观可取，而对于柔韧性来说，最近研究才证实，其对活动表现、ROM 和损伤结果的影响，似乎获益大于成本[308]。虽然在运动前进行小于 60s 的静态拉伸（static stretching，SS），不会在很大程度上损害最大肌肉性能，而且可以增强肌肉在较长长度的活动表现；但是当持续时间超过 1min 时，SS 会对肌肉的性能表现会产生有害的影响[309]。如果在活动后 5min 内进行本体感觉神经肌肉促进（proprioceptive neuromuscular facilitation，PNF）牵伸技术，似乎会对肌肉表现产生小的负面影响[308]。对于动态牵伸（dynamic stretching，DS），总体来说，没有有力的证据支持其能提高运动表现，但如果在体力活动前几分钟进行更快和/或更强烈的弹震式牵伸，可以小到中等程度的提升运动表现[308,310-313]。所有的拉伸类型都能改善 ROM，尚不明确哪一种技术比另一种更有效[308]。虽然 SS 和 PNF 对各种原因或过度使用造成的损伤没有明显的影响，但目前的研究表明，在短跑项目中，活动前拉伸可能有助于预防损伤[308]。

有研究表明，下肢肌肉有些紧绷的人跑步效率可能较好[314,315]，但这一点仍然有争议[316]，跑步效率可能取决于个人柔韧性和肌肉的刚度[317]。此外，大多数研究表明，运动前牵伸并不能有效地减轻疼痛[308]。

牵伸引起的肌力下降归因于肌肉力量-长度关系的改变、牵伸引起的肌肉损伤、血流减少、电-机械耦合减弱和中枢驱动力降低这些因素[308]。通过皮质调节运动神经元的肌梭易化性而降低中枢驱动力[318]，这是支持拉伸后肌肉力量产生的变化高度一致的证据[308]。

适当的做法是在运动前常规进行牵伸，然后进行有氧热身运动，而后在进行牵伸后的动态活动，重复即将进行的任务或活动。不建议在活动后 5min 内进行长时间拉伸。鉴于提高肌肉力量和功率优先于增加 ROM 和减少肌肉损伤风险，应该谨慎在这些活动后进行柔韧性训练[34]。然而，在活动开始前不久进行动态拉伸可以提升活动表现，并且在牵伸和动态活动热身阶段可重复特定任务的动作。总的来说，牵伸运动被推荐用于减少肌肉损伤和增加关节 ROM，对随后的运动表现没有显著影响[308]。

评测柔韧性和活动性

柔韧性和活动性可以用不同的方式评估。角度测量可以用测角仪、电动测角仪或挠度计。倾角仪也是很受欢迎的工具，智能手机应用程序也被认为方便、可靠和有效[319-321]。某些运动柔韧性的测量可通过特定可重复参考点之间的距离来评估，例如通过测量上下切牙之间的距离来评估颞下颌关节的运动。此外，可以利用体表标志来评估特定运动模式的灵活性，例如，可以记录患者从背后伸手时手能触及的最高椎骨。

每种测量技术都有自己的参考标准值，有时是一个参考范围，这些参考标准要在个体之间和个体内部定量地测量和应用[322]。然而，通常谨慎的做法是，比较双边测量值，并评估可能在正常范围内的不对称性。另一种方法是评估一个人的运动或功能性活动。例如选择性的功能活动评估（selective functional movement assessment，SFMA），将患者分为功能正常或功能障碍，通过关键指标评估患者运动的质量和数量。例如，当评估多节段屈曲功能时（到达和触摸脚趾），如无法均匀地弯曲脊柱，或保持膝盖不屈曲，可将该患者归类为功能障碍[323]。

活动度的影响因素

很多因素可以限制关节 ROM，包括肌肉、肌腱、韧带、神经组织和关节囊等软组织结构的紧张程度。以痉挛或触发点形成的非随意肌收缩也会限制关节活动。关节的骨轮廓对于全关节活动也很重要，当关节周围有异常的骨生长时，活动会受限。此外，关节内的游离体（如骨或软骨）和积液可能会不同程度地限制关节 ROM。

活动范围因人而异，在全 ROM 范围内进行规律运动有助于维持活动范围，但 ROM 的维持是针对所使用的关节来说的。例如，一个人某一个关节活动正常，但另一个关节可能存在严重活动受限。当结缔组织没有被拉伸时，胶原蛋白成分逐渐减少，结果会出现关节周围的胶原蛋白和肌肉结缔组织短缩。另外，在肌肉缩短的位置下制动也会造成肌原纤维数量减少而导致肌肉长度缩短[324]。

年龄和性别也可能会影响 ROM，女性的 ROM 往往比男性大，年轻人的 ROM 范围通常比老年人大。组织温度是影响 ROM 的另一个因素，热组织比冷组织具有更大的伸展性[325]。

提高活动度的方法

技术

明确限制活动范围的主要解剖结构可指导制订

治疗方案或运动处方。神经张力是一个常见的限制因素，其限制可能会以特定的运动组合形式出现，取决于所涉及的神经结构。通过深入学习神经解剖学和运动解剖学，有助于通过识别神经受损的区域来指导后续治疗。例如，胸小肌和前斜角肌是臂丛压迫的常见受累部位[326]。如果正中神经受压，改善该神经的伸展性可以改善整个上肢的活动性。此外，通常滑动技术中使神经的一段紧张而另一端松弛，从而改善脊柱和四肢的神经动力[327]。

韧带和关节囊的紧张在创伤或制动后常见，并可能会伴随有其他结构紧张。关节松动是改善这些问题的一种方法。当怀疑这些结构有问题时，了解受累关节的关节运动学，对帮助恢复关节活动度有帮助[319,328]。关节松动可应用于牵伸关节囊的特定区域，局部骨头在上面滑动。例如，为了促进踝背屈，距骨必须在胫骨上向后移动。相对于胫骨向后推动距骨将伸展踝关节囊的后方，并能改善踝背屈受限[329]。

造成 ROM 受限最常见结构是肌肉和肌腱。由于这些是收缩单位，神经肌肉的状态，如保护性反射和过度紧张，可能分别是急性和慢性疾病状况的主要促成因素。在这些情况下，用 Kabat 创造的 PNF 原理对神经系统进行牵伸需要十分谨慎[330]。最常见的两种 PNF 拉伸技术是收缩-放松技术和主动肌收缩-放松技术。在前者中，肌肉被静态拉伸，然后收缩 6~8s，然后放松并被拉伸到更大的无疼痛范围，这个过程要重复 3~6 次。主动肌收缩-放松技术与收缩-放松技术相似，不同之处在于，除了牵伸时，还需要拮抗肌进行次最大收缩。从理论上讲，拮抗肌的主动收缩会通过交互抑制的作用，放松被牵伸的肌肉。

虽然有理论认为 PNF 通过自身和/或相互抑制以及牵张反射而起作用，但这个说法是有争议的[331]。由于 PNF 涉及 SS 的一部分，其增加 ROM 的效果可能与此技术相同。据报道，在 SS 和 PNF 牵伸之后，会出现牵伸耐受（即在牵伸终止之前忍受负荷增加的能力）[332,333]、肌肉紧张降低（即机械性能的变化）[334,335]和肌腱的刚度降低[336]。

在大多数情况下，肌肉可能因为异常姿势、肌肉失衡和/或长时间无法达到特定的活动范围这些原因，造成缩短或拉长。然而，由于同一关节的相似运动有多块肌肉完成，因此很难确定是哪一组肌肉的问题，可能需要更深入的分析或运动评估。运动测试，如改良的托马斯测试，通过将一侧下肢被动伸髋置于床边缘之外，并检查该下肢在特定姿势下的偏移情况，从而帮助确定受累的主要屈髋肌肉[337]（e 图 49-5，图 49-12）。这些知识有助于根据患者的需要制订更有效的牵伸方案。

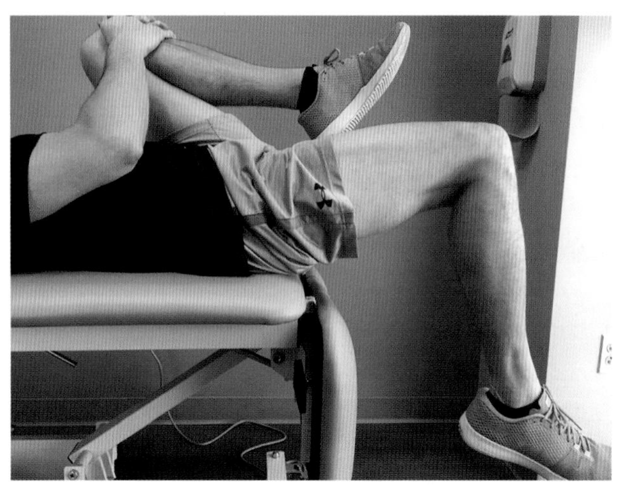

图 49-12 受试者进行改良托马斯试验，显示髋屈肌活动受限

除了 PNF 牵伸，静态和动态牵伸也是用于恢复软组织延展性和柔韧性的技术。静态牵伸是将缓慢的牵伸维持在规定时间长度。这项技术的支持者认为，通过缓慢的、渐进式的牵伸，可将肌肉牵张反射降到最低[338]。静态拉伸可以是主动的，也可以是被动的[339]。主动性 SS 是利用主动肌的力量维持牵伸的姿势；被动 SS 是先假定肢体处于一个位置，在肢体上施以外力，使其移动到新的位置[5]。被动拉伸可以借助器械、装置，如牵伸带、瑜伽块或弹性带。静态拉伸通常很容易进行，几乎没有相关的受伤风险，也不会增加受伤风险[308]。牵伸到紧绷点并保持 10~30s 对提高柔韧性来说是谨慎的做法。如上所述，已经发现牵伸存在明显的剂量-反应效应，较长的拉伸持续时间，例如≥60s，可能造成运动表现下降[309,340]。虽然这可能对精英比赛有重要影响，但也有证据表明，较长时间的牵伸干预，例如>5min，很大可能会降低受伤风险[308]。在老年人中，建议拉伸 30~60s，因为这可能会比较多时间的牵伸更能增加柔韧性[5]。

动态拉伸通过关节主动活动来提高可控运动的表现，可以采取高频率和低频率运动或弹震式牵伸的形式（试图使用超过正常 ROM 的冲量，包括弹压的方式）[311]。在准备体力活动时，DS 有时被认为比 SS 更可取，因为它可以重复即将进行活动的模式，增加中枢驱动力，并提高核心温度[308]。然而如上所述，目前没有强有力的证据说明 DS 后活动表现显著改善。

当患者能够配合时，在牵伸过程中可以提供有价值的反馈，以确保需要牵伸的组织得到适当的拉伸。同时也应明白，适当的牵伸可能会产生一些不适，但如果牵伸后出现长期的疼痛，则表明是牵伸过度。ROM 的快速增加是通过规律的牵伸来实现的，对于患者和临床医师来说，了解这一点相当重要。关节的 ROM 会在所有类型的牵伸后立即得到改善，在大约 3~4 周的规律牵伸后得到长期改善[34]。每天进行 1 次牵伸运动是最有效的，但提高柔韧性只需每周 2~3 天即可。推荐大多数人大约 10min 内完成牵伸，每个牵伸动作重复 2~4 次[5]。

物理因子治疗

关节活动范围的改善可以通过一些物理因子治疗来实现。因为热组织的延展性大于冷组织[325]，所以在牵伸前通常需要使用热的方法。超声波是提高热深层组织温度的最佳治疗方式[341]，如果没有禁忌，用于牵伸前治疗效果很好。运动也会增加组织温度，例如，以中等强度的负荷骑车 10min 后，股四头肌温度可升高 2℃（图 49-13）[342]。DS 改善 ROM

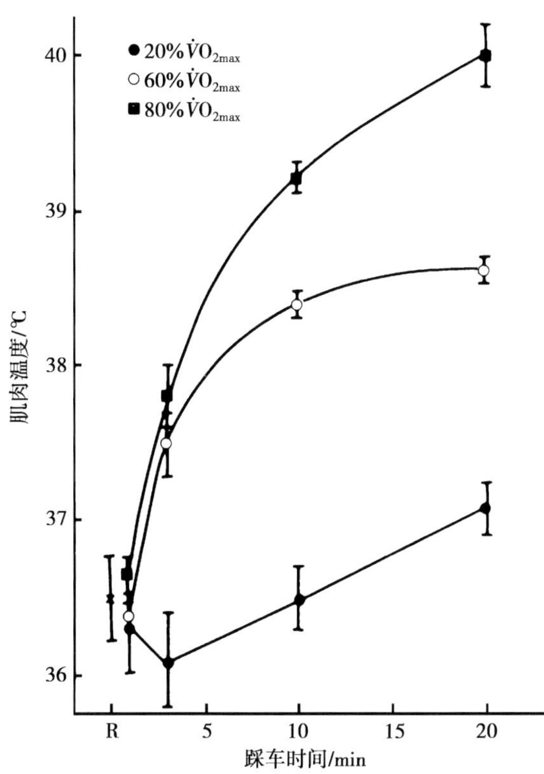

图 49-13　不同强度和持续时间的下肢自行车运动对 3cm 深度股四头肌肌内温度的影响。平均静息值表示为 R（Reprinted by permission from Springer：Hoffman MD，Williams CA，Lind AR. Changes in isometric function following rhythmic exercise. Eur JAppl Physiol. 1985；54（2）：177-183. Copyright © 1985 Springer-Verlag）

的其中一种方式是提高核心温度[343]。随着我们了解到运动可以带来治疗效果，不依赖医疗保健提供者可以在心理获得益处，被动方式越来越不受欢迎。应尽可能鼓励患者通过主动干预而非被动干预去改善他们的状况。

运动训练、体力活动和久坐行为的影响

在过去的二十年里，美国的肥胖率有了很大的增长，估计 20 岁以上的成年人中有 30% 的人属于肥胖[344]。这种趋势是多因素造成的，与饮食和日常体育活动水平的变化有关[344]。随着日常生活变得更加机械，休闲时光久坐不动，学校对体育活动的关注减少，人们燃烧卡路里的机会减少[344]，肥胖和久坐行为的增加，对慢性病的发生率和死亡风险有重大影响。肥胖和缺乏运动不仅是心血管疾病、糖尿病和癌症发生的独立危险因素，还与其他主要危险因素有关，如高血压、高脂血症和代谢综合征。幸运的是，肥胖和久坐行为的有害影响可以通过有规律的体力活动来抵消，其中一些健康益处在运动后即刻出现，而另一些则需至少每周运动 60min 才能体现[1]。即使是短暂的体力活动也是有益的，一旦体力活动对健康的益处开始积累，额外的活动也会带来额外的益处[1]（e 表 49-7）。　49

全因死亡率

体力活动对健康的好处是多方面的（表 49-11）。尽管体力活动的最小和/或最佳的强度、频率和持续时间仍不确定，但多项研究已表明，体力活动水平与全因死亡率和心血管死亡率之间存在强烈的负相关关系[345]。此外，死亡风险的降低可能与其他危险因素无关，包括吸烟、高脂血症、性别和年龄[345,346]。关于体力活动对死亡率影响的研究中发现，大多数久坐的受试者群体死亡率下降最大，这表明即使适度的体力活动也会对全因死亡率产生重大影响[345,347]。对制订体力活动指南的最初尝试，基于一项前瞻性长期随访研究的结果，该研究以中年男性为研究对象，结果显示，与中等强度（MET>4.5）的体力活动相关的死亡率降低了 20%~40%[346]。因此，主要卫生组织建议受试者进行 3~6MET 强度的运动训练，总能量消耗至少达到 4 180kJ/周（1 000kcal/周）[345]。ACSM 在中等强度活动分钟数和高强度活动分钟数的基础上，为体力活动指南制

表 49-11 体力活动的健康受益

儿童和青少年	成年人和老年人

• 改善骨骼健康(3~17 岁)
• 改善体重状况(3~17 岁)
• 改善心肺和肌肉适能(6~17 岁)
• 改善心脏代谢健康(6~17 岁)
• 降低抑郁风险(6~17 岁)
• 提高认知能力(6~13 岁)
  ◦ 包括学业成绩测试、执行力测试、处理速度和记忆力的表现
	• 降低全因死亡率
	• 降低心血管疾病死亡率
	• 降低心血管疾病(包括心脏病和卒中)的风险
	• 降低高血压风险
	• 降低 2 型糖尿病风险
	• 降低血脂不良的风险
	• 降低膀胱癌、乳腺癌、结肠癌、子宫内膜癌、食道癌、功能癌、肾癌、肺癌和胃癌的风险
	• 提高生活质量
	• 减少焦虑
	• 降低抑郁风险
	• 改善睡眠
	  ◦ 包括提高睡眠效率、睡眠质量、深度睡眠;减少白天困倦,以及使用药物帮助睡眠的频率
	• 减缓或减少体重增加
	• 减重,尤其是在减少卡路里摄入的情况下
	• 预防初次减重后体重反弹
	• 改善骨骼健康
	• 改善身体机能
	• 降低跌倒风险(老年人)
	• 较低的跌倒相关伤害风险(老年人)
	• 降低患痴呆(包括阿尔茨海默病)的风险
	• 提高认知能力
	  ◦ 包括执行功能、注意力、记忆力、晶化智力[a] 和处理速度

注:本表仅包括有强烈或中等证据的体力活动健康受益情况。

[a]晶化智力是一种检索和使用随时间而获得的信息的能力。它不同于流体智能力,后者是储存和操纵新信息的能力。

摘自 U. S. Department of Health and Human Services. 2018 PhysicalActivity Guidelines for Americans. 2nd ed. Washington, DC: U. S. Department of Health and Human Services; 2018. Available from: https://health. gov/paguidelines/second-edition/。

订了更为实用的建议,这一概念比 MET 概念更容易理解。在这个指南体系中,建议每周至少进行150min 中等强度的活动,相当于 500MET · min,长期以来一直是降低死亡率的最低运动要求。

尽管多项大型队列研究证明,久坐行为增加死亡风险,而增加体力活动可降低死亡风险,但也必须注意,运动对健康的益处仅在受试者一生中坚持体力活动才能体现出来。在哈佛大学校友的一项里程碑式研究中,参加过大学体育运动的人,如果在成年期间继续久坐的,比那些坚持体力活动的受试者有更高的死亡率[348]。

心血管疾病

根据疾病控制中心的数据,男性和女性死亡的原因主要是以冠状动脉疾病为主的心血管疾病。体力活动降低心血管疾病风险的机制尚不清楚,但可能与它对高血压和高脂血症等危险因素的积极影响有关[348]。然而,在对其他危险因素进行统计调整后发现,缺乏运动也是冠心病的一个独立危险因素[349]。

多项高质量的对照研究和之后的综述一致发现,体力活动可以显著降低血压[350-352]。对于 1 期高血压患者,有氧运动训练可使其收缩压平均降低 3. 4~10mmHg,舒张压平均降低 2. 4~7. 6mmHg。对于 2 期高血压患者,持续进行有氧运动方案 32 周,也出现类似的血压下降[345]。此外,一项关于抗阻训练对血压影响的荟萃分析发现,渐进性抗阻训练可使收缩压和舒张压降低 2% ~4%[353],这意味着收缩压和舒张压大约下降了 3mmHg,比有氧运动取得的结果要小一些。然而,这些数据表明,在控制高血压和心血管疾病方面,抗阻训练可能是有氧运动一个很好的辅助手段。

虽然中等强度的有氧运动已经被证明可以降低血压,但是一些研究发现有增加左心室肥厚的风险之后,人们不建议推荐更高强度(MET>5)的有氧运动。然而,运动相关性血压升高对左心室质量的影响,可能与健康水平有关。对于中到高水平健康人群,运动时血压通常比低健康人群低 10mmHg。此外,每增加 1MET 的运动强度负荷,左室肥厚的风险就会降低 42%[345]。

体力活动对血脂的影响没有血压降低明显。一项荟萃分析回顾了 51 项研究,其中一半是随机对照试验,这些研究运用不同强度的有氧运动,训练时间至少 12 周,然后评估血脂和脂蛋白的情况,包括总胆固醇、甘油三酯、高密度脂蛋白(high-density lipoprotein,HDL)和低密度脂蛋白(low-density lipoprotein,LDL)。在所有的研究中,对血脂和脂蛋白的影响是不一致的,最一致的结果是 HDL 平均了增加 4.5%[354],LDL 的降低达 5.0%,结合饮食干预可能会有更大程度的降低[354]。这些发现表明,尽管体力活动似乎对血脂和脂蛋白有积极影响,但还需要进一步的研究,以确定剂量依赖关系和/或降脂的最佳运动处方。

体力活动也可使心肌灌注量增加,确切的机制尚不清楚,其中一种理论认为与其纠正冠心病患者的内皮功能紊乱有关[355]。也有研究观察颈动脉和冠状动脉的内膜-中层厚度,用于量化动脉粥样硬化。研究表明,不运动的受试者颈动脉内膜-中层厚度增加,但颈动脉内膜-中层厚度与有氧运动能力呈负相关。另外,研究证明,充足的运动可以减少颈动脉和冠状动脉狭窄[356]。

除冠状动脉疾病外,有相当比例的 SCD 与心律失常有关,以室性心动过速为主。易患心律失常可能与心脏自主控制有关,特别是交感神经活动的增加。体力活动通过增加心脏副交感神经张力来调节这种风险[357]。

体力活动对心血管疾病的二级预防也很重要。在一项荟萃分析中,回顾了 48 个随机对照试验,通过比较发现,心血管事件后受试者分别接受标准医疗护理和运动康复,其全因死亡率和心脏死亡率分别降低了 20%和 26%[358]。随着住院时间的缩短和受试者出现更复杂的临床情况(包括多发性并发症),运动康复可在心血管疾病的二级预防中扮演重要角色。有关心血管病二级预防的更多信息,参见第 33 章。

代谢综合征

人们对代谢综合征定义提出几种,共同的特征包括血脂异常、胰岛素抵抗、高血压和肥胖[359]。其中每一个因素都是促进动脉粥样硬化和心血管疾病的独立危险因素;当它们同时存在时,它们会给心血管疾病的恶化和过早死亡带来更大的风险。

迄今为止的研究主要包括对糖尿病患者及其心血管疾病和死亡率的观察研究。一直以来,人们发现体力活动与心血管疾病风险和/或死亡率呈负相关[359]。此外,芬兰糖尿病预防研究和糖尿病预防计划[360,361]显示,增加体力活动可以降低非糖尿病患者患糖尿病的风险。虽然针对体力活动和代谢综合征的研究很少,但一项针对体力活动水平和代谢综合征发展的流行病学研究显示,休闲时间活动与代谢综合征患病率降低之间的剂量依赖关系[362]。最后,一项横断面研究调查了 1 400 多名受试者,通过获取详细的医疗记录、进行全面的体格检查、血压测量和血液检测,以评估代谢综合征的患病率与体力活动水平之间的关系。结果表明,高水平的体力活动(即步行>14km/周)与较低的代谢综合征患病率显著相关[363]。

肥胖是心血管疾病和死亡率的一个很强的独立危险因素,随着生活方式变得越来越久坐不动,肥胖变得越来越普遍。增加体力活动可以适度减轻体重,与饮食干预相结合,体重可能会有更大幅度的减轻。通过体力活动方式的减重与消耗的热量直接相关,因此体力活动的持续时间很重要[349]。为了对抗肥胖,ACSM 建议每周进行 150~250min 的中等强度的体育活动来防止体重增加,每周进行 250min 以上的体力活动以促进体重减轻[48]。体重减轻后,每周继续增加中等强度的体力活动超过 250min,可能有助于防止体重增加,但还需要进一步的试验来研究预防体重增加的最佳干预措施[48]。但是,与人们普遍认为的相反,单靠减重似乎并不能显著改变心血管疾病和死亡率的风险。大的流行病学研究表明,体适能水平可能比单纯的减轻体重在降低风险方面有更大的作用[345]。

改善心理健康和生活质量

在有氧运动后,规律运动的人情绪状态即刻得到改善[364]。此外,人们普遍认为参加规律的体力活动可以提高人们的幸福感和生活质量[365-367]。减少心理压力和提高对日常活动的耐受性有助于提高人们对幸福感和生活质量的认识。此外,规律运动可能有助于改善生活质量,防止人们患上致残性疾病,如心脏病、糖尿病、癌症和认知能力下降;并帮助患病的人恢复完成功能性工作的能力。免于生病、到老年功能独立是生活质量的重要因素。Shepard 估计,如果一个人一直到老年都保持体力活动,那么相比不活动的人,他能多保持 10~20 年的功能独立[368]。

骨密度的维持

骨质疏松症是一个重要的健康问题,它在老年人中造成相当大的社会残疾,是医疗保健费用的主要来源。建议定期进行体力活动,以减缓与年龄相关的骨密度下降,延缓骨质疏松症的发生,并降低骨折风险[369-372]。成骨高峰期的运动习惯可能会影响几年后的骨密度[373]。直观地说,充足的营养应该结合运动以达到最有益的骨骼作用,但最佳的膳食蛋白质含量仍不确定[374]。此外,最近的一项荟萃分析得出结论,从饮食来源和补充剂中增加钙摄入量,可使骨密度小幅度、非进行性地增加,但不太可能转化为具有临床意义的骨折发生率减少,因此,增加钙摄入量不太可能是有益的[375]。与单独运动相比,钙补充剂与运动之间在 BMD 的增加方面中存在积极的相互作用[376],但在这方面需要更多的研究。运动对骨骼健康的益处主要是增加骨密度、体积和增加肌肉力量[34]。尽管最佳的运动时间和/或强度还不清楚,但一般来说,负重的有氧运动结合某种形式的高冲击力、高速、高强度的抗阻训练被认为是最佳选择[34]。

49

炎症生物标志物减少

慢性轻度炎症,通过 CRP、IL-6 和 TNF-α 的水平测定发现与 CVD、肥胖、慢性肾病、肌少症和骨关节炎有关,可能导致死亡和身体功能不良。正如 Woods 等所描述,多队列研究和随机对照试验已经报告了体力活动、体重减轻和炎症生物标志物,特别是 CRP 之间的逆剂量反应关系[377]。通过运动减少炎症生物标志的机制尚不完全清楚,但可能是因为脂肪组织的丢失引起的,脂肪组织储存了促炎性巨噬细胞[377]。此外,急性运动能上调内源性抗氧化防御系统并增加 IL-6 的肌肉生成,IL-6 具有形成炎症和抗炎的特性,且可导致 TNF-α 循环减少[377]。

改善睡眠

失眠症的患病率随着年龄的增长而增加,这对生活质量、情绪和认知有负面影响。目前,睡眠障碍的治疗通过药物,但越来越多的文献可能支持运动改善睡眠。2002 年,一项系统综述研究了体力活动对 60 岁以上个体失眠症的影响,显示参加运动项目的患者的睡眠潜伏期、睡眠持续时间延长,睡眠质量提高[378]。此外,一项对 17 名 55 岁以上久坐成年人进行的随机对照试验显示,与单独使用睡眠保健法干预的对照组相比,采用运动结合睡眠保健法干预的实验组在睡眠质量、睡眠潜伏期、睡眠持续时间和睡眠效率方面在统计学上都有显著提高[379]。

认知功能

认知能力下降与年龄增长和痴呆相关,体力活动可能是一个保护因素[1]。2008 年,一项随机对照试验研究了 170 名自报有记忆缺陷但未确诊为痴呆的中年患者,患者被随机分为教育加标准护理组和 24 周运动组,在研究开始和结束时患者进行了阿尔茨海默病评定量表-认知分量表评估。研究结果显示,与对照组相比,运动组的认知能力显著提高,实际上对照组患者认知功能是下降的[380]。也有荟萃分析研究了运动对改善认知功能的效果。2003 年,一项荟萃分析研究了有氧健身对健康、久坐的老年患者认知活力的影响,结果显示有氧运动对整体认知功能有积极影响,尤其对于执行加工能力[381]。2011 年进行的另一项荟萃分析显示,健康和轻度认知障碍患者进行至少 6 周的运动,每次 60min,每周 3 次[382],其总体认知功能均有改善。关于运动如何调节认知功能,有几种理论。首先,人们认为运动可以增强大脑的血流量,增加大脑对氧和葡萄糖的利用,还可以增强抗氧化酶的活性,更快地清除大脑中的氧化自由基[383]。其次,研究表明,运动可以增加胰岛素样生长因子和脑源性神经营养因子等神经生长因子的产生,这有助于刺激神经发生,并可能增强神经信息处理能力[384]。最后,运动可以刺激钙、多巴胺和乙酰胆碱的释放,所有这些都是维持正常神经功能和认知功能所必需的[385]。

降低癌症风险

越来越多的研究表明,体力活动的增加与膀胱癌、乳腺癌、结肠癌、子宫内膜癌、食管癌、肾癌、肺癌和胃癌的风险降低有中等到强的相关性[1]。除了抵消不运动的影响和改善心理状态[386],证据表明适度的运动还可以提高免疫功能[61]。运动有益可能通过其他潜在途径(直接和/或间接的)包括:加速食物通过肠道的运动来减少肠壁对致突变原的暴露,减少乳腺组织对循环的雌激素的暴露,降低血液胰岛素和生长因子的循环浓度,改善体重管理。运动也可能对癌症幸存者有积极影响。一项针对运动对乳腺癌患者和幸存者影响的荟萃分析报告称，运动对其生活质量、身体功能和峰值摄氧量有显著提高[387]。

特殊人群的运动处方

慢性病状态注意事项

运动对帮助管理许多医疗和残疾状况有效。许多在康复环境中接受运动治疗的人也会同时遭受疾病及残疾的困扰，这些疾病和残疾会影响他们进行特定运动和对特定运动作出反应的能力。因此，有效的运动方案设计需要对疾病或残疾人士作特殊考虑。一般来说，训练计划不能干扰标准的医学治疗，并且必须根据疾病的表现或严重程度而变化。下一节讨论康复环境中常见的疾病和残疾状态的重要考虑因素。关于其他疾病状态的进一步建议可以在本书的相关章节中找到。如前所述，对于运动处方，《ACSM 的运动测试与运动处方指南》使用了 FITT-VP 原则[34]。下面的章节文献中的证据也将遵循该模型。

心脏疾病

心脏疾病在康复机构的患者中最常见。虽然患有 CVD 一般不妨碍运动，但制订运动处方时必须考虑到疾病的存在和疾病的程度，才能设计出安全的运动计划并执行。风险分级（前面已经讨论过）对这个过程帮助很大。建议在心肌梗死患者急性住院后开始进行心脏康复（参见第 33 章），一旦完成，就应该开始规律的运动训练[34]。有氧运动的一般准则适用于稳定的心脏病患者，对于在运动过程中出现缺血性改变、心绞痛或心律失常的患者，应以比缺血性、心绞痛或心律失常阈值低 10～15 次/min 的强度进行[34]。对于运动诱发心脏急症的高危人群（e 表 49-8），需要更谨慎地应用运动强度并进行专业监督，可能包括心电图和血压监测。该人群应逐渐完成运动并延长运动后“冷却”的时间，以减少心律失常和运动后低血压的风险。

大多数心脏疾病稳定的中低风险患者也可以安全地进行抗阻运动并从中受益[388,389]。ACSM 已经公布了排除有心脏病史的患者进行抗阻训练的排除标准，包括充血性心力衰竭、严重的瓣膜病、不受控制的高血压、不受控制的心律失常和其他不稳定症状[34]。在抗阻运动期间监测运动强度时，心率-血压乘积可能比心率更能反映缺血阈值，因为抗阻运动经常会造成血压升高。准确测定心率-血压乘积需要在肌肉活动期间测量血压，因为在休息期间血压会迅速下降。

脑卒中（参见第 18 章）

最近的研究，包括一些荟萃分析和系统综述，表明有氧训练和抗阻训练，以及它们的组合，可以为亚急性和慢性脑卒中患者带来多种益处[390-393]。一篇系统综述研究表明，渐进性抗阻训练可以改善急性和慢性脑卒中患者的力量和活动，且不会增加痉挛[393]。在一项针对亚急性脑卒中患者的研究中，由有氧、抗阻和平衡训练组成的运动方案提高了患者的耐力、平衡和运动能力，进而改善了功能和生活质量[394]。一项类似的研究中发现，有氧运动和抗阻运动改善了卒中患者的抑郁症状[395]。

目前，还没有针对亚急性和慢性脑卒中人群中的运动指南，但是美国心脏学会/美国脑卒中学会已经公布了对脑卒中幸存者的运动建议[396]。科学声明认为，有氧运动和抗阻力运动都可以提高功能和生活质量。运动项目需要根据脑卒中患者的耐受性、康复阶段、特定损伤、社会支持和运动爱好来制订。声明建议进行低到中等强度的有氧运动，减少久坐行为，进行抗阻训练。声明没有给出其他具体建议。

关节炎

各种不同类型的运动对骨关节炎和类风湿关节炎患者都是有益的[397-400]。一篇针对膝关节骨关节炎患者运动的系统综述发现，有高质量的证据表明运动可以减轻疼痛，有中等质量的证据表明运动可以改善身体功能[401]。他们得出的结论是，运动的治疗效果偏小，但估计值与非甾体抗炎药的疗效相当[401]。一篇针对类风湿关节炎患者有氧训练和抗阻训练的综述发现，在水中和在陆地上进行有氧训练和阻力训练都可以提高肌肉力量和减少活动限制[402]。即使是高强度的负重运动也不会增加手和足影像学层面关节损伤程度，甚至可能起到保护作用[403]。

一般来说，关节炎患者的运动处方与健康成人一致。FITT 建议应考虑关节的稳定性、疼痛程度和功能受限情况。对于有氧运动，建议每周进行 3～5 天，对于抗阻训练，建议每周进行 2～3 天，并且每天进行柔韧性和 ROM 练习。大部分情况下，有氧训练应在轻到中等强度下进行。在骨关节炎和类风湿关节炎患者中，高强度和低强度都对疼痛、功能和力量有改善[397,404,405]。然而，针对关节炎特别是类风湿关节炎患者的运动计划因疾病状态而有所不同；当疾病活动达到高峰时，尽量减少活动可能会避免组织损伤[406]。例如，当有急性炎症时，禁止进行高强度运动[34]。患有关节炎的患者通常更多地适合更短及更频繁的运动、非负重或负重较少的活动（如游泳和骑自行车）以及柔韧性训练，以激发积极的适应能力，同时将关节压力最小化[34,407]。对于抗阻训练，一般推荐轻度到中等强度，例如以个体 1RM 的较低百分比进行（40%～60% 1RM），重复 10～15 次。

对于有氧训练的运动处方时间成分，目标应与健康成人相同，每周≥150min。然而，长时间的有氧训练对一些关节炎患者来说可能是困难的。这些人可以每次从 10min 开始，然后逐渐积累。目前还不知道该人群进行抗阻训练的最佳运动时间，但应根据疼痛程度来确定[34]。

运动类型的选择应该使疼痛最小化。建议进行低关节压力的有氧训练，如步行、游泳或骑自行车。有些关节炎患者可以使用跑步机行走，但其他患者可能只能骑自行车、游泳或参加其他非冲击性有氧运动。对于运动处方，最重要的是根据个体的疼痛和其他症状来进行有氧运动、柔韧性和抗阻训练[34]。

对于患有关节炎的患者，运动处方中需要考虑一些特殊事项。运动前后，通过关节的 ROM 进行大约 5～10min 的充分热身和冷却非常重要。患者不应在急性发作期间进行运动，但应继续进行 ROM 的训练。患者应该在一天中疼痛最轻的时候进行运动，重要的是，应了解运动后会出现一定程度的疼痛，但疼痛程度应在运动结束后 2h 内恢复到基线水平。在水中运动时，温度应为 28～31℃。尽可能多进行功能锻炼。最后，提供稳定和减震功能的合适鞋子对这一人群来说很重要，有些人可以从矫形专家或制鞋专家那里得到帮助[34]。

脊髓损伤

脊髓损伤（spinal cord injury，SCI）会影响功能性肌肉的数量、损害自主神经对心脏加速的控制、重新分配血流和限制体温调节（参见第 22 章），这些问题都会影响患者的运动能力、潜在的训练适应能力和运动的安全性。尽管有这些生理上的限制，脊髓损伤患者仍可以安全地参与许多活动（如长途轮椅推进、游泳、皮划艇和滑雪）以及完成驱动轮椅或曲柄手摇车的运动。

由于病变的特点，SCI 会将有功能肌肉群限制在上半身。SCI 可严重限制中枢心血管结构的适应能力和功能。有效的有氧运动可以节律性的募集大肌肉群，SCI 患者可用肌肉的减少，限制了其训练的有氧需求，因此改变了潜在的适应能力。截瘫患者可以剧烈运动并适应运动训练（上肢耐力训练对运动极限及运动能力的明显积极作用证明了这一点），但大多数适应发生在外周[91,408]。SCI 研究推荐了多种技术，包括下肢加压[409-411]、对瘫痪下肢进行功能性电刺激[412,413]或仰卧体位配合上身运动[326,414]等，这些技术可以提高静脉回流和心排出量，从而增加中枢训练适应的机会。

完全性的脊髓损伤也会影响自主神经系统。第六胸椎以上的病变引起交感性心脏神经支配的丧失，可将最大心率限制为每分钟 110～130 次[409]。颈段和胸段水平的损伤会导致运动时对局部血流的控制出现障碍，引起腿部静脉血液淤积，最终导致心脏前负荷降低。结果，SCI 患者每搏输出量、既定摄氧量时的心排出量趋于下降[415,416]。此外，交感神经对无感觉皮肤的血管舒缩和催汗反应失去控制，造成体温调节障碍[417]。

SCI 患者在开始运动前应完成运动测试，除了筛查冠状动脉疾病外，还有两个原因。首先，测试有助于识别心血管问题，否则，因为有些四肢瘫患者缺乏典型的心绞痛症状（因为大多数心脏内脏的传入在上胸段水平进入脊髓），这些问题可能无法被发现。第二，运动试验可以鉴别运动性低血压并可辅助其治疗。对于脊髓损伤患者来说，参加设计合理的运动项目，带来的严重问题的风险似乎很小。

应鼓励一些 SCI 患者遵循 ACSM 体力活动指南的建议，每周进行 5 次 30min 的中等强度体力活动，每周总计 150min[5]。然而，指导方针并不是适合所有 SCI 患者，不要让依赖上肢独立生活的截瘫患者过度使用上肢。四肢瘫痪的患者可能无法耐受体力活动指南的标准。因此在 2011 年，制订了 SCI 体力活动指导方针（表 49-12）[418]。这些指导方针要求每周进行 2 次有氧运动，每次至少 20min，强度从中等到剧烈。指导方针还要求在针对可自主控制的肌肉进行每周 2 次抗阻训练。建议每个人逐渐进行 3 组 8～10 次的重复练习，每组和每次练习之间休息 1～2min[418]。

表 49-12 脊髓损伤患者体力活动指南

为获得重要的健康益处，脊髓损伤的成年人应参与： 每周至少 2 次进行中等强度到剧烈强度的有氧运动 20 分钟 和 每周进行 2 次针对每个主要肌群的力量训练，包括 3 组重复 8~10 次的训练		
如何做？	有氧运动	力量训练
频率？	每周 2 次	每周 2 次
时间？	逐渐增加运动量，达到每次训练期间至少进行 20 分钟的有氧运动	重复次数是你举起和放下重物的次数，每次运动重复 8~10 次，这算一组；逐步增加到每次练习做 3 组，每组重复 8~10 次
强度？	活动应该达到中等到剧烈强度 中等强度：有些困难的活动，但你可以坚持做一段时间而不感到疲倦 剧烈强度：觉得自己很努力的活动，几乎是你最大的努力，你不能做这些活动很长时间但不累	选择足够大的阻力（自由重量、缆绳滑轮、绳带等），几乎不能完成，但安全地完成最后一组的 8~10 次的重复。组间一定要休息 1~2 分钟
方式？	实现这一目标的途径有很多，包括： 上肢运动：踏轮、手臂自行车、体育运动 下肢运动：减重跑步机步行、自行车 全身运动：四肢联动，水中运动	实现这一目标的途径有很多，包括： • 自由重量 • 弹力带 • 滑轮 • 器械 • 功能性电刺激

摘自 Ginis KAM, Hicks AL, Latimer AE, Warburton DER, Bourne C, Ditor DS, et al. The development of evidence-informed physical activity guidelines for adults with spinal cord injury. Spinal Cord. 2011;49:1088-1096。

脊髓灰质炎后综合征

曾经认为，患有脊髓灰质炎后综合征（postpolio syndrome，PPS）的人在运动中可能会因为过度使用而出现肌肉无力，但大多数证据表明，这类患者可以安全地运动且不会产生不良影响。PPS 患者对有氧训练[419,420]和抗阻训练[421,422]的反应与健康成人一样。在一项研究中，对患有 PPS 和手部无力的个体进行了力量训练，结果显示参与者力量得到了提高，而且没有对运动单位产生任何有害的影响[421]。有一项研究组合了柔韧性和有氧运动对患者进行训练，受试者每次训练约 1.5h，每周 3 次，持续 8 周，结果显示最终疲劳和生活质量得到了改善[423]。然而，另一项利用有氧运动和抗阻运动的研究结果并未使患者的严重疲劳有所减轻[424]。尽管体力训练在这些人群中被普遍认为是安全的，但仍然需进行谨慎地监测，要评估与功能相关的症状，定期进行肌肉功能测量[419]。

多发性硬化

对于多发性硬化（multiple sclerosis，MS）患者的运动安全性，大多数担忧都围绕着疾病引起的自主神经功能障碍的潜在不良影响，以及由于运动引起的热应激而使疾病恶化。研究表明，有氧训练和抗阻训练对轻度至中度功能受损的 MS 患者是安全和有益的[425-427]。运动可以减轻疲劳[428]，提高步行速度[426]。有氧训练已被证明能提高生活质量[429]和心肺适能[427]。其他进行抗阻训练和有氧训练的研究表明，患者的生活质量[430]、力量[431]、平衡[432]和功能状态[433]都有所改善。

MS 患者可以在高于无氧阈的强度下进行耐力训练，而不会出现明显的神经系统症状[434]，并且可以经历训练诱导的心血管适应[435]。轻度至中度功能障碍的患者应每周进行 3~5 次有氧训练，如果可能的话，持续 20~30min。最开始，最好从 10min 开始。强度应为 40%~70% 的 $\dot{V}O_2R$ 或最大 HR。对于那些过度疲劳的患者，可用低强度和间歇的有氧训练[34]。

抗阻训练频率最初应为每周 2 天，强度应为 1RM 的 60%~80%。每轮训练应包括 1~2 次主要肌群（腿、胸、背）的训练和 1 次较小肌肉群（肩、肱二头肌、肱三头肌、腹部）的训练。每次训练 2 或 3 组，每组重复 8~15 次。对于那些过度疲劳的患者，两组之间的休息时间可以增加到 2~5min[34]。

为了 MS 患者安全地运动，应该采取一些预防措施,建议密切监督。有些患者在较高的环境温度下会出现症状恶化。对他们来说,在运动之前和/或进行间歇训练之前进行预冷可能是最佳的选择。风扇、蒸发冷却服和冷却背心也有助于减少热量的影响。在 MS 恶化期间,运动处方 FITT 应调整为个体能够耐受的水平[34]。

癌症

医学界越来越多地接受运动作为癌症患者康复的重要组成部分(参见第 36 章)。除了疾病本身,对于癌症的治疗,也会影响患者的运动能力和运动处方的制订。癌症治疗可以诱导细胞毒性、免疫抑制、出血性疾病和贫血。此外,癌症或起治疗方法的直接或间接作用会通过以下因素抑制患者的运动表现:①心脏和肺组织的直接损伤;②难以维持足够的营养、水合作用和电解质平衡;③疲劳和感染。

各种类型的运动,包括有氧和抗阻训练、瑜伽和太极拳,已经被证明可以改善癌症以及和癌症治疗相关的无数健康问题[436-440]。其中包括肌少症[441-443]、心理状态[444,445]、疲劳[437,446-448]、力量[441,449]、认知能力下降[438]以及最重要的生活质量[447,450,451]。

49

2009 年,ACSM 召开了一次专家圆桌会议,回顾了癌症幸存者运动方面的文献,并制订癌症患者的体力活动指南[452],详细建议可以见 e 表 49-9。指南建议,那些有活动性癌症的患者和癌症幸存者应以相对较低的频率、持续时间和强度开始定期的运动训练,并逐渐增加,达到建议的 150min 中等强度有氧训练或 75min 高强度有氧训练。然而,针对这一患者群体的运动处方应该是个性化的,应根据个人当前的功能和健康水平、偏好、健康状况、治疗过程和疾病发展轨迹而定。只要进行 10min 的中等强度有氧训练,每天不超过 90min,每周 3~7 次[439,453],即可减轻症状,提高生活质量。涉及所有主要肌肉群的抗阻训练应每周进行 2~3 次,持续至少 20min,在可耐受的情况下可以逐渐增加。柔韧性训练可以每天进行,即使在癌症的治疗过程中也可进行。训练强度会因疾病的严重程度和治疗时间而有很大的不同,强度应为 1RM 的 60%~70%。癌症幸存者运动训练的进程可能需要减慢,如果规定的运动导致疲劳或其他不良症状恶化,则应将 FITT 降低到能更好耐受的水平[34]。

骨恶性肿瘤患者(特别是脊柱、骨盆、股骨和肋骨)需要非负重方式。如患者有增加挫伤、骨折或跌倒风险的相关情况,则应使用器械进行抗阻训练,而不是使用自由重量,目的是将受伤风险降至最低。

骨质疏松症

抗阻训练和有氧运动对骨质疏松症患者都是有益的[454,455]。对绝经后妇女的多项试验表明,抗阻训练可以改善骨密度[456-458],也能改善肌肉力量和肌肉质量,这些有助于功能性活动[11,459,460],此外,有氧训练也可以提高骨密度[281,461]。

对于骨质疏松症和椎骨骨折患者的体力活动,Delphi 共识建议,那些没有骨折的患者可以安全地遵循老年人 ACSM 运动和体力活动指南[462]。其中包括每周 150min 的中等强度(5~6,范围 0~10)有氧训练或每周 75min 的高强度(7~8,范围 0~10)有氧训练。对于那些有平衡缺陷或经常跌倒的人,建议进行每周至少 2 天的平衡训练。涉及主要肌群的抗阻训练,每周至少进行 2 次。抗阻训练计划应循序渐进,逐渐累积到 8~10 次训练,每次 2~3 组,每组重复 10~12 次[463]。

(王于领、朱小霞 译 王雪强 审校)

参考文献

第 50 章 水疗康复

Bruce E. Becker

水疗简介与发展历史

应用历史

纵观所有历史记录，饱受痛苦的病患经常依靠泉水、沐浴及水池，起到有效的舒缓和治疗作用。水疗宗教仪式很早就出现在美索不达米亚、埃及、印度和中国等的河谷文明中，同时，也存在于古希腊、希伯来、罗马、基督教及伊斯兰文化中[1]。在欧洲出现的以疗愈为目的的正式度假村，成为现代欧洲矿泉浴(Spa)的前身。"Spa"一词的定义为："富含矿物质的水从地面自然流出，或从地下泵出或引出，并用以治疗的地方"[2]。然而，本章主要涉及当代水中治疗实践，而非历史上的矿泉浴治疗(Spa)。Simon Baruch 在《水疗理论与实践》一书中制订了美国的水疗医学标准，并于逝世前不久出版了遗作《水疗概要》[3,4]。Baruch 在第 2 版《水疗理论与实践》的前言中写道："不像药物治疗那样，水这种治疗因子非常灵活，可被应用在不同起因的、看似相互矛盾的指征中"[3]。这一结论至今依旧成立。

虽然大多数著作关注水、沐浴及池水等内在和外在的治疗作用，但对"水中运动"的不够重视。1911 年，Charles Leroy Lowman 开始采用治疗性盆浴治疗痉挛及脑瘫患者。他参观了芝加哥的 Spaulding 残疾儿童学校，看到瘫痪患儿在木制水槽中进行训练。1913 年，Lowman 在洛杉矶创建了一所骨科医院，后来成为著名的 Rancho Los Amigos。返回加州后，他将医院的百合花池改建成两个治疗池[5]。Leroy Hubbard 在佐治亚的温泉发明了著名的"Hubbard 浴槽"。1924 年温泉收治了最著名的水疗患者 Franklin D. Roosevelt，Roosevelt 在 1926 年购买了此处温泉，并扩建了住宿，改善治疗设施，此后，温泉成为大量美国脊髓灰质炎幸存者康复的首选目的地[6]。

在纽约的萨拉托加温泉，Roosevelt 的朋友 Simon Baruch 的儿子——金融家 Bernard M. Baruch 领导一个特别委员会，对美国的矿泉浴(Spa)进行规划[7]。该委员会研究了矿泉浴的设计、天然治疗作用及有效的运营，这些成为矿泉浴治疗慢性病患者，尤其心脏、血管和循环系统轻症患者的健全、科学的医疗基础，并选举 Walter S. McClellan 担任医用矿泉治疗部的主任[8,9]。在芝加哥的西北大学医学院，John S. Coulter 医师发表了有关矿泉浴应用史的物理治疗演讲[10]。1933 年，Simon Baruch 矿泉疗法研究院在萨拉托加的矿泉浴所成立，并开始出版其科学简报——《萨拉托加温泉杂志》。在阿肯色州的热温泉，建造了一个温热泳池，为慢性关节炎患者进行特殊的水中物理治疗训练和泳池内治疗[11]。1937 年，Charles Leroy Lowman 医师出版了《水中体操技术：实践应用研究》一书，详尽地阐述了水疗中特殊的水中运动治疗，"认真地制订治疗剂量、特征、频率和持续时间，矫正身体畸形和恢复肌肉功能"[5]。20 世纪 50 年代，美国小儿麻痹症基金会赞助了 Charles Leroy Lowman 的矫正泳池、水疗体操以及针对小儿麻痹症的泳池、浴槽治疗。随着小儿麻痹症在全美范围内的流行，水中治疗手段在康复医学领域内受到了广泛的支持。

当前发展趋势与应用

随着脊髓灰质炎流行的结束以及康复治疗领域内一些新兴技术的涌现，康复水疗环境的使用日趋减少。幸运的是，在 20 世纪 60 年代，有两个偶然的因素加速了水中浸没生物学效应的基础研究：水中浸没认为是太空失重的完美替代品，在我们准备将人类送往地球引力之外的太空时，预测太空飞行的影响就变得至关重要；与此同时，研究者们也意识到水中浸没是一种模拟中心容量扩张、了解容量内环境稳态的良好途径[12,13]。最近的研究结果表明，水疗在高质量基础科学研究方面具有坚实的依据[14]。

水的物理特性及其与水疗康复的关系

因为水是一种具有多种物理特性的物质，几乎所有特性都会影响人体生理学，如果不对这些物理特性背后的原理进行简要讨论，就难以深入理解这些物理特性及其与水疗康复之间的关系。

密度与比重

密度被定义为每单位体积物质的质量。除密度外，物质也用比重来定义，即该物质密度与水的密度的比率。根据定义，4℃时水的比重为1.00。人体大部分由水组成，身体密度略低于水，平均比重为0.974，男性的平均密度要高于女性。包括骨骼、肌肉、结缔组织和器官等在内的瘦体质的密度接近1.10，而包括身体必需的和必需以外的脂肪含量的肥体质的密度约为0.90[15]。因此，在人体浸入水中时，要排开一定体积的水，其重量略大于人体自身的重量，使人体受到一个与所排水量重力相等、方向向上的浮力。瘦体质与肥胖体质之间浮力作用的差异，使得水中活动对重度肥胖个体特别有益，对其而言，陆地运动可能会引起关节疼痛。

静水压

压强的定义为作用于单位面积上的力，法定用帕[牛顿每平方米(N/m^2)]来计量，国外也有用达因每平方厘米(dyn/cm^2)、kg/m^2 和磅每平方英寸(pounds per square，PSI)来计量的。实验研究发现液体在各个方向上均可产生压力。理论上，处于流体中的一个点在各个方向上所受的来自流体的压力均相等。很明显，如果各个方向上施加的压力不等，这一点就会产生运动，直到其所受的压力达到平衡。在流体不可压缩的情况下，例如，在治疗环境所采用的水深情况下，压力直接与流体密度及浸没深度成正比。因为压力不仅受到流体深度的影响，同时也与施加在流体表面的任何外力均有关，地球大气压也是构成浸没时总体压强的一个重要来源。每30cm(1ft)深的水可产生22.4mmHg的压强，可按每厘米水深压强0.73mmHg转换；这样，浸入121.92cm(48in)水深的肢体远端将受到88.9mmHg(原著计算不准确，应该为89.6mmHg)的压强，远远高于静脉压及淋巴系统的压强。即使只在浅水中浸没，所增加的静水压也远大于大气压与重力产生的压强之和。这种外界压力很显然有助于受伤部位或手术后水肿的消除。

浮力

浮力可使浸入水中的物体比在陆地上轻。浮力的方向与重力相反，大小由其所排出的水的体积而决定。这一定律由阿基米德(Archimedes，287—212 BC)发现，这正是处理需要减轻负重(如关节炎或重度肥胖患者)等医疗问题时优先选用水疗的原因。一个比重为0.97的人，会在其身体体积的97%浸入水中后，达到漂浮平衡状态。

因为浮力是垂直向上的力，这对于水中治疗环境具有重要的意义。重心是所有重力力矩的平衡点。对于一个中等身材的成年男性，在以解剖姿势站立时，其重心处于第二腰椎水平、正中矢状面略靠后的位置；因为人体密度不均匀，重心随着机体构成的不同在1.9～9cm范围内变动[16]。例如，肺的密度明显低于下肢。浮力中心是指作用于身体各节段的所有浮力力矩的中心。人体浮力中心通常位于胸部中段。重力中心(向下的力)与浮力中心(向上的力)若不重合，将会产生旋转力矩。该旋转力矩会使某些患者在水中不稳定，应注意监护，这样的患者在水池中最好能有一名治疗师负责看护。

流动的水

流动特性

当不同层面的水以相同的速度平滑流动时，这种水流被称为层流或流线式流动。当水流速度加快时，即便是微小的振动也可使水流不均匀，平行的水流路径被打乱，产生湍流。在水体内部，会出现扰乱平行的流动模式，被称为涡流，就如同在血管中，血液经过动脉壁上附着的胆固醇斑块后会产生涡流。与层流相比，湍流吸收的能量要大很多，能量吸收的比率由液体内摩擦力决定。影响水流运动的主要决定因素是：黏度、湍流和速度。当湍流发生时流速会降低，很大程度上要归因于流体内摩擦力的非线性升高。湍流的发生与流速明显相关，但也与流体密度、黏度及扰动范围的半径有关。当流速突增时，层流会突然转变为湍流。

黏度与阻力

黏度是指流体内摩擦力的大小。当流体分子的层面发生运动时，分子间的相互吸引对运动产生阻力，如同摩擦力。必须施加能量才会产生运动。根据热力学第一定律，能量不会损失，只会被转化或储存为势能或动能。部分能量被转换为热能,部分被转换为动能,还有一些能量会被储存为增加表面张力的势能。各种流体可通过其具体的黏度来定义,可用黏滞系数进行定量的表达,系数越大,流体黏度越大,所需的在流体内产生运动的力也就越大。水的黏度在各种液体中居于中间位置,但对运动仍然会产生很大的阻力。在湍流条件下,这些阻力会以速度的对数函数方式而增加。虽然游泳时身后的负压对抗前进的阻力最大,对游泳者产生最大表面阻力的部位是其头部。快速运动的身体表面部位可以引发湍流,随后湍流会则产生运动阻力。黏度因其附带的物理特性使水环境成为力量强化训练的有效介质。在对抗力量增加时,黏滞阻力会增大,但因惯性很小(黏度可有效抵消惯性动量),在外力停止后,阻力几乎立即降低为零。因此,当一个在水中进行康复训练的患者因为感到疼痛而停止运动时,其所受到的外力会陡然下降,同时,水的黏度会立即阻止运动。在水中执行动作时,浮力与密度的结合不同于在稀薄的空气中,重力的影响会大幅减小。这可使力量强化活动控制在患者运动舒适的范围内进行。

比热

水在治疗中以固态、液态和气态三种形式被使用,其主要原因在于水的热动力学物理特性。地球上所有物质均以热的方式储存能量。一定质量的水中以热的形式储存一定的能量。通过降低水温可以释放能量,或通过升高水温可以增加能量。如果水的温度超过浸于其中的机体的温度,该系统将向不同的水平变化以达到平衡状态,浸于水中的身体部分通过从水中转移热量而变热,水会因为将热量传递给了机体而变凉。根据热力学第一定律,系统中的总热量(总能量)保持不变,作用于该系统的热量提高了部分分子的动能,当高动能分子与低动能分子碰撞时,转移了自身的一部分能量,以增加和平衡系统的总能量。水的比热等于 1.00,与之相反,空气的比热为 0.001,要小得多。因此,水中储存的能量可比在相同体积的空气中高出 1 000 倍。

热能传递

水的治疗作用很大程度上取决于其保持和传递热能。热的能量传递以传导、对流和辐射三种方式进行。传导被认为是在短距离内通过分子间碰撞而发生的。例如,湿热治疗袋通过传导的方式传递热量。不同物质的导热能力相差很大。对流需要在大量分子进行长距离运动时发生(如流体的流动)。例如,涡流浴通过对流的方式传递热量。梯度式的热量传递可通过每秒钟流经假想膜上的热量(以卡路里表示)来测得。液体和气体通常为热的不良导体,却是很好的对流体。水是热的有效传导体,其导热的速率比空气快 25 倍。辐射通过电磁波照射的方式来传递热量。例如,热灯通过辐射来传递热量。水的传导散热特性联同水的高比热,使其在康复中得以广泛应用,因为水在传递冷或热至浸没部位的同时可以较好地保持冷或热的状态。

水疗康复的生物学效应

心血管系统的作用

人体一旦浸入水中就开始受到水的压力。循环系统中静脉与淋巴侧的固有压力要比动脉侧低很多,因而静脉与淋巴的回流会对周围肌肉以及外在水压等外部压力的变化十分敏感。在水中浸没过程时,静水压力促使血液向上单向流动,首先进入大腿,然后是腹腔血管,最后进入胸腔大血管及心脏。当浸没至剑突水平时中心静脉压开始增加,并在水位升至身体被完全浸没的过程中不断升高。浸没至颈部水平时压力增加 14~18mmHg,右心房压力从 -2mmHg 到-4mmHg 上升至 14~17mmHg,可出现右心房扩张[17,18];右心房的跨壁压力梯度也会显著增加,首位进行浸没对人体生理学影响的研究者——Arborelius 的测量值为 13mmHg,从 2mmHg 到 15mmHg 不等;也可能发生心脏期外收缩,尤其在浸没早期[17]。

当中心血量和压力增加时,肺血流量也随之增加,平均肺动脉楔压从陆地上的 5mmHg 上升至颈部浸没水平时的 22mmHg[18]。增加的肺血流量大多数分布于肺血管床的大血管内,只有一小部分(5%或更少)分布在毛细血管中;这可由肺扩散容量变动很小的事实来证明。

在 Arborelius 的经典实验中,中心血量增加了 0.7L[17]。这表明中心血量增加了 60%,其中 1/3 被心脏接纳,其余部分被肺部大血管接纳。浸没至颈部水平时心脏血容量增加 27%~30%[19],但心脏是一个非静态的容器,健康心脏对容量增加(牵张)的反应是收缩力增加。当心肌收缩时,肌动蛋白/肌球蛋白丝状体的关系发生改善，增强了心肌的效率(Starling 法则)[20]。浸没至颈部水平时平均每搏输出量由静息状态基值的 71ml 平均增加了 35%，达到约 100ml，接近于不常活动的失健个体在陆上训练时的最大值[21,22]。同时，心脏舒张末期容积增加，收缩末期容积减少[17]。训练时每搏输出量的增加是心排出量增加的主要决定因素之一，因为心率变化的范围保持相对固定，虽然变化的上限会随着年龄的增加而下降[21]。

水温升高时心排出量逐渐增大，所以大多数变化是温度依赖性的。Weston 发现 33℃时心排出量的增加值为 30%，而在 39℃时上升至 121%[19]。在众多评价这一现象的研究中，还存在着较大的个体差异。

浸没深度由耻骨联合水平升至剑突水平的过程中，心脏充盈量和每搏输出量增加，而心率通常会减慢[18,23]；其减慢的程度有所不同，取决于水温的变化。在平均泳池温度下，心率通常会下降 12%～15%[19]。水温与心率之间存在着显著的关系。25℃水温情况下心率降低 12～15 次/min[19,24]；在不感温水中浸没时，心率降低的比率小于 15%；而在温热的水中，心率通常会显著增加，导致了高温时心排出量的显著增加。这种降低的变异性被认为与高温时外周阻力下降及迷走神经效应增强有关[25]。我们实验室进行的研究已经验证了这种心率的影响，分别以健康大学生和中年成人为受试对象，研究表明：浸于 30℃凉水时心率下降，浸于 36℃的不感温水中时心率上升至基线水平，而浸于 39℃的温热水中时心率平均增加 10%[26,27]。与此同时，通过监测自主神经兴奋性，发现在凉水浸没时，交感神经兴奋性增强；在温热的水中浸没时，兴奋性大幅度下降；而在从凉水至温热的浸没转换过程中，迷走神经兴奋性增强，最终导致交感迷走神经平衡增加。早期研究也得出类似的结果[28]。

作为一个器官，心脏的最终目的是泵出血液，因此检测其性能的最终指标是每个单位时间内泵出的血量。心排出量等于每搏输出量与单位时间内脉搏数的乘积。在运动过程中提高心脏供血最有效的途径是增加每搏输出量，当每搏输出量增加时，心肌耗氧效率会达到最大值(心肌效率峰值)，而心率加速是提高心排出量的一种低效方式[20,29]。因此，当心血管系统发生调控时，通过每搏输出量较大程度的提高以及心率较小程度的提高来增加心排出量，这正是训练有素的运动员与失健者相比，能在特定心排出量范围内维持低速脉搏的原因[20,30]。

深达颈部的浸没可使心排出量增加 30% 以上[17]。输出量增加约 1 500L/min，其中 50% 用于增加肌肉血流量[17]。正常人静息时的心排出量约为 5L/min。训练有素的运动员的最大输出量约为 40L/min，相当于 205ml/搏乘以 195 搏/min。缺乏活动的个体在陆上训练时的最大输出量约为 20L/min，相当于 105ml/搏乘以 195 搏/min[30]。因为深达颈部时的浸没可产生约为 100ml/搏的每搏输出量，以静息时心脏跳动 86 次/min 计算，可产生 8.6L/min 的心排出量，这就已经增加了心脏的做功量。心排出量的增加在某种程度上表现为年龄依赖性，年轻人的增加量(59%)要高于老年人(22%)[31]。这种增加也表现为高度的温度依赖性，随着温度的升高，从 33℃ 时 30% 的增加量直接变至 39℃ 时的 121%[19]。研究显示，训练有素的运动员与未受训练的对照组受试者相比，在水中训练时心排出量增加得更多，持续作用的时间也更长[32]。因此，有关水中训练不是有效的有氧运动的说法是错误的，水环境可能是心血管健化的一种理想的媒介。现有大量文献表明水中训练可以改变心排出量，但仍需进行一些有意义的工作，以进一步阐明年龄、性别、温度以及环境条件的影响，以及对显著的个体差异做出解释。心血管系统对浸没的系列反应如图 50-1 所示。

1989 年，Gleim 和 Nicholas 发现以特定速度(53m/min)在水中跑步时，其摄氧量($\dot{V}O_2$)是陆地上的 3 倍[33]。因此，在水中行走或跑步时，只需用陆上速度的 1/3～1/2 就可达到相同的新陈代谢强度[33]。值得注意的是，尽管在水中运动时心率偏低，在水中运动时的心率与摄氧量之间的关系是与陆上平行的。因此，与陆上相同，在水中的新陈代谢强度可以通过监测心率来预测。

在深达颈部的不感温浸没过程中，全身的血管阻力可降低 30%[17]。交感性血管收缩的减弱导致了这种降低，不感温浸没的外周静脉阻力可下降 30%，从 17mmHg 降至 12mmHg[13]。总体外周阻力在浸没的第一个小时内下降，并在随后的几个小时内维持在较低水平。这种降低与温度有关，温度越高阻力下降越多。外周阻力的下降可导致舒张期末压力的降低。与陆上训练一样，浸没时随着做功负荷的增加，心脏收缩期压力也增加，但是，与在陆上完成相同的做功量相比，这种增加的幅度似乎

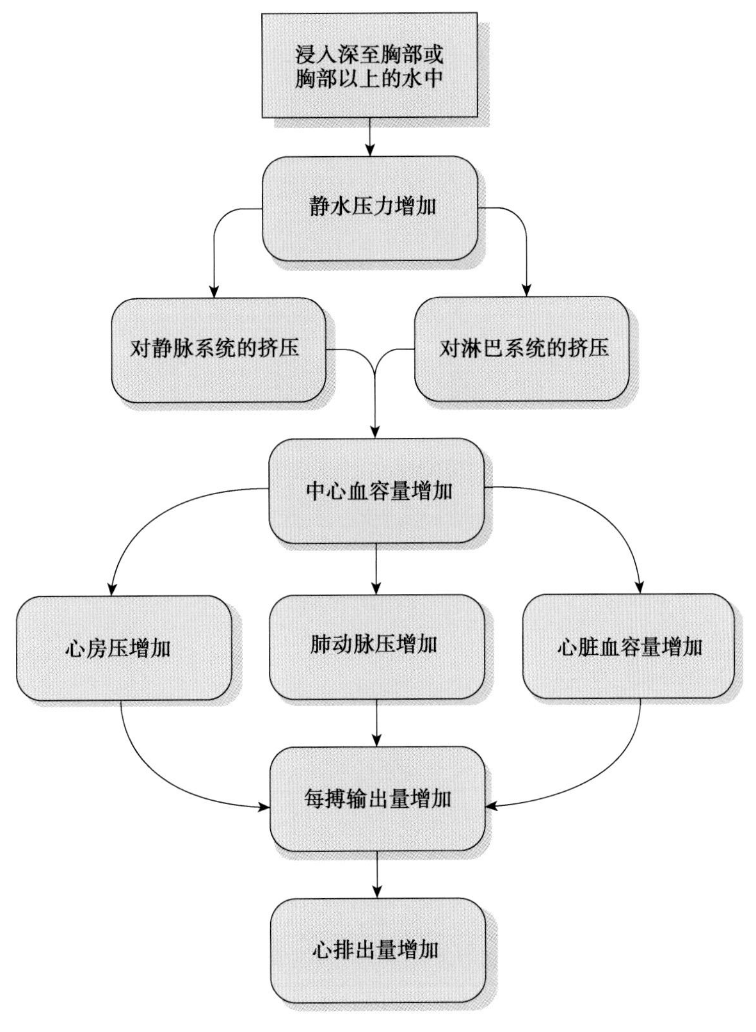

图 50-1　心血管效应示意图

有所减少[33]。浸没时静脉压力也降低，因为维持这一系统所需的血管张力较低。在离开温水或热水环境时，这种静脉压的下降可能会造成轻度的头痛。

对血压的影响

浸没对血压的影响现已得到广泛深入的研究。结果一致认为个体差异很大，但已显示出有用的趋势。短暂(10min 以内)的不感温浸没可使收缩压和舒张压出现轻度的升高，或许属于温热适应过程的一部分[33]。相比之下，在我们研究所的一项初步研究中，发现 5min 的浸没可使平均动脉压下降 15%～25%。在严格对照环境中进行的其他研究发现，比典型的浸没时间更长的治疗对血压无影响[34]。在一项重要的水疗康复研究中，Coruzzi 等人发现长时间的浸没可使平均动脉压显著降低，钠盐敏感型高血压患者比正常血压患者降低更多(18～20mmHg)，钠盐不敏感型高血压患者降低较少(5～14mmHg)[35]。尚无研究表明浸没时间的延长会导致收缩压持续性升高，虽然有几项研究已经证实无显著下降。基于大量的研究，对于正常血压和高血压患者而言，治疗性水池似乎都是一个既安全又有潜力的治疗环境，因为钠盐敏感型和不敏感型高血压患者在常规的治疗性浸没中都表现出血压的下降[36]。总的来说，目前大量的文献支持浸没及水中运动对于健康正常人及轻中度高血压患者是安全的、甚至可能会产生一定治疗作用[27,37-41]。

心脏康复

现有研究普遍支持水疗环境在心肌梗死及缺血性心肌病后的心血管康复领域中的应用(参见第 33 章)。自 20 世纪 80 年代后期起，通过让心脏病患者在水疗环境中进行主动康复训练，多项研究已经验证了水疗环境可用于心肌梗死及缺血性心肌病后的心血管康复[42,43]。

日本学者研究了水疗在严重充血性心力衰竭

(平均射血分数 25% ±9%)患者中的应用,假设在这一临床问题中,基本病理学是心脏无法克服外周阻力。研究人员推断因为温热环境可以使外周血管舒张,引起血管阻力及心脏后负荷下降,可能起到一定的治疗作用。通过系列研究,研究人员发现单独进行 10min 热水浴(41℃),肺动脉楔压和右心房压均可下降 25%,同时使心排出量和心脏每搏输出量都增加。在随后的系列研究中,患者进行了 1~2 次/d、5d/周、持续 4 周的热水浴或桑拿浴,结果发现射血分数增加近 30%,伴随着左心室舒张末期容积的增加以及生活质量、睡眠质量和整体幸福感等主观评价指标的改善[44-48]。近期有关水中运动治疗在心脏病应用方面的研究显示,轻中度的心力衰竭患者以及常规心脏康复患者均可从中受益[37,38,49-56]。在新近出版的水疗教科书的一个章节中,Andrea Salzman 对临床心脏水中治疗方案进行了广泛的讨论[57]。然而,严重心力衰竭仍然是水中运动的禁忌证,此外,也要提高对双重瓣膜收缩期心功能不全患者的关注度[58,59]。水疗在心力衰竭患者中应用的临床决策流程图见图 50-2[60]。

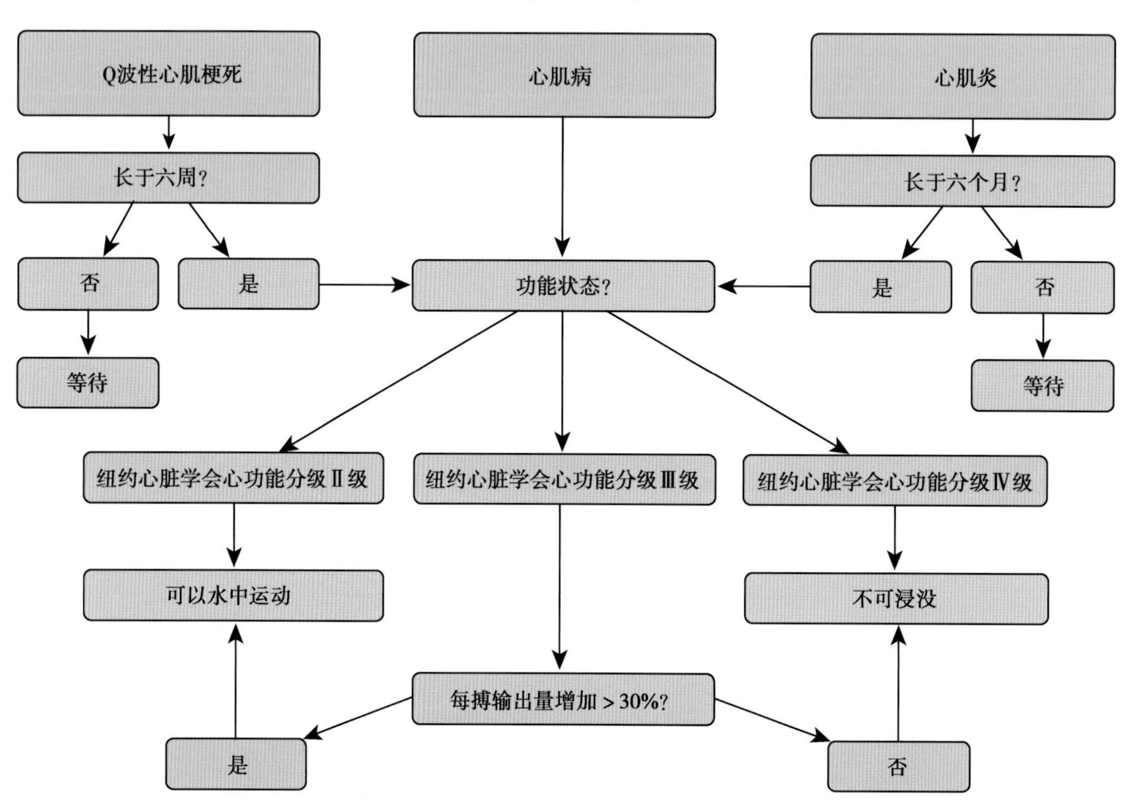

图 50-2 充血性心力衰竭的水中运动选择流程示意图[改编自 Meyer K, Leblanc MC. Aquatic therapies in patients with compromised left ventricular function and heart failure. Clin Invest Med. 2008;31(2):E90-E97]

对呼吸系统的影响

胸部水平的浸没可显著影响呼吸系统功能。一部分影响源于血液流入胸腔,部分原因是水对胸壁本身的压迫。共同影响了肺功能,增加呼吸的阻力,改变呼吸动力学[61]。

剑突水平的浸没可使功能残气量减少至正常值的 54%[62]。这种减少主要源于补呼气量(ERV)的下降,在剑突水平浸没时,其下降 75%[22]。在水池边很容易测出这一容量变化:坐在池边正常呼气,随后用力地呼出剩余的储存量。做一次正常的呼吸后,进入深达颈部的水中重复同样的实验,即可明显地感知道差异。在放松呼气终末几乎没有残余气体可以呼出,ERV 降至肺活量的 11%,等同于在 -20.5cmH_2O 负压环境中呼吸[62,63]。残气量有所减少,可下降 15%[62]。颈部水平浸没时的肺活量要比剑突水平浸没时下降 6%~9%[22,62]。肺活量下降的 50%~60% 源于胸腔血流量的增加,40%~50% 源于静水压力对吸气肌的抵抗作用[22,62]。浸没时作用于胸腔的压力使胸腔周径缩短量接近 10%[22]。不同的浸没水平可显著影响呼吸系统效应,从而证明了静水压是引起呼吸系统改变的主要原因[61]。肺活量的下降程度随温度的变化而变动，在 25℃冷水中浸没时下降较多，而在 40℃热水中浸没时下降较少。图 50-3 描述了浸没时肺功能的改变[64]。

肺泡膜交换气体的能力被称为扩散容量。因血液从肢体及腹腔回流致使肺血管床扩张，造成氧分压下降，导致肺的扩散容量轻度下降。总肺内压增加 16cmH_2O[65]，引起阻碍气体进出的气道阻力因肺容量减少而增加 58%或更多[22]。呼出气流的速率降低，延长了气体进出肺部的时间。水对胸壁的压力可导致胸廓顺应性下降，从而使胸膜压力从 -1mmHg 增加至+1mmHg[66]。

所有这些变化的综合效应是使总呼吸功增加。深达颈部的浸没使潮气量为 1L 时的总呼吸功增加了 60%，其中 3/4 是由于弹性功（胸腔血液的重新分配）增加所致，其余部分源于动力功（胸壁上的静水压力）[22,67,68]。因为主要的作用力来源于血液通过肺血管的回流，增加的负荷可以通过流体流经管道的泊肃叶方程来计算。呼吸速率的增加又可导致呼吸功呈对数增加，因为即使血管半径恒定，气流速度是半径四次方的导数。

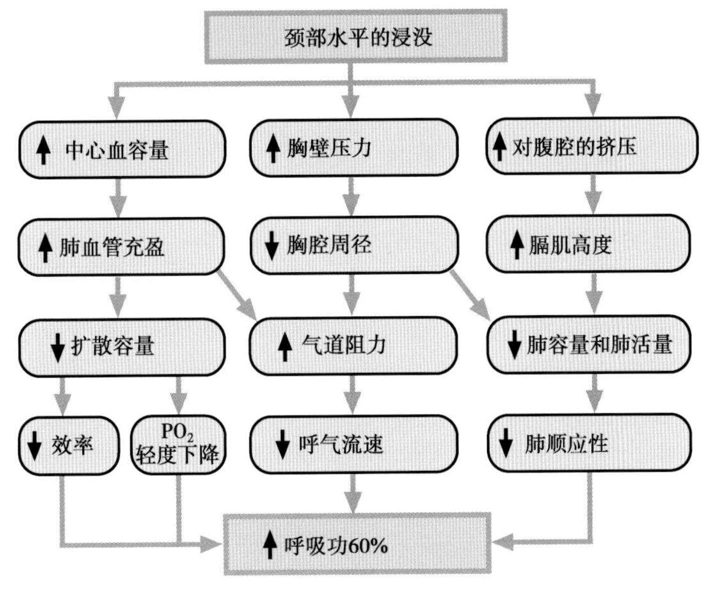

图 50-3　肺效应示意图

康复应用

对于习惯了陆上训练的运动员来说（可参见第 49 章），水中训练方案会对呼吸器官产生明显的负荷压力。因为流体动力学包括呼吸过程中的弹性功和动力功，随着呼吸速率的增加，方程中还要纳入湍流的影响。因此，在进行高水平运动伴随着呼吸速率较快，随着呼吸速率的加快，呼吸负荷会呈现指数级增长。2016 年发表的一项日本研究表明，在吸气负荷呼吸训练过程中，锁骨水平浸没时发生的吸气肌疲劳，会比肚脐水平及中段胸部水平的浸没时更加显著，也支持了这一观点[69]。根据作者的经验，如果水中训练的时间足以强化呼吸肌力量，这种挑战可能提高呼吸系统效率，改善运动成绩。当运动员开始感觉到呼吸疲劳时，就会启动一系列级联生理改变。代谢物质的产生，加上交感神经系统发出神经信号通知，会传送信息给外周动脉树，通过外周血管收缩的方式从骨骼肌肉中分流血液[70-73]。随着骨骼肌肉系统灌注量的下降，疲劳程度急剧加重[72,74]。两项有关顶级自行车选手进行吸气肌肌力增强训练的研究已经证实了这一经验[75,76]。这些研究发现，训练后运动员的运动表现改善，同时，与呼吸功能有关的肌力、耐力测量值也有所提高。另一些研究者调查了竞技性游泳运动员进行吸气肌特定训练（inspiratory muscle specific training，IMT）与常规游泳训练时的呼吸功能变化情况，这一队列研究发现，IMT 结合常规游泳训练组的呼吸功能的改善并不优于非 IMT 结合常规游泳训练组，从而说明高强度游泳训练可能会产生与 IMT 相近的训练效果[77-79]。一系列针对肺气肿患者的研究发现，进行 30min/d、5d/周、共 8 周的、以水中吐气为主要内容的治疗，能够提高用力肺活量的 FEV_1 百分比以及 PaO_2，在这些实验室评价指标有所改善的同时，也观察到临床症状的改善[80-83]。2013 年的一项 Cochrane

系统评价显示，与对照组及陆上训练组相比，COPD患者进行水中训练时，运动能力及生活质量改善得更多，虽然这篇论文并未研究远期效应[84]。吸气肌力量加强训练还可改善四肢瘫患者的通气功能及自感呼吸困难情况[85,86]。水中训练已被成功地应用于年轻和老年哮喘患者的治疗中[51,87-91]。

总之，浸没时产生的静水压可产生一系列生理改变，从而起到一定的治疗作用，既可用于健康竞技运动员的呼吸训练，也适用于临床，以满足相关患者的康复需求。

对肌肉骨骼系统的作用

对关节的影响

当身体逐渐浸入水中时，水被排开，浸没部分的关节负重逐渐减轻(图 50-4)。达颈部水深时，仅剩约 6. 8kg(15Ib)的压力(近似于头部的重量)作用于脊柱、髋及膝关节；浸入耻骨联合水平的水深时，可以有效地减除 40% 的体重；当浸入更深的脐部水平时，可减重近 50%；剑突水平的浸没可减重 60% 以上，这取决于手臂是举过头顶还是置于体侧[92]。身体在水中悬浮或漂浮，实质上，是向下的重力与向上的浮力达到平衡的结果。这种效应具有很大的临床应用价值[93,94]。例如，骨盆骨折后数周内，局部不稳定使其无法承担身体的全部负荷，但在水中浸没过程中，部分或全部的重力被浮力抵消，骨折部位只有肌肉力矩的存在，使得“主动-辅助”关节活动度训练、温和的力量强化训练、乃至步态训练成为可能。

有效载荷力

颈部水平：10%体重

剑突水平：20%体重

腰部水平：50%体重

大腿水平：75%体重

图 50-4 浮力的减重效应

受浮力及水中阻力的影响，相对较小的下肢关节运动和张力可产生很高的能量消耗[95]。水中浸没会使关节负荷减轻，可以根据所需要的负荷量调整水中浸没的深度。

浅水区垂直位训练通常类似于闭链运动，但由于浮力抵消了部分重力的作用，使关节负荷减小。深水区训练一般更接近于开链运动，比如，像游泳那样的水平运动。划桨及其他阻力器具的应用可使动力链倾向于关闭。这样，治疗师可以通过改变活动类型或使用不同的增阻器具，改变开链及闭链运动下关节的负荷量。

地面可抵抗行走时人体对地板所施加的力(参见第 4 章)，这种力被称为地面反作用力，通过压力平板可以很容易地测得；在齐胸深的水中行走时，情况则完全不同。与陆上相比，在齐胸深的水中步行时，用压力平板记录到的步态周期压力结果显示，压力减少了 50% 以上，并且产生的速度更慢。在水中步行时，压力需要经过更长的时间间隔来传递[96]；在临床上，这就意味着，水中步行时对关节的压迫减轻、冲击力减弱。

浸没会对肌肉组织内的血液循环产生显著的作用。这些作用源于浸没的压力效应、心排出量的增加及血管张力的反射性调节。浸没过程中，心排出量增加的部分大多(如果不是全部的话)被重新分配至皮肤和肌肉中，而不是内脏的血管床[13]。在陆上，为了阻止血液淤滞，交感神经的缩血管作用可使骨骼肌内阻力血管收缩。浸没的压力可消除这种缩血管作用的生物学需求，从而增加了肌肉的血流量。在颈部水平的浸没过程中，静息肌肉内的血流量增加为陆上的两倍多，灌注量的增加可使肌肉组织的清除率比陆上提高 130% 以上[97,98]。因此，浸没时，氧气的运输量以及肌肉代谢产物的清除量均可显著增加。静水压可以提供辅助的循环驱动力，用于消除水肿、肌肉内乳酸及其他代谢终产物。

肾和激素的影响

水中浸没能以药理学及生理学上无害的方式扩充中心容量，因而，被认为是内环境容量稳定的绝好模型。水中浸没可对肾血流量、肾调节系统及内分泌系统产生多方面的影响。这些影响已在美国及其他国际文献中被广泛地研究。作为该研究领域内最为杰出的和多产的科学家之一，Epstein，于 1992 年发表了有关浸没对人体效应的总结性文献[13]。浸没时，肾血流量可立即增加，使肾功能的检测指标——肌酐清除率，在浸没初期立即增加[13]。如前所述，因左心房扩张引起的迷走神经反应可导致肾交感神经活动减少，交感神经活动减少增加了肾小管钠的转运[99]。经计算，肾血管阻力下降了约 1/3[13]，肾静脉压增加了几乎两倍[13]，体内总钠量正常个体的钠排出量增加了 10 倍，排钠的同时可伴随着自由水的流失，产生了浸没的主要利尿效应。这种钠排出的增加可表现为时间依赖现象。由于循环中心血容量的变化，钠的排出也随着水深的增加而增加[13]。浸没时，钾的排出量也会增加[34]。浸没对肾脏的影响如图 50-5 所示。

肾功能主要受肾素-醛固酮-抗利尿激素（ADH）、多巴胺系统以及心房钠尿肽（ANP）的调节。上述所有激素都会在很大程度上受到浸没的影响。醛固酮控制远端肾小管 Na^+ 的重吸收，与浸没时大部分 Na^+ 的流失有关[13]。浸没过程中，抗利尿激素（ADH）的释放被显著抑制，可减少 50% 以上，是利尿作用的另一个主要决定因素。此外，影响钠调节的重要因素是心房钠尿肽（ANP），既可促进排钠，又有利尿作用。ANP 可松弛血管平滑肌，抑制醛固酮的产生。浸没可使 ANP 出现即刻的、持续的升高[34]。前列腺素 E 的分泌在浸没的前 2h 内稳定增加，在随后的 3h 内平缓地减少。颈部水平、2h 的浸没可使血浆肾素活性下降 33%～50%[13]（图 50-6）。总之，浸没

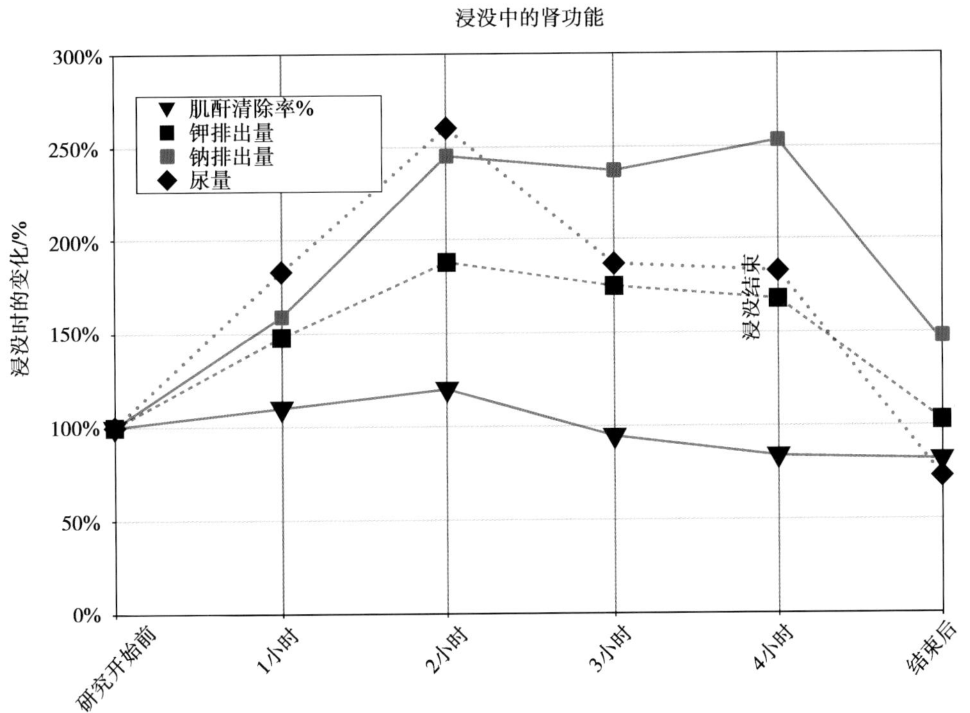

图 50-5　浸没时肾功能的变化［引自 Epstein M. Renal effects of head out immersion in humans：a 15-year update. Physiol Rev. 1992；72（3）：563-621］

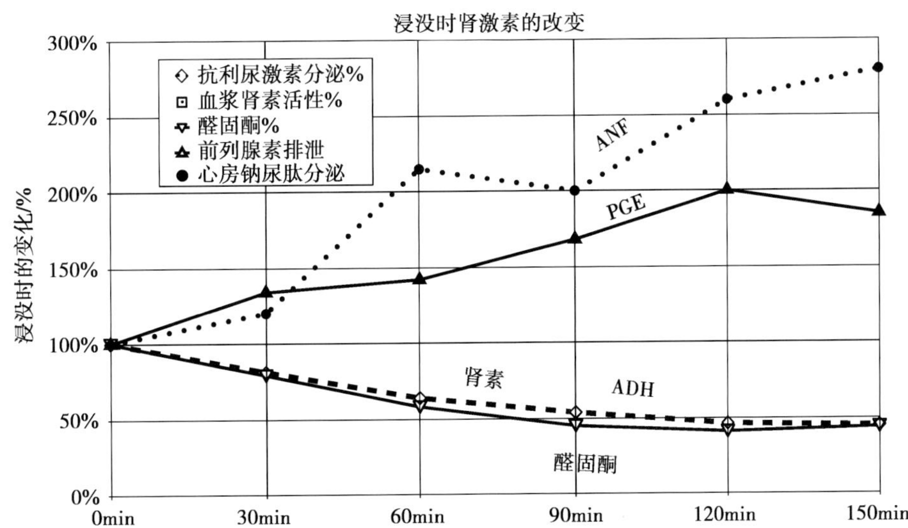

图 50-6　浸没时肾激素的变化［引自 Epstein M. Renal effects of head out immersion in humans：a 15-year update. Physiol Rev. 1992；72（3）：563-621］

可使中心容量扩张，引起尿量增加，同时，伴随着显著的钠、钾排出，几乎从浸没即刻开始，并在浸没数小时内稳定增加。这会引起血压下降，并持续数小时。在发现洋地黄之前，浸没曾是历史上无创治疗充血性心力衰竭的有效方法之一。

伴随着肾脏激素影响的是自主神经系统中神经递质的变化，此类递质统称为儿茶酚胺，可调节血管阻力、心率和肌力，其中最重要的是肾上腺素、去甲肾上腺素和多巴胺。儿茶酚胺水平在浸入水中的即刻就开始发生改变[99,100]（图 50-7）。

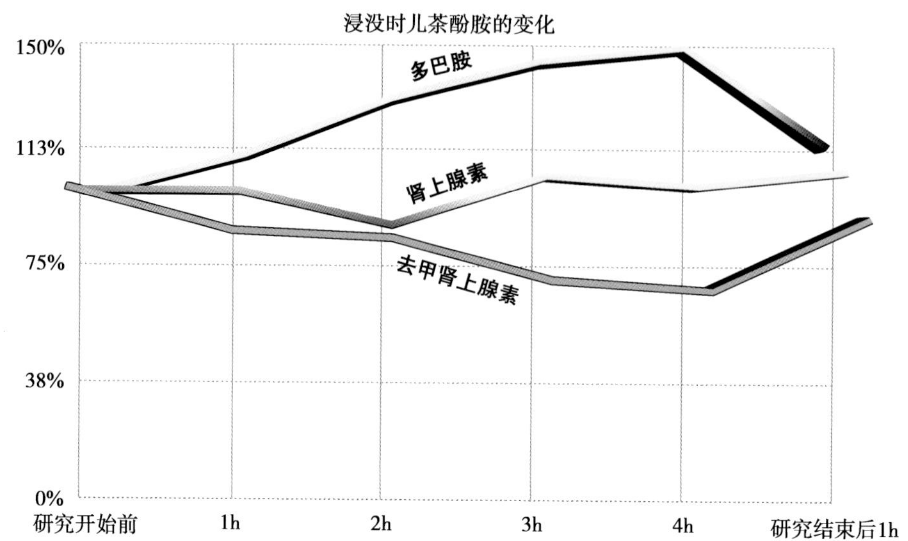

图 50-7 交感肾上腺激素对浸没的反应[引自 Grossman E, Goldstein DS, Hoffman A, et al. Effects of water immersion on sympathoadrenal and dopa-dopamine systems in humans. Am JPhysiol. 1992;262(6Pt 2):R993-R999]

50

康复应用

关节炎及相关疾病

水疗环境在关节炎疾病的应用历史比其他疾病更长，并且科学文献证据更多。慢性关节炎并发的功能障碍表现多样：肌力下降、关节活动度及稳定性下降，最终是功能和活动能力的丧失。可以看到，与同年龄对照的受试者相比，类风湿患者群体在有氧代谢能力及体力活动方面低于预期水平，整体肌力降低 60%。这些缺损可对主动性康复产生迅速的反应，通过精心设计的肌力增强训练及耐力训练方案可使体力活动水平在短暂的 6 周内得以提高[101]。类风湿患者可以较好地耐受历经数年的长期训练方案，并且在功能性及其他结局测量指标中获得整体改善[102,103]。近期的一项关于骨关节炎患者成本效益分析的研究显示，参加关节炎基金会水疗课程患者的与关节炎相关的自评残疾程度显著下降，与身体健康相关的自评生活质量显著提高；尽管与标准照护方案相比，水中治疗组整体费用的计算结果并没有显著降低[104]。近期发表的一系列系统评价及荟萃分析已经证实水中训练在缓解关节炎导致的疼痛等症状以及提高身体功能方面的价值[105-107]。具体到膝关节炎和髋关节炎，系列荟萃分析已经证实水中训练在改善功能障碍患者的疼痛程度、残疾水平及生活质量方面具有短期与中期的疗效[105,106,108-111]。最近一项研究证实，经过 16 周的水中抗阻训练，股骨软骨 MRI 检查的 T2 信号有所改善，并与研究期间的临床表现一致[112]。

因为关节炎患者耐力下降，这些个体应该参加某种形式的有氧运动以增强体质。研究表明有氧运动对多种疾病有益：包括纤维肌痛症[51,113-119]、类风湿关节炎[51,102,103,120-124]、红斑狼疮[125]和骨关节炎[51,101,109,126-129]。在骨关节炎的自我管理方案中，冲击力较弱的水中训练要比药物更加有效[130]。在一项有关类风湿患者的研究中，Danneskiold-Samsoe 等人发现，仅在中等强度的水中训练后，股四头肌等长和等速肌力即可显著增加；其他发现包括有氧运动能力的提高、关节活动度的改善以及日常生活活动的独立性改善[121]。经过 6 周水中训练的干预，与跌倒风险密切相关的姿势性摇摆即可显著减轻[101]。Bunning 等人认为水中治疗对骨关节炎有效，患者的依从性较高，因此，水中训练应当成为重度关节炎患者主动康复的基础[126]。近年来，大量研究证实了上述结论[51,101,102,106,108,109,113,115,116,121-123,127,131,132]。研究结果显示，膝骨关节炎疼痛患者进行水中平板步行训练后，步态分析指标、膝关节角速度、疼痛减轻程度等方面均有所改善[133,134]。研究表明，水中训练可以使强直性脊柱炎患者在疼痛、整体健康程度、整体精神健康状态（SF-36）乃至社会参与能力[135]等方面得到改善。

脊柱康复

脊柱在水中运动过程中得到了很好的保护，因而，水中运动可以促进脊柱早期康复（参见第 26 和 27 章）。进行水中运动时，浮力对脊柱的减重作用、对腹部的静水压及水中浸没的独立镇痛作用三者相结合，有助于增加脊柱高度，与陆上运动相比，缓解疼痛作用更好[136-139]。精确诊断患者的脊柱损伤，观察患者对陆上或水中稳定性训练的最初反应，有助于确定下一步治疗的训练方案。从陆上转移到水中训练可降低或避免陆上训练的一些风险，如脊柱轴向负重、在硬质表面上跌倒，并能限制快速的、失控运动的发生。通过轴向负重量的减小以及对脊柱和周围关节运动控制的改善，可建立一个支持性训练环境，似乎可以改善脊柱疼痛患者活动时的心理状态，提供新的治疗性训练，降低周围关节损伤的风险，促使其恢复受伤前的活动。如果患者不能忍受轴向负重或重力负荷、需要增加对肌力或本体感觉缺陷方面的辅助训练[140]，或者因骨密度下降而存在压缩性骨折风险时，应考虑将训练从陆上转移到水中[141]。如果陆上环境使患者症状加重或者患者更喜欢在水中活动，则应适当保持在有水环境辅助的情况下进行治疗。如果患者已在水中表现很好，需要返回至陆上训练，以满足更加有效的功能训练需求及获取最终的竞技目标，则应及时将训练由水中转移至陆上环境[142]。

下面将要提及的水中康复程序，是根据已经在陆上程序中描述过的基于动态的腰椎、胸椎和颈椎的稳定技术[143-146]。陆上动态稳定性训练也被称为节段性或核心稳定性训练。这种类型的训练方案旨在改善躯干、骨盆、胸椎及颈椎肌群的神经肌肉控制、肌力及耐力，理论上，可帮助患者获得节段性脊椎力量的动态控制能力，消除对运动节段（即椎间盘、关节突关节以及相关结构）的重复性损伤；促进损伤运动节段的愈合；并有可能改变退行性进程。基本前提是使运动节段及相关的软组织所受到的应力减至最小，并降低损伤的风险[143-145]。然而，目前针对腰痛患者应用这种康复方式的前瞻性研究鲜见报道，并很少提及患者筛选、治疗剂量反应以及远期转归等，尽管目前有大量文献表明在多个指标研究方面，水中训练的疗效至少与陆上训练疗效相当[138,146,147]。水中稳定性训练及游泳方案的目标整合了这些因素，同时也考虑到水的特性，因而降低了脊柱损伤的风险。水中稳定性训练程序有助于改善患者的灵活性、肌力和人体力学特性，可使其平稳地转入水中稳定性游泳项目或其他稳定性活动，这些程序可以帮助到首次学游泳或以前就会游泳的患者[148-150]。

通过浮力逐级地消除重力，可使患者在减低的、但不断变化的轴向负荷及剪切力环境中进行训练。本质上，水环境通过减少对脊柱的压力和剪切力而扩大了患者姿势错误的安全范围。通过对腰椎、胸椎及颈椎部位的疼痛与功能障碍实施水中牵伸技术，可进一步减弱重力的影响[136,137,151,152]。通过水的阻力、黏度、浮力作用以及辅助训练设备的使用可以更好地控制水中运动的速度。浮力可以使训练体位的选择范围增大。因为水中康复训练是在其竞技环境中进行的，因而运动员的心理状态会得到改善。多数人认为由于静水压、温度和湍流产生的感觉超负荷，疼痛在水环境中会有所减轻[153]。

水中脊柱稳定技术

虽然陆上程序中讨论过的脊柱稳定原则也适用于水中训练项目，但在陆上进行的特定项目却不能简单复制到水中，反之亦然。水中训练程序可为不能进行陆上训练或陆上训练水平已达到平台期的患者而设计。Richard Eagleston 在 1989 年首次描述了水中稳定性技术[139]。

现已制订了具有 4 个难度水平的 8 项水中核心稳定性训练，用于提供稳定性技能的不同等级的训练[139]。图 50-8 至图 50-13 展示了渐进负重的脊柱稳定性训练。必须规范个体化的训练方案，训练方案通常必须满足每个患者特有的脊柱病理学及相关骨骼肌障碍的需求，并使患者在水环境中感到舒适。关节置换术后的患者在水中需要得到特殊关照，因为置换物可导致浮力的改变，可能会因比重过大而导致患者下沉[154]。当一个方案被患者掌握后，应该提供更加高难度的方案，也就是说，有多种类型的水中脊柱稳定性训练方案。所有的方案至少有一个共同目标，即加强动态稳定性。水中脊柱训练专家必须尽可能地掌握更多的风格和类型的水中稳定性训练方案，然后，在编制训练方法时可从每个方案中挑选出最恰当的方式以满足患者的训练需求。

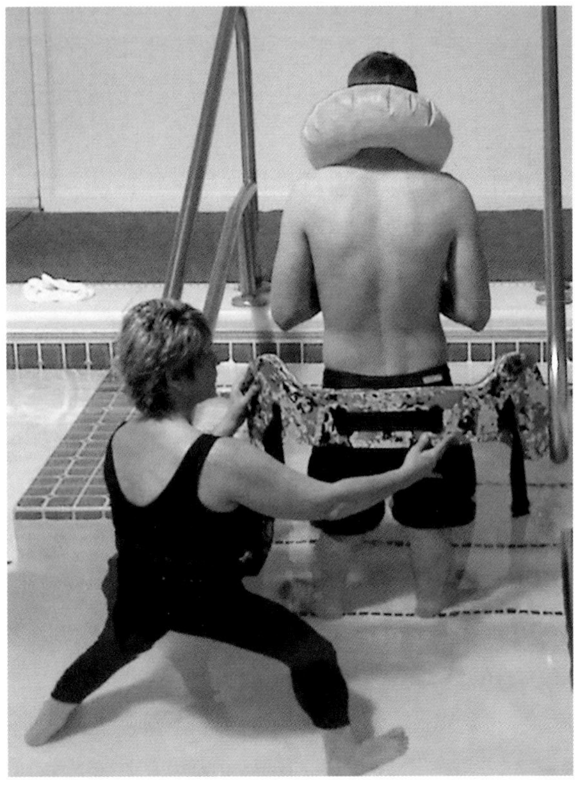

图 50-8 在池边应用漂浮器具进行训练

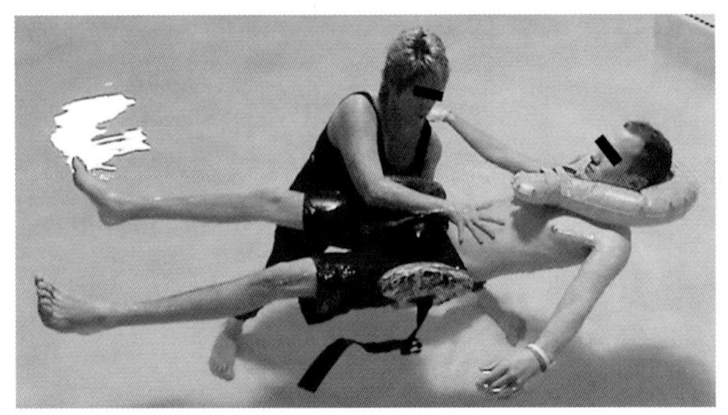

图 50-9 穿戴漂浮器具进行仰卧位腰椎脊柱活动性评价

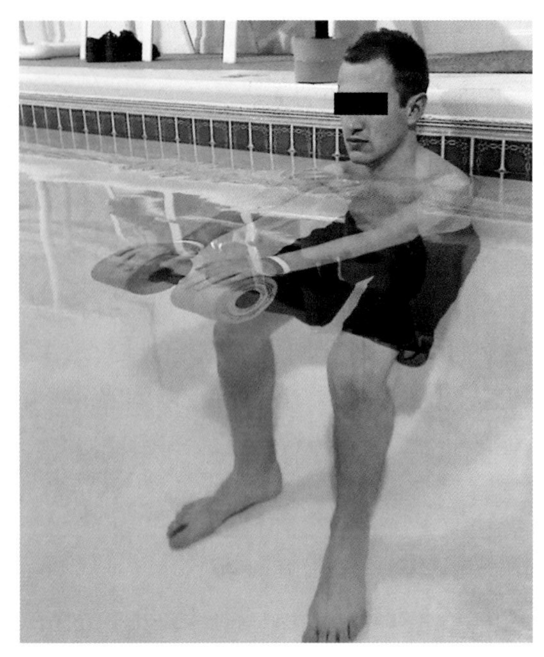

图 50-10 手扶漂浮杠铃时背靠池壁保持核心肌群激活

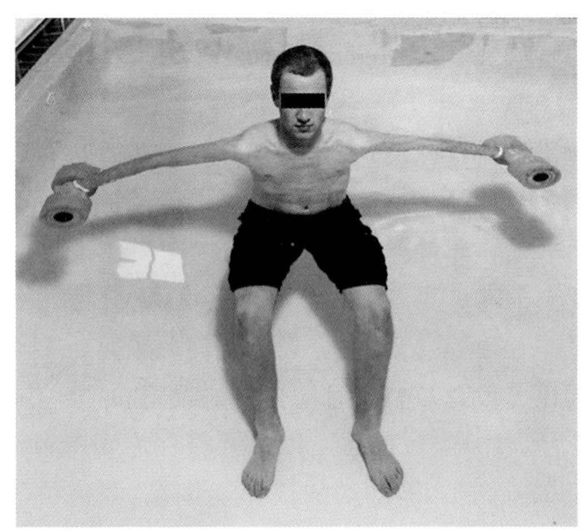

图 50-11 保持核心肌群激活时逐渐远离池壁

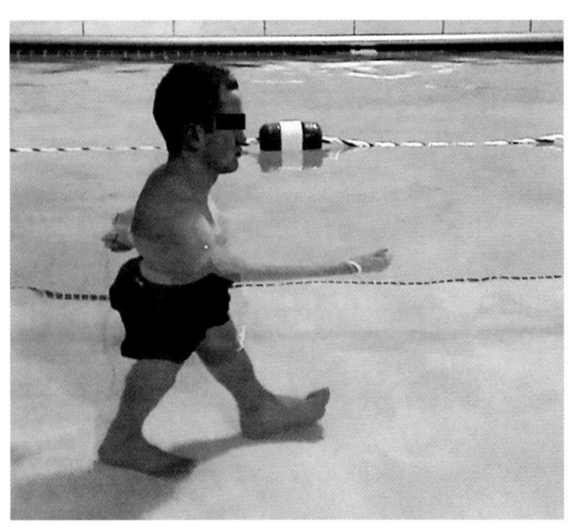

图 50-12 脊柱中立位下开始进行水中步行训练

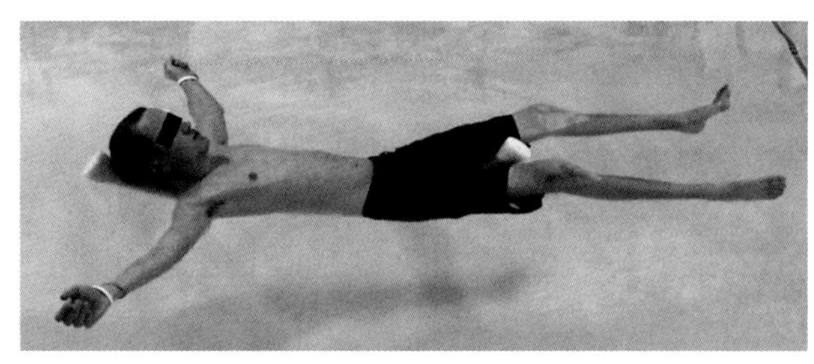

图 50-13 脊柱中立位下使用浮条仰卧漂浮于水面感受支撑力的不断变化

最后，如果患者想要整合游泳程序训练，应从一系列过渡性的水中稳定性训练开始。这有助于建立一套稳定脊柱的游泳姿势，使脊柱进一步损伤的风险最小并可获得最好的游泳成绩[155]。

总之，水环境为脊柱疼痛患者的康复提供了众多优势。现已设计了一系列结合水的固有特性的水中稳定性训练，可增强康复训练效果。一旦掌握了这些训练项目，脊柱损伤患者可以很快进行使脊柱安全的游泳或其他高水平水中运动[156]。尤其游泳训练项目，要注意采用正确的游泳划水生物力学方式和避免可能作用于脊柱的异常力学刺激[157-159]。

神经系统疾病

多个世纪以来水环境在神经系统疾病康复中的优势一直倍受关注。众所周知，Roosevelt 曾在佐治亚的温泉中进行康复[6]。水中训练在脊髓损伤康复中的应用已成为许多康复中心的主要业务，Ludwig Guttman 爵士在 Stroke-Mandeville 的脊柱损伤病区建立了水疗中心（参见第 22 章和第 42 章）。在全美，Easter Seals 组织正致力于通过以泳池训练为基础的项目促进脑瘫儿童的康复。现有多种针对神经疾病设计的水疗项目，其中，证实有效的是多发性硬化[157-160]、脊髓灰质炎后遗症期[161,162]以及脊髓损伤[85,163,164]。从技术观点来看，除了某些特殊疾病外，用于神经系统疾病的水疗康复技术与用于其他疾病的差别很小[165,166]。

多发性硬化

多发性硬化患者从水中训练程序中获益很大，部分是因为在水中训练时水能防止其核心体温的升高，但池水温度应该从冷开始，并保持在不感温水浴的温度以下（参见第 20 章）。研究显示，水疗可以改善多发性硬化患者的步行速度、平衡能力及起立-行走计时结果，并有助于缓解疼痛和疲劳[167-170]。作者发现多发性硬化患者水中训练的理想温度为 25～28℃（77～88℉），据文献报道，水温更高时也可安全使用，但必须要考虑到患者的舒适度[171]。

脊髓损伤

与多发性硬化患者不同，脊髓损伤患者因缺乏体温调节能力而需要更高的水温，在 35～37℃（95～98℉）的范围较为适宜。显而易见，所有神经损伤患者都需要得到工作人员在池边或水中的密切监护。体温调节能力及耐受力正常的患者在 28～35℃ 的温度下治疗是安全的。根据物理性质，水中训练可能产生的效应包括：缓解痉挛、增强肌力（尤其对不完全性脊髓损伤患者而言）、增强呼吸功能（根据前面所述的原因）[164,172-176]。

帕金森病

在治疗过程中，浮力能够防止致伤性跌倒的发生，结合最新研究成果显示，浸没具有使脑血流量增加的作用，使得水疗环境对于帕金森病的治疗具有临床意义（参见第 21 章）。训练强度应该达到有氧运动水平，以使治疗效果最大化。即使是水中太极这样柔缓的训练项目，也能够改善患者的平衡功能、姿势稳定性、疼痛及步行速度[177-181]。

痴呆与脑卒中

近期研究显示，浸没和水中训练时大脑血流量增加[182,183]。这些研究显示水疗对于卒中后及痴呆患者来说具有巨大的应用潜力。已经证明脑血流量和脑血管舒缩反应的增强与脑卒中患者认知功能的提高具有相关性[184,185]。虽然有关水疗在痴呆中应用的研究目前还停留在病例研究的层次上，一些重要的研究已经显示，水疗可以提高痴呆患者的移动能力、认知功能和语言功能[186-190]。已有研究显示改编自指压按摩（shiatsu）水疗技术的水中指压按摩技术（watsu）能够缓解脑卒中患者的痉挛程度[191]。

脑性瘫痪

在 Bad Ragaz 地区创建的 Bad Ragaz 技术和由 James McMillan 创建的因最初应用于英格兰的 Halliwick 残疾女子学校而得名的 Halliwick 疗法，已经广泛地应用于脑瘫患者的康复治疗中（参见第 45 章）。其具体的描述已超出本章的范畴，但这些方法已在其他专著中得以详细阐述[192-194]。在本质上，这些技术利用水的浮力和温热特性以及精心选择的体位来降低肌张力。治疗时患者通过使用浮力圈来支托手臂、下肢和头部从而保持漂浮状态。这些技术在脊髓损伤康复中也具有临床价值,并已被应用于脑卒中后偏瘫的康复中。与陆上训练程序相比,更多地进行水中主动性训练已经在呼吸功能、粗大运动功能、步行耐力以及体力活动愉悦性评分等方面显示出优势[195-200]。

怀孕

孕期进行水中浸没历史悠久,但是水中训练的益处只在近期才得到科学研究证据支持[201]。研究表明,水中训练程序有助于防止孕妇体重过度增加[202,203]以及妊娠期糖尿病的发生[202,204-207],能够影响羊水量(超声检查的观察指标为羊水指数)[208,209],并降低妊娠后期的血压[210]。此外,也发现水疗能够提高孕妇的睡眠质量、缓解压力、提高心理健康程度并减少包括腰痛在内的肌肉骨骼系统疾病的发生[147,201,208,211]。目前尚无研究显示此类训练会带来胎儿安全方面的风险,一些数据显示水疗可以改善产后婴儿健康程度[212]。

运动医学

50

水疗环境现已广泛应用于运动医学领域,既包括运动损伤后的恢复与康复训练,也包括利用水的特性进行交叉训练以强身健体并防止过用损伤[93,213,214](参见第 41 章)。因为水环境的诸多特性及其带来的众多生理改变,热水及冷水的水疗环境在历史上都得到了广泛应用。Versey 等人发表了大量文献综述,系统比较了热水浴、冷水浴、不感温水浴、冷热水交替浴在高强度体育活动后运动能力恢复方面的疗效[213]。

近年来,冰水槽的应用有所增加,尤其在高强度训练后。多项研究表明冷水浸没有助于缓解肌肉僵硬、迟发性肌肉酸痛以及在某些程度上减轻肌肉损伤[213,215-219]。有人提出这些效应可能与冷水导致下肢血流量减少有关[217]。尚未发现坐位与站立位浸没时其临床疗效与血流量存在显著差异[220]。有文献报道,运动后冷水浸没可以改善运动功能的恢复,但尚无迹象表明这种浸没可能会干扰本体感觉以致增加受伤风险[216,221]。冷水浸没的理想温度和时间尚未确定,尽管 10~15℃的浸没温度似乎最有可能帮助恢复,可耐受的浸没时间多为 5~15min[213]。

温水环境可能对于静息损伤的恢复非常有用,但不建议用于主动运动,因为温水浸没可导致心率和核心体温增加,会妨碍长时间运动[14]。目前尚无文献阐述运动后热水浸没可以对未受伤运动员运动表现的恢复产生明确的作用[213]。因此,交叉训练活动最好在不感温的训练池中进行。已有几篇文献的研究结果表明交替浴对于运动后的恢复具有积极的作用,虽然现有文献在浸没温度、循环重复次数、浸没次数等方面并不一致。这项研究最为详尽的评估了这些变量,用水温 38℃ 和 15℃、每次循环周期时长为 1min、持续 6~12min,发现能有助于高强度跑步后的运动恢复[222]。

在这些训练程序中,浅水与深水环境均可采用[223-228]。针对特定运动损伤康复的水疗技术已经在其他文献中进行了详细阐述[229]。深水跑步甚至成功被应用于负重禁忌的个体,并有大量研究证实深水交叉训练有效[156,223,230,231]。图 50-14 和图 50-15 描绘了水中交叉训练的常用设备,例如利用水中平板步行训练装置和漂浮器具进行此类训练。在运动训练中,水中环境可提供更加保护性的体能训练,随着下肢潜在压力减轻时,获得运动能力的提升[232-235]。

水疗注意事项与禁忌证

在水中治疗开始前,要密切监督和评估患者的水疗注意事项(禁忌证)及一般性监管规定。只要存在禁忌证,就不应进行水中治疗。即使禁忌证已经得到解决,也应谨慎对待,将此类患者视为需要注意的患者(表 50-1)。

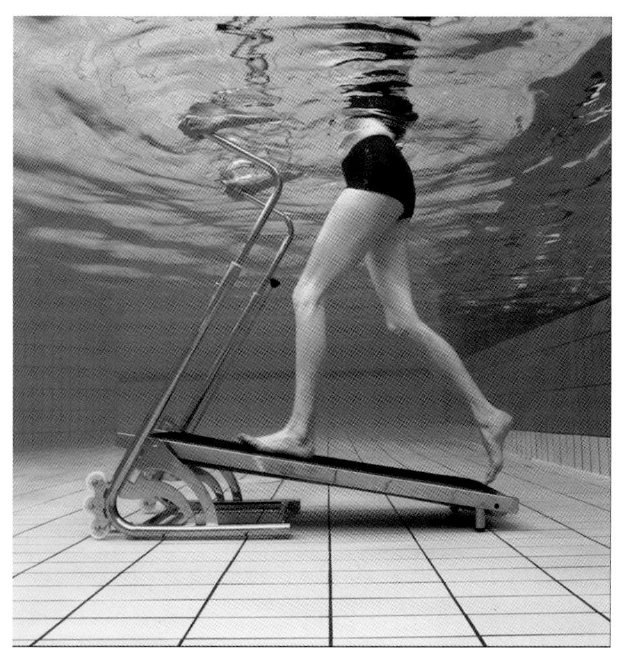

图 50-14 水中平板步行训练的应用

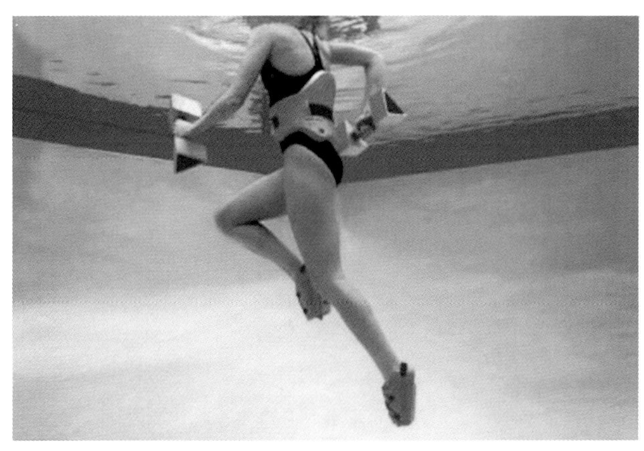

图 50-15　浮力腰围和阻力靴在深水环境训练中的应用

表 50-1　注意事项与禁忌证

注意事项	禁忌证
便失禁——大便质硬（利用直肠管理方案或纸尿裤进行管理）	腹泻，急性期或 4 天以内
传染病（感冒、流感、肝炎）	不可控的癫痫发作
自主神经反射异常	不稳定型心绞痛或心律失常
对卤素类物质敏感	开放性伤口或出血
温度耐受能力异常（热或冷）	气管切开术后伤口未愈合
皮疹、皮肤病	严重的误吸风险
严重直立性低血压	急性深静脉血栓形成未进行稳定的抗凝治疗
恐水症	发热活动期>37℃
性格争强好胜或难以相处的人	MRSA（耐甲氧西林金黄色葡萄球菌）、VRSA（耐万古霉素金黄色葡萄球菌）感染
行动受限	
控制良好的癫痫	
运动诱发心绞痛	
包扎后的开放性伤口	
免疫系统功能低下	
化疗期间	
透析期间	
气管切开术后伤口愈合（必须保护好气道）	
误吸史	
造口袋需要敷料封闭	
浸没时皮肤受损风险（糖尿病等）	
严重呼吸功能受限	

医疗机构的治疗池

医疗机构中的水疗设施一般是温水池，水温通常不可调节，深度较浅，很少超过 137.16cm（4.5ft），通常低于地面。治疗池配有坡道入口，或使用悬吊装置辅助残疾个体进出。由于空间及建筑费用的限制，治疗池通常较小。尽管温热的池水对低水平活动和急性期康复更为适合，但对于多发性硬化患者并不理想，可使高水平活动消耗过大。治疗池的大小也会限制高水平活动的开展，使群体治疗只能以较小规模的小组形式进行。工作人员具有医学知识，但水中运动技能通常差别较大。医用治疗池适用于矫形术后患者的急性期康复、神经系统疾病（多发性硬化除外）以及关节炎的康复。常用的适宜技术包括 Bad Ragaz、Halliwick、水中脊柱稳定性训练、红十字会关节炎训练方案以及低水平的健化方案。一些医疗机构也提供关节炎基金会基督教青年会（YCMA）水中训练计划，其中已编入深水区训练和青少年项目。

社区泳池

社区泳池几乎都使用凉水，深度各异，常为 274.32cm（9ft），多有阶梯或扶梯入口，设计上低于地面。尽管凉水不适用于相对静止的活动，但变化的水深使得水平位和垂直位等多种训练项目的开展成为可能。通常工作人员数量有限且无医学背景。这些设施适用于从急性期医用治疗池转出的患者，尤其群体性训练，如水中有氧运动、腰痛训练班、关节炎训练班或一般健身项目。因为进出困难且水温较低，这类泳池通常不适合身体功能严重受限患者使用。

50

热水浴盆和矿泉浴

热水浴盆和矿泉浴常以使用热水为特征，面积较小、深度很浅，很少超过 90cm（3in），通常多为地面以上的设计。多数具有通过喷嘴产生的附加湍流功能以及范围较窄的温度调节功能。尽管高温对急性期治疗有用，但患者即使不运动也可以很快地提升其核心温度。热水浴盆和矿泉浴适用于急性期关节康复和放松治疗；在其中运动比较受限。工作人员技能水平差异很大，并且通常没有医疗背景。

深水环境

深水环境，包括治疗性浴槽，可能深度更深、水温更凉，有利于漂浮训练以避免负重。如将水温调节至适宜的温度，这些环境很具有很强的适应性，可借以进行高水平训练，例如水中跑步、滑水、芭蕾运动等。浸入水中训练的个体可借助于拴绳以使身体位置相对稳定。虽然浴槽的使用通常需要漂浮物、在大多数时候需要进行实时监督，但游泳技能不是必需的。深水设施是运动员康复、骨折早期避免负重期间的康复和高水平健身活动的理想训练场所。工作人员一般具有运动员的训练背景。

现行水疗技术

基本水疗技术包括 Bad Ragaz[236,237]、Halliwick[192]和 Watsu[193,238,239]。所有这些水疗方法都包括系列的、不断发展和渐进的结构化训练技术。前两项技术主要用于神经性残疾；后一项属于指压按摩技术的一个分支，起初并非用于医疗，但最近研究发现其在脑瘫的康复治疗方面具有一定的作用[200,239]。许多治疗师会整合这些技术的治疗成分，并结合其他技术，以便针对具体患者制订出个体化的训练方案。

专业设备

漂浮物和增阻器具

50

现已开发出大量的适用于水疗康复的漂浮设备（图 50-8 及图 50-9），对于中心躯干部位的漂浮，橡胶背心和泡沫腕带最为常用。Bad Ragaz 技术使用泡沫圈置于臂、腿的周围或者头的下部。如果治疗患者的人数较多，踢水板、腿部漂浮物、乙烯材质的柔韧性浮筒及上述器具的联合使用，均是水中康复配件的重要组成部分。图 50-13 展示了使用浮条进行脊柱稳定性训练。在进行力量增强训练时，通过器具来增大运动部分的表面积可使水的自然阻力增大。有鳍哑铃、有鳍靴子、踢水板和漂浮器具等均可用于增大水中运动的阻力。

功能测试工具

对于想量化运动训练的治疗师而言，水环境更具挑战性。防水的心率检测仪和计时表非常有用；对于脊柱部位而言，计量时间、阻力、运动自由度等也可增加水中训练的定量性[156,231]。

小结

无论是公共领域，还是医疗康复领域，水疗的应用都在增多。对于需要接受康复治疗的人群而言，水疗可能在所有治疗项目或场所中应用的最为广泛。水疗在几乎所有年龄段患者中的应用都是安全的，既可用于急性期疾病的管理，又可用于慢性残疾的康复，如果治疗中得到合理的监管几乎没有任何副作用。即便如此，虽然目前许多物理治疗师及其他治疗师都知晓水疗的潜在益处，但是能够使用的水疗设施极其缺乏，同时，受到良好水中技能训练，又能创造性地应用水中技术，发挥其最大潜能的治疗师寥寥可数。在医保费用审查严格的时代，针对一些常见临床问题找到安全廉价的治疗方法十分关键。我们必须寻找出适用于患者进行自我管理保健的方法，理想状态下要覆盖大量临床问题，此外，这些方法要简单易学且有助于提高患者的依从性[240]。水疗环境已向上述目标迈进了一大步。水疗的科学基础坚实可靠，适用于从急性期到康复期的一系列康复问题，同时，患者也会感觉到水疗有用而又有趣。虽然特定的水中治疗技术种类很多，但也可针对具体问题设计出相对应的水疗解决方案。当安全范围大且实施成本低时，水中康复才可能被成功地推广，尤其当社区泳池得到充分利用时，专业扩展人员指导群体训练也可降低成本，当依从性提高时又可进一步降低成本。随着人们对有关浸没及水中训练价值等科学基础知识理解程度的加深，水中康复的发展前景会更加美好。

（丛芳、崔尧 译　彭楠 审校）

参考文献

第 51 章　物理因子

Jeffrey R. Basford • G. David Baxter

本章将重点介绍物理因子治疗，侧重于它们的临床用途，科学依据和有效性。尽管很多物理因子的特性重叠，我们将先讨论表浅的热疗和冷疗，并逐步扩展到水疗，透热疗法和电疗法。本章的最后将分析一些较新的、研究尚不充分的疗法。

热疗和冷疗

人们很早之前就认识到治疗时使用热和冷的益处。每种温度都对组织有一定的作用。例如，高于42℃会产生疼痛，长时间暴露于高于45℃的温度下可能会造成损伤。低于13℃的温度也会有不适感，全身温度低于28°可能会导致死亡[1]。此外，代谢和酶促过程也会受到温度的影响：温度升高3℃，胶原酶活性可提高数倍[2]。将手部温度升高到45℃会使掌指关节的僵硬度降低20%，而将手温降低到18℃则使僵硬程度增加20%[3]。几度的温度变化就能影响神经传导速度，并使血流量[4-6]和胶原蛋白可延展性发生显著变化。

实际上，很多临床治疗都试图将组织温度加热到40~45℃。据研究，将人体放入22℃的冷水浴或42℃的温水浴中20min会导致核心温度改变0.3~0.4℃[7]。冷疗可产生强烈的局部效应，对炎症性膝关节进行冰按摩可使皮温降低16℃，关节内温度降低5~6℃[8]。相反，据报道，加热的石蜡会使局部皮温升高7.5℃，膝关节内温度升高1.7℃[8]。尽管热疗的方法不同，但大多数均可通过产生镇痛、增加血流、改变温度和降低肌张力来发挥作用。所以它们的适应证和禁忌证基本相同（框51-1和框51-2）。冷疗的主要作用是镇痛，减少灌注和降低肌张力。因此，热疗和冷疗的适应证（框51-3）和禁忌证（框51-4）常常也惊人地相似。

组织被加热或冷却通常通过以下三种方式。第一种是传导，它需要两个或多个物体在不同温度下的直接接触，例如热敷袋和身体的直接接触。第二种是对流，也涉及不同温度下物体之间的能量转移。

框 51-1　热疗的适应证

疼痛
肌痉挛
挛缩
紧张性肌痛
改善循环
加速代谢过程
血肿消退
滑囊炎
腱鞘炎
纤维织炎
纤维肌痛
浅表性血栓性静脉炎
诱导反射性血管舒张
胶原-血管疾病

框 51-2　热疗的禁忌证和注意事项

急性炎症、创伤或出血
出血性疾病
皮肤感觉障碍
无法沟通或对疼痛无反应
体温调节不良（如使用神经松弛剂时）
恶性肿瘤
水肿
缺血
皮肤萎缩
瘢痕组织
不稳定型心绞痛或血压不稳
心肌梗死6~8周内失代偿性心力衰竭

框 51-3　冷疗的适应证

急性肌肉骨骼创伤
肿胀
出血
镇痛
疼痛
痉挛
辅助进行肌肉训练
减少局部或全身代谢活动

框 51-4 冷疗的禁忌证和注意事项

缺血
冷疗不耐受
雷诺现象或雷诺病
严重的冷加压反应
冷过敏
无法沟通或对疼痛无反应
体温调节不良
皮肤感觉障碍

然而,在这种情况下(如涡流浴),其中一种物体即介质,它在另外一种物体周围进行相对移动,与静态介质相比,加热或冷却的效应更强。最后一种是辐射,即将一种能量形式转换为另一种能量形式,例如使用加热灯对组织进行加热。

浅表热疗

虽然浅表热疗和冷疗的物理特性有所不同,但两者都不能克服皮肤耐受性、组织导热性和人体在几厘米的深度处产生的超过好几度的温度变化的反应[9]。下面将对常见浅表治疗因子的特点进行叙述。

湿热袋敷疗法

51

热敷袋通常由装满吸水性材料的分段布袋组成,当置于水中时,其吸收重量是其自身重量的许多倍。热敷袋有各种尺寸,常存储于70℃至80℃的水箱中。需要时将其从热敷箱中取出,排出多余的水,然后将热敷袋包裹或包上毛巾,放在患者治疗部位上(图 51-1)。

热敷袋由于其成本低廉和易于使用的优点,已成为最常用的热疗方式之一[10]。尽管现在临床中越来越少见,但在家庭中使用却很普遍,并且有多种选择。例如一些内含醋酸钠的热敷袋常规是固态的,置于微波炉或沸水中可使之活化。一旦加热,特别是当它们如果有绝缘材料包裹时,它们会缓慢冷却并可以维持 20min 或 30min 的治疗温度。

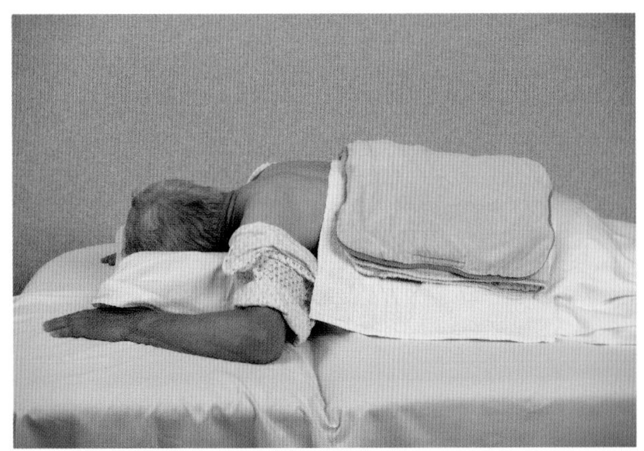

图 51-1 腰背部热敷治疗需注意,患者应处于舒适的体位,并通过在热敷袋和患者之间放置几层毛巾以防止烫伤

使用热敷袋进行热疗的风险见框 51-2。此外,有可能会烫伤,所以重要的是排除多余的水,并包上隔热层,再放置于患者治疗部位上面,而不能压在身体下面。

电热垫、热水袋和循环水加热垫是热敷袋的替代品。但它们多数不会自发冷却,也不是都有可靠的计时器或恒温器,所以可能会导致烫伤,因此框 51-2 中列出的风险因素对于感觉减退或治疗期间可能入睡的患者尤其需要重视。

热灯疗法

热灯尽管现在很少使用,但仍然是加热浅表组织的简便方法。可以使用专门的红外(IR)光源。白炽灯泡几乎将所有能量以热量的形式释放出来,因此可作为廉价的替代品。通过调节灯和患者之间的距离来控制皮肤温度。尽管灯照射强度的下降取决于灯的几何形状以及光束与患者的角度,但实际上,治疗时灯通常垂直于患者放置,并且距患者约 40~50cm。

选择

热灯的干热与热敷袋的湿热的生理作用差别不大[11]。因此可以根据使用的便捷性,患者或治疗师的个人喜好来选择治疗方法。

安全性

框 51-2 列出了浅表热疗的注意事项和禁忌证[12]。此外,长期使用这些方法会产生永久性的红棕色皮肤变色,称为“红斑”(字面上是“火红斑”)。

有效性

如前所述,浅表热疗和冷疗具有确切的生理作用。然而,除了能暂时缓解症状或作为积极治疗的辅助手段之外,想将这些作用转化为明显的临床益处却十分困难。因此,它们的使用量在下降,但仍可以继续用于减轻不适,并在较小程度上控制肿胀和水肿。尽管它们的渗透性有限[9],但仍可将其作为各种肌肉骨骼疾病的辅助治疗[13-16]。

水疗

水疗利用液体将热能和机械力传递到组织。例如，漩涡浴通过搅动的水产生对流热、冷却、按摩和温和的清创作用。然而，搅动不是必需的，因为坐浴、石蜡浴和冷热交替浴中的液态介质都是静止的。浸浴本身即可产生治疗效果。浸入温水中的受试者会表现出明显的变化，例如心率升高、发汗和核心温度增加。此外，它们还将表现出更细微的作用，例如增加心房利钠尿蛋白的水平和增加右心房的静脉回流[17]。本节将讨论水疗以及其他替代疗法，例如浴疗法，雾化和射流治疗。

涡流浴

传统的水疗都有充水的水箱，水箱的规格大到一千多升，小到可以用来治疗手或足等较小部位。污染问题和一些研究结果甚至导致这些小的设备经常被替代，且可能被更有效的方法所取代。但是，由于较大的水箱仍然有其用途，因此仍需要对这些传统的方法有所了解，且一些新的发现可能会导致其使用增加。

治疗温度的选择要根据身体的浸入量、治疗目的、患者的耐受程度及临床情况来调整。虽然人体的某些部位能耐受 42～45℃ 或 46℃ 的较高温度，但人体通常对 33～36℃ 的中性温度耐受性良好。甚至由于全身浸泡会增加全身温度，因此浸泡槽温度通常限制在 39℃。温度选择必须考虑以下事实：对于任何给定的温度，湍流的水比静止的水加热和冷却的效应更强。

有时对较大的伤口仍可以使用较大尺寸的漩涡浴池（如 Hubbard 槽），它可以起到轻柔的搅动、加热和溶解作用。根据舒适度，选择中性至较温暖的温度。将患者浸入水中后，流动的水逐渐增加搅动以提供轻柔的清创并有助于去除敷料。

“无菌”浴槽特用于烧伤和创伤。尽管不可能实现真正的无菌，但做到避免疾病传染是很有可能的。如果伤口很大或内部组织显著暴露，则可在水中添加氯化钠（最大的水箱可能需要 5kg 或更多），以提高舒适度并降低溶血和电解质失衡的风险。高锰酸钾和温和的清洁剂等试剂有可能会引起细胞毒性问题，但在特定的情况下可酌情添加。

冷热交替浴

冷热交替浴现在很少使用，但它代表了一种使组织脱敏，减轻疼痛和改善自主神经调节的有趣尝试。浴池由两个浴槽组成，一个浴槽的温度通常在较高的温度 38～40℃，另一个则在较低的温度约 13～16℃。治疗开始先将需治疗的手或足置于温水浴中约 10min，然后交替进行 1～4min 的冷浸和 4～6min 的热浸，冷浸和热浸反复四个循环。如果存在水肿，可以冷浸结束。

过去，冷热交替浴通常用于治疗类风湿关节炎和复杂的局部疼痛。但由于其使用复杂，临床证据较少[18]，以及医疗条件的改善，现已较少使用。

坐浴

温热坐浴是痔疮、肛门直肠瘘和产后疼痛的经典治疗方法。虽然对于它们的有效性目前还存在争议[19]，但也有一些支持。例如，坐在温水中可降低肛门手术后的括约肌张力并减轻疼痛[20,21]。对于这种热疗和水疗来说，风险似乎很小且是有限的。

水肿

古希腊人和 18 世纪的医师通过水浸法治疗水肿，而现在的压力袖套就是模仿这一方法。研究支持这种直观合理的治疗。浸泡会增加正常受试者以及患有肾病综合征和肝硬化的受试者的利钠蛋白[17]及肾脏水分和盐分的流失[22]。温热会产生反应性血管舒张，适中的温度治疗效果最好。

水中运动

水中运动是允许在一定的负重环境中进行训练的一种流行方法[23]，一篇 2016 年的 Cochrane 综述发现：对髋关节和膝关节骨关节炎患者进行水中运动会有短期但显著的临床疗效，为“中等级别证据”[24]。但水中运动是否优于地面运动很难确定。例如，许多研究发现，对于患有慢性阻塞性肺疾病[25]、脑卒中[26]、类风湿关节炎、前交叉韧带修复[27,28]或纤维肌痛[29]的患者来说水中运动与陆上运动相比几乎没有优势或只有很小的优势。

浴疗法

尽管在北美，大家很少对浴疗（spa）感兴趣，但在欧洲的接受程度仍然很高[30]。治疗倾向于整体化，包括物理治疗、运动、饮食、水疗/矿泉水浴、泥疗、饮用矿泉水以及教育的结合，可以在类似度假胜地的环境中进行。该方法的理论基础是认为水中的溶解气体（如氮气和二氧化碳），元素（如钙、镁、锌和钴)和化合物(如硫化氢)具有治疗作用。应该注意的是,虽然完整的皮肤是相对不渗透的,但是如果皮肤的完整性受损,这些物质的渗透率就会增加[31,32]。

总体而言,受益证据不足或缺乏。尽管质量较高的系统评价也似乎没有发现任何益处[33],但那或许是因为根据需要,作者将相对不同的疾病的发现归为一类,并掩盖了骨关节炎[34,35]、炎性关节炎[36]和纤维肌痛[37-40]患者获益的单独报道。总之,浴疗研究的严谨性通常很有限,但是他们的发现很有趣,并值得人们深思。

微粒疗法

水疗将水作为一种热交换的介质,在热气流的冲击下一些诸如粉状玉米芯和小玻璃球的小颗粒物质可作为水的替代物。虽然这些设备自 20 世纪 70 年代就已经存在,但这种高温、低热容量的方法对改善关节活动性和感觉脱敏是否优于其他方法始终存在争议[41]。

安全性

热疗和冷疗的一般注意事项也适用于水疗。尽管其溺水、心脏病、发热、与热有关的癫痫发作[42]和疾病传播发生的报道很少,但仍值得关注。

51

心脏疾病已不是热疗的绝对禁忌证。例如,即使 80~100℃的桑拿浴将体温提高 1℃或 2℃[43,44],但研究表明,至少在更温和的温度下,它们可以改善患有严重充血性心力衰竭(CHF)患者的功能和生活质量[45]。此外,芬兰心脏病发作幸存者重返桑拿浴并没有明显增加风险,并且与心脏康复相关的固定式自行车训练相比,在 40℃热水浴中浸泡 15min 并不会产生更多的缺血性心电图变化,或收缩压和舒张压的改变[43,44,46]。

与水疗相关的感染很少见。但是,长时间的体温过高可能会降低生育能力[47],所以如果有此担忧,可限制其暴露。

石蜡疗

蜡疗虽然现在临床上很少见,但仍可在市场上买到。以下做简要讨论,蜡槽由恒温控制的储液器组成,该储液器中充满了比例为 1∶7的矿物油和石蜡的混合物。蜡疗的温度为 45~54℃,高于大多数水疗,但由于混合物的低热容量以及蜡绝缘层的产生和堆积,患者的耐受性良好。

主要有两种蜡疗方式。浸蜡法是最常见的方式,患者需将治疗的肢体反复浸入蜡液约 10 次,在每次浸入之间停顿以使一层石蜡凝固。然后将处理过的区域用塑料布覆盖,并置于绝缘套中约 20min(图 51-2)。然后将石蜡取下并放回容器。

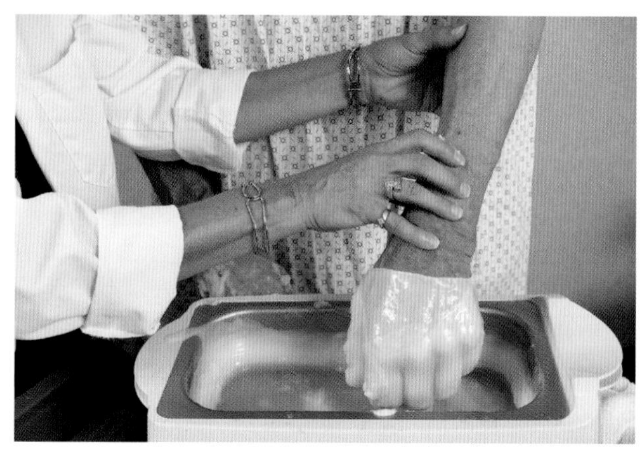

图 51-2 石蜡疗法通常包括两种,在短暂浸蜡治疗中,需将治疗的肢体浸入蜡液中随即移开以使蜡液凝固,反复进行 10 次短暂浸入后,将肢体包裹在绝缘套中约 20min 后去除蜡膜。持续浸蜡法加热效应更明显,开始与短暂浸蜡法相似,不同之处在于在多次浸蜡之后,将肢体保持浸入在石蜡中

浸入蜡液后会使皮肤温度升高到约 47℃,但是到 30min 结束时,皮肤温度会降至与初始温度仅有几度之差。皮下温度可能会升高 3℃,肌肉和关节内温度可能会升高 1℃[48]。

持续浸蜡法是一种替代方法,在蜡液中反复浸入 6~10 次后,将肢体浸入并保持在蜡液中 20~30min。由于凝固的石蜡隔热层的存在,虽然加热程度更高,但仍然可以很好地耐受。持续浸蜡法与短暂浸蜡法初始最高皮肤温度相同。但是,持续浸蜡法温度下降的速度较慢。疗程结束时,皮肤温度约为 41. 5℃,皮下组织和浅表肌肉内温度分别升高约 5℃和 3℃,高于短暂浸入法[48]。对于有水肿风险的患者,最好采用浸蜡包裹与肢体抬高相结合。

石蜡疗通常用于治疗因类风湿关节炎、硬皮病、烧伤和创伤等疾病所致的手部挛缩。短暂浸蜡法和持续浸蜡法最常用,但有时在难以处理的区域也可使用刷蜡法。虽然相关文献报道很少,但确实有报道称对类风湿关节炎[49]和创伤后患者手部的僵硬来说联合使用比单独使用更有效[8,50,51]。

安全性

每次使用前应将温度计置于蜡槽中,并应检查石蜡温度(一般在 48℃)以确保石蜡处于正确的温度，在蜡槽边缘有一层凝固的蜡膜表明温度不会过高而发生危险。如果足部的循环不良，则可以在短暂浸蜡或持续浸蜡之前先刷上几层隔热石蜡。

考虑到关节内温度升高会增加酶的活性，所以大多数人都避免对急性炎症期的关节和组织进行蜡疗[2]。尽管人们对其疗效尚存争议，但蜡疗带来的温热确实能改善舒适度，且在亚急性期使用也几乎没有什么风险。

透热疗法

包括超声波、短波和微波疗法，曾经是治疗的主要手段，但随着时间的推移其重要性逐渐降低。其中超声仍然应用最多的，短波透热疗法（SWD）应用在逐渐减少，但脉冲短波因其不仅有热效应还具有脉冲的非热效应，所以仍在使用。微波透热疗法（MWD）现已不属于常规治疗，但在某些专业医疗领域中仍有其特殊用途。下面将对这三种治疗进行综述，但会根据其目前应用情况而有所侧重。

超声疗法

超声波是一种声波，其频率高于 17 000~20 000Hz，超过人的听力范围。因此，它通常具有声波的基本特性：由疏波和密波构成，传播需要介质，可传输能量，可以聚焦，折射和反射。尽管对治疗的频率选择存在争议，但考虑其聚焦和穿透，大多数治疗都选择频率在 0. 8~3MHz 之间。

生物物理学

超声既有热效应，也有非热效应。最广为人知的是其热效应，可以产生充血，增加软组织的延展性，减轻疼痛。非热效应包括空化作用、声流、驻波、机械形变，能够改变细胞膜的通透性和功能[52]。第一个非热效应是空化作用，当高强度的超声通过液体时会产生小气泡，这些小气泡可能有节奏地振荡或增大至突然破裂。无论哪种情况都可能发生较大的温度和压力变化[53]，并产生局部组织形变和损伤。由于超声波产生的不对称压力会产生剪切力，从而可能导致介质运动（流动），组织损伤或加速新陈代谢[52,54]。驻波以半波长间隔（在 1MHz 超声波中约为 0. 75mm）产生固定的高压和低压区域。暴露于静态超声场会导致多个组织如血液和大脑等的驻波模式，从图形上是可视的[55]。

组织穿透力取决于频率，方向和组织本身。频率是一个特别重要的因素，因为频率从 0. 3MHz 增加到 3. 3MHz，穿透力会降低 6 倍[56]。方向也很关键，例如频率为 0. 87MHz 的超声波束在平行于肌纤维的方向上传播时，半价层为 7cm，但在垂直于肌纤维的方向上传播时仅有 2cm[56]。组织类型也很重要，超声波束在肌肉组织的半价层是数厘米，在骨组织的半价层仅有十分之几毫米，在脂肪组织的半价层是 7~8cm[56,57]。实际应用中，3MHz 的超声用于浅表组织，而当需要更深的穿透力时则要使用较低的频率。超声的传播通常经过不同类型的组织，但应注意，在超声吸收不连续处（如骨与软组织的交界处）局部温度可能会升高 5℃或更高[56-58]。

设备

超声仪器通常使用铁磁陶瓷将电能转换为声能。机器是计算机化的，除了预设的治疗方法外，通常还提供时间，频率和波形等参数。有些还会附加电刺激的功能。

尽管超声仪的输出参数相对稳定，但它们会随设备使用时间和治疗过程而发生变化。因此，应定期校准并检查其安全性。

治疗技术

超声治疗有两种理念。第一种是它的热作用，这种方法通常使用连续超声波（CW）或强度为 0. 5~2. 5W/cm^2 的高强度脉冲波。第二种方法旨在优化的非热效应，在这种情况下，短时的高强度输出被长时的无功率输出暂停分隔，因此，治疗中产热很少，强调了超声波的非热效应。

51

超声治疗常采用移动法，超声头通常以几厘米/秒的速度在治疗局部进行缓慢的往复移动（图 51-3）。治疗范围大约为 100cm^2，时间为 5~10min。间接超声法现已不常见，只用于治疗不规则的表面，例如脚踝。在这种情况下，将身体放入不含气体（已

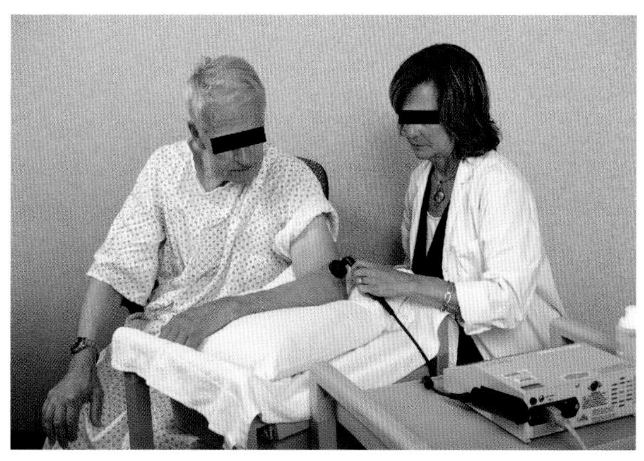

图 51-3 直接接触法治疗肘关节请注意使用枕头舒适地支撑患者，尽管在图中不易看出，但在皮肤和超声头之间应使用耦合剂

静置数小时)的水中,超声头与皮肤保持很短的距离(0.5~3.0cm),并在不接触皮肤的情况下进行移动。由于传输的损耗,功率强度可能需要更高。

安全性和能量的传输需要超声头和皮肤之间的良好耦合。治疗前应清洁治疗区域,并使用耦合剂。直接超声法治疗时使用商用凝胶(耦合剂)和矿物油两者之间几乎没有差别,但由于使用的便捷性经常会选用凝胶[59]。耦合剂不应含有盐分(如心电图和肌电图所用的),因为盐可能会损坏超声头。

超声透入治疗是另一种超声疗法,将加入其中的生物活性物质与耦合剂结合在一起,并希望通过超声的作用加快活性物质向组织中的传递。此技术自20世纪70年代就开始使用,但其有效性、穿透力、最佳治疗频率、耦合剂以及皮下循环中损失的活性物质的量都无法很好的确定。尽管有研究声称,在糖皮质激素透入治疗后,在数厘米的深度皮质醇浓度增加,但其深度渗透的证据仍然有限[60,61]。临床报告结果也各有不同,尽管一些研究报告指出应用超声透入治疗改善了肩部活动度和减轻了肩痛[62,63],但也有其他研究发现超声透入疗法并不比单纯使用超声治疗更有效[64,65]。

适应证

肌肉骨骼疾病 相关的研究令人意外地没有结论性意见[66],例如一项研究中,对63例肩关节钙化性肌腱炎患者进行为期6周的脉冲超声(0.89MHz,2.5W/cm²)强化治疗后,结果表明治疗组患者与对照组患者相比,疼痛明显缓解,钙化减轻。但是,这种差异在9个月后的随访中消失了[67]。尽管超声在治疗肩部疼痛方面可能比糖皮质激素注射更有效,但有些研究表明,超声对治疗肩峰下滑囊炎、肱骨外上髁炎[68]和足跟痛[69]等疾病,其效果并不比安慰剂或非甾体抗炎药更有效。循证医学指南得出的结论也许更有说服力:尽管超声治疗对肩关节钙化性肌腱炎有效,但没有更有效的证据表明其对其他来源的肌肉骨骼疼痛有临床益处[70]。尽管一些研究对其有效性提出质疑,但很多人仍然坚信超声可用来治疗某些肌肉骨骼源性疼痛。支持此观点的一些综述表明,微弱的证据支持对风湿性关节炎患者谨慎使用超声可改善其运动并降低僵硬度[49,71,72]。

挛缩超声 结合牵伸可有效地增加跟腱、肩周炎和髋关节挛缩患者的关节活动度[73,74]。事实上,由于超声的穿透性和聚焦能力,它是唯一一种可以显著增加髋关节温度(8~10℃)的物理因子[58]。手部和掌腱膜挛缩(Dupuytren contracture)症也可能会从超声治疗中获益[75],尽管对烧伤进行的一项小型研究并未发现超声治疗有效[76]。牵伸是必不可少的,应在热疗时开始,并在组织温度下降过程中持续进行。

软组织伤口和感染 不管是通过常规或脉冲高频超声,还是通过日益被接受的非接触式低频"雾"技术对软组织伤口进行治疗,超声治疗对伤口愈合的益处仍然是吸引人的,但存在争议。由于在本节的其他地方讨论了常规的高频治疗,所以在这里我们将重点讨论通常以0.1~0.8W/cm²的强度和更低的频率(30~40kHz)运行的新型低频超声治疗方法。

治疗时首先要用干净的毛巾盖住伤口周围的区域,然后操作人员要使用无菌技术。以连续清扫的方式进行治疗,超声头与伤口保持0.5~1.5cm的距离。最常见的培养基是无菌盐水和0.25%的醋酸。松散的伤口碎屑和积液常被吸水毛巾吸附。治疗通常每天1次,每周3~5次,单次治疗持续时间取决于伤口的大小,通常为3~5min。

由于产生的低压变化为13~22kPa(1.9~3.2psi)或更小,所以治疗耐受性良好。碎屑的加速松动、代谢刺激和抗生素渗透增强被认为是对软组织伤口和感染有益的。尽管被广泛使用,但该方法的益处仍存在争议——美国FDA的批准是通过510(k)程序获得,而不是更加严格的全面上市前批准(PMA)流程。鉴于此,对证据进行简要回顾是有必要的。

一方面,包括不同质量的RCT在内的许多研究经常发现压力性溃疡[77]以及伤口,例如与糖尿病、外科手术、烧伤、静脉循环不良和皮肤移植相关的伤口,在超声治疗后愈合得更快(如相对于标准护理治愈率的13%~25%而言,其治愈率为40%~60%)[78-83]。

英国国家临床卓越研究所(NICE)于2011年最简洁地指出,尽管该方法"显示出希望",但由于"证据质量总体较低且有效性不确定",故阻碍了该方法的使用[84]。总之,低频非接触式超声治疗对伤口可能是有效的,但仍有争议[85]。

创伤 虽然在损伤后过早使用超声治疗可能会加剧组织损伤和肿胀,但亚急性血肿[86]和产后会阴部疼痛[87]应用超声治疗也许可更快改善。踝关节扭伤是超声治疗的常见适应证。但是一项涉及570多名患者的系统综述得出的结论是:超声治疗效果很有限且效果不明确[88]。很多研究发现,1W/cm²强度的超声治疗对腕管综合征可以起到短期的治疗效果[89,90]。尽管这些报告很有吸引力，但是超声治疗的有效性仍不明确且存在争议[91]。

骨折　尽管超声通常不用于此目的，但已被美国 FDA 批准用于某些骨折的治疗。例如，低强度脉冲超声已显示出可加速骨折和骨不连的愈合[92]。

注意事项和禁忌证

超声波有明显的热效应，并且在某些情况下会产生潜在的破坏性非热效应，例如空化和流体流动。热疗的预防措施（框 51-2）对其同样适用。此外，应避免对有液体的空腔组织如眼睛、妊娠子宫等进行治疗，并且不应对心脏、大脑、颈神经节、肿瘤、急性出血/炎症、局部缺血和起搏器等部位进行超声治疗，以避免其明显的热作用、神经生理学和机械力作用。脊柱部位尤其椎板切除的部位不能进行高强度的超声治疗。超声治疗用于儿童时，应特别关注过多的能量和热量对未成熟骺板的影响。

人们普遍担忧的是对肌肉或骨骼附近的金属植入物部位进行超声治疗会使组织温度明显高于没有金属植入物的情况[93,94]。这个观点是有根据的，尽管一些研究发现其升热效应比预期的要小，但研究常局限于有限数量的对象和几何形状。虽然没有明确的适应证和禁忌证，但多数人在金属局部会避免使用超声波。

短波透热疗法

短波透热疗法通过感应电流及其引起组织分子振动的结合来加热组织。由于短波产生的无线电波有电子干扰，因此其使用频率被限制在 27.12MHz、13.56MHz 和 40.68MHz，波长分别为 11m、22m 和 7m，大多数短波的工作频率为 27.12MHz。尽管近年来短波的使用有所减少，但因其仍在继续使用，因此有必要进行一些阐述。

生物物理学

短波的穿透力取决于组织的具体情况、频率和电极特性。感应电极会在组织中感应出电流（“涡流”），通常在富含水分的高导电性组织（如肌肉）中产热最高。另一方面，电容耦合的电极强调利用电场加热，在含水量少的组织，如脂肪、韧带、肌腱和关节囊中产热最明显[95]。尽管短波的热效应取决于剂量和使用方法，但其一般可将皮下脂肪温度升高 15℃，并使 3～5cm 深的肌肉内温度升高 4～6℃[95,96]。

短波透热仪可产生脉冲波输出或连续波（CW）输出。当治疗目的是加热作用时可使用连续波。相反，如同超声波疗法一样，强调非热效应时应选用脉冲方式。例如通常称为脉冲电磁场（PEMF）的脉冲方法，周期特点是交替短暂的高功率输出而不再有功率暂停。例如一些研究人员认为，某些脉冲频率的短波即使应用低强度也会增加血流量并对细胞功能产生共振作用。尽管人们已经观察到短波的非热效应现象，但这些现象的临床重要性仍不清楚。

治疗技术

短波仪器本质上是一种无线电发射器，可以自动调谐以优化与身体的耦合。有两种治疗方法。如上所述，在感应法中，短波仪会感应产生涡流，涡流会因人体的电阻而转化为热量。在电容法中，将要加热的组织放置在与主机相连的两个输出的电极板之间，并用作电容器的电介质。在这种情况下，随着电极板上无线电波极性的变化，会产生加热电流。

有各种各样的感应电极。鼓形装置由包裹在刚性容器中的线圈组成，通过铰链与仪器相连便于治疗时固定其位置（图 51-4）。还可提供敷贴器和半柔

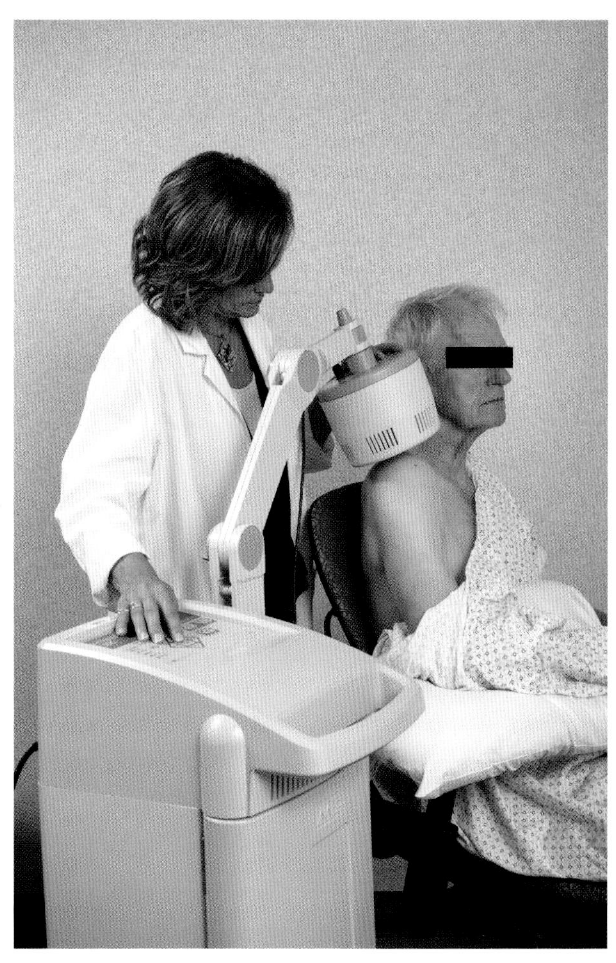

图 51-4　使用鼓式电极进行短波透热治疗仔细定位是必要的，患者不应佩戴首饰，并且应在不导电的表面进行治疗

性垫子。

近来对短波的研究很有限，而且支持证据尚不确切。因此，虽然对脊柱疼痛来说，并没有发现短波疗法比运动和宣教能带来更多的益处，但一些报告显示该疗法可显著减轻膝关节疼痛[97-99]。

微波透热治疗

现在大多数人对微波透热治疗处于好奇阶段，使用较少。然而，如上所述，它仍然在一些专用领域中使用，因此有必要进行一些讨论。经 FCC 批准的微波透热疗法（MWD），允许工业、科学和医疗领域使用频率为 915MHz 和 2 456MHz（波长分别为 33cm 和 12cm）的微波。

生物物理学

微波虽然具有高度的聚焦性，但其穿透组织的深度却没有短波和超声那么深，与之相似的是其穿透力会随着频率的增加而降低。微波易被水吸收，理论上应该优先加热肌肉，但是由于脂肪常覆盖于肌肉表面，因而吸收大部分的能量。举例来说，应用 915MHz 的微波时，皮下脂肪的温度可能会升高 10～12℃，而 3cm 至 4cm 深的肌肉仅升高 3～4℃。

注意事项和禁忌证

框 51-2 中列出的热疗的禁忌证也适用于短波和微波，另还有一些与其电磁特性相关的禁忌。例如，汗液是导电的，如果存在于治疗部位，则会使皮肤过热。金属会导致局部产热增多，故患者不能佩戴首饰，且应在不导电的表面上进行治疗。体内有起搏器、刺激器、外科植入物、佩戴角膜接触镜以及月经期或怀孕的子宫均不能进行短波及微波治疗。然而其中许多问题似乎都是理论上的，实际情况并非总是如此。例如，有报道对一位植入深部脑刺激器的患者进行下颌部的脉冲短波治疗导致患者成为持续性的植物状态[100]。有些人认为小的金属手术夹或宫内金属节育器不会产生明显的局部温度升高。这个理论也许是正确的，但有一项研究发现，模拟手术将 1cm 的金属线置于体内进行透热治疗会使局部温度升高 3～4℃[101]。许多人在使用任何透热疗法时都遵循“无金属”的规则。微波对水的加热最明显，因此对水肿组织、潮湿的皮肤、眼睛和充满液体的空腔/水疱进行此治疗会产生超过机体所能承受的温度升高和白内障。

美国国家标准协会（ANSI）指南已经明确提出了对电磁设备工作环境安全性要求的有关规定[102]。孕妇可能需要采取特殊的防范措施[103,104]，但是由于随着距离的增加场强迅速下降，而且治疗师只是间断性地使用这些物理因子，因此其接触量似乎在 ANSI 限值之内（表 51-1 和框 51-5 显示了典型的电磁场环境中电磁场强度和禁忌证）。

表 51-1 不同环境下的磁场强度（单位：特斯拉）[a]

普通住宅	0.4
地球磁场	25～65
汽车内部	2
地铁客厢	16～64
标准治疗磁体	250～5 000
信用卡消磁机	5 000
脉冲电磁场设备	2 000～8 000
骨生长刺激器	5 000
持续接触上限	
职业环境	2×10^5
公共环境	4×10^4
MRI	1.5×10^6

[a]1 特斯拉 = 10 高斯。

框 51-5 磁疗的禁忌证和注意事项

首饰
潮湿部位
缺血
急性出血/损伤/炎症
肿瘤
内置物
- 金属
- 起搏器
- 刺激器
- 泵
- 小金属夹/宫内节育器

眼睛
性腺
生长板
感染（如关节）

冷疗法

将身体局部冷却会产生局部和远处的生理效应。如果用冰作为冷却物质，皮肤温度最初会迅速下降，然后在 10min 内缓慢降至约 12～13℃。皮下温度下降速度更慢，在 10min 内下降 3～5℃，较深部的肌肉温度下降的幅度最小，常降低 1℃ 或更少[105]。较长时间的冷却会产生明显的降温，20min

至 3h 的冷疗会使前臂肌肉温度降低 6～16℃[6,8]，长时间的冰块冷疗会使膝关节内温度降低 5～6℃[8]。

冷疗初始会产生血管收缩，继而有可能发生或不发生反应性的血管舒张[106-108]。血管收缩在冷疗 5min 内已很明显，用冰包裹膝 25min 后，软组织和骨血流量分别减少了 30% 和 20%[8]。浅表冷疗还会降低代谢活性，长时间使用会降低肌张力、增加胃肠道蠕动[109]、减慢神经传导并产生镇痛作用。

治疗技术

冰具有较高的热容量，并且与诸如凝胶袋（见下文）之类的替代品相比能更快地降低治疗局部的温度[110]。治疗时间通常 10～20min。治疗技术很简单，但是如果使用冰袋，则需在冰袋和皮肤之间放置一条略湿的薄毛巾。

冰漩涡浴会产生强烈的冷却，通常使用 10～20min。虽然可以鼓励运动员尽量耐受它们，但对普通患者来说温度低于 15℃时会感到不适。如果对手足进行冷水浴，使用氯丁橡胶短靴或羊毛袜/手套可能会增加其耐受性。

冰按摩是用一块冰（如冰块或冷冻在小杯子中的水所结冰块）在疼痛区域进行刷擦（图 51-5）。通常在 3～5min 内获得镇痛效果，患者通常会出现持续的冷、灼热感、酸痛和麻木感。冰和皮肤之间应该存在一个水屏障，并且冰块应在治疗区域上能顺滑滑动。尽管化学制剂和冷冻剂的温度可能低于 0℃，并可能产生冻伤，但健康人进行少于 30min 的冰疗似乎并不会产生损伤。

蒸气冷冻喷雾剂和液氮喷雾剂可使皮肤温度迅速降低 20℃[8]，可用于局部皮肤镇痛和肌筋膜"喷射-牵伸"技术。预先包装好的化学冰袋通常由两个部分组成（如一部分充满水，另一部分充满硝酸铵），当两者混合时会产生冷却反应。尽管这些包装既方便又有柔软性，但它们确实价格昂贵，并且往往会迅速失效[110]。也可以使用其他替代产品，例如可将冷水和压力同时施加到膝关节等其他部位的市售袖带。在很多情况下，塑料袋装的冷冻豌豆，其一旦碰到坚硬的表面，会与人体很好贴合，因此也是有效且廉价的替代品。

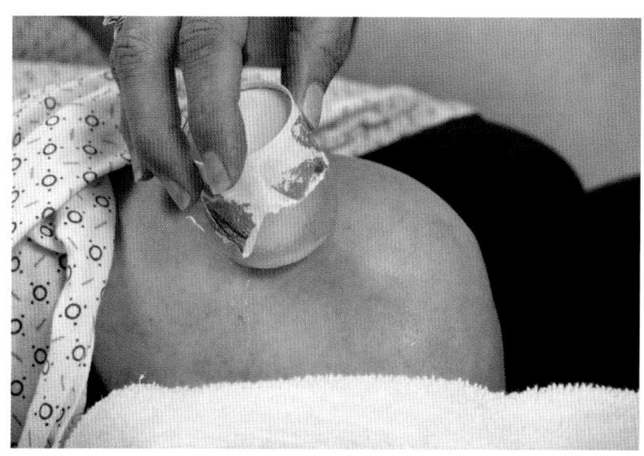

图 51-5　冰是冷疗的主要用品。也有更复杂的方法，但使用在纸杯中的水冷冻所结冰块进行冰按摩仍然是一种常用方法

适应证

创伤

许多研究发现，冷疗可以降低创伤后的低氧损伤、减轻水肿、加速愈合并降低室间压力[111]。尽管存在冷疗不能减少创伤后肿胀的担忧，但它确实能降低代谢活性和血流量[107]。

休息、冰敷、加压和抬高（RICE）是治疗许多肌肉骨骼损伤的初始步骤。例如，在急性踝关节扭伤后最初 6～24h 内，常规的推荐方案是每半小时冰敷 20min 至每 2h 冰敷 30min。尽管冰敷是急性软组织损伤治疗的主要手段，但研究表明，支持其使用的证据比人们预想的少[112-115]。

在最初的 48～72h 后，人们通常会根据自己的偏好来选择冷疗或热疗。一些人更喜欢热疗，除非出现水肿或疼痛加重。也有人喜欢冷疗，他们认为冰敷 10～20min 可以减轻疼痛，同时结合主动运动是加速恢复的最有效方法。但不管如何，在任何情况下热疗和冷疗也仅仅只是松动术和运动训练的辅助方法。

慢性疼痛

研究结果常不一致。虽然一些研究人员发现对慢性腰痛的患者进行冰按摩治疗与经皮神经电刺激（TENS）的疗效相当。但随后的一篇 Cochrane 综述发现，冷疗对腰痛有效的证据有限[14]。患者的耐受程度是限制冰疗应用的主要因素。

痉挛

尽管在治疗前降低肌肉温度可能会对缓解痉挛有所帮助，但使用时还需要平衡不适感和所需治疗时间的关系，所以冷疗对痉挛的影响尚不明确。有趣的是，据报道通过冷水浴和冷疗背心进行的冷疗可改善或加重多发性硬化患者的痉挛[116,117]。

全身冷冻疗法

全身冷冻疗法近来引起人们的关注。从本质上讲，该方法是让患者进入一个室，并将其短暂暴露于冷却至-100℃左右的环境中，持续时间短于3min。该方法的研究支持仍然有限，2014年的一项综述[118]仅发现10份报告，主要涉及人数有限的运动员。其得出的结论是：①全身冷冻疗法导致有限的组织温度下降；②仅有微弱的证据表明其在改变抗氧化、自主神经或炎症反应上具有临床意义；③几乎没有客观证据表明其能加快肌肉骨骼恢复；④传统的冷疗比它便宜，并且有可能具有相同的作用。

注意事项和禁忌证

请注意框51-4中所示的注意事项。应考虑可加重心血管疾病的升压反应，以及冷疗产生的直接性和反应性血管收缩对缺血的肢体和雷诺病患者产生的影响。也可能会出现冷过敏，荨麻疹甚至冻伤。无感觉的部位和无反应（不能沟通）的患者不应进行冷疗。冷疗会令人不舒服，因此在开始治疗之前解释其原理是很重要的。

紫外线

紫外线（UV）治疗虽然在20世纪80年代是一种常用的伤口治疗方法，但现在临床上几乎已不再使用。但是，由于其过去的重要性及其在其他医学领域的持续使用，仍然有必要进行简短的讨论。

生物医学文献将紫外线光谱分为三部分：UV-A（0.315~0.4μm），UV-B（0.29~0.315μm）和UV-C（0.2~0.29μm）。UV-A穿透最深，但生物学效应最低。UV-B会导致晒伤和皮肤红斑。UV-C具有杀菌作用，也会产生红斑。

51

治疗

紫外线照射量与治疗部位的组织特性、光源强度及组织与辐射器之间的距离有关。照射量是根据产生最弱红斑所需时间［即一个最弱红斑量（MED）］进行量化的，前臂屈侧照射紫外线后数小时出现最弱红斑所需的照射时间即为一个MED。作为参考，2.5MED产生的红斑和疼痛会持续数天，5MED会产生肿胀和脱屑，10MED会产生水疱[119]。

通常紫外线治疗从1或2MED开始，并保持不超过5MED以避免组织损伤[119]。开放性伤口用紫外线灯直接照射，瘘管、窦道或口腔需使用特殊的腔内导子。

UV-C曾经是一种常见的皮肤溃疡治疗方法，因为它的杀菌作用（对活菌有效，对孢子无效）已得到公认[120]。紫外线还可以加速伤口愈合和伤口边缘血管形成[121]，但是其他替代疗法可能更有效，更易于使用且较少产生副作用。也许抗生素的耐药性增加会使紫外线在未来的应用增多。

电疗

古希腊人知道电鳗和鱼类受到电击会产生镇痛作用。直到18世纪和19世纪，当人们对电的理解迅速增加引起了公众注意时，这种知识才产生了实际的影响。早期的“医学”电应用是随意的。静电治疗、电火花治疗和电流刺激肢体运动都曾一度流行。遗憾的是，它们的治疗效果微乎其微，相关的科研兴趣也逐渐减弱直到20世纪后半期[122]。

现如今电刺激可用于增强肌力、使瘫痪的肢体运动、产生止痛作用、药物导入、并在非常低的强度下促进骨折愈合（参见第54章）。电疗法在软组织损伤、骨质疏松症和肌肉骨骼疼痛等方面应用有很大潜力，但仍需进一步研究。本部分将讨论这些物理因子。

经皮神经电刺激（TENS）

疼痛闸门理论于1965年提出，该理论认为如果存在非痛性感觉传入信号，则脊髓胶质细胞可通过抑制伤害性信息传递到大脑来充当疼痛感知的闸门[123]。TENS可以提供感觉传入信号，经过一些成功的试验后，该方法被广泛接受。

TENS的作用机制仍存在争议。尽管研究表明，其刺激会降低脊髓背角细胞活性[124]，但闸门理论并不能解释诸如无痛感觉神经病变、刺激停止后镇痛效果持续存在或镇痛延迟出现等现象。因此，许多研究者提出了其他的解释，如频率相关效应和中枢神经系统内啡肽机制等[125]。

TENS治疗仪由电池，一个或多个信号发生器和一组电极组成。仪器小巧，通过调节程序可产生各种电流刺激：强度100mA以内，脉冲频率几Hz到200Hz，脉宽10μs到几百μs。双相波提高了舒适度，避免了与单向电流相关的电解和离子电渗作用。诸如脉冲串模式和波形调制的附加功能很常见，但其益处不明确。

电极位置的安放更多的是艺术而不是科学。通常首选放置在疼痛区域上，但也可以放置在传入神经走行、神经根、针灸穴位和扳机点以及疼痛的对侧。刺激参数的选择也是主观的。很多人更喜欢从40~80Hz的低振幅“常规”设置开始刺激，如果首次尝试失败，则使用不太舒适的 4~8Hz 的高强度替代方法。理想情况下，通过几次治疗和一次家庭治疗就能产生效果。效应难以预测，参数选择最终基于反复试验及纠错。TENS 可能会非常昂贵，并且由于治疗效果通常会随着时间而逐渐减弱，因此，只有在疗效至少能持续几个月的情况下，才应考虑购买。

适应证

TENS 研究的质量差异很大，从精心设计的前瞻性随机对照试验到个案报告不等。疗效差别也很大，低至疗效只有安慰剂水平到疗效高达 95% 有效水平。并且可能受刺激参数、电极放置、治疗部位的状况、病程的长期性和随访时间等因素的影响，即使进行对照研究，也不清楚对照组是应进行假 TENS 治疗还是进行其他替代治疗。

急性疼痛

术后疼痛是急性疼痛的简便模型。TENS 疗效并非普遍存在，并且可能仅限于特定情况[126]。参数选择显得很重要。因此，在接受妇科手术的大量女性中，在切口周围使用低频（2Hz）、高频（100Hz）或两者结合的两项 RCT 发现，TENS 可使患者镇痛药的用量减少 30%~50%，低频高频联合应用疗效最好[126-128]。

肌肉骨骼疼痛

虽然较早期的报道相对令人振奋，但最近更多的研究对 TENS 的疗效给予了更严格的判定。例如，一项 2015 年的 Cochrane 综述对涉及 1 300 多名受试者的 19 项试验回顾发现：最多只有“初步证据”表明，TENS 在急性疼痛方面比非 TENS 治疗能更有效地减轻疼痛程度[129]。同样，最近发表的许多 Cochrane 综述的作者发现：TENS 在术后残端痛[129]、癌症相关疼痛[130]或治疗肩袖疾病[131]中几乎没有益处。一些应用 TENS 治疗亚急性腰痛的研究可能发现了阳性结果，但仍不明确[132]。

有趣的是，虽然 TENS 在脊柱疼痛中的有效性证据很有限，应用较少，但在骨关节炎中使用 TENS 的可能性却很大。例如，一些综述和专家小组发现，TENS 对骨关节炎（尤其膝关节）的治疗是有效的。也有证据表明，TENS 治疗时间要达到 40min 或更长时间才会有效[133]。

总之，支持其使用的证据仍然不充分，并且可能取决于诸如疾病的长期性、参数的选择[134]和所治疗疾病的状态[135]之类的因素。

泌尿科和妇科问题

尽管大多 TENS 主要是针对肌肉骨骼疼痛，但对于其他疾病，比如妇科疼痛的应用也很多。当然其疗效也不明确。虽然一些 RCT 支持 TENS 在分娩、与妊娠相关的腰痛和痛经方面有益处[136,137]，但 2009 年一项涉及近 1 700 名妇女的 Cochrane 综述发现，对分娩时使用 TENS 的支持证据很微弱[138]。

其他新的和潜在的应用

局部缺血

TENS 似乎能够改变正常受试者的皮肤血流量和皮肤温度[139-141]。然而，其在缺血性疾病（如心绞痛和周围血管疾病）中的临床应用效果仍存在争议[142]。尽管有些人提出 TENS 可能通过降低交感神经张力来减轻心肌缺血，但考虑到在心前区放置会有危险性，因此在推荐其使用前，在有监测的环境中进行更多的研究是有必要的。

痉挛

据报道，脑卒中、脊髓损伤和多发性硬化症的患者使用 TENS 后痉挛减轻[143]。这个治疗效果是有争议的，2007 年的一项研究和 2013 年的一项对多发性硬化痉挛的非药物治疗系统性综述里均未见益处[144,145]。

注意事项和禁忌证

尝试 TENS 的患者中只有一部分受益。对长期使用者的研究发现，大约 75% 的已购买仪器的人在 6 个月至 1 年后仍在使用该仪器[146,147]，而使用率会在 3 年后下降至约 30%[148]。疗效最好的是肌肉骨骼疼痛、神经源性疼痛和心绞痛。伴随心因性疼痛、中枢性疼痛、自主神经功能障碍和社会因素性疼痛的患者对其反应可能较差[148]。 51

除了接触性皮炎和皮肤过敏外，TENS 几乎没有常见的安全问题。通常可通过更换电极类型和改变电极位置的方式来处理上述问题。由于仪器的设置调节问题或电极接触不良而导致的高电流密度会令人不适，但易于纠正。心脏起搏器似乎能对抗 TENS 的干扰[149]，但即使产生异位节律的可能性很小，也应避免在心前区或装有起搏器、电子植入物和心律失常的患者中使用。也应当避免在颈动脉窦和会厌附近以及孕妇的腰部、腹部及下肢附近进行治疗。

离子导入疗法

离子导入疗法是利用电场的作用将带电或极化的离子和分子导入组织。导入组织的速度与电压和场强有关，而导入组织的物质的量与电流成正比。渗透性取决于物质的大小和极性，在汗腺和皮肤破损区域渗透性可能会更强[150]。据报道，用电流强度为 $10\mu A/cm^2$ 的自来水进行离子导入治疗能增加皮肤局部温度和改善微循环，因此并不一定需要“活性成分”[151]。

离子导入治疗仪很简单，有的可能会包含在一次性皮肤贴片中。通常，它由一个直流电源，两个电极和一个垫片组成，该垫片用所需导入物质（带电的或有极性的）的稀释溶液浸湿并放在同极性的电极下面。电流强度以导入电极的面积乘以 0.1～0.5mA/cm^2 来确定。非导入电极的大小不重要，但为了便于提高患者舒适度，应尽可能加大电极面积。

适应证

尽管甲状腺功能亢进的一线治疗是使用止汗剂，例如六水合氯化铝，但据报道应用自来水离子导入疗法可使大多数患者从中获益[150,152]。治疗方法因位置而异。在肢体远端，可以将手或足放在同时具有阳极和阴极的容器中，或者将两个肢体分别放在具有一个电极的单独容器中。不同方法所使用的电流大小不一样，但通常为 10～30mA。其作用机制尚不清楚，可能是由于离子沿着汗管优先流动所致。

对于一些血管化程度较低的组织，比如烧伤组织和软骨组织，离子导入疗法可以增加各种抗生素（如庆大霉素、青霉素和头孢西丁）向这些组织的输送[153,154]。据报道，用甲泼尼龙和利多卡因离子导入治疗带状疱疹后神经痛，地塞米松导入治疗跟腱炎均获得了持久的疗效[155,156]。但迄今为止，几乎没有证据表明其对颈部疼痛[157]或髌腱病[158]有益处。同样，利用类固醇离子导入治疗足底筋膜炎、肱骨外上髁炎以及用醋酸离子导入治疗肩部肌腱炎的 RCT 发现：与常规疗法或安慰剂相比，其疗效很微弱甚至无效[159-161]。

安全性

离子导入是一项安全的治疗。可能会发生过敏反应，其他并发症与 TENS 类似。

电场和低强度电磁场

骨骼和软组织损伤产生的电场和电流会改变细胞的方向、增殖、钙浓度和活动性[162]。这些电场的强度很低［大约 1V/m，而不像细胞膜电位可达 70 000V/m（70mV/m）］，它们的作用机制可能包含了一个改变细胞膜通透性的开关效应。

伤口愈合

人们对电刺激促进伤口愈合的兴趣至少可以追溯到 20 世纪 70 年代初[163]，但是那些早期的报道因设计不严谨而受到质疑，故而该方法未被广泛接受。现今的方案通常与早期研究相似，使用低频（10～200Hz）和低强度（$10\mu A/cm^2$）电流和电磁场来加速软组织伤口的愈合。虽然仍然难以确定其益处，但干细胞研究中已有一些实验支持该方法[164]，并且发现了电刺激对骨折愈合不良的影响[165]，从而引起了大家的持续关注。

众所周知，伤口研究很难进行，涉及电刺激的伤口研究也是如此。因此，虽然有报道 TENS 可促进糖尿病神经病变和硬皮病患者的伤口愈合并提高远端肢体温度[166]，但在加速伤口愈合方面，研究结果不一致。实际上，两篇 2015 年更新的 Cochrane 综述得出结论：由于数据仍然很有限，因此无法评估电磁疗法在静脉溃疡或压力性溃疡愈合中的益处[167]。

肌肉骨骼疼痛

肌肉骨骼疼痛已被证明是电疗法研究的重点，尤其侧重于对脉冲电磁场（PEMF/PEME）的研究。结果同样很吸引人，但缺乏说服力。例如，虽然有对照研究报道了低强度脉冲短波透热疗法在治疗颈部疼痛或踝关节扭伤方面产生了临床和统计学上的显著意义[168,169]，但其他一些涉及肩峰下撞击综合征的研究发现，在康复计划中增加 PEMF 并没有新增获益[170]。综述的结论也各不相同。例如，一篇 2013 年发表涉及 600 多名受试者的 Cochrane 综述得出的结论是：尽管电磁疗法可以让骨关节炎患者的疼痛得到适度缓解，但其缓解的临床意义仍不清楚[171]。

干扰电疗法

皮肤受到低频（如低于 80Hz）电流的强烈刺激会产生不适，所以 TENS 治疗仪和肌肉刺激器的使用有时会受到限制。但是，皮肤阻抗会随频率增高而降低，并且高频波可以穿透到更深的组织而没有不适感。干扰电（IFC）设备通过两路频率相差 20～100Hz 的高频（如 2 000～4 000Hz）正弦波在组织中相互重叠，刺激的拍频等于两路正弦波频率之和，并产生频率为两路正弦波频率之差的正弦波，该正弦波的频率在 20～80Hz 的治疗性频率范围内。

通常当需要达到和 TENS 相同的治疗效果时，可使用干扰电。可以发现其在减轻疼痛和增加肩部

ROM 方面具有即时效果[172]，但是对于肌肉骨骼或神经源性疼痛[174]尚无明显证据证明其优于 TENS 或其他设备[173]。干扰电有时也用于治疗骨关节炎和肌肉骨骼损伤，但同样资料有限，虽然可以找到阳性结果的研究，但不能从中得出其有长期疗效的结论。

安全性

干扰电设备在低功率下运行且使用时间短，尽管有报道称因治疗引起了灼伤[175]，但该设备似乎是安全的，其治疗的预防措施与 TENS 和其他电疗设备一样。

流行病学研究曾认为长时间暴露于低强度电磁场（如与电源线、吹风机和手机相关的）会增加癌症和流产的发生率（表 51-1）。这些研究值得关注，但都存在方法学上的缺陷。公众的关注导致了许多国家和国际审查小组的成立，这些小组得出的结论一致认为：静磁场和低频电磁场均未构成已知的风险[176]。

替代疗法

振动疗法

振动和敲击在神经肌肉康复中已有很久的历史，可以促进肌肉募集[177]。相关研究有限，但是许多临床医师认为频率 150Hz 及振幅 1.5mm 的振动最有效，并且可能具有一定的止痛或促进伤口愈合的作用[178]。

近来，大家主要关注全身振动（WBV）的疗效，WBV 是让受试者坐或站立于振动平台上。尽管研究结果不一致[179]，但有研究认为 WBV 可以改善脑瘫和老年人的平衡能力[180]，减轻膝关节骨关节炎的疼痛、改善功能[181]及增加肌力[182]。不良反应很小且持续时间不长。考虑到目前研究结果不一，研究质量参差不齐，且使用的频率、振动幅度和训练方法差异较大，因此需要进行更多的研究。

光疗与激光疗法

自 20 世纪 60 年代后期以来，人们一直使用激光和单色光源（“光生物调节”）来减轻疼痛并加速各种神经性、炎性和软组织疾病的愈合[183]。初期的治疗是使用小于 1～5mW 的激光进行短时间的照射。但是，随着时间及治疗经验的积累，现在大多数治疗都采用 30～150mW 的红外二极管激光器。有时也可以使用具有能够治疗较大区域优点的高功率光源。

由于声称激光能促进长期不愈合伤口的愈合，因此首次推动了激光疗法的使用[184]，但此疗效在临床上很难被证实。因此，尽管对潜在的机制进行了充分的研究（如增加胶原蛋白的生成和改变 DNA 的合成）[185,186]，但支持其在临床上使用的证据仍然比我们所希望的有限。

在美国，这种方法的使用一直滞后，直到美国 FDA 在 2002 年将其许可标准降低到单项阳性临床研究。目前，已被广泛使用。

与很多物理因子一样，其疗效很难确定，令人困惑。因此，一些系统性综述发现激光在治疗复杂性区域疼痛综合征（CRPS）[174]和肩部疾病（如撞击综合征和关节囊粘连）[187]方面的疗效不一致。类似的，肱骨外上髁炎[188]可能会从该治疗中受益，而对于更常见肌筋膜疼痛综合征就未发现从该治疗中获益。尽管有一些研究表明激光在治疗纤维肌痛[189]和慢性腰痛[190]方面具有潜在的益处，但也有一些研究发现了相反结果。治疗的有效性至少在一定程度上取决于参数的选择。剂量指南现已可用[191]，它跟临床的有效性有一定的相关性[192]。几乎跟所有物理因子一样，都需要进行更多的研究，单靠独立治疗并不能产生疗效[193]，而且激光疗法相对于其他方法的益处通常是未知的。

安全性

基于对未保护皮肤和眼睛的风险，医用激光设备使用时常会受到严格的监管（如使用安全护目镜），且在临床实践中通常采用较低的能量参数，因此安全性似乎并不是特别令人担忧的问题。

51

静电疗法和磁场疗法

数千年来，电场和磁场对健康的潜在益处一直吸引着大家。人们的兴趣随着时间而有所波动，但是当今宣传的磁疗设备除了复杂性之外，其原理与 150 年前希腊人的磁环疗法几乎没有什么区别。

适应证

尽管在近十年或更早人们对其兴趣激增，但客观的临床支持证据仍然有限。因此，尽管一项研究可能发现磁疗让类风湿关节炎等疾病患者从中获益，但其他研究并未发现其有效[194]。

安全性

安全性似乎不是一个特别重要的问题。如前所述，一些专家小组得出的结论是：静电和磁场都不会带来任何已知的风险[195,196]。作为参考，1.5T、3T 和更高强度的 MRI 机器具有很长的安全记录。例如，即使长时间暴露在 8T 场强下，虽然会导致心电图读数出现暂时变化，但不会改变心率或呼吸频率、血压或体温[197,198]。

体外冲击波疗法

尽管体外冲击波疗法（ESWT）作为多种软组织疾病的潜在治疗方法而备受关注，但与传统治疗方法相比，其潜在益处尚不清楚。虽然只有有限的研究报道了其对非特异性肩痛有轻微疗效[199]，但对于许多肌肉骨骼疾病，其有效的证据较多[200]。就像其他物理因子一样，与运动相结合的治疗似乎比单独治疗更为有效[201]。因此，ESWT 是否具有独特的益处，以及具有何种程度的益处或者仅仅是一种对组织造成可控的创伤继而重新开始愈合的新方法，尚待确定。

物理因子的选择及处方

当物理因子作为治疗处方（包括按摩、运动和教育等）的一部分时，其往往显得更有效。一个好的治疗处方应包含共同的要素：谁（患者）、什么（物理因子）、为什么（诊断）、在哪里（治疗区域）、什么时间（频率和持续时间）、如何（强度、设备设置）。如果处方者不确定某一特定治疗方法的具体细节，可与经验丰富的治疗师进行咨询和讨论。

物理因子的选择需综合考虑疾病的诊断、物理因子的特性、有效性的证据、其他因素（如患者偏好，抗凝等）和治疗目标。其选择也有一些基本原则。例如，急性（<24~48h）肌肉骨骼疾病通常选用冷疗。热敷、冷敷、水疗、短波透热疗法和某些电疗法通常适用于面积较大的部位。更强的物理因子诸如冰按摩和超声波等疗法则主要用于治疗面积较小的部位。透热疗法常用于深部组织的治疗。最终的选择需要综合对各种物理因子的理解、临床经验及设备可用性。随着研究的继续，我们的知识将会不断增长，今天常见的选择在将来无疑会显得陈旧。

（黄丽萍、王瑞 译　沈滢 审校）

参考文献

第 52 章 失能的药物治疗

Todd P. Stitik • Vivan P. Shah • Harmeet S. Dhani •
Nourma Sajid • Shruti Amin • Patrick J. Bachoura

镇痛药

对乙酰氨基酚(泰诺林)

与康复医学的关系

对于轻中度疼痛的患者而言,对乙酰氨基酚(acetaminophen)可以作为一种有效的主要或辅助用药,尽管其单用于需强烈镇痛的患者时效果并不理想。对乙酰氨基酚尤其被选作治疗无明显炎性体征的髌膝骨关节炎患者的一线用药[1]。对于那些对非甾体抗炎药(NSAID)或塞来昔布(celecoxib)有胃肠道副作用或者尤其对以上药物有肾毒性风险的患者,对乙酰氨基酚可作为替代药物。另外,对乙酰氨基酚常常被用于和阿片类或非阿片类药物联合使用,通过减少阿片类等其他药物的用量来减轻其潜在的副作用(并从而降低对康复进程的影响)。与阿司匹林(aspirin)相反,对乙酰氨基酚与瑞氏综合征(Reye Syndrome)无关联故而常用于儿科康复。

对乙酰氨基酚其他潜在的应用包括可单一用药或与各种麻醉止痛药如布他比妥(fioricet)和咖啡因(esgic)联合使用治疗头痛。对乙酰氨基酚也是康复科住院患者发热的主要用药。

对乙酰氨基酚的抗炎作用甚微,因此在治疗如类风湿关节炎等重大炎症相关的疾病时,不能用其替代抗炎药。

长期过量服用对乙酰氨基酚会引起肝脏损害,因此建议患者在服用此药物时切勿超剂量摄入。那些用于治疗头痛或感冒/流感的非处方药物(OTC)常常含有对乙酰氨基酚,如果患者在服用以上 OTC 药物的同时,服用对乙酰氨基酚(以泰诺林的形式或与止痛药联合使用),这可能会导致意外过量摄入,以上是医师要嘱咐患者的。

作用机制与药代动力学

尽管对乙酰氨基酚已在临床应用了 120 多年,其确切的作用机制仍不明确。研究已证实对乙酰氨基酚通过降低前列腺素 H2 合酶(一种环氧化酶)的合成从而阻断前列腺素生成的路径[2]。该机制与 NSAID 明显不同,后者可物理阻止花生四烯酸进入环氧化酶的活性位点,并被认为可以解释其在抗炎位点作用的减弱,在该位点,活化的免疫系统产生可逆转还原步骤的氧化剂,从而中和了对乙酰氨基酚对前列腺素 H2 合成酶的还原作用。

对乙酰氨基酚迅速且几乎完全从上消化道吸收,然后均匀地分布到全身,部分被血浆蛋白结合,而未结合的部分则发挥疗效。对乙酰氨基酚能穿透胎盘和血脑屏障[3],推荐剂量可以通过肝脏迅速代谢并从肾脏排出。

摄入对乙酰氨基酚达到亚治疗水平时,肝对葡萄糖醛酸和硫酸盐的储备被耗尽,导致有毒代谢产物 N-乙酰基-对-苯并醌亚胺(NAPQI)增多。NAPQI 通常被谷胱甘肽分解为无毒产物,谷胱甘肽不足会导致 NAPQI 的蓄积,从而导致肝脏细胞坏死。N-乙酰半胱氨酸通过再生谷胱甘肽贮存而降低了毒性。急性过量用药导致肝毒性的发生率在儿童较青年较少,这可能是因为对乙酰氨基酚通过 CYP450 系统的代谢率降低或谷胱甘肽的合成能力增加[4,5]。

制剂和剂量

对乙酰氨基酚可口服、经直肠或静脉内给药。商标名称泰诺林常与专业术语对乙酰氨基酚互换使用。有三种主要的泰诺林口服制剂如表 52-1 所示,表中列出了给药方案及最大剂量。肝功能正常的患者每 24h 最大剂量 2g,对于肝功能异常的患者必须谨遵医嘱。

表 52-1 对乙酰氨基酚成人剂型及剂量

泰诺林制剂	对乙酰氨基酚含量	剂量(每次最大剂量)
泰诺林 tylenol	325mg	每 4h 1 片
强效泰诺林(ES-tylnol)	500mg	每 6h 1 片
泰诺林关节炎止痛片	650mg	每 8h 口服 1 片

相关副作用及药物相互作用

在推荐的最大剂量内,使用对乙酰氨基酚是相当安全的[6]。对于肝功能正常的患者推荐的最大剂量是每天 2g,以下情况应警惕副作用的产生:

1. 长期超过推荐剂量

2. 饮酒过量(以每天超过 3 杯酒精饮料为标准)的患者每天服用约 2g 以上

3. 单次剂量超过 15g

由于存在意外过量导致儿童死亡的报道,美国随后已撤回 2 岁以下儿童使用非处方的感冒药。

对乙酰氨基酚中间代谢产物为 N-乙酰苯醌亚胺,其积累可以导致致命性的肝坏死[7]。虽然药毒性的作用靶点主要是肝脏,但长期使用对乙酰氨基酚也可导致肾衰竭[8]。然而,除了过量用药外,对乙酰氨基酚的急性肾毒性作用在非饮酒人群中并不常见[9]。因此,美国国家肾脏基金会并没有修改其 1996 年的建议,可选择对乙酰氨基酚作为肾功能不全患者的镇痛的首选药物[10]。

52

对乙酰氨基酚具有非常良好的药物相互作用,然而华法林是例外,大剂量对乙酰氨基酚可通过延长华法林半衰期来增强其作用效果[11]。尽管据信这仅在具有较高的国际标准化比率(INR)的患者中具有临床意义,但提示应对长期服用对乙酰氨基酚同时服用华法林的患者,应监测 INR[12]。为了降低肝脏损害的风险和过敏反应,美国 FDA 不再推荐开具每剂量单位含有 325mg 以上对乙酰氨基酚的联合处方药[5]。

抗抑郁药

与康复医学的关系

抑郁症是疾病和外伤后常见的问题,伴有功能障碍者尤甚,因而康复医师必须熟悉这些抗抑郁药的分类。抗抑郁药还用于治疗慢性非恶性疼痛综合征和神经病理性疼痛[13-15]。这些药物不仅能治疗精神性的慢性疼痛,而且有证据表明它们有独立的止痛效果[16,17]。本章将专门介绍它们的镇痛作用。

三环类抗抑郁药(tricyclic antidepressant,TCA)对神经性疼痛的镇痛作用已被广泛研究。与第三代的三环类抗抑郁药如阿米替林(amitriptyline)相比,第二代的三环类抗抑郁药如去甲替林(nortriptyline)及地昔帕明(desipramine)疗效相当、副作用(如嗜睡等)少,因此更受欢迎[18,19]。另一种三环类抗抑郁药多塞平(doxepin),在治疗慢性神经性病理性疼痛上也有一定的作用[20]。

选择性 5-羟色胺再摄取抑制剂(selective serotonin reuptake inhibitor,SSRI)类抗抑郁药被假设能够影响脑干疼痛调节系统,这类药在治疗神经病理性疼痛的证据有限,最初有兴趣使用这类药物止痛也只是因为几个有效的案例报告。而 5-羟色胺去甲肾上腺素再吸收抑制剂(Serotonin-norepinephrine reuptake inhibitors,SNRI),如文拉法辛(venlafaxine)和度洛西汀(duloxetine)已被证明能有效治疗糖尿病神经病变引起的疼痛和多发性神经病。对于纤维肌痛的治疗,SSRI 中的氟西汀(fluoxetine)和帕罗西汀(paroxetine)以及 SNRI 中的度洛西汀(duloxetine)和米尔纳西普兰(milnacipran)都被证明有助于缓解疼痛和提高生活质量[21]。

SNRI 有代替 SSRI 治疗神经性病理性疼痛的趋势。文拉法辛(商品名怡诺思 Effexor)和度洛西汀(商品名欣百达 Cymbalta),两种 SNRI,已被研究用以治疗带状疱疹后神经痛以及糖尿病性神经病变引起的疼痛。最近度洛西汀已被批准用于治疗糖尿病性神经病变以及慢性肌肉骨骼疼痛,例如骨关节炎引起的疼痛。而文拉法辛治疗多神经病引起的疼痛与丙咪嗪(imipramine)一样有效[22,23]。

SNRI 的普及归因于其的成本效益和副作用少[24]。但也有报道称停用度洛西汀会导致戒断反应[25]。

5-羟色胺再摄取机制不仅存在于神经元中,而且在血小板等细胞中也很明显。SSRI 与 5-羟色胺浓度成反比的关系,使 5-羟色胺的浓度处于动态平衡,这对内环境稳定有显著影响。血小板的异常激活可能导致血栓形成,这可能发生在患有严重抑郁症(即 5-羟色胺转运体上调)的患者中。患者使用 SNRI 会导致 5-羟色胺转运体(5-HTT)下调,存在两方面的临床影响。尤其在老年患者,一方面会增加出血风险,另一方面会将降低血栓的发生率。在撰写本文时同行评议的文献中还没有研究提到上消化道出血风险与治疗剂量或疗程的关系,所以建议把治疗的头几周认为是治疗剂量下出血风险持续最高的时期。SSRI 与 NSAID 或低剂量阿司匹林同时服用会增加出血的风险[26]。其他已作为止痛药研究的抗抑郁药(包括曲唑酮、安非他酮、米氮平和尼法佐酮)不属于任何一个特定的化学类别。与前三类抗抑郁药相比,曲唑酮(trazodone)和安非他酮(bupropion)这两种药物受到的关注较少,但值得进一步讨论。关于曲唑酮和安非他酮在治疗疼痛方面的应用已有一些文献予以报道。曲唑酮在化学成分上与其他抗抑郁药不同,它很少用于抑郁症,但更常用作催眠剂。尽管有一些文献认为曲唑酮是一种镇痛药,但对 59 个患者抗抑郁药作为止痛药的随机安慰剂对照试验的回顾表明曲唑酮是无效的[27,28]。安慰剂对照交叉试验证实,安非他酮缓释剂(每日 150~300mg)治疗神经病理性疼痛有效且耐受性良好[29],相反,用其治疗非神经病理性及慢性疼痛则无效[30]。

作用机制与药代动力学

三环抗抑郁药(TCA)通过抑制突触前神经末梢 5-羟色胺以及去甲肾上腺素的再摄取来增加胺类的传递。例如,阿米替林主要阻断 5-羟色胺的再摄取,而去甲替林则阻断去甲肾上腺素的再摄取,因此,三环类抗抑郁药提高了抑郁症患者和非抑郁症患者的疼痛阈。三环类抗抑郁药用于镇痛的剂量通常低于原发性抑郁症的用药剂量。

三环抗抑郁药(TCA)在胃肠道中被迅速吸收并与血浆白蛋白紧密结合。代谢过程首先是将叔胺脱甲基为仲胺,然后进行羟基化,葡萄糖醛酸化并最终以无活性代谢物的形式排入肾脏。它们通过细胞色素 P450 系统在肝脏中代谢。CYP2D6 同工酶尤为重要,因为大约 7% 的人群 CYP2D6 的活性降低,因此导致包括 TCA 在内的药物血浆浓度升高。将 TCA 与抑制细胞色素 P450 的药物同时给药可导致显著的临床相互作用[31]。

选择性 5-羟色胺再摄取抑制剂选择性地抑制 5-羟色胺的再摄取,而对抑制去甲肾上腺素的再摄取作用较小。这种选择性的抑制作用的好处是减低了副作用。选择性 5-羟色胺再摄取抑制剂的使用最终导致 5-羟色胺生成减少以及突触前和突触后受体的下调。帕罗西汀(Paroxetine)和舍曲林(Sertraline)在此类药物中最为常用,这两种药物的化学结构在 SSRI 和其他抗抑郁药物中都是独一无二的。总的来说,这类药物经口服吸收良好,然后经肝脏代谢,最后经肾脏排泄。

安非他酮的作用机制尚不明确,但有证据表明它可以抑制多巴胺和去甲肾上腺素的再摄取,而且对前者的作用大于后者[32]。安非他酮被肝脏代谢为有活性的 4-羟基安非他酮并从尿液排出。

曲唑酮药理机制可能是通过抑制 5-羟色胺再摄取以及混合 5-羟色胺激动剂与拮抗剂的作用来发挥作用。尽管大部分曲唑酮在肝脏中代谢,但其清除率可变,可能导致其在某些患者体内蓄积。

SNRI 通过 α_2 肾上腺素受体阻滞、5-羟色胺再摄取抑制与阿片受体的结合以发挥去甲肾上腺素抑制剂的作用,这种联合作用机制与曲马多有点相似。

制剂和剂量

用于神经病理性疼痛和慢性疼痛的最常用的抗抑郁药剂量、副作用和其他方面的信息如表 52-2 所示。

表 52-2 用于治疗神经病理性疼痛的抗抑郁药

通用名	神经病理性疼痛剂量(抑郁症剂量)	副作用及其他
三环类(TCA)		
阿米替林 amitriptyline/elavil/saroten/endep/vanatrip	10~100mg 睡前服用(150~300mg/d);起始量 12.5~25mg/d 睡前服用,根据耐受程度调整	口干和镇静作用常见,脱甲基后成为去甲替林,可见长 QT 综合征
去甲替林 nortriptylin (aventy,pamelor)	10~30mg 睡前服用(50~150mg/d)	阿米替林的首个代谢产物,副作用小,但效力不强
多塞平局部镇痛霜 doxepin(sinequan) topical	为乳霜 50mg/g,局部使用,产品含 3.3% 多塞平,0.025% 辣椒素以及 3.3% 的多塞平和 0.025% 辣椒素等量混合的产品。混合产品有更快的止痛效果	副作用小
地昔帕明 desipramine (norpramin)	起始量 25~100mg 口服,每天一次或分次口服,增至有效剂量:100~200mg/d。研究显示最大剂量为 300mg/d	• 心血管:直立性低血压以及由其所致眩晕、昏厥;血压升高、心率加快、心悸、心律改变 • 神经系统:镇静、神志不清、神经质、坐立不安、失眠、麻木、刺痛感、颤抖,癫痫发作倾向增加 • 自主神经功能紊乱:视力模糊、口干、少汗、尿潴留、便秘 • 皮肤:疹,光过敏 • 全身:体重增加

续表

通用名	神经病理性疼痛剂量(抑郁症剂量)	副作用及其他
丙咪嗪 imipramine (tofranil)	起始量 75mg/d 睡前口服,可增加到 150mg/d 睡前口服,或分次口服	口干,便秘,尿潴留,心率加快,镇静,易怒,头晕,协调性下降
SSRI:所有的 SSRI 治疗剂量都会增加出血的风险,尤其在联合非甾体抗炎药时		
西肽普兰 citalopram (celexa)	20~40mg/d(20~60mg/d)	半衰期较短
氟西汀 fluoxetine (百忧解 prozac) (百忧解 prozac 每周) (sarafem)	20mg/d(20~80mg/d) 90mg/每周(周剂型) 经期每天 20~40mg 经前 14 天每天 20~60mg	首次上市后非常受欢迎,但被媒体谴责为导致数起重大谋杀案的成因
氟伏沙明 fluvoxamine (luvox)	100mg/d 一次(50~150mg 每日二次)	用于止痛的研究很少
帕罗西汀(paroxetine)	20~50mg/d 一次,25mg/d 上午口服,最大剂量 62.5mg/d	最常用的选择性 5-羟色胺再摄取抑制剂
舍曲林 sertraline(zoloft)	50~150mg/d(50~200mg/d)	片剂和口服浓缩剂,与曲马朵同时服用可致 5-羟色胺综合征(高血清素状态);也可用于强迫症和创伤后应激障碍
其他的抗抑郁药		
安非他酮缓释剂 bupropion SR (wellbutrin SR)	150~300mg/d 一次(100~450mg/d 一次)	缓释剂与速效剂相比副作用较小,用于性功能障碍和痉挛发作,也可用于戒烟
安非他酮 wellbutrin, zyban, buproban	起始量 100mg,口服,每日二次,速效片增加到每日三次	
安非他酮缓释片 wellbutrin XL	150~300mg/d 一次(100~450mg/d 一次)	
曲唑酮 trazodone (desyrel)	起始量 50~150mg/d,分次口服;睡前 200~300mg/d 二次,通常有效剂量是 400~600mg/d	阴茎严重异常勃起;同 TCA 类相比有较少的抗副交感神经效应
米氮平 mirtazapine (remeron)	起始量 7.5mg 睡前服用,快速调整剂量到 30~45mg/d,以避免亚治疗剂量相关的副作用	副作用如:嗜睡、恶心,其他一些常见副作用如:头晕、食欲增加,体重增加。较少见的不良反应如:虚弱、肌痛、流感样症状、血细胞计数减少、高胆固醇、背痛、胸痛、心悸、口干、便秘、水钠潴留、失眠、多梦、妄想、视觉障碍、耳鸣、味觉异常、颤抖、混淆、腹痛、尿频
米氮平口腔崩解片 (remeron sol tab) 奈法唑酮 nefazodone (serzone)	50mg,100mg,150mg,200mg,250mg 片剂。起始量 100mg,口服,每日二次。每周可增加 100~200mg。一般口服最大剂量每日在 300~600mg 之间	副作用:头晕、失眠、虚弱、激动。一些常见的不良反应:嗜睡、口干、恶心、便秘、视物模糊、混淆
抗抑郁药(SNRI)		
文拉法辛 venlafaxine (effexor)	18.75~75mg/d 一次,分二次或三次(37.5~75mg 分成 2 次或 3 次);75mg/d 分 2~3 次最大量 375mg/d,每片剂量:25mg,37.5mg,50mg,75mg,100mg	怡诺思缓释剂用于抑郁症,但是对于镇痛还没有研究
文拉法辛缓释剂 (effexor XR)	(37.5~75mg/d 口服)最大剂量 225mg/d,每片剂量:37.5mg,50mg,75mg,150mg	
度洛西汀 duloxetine (cymbalta)	总剂量 40mg/d(20mg/d 二次),60mg(每日一次或 30mg/d 二次),没有证据显示超过 60mg/d 会有其他好处	副作用:思维或反应受损。如果开车或做其他需要保持清醒、警觉的事,务必小心

相关副作用及药物间相互作用

抗抑郁药通常与性功能障碍的高发病率相关，但是这在产品说明书中很少提到[33]，并且所有美国 FDA 管制的抗抑郁药均与自杀意念和情绪恶化的风险增加有关[34]。抑制 5-羟色胺再摄取的抗抑郁药（如 SSRI、SNRI、曲唑酮）可导致“血清素综合征”，这是一种神经系统的过度兴奋状态和失眠症。

三环类抗抑郁药主要副作用是抗胆碱能效应，包括口干，视觉模糊，心动过速，便秘，青光眼的加剧和尿潴留。此类药也可以导致抗组胺类副效应如镇静（通常是单一用药的睡前剂量处方）和体重增加。体重增加与患者对碳水化合物的食欲增加有关。TCA 还具有奎尼丁样的心脏效应，包括延长房室传导时间。所以，在 TCA 治疗前，有必要进行心电图检查并筛查长 QT 综合征。另外，有心律失常病史的患者，其心律失常发生的风险会增加，所以应该考虑使用非三环类抗抑郁药[35]。当血浆 TCA 浓度大于 0.450μg/ml 时会出现认知/行为改变（如躁动和记忆力减退）[36]，许多 TCA，尤其多西平（dothiepin），其浓度大于 1μg/ml 时是致命的[37]。诺曲替林（nortriptyline）通常被认为优于所有的 TCA，因为其治疗作用更强而且治疗范围更广[38]。基于上述原因，对于老年患者以及身体虚弱的患者，首先考虑去甲替林而不是阿米替林。直立性低血压和明显的晨睡等副作用可能会影响患者的康复治疗，但相对较少见。

包括氟西汀和帕罗西汀在内的 SSRI 可抑制 CYP2D6 活性，并可导致血清 TCA 浓度升高，从而增加 TCA 相关副作用的风险。吸烟、锂、维生素 C 和巴比妥酸盐可能导致血清中 TCA 浓度降低。口服避孕药可提高肝酶活性，降低 TCA 血清浓度。TCA 也可能阻断抗高血压药物的活性[31]。

由于 SSRI 对 5-羟色胺再摄取具有相对特定的作用，而对去甲肾上腺素再摄取没有显著影响，因此其副作用总体上优于 TCA，特别是在心血管问题上，而且在过量服用的情况下更安全。但是有报道称，突然停用 SSRI 会导致某些患者出现停药综合征，该综合征包括头晕、头昏、失眠、疲劳、焦虑/激动、恶心、头痛和感觉障碍等症状和体征。

安非他酮可导致癫痫发作、干扰心脏传导（室性心律失常、Ⅲ度房室传导阻滞）。特殊的反应包括重症多形红斑（Stevens-Johnson syndrome）、横纹肌溶解症，严重的肝中毒也有报道[37,39,40]。安非他酮是一种细胞色素 P450-2D6（CYP2D6）抑制剂[41]，缓释（SR）安非他酮通常比速释（IR）的耐受性更好。

曲唑酮具有镇静作用，并具有其他轻度的抗胆碱能作用，但这些作用通常比三环类抗抑郁药的作用小。曲唑酮还具有 α-肾上腺素阻断特性，可引起阴茎或阴蒂异常勃起[42]。

三环类抗抑郁药、选择性 5-羟色胺再摄取抑制剂、安非他酮禁用于正在服用单胺氧化酶抑制剂（monoamine oxidase inhibitors，MAOI）的患者，对于停用 MAOI 两周以内的患者应慎用。但去甲替林（nortriptyline）是唯一例外，它可与 MAOI 或舍曲林安全地联合使用[38]。三环类抗抑郁药（去甲替林以外）、选择性 5-羟色胺再摄取抑制剂和 MAOI 同时使用可以导致高热、癫痫和死亡。三环类抗抑郁药应慎用于正在服用其他的抗胆碱能药、神经松弛剂或中枢神经系统抑制剂的患者。

曲唑酮和 MAOI 之间是否有相互作用并不十分清楚，曲唑酮可增加血清中地高辛和苯妥英钠的水平，而且可导致服用华法林患者的凝血酶原时间延长或缩短[43]。

文拉法辛最常见的副作用不仅是血清素水平升高（烦躁，失眠和性功能障碍），还包括便秘和恶心。有几例报道苯环利定（phencyclidine，PCP）假阳性的病例是因为服用了大剂量的文拉法辛[44,45]。

皮质激素类

与康复医学的关系

对于康复医师来说皮质激素的抗炎作用通常比盐皮质激素、雄激素和雌激素重要得多。目前康复医师用皮质激素进行一系列的注射治疗，包括 X 线透视引导下的脊椎注射和周围关节注射。神经根病变或者局部肌肉骨骼病变以及慢性全身性炎症时康复医师也会给予短效的、逐渐减量的皮质激素口服治疗，例如甲泼尼龙（Medrol Dosepak）。除了口服和注射外，皮质激素也可以通过电离子透入疗法和超声透入疗法局部导入。

作用机制与药代动力学

糖皮质激素分为三大类:糖皮质激素、性激素和盐皮质激素。本节将重点讨论糖皮质激素类。糖皮质激素在细胞膜上被动扩散并与细胞内糖皮质激素受体结合,药物与该受体结合产生复合物,然后转运到细胞核中,在那里特殊的 DNA 序列糖皮质激素反应元素(glucocorticoid-responsive elements, GRE)和其他转录因子直接相互作用[46]。在生理剂量而非药理剂量下糖皮质激素通过以下机制发挥抗炎和免疫抑制作用:

1. 通过阻止磷脂中花生四烯酸的释放,抑制前列腺素和白三烯的合成。这与 NSAID 和 COX-Ⅱ抑制剂形成对比,后两种抑制剂都是通过抑制 COX 同工酶在前列腺素合成的后期发挥作用。

2. 抑制趋化因子的释放,导致白细胞在炎症病灶的聚集减少(如中性粒细胞迁移到达炎症部位),阻止炎性细胞因子例如白介素Ⅰ和肿瘤坏死因子的释放。

3. 减少循环中的淋巴细胞和单核细胞。免疫抑制的主要机制是通过抑制激活 B 细胞的 kappa 轻链核因子增强剂(NF-κB)来实现。

4. 稳定溶酶体膜从而阻止炎症介质(如组胺和缓激肽)的释放。

口服糖皮质激素通过肝脏代谢,且肾脏排泄的速率与药物的水溶性成正比,因此长效糖皮质激素水溶性较差。

制剂和剂量

康复科医师最常用的两种口服类固醇制剂是泼尼松和甲泼尼龙,后者的单剂量包装常为 4mg,初始剂量为 24mg(相当于 30mg 泼尼松),并且 7 天内逐渐减少至 0mg。单剂量包装更为流行,打印在包装上的使用说明书可避免患者每天计算不同药物用量的不便。与常用的泼尼松相比,甲泼尼龙的潜在缺点是费用更高,而且其最大剂量的极限仅相当于 30mg 泼尼松。一些康复科医师为了克服低峰值剂量的缺点通常同时开出双剂的甲泼尼龙。

糖皮质激素的选择可以基于等效的可的松剂量相对应的抗炎药效及相对的盐皮质激素药效以及起效时间和作用持续时间来决定[47,48](表 52-3)。生理情况下人每天产生相当于 30mg 氢化可的松(7.5mg 泼尼松)的类固醇,然而在应激状态下每天产生相当于 300mg 的氢化可的松(75mg 泼尼松)。常用的糖皮质激素用量指南已制订(表 52-3 和表 52-4),但关节内疾患注射类固醇因缺乏统一标准最近引起了广泛的关注[49]。

表 52-3 皮质激素制剂

通用名	给药途径	等效的口服剂量/mg	相对效能:抗炎(盐皮质激素)	持续时间
倍他米松(celestone)	口服/肌注	0.6~0.75	20~30(0)	长
可的松(cortone)	口服	25	0.8(2)	短
地塞米松(decadron)	口服/肌注/静脉注射	0.75	20~30(0)	长
氢化可的松(cortef, solu-cortef)	口服/肌注/静脉注射	20	1(2)	短
甲泼尼龙(medrol, medroalv dosepak, solu-medrol)	口服/肌注/静脉注射	4	5(0)	适中
泼尼松龙 prednisolone (hydeltra)	口服/肌注/静脉注射	5	4(1)	适中
泼尼松(deltasone, orasone)	口服	5	4(1)	适中
曲安西龙(aristoncort, kenacort, kenalog)	口服/肌注	4	5(0)	适中

表 52-4 皮质激素用量指南

- 只有在低毒性治疗无效或者是没有提供替代的选择的情形下才用
- 用最小剂量的皮质激素来控制症状
- 任何需要的时候能局部用药尽量不全身用药

短期使用:一次性用药(最好是在早晨)比一天四次要方便而且对肾上腺的抑制作用更弱

长期使用:隔天使用对肾上腺功能的抑制作用更弱

- 不要使用激素类术语(即使是可的松和泼尼松),因为它们有一些负面的含义
  - 应向患者解释骨质疏松和向心性肥胖仅仅发生于长期使用的情况下
- 预先告诉患者口服激素可以致典型的口腔金属味

肾上腺抑制可能的剂量、效价、持续时间如下:

- 氢化可的松>100mg/d(25mg 泼尼松)×3d
- 氢化可的松>30mg/d(7.5mg 泼尼松)×30d
- 如果服用激素超过几个星期,哺乳期的患者最好断奶几周或几个月
- 如果不能确定患者是否有肾上腺抑制,请内分泌医师做美替拉酮和胰岛素耐量试验。肾上腺功能的恢复因人而异

皮质激素的注射

- 要尽量减少注射的机会,关节病限制在每年不超过 3 次,终身不超过 20 次
- 绝不能直接注入肌腱,应避免注入承重部位(如跟腱、髌腱、胫骨后肌腱)或者是有肌腱断裂风险的部位

相关副作用及药物间相互作用

大多数副作用在长期使用之后发生,而且很多会单纯表现为库欣综合征(Cushing syndrome)正如 e 表 52-2 所示。在这些症状中类固醇肌病和缺血性坏死尤其要受到康复科医师关注。首先,在长期使用激素后,会出现骨坏死,尤其股骨头或者是肱骨头缺血性坏死。康复科医师需要定期进行电诊断来“排除类固醇肌病”。传统上讲“系列类固醇注射”的注射频率(如最多每三周或两周一次),硬膜外类固醇注射间隔不少于 3~4 个月,以减少类固醇相关的副作用。

注射糖皮质激素可出现皮肤脱色和皮下萎缩的皮肤并发症,可通过增加局麻药或生理盐水的注射量或在针头移出皮肤之前用生理盐水或局麻药冲洗残余的类固醇而减少并发症的发生。长期口服糖皮质激素可导致压力性溃疡并容易形成淤斑。

诱导肝微粒体酶尤其苯巴比妥,苯妥英钠,卡马西平和利福平这些药物会加速糖皮质激素的代谢。相反,NSAID 和外源性雌激素可增强糖皮质激素的作用[50]。如必须要同时使用糖皮质激素,临床医师应考虑停用 NSAID 或改为 COX-Ⅱ抑制剂,因为类固醇类是 NSAID 诱发胃肠道出血的危险因素。

最后,尽管不是真正的副作用,但糖皮质激素的潜在问题是它掩盖了各种疾病的预警性炎症反应,因此,患者往往因为暂时的缓解而忽视潜在的疾病。例如一个肩峰下撞击综合征的患者接受了肩峰下类固醇注射后即刻恢复了上举过头的活动,但是撞击的生物力学问题并没得到解决。

膜稳定剂:抗心律失常药

与康复医学的关系

康复医师会在以下三种情形下使用抗心律失常药,其一是在住院康复治疗时需要对心脏疾病患者进行持续治疗;其二,对于患有神经病理性疼痛且对Ⅰ型抗心律失常药物(即美西律、托卡尼特、利多卡因和苯妥英钠)的适应证外使用有反应的患者;其三患者有神经肌肉引起的肌强直性疼痛。静脉注射利多卡因作为止痛药,在本章中将不作详细讨论,因为在高度专业化的疼痛管理诊所中,利多卡因除了作为药物治疗的预测性测试以外很少使用[49]。相反,静脉注射利多卡因的低诊断敏感性使该测试不适用于神经性疼痛的确诊[51]。

关于口服抗心律失常药治疗神经性疼痛的文献仍仅限于美西律,因为其他类似的口服药如氟卡尼(flecainide)和妥卡尼(tocainide)具有潜在致命的不良反应[52]。值得注意的是,出于安全考虑,妥卡尼从美国市场撤离之前已有成功的报道称该药可用于治疗先天性强直性肌痉挛性疼痛和 Thomsen-Becker 肌强直[53]。

早期的病例报道和前瞻性研究显示,美西律对于各种神经病理性疼痛包括周围神经损伤、糖尿病性神经病、酒精性神经病变、幻肢痛、多发性硬化伴感觉异常、丘脑性疼痛综合征都安全有效的[52,54-59]。

52

2005 年对局部麻醉药进行的系统评价发现，美西律汀（中位剂量：每天 600mg）在缓解神经性疼痛方面优于安慰剂，并且与用于这种情况的其他镇痛药一样有效[60]。然而大多数相关的研究都是短期的而且总共研究了不到 400 名患者[61]。

作用机制及药代动力学

Ⅰ型抗心律失常药（如利多卡因、美西律、妥卡尼）阻滞神经和肌细胞膜上的 Na^+ 通道，使得周围神经功能紊乱产生的异常冲动减少。利多卡因和同类口服药的区别在于，后者的首过代谢较低，从而提高了其口服生物利用度。

制剂和剂量

美西律胶囊规格有 150mg、200mg 和 250mg，治疗神经病理性疼痛的剂量（150～300mg/tid）低于治疗心律失常（200～400mg/tid）的剂量。初始剂量为 150mg，之后每周予以调整。

相关副作用和药物间相互作用

美西律潜在的副作用发生时呈急性，涉及胃肠道、神经和心血管系统。一项用美西律减轻疼痛的实验显示，止痛药平均在 993mg/d 的剂量下引起副作用，然而另一项研究却报道，达到 900mg/d 时引起的副作用是可以忽略不计的[62]。高达 40% 的患者有胃肠道刺激症状，副作用包括恶心和纳差。另有 10% 的患者同其他服用Ⅰ类抗心律失常药患者一样都有神经系统的副作用，包括头晕、视觉障碍、有焦虑病史的患者产生焦虑症、颤动和协调性改变。心脏传导异常的患者也有美西律引起的心律失常的风险。美西律对于不受起搏器控制的Ⅱ或Ⅲ度房室传导阻滞是绝对禁忌证。所以患者在服用本药之前，应该先检查心电图。

美西律的药理学作用易受许多因素的影响，例如，阿片类止痛药、阿托品和制酸剂会延缓其吸收，而甲氧氯普胺（metoclopramide）会增加吸收。苯妥英钠、利福平和吸烟可以增强其代谢。相反，美西律可显著降低茶碱和咖啡因的清除率[63]。

膜稳定剂：抗癫痫药

与康复医学的关系

当使用抗癫痫药治疗神经病理性疼痛时，它们通常被称为膜稳定药物。20 世纪 60 年代，膜稳定药物最初用作抗癌药仅来自临床疗效观察。神经性病理疼痛和癫痫病理生理学模型之间的相似性可能解释了抗癫痫药在两种情况下的疗效[64]。随着支持证据的不断积累，抗癫痫药物的应用标志着疼痛治疗的新纪元。

迄今为止，各种抗癫痫药均产生了良好的效果。由于在副作用和作用机制上存在的差异性，具体药物将会在表 52-5 和表 52-6 中进行讨论。

52

表 52-5 抗癫痫药治疗神经病理性疼痛的效果及其药代动力学

药效	药名（通用名）	用于某种具体的神经病理性疼痛	药代动力学
有效	加巴喷丁（neurotin）	尤其是糖尿病性神经痛和疱疹后神经痛（经 FDA 许可）	不和蛋白结合或代谢；肾脏排泄
	卡马西平（tegretol）	三叉神经痛（经 FDA 许可）、舌咽神经痛、糖尿病性神经痛、疱疹后神经痛	结合于并延缓电压依赖性钠通道并使其失活，动作电位的数量因此而下降。血浆蛋白结合率高，自身代谢会影响其半衰期
	普瑞巴林（lyrical）	FDA 批准用于治疗糖尿病性神经痛、疱疹后神经痛；作为其他神经病理性疼痛的超适应证药，治疗纤维肌痛有效的证据越来越多	不与血浆蛋白结合，几乎以原形全部从尿液中排泄；通过一级药代动力学消除
药效不明确	氯硝西泮（klonopin）	对三叉神经痛有一定作用	吸收率高；血浆蛋白结合率高，脂溶性，经肝脏代谢
	拉莫三嗪（lamictal）	主要用于治疗癫痫和双相障碍（躁郁症）。对于急、慢性疼痛疗效甚微。对于三叉神经痛、卒中后周围神经综合征有一定的疗效	口服吸收良好，肝代谢，肾排泄

续表

药效	药名(通用名)	用于某种具体的神经病理性疼痛	药代动力学
	奥卡西平(trileptal)	对新确诊的、难治性三叉神经痛有效,治疗区域性神痛、双相障碍以及其他的神经痛或许有效	经肝脏代谢为有活性的产物,肾脏排泄
	苯巴比妥(solfoton)	在同行评议的文献中没有涉及人的临床研究	中等度的蛋白结合率;经肝脏代谢;pH 依赖性肾脏排泄
	苯妥英钠(dilantin)	治疗三叉神经痛和糖尿病神经痛的效果有争议	与血浆蛋白完全结合,因此小剂量就可以形成较大的血药浓度
	塞宾(gabitril)	两个小的临床试验显示其治疗感觉神经痛的效果较好	血浆蛋白结合率高,至少有两种代谢途径
	妥泰(topamax)	对于治疗神经痛和糖尿病神经痛的结论有争议。一些证据表明其对于难治性的肋间神经痛、三叉神经痛、三叉神经主导的头痛都有效	口服吸收快,有 1/3 的药物经肝 CYP450 代谢为无活性的产物,剩余部分经肾脏以原形排泄
	丙戊酸钠(valproic acid,depakene)	对于神经病理性癌性疼痛有效,而对于截瘫中枢痛无效。对于治疗神经病理性疼痛、带状疱疹后疼痛、多神经痛的疗效有不同的报道	脂溶性,吸收较快,与血浆蛋白紧密结合。在肝脏经氧化和葡萄糖醛酸化途径代谢。活化的代谢产物和一小部分未代谢的蛋白由肾脏清除
	唑尼沙胺(zonegran)	对于治疗神经性疼痛缺乏研究	以原形及葡糖苷酸代谢产物经肾排泄

表 52-6　抗癫痫药作用于神经病理性疼痛的机制

作用机制	药物
Na^+通道阻滞剂	卡马西平、拉莫三嗪、奥卡西平、苯妥英钠、丙戊酸钠、唑尼沙胺
Ca^{2+}通道阻滞剂	加巴喷丁、奥卡西平、唑尼沙胺
GABA 受体激动剂	巴比妥类、苯二氮䓬类
影响 GABA 代谢	加巴喷丁、塞宾、丙戊酸钠
谷氨酸受体激动剂	卡马西平、拉莫三嗪、托吡酯
影响谷氨酸代谢	加巴喷丁

加巴喷丁(诺立汀)

与康复医学的关系

加巴喷丁(gabapentin)仍是神经性疼痛的一线治疗药物,已被证明其与三环类抗抑郁药和卡马西平疗效相当,副作用小和药物相互作用弱[65]。尚无证据表明其在急性疼痛状态下的疗效[66],但有证据支持其治疗糖尿病性神经病的疗效[61,67-69]。加巴喷丁于 1993 年 12 月被美国 FDA 批准为癫痫部分性发作的辅助药物,于 2002 年 5 月被批准用于治疗带状疱疹后遗神经痛[70];2011 年 4 月,FDA 批准加巴喷丁缓释片作为成年人带状疱疹后遗神经痛的管理用药[71]。

基于最近的 Cochrane 系统评价,加巴喷丁只对带状疱疹后神经痛和糖尿病性神经病这两种疾病疼痛有治疗效果。Cochrane 系统评价显示加巴喷丁治疗神经病理性疼痛的临床试验中,与安慰剂相比,加巴喷丁可有效缓解神经病理性疼痛。系统回顾发现,在纳入 37 个可行性研究的 5 633 名入选者中,10 个人里有 3~4 人服用加巴喷丁后疼痛至少减轻了 50%,然而安慰剂组 10 个中只有 2 个有这样的结果[72]。加巴喷丁也被用于减轻脊髓损伤(SCI)患者的肌痉挛的研究中[73,74]。

作用机制与药代动力学

参见表 52-5 和表 52-6。

加巴喷丁发挥抗癫痫作用机制尚不清楚,但似乎与其作为氨酪酸(GABA)类似物的结构无关。有研究表明,加巴喷丁不作用于 GABA 受体。加巴喷丁最初被认为是 GABA 受体抑制剂,因为其结构与中枢神经系统主要的兴奋性神经递质 GABA 的结构相似。加巴喷丁作用于电压门控钙通道的 α_2-δ 亚单位,抑制钙内流,然后间接减少 P 物质和谷氨酸的释放,从而减轻疼痛[75]。

加巴喷丁通过氨基酸转运系统从胃肠道转运到血流中,它不与血浆蛋白结合,不被代谢,最终按肌酐清除率被肾脏排泄,这意味着加巴喷丁的清除半

52

衰期为 5~7h[76]。

加巴喷丁恩那卡比(gabapentin enacarbil)和加巴喷丁(gabapentin/neurontin)具有不同的代谢方式,加巴喷丁恩那卡比是加巴喷丁的前体。加巴喷丁恩那卡比主要通过多种途径被肠道吸收,特别是通过1型单羧酸盐转运蛋白(MCT-1)途径。经肠道后加巴喷丁恩那卡比被代谢为加巴喷丁,加巴喷丁是肾脏转运蛋白2型组织阳离子转运蛋白(OCT)的底物,通过肾脏排泄[77]。

制剂和剂量

据报道,用来缓解神经病理性疼痛的合适剂量是 900~2 400mg/d,分三次服用。初次用于治疗时,第一天睡前服用 300mg,第二天同剂量服用两次,之后每天服用三次,这样可以让患者适应中枢神经系统的抑制反应。部分患者可以耐受每天 3 600mg 的最大剂量。

相关副作用和药物间相互作用

主要副作用为中枢神经系统的抑郁症状(如嗜睡、头晕、共济失调和疲劳),眼球震颤也有报道。副作用通常是短暂的,2 周内可缓解。仅有极少数的不良事件报道(如皮疹,白细胞减少,血尿素氮增加,血小板减少和非致命性心电图异常),此时需停药。尽管需大量的研究才能提供有力的证据,但加巴喷丁可能产生以下不良反应:视野缺陷、滥用风险、肌病、自残和自杀行为。监狱中的吸毒人员服用加巴喷丁会增加滥用风险,虽然阿片类药物与加巴喷丁的滥用风险存在高度的相关性,但由于研究的局限性,故仍需进一步证实[78]。

52

加巴喷丁可能与多种药物有协同作用。频繁使用吗啡联合鞘内注射加巴喷丁可导致抗伤害感受反应[79]。同样,加巴喷丁也可增强美沙酮作用并减轻阿片类药物戒断症状[78]。

西咪替丁(cimetidine)可最小限度地降低肾脏加巴喷丁的排泄,因为这两种药物都是 OCT2 的底物。如萘普生与加巴喷丁恩那卡比合用,会使加巴喷丁的药物浓度平均增加 8%。由于相关的药代动力学,加巴喷丁缓释片在与萘普生或西咪替丁联合使用时不需调整剂量[77]。

卡马西平

与康复医学的关系

卡马西平(carbamazepine)是第一个用于神经病理性疼痛临床试验的抗癫痫药,结果证实它治疗三叉神经痛、舌咽神经痛、糖尿病神经变性痛和疱疹后神经痛都有一定的疗效,治疗三叉神经痛已获美国 FDA 认可。卡马西平对于其他的神经病理性疼痛的有效性还没有进行广泛的研究。传统上认为卡马西平对于截肢术后神经瘤所致的神经病理性疼痛,尤其急性和刺痛性的神经病理性疼痛有效。区别于其他的抗癫痫药,卡马西平在提供疗效的同时不带来神经系统副作用。但卡马西平可能导致潜在的造血系统毒性,故需定期监测血液、定期进行眼底观察,众多药物相互作用限制了卡马西平的使用。

作用机制与药代动力学

参见表 52-5 和表 52-6。

卡马西平绑定、延缓电压依赖性钠通道并使其失活,从而减少动作电位数量。由于卡马西平脂溶性大,口服时其在体内吸收缓慢,与蛋白结合率较高。卡马西平可诱导肝脏中的 CYP450 酶,从而增加了包括自身在内的多种药物的代谢。

制剂和剂量

卡马西平有片剂、咀嚼片、缓释胶囊、糖浆、悬浮液和栓剂多种剂型。对于三叉神经痛虽然没有剂量指南,但是通常都是最初用 100mg bid,之后逐渐增加到 400mg tid 的最大剂量。考虑到有造血系统毒性的潜在风险,因此维持剂量应该在起效水平的最小剂量。卡马西平缓释胶囊,可以每天用两次以达到与上述相同的每日总剂量。

相关副作用及药物间相互作用

卡马西平严重毒性包括可以导致白细胞减少、血小板减少、再障、粒细胞增多(罕见)、肝细胞中毒、皮肤反应(如重症多形红斑(Stevens-Johnson syndrome)、中毒性表皮坏死溶解症)以及轻度的肾功能紊乱[80]。在使用卡马西平之前,应检测全血细胞计数、肝功能、尿素氮、尿常规、网织红细胞计数、血清铁等。血细胞计数和肝功能必须定期监测,如怀疑中毒须停药。

由于药代动力学在前面已经有所讲述,卡马西平可以同许多其他药物相互作用(e 表 52-3),除此之外,由于潜在的交叉作用,对三环类抗抑郁药有超敏反应的患者禁用卡马西平,在服用单胺氧化酶抑制剂两周内也不能用本药。

氯硝西泮

与康复医学的关系

苯二氮䓬类已被用于缓解神经病理性疼痛,尤其患有三叉神经痛而又不能耐受卡马西平、巴氯芬和苯妥英钠或对以上药物无效的患者,也用于运动功能障碍(如与睡眠有关的夜间肌阵挛、不宁腿综合征、迟发性运动障碍、幻肢痛和阿片相关性肌阵挛抽搐)的患者。

作用机制及药代动力学

参见表 52-5 和表 52-6。

氯硝西泮(clonazapam)脂溶性高,而且和血浆蛋白亲和力强,它在肝脏中被乙酰化为无活性的产物,并且被肾脏逐步排泄,也有少量的产物通过乳汁排泄。尽管如此,但还没有对新生儿产生不良反应的报道,因此哺乳期并不是禁忌证[81]。

制剂和剂量

氯硝西泮有 0.5mg、1mg、2mg 规格的片剂,该品牌药品在药片中央有独特的 K 字形孔以示区分。用于治疗运动功能紊乱时,氯硝西泮起始量为睡前 0.5mg 或 0.5mg tid,也可以逐渐增加到 2mg tid。治疗三叉神经痛推荐的剂量为 0.5~1.0mg/d[82]。

相关副作用和药物间相互作用

在治疗早期过程中可能会有共济失调和人格改变,长期使用会减轻。另一方面,戒断可能导致流感样症状,长期大剂量使用后突然停药甚至会导致癫痫发作。同所有的苯二氮䓬一样,长期使用氯硝西泮可以致成瘾和身体耐受性。当氯硝西泮和另一种中枢神经抑制剂同用时应更加小心。

拉莫三嗪

拉莫三嗪(lamotrigine)主要用于治疗癫痫和双相情感障碍,有大量精心设计的临床试验在研究其于神经痛的疗效,但系统评价认为拉莫三嗪对于急、慢性疼痛疗效甚微[83]。此外,也有关于致命的皮肤反应的报道,其中包括重症多形红斑(Stevens-Johnson syndrome)和中毒性表皮坏死溶解症。

奥卡西平

与康复医学的关系

奥卡西平(oxcarbazepine)在结构上和卡马西平类似,自 1990 年以来,它已被用于治疗癫痫。有证据显示奥卡西平对于新发的及顽固的三叉神经痛都有效[84]。此外,奥卡西平对局限性的神经病理性疼痛和双相情感障碍也有一定的优势[85]。

作用机制及药代动力学

参见表 52-5 和表 52-6。

奥卡西平在肝微粒体内代谢为有活性的 10-单羟基代谢产物(10-monohydroxy metabolite,MHD),因而加强了其药理学效应,该过程很少诱导肝 CYP450 酶。MHD 通过肾脏排泄。

制剂和剂量

奥卡西平有 150mg、300mg 和 600mg 三种规格的片剂,也有 60mg/ml 的混悬液。可较快地(7~10 天内)从推荐起始剂量(75~300mg bid)增加到最大剂量(1 200mg bid)。奥卡西平治疗三叉神经痛药量可以是 600~1 800mg/d。

相关副作用及药物间相互作用

虽然与卡马西平结构相似,奥卡西平却无严重的造血系统毒性,但是有中枢神经系统和胃肠道不良反应的报道,20%~25%的患者因不能耐受副作用而停药。

应避免与非洛地平等钙离子拮抗剂和/或口服避孕药同时服用,其具体机制仍不明确。但维拉帕米可以降低奥卡西平 20%的血药浓度,而奥卡西平可降低非洛地平 30%的血药浓度。奥卡西平促进避孕药代谢,从而降低了其疗效[86]。抗癫痫药在治疗癫痫时常可同时服用,但这并非适用于神经病理性疼痛。与抗癫痫药同时服用时也必须谨慎,因为肝 CYP450 酶的诱导剂(如卡马西平、苯巴比妥、苯妥英钠等)平均可以降低奥卡西平 40%的血药浓度。

苯巴比妥

苯巴比妥(phenobarbital)治疗疼痛的有效性的证据有限[87]。如同所有巴比妥类药物一样,缺乏人类神经性疼痛研究,并且镇静特性限制了其使用。因此,苯巴比妥在神经性疼痛管理中的作用非常有限。

苯妥英钠

与康复医学的关系

除了众所周知的抗癫痫作用外,苯妥英钠(phenytoin)也是超适应证的治疗神经病理性疼痛的药物。苯妥英钠是抗癫痫药中最早被当作治疗神经痛的药物,25 年前已通过临床对照试验证实其对三叉神经痛和糖尿病神经痛有效。但具有讽刺意味的是,临床试验显示出互相矛盾的证据[88]。除此之外,苯妥英钠与很多药物间有显著的相互作用。相对而言,苯妥英钠价格较低。每天用药一次,花费很少就可以产生一定的疗效。

药代动力学和药物间相互作用

参见表 52-5 和表 52-6。

由于苯妥英钠为弱酸性,其口服在胃里吸收缓慢。该药物主要和血浆蛋白结合,并且它很容易透过血脑屏障。苯妥英钠在肝脏中被羟化为无活性的产物,然后经肾脏排泄,这种代谢途径随着苯妥英钠的血药浓度增加而逐渐饱和。

制剂和剂量

苯妥英钠有片剂、缓释胶囊、咀嚼片、注射剂和口服混悬液多种剂型。治疗神经痛的剂量通常比治疗癫痫时要小,但是具体的剂量尚未确定。鉴于其复杂的药代动力学,监测血浆中苯妥英钠的水平是很重要的,因为剂量的小幅度增加就会导致血浆浓度出乎意料的大幅度增加从而大幅度提高其血药浓度。

相关副作用及药物间相互作用

副作用可以被分为以下三类:剂量相关的毒性反应,药物本身副作用,特异质反应:

- 剂量相关的毒性作用通常发生在血浆水平 20~40μg/ml 之间,但存在明显的个体差异。影响包括镇静,共济失调和眼球震颤。长时间高剂量摄入苯妥英钠可能会导致周围神经痛。
- 长期使用的副作用包括多毛症,骨软化症,低钙血症(继发于对维生素 D 代谢的干扰),巨幼细胞性贫血(继发于干扰维生素 B_{12} 代谢)和牙龈增生(继发于干扰成纤维细胞活性)。
- 特异反应包括血液异常和罕见的临床表现,类似于恶性淋巴瘤。

由于对苯妥英钠致畸性的报道存在争议,因此不应给孕妇使用。其致畸作用包括胎儿乙内酰脲综合征。用于治疗癫痫的剂量可致小脑共济失调,这可能会干扰康复治疗。

52

普瑞巴林

与康复医学的关系

普瑞巴林(pregabalin)是 GABA 的类似物,被美国 FDA 批准用于治疗糖尿病神经痛、疱疹后神经痛以及癫痫,也是其他的神经痛的超适应证药。此外,越来越多的证据表明,普瑞巴林与加巴喷丁高度相似,有助于缓解焦虑症的焦虑症状[89-91]。

作用机制与药代动力学

从结构上来说,普瑞巴林应属于钙通道阻滞剂[92]。但从理论上来说,普瑞巴林还有其他的作用机制,包括通过调节多种神经递质的释放(如谷氨酸、去甲肾上腺素、P 物质)[93]来产生其抑制神经元的效应。

普瑞巴林的口服生物利用度大于 90%。伴随进食会降低吸收率,但吸收的总量保持恒定。普瑞巴林不与血浆蛋白结合,几乎通过一级动力学的方式以原形从尿液排泄。

制剂和剂量

普瑞巴林有以下规格的胶囊剂:25mg、50mg、75mg、100mg、150mg、200mg、225mg 和 300mg。对于糖尿病性神经病的治疗,通常从 50mg tid 开始,持续 1 周后增加到最大剂量 1 000mg tid。用于治疗疱疹后神经痛的剂量可以从最初的 75mg bid 或 50mg tid 开始,1 周后增加到 150mg bid 或 100mg tid,治疗的最大剂量为 600mg/d。

相关副作用及药物间相互作用

头晕、困倦、口干常被报道[94],有时也会有头痛、体重增加、水肿、视力模糊和注意力不能集中等。由于某些患者可出现欣快感,因此普瑞巴林被归为第五类控制药品[95]。如加巴喷丁一样,普瑞巴林没有已知的药物相互作用。

噻加宾(盐酸噻加宾)

与康复医学的关系

噻加宾(tiagabine)直到本世纪才得以应用,尽管它在动物模型中显示出对神经病理性疼痛的抗痛觉过敏和镇痛作用,但尚缺乏安慰剂对照的试验数据。迄今为止只有两个小的临床试验显示了较好的结果[96-98]。新的研究提出噻加宾对僵人综合征(Stiffman syndrome)、磨牙症、多发性硬化中的强直性肌痉挛显示出一定的效果。然而,要得出确切的结论还需要做大量的研究[98-101]。

作用机制与药代动力学

参见表 52-5 和表 52-6。

噻加宾口服吸收好,伴随食物同服会降低吸收率,但吸收的比例保持恒定。噻加宾与血浆蛋白高度结合。噻加宾的代谢包括氧化和葡萄糖醛酸化,两种途径均产生无活性的代谢物,这些代谢物由胆道系统(主要)和肾脏(次要的)排泄。

制剂和剂量

噻加宾有多种规格的片剂(2mg、4mg、12mg、16mg 和 20mg),其治疗神经病理性疼痛的剂量表尚未确定。两项公布的临床试验研究了每天服用从 4~24mg 不等剂量的疗效。当用作抗癫痫药时应从每天服用 4mg 开始,然后在 2 周时增加到 8mg,之后每周间隔增加 4~8mg,直到出现临床反应或直至 32mg/d。

相关的副作用和药物间的相互作用

副作用轻微。中枢神经系统和消化道功能紊乱

(如疲劳、嗜睡、恶心、腹痛)是受试者退出噻加宾相关临床试验的主要原因。噻加宾也无明显的药物间的相互作用。

托吡酯

与康复医学的关系

托吡酯(topiramate)结构上来源自 D-果糖,已获得美国 FDA 批准用于癫痫发作治疗和偏头痛预防,但也作为超适应证药来治疗神经性疼痛和肌肉抽搐[102]。尽管一些小样本研究支持托吡酯治疗神经性疼痛包括糖尿病神经病变的疗效,但是针对其疗效的大样本研究结果令人失望[103,104]。一些小样本研究还发现,托吡酯可以缓解顽固性肋间神经痛、三叉神经痛和三叉神经性自律性头痛,这些发现可能会吸引更多的研究[105,106]。另一个可能的适应证是减轻体重,芬特明/托吡酯联合用药可显著减轻肥胖症患者的体重,托吡酯与苯丁胺联合使用可致体重大幅度减轻并改善肥胖患者心脏代谢危险因素[71],其他适应证包括躁郁症[107]。

药物代谢动力学和功能机制

参见表 52-5 和表 52-6。

托吡酯被体内迅速吸收,与血浆蛋白结合少(<20%)。仅有 1/3 的药物是由肝 CYP450 系统代谢为非活性代谢产物,其余的药物以原型经尿液排出。

制剂和剂量

托吡酯有片剂(25mg、50mg、100mg 和 200mg)和胶囊(15mg 和 25mg)。作为预防癫痫发作的辅助疗法,其推荐每日剂量是 200mg,每天两次;如果通过渐进加量法(超过 8 周)从最初的 25mg/d 渐进加量到治疗剂量,能减少其对认知的不利影响。在托吡酯治疗神经病理性疼痛方面尚无剂量指南,通常在 200~400mg/d 之间。

相关的副作用和药物间的相互作用

托吡酯可引起两种中枢神经系统相关的副作用:精神运动性迟缓(如注意力难以集中和言语迟钝)和嗜睡。长期摄入会导致体重下降(继发于食欲抑制)和感觉异常。上述讨论的可逆效应通常更常见于癫痫发作的预防剂量[108]。急性近视和闭角型青光眼的偶发病例也与托吡酯的使用有关[109]。除此之外动物模型实验发现托吡酯可能具有致畸性。

托吡酯是一种碳酸酐酶抑制剂,应避免将其与另一种碳酸酐酶抑制剂同时使用,以防止肾结石形成的风险增加。托吡酯对肝 CYP450 酶也有轻微的诱导作用,由此可加快地高辛和口服避孕药的代谢。

丙戊酸钠

与康复医学相关

丙戊酸钠(valproate)已被用作癫痫和偏头痛预防的第三线药物。近来大量研究揭示,丙戊酸钠也用于治疗疱疹后神经痛和多发性神经病等神经病理性疼痛[110-114]。与其他几种抗惊厥药类似,丙戊酸钠疗效的证据并不充分。丙戊酸钠曾被用于小样本量的截瘫患者中枢性疼痛的临床试验研究,但效果不佳[115]。在实验诱发的中枢性疼痛的研究中结果不一[116]。

作用机制及药代动力学

参见表 52-5 和表 52-6。

丙戊酸钠是脂溶性化合物,与蛋白质紧密结合且迅速地吸收,然后通过氧化和葡萄糖醛酸化途径在肝脏中代谢。活性代谢产物和一些小的未代谢的原型经肾排泄。

制剂和剂量

丙戊酸钠有多种制剂:糖衣片、胶囊、缓释片、长效片剂、糖浆和肠外制剂。通常开始服用时 250mg/d,然后渐进加量至最大剂量 1 000mg bid。

副作用和药物间相互作用

临床上常见的副作用包括恶心、震颤、嗜睡和体重增加。严重的并发症包括儿童的肝毒性、胰腺炎和出血时间延长。在使用过程中应监测相关参数。丙戊酸盐诱发的脑病罕见,据推测是由于抑制氨代谢引起的[117]。然而,最近有报道称在无高氨血症的情况下发生脑病[118]。

丙戊酸盐是氧化和葡萄糖醛酸化途径的抑制剂,它抑制苯妥英钠、卡马西平和拉莫三嗪的代谢,它还减少了阿米替林和去甲替林的清除率。

唑尼沙胺

与康复医学的关系

唑尼沙胺(zonisamide)已被美国 FDA 批准为部分性癫痫的辅助疗法用药。2005 年一项小规模的随机临床试验数据统计显示,唑尼沙胺用于治疗糖尿病神经病变的疗效不显著[119,120]。2015 年的另一项研究发现,唑尼沙胺在缓解神经病理性疼痛的功效方面仍缺乏证据[121]。

作用机制与药代动力学

参见表 52-5 和表 52-6。

制剂和剂量

前 2 周每天服用 100mg 唑尼沙胺胶囊,之后可将剂量增加至 200mg/d,持续至少 2 周。根据剂量表可增加至每天 300mg 和 400mg,剂量稳定至少 2 周,以达到稳定状态。唑尼沙胺作为抗惊厥剂的对照试验结果表明 100~600mg/d 的剂量是有效的,但是没有显示 400mg/d 以上剂量可增强疗效。

相关的副作用和药物间的相互作用

对磺胺类药物过敏者禁用唑尼沙胺。已有报到少见的再生障碍性贫血和粒细胞缺乏症等副作用的病例。服用唑尼沙胺还可导致中枢神经系统的病症(抑郁症和精神失常)、精神性运动迟缓(注意力难以集中和语言/言语障碍,特别是选词困难)、嗜睡和疲劳。联合使用苯妥英钠或卡马西平可以增加唑尼沙胺的清除率。

局麻药-注射用麻醉剂

与康复医学的关系

在康复科门诊的工作中,注射用麻醉剂和局部用麻醉剂经常用于多种疾病的治疗过程中,如局部麻醉以及作为关节内、软组织和神经阻滞治疗过程的诊断工具。在关节内和软组织内注射,也联合皮质激素达到立即止痛的效果。注射麻醉剂也可以作为增生疗法的溶剂。

根据化学结构,局部麻醉剂分为酯类(如普鲁卡因)或酰胺类(如丁哌卡因和利多卡因)。酰胺类麻醉剂比酯类在临床中更常用,因为后者更容易发生

过敏反应,两类之间不会发生交叉过敏反应[122]。酰胺类又根据每种药物的作用时间进一步细分。利多卡因是短效注射麻醉剂,通常用于经皮浸润麻醉。长效注射麻醉剂用于较长时间的操作通常能持续整个的操作过程,术后缓解疼痛时间长。丁哌卡因(长效注射剂)从其结合部位缓慢释放,导致麻醉作用时间更长[123,124]。例如在使用利多卡因麻醉作肩关节撞击综合征的诊断性试验后,用丁哌卡因加入皮质激素注射可较长时间缓解疼痛,然后皮质激素再逐渐起效。本节中将更详细地说明酰胺类麻醉剂。

丁哌卡因

丁哌卡因(bupivacaine)被广泛使用已逾半个世纪,随后引入了两种可与之比美的变异体(左旋丁哌卡因和罗哌卡因)以规避与丁丙卡因相关的副作用。但丁哌卡因仍是可行的、廉价的选择[125,126]。尽管外科手术中的脊柱麻醉被认为是丁哌卡因的最佳适应证,但是丁哌卡因联合皮质激素也能在关节内、软组织和一些脊椎注射时使用,它能长时间缓解疼痛,对利多卡因注射有副反应的患者时可选择这一方案[127]。丁哌卡因也用于射频消融前的内侧分支阻滞。

临床和实验室研究表明,局部麻醉药丁哌卡因、利多卡因、罗哌卡因、甲哌卡因和左旋丁哌卡因可能对人软骨细胞、软骨有毒性作用[128-130]。丁哌卡因,罗哌卡因和甲哌卡因具有时间依赖性,浓度依赖性和药物依赖性的软骨毒性[130]。在针对兔关节的动物研究中,0.5%的丁哌卡因可引起关节内滑膜改变和关节软骨炎症,另一项研究表明,持续关节内输注丁哌卡因 48h(含或不含肾上腺素)1 周后会导致软骨溶解[131,132]。许多临床报告表明,长时间使用局麻药进行关节内疼痛泵导管输注有很高的软骨溶解风险,尤其在关节受损的情况下应谨慎使用[128,129,133]。尽管很少证据表明单次注射会导致软骨溶解,但应避免高浓度剂量使用[128,133,134]。一项体外研究表明,将丁哌卡因缓冲至 pH 7.4 会比单独使用丁哌卡因导致更大的软骨溶解风险,因此不建议使用[135]。当丁哌卡因被包裹在具有水核的磷脂双层的脂质体中时,可使麻醉剂缓慢释放,从而延长作用时间并延迟峰值血浆浓缩。丁哌卡因脂质体是一种经过批准的新疗法用药,可用于肛肠切除术和痔疮切除术后的术后疼痛[136]。丁哌卡因脂质体具有可预知的动力学,一个可接受的副作用是其不具有任何阿片类药物作用,并且患者肝损伤的程度是可接受的[124,137,138]。

利多卡因

利多卡因(lidocaine)作为麻醉剂已被使用大半个世纪了。利多卡因因其副作用较少,已取代第一种合成麻醉剂普鲁卡因,作为短效注射麻醉剂的选择。利多卡因常用于门诊患者,例如用于肌肉骨骼注射,神经阻滞或组织水分离。

作用机制及药代动力学

所有酰胺类麻醉药均为钠通道阻滞剂,可选择性抑制抗河豚毒素的钠通道。这些轴突结构参与产生痛觉和温度感觉。局部麻醉剂可引起选择性的神经阻滞(感觉神经阻滞但运动神经基本正常)[139,140]。此外,酰胺类麻醉药可使组织损伤部位的神经传递受阻从而产生神经病理性抗炎作用[141]。

许多因素影响注射用麻醉剂的效果,包括脂溶性、电离度、分子大小和血管扩张能力,这些因素与麻醉剂的效力、起效时间和作用时间成正比。酰胺类经过广泛的肝脏代谢成为活性代谢产物,而酯类则被血浆酶水解为对氨基苯甲酸(一种潜在的过敏

原)。血清水平在注射后 5~25min 达到峰值,这取决于给药途径和肾脏排泄率。

制剂和剂量

表 52-7 总结了经皮麻醉注射中使用利多卡因和丁哌卡因的指导剂量。有不同浓度剂量可供参考(如 2% 和 4% 的利多卡因溶液),包括用于需要最小注射量的手术,例如手指神经阻滞和小关节注射。

一般常用最小有效剂量,并根据对患者的年龄和总体健康状况等因素调整剂量,因为儿童,老年人,虚弱和重病的患者更有可能出现麻醉药中毒。肝功能障碍或肝血流量减少(如服用 β-肾上腺素受体阻滞剂或充血性心力衰竭)的患者风险性也很大。麻醉剂量也应根据注射部位的麻醉药的吸收率来调整。血管丰富的区域(如肋间或硬膜外区域)吸收快,会使得血清浓度迅速增加,需用较低的有效剂量。相反,皮下组织的灌注较低,因此不会导致血清浓度快速升高,故不需要调整剂量。

表 52-7　常用的局部麻醉剂

通用名(商品名)	适用制剂和浓度	开始起效时间(持续时间)	囊内[a]注射常用剂量/ml	关节腔注射常用剂量/ml 小关节(大关节)	经皮浸润注射最大剂量/ml
丁哌卡因(marcaine, sensorcaine)	0.25%,0.5%	5min(2~4h)	A:2½~4½ IP:4~4½ Ish:2½~4 SA:4~6 T:4½~9	1~2ml(2~4ml)	70ml
利多卡因(xylocaine)	0.5%,1%	½~1min(½h)	A:2½~4½ IP:4~4½ Ish:2½~4 SA:4~6 T:4½~9	1~2ml(2~4ml)	60ml

[a]A,鹅足滑囊;IP,髂耻滑囊;Ish,坐骨滑囊;SA,肩峰下滑囊;T,转子滑囊。

有时与局部麻醉药联用的其他药物

肾上腺素

肾上腺素具有抵抗麻醉剂血管扩张的特性,因此可减缓机体对麻醉剂的吸收。麻醉剂与肾上腺素联合使用,可增强和延长镇痛效果并减轻麻醉药的全身毒性[142-144]。肾上腺素还可用来稀释高剂量制剂,避免发生因麻醉剂而引起的副作用。通常使用浓度为 2~10μg/ml(即 1/500 000~1/100 000)之间。

尽管具有诸多优点,肾上腺素仍可导致患者产生诸如伤口感染、心动过速和高血压等副作用。普遍认为当肾上腺素注入身体血运不充足的部位(如手指),可阻断或限制血液供应,从而发生组织缺血。另一个值得注意的是肾上腺素溶液中含有偏亚硫酸钠,在某些个体会引起过敏反应[145]。

总体而言,肾上腺素不太可能成为内科常规注射过程中混合的注射溶液。实际上,高年资医师并不主张注射过程使用肾上腺素。

7.5%碳酸氢钠

利多卡因在皮内和皮下注射时会产生令人难忘的灼热感,这是因为利多卡因溶液是酸性的,尤其多剂量瓶还含有防腐剂,联用肾上腺素会进一步降低 pH 而加剧疼痛。可以通过加入 7.5% 的碳酸氢钠以 9∶1(如 2ml 碳酸氢钠加入 20ml 的 1% 的利多卡因中)稀释利多卡因,减轻灼热感[120,146]。混合物应在 24h 内使用,以避免在稀释溶液时由于对防腐剂的影响不清楚而造成污染的风险。稀释利多卡因还可以提高麻醉效果。局部麻醉药通常制成水溶性盐酸盐(LAH_+),以增加保存期限和稳定性,因此呈酸性。由于局麻药通过神经鞘和膜扩散至受体部位,因此只有不带电荷的碱(LA)才能穿透脂质膜。加入碳酸氢盐可以增加结合部位,从而加快麻醉起效[147]。

相关的副作用和药物间的相互作用

酰胺类麻醉药治疗指数宽。尽管单独使用时会发生剂量相关的毒性。对于 70kg 体重的人,利多卡因和丁哌卡因的最大推荐剂量分别为 28 和 56ml[148,149]。

一个 70kg 重的人的计算如下所示:

- 利多卡因最大剂量 4mg/kg×70kg = 280mg
  280mg/(10mg/ml) = 28ml 最大剂量(1% 利多卡因每瓶制成 10mg/ml)
- 丁哌卡因最大剂量 2mg/kg×70kg = 140mg

140mg/(2.5mg/ml)= 56ml 最大剂量(0.25%丁哌卡因每瓶制成2.5mg/ml)

脊柱注射产生毒副作用的可能性通常更大,这是因为药物可能由于操作不慎而注入鞘内。特别是颈椎注射可能会由于椎动脉意外注射而引起。这解释了为什么有些操作者在“利多卡因试验注射”期间,使用早期全身毒性的指标作为注射糖皮质激素(甚至非颗粒糖皮质激素)之前进行血管内注射的指标。脊柱注射另外一个潜在的局麻副作用与罗哌卡因有关。具体来说,罗哌卡因联合地塞米松可快速形成晶体,如果在定向脊髓注射过程中发生了不慎注射入血管,则该晶体的大小足够成为栓子。但地塞米松与利多卡因或丁哌卡因混合使用时未见结晶[150]。

全身毒性反应虽少见,但不慎血管内注射或过量给药,可影响中枢神经系统,进而影响心血管系统[125]。与利多卡因和罗哌卡因相比,丁哌卡因对中枢神经系统的毒性更大,并且致心律失常性更严重[148,151]。患有全身性局麻注射中毒者最初可能有困倦、震颤和特殊感官功能改变(如耳鸣和/或金属异味感);但随着血清中药物水平的增加,会发生心律失常、癫痫发作和呼吸或心搏骤停[152]。据报道,脂类输注可治疗后期的全身毒性反应[153,154]。一项研究的结果表明,脂质乳剂可以抵消丁哌卡因毒性所致心肌细胞线粒体功能的抑制和线粒体钙浓度的异常[153]。

有一些与局麻药有关的潜在药物相互作用。由于局麻药是中枢神经系统抑制剂,因此不应与其他中枢神经系统抑制剂联用。麻醉药可以增强神经肌肉阻滞剂的作用[155]。含有肾上腺素的制剂不应与单胺氧化酶抑制剂(MAOI)或三环类抗抑郁药(TCA)并用,因为它们可能导致严重的高血压。

52

局麻药-局部用麻醉剂

除注射剂外,局部麻醉剂(local anesthetics)有乳膏和透皮贴剂,通常用于术前软组织麻醉。局部利多卡因贴剂也已成为疱疹后神经痛(PHN)推荐的一线治疗药物,并已越来越多地用于各种神经性和肌肉骨骼疼痛[156,157]。

局部麻醉剂的共溶混合物

局部麻醉剂的熔混合物(eutectic mixture of local anesthetics,EMLA)乳膏是由2.5%丙胺卡因和2.5%利多卡因液滴组成的乳液。局部用药具有长达4h的持久麻醉作用[158]。可以在疼痛门诊手术前1h将其涂在完整的皮肤上。EMLA以1~2g/10cm^{2}的厚层(最大剂量为20g/200cm^2)涂在皮肤上。手掌和脚底的穿透力不同[159]。大量的研究通过对比安慰剂乳液、氯醋酸乙酯、皮下注射利多卡因和离子电渗疗法证明了EMLA的疗效[160]。尽管EMLA被认为不如注射利多卡因有效,但仍被推荐[161]。

利多卡因乳液和贴剂

利多卡因乳液(lidocaine cream,LMX)被认为与EMLA等效,但起效更快(LMX起效时间为1/2h:EMLA为1h)[162]。贴剂的形式有阻滞痛觉和避免受伤皮肤摩擦的机械屏障的双重作用,是美国FDA批准用于治疗疱疹后神经痛的药物。还有一些证据表明,利多卡因贴剂可有效治疗其他神经性疼痛,如下背部疼痛和骨关节炎性膝关节疼痛[156,163,164]。两项无对照组的研究报道揭示,此剂也对反射性交感神经营养不良(RSD)/复杂性区域性疼痛综合征(CRPS),残肢痛,肋间神经痛,开胸术后疼痛和感觉麻痹均有明显缓解作用[117,165]。

已证明使用5%利多卡因药膏可治疗疱疹后和糖尿病引起的疼痛。研究表明,与普瑞巴林相比,利多卡因膏药在治疗疱疹后疼痛方面比在糖尿病周围神经病变方面具有更好功效、更有利的安全性和患者满意度[166,167]。

利多卡因贴剂和乳液含有5%利多卡因700mg。治疗疱疹后疼痛剂量推荐最多可以同时使用三张贴剂,贴于完好的皮肤,一天贴12h,不影响穿衣服。在药店可以找作用较弱的乳液和贴剂。

利多卡因-肾上腺素-丁卡因

利多卡因-肾上腺素-丁卡因(lidocaine,epinephrine,and tetracaine,LET)溶液和凝胶由4%利多卡因、0.1%肾上腺素和0.5%丁卡因组成。凝胶体比液体有明显的优点,通常在简单的面部和头皮割伤缝合前半个小时使用[168]。LET也可以减轻浸润麻醉的疼痛。在一项针对221名3~17岁儿童的随机研究中,在组织修复之前用LET溶液黏合剂进行了小伤口的预处理,可使疼痛减轻,并使无痛修复的数量增加[169]。LET还可以减轻浸润性麻醉带来的疼痛。在前面所提到的操作中,使用1~3ml的剂量就会有效。当使用在躯干或四肢的大伤口时LET没有效果。

利多卡因-丁卡因贴剂

利多卡因-丁卡因(lidocaine-tetracaine,LT)贴剂是一种新型的局部麻醉剂,内置氧激活加热元件,7%利多卡因和7%丁卡因1∶1比率共溶混合。与利多卡因相比,LT的起效更快,在使用后10min内即可有效麻醉[170]。LT 贴片对肩峰撞击综合征[171]和肌筋膜疼痛综合征的患者有用[172,173]。

利多卡因-丁卡因撕贴

利多卡因-丁卡因撕贴(S-Caine Peel,Pliaglis)是一种由 7%利多卡因和 7%丁卡因组成的乳液,在使用后半个小时内变干,然后可剥离。有证据表明,在接受皮肤手术的成年人中优于凝胶(EMLA),但具有与 LT 贴片相似的疗效[174]。

相关副作用和药物间的相互作用

局部用药潜在的副作用类似于它们的注射剂,经皮途径给药易于引起局部皮肤红斑和刺激。有 8 项检测报告显示应用部位出现红斑,灼热,瘙痒和水肿[174]。重要的是,这些局部反应通常不是由于麻醉药过敏而引起。总的来说,局部麻醉是安全的,因为使用贴剂长达 8.7 年的患者在超过 120 000 个贴片小时内未观察到严重的不良事件[175]。但对于服用Ⅰ类抗心律失常药(如妥卡尼和美西律)的患者,应谨慎使用局部麻醉剂,因为这两种药的毒性作用可能具有潜在的协同作用[176]。

肌肉松弛剂

在康复科的应用

肌肉松弛剂(muscle relaxants)通常分为两类:抗痉挛药(antispasticity agents)如巴氯芬(baclofen)和丹曲林(dantrolene),常用于多发硬化和脑瘫的持续肌张力增高状态的治疗;解痉药(antispasmodic agents)如卡立普多(carisoprodol)、氯唑沙宗(chlorzoxazone),环苯扎林(cyclobenzaprine)、美他沙酮(methocarbamol)、奥芬那君(orphenadrine)和美索巴莫(methocarbamol)[177],主要用于治疗引发疼痛的发作性肌肉痉挛。地西泮(diazepam)和替扎尼定(tizanidine)同属以上两类[178]。肌肉松弛剂主要是短期内用于抑制引起疼痛的肌肉紧张状态。通常情况下,有显著肌肉疼痛的下腰痛和颈痛、纤维肌痛、紧张性头痛和其他肌筋膜疼痛综合征[177,179,180],医师会开出肌肉松弛剂的处方。虽然目前尚无发表的研究对比过非甾体抗炎药(NSAID)与肌肉松弛剂的疗效,但肌松剂对非特异性腰背痛的患者还是有益的。事实上,医师会给 35%的非特异性下腰痛患者推荐肌肉松弛剂治疗,18.5%会接受肌肉放松治疗[178]。值得注意的是,同时使用肌肉松弛剂和止痛药可以提高肌肉松弛剂的疗效,从而减少有效剂量[155]。

肌肉松弛剂降低肌肉的兴奋性,从而减轻肌紧张引起的疼痛。不像抗痉挛药物那样,肌肉松弛剂的优点在于不会削弱肌肉的力量。但是其镇静作用限制了它们的应用,有时医师的肌肉松弛剂处方只能开在睡前服用。环苯扎林、卡立普多、丹曲林、地西泮、美他沙酮、美索巴莫和替扎尼定是最常用的几种肌肉松弛剂[181]。

药物代谢动力学和功能机制

不同的肌肉松弛剂,其药理机制和药代动力学特性不同,因此肌肉松弛剂是一组各自独立的药物(表 52-8)。它们之间唯一的共同特性是都以某种形式作用于中枢神经系统,而不是肌肉纤维水平,以阻断伤害性信号,产生骨骼肌肉松弛作用。丹曲林是一个例外,因为这种药物的作用水平是肌肉纤维。

52

表 52-8　肌肉松弛剂

通用名(商品名)	相似结构	剂量/mg	其他特性和副作用
单一剂型			肌肉松弛剂常有镇静作用
卡立普多[carisoprodol(soma)(rela)]	甲丙氨酯[meprobamate(equanil,miltown)]	250~350mg tid 和睡前 最大剂量 1 400mg qd	确切的作用机制尚不清楚,但有中枢作用;镇静、心动过速、呼吸短促、头晕、困倦、头痛、罕见的首次剂量特异性反应(短暂的四肢瘫痪,视力丧失),急性间歇性卟啉症禁用;有成瘾性;从较低初始剂量起根据需要/对肝功能障碍的耐受性逐渐增加
环苯扎林[cyclobenzaprine(flexeril,amrix)]	三环类抗抑郁药	速释剂:5mg tid;最大量:10mg tid 缓释剂:15mg qd;最大剂量:30mg qd	确切的作用机制尚不清楚,有中枢作用;应用广泛;血浆水平变化大;镇静和其他抗胆碱能副作用(避免用于老年人、心脏病);绝对禁忌证:与单胺氧化酶抑制剂(MAOI)一起使用

续表

通用名(商品名)	相似结构	剂量/mg	其他特性和副作用
地西泮[diazepam(valium)]	苯二氮䓬类	2~10mg tid-qid 或 qd	通过与苯二氮䓬类受体结合增强 GABA 效应;还用作抗痉挛剂;镇静、健忘症、头晕、共济失调、易产生耐受性、依赖性、滥用和戒断症状、谵妄和老年人的高跌倒风险,过量导致呼吸衰竭和死亡
美他沙酮[metaxalone(skelaxin)]	无	800mg 口服 tid-qid	确切的作机制尚不明确但有中枢作用;通常有嗜睡、头晕、精神紧张、恶心、呕吐和头痛,少见中枢神经系统反常性兴奋作用;造血系统毒性反应,特别是溶血性贫血或白细胞减少;肝、肾功能障碍者禁用
美索巴莫(methocarbamol(robaxin))	美芬新(mephenesin)第一种肌肉松弛剂	首剂:1 500mg qid,2~3 天 维持剂量:750mg q4h,1 500mg 口服 qid 或 1 000mg qid;最大剂量:4g qd	确切的作用机制尚不清楚,但有中枢作用;肌注较为不便,因为需要注射双侧臀部,而不能全部剂量注射在一侧臀部;降低癫痫发作阈值 可降低癫痫发作的阈值;尿呈黑色、棕色或绿色;可能损害精神状态;可能加重重症肌无力症状
奥芬那君(orphenadrine(norflex))	抗组胺剂	100mg 口服 bid 60mg 静脉注射/肌注 bid	确切的作用机制尚不清楚,但有中枢作用;镇静、幻觉、激动、兴奋、心动过速(避免用于充血性心力衰竭和心律失常);抗胆碱能作用(避免用于老年人);罕见的再生障碍性贫血病例,有部分哮喘患者肌注或静滴时有诱发过敏的报告
氯唑沙宗(chlorzoxazone)		250~750mg tid~qid	头晕、轻度头痛、乏力不适、尿呈红色或橙色、胃肠道刺激和罕见的胃肠道出血
肌肉松弛/镇痛药合剂			
卡立普多阿司匹林合剂(soma compound)		1~2 片口服 qid 最大疗程:2~3 周	内含:卡立普多 200mg/阿司匹林 325mg;有成瘾性,副作用同卡立普多加水杨酸盐毒性
卡立普多可卡因合剂		1~2 片口服 qid 最大疗程:2~3 周	内含:卡立普多 200mg/阿司匹林 325mg/可卡因 16mg;潜在的加强镇静效果;高度的成瘾性
美索巴莫阿司匹林合剂(robaxisal)		2 片口服 qid	内含:美索巴莫 400mg/阿司匹林 325mg;副作用同美索巴莫加水杨酸盐毒性

52

肌肉松弛剂制剂、剂量、相关副作用和药物间的相互作用

见表 52-8。

肌肉松弛剂和抗痉挛药

巴氯芬

巴氯芬(baclofen)是一种中枢性肌肉松弛剂,主要用于治疗多发硬化、脑瘫和脊髓损伤等中枢神经系统损伤引起的痉挛状态和改善患者的运动能力。巴氯芬是 $GABA_B$ 受体的直接激动剂,抑制脊髓节段的突触前和突触后传递[182]。虽然巴氯芬一直在适应证以外被用作肌肉松弛剂,但支持的文献很少[177,180,183]。尽管如此,一些保险公司因为成本问题,一直要求巴氯芬作为一线的肌肉松弛剂用药。巴氯芬通常是治疗多发性硬化症和脊髓损伤下肢痉挛的首选药物;然而,其对脑源性痉挛的疗效还不太确定[184-186]。无论痉挛的严重程度或脊髓/脑损伤来

源，与其他口服解痉剂相比，口服巴氯芬对减少肌张力和痉挛发作频率都是有效的。首先，根据痉挛程度，可用剂量为 5~30mg/d。根据轻度、中度或重度痉挛[184]，最大剂量可在 20~120mg/d 之间。一项对 16 名受试者的研究表明，巴氯芬和地西泮联合使用可能通过阻断与运动表现有关的神经可塑性变化，从而抑制运动技能的获得。因此，在接受物理治疗的患者中使用要谨慎[187]。对口服巴氯芬不良反应、不耐受或最大剂量无效的脊髓及脊髓上源性重度张力增高患者，鞘内注射巴氯芬是一种可行的方案[188-191]。对于遗传性痉挛性截瘫的患者，鞘内注射巴氯芬是改善步态表现的合适的治疗方法[192]。

丹曲林

丹曲林（dantrolene），结构与苯妥英钠相似[193]，是一种通过抑制骨骼肌的兴奋-收缩偶联而对肌肉直接产生作用的肌肉松弛剂。丹曲林与兰尼碱受体结合后，通过减少骨骼肌细胞内游离钙和肌浆网钙释放，从而抑制肌肉收缩[194]。临床上首次使用口服丹曲林是用于痉挛的治疗[195]。虽然这种美国 FDA 批准的药物是众所周知用于治疗恶性高热的，它也可以用于治疗抗精神病药物恶性证候群（neuroleptic malignant syndrome）、摇头丸中毒和上运动神经元损伤引起的痉挛，包括脊髓损伤，多发性硬化症和脑性瘫痪[194,196]。对于痉挛，成人口服胶囊初始剂量为 25mg/d，随后每 3~7 天增加此剂量，最大剂量不超过 100mg×4 次/d，如果 45 天后没有效果，最好停止。因为丹曲林是由肝脏代谢的[194]，副作用包括全身肌肉无力和肝毒性[183,197]。一项回顾性研究发现 243 人中有 1 人在至少 4 周的低剂量丹曲林口服后出现肝功能不全。临床和实验室密切监测肝功能的情况下，低剂量丹曲林可安全地使用[197]。

卡立普多

卡立普多（carisoprodol），一种常用的肌肉松弛剂，主要作用于 $GABA_A$ 受体氯离子通道[198]。常用的商品名 Soma 合剂是指卡立普多阿司匹林合剂，含有 200mg 卡立普多和 325mg 阿司匹林，增加了解热镇痛的作用[199]。推荐的成人剂量为 250~350mg，每日 3 次和睡前口服，2~3 周为最长疗程。一项研究显示，卡立普多与环苯扎林比较，在治疗肌肉疼痛、痉挛发作、肌紧张、压痛或功能状态的疗效上，没有显著差异[177]。尽管卡立普多不是一种受管制的药物，但卡立普多的滥用问题在过去十年中一直备受关注。因此，许多综述都讨论了它潜在的滥用问题[198,200-202]。卡立普多在结构上和药理学上类似于它的精神活性代谢产物甲丙氨酯（meprobamate），一种美国 FDA 批准的抗焦虑药[199]。甲丙氨酯是一种氨基甲酸酯，可解释卡立普多引起的耐受和戒断等慢性效应[198,200-203]。一项研究表明，巴比妥类拮抗剂可引发服用卡立普多患者产生戒断症状，说明其潜在的成瘾作用可能与苯二氮䓬或巴比妥类化合物类似[198]。卡立普多由肝脏代谢，肾脏排出[199]。不良反应包括镇静、心动过速、呼吸短促、头晕、困倦、头痛，以及罕见的首次给药后特异性反应，如短暂性四肢瘫痪和暂时性视力丧失[178,204]。由于添加了阿司匹林，过量的 Soma 合剂通常也会产生水杨酸盐毒性[199]。对 CYP2C19 活性降低的患者和合用会抑制或诱导 CYP2C19 活性的药物的患者，医师应谨慎给药[205]。一项对 15 名健康的非滥用受试者进行的研究发现，卡立普多在治疗剂量下的精神运动效应微乎其微，但在超治疗剂量下会使患者产生强烈的愉悦感[206]。值得注意的是，一项对 10 名受试者的研究表明，当卡立普多单独给药时，它和安慰剂给人的“飘飘然、梦幻般、药物偏好”的感觉并无区别；然而，与阿片类药物同时给药的 10 名患者中有 3 名产生了滥用倾向——“愉悦的身体感觉、药物偏好、想再次服用”的感觉[207]。一个个案报道观察到卡立普多与曲马多联合给药使患者产生愉悦和放松的感觉[208]。鉴于这些影响，该药老年人需慎用[177]。

环苯扎林

环苯扎林（cyclobenzaprine）可能是非痉挛性肌肉疼痛最常用的肌肉松弛剂。环苯扎林也可以用于纤维肌痛症引起的睡眠障碍[181]。环苯扎林是一种中枢性肌松药，作用于脑干和脊髓水平，对下行血清素能神经元中的 5-HT2 受体具有拮抗作用。环苯扎林对受影响的肌肉没有直接的外周作用[209]。作为葡萄糖醛酸化的代谢产物，该药物被肝脏广泛代谢并通过肾脏排泄。环苯扎林具有大约 18h 的长半衰期，如每天给药 3 次，可以持续聚集长达 4 天。如使用速释剂，给药剂量是每天 3 次，每次 5~10mg；如使用缓释剂则是每天给药一次，15~30mg。值得注意的是，环苯扎林在结构上与三环类抗抑郁药（TCA）类似，并具有抗胆碱能特性。因此，老年人或心脏病患者应慎用。绝对禁止与单胺氧化酶抑制剂（MAOI）合用，因为这种组合可导致致命的高热危象。初始剂量为每天 3 次，每次 5mg，可根据治疗效果逐渐调整，递增至每次 10mg，每天 3 次。对于那些既有治疗效果但又出现镇静作用的患者，疼痛治疗专家（therapeutic pain specialist，TPS）建议患者可

52

以维持使用2.5mg的剂量直到达到治疗效果，或者限制环苯扎林只在夜间使用。对于有肝肾功能不全的患者，由于环苯扎林的半衰期较长，首剂应每天仅给予1次。此外，一项研究显示5mg和10mg剂量具有相同的疗效，而较小的剂量（5mg）镇静作用会更弱[210]。环苯扎林最常见的不良反应有嗜睡、疲劳、口干和头痛，其次是较少出现的精神错乱、头晕、腹痛、恶心、腹泻、神经质与视力模糊[211,212]。

美索巴莫

美索巴莫（methocarbamol）在结构上与肌肉松弛剂氯苯甘油醚（chlorphenesin）、美芬新（mephenesin）以及祛痰剂愈创甘油醚（guaifenesin）相似。该肌肉松弛剂是中枢性肌松剂，通过抑制脊髓多突触反射起作用，而不直接作用于骨骼肌。美索巴莫主要通过肝脏代谢，肾脏排泄，少量通过粪便排泄[212]。建议剂量为起始2~3天，每天4次，每次1 500mg，之后每天4次，每次750mg[177]。美索巴莫和对乙酰氨基酚合用是一种常用的方法。一项药代动力学生物等效性研究表明，在健康受试者中，500mg对乙酰氨基酚和400mg美索巴莫的浓度呈线性关系[213]。对于急性下腰痛且通常伴有活动受限的患者，口服美索巴莫已被证明是耐受性良好的治疗选择[214]。在一项队列研究中，在住院的前三天内，美索巴莫并没有改善由于创伤导致的急性伤害性疼痛[215]。有研究发现用深层干针针刺治疗翼外肌触发点，对于肌筋膜疼痛和颞下颌功能紊乱的疗效比美索巴莫/对乙酰氨基酚更有效[216]。美索巴莫的副作用包括尿液呈黑色、棕色或绿色，精神状态受损和加重重症肌无力症状[177]。

地西泮

地西泮（diazepam）是一种苯二氮䓬类药物，同时具有抗痉挛和解痉作用。地西泮是一种广泛分布的脂溶性中枢神经系统渗透剂。与$GABA_A$受体结合后，地西泮会增加氯离子内流，使突触后膜超极化，从而加剧对中枢神经系统的抑制。地西泮除了具有抗焦虑、抗癫痫和催眠作用外，还被批准为肌肉松弛剂用于治疗骨骼肌痉挛[178,179,217-220]。一项研究比较了地西泮和替扎尼定在肌肉疼痛、痉挛发作、肌肉紧张、压痛或功能状态的疗效，结果显示，两者疗效无显著差异[177]。地西泮临床起效快，与其耐受性、依赖性、滥用和戒断的风险高有关；因此，地西泮被列为第Ⅳ类管控药物（schedule Ⅳ）。适应证以外可用于治疗失眠、不宁腿综合征和术前/术后镇静。建议成人剂量为每日3~4次，每次2~10mg，成人地西泮的最大剂量为每8h 30mg。该药物被肝脏CYP450酶代谢，并被葡萄糖醛酸双相消除，重新分布到肌肉和脂肪组织中。长期使用地西泮的副作用包括健忘症、头晕、共济失调、精神错乱、镇静、心动过速和抑郁。可增加焦虑症或癫痫患者的发作频率。严重的不良事件很少见，多见于与其他药物（如阿片或酒精）合用时。老年人慎用，因为它会增加认知障碍、谵妄、跌倒和骨折发生的风险。过量使用会导致严重的镇静作用、运动功能抑制、认知迟缓、呼吸衰竭、昏迷，甚至死亡[217-220]。

美他沙酮

美他沙酮（metaxalone）是一种中枢性抗痉挛药，用于急性、痛性的肌肉骨骼疾病，例如腰背痛。美他沙酮确切的作用机制尚不清楚。成人剂量通常是每次800mg，每天3~4次。不建议12岁以下的儿童使用。美他沙酮由肝脏代谢，并以代谢产物的形式经肾脏排泄。建议使用该药时监测肝功能。美他沙酮常见的副作用包括嗜睡、头晕、神经质、恶心、呕吐和头痛。以下是罕见但严重的不良反应：溶血性贫血、白细胞减少症、黄疸和超敏反应。有趣的是，美他沙酮是一种恶唑烷酮，在结构上类似于可逆的单胺氧化酶抑制剂（MAOI），因此，有发生血清素综合征的潜在风险。最近报道了几例因为单用美他沙酮过量或与其他血清素能药物合用而导致血清素综合征副反应的案例[221-222]。极少数情况下，患者可能会出现反常性肌肉痛性痉挛。该药物禁用于严重的肾或肝功能不全者[177,211,212]。

奥芬那君

奥芬那君（orphenadrine）是一种肌肉松弛剂，用于治疗与急性痛性肌肉骨骼疾病相关的肌肉痉挛。一项临床研究显示奥芬那君对纤维肌痛有一定的治疗效果[211,223]。奥芬那君的化学结构类似于苯海拉明，具有更强的抗胆碱能和相对较弱的镇静特性。奥芬那君确切的作用机制尚不清楚。但是，我们知道奥芬那君具有中枢抗胆碱能作用，而对骨骼肌没有直接作用。奥芬那君还有产生欣快感和止痛作用的特性。该药物主要经由肾脏排泄。成人的推荐剂量是100mg，口服，每日2次。因为其半衰期较长，或用60mg静脉注射或肌内注射，每天2次。常见的不良反应包括嗜睡和头晕，其次是其他中枢效应，如幻觉、躁动和欣快感。由于患者可能会出现心悸或心动过速，因此充血性心力衰竭和心律失常患者禁用。由于奥芬那君抗胆碱能特性，患者可能会出现口干、恶心、便秘、尿潴留、心动过速、视力模糊和精神错乱，因此，老年人慎用。也有再生障碍性贫血的罕见病例报道[178,211,212]。

氯唑沙宗

氯唑沙宗（chlorzoxazone）是一种获批的中枢性抗痉挛发作的肌肉松弛剂，用于急性、痛性的肌肉骨骼疾病和与肌肉痉挛有关的疼痛。该药物是一种小的钾型通道活化剂。由于这种靶向机制，氯唑沙宗也可用于治疗酒精中毒[224]。商品名为 parafon forte 的剂型是氯唑沙宗对乙酰氨基酚合剂。一项将替扎尼定与 parafon forte 进行比较的研究表明，两者在肌肉疼痛、痉挛、压痛和功能状态的疗效方面，无显著差异[225]。成人的推荐剂量是 250～750mg，每天 3～4 次。可能的不良反应包括头晕、轻度头痛、乏力不适、尿呈红色或橙色、胃肠道刺激和罕见的胃肠道出血[177]。

氮甲基-D-天冬氨酸受体拮抗剂

在康复科的应用

慢性疼痛如神经病理性疼痛，可能会导致患者痛苦和降低患者生活质量。组织和神经损伤可以促进谷氨酸盐的释放，促进谷氨酸与谷氨酸的氮甲基-天冬氨酸（N-methyl-d-aspartate，NMDA）受体结合。谷氨酸一旦与脊髓中的 NMDA 受体（特别是在背角中的）结合，将触发中枢敏化、导致疼痛感。氮甲基-D-天冬氨酸受体拮抗剂（N-methyl-d-aspartate receptor antagonists），也称为 NMDA 谷氨酸能拮抗剂，例如氯胺酮（ketamine）、右美沙芬（dextromethorphan）或美金刚烷胺（memantine），可抑制该触发途径。现有的止痛治疗可能无效或有严重的副作用，因此神经病理性疼痛的治疗目前仍然是一个巨大的挑战[226]。NMDA 受体拮抗剂是治疗各种疾病导致的持续性神经病理性疼痛的前瞻性药物，包括带状疱疹后神经痛（PHN）、糖尿病性周围神经痛、多发性硬化相关神经痛和神经性癌痛等疾病[226-231]。动物模型研究结果显示，NMDA 受体拮抗剂可以减少神经损伤或糖尿病性周围神经病变引起的痛觉过敏（hyperalgesia）和异常性疼痛（allodynia）[226]。尽管大量的实验室研究证明了这些药物对神经性疼痛有效，但临床研究表明，NMDA 拮抗剂对慢性神经病理性疼痛的一组患者亚群作用有限[226]。2003 年的一项研究表明 NMDA 拮抗剂用于肌筋膜痛和神经病理性疼痛的剂量指南尚未建立，其仍被认为在适应证以外。然而，对于神经病理性肌筋膜疼痛，有多种适应证外的治疗，包括 NMDA 受体拮抗剂、加巴喷丁和 TCA。NMDA 拮抗剂其他潜在的应用包括在手术前口服/硬膜外超前镇痛以及与阿片类药物合用改善术后疼痛[232-235]。NMDA 受体拮抗剂除具有独立的镇痛作用外，还是阿片类药物的协同剂，可以预防对阿片类药物的耐受性[236]。两种阿片类药物（即美沙酮和右丙氧酚）也具有 NMDA 拮抗作用。这些药物将在本章的阿片类药物部分中讨论。也有其他的 NMDA 受体拮抗剂由于显著的副作用而被限制使用。

由于类精神病药物的不良反应以及共济失调和协调障碍，几项 NMDA 受体拮抗剂的临床试验已被停止了[237]。这促使了中度亲和力通道阻滞剂（如甘氨酸 B 和选择性 NR2B 拮抗剂）的发展，后者选择性地阻断了外周 NMDA 受体[238]。这种新一代药物在动物模型中副作用效应方面显示出更加有利的一面。

氯胺酮

盐酸氯胺酮（ketamine）是一种非竞争性 NMDA 受体拮抗剂，最初作为镇静剂用于兽医手术操作中。氯胺酮的适应证包括败血症患者的静脉内插管麻醉诱导、反应性气道疾病、健康状况不佳儿童（如先天性心脏病、烧伤等）的麻醉诱导及局部或区域麻醉过程中的辅助用药[239]。尽管有很多阳性结果的报道，但仍需要对其进行进一步的研究。氯胺酮会导致一种叫做分离性麻醉（dissociative anesthesia）的意识状态。氯胺酮具有神经保护、抗炎和抗肿瘤作用，应用范围颇广[239-241]。氯胺酮与阿片样、单胺和胆碱能受体有相互作用[240]，氯胺酮可产生如镇静、躯体镇痛、猝倒、支气管扩张和刺激交感神经系统等多种作用[239]。对于临床上适应证外（非常规）局部或静脉内使用氯胺酮治疗慢性疼痛的研究有限，包括急性和慢性偏头痛、暴发性（breakthrough）非癌性疼痛、化疗诱发的神经病理、复杂性局部疼痛综合征（CRPS）、纤维肌痛、痛性肢体缺血、创伤性周围神经损伤、幻肢疼痛、带状疱疹后神经痛、脊髓损伤，颞下颌关节疼痛、三叉神经痛和挥鞭样损伤[239,242-245]。已发现氯胺酮可能通过对 NMDA 受体的拮抗作用而在神经病理性疼痛状态下产生强烈的镇痛作用[239,246]。有限的研究表明，长期静脉输注氯胺酮，可以缓解持续数月的慢性疼痛[244]。尽管没有官方报道，但目前已有大量报道氯胺酮治疗反射性交感神经营养不良（RSD）/CRPS 成功的文献发表[242,247-250]。

氯胺酮可用于缓解 CRPS 引起的疼痛，不伴呼吸抑制和/或延长镇静时间等副作用。一些研究发现，氯胺酮输注可有效治疗 CRPS[247-249,251-255]，也有研究发现氯胺酮有抗抑郁的作用。普遍看来，氯胺酮是相对安全的。已有研究涉及门诊使用低于麻醉剂量的氯胺酮，以及在两种较小范围的情况下，在住院使用麻醉剂量的氯胺酮。一项对用于治疗神经病理性疼痛的 NMDA 受体拮抗剂进行了回顾的荟萃分析发现，包括静脉注射氯胺酮治疗 CRPS，均没有显示出显著减轻疼痛的效果[256]。结论是“尚无关于 NMDA 受体拮抗剂治疗神经病理性疼痛的结论。还需要更多在同质化分组的疼痛患者中进行的随机对照试验（RCT），以探索 NMDA 受体拮抗剂在神经性疼痛中的治疗潜力”。2015 年发表在某一前沿的疼痛管理杂志上的一项荟萃分析还得出结论，目前仅有微弱的证据支持氯胺酮对 CRPS 的疗效，但显然有充分的研究理由[257]。

氯胺酮用作止痛药尚无给药剂量指南，但在 12～25min 的手术麻醉中，使用剂量是 6.5～13mg/kg 肌注。有研究使用 0.4mg/kg 的剂量肌内注射治疗三叉神经痛[258]。建议在急诊室使用小剂量氯胺酮作为吗啡的辅助用药，包括在开始使用 0.2～0.3mg/kg 的静脉推注，10min 后按照 0.1～0.3mg/(kg·h) 剂量输注维持。

因为其拟精神病作用与吸入五氯苯酚（PCP）相似，氯胺酮被列为Ⅲ类管控药物（schedule Ⅲ）。此外，氯胺酮还有潜在的成瘾性[243]。

右美沙芬

右美沙芬（dextromethorphan）在体内有抗炎作用[259]。使用 30～90mg 的右美沙芬，4～6h（5～10mg/ml）分次给药，可以减轻急性疼痛，并降低术后患者的镇痛需求，且没有严重的副作用，但其于慢性疼痛患者的止痛效果不理想[260]。临床前证据表明，右美沙芬在围术期脑损伤、肌萎缩性侧索硬化和甲氨蝶呤神经毒性中具有神经保护作用[245,261,262]。右美沙芬已被证明对糖尿病性周围神经痛和疱疹后神经痛有帮助[228]。该药物对重症监护病房内儿童急性疼痛使用阿片类药物的用量控制没有作用[263]。右美沙芬与羟考酮合用可能会增强羟考酮的抗痛觉过敏作用[264]。没有已知的右美沙芬解毒剂[261]。

金刚烷胺

金刚烷胺（amantadine）是一种具有 NMDA 受体拮抗剂特性的抗病毒药。也可用于帕金森病和脑外伤。由于无法耐受的副作用和对神经病理性疼痛的疗效不足，口服金刚烷胺对预防乳房切除术后疼痛综合征无效[76,265]。一项研究表明，静脉输注金刚烷胺可降低癌症患者术后持续的神经病理性疼痛的强度[239]。

美金刚烷胺

美金刚烷胺（memantine）是中等亲和力的 NMDA 受体拮抗剂，可用于治疗中度阿尔茨海默病。从一些个案报道和小的对照试验中得到的证据表明，美金刚烷胺可应用于神经病理性疼痛的治疗[228,266-271]。例如，美金刚可以减轻疼痛并可能预防幻肢综合征[268,269,271,272]。一项 RCT 研究证实，美金刚可以作为一种的新的预防性用药，用于乳房切除术之前预防神经病理性疼痛[227]。另一项最新研究表明，在乳房切除术前使用美金刚，可以预防术后疼痛和化疗介导的疼痛综合征[273]。

非甾体抗炎药物

在康复科的应用

口服（nonsteroidal anti-inflammatory drugs，NSAID）通常用于肌肉骨骼疼痛疾病的门诊患者中。低剂量 NSAID 主要起止痛作用，高剂量 NSAID 同时具有抗炎和止痛作用，通常不起镇静作用。所有 NSAID 都具有相同的作用机制和副作用特性，但也有可区别彼此的各自的特点。就其药效而言，没有一种 NSAID 被证明优于其他 NSAID。最理想的情况是，康复医师应熟悉每类 NSAID 中至少一种代表性药物。这样，医师可以自如地在不同类别的 NSAID 中的选择。如果患者对一类 NSAID 没有反应和/或有副作用，我们就可以选择另一类 NSAID 中的代表性药物。

作用机制与药代动力学

NSAID 通过抑制前列腺素的合成和其他相关炎性化合物（如血栓素和白三烯）发挥其主要作用。NSAID 的四种主要特性是缓解轻到中度疼痛、抗炎、退热及可逆性血小板抑制。抗炎作用也可以通过抑制炎症介导的伤害感受器敏化起到镇痛效果。

口服的 NSAID 在上消化道中吸收，大部分药物与血浆蛋白结合，而未结合部分则发挥其药理作用。NSAID 在肝脏进行代谢，经肾脏排出。NSAID 有短效和长效制剂，在稳定状态下，其半衰期是 30～50h。长效的代表性药物如奥沙普秦（oxaprozin）和吡罗昔康(piroxicam),其在人体内的聚集效果尚不清楚,但迄今为止,除 NSAID 常见的不良反应以外,还没有其他重大不良事件的报道[274]。

制剂和剂量

表 52-9 列举了基于化学结构的 NSAID 的分类方案。有关各类别的信息补充如下:

- 水杨酸盐类(salicylates):包括阿司匹林和三种非乙酰化水杨酸盐。与其他 NSAID 相比,非乙酰化水杨酸盐的效价较低,引起胃肠道并发症和血小板抑制作用较弱。目前尚不清楚,在这一类别中是否存在其中一种非乙酰化水杨酸盐优于另外两种。
- 丙炔酸类(propionic acids):是最常用的一类 NSAID,因为布洛芬(ibuprofen)和萘普生(naproxen)是非处方药物,这些代表性药物在市场上是直销的。
- 醋酸类(acetic acids):这类药是 NSAID 中药效最强,同时副作用也是最大的一类。醋酸类包括可以肌肉内和胃肠外两种途径给药的药物(如酮咯酸(ketorolac)、吲哚美辛(indomethacin)、双氯芬酸(diclofenac)和依托度酸(etodolac)。这类 NSAID 包含两个亚类,吡咯醋酸(吲哚美辛、舒林酸、托美丁、酮咯酸、依托度酸)和苯醋酸(双氯芬酸、溴芬酸)。
  - 芬那酸类(fenamates):甲氯芬那酸(meclofenamate)和甲芬那酸(mefenamic acid)与其他 NSAID 相比没有优势,但这两种分别可以引起明显的消化道毒性作用和痛经。
- 氧昔康类(oxicams):在美国,仅有吡罗昔康(piroxicam)和美洛昔康(meloxicam)可供选择,吡罗昔康的方便之处在于每天服用一次,但可引起严重的皮肤反应如剥脱性皮炎和慢性天疱疹。美洛昔康引发不良反应的风险较低,2004 年美国 FDA 批准其可用于骨关节炎的镇痛治疗。
- 萘烷酮类(naphthyl alkanones):此类中唯一可临床使用的是萘丁美酮(nabumetone)。萘丁美酮是一种前药,特点的是其非酸性化学结构,类似于萘普生(naproxen),但不同于其他临床使用的 NSAID[275]。

表 52-9 非甾体抗炎药(NSAID)

通用名(商品名)	剂量(po)/mg	其他的性能和副作用
水杨酸盐类:乙酰化		
阿司匹林(ecotrin、empirin,bayer、entrophen)	325~650 q4~6h	用途:特别用于解热镇痛和心肌保护 其他应用形式: 800mg 控释片(处方药) 975mg 肠溶片(处方药) 栓剂:100、200、300、600mg 与麻醉剂和肌肉松弛剂合用 副作用:过敏反应,特别是有鼻息肉、花粉症、哮喘的患者;胃肠道毒性(可选肠溶和缓冲剂型);耳鸣;儿童瑞氏综合征(Reye syndrome)
水杨酸盐类:非乙酰化		
二氟尼柳(dolobid)	500~1 000 冲击,之后 250~500 q8~12h	抗炎效果相对弱;无解热作用
双水杨酸酯(disalcid,salflex)	3 000/d q8~12h 分次服用	抗炎效果相对弱;无血小板抑制作用
水杨酸合剂(trilisate)	1 500 bid	抗炎效果相对弱;阿司匹林过敏反应不明确;有液体制剂(500mg/5ml)
丙炔酸类		
氟比洛芬(ansaid)	200~300/d,bid~qid 分次服用	有滴眼液(欧可芬);有贴剂
布洛芬(motrin)	600~800 tid~qid	价格便宜,广泛使用;可频繁给药;常用 OTC 有:advil,motrin IB;nuprin,rufen;有贴剂

52

续表

通用名(商品名)	剂量(po)/mg	其他的性能和副作用
酮洛芬(orudis,oruvail,orafen)	50~75 tid~qid 200 qd	如肾功能差可导致体内积聚;非处方药有:orudis-KT;actron;有贴剂
萘普生(naprosyn) (ec-naprosyn)	250~500 bid 375~500 bid	胃肠道副作用大;肠溶片虽然价格昂贵但其具有优越性;非处方药有:aleve
萘普生钠(naprelan) (anaprox)	750~1 000 qd 275~550 bid	萘普生钠具有肠道保护药物吸收系统(IPDAS):有即释与缓释的成分
奥沙普秦(daypro)	600 bid;1 200 qd	qd 或 bid 剂量
醋酸类		
双氯芬酸(cataflam,voltaren)	50 bid~tid	如果长期使用监测肝功能;副作用高达 20%
双氯芬酸钠缓释片(voltaren-XR)	50 bid~tid 100 qd	如奥湿克=双氯芬酸(50 或 75mg)+米索前列醇(200μg)
依托度酸(lodine)	200~400 bid~tid	胃保护作用不明确
依托度酸缓释片(lodine XL)	400~1 200 qd	
吲哚美辛(indocin)	25~50 tid	药效最强同时毒性也最大的 NSAID 类药;indotec 为 PR 制剂;用于强直性脊柱炎;严重炎症期使用(如急性痛风性关节炎),用于预防全髋关节置换术后异位骨化及骨化性肌炎;剂量相关的中枢神经系统和血液系统副作高达 25%~50%;有胃肠道毒性
吲哚美辛缓释片(indocin-SR)	75 qd	
酮咯酸(toradol)	10 qid po 15~60 肌注 年龄>6 岁或肾功能异常者减量	唯一被 FDA 批准可连续服用 5 天的药物;高剂量会引起胃肠道出血;肌注可快速止痛但要减量;年龄>6 岁,肾功能异常,体重<50kg 应减量;也可用静滴
舒林酸(clinoril)	150~200 bid	前体药物;可能无肾损害因为主要以无活性的生物形式经尿液排出,消化道毒性可能更大
托美丁(tolectin)	200~600 tid~qid	频繁给药;频繁的消化道毒性
芬那酸类		
甲氯芬那酸(meclomen)	50~100 tid~qid	频繁给药;腹泻常见
甲芬那酸(ponstel)	开始剂量 500,之后 250 qid	频繁给药;用于痛经
氧昔康类		
吡罗昔康(feldene)	20 qd 或 10 bid	一天一次;老年患者可能由于肠肝循环而在体内聚集;皮肤过敏和免疫复合物型血清病;fexicam 为其缓释剂型
萘基链烷酮类		
萘丁美酮(relafen)	500~1 000 bid	一天一次或一天两次;其非酸性前体是在肝内进行生物转化形成的活性代谢产物;初步研究表明,不像其他 NSAID,现在没有证据表明活性代谢物质进入肝肠循环(这可能是该药的一大优点)

相关副作用和药物间的相互作用

经常使用 NSAID 的人发生胃肠道并发症的风险(比不使用人群)高五倍[276]。NSAID 可直接增加胃酸分泌,并间接抑制可以保护胃肠道内壁的前列腺素的分泌。NSAID 的直接效应各不相同,但仅在口服时产生。无论给药速率如何,该药的直接效应均保持恒定。高剂量的 NSAID 会增加不良反应发生的风险。老年人和有消化性溃疡病史的患者使用该药时更容易出现腹部不适和溃疡。最近的研究表明,低剂量的酮咯酸,吡罗昔康,然后是吲哚美辛,胃肠道风险最高,而布洛芬的风险最小[277]。胃肠道风险相关的理论是某些 NSAID 的活性代谢产物大部分需经胆汁排出,这样将延长黏膜接触的时间。

无论是短期还是长期疗程,最常见的不良反应,胃肠道出血和心血管问题,会在患者服用 NSAID 初期就发生[278]。为了降低胃肠道并发症的风险,普遍建议随餐服用 NSAID,或尽可能选择肠溶制剂。但是 2015 年《英国药理学杂志》(*British Journal of Pharmacology*)关于 NSAID 使用规范的一项研究表明,随餐服用时的 t_{max}(达到最大浓度的时间)比空腹服用时的 t_{max} 长。该研究的结论是,随餐服用可能会降低 NSAID 药效,但也承认有必要进行进一步的研究,因为随餐服用 NSAID 并未显示会增加胃肠道并发症的风险[279]。如果患者同时服用皮质激素类药物、华法林或有胃肠道出血病史或有消化性溃疡,可以预防性用药(e 表 52-4)。可用的预防性药物包括抗酸药、H_2 受体阻滞剂、米索前列醇、质子泵抑制剂(proton pump inhibitors,PPI)和硫糖铝(e 表 52-4)。仅米索前列醇和 PPI 被美国 FDA 批准用于预防胃溃疡,尚未证明 H_2 受体阻滞剂对长期 NSAID 使用者有效[280]。对于没有活动性幽门螺杆菌感染的患者,米索前列醇效果优于 PPI[281]。理想情况下,应在 NSAID 治疗期间服用选择性的预防药物,以提供最大限度的胃肠道保护。

比较少见的消化道副作用发生部位有食管、小肠的非十二指肠部分、结肠和肝脏。食管的副作用表现为食管炎和良性食管狭窄。当小肠和结肠发生溃疡、糜烂和网状狭窄,会引发肠易激综合征。目前认为,NSAID 肠病不是通过酸性机制而引起的,因此不用抗酸药、H2 受体拮抗剂或 PPI 来预防。

2005 年,一项大规模研究发现 NSAID 是药物性肝损害的第二大主要原因。尽管如此,除了有肝病史的个体外,NSAID 的肝毒性是很少见的[282]。某些 NSAID(尤其双氯芬酸)在临床上的确会引起显著的肝酶升高。在使用此类 NSAID 药物过程中应监测肝功能,但是目前还没有推荐使用的专门的肝功能检测时间表。

很大程度上是由于对昔布类药物(coxibs)的研究(见下文),目前所有 NSAID 药物都带有黑框警告,警告其潜在的心血管和胃肠道副作用。这部分将在下面的昔布类药物章节详细讨论。

长时间使用 NSAID 会增加肾衰竭的风险。已患有肾病或同时患有肾血流障碍疾病(如充血性心力衰竭和血容量减少)的个体更容易发生 NSAID 诱导的肾毒性。急性肾衰竭,肾病综合征和间质性肾炎就是例子。有研究人员建议(但没有证明),与其他 NSAID 药物相比,舒林酸有一定的肾保护作用[283]。

很少有证据表明 NSAID 本身会引起肌腱病。许多医师仍然把肌腱病(tendinopathy)当做肌腱炎(tendonitis)来治疗,因此,可能会引起其他问题。有一些大鼠模型动物实验的证据表明 NSAID 会影响肌腱的愈合,特别是冈上肌肌腱。此外,还发现布洛芬与肌腱病的发展高度相关[284]。

针对以上讨论的副作用,大量的研究一直致力于寻找替代传统 NSAID 的药物。经过努力发现了一种药环氧化酶-2(COX-Ⅱ)抑制剂塞来昔布(celecoxib),这个药在市场上有售,将在下一部分进一步探讨。更多可选择的药物正在研究中,包括双重 COX(dual COX)和 5-脂氧化酶(5-LOX)的抑制剂、脂氧素化合物(synthetic lipoxins)、氧化亚氮释放型 NSAID 和硫化氢释放型 NSAID[285]。这些药物的作用机制目前认为是 NSAID 与半成体(如氧化亚氮和硫化氢)结合释放胃保护介质或介入炎性反应过程。 52

有 1% 的人群会发生真正的 NSAID 过敏反应,从轻微的皮炎、耳鸣到过敏反应。对阿司匹林过敏的患者禁用 NSAID。

COX-Ⅱ抑制剂

在康复科的应用

在 20 世纪 90 年代后期,美国 FDA 批准使用 COX-Ⅱ抑制剂(也称为昔布类药物 coxibs)替代 NSAID。一般认为,与传统的 NSAID 相比,昔布类药物的胃肠道毒性更小。因此,自 1999 年引进,昔布类药物成为最常用的处方药。塞来昔布是美国目前唯一可用的昔布类药物,已被 FDA 批准用于治疗与类风湿和骨关节炎相关的疼痛和急性疼痛。塞来昔布特别适用于以下人群：需要口服抗炎药同时又需抗凝治疗、胃肠道副作用高风险或正在接受注射治疗（如X线引导的脊椎注射或深部关节注射）的患者，这些操作稍有不慎就有出血的风险，因而应用传统的NSAID存在潜在的危险[286]。由于COX-Ⅱ的表达与结肠癌和阿尔茨海默病有关，因此对昔布类药物的研究将继续受到关注[287]。

药物代谢动力学和作用机制

昔布类药物使前列腺素合成减少是通过选择性地抑制环氧化酶中的一种来实现的，即抑制COX-Ⅱ胜过COX-Ⅰ，其他NSAID则同时抑制COX-Ⅱ和COX-Ⅰ。COX-Ⅰ在所有人体组织包括胃肠道中均有结构性表达。COX-Ⅱ仅在大脑、肾、骨骼和女性生殖组织进行低水平的结构表达。然而，炎症可以诱导COX-Ⅱ在炎症部位的表达。因为对COX-Ⅰ的抑制性小，昔布类可达到同等的抗炎和镇痛效果，而胃肠道毒性较小。昔布类不阻碍血栓素合成，所以没有抗血小板效应。

在治疗剂量下，食物对血浆浓度的峰值或吸收没有明显影响。但是，与食物同时服用时应该增加剂量（≥400mg/d两次）以提高吸收。

3. 制剂和剂量

塞来昔布有100mg、200mg和400mg胶囊剂型。e表52-5说明了塞来昔布目前被批准的适应证。应该使用有效的最低剂量，尤其有高血压或充血性心力衰竭的患者，因为昔布类药物可能会导致肾脏前列腺素介导的体液潴留。对于中度肝损伤患者，使用剂量应减少约50%。

4. 相关副作用和药物间的相互作用

临床试验发现与传统NSAID相比，昔布类药引发胃病的概率更小，最著名的试验包括TARGET（治疗性关节炎研究和胃肠道事件研究）和CLASS研究（长期使用塞来昔布治疗关节炎的安全性研究）[288-290]。然而，越来越多的证据显示，昔布类药物阻碍受伤的胃黏膜修复，可能对小肠和大肠均有不利影响[291-293]。这些发现导致了进一步的质疑，与传统NSAID相比，昔布类药物的胃肠道毒性是否真的具有优势。

美国FDA对塞来昔布发出了黑框警告，因为其增加了心血管事件（包括心肌梗死和卒中）的发生率。昔布类药物可能引起剂量依赖的心血管副作用（包括心肌梗死和卒中）[294,295]。罗非昔布（Rofecoxib）在为期三年的APPROVe研究完成后被撤回，该研究表明每天服用25mg的罗非昔布，会使血栓形成事件的风险增加一倍[296]。研究还表明，使用双倍剂量塞来昔布可增加不良心血管事件的发生率（风险率：3.4；95%可信区间：1.5~7.9），其发生率高于每天一次服用200mg塞来昔布（风险率：2.6；95%可信区间：1.1~6.1）[177,297]。这种作用背后的病理生理学机制是昔布类药物（coxibs）抑制血管内皮产生依前列醇，后者是一种对抗血栓素A_2的脂质，可以防止导致动脉粥样硬化的血小板聚集，并像NSAID一样引起血压升高[298]。目前尚不清楚心脏保护性阿司匹林或低盐饮食是否可以降低昔布类药物的心血管风险[299]。

心血管风险增加的问题导致了黑框警告，该警告现在已列入塞来昔布和所有NSAID的说明书中，如下所示：

- 心血管事件的风险：
  - 服用NSAID和塞来昔布期间，严重的心血管血栓性事件、心肌梗死和卒中的风险可能增加，这可能是致命的。这个概率随着用药时间的增加而增加。对于心血管疾病患者或者有心血管疾病高危因素的个体患者，其风险可能更高。
  - NSAID和塞来昔布禁止用于治疗冠状动脉搭桥术（coronary artery bypass graft，CABG）的围术期疼痛。
- 胃肠道事件的风险：
  - NSAID和塞来昔布可导致严重的胃肠道副作用包括出血、溃疡和胃或肠穿孔的风险增加，而这些可能是致命的。在使用这些药物的过程中的任一时间都可发生这些事件，没有预兆。
  - 老年患者发生严重的胃肠道疾病的风险更高。

传统的NSAID和昔布类药都具有相同的肾毒性风险（如液体潴留导致水肿、肾性高血压、间质性肾炎和肾乳头坏死）[300,301]。老年人、肾功能不全或肝功能衰竭的患者以及有肾衰竭风险的个体应避免服用昔布类药物[302]。

对于同时接受华法林和昔布类药治疗的一部分患者，平均国际标准化比值（INR）最高可升高10%，并且有少量报道指出INR升高可能与出血事件相关。然而，随后一项随机对照试验评估了塞来昔布对15例接受华法林治疗的患者INR的影响，并未得出相同的结论[303]。尽管如此，当正在接受抗凝治疗的患者开始服用昔布类药物或需要调整剂量时，应监测其 INR。

部分个案报道显示塞来昔布可能引起严重的皮肤反应，如毒性表皮坏死溶解症、多形性红斑和重症多形红斑（Stevens-Johnson syndrome）[304,305]。塞来昔布禁止用于磺胺类过敏（约占总人口的 3%）以及有阿司匹林或 NSAID 过敏史的患者。

前列腺素参与骨骼代谢，动物实验表明，昔布类药物会延缓骨骼、肌腱和韧带的愈合。尽管尚未有人类临床实验得以开展，但许多骨科医师和康复医师已避免在骨折患者中使用昔布类药物[306,307]。

与昔布类药物有潜在药物间相互作用的主要有血管紧张素转化酶（ACE）抑制剂和利尿剂，塞来昔布可干扰此类药物的降压作用。e 表 52-6 汇总了可影响塞来昔布血清浓度或被塞来昔布影响血清浓度的药物。

其他辅助止痛药

替扎尼定

在康复科的应用

替扎尼定（tizanidine）是一种抗痉挛和解痉剂，获批用于多发性硬化症或脊髓损伤导致的痉挛状态的治疗。也有研究用替扎尼定来治疗急性下腰痛伴肌肉"痉挛发作"和神经病理性疼痛，包括三叉神经痛和幻肢痛综合征[308-310]。一项非盲的临床研究得出结论，替扎尼定可能对特发性周围神经病相关疼痛有效。另一项动物研究表明，替扎尼定可以减轻诱发性神经病理性疼痛大鼠的热痛觉过敏[311,312]。然而，迄今为止，还没有关于替扎尼定在神经性疼痛中使用的大型随机临床试验。在俄罗斯的一项研究中，与肉毒杆菌毒素 A 合用时，替扎尼定可减轻痉挛，增加肌力并改善疼痛的强度[313]。非康复治疗领域的其他适应证包括与长效 NSAID 联合使用治疗反弹性头痛、慢性紧张性头痛和麻醉剂戒断症[314-317]。一项研究显示，在腹腔镜胆囊切除术前口服 4mg 的替扎尼定可减轻术后疼痛、阿片类药物的用量和减少术后恢复室停留时间[318]。

作用机制与药代动力学

替扎尼定是 α_2 肾上腺素能 G 蛋白偶联受体的中枢激动剂，通过抑制脊髓神经元的多突触兴奋来阻止兴奋性神经递质的释放[319]。此外，替扎尼定可能通过增加突触前运动神经元抑制来缓解痉挛状态。口服后，95% 的替扎尼定剂量会先经过肝脏代谢为无活性的代谢产物，并在 1.5h 后达到血浆峰值水平。随餐服用会降低替扎尼定血浆峰值浓度，并延长达到峰值水平所需的时间[320]。

制剂和剂量

替扎尼定有 2mg、4mg 和 6mg 胶囊或 4mg 片剂。治疗痉挛，起始剂量 4mg，后每次增加 2～4mg，直至每日最大剂量 36mg，每天分三次服用；或出现期望的治疗效果或剂量限制性副作用。尽管最大每日总剂量为 36mg，但超过 24mg 的临床使用并不多见[321]。

副作用和药物间的相互作用

低血压、口干、中枢神经系统抑制和肌肉无力通常与 α_2 肾上腺素能拮抗作用有关。与其他抗痉挛药相比，替扎尼定引起的肌肉无力相对较轻[322]。肝功能不全的患者应谨慎使用替扎尼定，因为肝毒性是一种罕见的但主要的临床副作用。在对照临床研究中，有 5% 的受试者血清转氨酶比正常水平升高三倍（如果基线水平高，则升高两倍）。多数情况下，停药后即可消失，但有些患者会出现恶心、呕吐、纳差和黄疸。建议在开始替扎尼定治疗的头 6 个月（即基线，第 1、3 和 6 个月）进行肝功能检查，然后定期进行监测。如患者出现幻觉（在两项对照研究中发生率为 3%）或过敏反应[321]，应停用替扎尼定。CYP1A2（译者注：一种细胞色素酶）主要代谢替扎尼定；因此，在服用替扎尼定时，禁用强效 CYP1A2 抑制剂，如氟伏沙明（fluvoxamine）或环丙沙星（ciprofloxacin）[321,323-325]。口服避孕药可降低替扎尼定的清除率[326]。但是，如果临床上需要同时使用，则应从 2mg 单剂开始，并根据患者的反应每天增加 2～4mg[321]。一项病例报告指出，在服用赖诺普利（lisinopril）的患者中，首次服用替扎尼定可降低血压[327]。 52

阿片类止痛药

在康复科的应用

麻醉（narcotic）止痛剂通常是指阿片类或含阿片的止痛药和一些阿片衍生物。适用于中度至重度急性以及持续的恶性和非恶性疼痛，尤其伤害性的疼痛（通常为钝痛或酸痛）。相比之下，阿片类止痛药被认为是治疗各种神经病理性疼痛综合征（如幻肢痛、糖尿病性神经病和疱疹后神经痛）的二线药物[328-330]。这些适应证部分来自 WHO 的三步阶梯镇痛治疗指南[331]。第一步先使用非阿片类止痛药和辅助止痛药。当第一步治疗失败时，再选择第二步的弱阿片类药物(如可卡因 codeine)。第三步才使用强阿片类药物(如吗啡 morphine),合用或不合用第一步中所使用的止痛药。

美国 CDC 于 2016 年更新了阿片类药物治疗慢性疼痛的指南。作为临床医师,应牢记以下建议:①临床医师应为所有患者制订治疗目标,包括可实现的疼痛和功能的目标,并应考虑如何终止治疗;②当开始使用阿片类药物时,临床医师应开出最低有效剂量;③临床医师应使用州处方药监测计划(Prescription Drug Monitoring Program, PDMP)数据库查看患者的管制药物处方史,以确定患者是否正在接受阿片类药物或高危组合治疗,以避免患者产生药物过量的风险;④临床医师应在开始阿片类药物治疗之前进行尿液药物检测,至少每年一次,以监测开出的药物以及其他管制处方药和违禁药物[332]。

除哌替啶(meperidine)以外,单纯的麻醉性止痛药不会有终末器官毒性(尤其胃肠道、肝脏和肾脏),使其成为长期治疗的理想选择。但是,其缺陷在于潜在的严重副作用(如呼吸抑制)、滥用和注意力涣散[333]。

阿片类止痛药相关的最常见副作用有:恶心、呕吐、便秘、镇静、欣快感、耐药性和身体/心理依赖性。个别药物的副作用可能会有轻微的不同(即在等效剂量下,某些药物的副作用比其他药物更明显)[334,335]。所有纯的阿片类激动剂都有相同的镇痛作用,所以,药物的选择主要根据所需的给药途径、作用时间和预期的副作用。

52

阿片类药物在康复科的其他应用还包括治疗腹泻和镇咳——特别适用于干咳的患者,这些患者的咳嗽影响睡眠,从而影响他们的康复。近年来中枢神经系统以外的阿片受体的发现,使得"外周阿片类药物镇痛"受到越来越多的关注。现有证据表明,肌肉内、关节内和静脉内注射低剂量阿片类药物可产生局部的外周镇痛和抗炎作用[336-340]。最近的研究表明,在某些情况下,外周阿片类药物与其他疗法(如细胞因子调节剂或肿瘤坏死因子 TNF-α 拮抗剂)联合应用,可以为慢性炎性疾病的镇痛治疗提供另一种选择[341]。

作用机制与药代动力学

阿片类药物在机制上实际是模拟了机体内可自然产生的内源性阿片肽物质。内啡肽、脑啡肽、强啡肽是内源性阿片肽的代表物质。所有阿片类药物有不同程度的亲和力,通过结合 μ、κ 和 δ 三个主要的受体来发挥作用。每种受体在中枢神经系统有独特的分布情况,通过不同的生化途径,产生不同的生理反应。在免疫细胞、外周感觉神经和关节内也发现了此类受体,这些部位的受体解释了阿片类药物的外周止痛作用和抗炎效果[342,343]。所有阿片类受体的统一特性是其与 G 蛋白结合从而抑制腺苷环化酶。活化的受体通过特定的生化途径来抑制神经元的兴奋性,从而阻断疼痛冲动的传导。

阿片类止痛药可根据其对受体的亲和力和其固有活性(即能激活多少受体)进行分类。吗啡和美沙酮被归类为完全激动剂,因为它们对受体有高度的亲和力,能产生强效止痛作用。部分激动剂如可卡因,具有较低的亲和力,因此药效比完全激动剂弱。喷他佐辛(pentazocine)是激动剂/拮抗剂混合型的代表,可以激活未被占用的阿片受体,同时阻断被占用的阿片受体。拮抗剂如纳洛酮(naloxone)可有效逆转阿片类完全激动剂的作用。

微碱性的阿片类药物通常在小肠内吸收好。短效药在 30~60min 内达到最大效应,维持约 4h。长效药或缓释剂在 2~24h 内效应达高峰,并维持 12(口服)到 72(皮下)小时。许多阿片类药在肝内进行首过代谢。肝内结合反应是大部分阿片类药的主要代谢途径,但也可以在肾、肺和中枢神经系统内进行代谢。活性和非活性代谢产物经尿液和/或胆汁排出。

制剂和剂量

阿片类止痛药可以口服、肌注、静滴、皮下注射、椎管内注射、经鼻内给药(如纳洛酮)、直肠内给药(如氢吗啡酮)、经皮给药(如芬太尼贴剂)和经口腔黏膜给药(如芬太尼含片)。优先给药途径和药物作用持续时间(即长效与短效)对每个患者来说是不同的。短效药可以用于治疗急性疼痛综合征和暴发性疼痛发作。长效药一般更适用于治疗慢性疼痛患者,其效果维持时间长,可以避免夜间疼痛而难以入睡。

康复科常用的阿片类药物制剂、常规剂量和相关药效见表 52-10。尽管表中列出了部分激动剂和激动剂/拮抗剂混合型,但它们的应用是有限的。由于口服给药途径的首过效应,故口服剂量大于胃肠外给药剂量。治疗神经病理性疼痛比伤害性疼痛所需的剂量要大。

表 52-10　麻醉止痛剂

通用名	常用剂量范围/mg	相对效能 口服剂量(肌注剂量)
激动剂		
可卡因	15~60 口服 q4~6h; 15~60 肌注 q4~6h	200(120)
芬太尼透皮贴剂	1 贴 q72h	在《医师桌上参考资料》(Physician's Desk Reference,PDR)中找到相应剂型的用量表格
氢吗啡酮	2~4mg 口服 q4~6h;缓释剂 3mg q6~8h;0.5~2mg 肌注/皮下注射或缓慢静脉注射 q4~6h	1.5
(盐酸氢吗啡酮-5)	5mg/5ml 液体口服 q6h	
哌替啶	1~1.8mg/kg 口服/肌注/皮下注射 q3~4h;最大剂量 150mg;缓慢静脉注射 q3~4h	300(75)
硫酸吗啡碱		
持久释放片剂	30mg 口服 q8~12h	
持释胶囊	20mg 口服 q12~24h	60
口服液	不同浓度:10~30mg q4h	
速释剂	10~30mg q4h	
羟考酮		
速释片剂	5mg q6h	30
速释片剂	10~30mg q4h	
口服浓缩液	5mg q6(20mg/ml 溶液)	
持释剂	10~40mg q12h	
丙氧芬		2010 年从美国市场撤出
部分激动剂		
丁丙诺啡	仅胃肠外使用	N/A
激动剂/拮抗剂混合型		
布托啡诺酒石酸鼻喷雾剂	1mg(每鼻孔 1 喷) q3~4h	N/A
喷他佐辛	1 片口服 q3~4h	N/A
(50mg 喷他佐辛/0.5mg 纳洛酮)	1~2 片口服 q3~4h	
混合镇痛剂 麻醉剂/对乙酰氨基酚		
丙氧芬/对乙酰氨基酚 (n-50=50/325;n-100=100/650)	1~2 片口服 q4h	N/A
氢可酮/对乙酰氨基酚 {2.5/500,5/500,7.5/500}	1~2 片口服 q4~6h	N/A
氢可酮/对乙酰氨基酚 {5/500,7.5/650,10/660}	1 片口服 q4~6h	

52

续表

通用名	常用剂量范围/mg	相对效能 口服剂量(肌注剂量)
氢可酮/对乙酰氨基酚{5/500}	1片口服q6h	N/A
羟考酮/对乙酰氨基酚{5/325}	1片口服q6h	N/A
喷他佐辛/对乙酰氨基酚{25/650}	1片口服q4h(最多6mg/24h)	
对乙酰氨基酚/可卡因 {tylenol#2,#3,#4=300/15;300/30;300/60}	1~2片口服q4~6h	N/A
羟考酮/对乙酰氨基酚{5/500}	1粒口服q6h	
氢可酮/对乙酰氨基酚{5/500} {7.5/750}	1片PO q4~6h	N/A
麻醉剂/阿司匹林		
丙氧酚/阿司匹林/咖啡因{65/389/32.4}	1片口服q4h	N/A
羟考酮/阿司匹林{5/325}		
阿司匹林/可卡因{325/30}	1片PO q6h	N/A
阿司匹林/可卡因#4{325/60}		N/A
喷他佐辛/阿司匹林{12.5/325}	2粒口服q6~8h	N/A

需要长期服用阿片类药物治疗的患者,通常从短效药开始服用,在数周内逐渐加量,以获得合适的止痛效果,之后,改用等剂量的长效药[344]。只要患者的耐受性好,则可根据需要逐渐加量以达到足够的镇痛效果。研究表明,相当于每日剂量120mg吗啡的阿片类药物可以缓解疼痛、改善睡眠而不会损害认知功能[330,344,345]。阿片类药物轮流使用是用一种最初不完全交叉耐受的阿片药代替另一种阿片药以避免耐药性形成以及剂量相关副作用的一种方法[346,347]。当个体每天口服吗啡超过60mg,每小时使用芬太尼透皮贴剂超过25μg,每天服用羟考酮超过30mg,每天服用氢吗啡酮超过8mg,或服用等剂量的其他阿片类药超过一周,患者可能对阿片类药物治疗产生耐药性[348]。

WHO建议,所有阿片类药物治疗应遵循固定间隔的给药时间表,而不是根据需要给药[331]。这种给药模式能维持血浆药物浓度,最大限度地减少药物峰值水平的副作用和低谷水平的暴发性疼痛发作。另一建议是医师应了解阿片类药物代谢和疼痛耐受性的个体差异。因此,必须个体化治疗以最大限度地增加止痛效果和减少副作用。本书中的其他指南旨在优化阿片类止痛药的使用和最小化副作用。

男性阿片类药物相关的雄激素缺乏症

尽管阿片类药物已被广泛用于止痛,但目前的文献仍缺乏与这些药物每日使用可能产生长期风险的报道。例如,每天使用阿片类药物的男性中雄激素缺乏的问题需要进一步研究。这一点特别重要,因为雄激素缺乏症与代谢综合征(如肥胖、高血压、高脂血症和葡萄糖耐量异常)相关联[349]。

之前的研究阐明了长效和短效阿片类药物在结构、亲脂性和其他影响下丘脑-垂体轴(HPA)因素方面的差异。这些研究得出的结论是,与等剂量短效阿片类药物相比,长效阿片类药物引起雄激素缺乏症的风险更高。但是其他研究对这些差异提出了质疑[349]。

Rubinstein等人通过一项回顾性队列研究,进一步研究了阿片类药物使用与男性雄激素缺乏之间的关系,他们假设,与氢可酮相比,某些处方的阿片类药物与雄激素缺乏高发生率有关。1 159名慢性非癌性疼痛男性(年龄在18~80岁)患者,使用单一阿片类药物治疗,连续至少90天对清晨血清睾丸激素水平进行采样分析后,Rubinstein等得出结论,使用芬太尼、美沙酮和羟考酮的男性比使用氢可酮的男性更容易出现雄激素缺乏症,其中,透皮芬太尼贴剂,其次是美沙酮的雄激素缺乏症发生概率最高。

总而言之，这些研究表明，在使用阿片类药物之前进行睾丸激素筛查可能起着重要的作用，以便识别既往存在的缺乏症，以及最有可能发展为雄激素缺乏症的患者[349]。

单剂

部分激动剂

可卡因

可卡因（codeine）是提取于阿片的能用于镇痛、止咳和止泻的一类天然阿片类物质。可卡因的止痛效能不足吗啡的七分之一，通常与对乙酰氨基酚或者和 NSAID 合用于轻中度疼痛的缓解[350]。相对而言，可卡因没有呼吸抑制作用而且药物成瘾性低（因其没有致欣快性）。可卡因的苯环可保护分子结构免受首过代谢的影响，因此口服时生物利用度很高。给药后，可卡因去甲基化为活性代谢产物吗啡，和非活性代谢产物去甲可卡因，这些物质在肝脏结合，大部分由肾脏排出。无法将可卡因转化为吗啡的个体，使用此药物时的止痛效应很弱。

一般而言，可卡因的不良反应与典型的麻醉镇痛药相同。可卡因属于管制药。高剂量或孕妇使用可卡因不安全。含钠的偏亚硫酸氢盐的可卡因复方制剂可用来防止过敏反应。可卡因缓释片及可卡因控释片（codeine contin）可在美国以外的地区用于慢性疼痛的治疗[351]。

丙氧酚

丙氧酚（propoxyphene）于 2010 年被美国 FDA 撤出市场，因为其在治疗剂量时具有心脏毒性（PR 和 QT 间隔延长以及 QRS 波加宽）[352]。

完全激动剂

芬太尼透皮贴剂、芬太尼口含片

芬太尼是强力（比吗啡强 80 倍）、短效的阿片类药物，用于镇痛治疗、操作前精神镇静（preprocedural anxiolysis）、镇静和补充麻醉。芬太尼有静脉注射制剂、吸入制剂、透皮贴剂和口含片制剂可用。芬太尼喷雾剂用于濒死危重患者的呼吸短促是一种适应证以外的非常规用法[342]。

芬太尼分子量低、亲脂性高，可透皮给药，这使药物能够通过皮肤吸收并随后分布到全身。芬太尼贴剂效果平均可持续 72h，可用于治疗需要定期使用麻醉镇痛剂的慢性疼痛。芬太尼透皮贴剂的优点包括减少便秘、恶心和嗜睡的发生率[353]。皮肤反应仅限于局部性皮炎，但可能发生全身性不良反应。该贴剂不能用于急性疼痛综合征，因为其首次给药吸收会延迟 17～48h，并且由于存在严重的通气不足的风险，因此不宜用于未接受过麻醉的患者。但是，最近的发展趋势是采用患者控制的离子电渗透皮系统及芬太尼 HCl 离子电渗透皮系统（iontophoretic trans-dermal system，ITS）来管理住院患者的急性术后疼痛[259,354,355]。在临床试验中发现中重度术后疼痛患者的芬太尼 ITS 优于安慰剂组，且与吗啡静脉注射患者自我管理镇痛系统（Patient Control Analgesia，PCA）一样有效[356]。

在为首次接受麻醉的患者使用芬太尼贴剂治疗时，应从最低有效剂量开始（目前为 12.5μg/h）。患者之间的吸收差异很大，可用不同含量的贴片组合来逐渐增量（25μg/h、50μg/h、75μg/h 和 100μg/h）[357]。对于长期使用阿片类药物治疗的患者，初始剂量是根据以前的镇痛吗啡剂量估算得出的。发烧、发汗、恶病质、病态肥胖和腹水均可影响透皮吸收率，因此应相应调整剂量[358]。涉及疼痛治疗的康复医师也应熟悉芬太尼贴片的剂量含量、停用适应证和药物的相互作用。

平均 5min 的口腔黏膜吸收率可使芬太尼迅速被吸收入血。美国 FDA 批准的芬太尼剂型只有锭剂和口含片，用于那些不能耐受目前的阿片类药物治疗的暴发性癌痛的患者，也有报道提到更多有关芬太尼的不同的适应证外用途[359-362]。芬太尼摄入剂量应个体化以达到足够的镇痛作用和可耐受的副作用。如果首次口腔黏膜给药后疼痛未缓解，则可在第一次给药后的 15～30min 分别使用第二剂量的锭剂和口含片[363]。该药一天不能超过 4 个单位用量，单剂量 100～800μg 通常耐受性良好，引起轻中度阿片类副反应[364]。

氢吗啡酮

氢吗啡酮是由吗啡衍生而成的半合成阿片类药物，上述两种成分有相似的药代动力学特征，只是氢吗啡酮的作用持续时间较短，但镇痛效果却是吗啡的五倍。一项非盲的临床实验发现，氢吗啡酮可减少恶心、呕吐和便秘的发生[365,366]。氢吗啡酮只引起非常小的组胺释放反应，所以其可以代替吗啡，用于那些对吗啡产生"假性过敏反应"（药物引起组胺释放产生红肿和瘙痒）的中度至重度慢性疼痛患者[367]。因氢吗啡酮代谢物无肾毒性，故也可用于肾

52

衰患者[368]。最后,氢吗啡酮优越的水溶性允许其能被制成高浓度的水溶剂用于阿片耐受患者。

几种含有氢吗啡酮的药物已被美国 FDA 批准作为止咳剂用于临床,一种喷雾剂被用于适应证以外来缓解终末期患者的呼吸困难[369,370]。在加拿大,尽管氢吗啡酮的持续释放剂型仍然可用,但考虑到其酒后使用时服用过量的风险较高,类似的剂型已经于 2005 年退出了美国市场。

哌替啶

哌替啶曾经是一种广泛用于患者术后中重度疼痛管理的速效镇痛药,但由于一系列原因被列为管制药物。首先,哌替啶仅具有吗啡效力的十分之一,但两者具有相似的成瘾和身体依赖性风险[371];其次,哌替啶作用时间短,需要频繁给药,而且这种用法使得血清药物浓度在高峰和低谷之间循环;再次,哌替啶的代谢产物去甲哌替啶是一种中枢神经毒性物质,会造成中枢神经系统过度兴奋,表现为癫痫、焦虑、震颤和肌阵挛[371]。肾功能损伤的患者对哌替啶的毒性反应更敏感,但健康的个体也易受此影响,因为连续使用数天会造成去甲哌替啶在体内的累积。

美沙酮

美沙酮既是 μ-阿片受体的激动剂,也是 NMDA 受体较弱的非竞争性拮抗剂。这种双重作用的发现使美沙酮近年来更多地被应用于神经病理性疼痛的治疗,包括幻肢痛和烧伤痛[372-374]。美沙酮也逐渐成为常规阿片类药物无效后症痛治疗的二线药物[375]。美沙酮的传统用途包括治疗严重的慢性疼痛和抑制海洛因和吗啡的戒断症状,后者使得美沙酮的社会名声不佳。

52

作为Ⅱ类管制的阿片类药物,美沙酮具有许多优势,包括缺乏活性代谢物和高脂溶性、口服和直肠给药都能极好的吸收,并且价格低廉[48]。除了以上优点,美沙酮与其他阿片类药物在作用时间和剂量的换算方面尚未明确。据报道,在从其他阿片类激动剂换为美沙酮治疗时,以及在初次美沙酮成瘾治疗期间有死亡的案例。因此,在换药和首次使用过程中需要特别警惕。肠道外使用美沙酮被认为可能产生等同于吗啡的疗效,但未被证实,加上传统阿片类药物转化计算表低估了美沙酮的药效,从而这种换药容易引起安全隐患[376]。美沙酮的另一个缺点是半衰期长,在治疗开始时无法预测的药物蓄积而带来呼吸抑制的风险。关于美沙酮的副作用也有肌阵挛和心电图改变的报道(如长 QT 波和尖端扭转型室速)[377]。美沙酮还越来越多地被消遣吸毒者滥用,并且在全美范围内与过量服用和死亡增加有关。因为美沙酮起效慢及其带来的不明显的欣快感,导致人们认为其药物滥用可能性很低。遗憾的是,由于其起效时间需要数小时,故而患者一人独处时美沙酮服用过量的风险增加。

羟考酮

羟考酮是一种吗啡衍生物,有一般短效制剂、短效速释制剂(OxyIR)、控释制剂(OxyContin)以及多种止痛药复方制剂等产品。相比羟考酮与阿司匹林或对乙酰氨基酚的合剂,纯羟考酮终端器官毒性小,更具优势。虽然羟考酮对神经病理性疼痛和躯体痛的疗效已被确认,但是其控释剂(OxyContin)仅被批准用于治疗慢性中度至重度疼痛[378]。

奥施康定(OxyContin)的低首过效应导致了高口服吸收率。美国历史上曾由于奥施康定容易获得而导致大范围的药物滥用[379],这直接导致美国 FDA 在该产品上提出黑框警告,将其划分为Ⅱ类管制药物,并下令停止 160mg 片剂的生产。尽管存在上述滥用的问题,但奥施康定仍因为其起效快且作用时间长的特点,而具有较好的临床应用价值。Acro-Contin 输送系统可以使羟考酮在摄入后立即快速释放,并且在之后 12h 内持续稳定的释放,从而获得持续的镇痛效果。昼夜用药后,血浆药物浓度可以维持整晚,并有可能将与峰值血浆药物浓度相关的麻醉副作用降到最低。因半衰期较短,奥施康定可在短时间内达到稳定状态,从而在开始治疗后的一两天内即可达到其完全的止痛效果。另一个好处是,与硫酸吗啡碱持久释放片剂(MS Contin)不同,羟考酮的吸收不受 pH 的影响,因此患者无论随餐或不随餐都可用药。

对于疼痛可能影响有意义的治疗性锻炼的参与的患者,羟考酮短效速释剂型 OxyIR 可用作物理治疗前用药,也可以使用 12h 剂量的 1/4 到 1/3 的奥施康定来治疗暴发性疼痛。如果在任何 24h 内需要两个以上的抢救剂量,则应对奥施康定逐渐加量以确定最优治疗方案。

肝脏将大部分羟考酮代谢为羟吗啡酮,后者的镇痛效果更强,而去甲羟可酮则是一种弱止痛剂,两种代谢物均不会引起终末器官毒性。OxyIR 和奥施康定的药效和副作用相似[380,381]。与吗啡相比,OxyIR 和奥施康定很少引起恶心和呕吐,但会更多引起便秘[382]。

部分激动剂

丁丙诺啡

丁丙诺啡,轻中度止痛药,多年来均为胃肠外给药。这种部分激动剂,可激活 κ-阿片受体和 δ-阿片受体,其舌下含片剂型(subutex)于 2002 年在美国上市,美国 FDA 批准其作为阿片类药物成瘾治疗的辅助用药[383]。欧洲市场上也有该药的透皮贴剂。一项临床研究回顾分析表明,口服、静脉内、鞘内和经皮给药的丁丙诺啡对神经病理性疼痛治疗均有效。未来需要进一步研究以针对不同疼痛综合征制订相应的治疗指南[384]。此外,静脉和口服给药在炎症模型中具有持续的抗痛觉过敏作用[385]。

因其与 μ-受体的离解较缓慢,丁丙诺啡是一种长效剂。由于丁丙诺啡对胃肠动力和括约肌张力的影响极小,因此出现戒断症状的可能性较小。丁丙诺啡没有镇痛上限,但高剂量会引起呼吸抑制,且不易被纳洛酮逆转[386,387]。

激动剂-拮抗剂混合型

这类止痛药可用缓解于中度至重度疼痛,但与阿片类激动剂相比没有优势。和传统阿片类制剂相比,这类止痛药的呼吸抑制风险更低,但是鉴于所有激动剂使用者随着时间的推移对呼吸抑制产生耐受性,此益处意义不大。此类止痛药存在一些固有的缺点,包括药物"天花板效应"以及既往有阿片类药物使用史的患者服用后可能会引起戒断综合征。尽管如此,熟悉此类中的几种关键药物对康复医师仍是重要的。

代表药物喷他佐辛(Talwin,Talacen)是 μ-受体拮抗剂也是 κ-阿片类受体和 δ-阿片类受体激动剂。喷他佐辛 1mg 与可卡因 1mg 镇痛效果大致相同。不同喷他佐辛合剂如表 52-10 所示。目前尚不清楚在治疗疼痛方面如何最好地使用含喷他佐辛的药物。一种喷他佐辛-哌甲酯合剂(pentazocine-methylphenidate combination),因"疯狂(Crackers)""穷人的海洛因"和"T 与 rits"等各种街头名称而闻名,说明其常被违法使用。该制剂和可卡因混合后能引起与海洛因相似的效应。新药物 Talwin NX 混合了喷他佐辛和纳洛酮以维持镇痛效应并将药物滥用的可能性降到最低。

酒石酸布托啡诺(Stadol NS)是一种混合型激动剂-拮抗剂(即 κ-阿片受体的激动剂和 μ-阿片受体的混合激动-拮抗剂),可鼻内给药。值得注意的是,在 20 世纪 90 年代后期,鼻喷雾剂的广泛滥用导致其被列为Ⅳ类管制药。康复科医师尚未广泛使用布托啡诺,关于其在肌肉骨骼疼痛中的应用的文献很少[388,389]。而在普通外科手术中,该药被用作术前/术后的镇静剂和止痛剂、平衡麻醉的补充用药、清醒镇静和麻醉后抑颤剂。酒石酸布托啡诺的其他应用包括分娩时的镇痛,缓解中度产后疼痛以及偏头痛的治疗等。

相关的副反应和药物的相互作用

在讨论阿片类相关副反应时,重要的是要弄清下列三个术语:耐受性,成瘾性和依赖性。耐受性可以定义为重复给药后机体对该药反应减少,是一把双刃剑。当需要增加药物用量以达到治疗效果时,耐受性可能会对治疗产生负面影响,而耐受性对副作用的产生(除便秘以外)来说显然有益处。依赖性是突然撤药时出现的戒断症状。成瘾性是一种习惯性使用某种物质的行为,以达到患者认为的某种效果——通常是欣快感——患者自己描述为愉悦感。对这些术语的混淆可能导致对使用麻醉性止痛药产生偏见,特别是对于治疗非恶性疼痛。对患者成瘾的恐惧也是医师倾向于不使用麻醉药的主要原因[390]。目前仍有争议的是,既往无药物滥用史的慢性疼痛患者是否确实会产生心理成瘾[391-393]。

大约在治疗一个月后,随着麻醉镇静制剂用量的增加,医务人员可能需要对患者家属解释药物耐受的概念以减轻他们的顾虑。药物耐受通常在首次服用就开始出现,但通常要在治疗第 2 或第 3 周后有明显的表现,并持续到在停药后 2 周。不同药物间有不完全的交叉耐受性,因此可以轮换使用不同的镇痛剂(以减轻耐受)[394]。最后,值得注意的是,如果轮换使用的阿片类药物剂量可以满足患者的镇痛需求,则这种方案可以完全避免耐受性,因为不会有过量药物引起欣快感和之后的耐受性。

对已产生了药物依耐性的患者突然终止阿片类药物治疗能导致戒断症状,症状轻微的可能仅表现为轻度的、非特异性的肌肉疼痛。戒断症状的发作和持续时间与特定药物的半衰期有关,但是可以通过口服或经皮给予 0.1~0.2mg/d 的可乐定缓解自主神经症状。与耐受性相似,有一种观念认为,如果剂量与患者的需求相匹配,则不会出现依赖性。但是,传统的观点是大多数服用阿片类药物超过 1 个月的患者都会有一定程度的身体依赖性。为了避免身体依赖患者的戒断症状,已有研究人员为停用阿片类药物的患者制订了详细的指南[395-396]。

患者对麻醉镇痛剂的总体副作用相对可以较好地耐受，特别是老年人群。便秘是最常见的麻醉药副作用，也是唯一不会随时间推移而产生耐受性的副作用。由于便秘会对患者的生活产生较大的负面影响，因此，在使用阿片类药物治疗时，应强烈考虑启动预防性肠道刺激剂或泻药。如果采取预防措施后仍出现便秘，应积极治疗。

其他常见的胃肠道副作用包括伴或不伴有呕吐的恶心。一段时间后大部分患者能耐受恶心，因此常规不使用预防恶心的治疗。恶心的治疗取决于其病因。如果是由便秘引起的，那么应该治疗后者；相反，如果恶心主要是由药物（如化学触发区的刺激）引起的，那么丙氯拉嗪（prochlorperazine）是首选用药。如果在解决上述和其他可能的病因后患者仍然恶心，则可以考虑使用诸如氟哌利多（haloperidol）的药物。如果患者出现激越症状，可用二线药物氯奥沙普秦（chlorpromazine）。如果怀疑是阿片制剂的抗胃动力效应继发的胃幽门梗阻可用甲氧氯普胺（metoclopramide）治疗。对麻醉镇痛剂引起的恶心，选择非口服辅助镇痛药更合适，如静脉注射吲哚美辛（indomethacin）或肌注酮咯酸（ketorolac）。

使用阿片类药物治疗的患者，可有与胃肠道无关的重大不良事件。如直立性低血压，可达到限制康复性转移和移动训练的程度。呼吸抑制，表现为早期呼吸频率降低，严重时可引起呼吸停止。相比首次使用患者，长期使用者发生以上严重事件的可能性较小，因为长期使用者可能已产生耐受性，即随着时间的推移患者已经适应了药物的作用[397]。

阿片类药物可引起多种其他副作用。例如，阿片类药物可影响下丘脑-垂体-性腺轴的多种激素[398,399]。急性给药和长期使用阿片类药物均可产生免疫抑制作用[400]。重复给药可能会产生痛觉过敏[397,401,402]。潜在的中枢神经系统副作用包括镇静和欣快感。可使用咖啡因（caffeine）、右旋安非他命（dextroamphetamine）和哌甲酯（methylphenidate）等兴奋剂来治疗镇静。欣快感可能源于心理性成瘾，因此相对较难治疗。

盐酸曲马多

康复科的应用

盐酸曲马多（tramadol HCL）是一种作用于中枢的合成性止痛药，经美国 FDA 批准用于中度至重度疼痛治疗。盐酸曲马多是一种特殊的药物，最初并未列为管制药物（尽管其与 μ-受体结合亲和力类似于可卡因），并且具有类似于许多抗抑郁药的其他作用机制。鉴于其双重机制，曲马多可以有效治疗伤害性疼痛和神经病理性疼痛[403]。但是，美国联邦药物执行局（Federal Drug Enforcement Agency）于 2014 年宣布将曲马多列为Ⅳ类管制药物。随机对照试验已证明其对治疗疱疹后神经痛、幻肢痛、糖尿病性神经病变和各种病因的多发性神经病有疗效[404-407]。对慢性伤害性疼痛，美国风湿病学院（ACR）持续推荐曲马多用于非麻醉性镇痛药治疗无效的骨关节炎（OA）患者[408]。最后，这种弱的阿片类激动剂也可以用于治疗偏头痛，中重度发作性暴发性疼痛，也有研究将其用于急性牙科和外科手术疼痛[409,410]。

盐酸曲马多与对乙酰氨基酚合剂[tramadol HCL and acetaminophen（Ultracet）]含 37.5mg 曲马多和 325mg 对乙酰氨基酚，其确切的镇痛作用还在进一步发掘。同其他复方止痛药一样，Ultracet 优势是协同镇痛和减少剂量依赖的副作用[411]。目前仅有少量的随机安慰剂对照研究表明，对于慢性非恶性下腰痛、骨关节炎（OA）痛和纤维肌痛的治疗，Ultracet 的药效和对乙酰氨基酚/可卡因合剂（300/30mg）一样，而耐受性更好[412-414]。Lee 等进行了一项多中心双盲临床试验，观察 Ultracet 在治疗类风湿关节炎相关疼痛方面的疗效。他们发现，与安慰剂相比，作为症状性风湿性关节炎患者的扩展治疗（add-on therapy），Ultracet 可以显著缓解疼痛，在减轻疼痛强度方面有显著的统计学差异。该研究结论认为，对类风湿关节炎患者的治疗，可以将 Ultracet 与常规 NSAID 合用，加上抗风湿药，是一种可行的止痛治疗方案[415]。

延长释放剂型 Ultram ER，一日一次给药治疗慢性疼痛非常方便。与常规曲马多相比，Ultram ER 在缓解中重度 OA 疼痛方面具有相似的耐受性和有效性[416]。

总之，与 NSAID 和 COX-Ⅱ抑制剂相比，曲马多更具优势，因为其不会造成消化道出血、不会加重高血压和充血性心力衰竭[417]，也可降低治疗慢性膝髋关节的骨关节炎的耐受性[418,419]。

作用机制和药物代谢动力学

曲马多具有两种互补的镇痛机制，包括通过抑制去甲肾上腺素和 5-羟色胺的再摄取，激活 μ-受体和调节疼痛冲动传导。因此，该药被认为同时具有阿片类药和三环类抗抑郁药（TCA）的性质。

曲马多具有较高的生物利用率。口服治疗时有 1/5 的药物与血浆蛋白结合，大部分通过肝脏的首过代谢。1h 内开始起效，1.5～2h 内达到峰值血浆药物浓度。肝脏将曲马多去甲基化和葡萄糖醛酸化转化为数种代谢产物，其中只有一种有镇痛作用[420]。所有的代谢分子和非蛋白质结合部分通过肾脏排泄。曲马多的半衰期为 6h，如每天 4 次服用则 2 天后达到稳态。

制剂和计量

美国有 50mg 的曲马多速释片剂。延释片剂(Ultram ER 的剂型分别有 100、200 和 300mg 的)也在美国有售。静脉内、肌肉内、直肠和皮下制剂全球有售。

速释曲马多常用剂量为 50～100mg，每 4～6h 服用。最大推荐剂量为 400mg/d。超过 75 岁患者应调整剂量(<300mg/d)，有肝功能不全的肌酐清除率低于 30ml/min 和 75 岁以上患者应间隔 12h 用药，每日最大剂量不超过 200mg。非急性痛患者初始剂量为 50mg/d，每 3 天增加 50mg 直到日最大剂量，这样能最大限度减少副反应。急性疼痛患者的初始剂量为 50mg，如果 1h 内疼痛无缓解则加 25～50mg。

每三天增加一次 50mg 剂量，直到达到最大每日剂量；此策略可最大限度减少副作用。患有急性疼痛的患者可以用最初的 50mg 剂量治疗，如果在第一个小时内未获得足够的镇痛作用，则可以再服用 25～50mg 剂量。

延长释放制剂治疗的起始剂量为每天 100mg，可以每 5 天以 100mg/d 的速率增加。推荐的日最大剂量为 300mg/d，但是有些研究表明 400mg/d 对 75 岁以下患者是安全的[421,422]。

相关副作用和药物相互作用

恶心、嗜睡和便秘是曲马多最常见的副作用[423]，其发生频率明显低于传统的阿片类药物。呕吐、嗜睡、腹痛、头痛、口干、消化不良和眩晕等不良反应也有报道[411]。呼吸抑制和瘙痒是所有阿片类药物的潜在副作用，但是曲马多引起这两种副作用的风险要低得多[424]。严重致死的过敏反应通常见于初次使用曲马多的患者；有阿片类药物过敏史患者的风险更大。

癫痫是曲马多罕见而严重的副作用。对于有癫痫史或癫痫危险因素的患者(如脑外伤、代谢异常、戒酒或药物戒断者以及中枢神经系统感染者)使用曲马多时应谨慎。选择性 5-羟色胺再摄取抑制剂(SSRI)或者三环类抗抑郁药物(TCA)不宜与曲马多合用，因其合用会降低癫痫发作阈值。中枢神经系统抑制剂和单胺氧化酶抑制剂(MAOI)也应避免和曲马多合用，因其增加呼吸抑制和高血压危象发生率的风险。应注意卡马西平会显著诱导曲马多的代谢，因此与卡马西平合用时需使用平常两倍的剂量。此外，美国 FDA 禁止将曲马多用于儿童，建议哺乳期妇女避免使用曲马多[425]。

曲马多是Ⅳ类阿片类管制药物，但由于很少产生欣快感，因此很少引起滥用。突然停药可能会导致阿片类药物戒断症状(尽管可能不像其他阿片类药物那么严重)和非典型戒断症状(如幻觉和妄想症)[426]。

美国 FDA 在保障安全使用阿片类药物中的作用

2014 年，美国约有 380 万名 12 岁及以上的人非处方使用阿片类止痛药，使阿片类药物成为仅次于大麻的第二大最常滥用的药物[427]。这种普遍的阿片类药物滥用与高发病率和高死亡率有关。从 1999 年到 2014 年，涉及阿片类止痛药的药物中毒死亡人数从 4 030 例增加到 18 893 例，增长了 4.5 倍以上[428]。

鉴于不断增加的处方类阿片药物滥用和随后的过量使用，美国 FDA 在 2016 年 8 月 31 日在所有阿片类止痛药、含阿片类的咳嗽药和苯二氮䓬类药物上标注了新的带框警告。FDA 还制订了《阿片类药物行动计划》，旨在遏制处方阿片类药物滥用，但仍允许患有慢性疼痛的患者在临床指导下使用，提示其是一种疼痛药物管理的选择。此计划的一些显著功能见 e 表 52-7。

遏制阿片类药物滥用

除了强制性的黑框警告和《阿片类药物行动计划》(e 表 52-7)外，美国 FDA 还鼓励开发具有防滥用(abuse-deterrent，AD)特性的阿片类药物制剂，这将使滥用不易出现。通过形成物理或化学屏障，这些制剂主要作用在已知或预期的滥用途径，例如吸食、压碎或注射。某些产品可能含有某些药物成分，转化后会释放出引起不愉悦反应的物质。这些防止滥用的阿片类药物的研制采用的是相对较新且正在发展的技术。2015 年，FDA 发布了评 AD 阿片类药物的指导文件。FDA 在其中概述了四个防止滥用研究的类别：①基于实验室的体外操纵和提取研究；②评估药物的体内药代动力学研究；③人类滥用可能性研究；④上市后研究[429]。

目前，美国 FDA 已经批准了 10 种 AD 阿片类药物，其中许多是延释(ER)剂型(e 表 52-8)。迄今为止，尚无 FDA 批准的间断释放剂型的 AD 阿片类药物。所有拥有批准商标名 AD 阿片类药物的公司都必须进行上市后研究，以确定 AD 技术的影响，包括来自体外和体内研究的证据。此外，以下所有经过 FDA 批准的药物均为Ⅱ类管制药物，适用于需要每天、全天候、长期阿片类药物治疗的严重疼痛，并且可替代的药物不足。

下面列举了 10 种美国 FDA 批准的 AD 阿片类药物的简要说明（e 表 52-8）。

Hysingla 延释剂

防止滥用特征

Hysingla 延释剂（Hysingla ER）含有水溶性酒石酸氢可酮，后者以白色细晶体或结晶粉末的形式存在，并受光的影响。Hysingla ER 的 AD 特性包括暴露于水性环境中时会形成水凝胶[430]。

药理与药代动力学

与速释氢可酮合剂相比，Hysingla ER 在相同的日剂量下具有相似的生物利用度。稳态血浆浓度约为 72h，平均消除半衰期（$t_{1/2}$）为 7h[430]（相关作用机制请参见可卡因章节）。

制剂与剂量

Hysingla ER 片剂的剂量为 20mg、30mg、40mg、60mg、80mg、100mg 和 120mg。对于初次使用阿片类药物的患者，每 24h 口服 20mg[430]。

相关副作用和药物相互作用

52 参见可卡因章节。

Vantrela 延释剂

防止滥用特征

Vantrela 延释剂（Vantrela ER）含酒石酸氢可酮，白-黄-白色结晶粉末，具有抗压碎、抗破裂和抗溶解性。少量萃取后，暴露于水性环境中会形成黏稠的水凝胶[431]。

药理与药代动力学

Vantrela ER 的口服生物利用度类似于酒石酸氢可酮。Vantrela 的稳定状态为 24h，半衰期为 11~12h[431]。

（相关作用机制请参见可卡因章节。）

制剂与剂量

Vantrela ER 片剂的剂量为 15mg、30mg、45mg、60mg 和 90mg。对于初次服用阿片类药物和阿片类药物不耐受的患者，建议每 12h 口服 15mg 片剂作为起始剂量[431]。

相关副作用和药物相互作用

参见可卡因章节。

Arymo 延释剂

防止滥用特征

与其他 AD 阿片类药物相似，Arymo ER 片剂暴露于液体环境中时会形成黏稠的水凝胶。这种胶状物质是产生该药物 AD 特性的主要成分，使其难以通过注射的方式滥用。对片剂的任何操作（切割、破碎、咀嚼、压碎和溶解）都将导致吗啡的释放，并可能导致过量和死亡[432]。

药理与药代动力学

吗啡的口服生物利用度为 20%～40%，稳定状态为 24h，半衰期（静脉内给药）通常为 2~4h[432]。

（药理请参见吗啡章节。）

制剂与剂量

Arymo ER 的制剂有 15mg、30mg 和 60mg 片剂。起始剂量使用 15mg 片剂每 8 或 12h[432]。

相关副作用和药物相互作用

参见吗啡章节。

恩贝达

防止滥用特征

恩贝达（embeda）胶囊含硫酸吗啡盐和隔离的纳曲酮盐酸盐小颗粒。将恩贝达胶囊压碎后，硫酸吗啡和盐酸纳曲酮会同时释放并迅速吸收[433]。

药理与药代动力学

口服恩贝达的生物利用度仅为 20%～40%，而稳态血浆浓度约为 24~36h。单次使用恩贝达后，吗啡的终末消除半衰期约为 29h[433]。

（药理请参见吗啡部分。）

制剂与剂量

恩贝达有六种剂量制剂，包括 20/0.8mg、30/1.2mg、50/2mg、60/2.4mg、80/3.2mg 和 100/4mg。初次使用阿片类药物的患者每天服用一次，对不耐受类阿片类的患者每天两次（每 12h 一次，bid）[433]。

相关副作用和药物相互作用

参见吗啡章节。

MorphaBond 缓释剂

防止滥用特征

MorphaBond 缓释剂（MorphaBond ER）含有硫酸吗啡，由非活性成分制成，因此很难实现经注射或吸入途径的滥用，并且无论通过物理操作或化学提取，药物仍保持缓释的特性;MorphaBond ER 暴露于水性环境时也会形成胶状水凝胶[434]。

药理与药代动力学

吗啡的口服生物利用度为 20%~40%。当采用固定剂量的 MorphaBond ER 给药时,约 24h 即可达到稳定状态。稳态水平也大约为 24h。吗啡在静脉内给药后具有 2~4h 的半衰期[434]。

(药理请参见吗啡部分。)

制剂与剂量

MorphaBond ER 片剂的剂量为 15mg、30mg、60mg 和 100mg。起始剂量建议每 12h 口服 15mg[434]。

相关副作用和药物相互作用

参见吗啡章节。

奥施康定缓释剂

防止滥用特征

2010 年,美国 FDA 批准了奥施康定缓释剂(OxyContin ER)的 AD 制剂,在 2013 年 4 月成为第一个带有防止滥用特征(abuse-deterrent properties)标签的阿片类止痛药[435]。OxyContin ER 含有羟考酮。当暴露于水性环境中时,OxyContin ER 形成凝胶状水凝胶,使其具有 AD 特性,也增加了经静脉或鼻内途径滥用的难度[436]。

药理与药代动力学

羟考酮的释放不受 pH 的影响,因其系统前和/或首过代谢较低,因此口服生物利用度可高达 60%~87%。24~36h 内可达到稳态水平,在服用 OxyContin ER 后羟考酮的表观消除半衰期为 4.5h[436]。

(药理机制请参见羟考酮部分。)

制剂与剂量

MorphaBond ER 有 10mg、15mg、20mg、30mg、40mg、60mg 和 80mg 的片剂。对于阿片类药物初治和阿片类药物耐受不良的患者,美国 FDA 建议每 12h 口服 10mg 片剂[436]。

相关副作用和药物相互作用

参见吗啡章节。

Targiniq 缓释片

防止滥用特征

Targiniq 缓释片(Targiniq ER)含盐酸羟考酮和盐酸纳洛酮,可以粉碎并溶解在溶液中。但是,根据美国 FDA 药物说明书,无论在何种技术和条件下,均很难将纳洛酮从羟考酮中完全分离或灭活。根据体外研究结果,由于 Targiniq ER 片剂的两种活性成分无法分离,因此经静脉和鼻内给药途径的滥用可以大大减少。切割、打碎、咀嚼、压碎或溶解会破坏 Targiniq ER 的药物释放系统,导致药物快速释放和致命剂量羟考酮的吸收[437]。

药理与药代动力学

Targiniq ER 的羟考酮口服生物利用度为 60%~87%。约 48h 内达到稳态血浆浓度。在健康受试者中单次口服 Targiniq ER 后,羟考酮迅速从体内消除,平均半衰期约为 3.9~5.3h。纳洛酮以平均 $t_{1/2}$ 时间 4.1~17.2h 从体内消除[437]。

(药理机制请参见羟考酮部分。)

制剂与剂量

Targiniq ER 有 10/5mg、20/10mg 和 40/20mg 的含量。对于未接受过阿片类药物和阿片类药物不耐受的患者,起始剂量建议从每 12h 口服 10/5mg 片剂开始[437]。

相关副作用和药物相互作用

参见羟考酮章节。

Troxyca 缓释剂

防止滥用特征

Troxyca 缓释剂(Troxyca ER)胶囊含盐酸羟考酮和隔离的纳曲酮盐酸盐(一种阿片类药物拮抗剂)小颗粒。当按照说明服用时,纳曲酮可保持隔离状态,患者以延长释放的形式吸收羟考酮。压碎小丸可使被隔离的纳曲酮释放出来,抵消羟考酮的作用[438]。

药理与药代动力学

Troxyca ER 的口服生物利用度为 60%~87%,每天两次给药(间隔 12h)在 48h 内达到稳态。羟考酮的表观消除半衰期约为 7.2h[438]。

(药理机制请参见羟考酮章节。)

制剂与剂量

Troxyca ER 有 10/1.2mg、20/2.4mg、30/3.6mg、40/4.8mg、60/7.2mg 和 80/9.6mg 的制剂。对于从未使用过阿片类药物和阿片类药物不耐受的患者,起始剂量从每 12h 服用 10/1.2mg 胶囊开始[438]。

相关副作用和药物相互作用

参见羟考酮章节。

RoxyBond

防止滥用特征

RoxyBond 含盐酸羟可待酮,具有一种 AD 配方,可形成黏稠的水凝胶(这种水凝胶在静脉注射时无

52

法通过针头),以防止鼻内和静脉药物的滥用[439]。

药理与药代动力学

RoxyBond 与 roxicodone 的生物利用度相似(60%~87%)。达稳态血浆浓度需要 18~24h,表观消除半衰期在 3.8~4.3h 之间[439]。

(药理机制请参见羟考酮部分。)

制剂与剂量

RoxyBond 剂量强度与 roxicodone 相同,两种药物均有 5mg、15mg 和 30mg 的制剂。可以根据需要每 4~6h 以 5~15mg 的剂量开始给药[439]。

相关副作用和药物相互作用

参见羟考酮章节。

Xtampza 缓释剂

防止滥用特征

Xtampza 缓释剂(Xtampza ER)是一种阿片类止痛药,含微球颗粒的胶囊剂,一个微球颗粒就是一个独立的药物递送系统。微球由均匀分散在脂肪酸和蜡的疏水性基质中的羟考酮组成。小体积的颗粒和蜡状疏水的性质使得 Xtampza ER 具有 AD 特性[440]。

给药途径包括口服完整胶囊、直接喷洒在口腔或在质软食物上及通过肠胃管道(如鼻胃管和胃造口管),以上各种给药途径为吞咽困难的患者提供了更多的剂量选择。此外,咀嚼或压碎不影响 Xtampza ER 的药效,使其成为唯一没有盒装警告不可压碎或咀嚼服用的 ER 配方阿片类药物[440]。

52

药理与药代动力学

饱食状态下 Xtampza ER 的生物利用度为 114%,而禁食状态下为 75%。在 24~36h 内达到稳态水平,饱食状态下的半衰期为 5.6h[440]。

(药理机制请参见羟考酮部分。)

制剂与剂量

Xtampza ER 有 9mg、13.5mg、18mg、27mg 和 36mg 的固定剂量强度制剂。对于首次服用阿片类药物和阿片类药物不耐受的患者,初始计量应从 9mg 胶囊,每天两次,每隔 12h 随餐服用。重要的是,患者随餐服用 Xtampza ER 时,其口服生物利用度取决于食物性质(高脂高热量餐后生物利用度最大)[440]。

相关副作用和药物相互作用

参见羟考酮章节。

研究中的药物

奥利替丁

奥利替丁(TRV130)是第一个 μ 受体 G 蛋白途径选择性调节剂,或称为"μGPS",适用于中重度急性疼痛的治疗,首选静脉途径给药。2016 年 2 月,美国 FDA 批准了奥雷替丁突破性治疗的地位,希望能改善具有止痛作用这类阿片类药物的递送,并减少不良反应。奥利替丁只能静脉给药,可能比Ⅳ类管制药吗啡药效更大但副作用更小[441]。

经皮和局部止痛药

皮肤可用于药物局部给药,并递送到潜在的目标组织或全身。不同的药物,可以通过外用的一次性经皮(TD)递送系统或局部使用乳膏或软膏进行给药。虽然术语"透皮"和"局部"通常可以互换使用,但 TD 递送目的在于达到与口服相似的全身性治疗水平,并且可以在较长的时间段内从远端向靶部位给药。芬太尼贴剂是真正的 TD 递送系统实例,而局部 NSAID、局部 NSAID 贴剂 Flector(局部用双氯芬酸钠贴片)和利多卡因贴剂均是局部应用的实例。

因其避免了胃肠道吸收和肝首过代谢,TD 递送和局部给药已经变得越来越流行。与全身用药相比,局部用药在局部还可以达到更高的治疗浓度。

所有皮肤贴剂由三个元素组成:衬垫、活性药物和黏合剂。第一代皮肤贴剂利用缓释膜释放活性药物,而第二代皮肤贴剂则把活性药物嵌入高分子层直接作用于皮肤。这两代皮肤贴剂都以恒速释放活性药物,并使其血药水平维持在恒定的水平。反过来,这些特性延长了半衰期短的药物的有效作用时间,并通过延长给药间隔以提升患者依从性。

随着新的机械增强技术的发展,通过促进 TD 局部渗透性并允许患者控制给药,将来会有越来越多通过皮肤递送的药物。目前可用的增强药效的方法有离子电渗法和其他方式(如脉冲电泳、超声波导入和微针疗法)[442-444]。

遗憾的是,一些因素限制了 TD 和局部止痛药物的应用。部分患者可能发生严重的接触性皮炎。TD 给药和局部应用也不适用于所有药物。个别止痛药的药效会受以下多种因素影响,如皮肤湿度、环境温度、药物的热力学性质和靶组织的性质。主要的缺点是,大多数 TD 制剂(尤其局部 NSAID 制剂)的保质期相对较短,造成大批量生产有困难。

康复医师应熟悉日常 TD 的给药和局部药物的应用。可用的 TD 药物分类包括止痛药、抗生素、抗胆碱能药、止吐药和激素。上述药物也能通过黏膜吸收可制成鼻内喷雾剂、滴眼液和栓剂。

非处方的局部制剂已被广泛使用,但是许多皮肤贴剂药物只有在特殊的药房才能买到。

单剂

恩那(emla)、利多卡因(lidocaine)、和芬太尼(fentanyl)贴片在此前已讨论。

双氯芬酸钠

康复科的应用

国际上在 NSAID 局部用药方面具有丰富的经验,据报道 NSAID 耐受性良好且没有相关胃肠道副作用的报道,但截止到 2017 年初,美国共有 3 种获批准的局部用 NSAID:Flector 贴剂、双氯芬酸钠外用凝胶 1%(Voltaren 凝胶)和双氯芬酸钠外用溶液 1.5%。

双氯芬酸钠贴片(Flector Patch)的活性成分为 1.3%的双氯芬酸依泊拉明酯,适用于轻度扭伤、拉伤和挫伤。随机对照试验还表明,双氯芬酸钠贴片可有效治疗有症状的膝关节骨关节炎和上髁炎[445,446]。

双氯芬酸钠局部用凝胶 1%和双氯芬酸钠局部用溶液 1.5%均被美国 FDA 批准用于骨关节炎的治疗[447]。

目前正在研究一种组合制剂(肝素和卵磷脂与双氯芬酸依波明),初步结果表明该组合具有出色的抗炎、血液流变学和抗水肿作用,可治疗局部创伤[448,449]。

作用机制和药物代谢动力学

双氯芬酸依泊拉明酯的抗炎、镇痛和解热作用与其他 NSAID 相似。Flector 贴片在使用后的 10~20h 内血浆浓度达到峰值,不同贴片的半衰期大致都在 12h 左右[450]。双氯芬酸与血浆蛋白紧密结合,由肝代谢,然后随着尿液和胆汁排出体外。

制剂和剂量

Voltaren 凝胶用于下肢关节:推荐 4g,qid,最大剂量 16g/d,而在上肢关节中,推荐 2g,qid,最大剂量 8g/d。

Flector 贴剂含 180mg 双氯芬酸依泊拉明酯溶于水基成分中。推荐的剂量是每天两次,使用于皮肤完整的患处。

相关副作用和药物相互作用

Flector 贴片最常见的不良反应是局部皮肤反应。双氯芬酸具有与其他 NSAID 药相似的副作用和药物相互作用,但因使用贴剂时血清药物浓度低,因此胃肠道副作用风险较低。

辣椒碱

康复科的应用

辣椒碱(capsaicin)是从茄科植物(如红辣椒)中提取的天然可逆性神经毒素,被归类为辣椒素。康复医师常用辣椒碱来处理局部疼痛(如局灶性神经病理性疼痛)和关节痛(如膝和指关节的骨关节炎)。辣椒碱局部用药已被美国 FDA 批准用于治疗糖尿病性神经痛、疱疹后神经痛、骨关节炎痛和类风湿关节炎痛。几项研究发现其对术后疼痛、三叉神经痛和丛集性头痛也很有疗效[451-456]。也有少量文献表明辣椒碱对复杂性局部疼痛综合征Ⅰ型(CRPS typeⅠ)和外伤截肢后神经源性残肢痛有效[457,458]。

辣椒碱治疗慢性骨骼肌肉疼痛和神经病理性疼痛有效,但普遍被认为是止痛的辅助用药。研究结果表明辣椒碱和其他局部用药联合使用的疗效良好。例如,0.25%辣椒碱和 3.3%的多赛平联合使用对治疗神经病理性疼痛有协同效应[18]。2004 年的一项系统评价称辣椒碱可用作辅助或单一用药治疗难治性疼痛[459]。

康复科医师较少直接用辣椒碱治疗泌尿道痛、颞下颌关节痛、口腔黏膜炎、鼻炎和牛皮癣[17,180,460,461]。

除了临床应用,辣椒碱也已成为疼痛管理研究不可或缺的一部分[462,463]。人类三叉神经敏化疼痛模型用辣椒碱研究性别差异[464]。此外,基础科学研究表明,内源性辣椒碱样物质会在发炎的组织中释放,并通过作用于感觉神经元上的辣椒碱受体而产生伤害性神经冲动[465]。

作用机制和药物代谢动力学

辣椒碱的镇痛作用是通过与香草醛受体 1(vanilloid receptor-1,VR1)结合引起靶位置 P 物质(substance P,SP)的耗竭和聚集抑制而实现的。SP 是由小直径的初级感觉“疼痛”纤维产生的内源性神经肽,其参与疼痛冲动的传入传递并刺激免疫细胞[466,467]。除 SP 消耗外,辣椒碱还抑制 SP 转运和再合成,总体效果是通过可逆的感觉减退而抑制疼痛敏化。由于炎症具有神经成分,因此在上述过程中也间接地抑制了炎症,这被称为“神经源性炎症”。辣椒碱中主要的促炎因子是 SP 和相关多肽[468]。辣椒碱的生化特性仍在研究中[469,470]。

制剂和剂量

辣椒碱的商品名很多，包括 0.025% 的辣椒碱（zostrix）和 0.075% 的 HP 辣椒碱局部软膏制剂（zostrix-HP），每天使用 3～4 次；也有 8% 的贴剂和 0.25%～0.75% 的止汗剂（stick form）形式，可以单次使用并持续 60min。应从低浓度制剂开始使用，以减少早期不良反应。

相关副作用和药物相互作用

开始使用辣椒碱时高达 50% 的患者会在局部有一过性的针刺感和灼热感，这是因为 C 类纤维的激活，特别是使用高剂量时感觉更明显。研究表明有 13% 的患者因无法忍受的灼热感而停药。由于这个原因，辣椒碱不适用于急性骨骼肌疼痛，尽管这种副作用通常会在初次使用几天后缓解[471]，此现象是由于 P 物质的反复耗竭所致。咳嗽是辣椒碱引起的另一种可能的不良反应。迄今为止，还没有报道提到其对神经功能的副作用和药物间的相互作用[472]。

其他 NSAID 外用药

酮洛芬（ketoprofen）已有多种外用制剂，包括 2.5%～10% 的凝胶以及 TD 贴剂，可用于软组织损伤时减轻急性疼痛。小样本研究显示，包括阿司匹林乳膏在内的水杨酸盐可显著减轻急性疱疹性神经痛患者的疼痛[473]。

（敖丽娟、刘垚、陈茉弦 译　陈红 审校）

参考文献

52

第 53 章 关节和脊柱注射操作

Lisa Huynh • Zachary L. McCormick • David J. Kennedy

周围骨骼肌肉疼痛和脊柱疼痛是美国最常见的两个就诊原因。研究表明，超过 50% 的成年人曾患有骨骼肌肉疼痛[1]，而在美国接近 80%～90% 的人一生中曾经历过脊柱相关性疼痛[2]。同时，在美国上述疾病是导致失能的主要原因并给卫生保健系统带来沉重的经济负担[3,4]。尽管针对这些疾病存在许多治疗选择，其中局部注射技术自 19 世纪 50 年代 Hollander 等展示了糖皮质激素注射的临床效果至今仍备受欢迎[5]。

在临床实践中，注射的目的是将药物直接注射到特定的目标组织。靶点注射可以用于诊断和治疗。为了局部注射的安全性及成功率，操作者应具备广泛的知识。这些知识包括但不仅仅限于局部解剖、适当的患者选择、适应证及禁忌证等，还有药理学、风险与获益、具体的操作细节及诊断性操作和治疗性操作的局限性。本章将介绍骨骼肌内注射和脊柱注射的基本概念，同时还围绕注射的各个方面提供广泛的证据。我们将从诊断性操作和治疗性操作的作用开始，然后是禁忌证、药物、不良反应、影像引导的作用以及注意事项。

注射的作用

理想诊断性注射的关键因素

诊断性注射通常是通过局部注射局麻药后疼痛立即缓解的程度来协助疼痛诊断[6]。疼痛的即刻缓解可以提供重要的观察，但是为了更好的解释结果，我们还需关注几个关键因素。

一旦决定执行诊断性注射，操作者必须认识到假阴性的可能。从历史上看，假阴性出现的主要原因是操作上的错误。依靠解剖标志引导的注射也被称为“盲穿”。它在脊柱、周围关节、甚至软组织注射都被反复证实“不准确”[7-12]。文献显示徒手注射错误率差异很大，波动于 10%～80%。具体而言，数据表明，即使经验丰富操作者也不可能保证解剖定位引导穿刺准确率达到 100%。这种不准确性还可能由其他因素导致，如未被识别的血管摄取了药物，从而导致麻醉剂未达到目标组织[13,14]。因此，如果患者在操作后未见明显疼痛缓解，必须考虑到操作的不准确性导致阴性的可能。这种不准确性可以通过影像引导来纠正。超声、透视、CT、和 MRI 已全部用于引导注射以保证注射的准确性。但是这些影像方式每一种都有各自的优缺点及局限性，大量文献显示适当的影像方式的选择可以确认药物注射的位置[8,10,15]。因此，使用适当的影像方法来确定麻醉药到达目标组织，这有助于大大减少对假阴性反应而引起对不准确性的担忧。

试验性阻滞的另一个特征是存在假阳性反应的可能。这些也可能由于多个原因引起。第一个原因是注射缺乏特异性。研究表明，即使针头位置准确，随后的注射也有可能到达除靶点以外的组织[16-18]。简单的例子，如：由于关节囊的存在使关节注射中麻醉药可以弥散到关节外结构，或在脊柱和软组织注射中麻醉剂可以弥散至邻近组织。在某些实例，这可以通过使用适当的影像方法引导或使用小剂量注射[19]。但是，这些技术并不能预防更常见的假阳性反应，如安慰剂效应或非特异性反应。20%～40% 接受注射治疗的患者会发生安慰剂效应[20,21]。有多种可以降低假阳性率的技术，例如由不同人来评估治疗效果、执行操作，甚至在比较每次注射不同时间的效果[22,23]。虽然这些技术可以降低假阳性的可能性，但是它们不是 100% 的特异性和敏感性。因此，操作者在诊断性注射中必须认识到假阳性的可能。

不当操作会导致诊断性注射的错误解释。实际的效果评估必须在麻醉药物发挥药理作用以后。虽然大家操作不同，但是局麻药通常在几秒钟到几分钟内起效并持续几个小时[24]。然而，文献中有许多研究对诊断性注射的评估时间超出了预期生理反应的时间间隔，常在注射后的几天到几周内评估，从而增加了非生理效应引起的错误[6]。因此，为了减少回顾错误，减少非生理性的可能性效果，应在注射后立即评估疼痛缓解情况或通过适当使用注射后疼痛记录。

我们可以通过正确的影像引导和及时的疼痛评估来显著减少潜在的假阳性及假阴性。同时获得试验性注射的实际效果:阴性反应。如果目标组织在适当影像技术引导被阻滞,患者的目标组织不应有伤害性反应。因此,如果患者注射后疼痛无缓解,那么我们就可以假设目标组织不是疼痛的唯一来源。在这种情况下,疼痛来源的其他原因可能是导致患者症状的部分或全部原因。这与阳性反应相反,甚至疼痛的完全缓解可能是由于安慰剂或非特异性反应。

而影像引导的试验性阻滞的阴性反应可以提高诊断的可信度,同时阳性反应也是有价值的,但是它必须在合适的情况下。除了诊断的敏感性和特异性,对阳性反应的信心也取决于疾病的流行病学。发病率高的疾病,操作者可能高度自信,对单次注射甚至不注射后的积极反应。相反,在发病率低的疾病中,安慰剂作用的发生率可能高于实际患病率。操作者可能对单次注射的结果信心不足,因此需要更严格的诊断标准。

这个概念举一个简单的例子,就是一名 70 岁老年人的单侧膝关节疼痛伴活动减少,平片提示 Kellgren-Lawrence 4 级膝骨关节炎。其诊断可信度相对较高。因为在这个患者人群中,骨关节炎患病率很高,因此医师可能有很高的患病诊断信心。实际上在这个例子中,信心足够高,甚至可能没有诊断性注射的必要。这与 50 岁的慢性臀部疼痛、无放射性,具有多个体位下骨盆、髋关节和脊柱的阳性体征,并在髋部和脊柱放射线检查异常的病例不同。在这类患者人群中,非单一疾病的患者人数很高。患者疼痛可能会从臀部、骨盆甚至脊椎开始。因此,任何一个靶点注射的阳性反应都会导致医师的诊断信心降低。然而,由于上述原因,可以认为正确注射的结果是阴性的。

这些示例提出了诊断性注射最后一个关键问题。具体而言,诊断性注射仅在注射的结果会改变治疗过程时才有必要进行。在一个 50 岁的患有慢性臀部疼痛的人会存在不同的鉴别诊断,第一种治疗可能是保守的基于运动的医疗。这种治疗不会取决于注射结果。与之相反,经保守治疗失败的患者并准备接受介入性治疗,例如腰椎关节突关节神经射频热凝术。此外,诊断性注射的风险也需要权衡其可能的获益。

治疗性注射

第二种也是更常见的介入操作的指征是治疗特定的目标组织。治疗性注射通常与诊断性注射结合,但是治疗性注射有其不同的目标、风险、适应证和随访观察时间。此外,虽然治疗性注射可以单独成功完成,但是治疗性注射通常被认为是多方面治疗中的辅助治疗。它们也通常作为基于运动的保守治疗失败后的选择或者不愿意接受基于运动的保守治疗的患者的另一种选择。

在被认为是可行的治疗选择之前,许多因素必须考虑。这些包括操作的风险、效果、潜在并发症的病程,以及其他治疗方案的风险和获益。只有在考虑到所有这些方面,适当的治疗方案才可以给予患者。

介入操作的风险/利益显然会因为解剖位置和注射的药物不同而不同。例如,由于靠近脊髓,颈椎硬膜外腔注射的风险远远高于膝关节注射。另外,除了局麻药外,糖皮质激素还有其他风险。对这些风险的详细了解至关重要,因此本章后面将详细介绍。

虽然至关重要,但仅了解操作风险是不够的,对于全面的风险/收益讨论。操作者还必须了解疾病的自然病程,以确定患者是否正在接受适当的治疗。虽然局部阻滞可以提供诊断信息,但是仅仅几个小时的缓解对治疗来说是不够的。几天/几周/几月的短期影响可能对好转的自然病程是合适的。在这个例子中,短期的疼痛足够提供机体足够的疼痛缓解,伴随机体自身逐渐愈合的过程。相反,慢性疼痛病程则需要长期的疼痛缓解。具有良好转归的疾病,短期效果是合理的例子很丰富。一个简单的例子术后肌肉骨骼的止痛,止痛药是有效和有益的。但是,对该患者人群进行数月至数年的长期随访结果无差异。相反,短期效果对于良好的自然病程的疾病是适当的,但是对于慢性病是不够的。进一步增加混乱的因素是脊柱和肌肉相关疾病复发率极高。

一个例子将有助于阐明这一点。泌尿系感染(UTI)可以通过应用抗生素在几天之内治愈,这个例子,适当的确定效果的时间是短期的(如几天),长期随访可能无法显示任何效果。鉴于泌尿系感染会复发,我们 12 个月后的判定可能是另一次 UTI,而不是初次治疗的成功。因此,如果患者 12 个月时再次泌尿系感染,原始抗生素无效的结论是错误的。同样,虽然抗生物素仅提供“短期”疗效,但是不能说,由于抗生物素仅提供“短期”疗效,重复使用抗生素治疗 12 个月的感染复发无效。实际上,短期获益在这种情况下是需要的。另一个错误的观点是,最初的抗生素有效期长达一年或这些患者应该每年接受抗生素治疗。所有这些错误的假设,都是没有根据药物的药代动力学以及疾病的自然病程。遗憾的是,由于对肌肉骨骼疾病及脊柱疾病的自然病程缺乏认知,导致许多人得出错误结论,这些影响只是"短期的",因此暗示了这些操作没有好处[25]。

除了计划治疗方案的风险/益处外,疾病的自然病程,操作者还必须了解其他治疗方案的风险、收益和功效可用的治疗选择。如上所述,糖皮质激素药物注射治疗骨关节炎风险很低,尽管长期反复糖皮质激素药物注射效果不理想。对于一个健康的患者单个膝关节骨关节炎,经其他保守治疗无效,全膝关节置换术可能是目前可行的具有总体良好结果的选择。但是,对于患有同一疾病的不健康的患者或非常年老的患者而言这可能不是一个合理的选择。因此,对于 70 岁的健康的患有单侧膝骨关节炎的人只能从注射治疗中获得短期缓解,可能更适合膝关节置换而不是反复关节注射。这可能与不健康的 99 岁患者相反,其不适宜外科介入操作但是可以通过关节注射获得部分疼痛缓解和活动能力。在后一种情况下,患者反复进行干预可能是合理并且真正获得利益。因此,即使有相同的潜在的疾病过程、相同的治疗反应,甚至相同的理论治疗方案,建议却大相径庭。治疗性注射的有效性取决于患者的特定因素。

因此,我们需要彻底了解诊断性注射的适应证及作用、治疗性注射的目标与其他选择,给定操作的风险与好处、基于疾病自然病程的随访时间、注射药物的药理作用合适实施介入治疗。本章的其余部分将重点放在更具体的注射的细节。

与注射相关的不良事件

对于任何干预,该治疗的风险与益处应根据每个患者的诉求、并发症和偏好。注射治疗可以针对骨骼肌肉系统多种结构,包括但不限于关节、肌腱、韧带、肌肉、运动点、硬膜外腔、椎间盘和神经。显然,这些目标各有不相同相关风险级别,从轻微不良事件到严重的并发症。轻微不良事件的特征是发生时需要最少的医疗干预,不会导致永久性的后遗症[26]。这些并发症在某种程度上是不可避免,不论目标组织或注射的药物如何。例如注射部位疼痛、迷走神经反应。严重的并发症是需要医疗干预并且可能会导致永久性后遗症。这些严重的并发症通常很少见,尤其在外周注射中。然而,虽然存在减轻这些风险的技术,但它们不能彻底消除。因此,对于操作者适当地咨询患者并采用适当的规避风险措施至关重要。以下部分将讨论周围注射和脊柱注射相关的轻微不良事件和严重并发症。我们将根据因果关系划分为不同部分,由注射操作引起的不良事件与后续特定注射的不良事件是分开阐述的。尽管肌肉骨骼医学中药物众多,本章将重点介绍那些常用药物,包括局麻药、糖皮质激素和黏质补充剂。

与注射针穿刺相关的不良事件

与针刺相关的轻微不良事件

迷走神经反应

最常见的轻微不良事件,可能会改变或中断治疗,由于针刺激导致迷走神经反应[27]。迷走神经反应是注射操作常见的生理和心理反应。该反应早期症状为头晕、晕眩、出汗和面色苍白,严重者出现低血压,甚至意识丧失。

与周围关节注射相比,血管迷走神经反射多发生于脊柱注射。系统性前瞻性研究显示,经椎间孔硬膜外类固醇注射(TFESI)引起迷走神经反射不良事件发生率为 5%[28]、腰内侧支阻滞(MBB)为 5%[29]、腰椎关节突关节注射为 4%[30]、触发点注射为 3%[29]、骶髂关节注射为 2%[31]、髋关节腔注射为 0.5%[29]。血管迷走神经反射多发生于年轻男性[29]。血管迷走神经反射可以通过头颈部冰敷、物理压迫、特伦德伦伯体位等缓解,如果反应剧烈持续,则可以采取静脉输液治疗[32]。

其他

其他轻微不良事件包括非脊髓血肿、注射部位疼痛、疼痛加剧。非脊髓血肿在关节突关节注射中的发生率约为 1%(颈>胸>腰)[33],而在硬膜外类固醇注射(ESI)中的发生率为 0.1%(正中穿刺>椎间孔穿刺;胸椎>颈椎>腰椎)[34]。周围关节、肌腱、关节囊发生率还未确定。出血发生率可以通过适当的技术来减小,理想情况下针穿过组织一次,然后检查出血情况。

与针刺相关的严重并发症

感染

虽然可以通过使用无菌技术使感染发生率降低,但是只要针穿刺皮肤都有可能发生蜂窝织炎、软组织感染和脓肿。据估计,关节感染的发生率为三千分之一到五万分之一[35]。在脊柱注射过程中可能由于针穿刺导致终板炎、硬膜外脓肿或脑膜炎。终板炎多由于间盘造影,穿刺后间盘发生终板炎的概率为0.1%[36]。治疗包括抗生素及康复期的系列评估。此外终板炎、硬膜外脓肿和脑膜炎是极为罕见的不良事件。虽然有病例报告,但是几个关于脊椎注射的大样本队列研究,超过10 000次的连续注射,未发生任何感染[26,33,34]。

对于疑似感染的诊断取决于注射部位。对于脊柱注射,感染通常是通过MRI评估,特别是寻找感染或脓肿迹象。而周围关节不同,主要通过抽吸液体及随后的培养和分析来排除感染[37]。感染的血液标志,例如白细胞计数升高,由于发生较晚,因此即使结果阴性也不能排除感染的可能。此外,使用糖皮质激素可以使白细胞计数升高,因此会干扰感染诊断。最后,活动性感染必须与注射皮质醇或黏液补充剂后的无菌性炎症区分。无论是无菌性炎症还是真实的感染都会伴有疼痛、肿胀和皮肤发红。区分两者的非侵入性方法是症状开始的时间。一般来说,无菌性炎症通常发生于注射后24h内,而感染发生于注射24h后。但是这个时间不是确定的因果关系;因此,操作者必须始终考虑患者出现的症状可能是由于感染导致的[38]。

出血

针刺入引起的出血很少有临床意义,但是关节注射会引起关节积血,脊柱注射会导致硬膜外或硬膜下血肿。接受华法林的患者如果国际标准化比率(INR)在适当的水平,其发生关节出血风险极小。因此,许多操作者在外周关节注射前不停用华法林[39],避免因停止抗凝治疗导致的缺血相关的并发症,这可能会带来更严重后果。

53

虽然大多数血肿不会导致长期并发症。椎管内血肿可能导致长期的不良后果。症状出现后12h内进行减压可改善神经系统恢复[40]。然而,大约50%的患者即使在8h内减压仍会发生永久性神经功能障碍。因此操作者、患者、家属、护理人员对神经系统变化的警惕性至关重要。幸运的是血肿形成导致周围神经或神经丛损伤的概率很低,估计其在硬膜外穿刺过程中发生概率为1/250 000[41]。

由于这种严重并发症发生概率较低,脊柱注射中围操作期的抗凝治疗仍然有争议。美国区域麻醉协会(ASRA)指南建议在脊柱注射操作前应停止抗凝剂的治疗[42]。但是,停止抗凝治疗的风险可能大于因出血而引起并发症的风险。具体来说,治疗期间停止抗凝治疗会使卒中及其他血管血栓栓塞事件的风险增加2~6倍[43,44]。硬膜外穿刺与硬膜外血肿确实有一定相关性,但是使用适当的技术进行颈椎或腰椎TFESI、腰椎关节突关节注射,以及颈椎或腰椎腰后支阻滞时尚无硬膜外血肿相关病例的报告。因此,操作者可以考虑继续抗凝和抗血小板药物治疗,及在非层间脊柱注射,从而减少缺血性并发症的风险。

针刺造成的神经损伤

针穿刺可能会导致直接的神经受伤。周围神经损伤可能发生于神经阻滞治疗或软组织注射。神经内或神经束内注射对神经结构的破坏远远大于单独针刺入引起的损伤。两者的风险可以通过使用超声引导来降低,超声引导比使用神经刺激器风险更低[45]。因此,现在超声引导进行周围神经阻滞被认为是标准。在邻近神经血管的关节或软组织注射中应使用超声引导,例如肱骨内上髁注射(尺神经)和斜角肌(臂丛)。脊柱注射应该在影像学引导下完成,以保证操作者在注射药物前确定穿刺针深度。这通常通过透视引导下完成的,也可以在CT指导下完成。

此外,为进一步降低这种风险,在讨论注射相关的神经损伤时必须考虑到程序性镇静。敏感的患者可以更容易发现到针头靠近神经结构;因此,疼痛可以提供给操作者一些警告。虽然镇静可以减少患者的疼痛感和注射过程中的焦虑,并减少了血管迷走神经反射的可能性[46],但是在美国麻醉医师协会的注射索赔数据中镇静与灾难性并发症相关[47,48]。因此,为防止神经血管损伤和其他严重不良事件,应给予最少的必要剂量的镇静。

气胸

在邻近肺部的任何操作都有可能发生气胸,包括胸部区域的触发点注射、肋椎关节注射和肋间神经阻滞。气胸在低体重指数或靶点周围软组织少的患者中更受关注。在这种情况下,可以考虑超声引导来达到可视化进针的安全深度。在许多其他脊柱和周围注射相关的严重不良事件中,气胸的真正发生率并不确定,只有部分病例报告。

这些患者大多数都可以通过吸入100%的氧气,密切监护(氧气饱和度、生命体征),必要时还可以使用针头抽吸气体来治疗。只有那些导致严重呼吸困难的气胸或张力性气胸才需要胸腔闭式引流。由于双侧气胸的潜在风险,双侧胸腔手术时应谨慎操作。

硬膜穿刺后头痛

脊柱注射可能导致无意的硬脊膜穿破,最常见的是层间穿刺途径。当脑脊液漏时会发生硬膜穿刺后头痛。硬膜穿刺后头痛一般为位置依赖性,患者直立位时头痛加重。头痛通常具有一定自限性,可以通过保守地平躺、喝含咖啡因的饮料治疗。虽然没有什么危险,但是症状严重时导致某些患者寻求医疗帮助或到急诊室就诊。在症状严重的患者,如果上述方法不能解决,可以通过硬膜外自体血注射治疗。

与药物相关的不良事件

药物相关不良事件从轻微到严重不等。过敏反应集中体现了这一范围的程度轻重,有些反应是温和的,并且自限性,而其他可能导致严重的过敏反应甚至死亡。过敏反应最常见的药物是造影剂,尽管其他药物也有报道。酯类局麻药(如普鲁卡因,丁卡因)比酰胺类局麻药(如利多卡因,罗哌卡因)更易引起过敏反应。因为酯类局麻药是对氨基苯甲酸(PABA)的衍生物[49]。防腐剂如对羟基苯甲酸甲酯也会引起过敏反应。因此,任何含有防腐剂的药物,包括许多糖皮质激素和所有大剂量药瓶包装的药物都有可能引起过敏反应。

尽管过敏反应很少见,但是如果患者对麻醉剂过敏,皮内注射检查可以成功地用于判断过敏反应。如果患者注射多种药物后发生过敏反应,并需要重复注射时,这种检查会有所帮助。

治疗取决于症状的严重程度。过敏反应通常会采用一般性的支持治疗,有时可能需要输液,抗组胺药物、类固醇激素和/或肾上腺素。过敏性休克是全身性毒性反应,请注意维持心血管功能和通气功能(表 53-1)。

表 53-1　过敏性休克的治疗

气道	清洁气道,必要时吸引
呼吸	• 面罩或鼻导管吸氧 • 鼓励充足的通气 • 必要时人工通气
循环	• 平躺抬高下肢 • 血压下降需静脉输液 • 血压持续下降或心率下降使用血管活性药物 • 心律失常需电复律
药物	大腿前外侧中部肌内注射 1∶1 000 肾上腺素 0.5mg

与药物相关的轻微不良事件

局部麻醉药

几乎所有患者在接受局麻药浸润时都会有烧灼样感觉,这是预期的,不认为是并发症。在神经周围注射局麻药后,通常会出现预期的暂时性运动阻滞。骶髂关节注射后可能出现同侧暂时性腰骶丛部分运动阻滞,因为骶髂关节的前关节囊常含有囊性缺损,使关节内注射失败。虽然暂时性运动阻滞对本身并无危险,但应采取适当的患者咨询、术后监护、护送、运输和其他针对特定注射的预防措施,以防止跌倒或其他伤害。对于其他更严重的神经功能障碍,如血肿,如果阻滞的时间长于麻醉的预期时间,可能需要进一步的检查。需要注意的是,同时注射地塞米松可能会延长运动阻滞的时间,导致比预期的恢复时间更长。

糖皮质激素

使用糖皮质激素可能会引起局部和全身性急性或亚急性作用。局部作用包括皮肤色素沉着减少(2天至 2 个月),皮肤萎缩(1~4 个月)和脂肪萎缩[50]。虽然这些变化可能是永久性的,但是它们大部分是表面的,对健康影响很小。糖皮质激素的全身性副作用如表 53-2 所示。常见的自限性全身反应包括头痛、面部潮红、失眠和高血糖。

表 53-2　糖皮质激素的全身副作用

	急性期/亚急性期	慢性期
神经、精神系统	头晕/眩晕 失眠 易怒 头痛	
心血管系统	水肿/液体潴留 高血压 恶化的心律失常(罕见)	
内分泌/代谢系统	肾上腺皮质抑制 血管舒缩性波动 高血糖 月经不规律	硬膜外增多症(罕见) 库欣综合征 胰岛素抵抗 体重增加
免疫系统	免疫抑制	免疫抑制
胃肠道	恶心呕吐 食欲缺乏	
皮肤	伤口延迟愈合	
眼睛	眼压增高	白内障
肌肉/骨骼		骨量较少/骨质疏松 股骨头缺血性坏死 肌病

黏性补充剂

由于透明质酸分子不能从关节腔内通过关节囊,所以通常与全身性不良事件无关。一项超过 12 000 例注射大型队列研究报告了罕见和轻微的不良事件,最常见的是关节积液(2.4%)、关节痛(1.2%)、关节发热(0.6%)和红疹(0.3%)和1例急性无菌性关节炎[51]。另一个较小的队列研究($N=734$ 例注射)仅报告了髋关节注射透明质酸患者的轻微不良事件[52]。无菌性关节炎在透明质酸注射的严重不良事件中,由于透明质酸的注射获得了治疗。

与药物相关的严重不良事件

局麻药

毒性反应 各种使用局部麻醉药后的毒性反应均有报道,但发生率极低[49]。局麻药是一种相对脂溶性低分子量化合物,易于通过血脑屏障。当达到中毒水平时,中枢神经功能紊乱,早期产生中枢神经系统兴奋的信号。药物过量的早期症状包括头痛、耳鸣、口舌发麻、面部肌肉抽搐和躁动[49]。如血药浓度水平进一步升高,可能会出现全身性强直阵挛性癫痫发作。如果达到足够高的血药浓度水平,最初的兴奋反应将变为全身性中枢神经系统抑制反应。呼吸抑制、呼吸暂停是由于局麻药毒性作用于延髓呼吸中枢。有时,兴奋反应可能不会发生,毒性表现直接表现为中枢神经系统抑制。

心血管系统(CVS)的影响主要是由于局部麻醉(如高位腰麻或硬膜外麻醉)导致自主神经功能抑制的间接结果,或心血管系统的直接抑制作用。心血管系统比中枢神经系统更具耐毒性。不论CVS还是CNS丁哌卡因的毒性低于利多卡因[49]。抽搐活动最初可能与心率、血压和心排出量增加相关。如局麻药的血液浓度进一步增加,将发生心血管系统压抑,导致继发于心肌抑制的血压下降、心脏传导功能障碍,最终导致外周血管舒张。最终可能导致循环衰竭和心搏骤停。此外,某些药物(如丁哌卡因)可能会引起室性心律失常和致命性心室颤动。丁哌卡因可能导致的CVS抑制反应相对较早并且对常规治疗方法反应性差。孕妇对丁哌卡因心脏毒性更敏感[49]。

全身毒性反应可能是由于意外血管内注射或药物过量。血管内注射在注射过程中会产生毒性迹象(通常为癫痫发作),特别是直接注射入供应给大脑的血管中(如颈部经椎间孔硬膜外注射或星状神经节阻滞时注入椎动脉)。局麻药过量导致的毒性反应发生在血药浓度达峰值时,大约注射后20~30min。影响血药浓度的因素(注射部位、药物、剂量、血管收缩药的添加、注射速度)会影响全身毒性反应。

全身毒性反应一般给予支持治疗措施[50]。如果出现早期中毒迹象,应反复询问患者、给氧、鼓励深吸气、监测心血管系统功能。如果发生癫痫发作,应当保持呼吸道畅通,辅助或控制呼吸给氧气。如果癫痫持续发作,可以给予苯二氮䓬类药物。或者替代药物包括小剂量的琥珀酰胆碱,小剂量的丙泊酚硫喷妥钠。虽然琥珀酰胆碱可以终止肌肉痉挛,但对大脑癫痫发作无作用。如果发生心血管系统抑制,低血压应通过增加静脉输液、患者正确地体位(如抬高下肢)并使用血管加压药如麻黄碱或肾上腺素治疗。毒性反应的鉴别诊断见表53-3。

表53-3 局麻药毒性反应的鉴别诊断

病因学	临床特征	评论
全身毒性反应, 血管内注射过量	即刻惊厥和/或心脏毒性 5~15min内发病,易发怒,逐渐发展为抽搐	脊柱注射或颈动脉内注射,即使小剂量,也会引起惊厥
肾上腺素反应	心动过速、高血压、头痛	使用血管升压素不同而不同
血管迷走神经反应	迅速发生 心动过缓 低血压 苍白 无力	特伦德堡体位及停止不良刺激可以迅速终止反射
过敏反应		
即时过敏反应	过敏反应(血压下降,支气管痉挛,水肿)	酰胺类过敏反应极少见
迟发型过敏反应	荨麻疹	交叉过敏,例如局麻药和食物中的防腐剂
高位腰麻或硬膜外麻醉	逐渐发生 心动过缓 低血压 呼吸骤停	全脊麻是可能失去意识,心肺系统的反应快于高位硬膜外阻滞或硬膜下阻滞
并发症发作(如哮喘、心肌梗死)	类似局部麻醉反应	病史很重要

脊髓阻滞

任何脊柱周围注射都有可能发生意外的蛛网膜下腔或硬膜外阻滞。这些注射包括肋间神经阻滞、交感神经阻滞和神经根阻滞。当进行颈部硬膜外注射时尤其要注意高位阻滞(表 53-4),因为可能会导致呼吸困难。因此,许多操作者在颈部硬膜外穿刺时避免使用局部麻醉药。如果进行硬膜外腔注射时,在药物注射前通过造影剂确认位置至关重要。应当保证有正确设备和人员供应。这包括如果患者由于交感神经阻滞导致低血压,则应给予输液和升压药。如果患者呼吸功能受损,保持氧气流通。对于某些高风险操作,操作者可以考虑使用短效麻醉剂以防发生此类反应。

黏液补充剂

透明质酸注射到膝关节后导致的晶体形成与急性无菌性关节炎是否相关在病例报告或小样本病例研究中均有描述[53-58]。这个反应在注射后数小时内就开始了。透明质酸注射后肉芽肿形成导致慢性滑膜炎也有报道[59]。透明质酸被认为会引起焦磷酸钙脱水(CPPD)晶体沉淀,并非所有的无菌性关节炎显示关节内晶体的存在。透明质酸分子已证实与白细胞黏附分子 CD44 相互作用,CD44 可能导致炎症反应增加[60]。一般采用支持治疗,因为炎性反应通常是自限的。

表 53-4　硬膜外类固醇激素注射的严重即刻不良事件

	可能机制	发病率
脊髓损伤	颗粒状类固醇导致小动脉栓塞、硬膜外血肿、髓内注射	罕见-只有病例报告
卒中	颗粒状类固醇注射,斑块破裂和栓塞,椎动脉痉挛,椎动脉解剖	罕见-只有病例报告
高位脊柱阻滞	意外颈部蛛网膜下腔注射或鞘内注射局麻药导致呼吸系统受损	罕见-只有病例报告
惊厥	局麻药注入血管引起的毒性反应	罕见-只有病例报告
心律失常	局麻药入血的反应或者下颈段注射导致 T1-4 交感神经阻滞	罕见-只有病例报告
过敏反应	过敏	罕见-只有病例报告

造影剂

在脊柱注射操作的标准流程中会使用造影剂,来确认针尖到达目标靶点,并确保没有进入非靶点结构[24]。碘化造影剂可能会引起过敏反应,尽管很少被描述。如果患者对造影剂有已知的过敏反应,而且需要重复注射,有几种选择是必需的。口服类固醇激素,提前给予苯海拉明通常是有效的,但已证明有 1% 的可能无效[61]。这导致一些操作者用钆基造影剂替代已知对碘化造影剂过敏的病例。然而,钆基造影剂禁忌用于鞘内注射,因为它被证明具有神经毒性[62]。因此,如果操作存在有意外鞘内注射的风险(如层间硬膜外注射),医师必须权衡这些相对风险引起的过敏反应与神经毒性。在某些特定情况下,甚至可以考虑不使用造影剂。

糖皮质激素

在使用糖皮质激素时会产生多种相关严重的全身性副作用(表 53-2)。下丘脑-垂体轴(HPA)抑制,即使在单次注射糖皮质激素也会发生[63]。此外,一项研究已经表明,外周关节单独注射的数量比总类固醇剂量更能增加皮质醇抑制反应[64]。具体来说,80mg 甲泼尼龙注射到单个膝关节对皮质醇的抑制作用小于向双膝关节分别注射 40mg 甲泼尼龙。

但是,其临床意义尚不清楚,因为多数报告的系统性并发症被认为需要重复大剂量注射,而不是通常接受的每年最多注射三至四次。

关于增加患者骨质疏松性椎体压缩性骨折的风险的证据存在矛盾[65-67]。研究显示出这种相关性存在于每年注射大量(如>8 次)糖皮质激素的患者。其他关于注射量较低的研究表明,硬膜外或大关节类固醇注射后没有增加骨质疏松性手腕或髋部骨折的风险[66]。高血糖在注射糖皮质激素后很常见。这个可能仅对基础血糖控制欠佳的糖尿病患者具有潜在危险,因为外周和脊柱糖皮质激素注射的研究未发现短暂性高血糖的产生临床影响[68-70]。肌腱断裂是糖皮质激素注射后的并发症,但是其确切的发病率尚不清楚[71]。

注射糖皮质激素可能发生的最严重不良事件是在经椎间孔硬膜外注射颗粒状类固醇(表 53-4)。所有与颈部 TFESI 相关的卒中和脊髓损伤病例均涉及颗粒状糖皮质激素,腰部 TFESI 相关的所有病例(一例除外)均涉及颗粒状糖皮质激素[72-75]。动物研究表明,动脉注射颗粒状类固醇会导致红细胞聚集、小动脉的闭塞；而注射地塞米松（非颗粒类固醇）则不会发生上述变化[76]。因此，神经梗死的可能机制是由椎动脉分支供应的远端小动脉的栓塞（卒中）或滋养脊髓前壁的髓根动脉的小动脉栓塞（脊髓损伤），起因均是经椎间孔硬膜外穿刺术误注入上游动脉。基于上述研究，多学科疼痛工作组建议使用地塞米松专门用于颈部 TFESI，而颗粒状类固醇仅在腰部 TFESI 期间使用[77]。虽然超出本章的范围，幸运的是还有许多其他保障措施，可能有助于进一步减少这种风险。这些包括使用数字减影实时成像、给予试验性局麻药、使用延长管，提供各种类型针头类型和非颗粒状糖皮质激素。值得注意的是，地塞米松配伍罗哌卡因可能使药物产生颗粒，如果将药物注射到供应大或脊髓的动脉中，会造成永久性的神经损伤。

治疗禁忌证

很明显，发生并发症的可能性取决于解剖靶点和所使用的药物，从而决定不同的具体禁忌证。例如，颈段的硬膜外腔注射显然有出现出血和形成硬膜外血肿的风险，这些可能导致永久性神经损伤。因此，有具体的出于解剖考虑和基于药物的禁忌，也有在大多数操作过程中通用的禁忌证，概括如下（表 53-5）。

表 53-5 注射的禁忌证

绝对禁忌证	相对禁忌证
患者拒绝或不能同意	未控制的糖尿病
孕妇（不能通过透视或 CT 引导）	轻微凝血功能障碍
感染-局部或全身	抗凝治疗
注射部位有肿瘤	严重骨质疏松症
骨折/不稳定关节	
未治疗的凝血障碍	
急性医疗不稳定状态	
败血症	

医师应该建立流程以保证排除对有禁忌证患者的注射。实习医师应了解当前有关抗凝和规范的指南，并在抗凝和注射方面提前制订标准程序。如果操作可能引起虚弱或镇静，那么患者应该有交通工具和一个负责任的成年人在介入操作后照顾患者。虽然大多数介入操作通常不需要镇静，但如果因患者焦虑需要镇静，则患者应适当禁食以减少误吸的风险。对注射药物或乳胶等物质的任何过敏应记录在案，并在适当的时候使用替代方法。

知情同意

虽然各州法律在所需文件方面要求有所不同，但知情同意需提供有关注射操作及其相关风险的足够信息，以便患者能够明智地决定是否继续注射（无外部强制或操纵）。这包括与患者详细讨论操作过程、常见的副作用和并发症的风险。理想情况下，可能的好处、替代治疗以及不继续注射的风险也应该被讨论。应该给患者机会询问注射的细节。在获得患者知情同意之前，患者不应接受可能严重损害反应或判断的药物治疗。

通用协议

为了防止错误部位、错误操作或错误人员操作的发生，联合委员会于 2004 年制订了通用协议，并成为强制性的质量标准。介入操作前验证过程用于核实正确的介入操作、正确的患者和正确的部位。这需要在患者身上的大概区域做标记，表示注射将在那里进行。在开始侵入性操作之前，会进行暂停。房间里的所有成员都应该停下来，听一听，确认信息是否正确。然后，所有参与成员将核实患者、正确的部位、确切的操作步骤、患者的正确定位、是否需要围操作期抗生素（或预防）以及是否存在过敏。

沟通

在护理患者的所有步骤中，包括注射，与患者沟通都是至关重要的。向患者完整解释介入操作过程将会增加患者的信心和减少焦虑。在介入操作过程中，医师应该不断地告知患者介入操作的进展，并让患者放心。

综合预防

所有注射技术都需要采取综合预防措施，以减少感染性病原体的传播[24]。这些措施包括使用手套、必要时使用防护眼镜和面罩。因为其潜在的破坏性后果，在医疗过程中可能传播血源性病原体是患者和卫生保健工作者共同关心的问题。虽然这种关切主要集中在人类免疫缺陷病毒(HIV),但其他病原体如乙型、丙型肝炎病毒的风险要大得多。数据显示,医护人员对患者的风险远远大于患者对医护人员的风险[78]。重要的是,在所有使用针头的地方都要有适当的利器处理容器。空心针具是职业传播的最大风险,研究人员发现接触这些针具后血清传染率如下:乙型肝炎为 5%~37%;丙型肝炎为 3%~10%;HIV 为 0.2%~0.8%[78]。研究表明,再次盖针帽会增加被针刺的风险;因此,针头要么放置在无菌的地方,要么不加盖地放置在适当的容器中[78]。

药物动力学和其他注意事项

尽管肌肉骨骼医学中应用了多种药物,但本章将重点介绍常用的药物,包括局部麻醉药、糖皮质激素、黏液补充剂和神经溶解剂。

局麻药

局麻药通过可逆性阻断轴突膜的钠通道而发挥作用,从而阻止了神经信号的传递。局部麻醉药可减少或消除疼痛刺激的周围神经传递,使神经系统的痛觉过敏状态正常化,并可以防止或减少中枢神经系统的神经元可塑性,而中枢神经系统的神经可塑性是由持续的周围伤害性输入引起的。在某种程度上,这可以解释众所周知的局部麻醉剂注射后疼痛缓解的临床现象,这种现象比麻醉剂的生理作用持久。神经阻滞的程度取决于所注射药物的性质、吸收量、位置和其他特征[79,80](表 53-6)。

应根据其副作用、半衰期和注射部位适当选择局麻药。例如,某些麻醉剂(如高浓度的可卡因和利多卡因)已被证明具有软骨毒性[81]。因此,可以考虑使用诸如罗哌卡因之类的药物进行关节内注射,尤其在考虑软骨细胞活力的情况下。另外,一些商业制剂可能含有与潜在的神经毒性有关的防腐剂[82]。这将使这些药物不太合适在易损的神经结构附近进行注射。这导致大多数情况下应采用无防腐剂的制剂用于神经轴向注射(有关局部麻醉药毒性的进一步讨论,请参见不良事件部分)。

表 53-6 麻醉剂

特性	普鲁卡因	利多卡因	丙胺卡因	甲哌卡因	丁哌卡因	丁卡因	依替卡因	罗哌卡因
理化性质								
相对效价[a]	1	3	3	3	15	15	15	15
相对毒性[a]	1	1.5	1.5	2.0	10	12	10	10
溶液 pH 值	5~6.5	6.5	4.5	4.5	4.5~6	4.5~6.5	4.5	7.4
临床								
起效	中	快	快	快	中	很慢	快	慢
分布	中	好	好	好	中	差	中	中
时效	短	中	中	中	长	长	长	长
相对时效[a]	1	1.5~2	1.75~2	2~2.5	6~8	6~8	5~8	6~8
溶液浓度/%	1~2	1~2	1~2	1~2	0.25~0.5	0.1~0.25	0.5~1	0.25~0.5
成人最大推荐剂量/(mg/kg)	10~14	6~10	6	6~10	2~3	2	4~5	3~4
成人总剂量/mg	500	300	—	400	150	—	300	200
中毒血浓度/(μg/ml)								
CNS	—	18~21	20	22	4.5~5.5	—	4.3	4.3
CVS	—	35~50	—	—	6~10	—	—	—

[a] 普鲁卡因=1。

CNS,中枢神经系统;CVS,脑血管系统。

一些局部麻醉药倾向于在生理 pH 下沉淀晶体[83]。体外研究表明，罗哌卡因与地塞米松或倍他米松混合会在生理 pH(7.0~7.5)下引起晶体沉淀。当与倍他米松混合时，丁哌卡因显示出更小的晶体沉淀，而与地塞米松则没有沉淀。当利多卡因与曲安奈德、地塞米松或倍他米松混合时，未见晶体沉淀。与曲安奈德混合时，三种局部麻醉剂均未沉淀。尽管需要进行体内确认，但基于上述发现，建议在靠近神经血管结构的地方注射时，不要将罗哌卡因与地塞米松或倍他米松及丁哌卡因和倍他米松联合使用；这在 TFESI 时尤为重要，因为在理论上有可能产生晶体沉淀物栓塞根髓动脉。

药物的半衰期也是一个考虑因素。由于起效快速，通常认为诸如利多卡因之类的试剂可用于较大针头刺入前的皮肤浸润，或用于快速确认/排除不确定疼痛的原因。鉴于可能会出现长时间的阻滞，应在邻近神经附近谨慎使用较长时间的麻醉药。

神经溶解剂

虽然使用射频和冷冻消融技术已成为治疗性神经毁损的首选方法，但临床仍使用注射剂进行神经溶解。酒精(50%~100%)和苯酚(5%~10%)是美国使用最广泛的神经溶解性注射剂。这些药物通过蛋白质变性无选择性地破坏运动神经和感觉神经，并在病变远端随后产生沃勒变性。

苯酚可用于鞘内和硬膜外腔(通常用于顽固的癌性疼痛和预期寿命短者)，以及用于周围神经和运动点神经破坏。它难溶于水，通常加到甘油中以达到 7%以上的浓度。可以将不透射线的造影剂添加到苯酚中，以便在注射过程中进行透视检查。苯酚具有局部麻醉作用，在神经溶解剂注射后可减少疼痛。因此，在局部麻醉药消散后的 24~48h 内，无法评估去神经支配的长期影响。剂量大于 100mg 可能导致严重的毒性[84]。鞘内使用必须谨慎定位，因苯酚的比重高于 CSF。

酒精主要用于鞘内、神经根，也局部用于交感神经溶解。它易于溶于人体组织，注射时会产生强烈的灼烧感。使用酒精也必须仔细考虑患者的位置，但与苯酚相反，与 CSF 相比它是低比重的。酒精需要 12~24h 才能消除其去神经作用。最后，应该注意的是，任何具有皮肤感觉输入的神经组织的去神经支配都会有疼痛性运动障碍的相关风险，发生率高达 20%~30%[85]。

糖皮质激素

糖皮质激素是 MSK 药物中最常注射的药物之一。它们尤其针对炎症过程应用。尽管有已知的副作用(在本章的“不良事件”部分中进行了讨论)，但这些药物仍是治疗的主要手段，因为它们具有通过降低毛细血管通透性来减少炎症并抑制炎症介质磷脂酶 A2、TNF-α 和 IL-1 的能力[86,87]。此外，已显示糖皮质激素可抑制伤害性 C 纤维中的神经传递[88]，因此也提示了与已知的抗炎特性不同的另一种镇痛机制。常用的市售糖皮质激素制剂注射疗法见表 53-7。

表 53-7 常用糖皮质激素的性质

特性	氢化可的松	泼尼松龙	地塞米松	甲泼尼龙	曲安奈德	倍他米松
理化相关						
相对抗炎性能[a]	1	4	25	5	5	25
相对盐皮质激素性能[a]	1	0.6	0	0.25	0	0
溶液 pH 值	5.0~7.0	6.0~8.0	7.0~7.7	7.0~8.0	4.5~6.5	6.8~7.2
临床应用						
起效	快	快	快	慢	中	快
分布	中	低	高	低	中	中
盐潴留	2+	1+	0	0	0	0
血浆半衰期/h	1.5	2~3	36~54	18~26	1.5	6.5
浓度/(mg/ml)	50	20	4~10	40~80	10~40	6
常用剂量范围/mg	25~100	10~40	4~15	10~40	5~20	1.5~8

[a] 相对于氢化可的松。

相对于氢化可的松糖皮质激素的浓度、持续时间和副作用各不相同。常用糖皮质激素的性质示于表 53-7。如导言所述，尽管这些药物的持续时间有所不同，但它们对疾病过程的影响通常与半衰期无关。根据功效、副作用概况、成本和特定地点的详细信息选择确切的药物。除地塞米松外，所有市售的糖皮质激素均具有比红细胞大的颗粒或聚集簇。因此，如果将其注入灌注神经结构（如脊髓或脑部）的动脉中，会导致该组织的梗死，继而导致严重的神经功能缺损[73]。因此，对于经椎间孔硬膜外注射等操作，地塞米松通常被认为是更安全的一线治疗选择[77,89]。然而，在外周关节注射中，这被认为不是重大风险，由于成本低廉且大量文献显示疗效，因此经常使用曲安奈德和醋酸甲泼尼龙[90]。但是，必须承认的是，在关节腔内注射过程中，关于颗粒类固醇与非颗粒类固醇的直接比较的文献很少，这样支持人们普遍认为颗粒类固醇与优异的临床结果相关的观点的论文就很少。

糖皮质激素注射的剂量和容积

类固醇的剂量和总注射剂量因靶组织和患者特定因素（如年龄和糖尿病的存在）而异。在这些变量中，相对剂量有效性已得到广泛的研究。对于盂肱关节黏膜囊膜炎，现有文献表明，20mg 曲安奈德与 40mg 曲安奈德相比效果无差异，但与 40mg 相比较，曲安奈德 10mg 的临床效果较差[91,92]。一项研究表明，在短期随访中，对症状性髋骨关节炎中使用甲泼尼龙 80mg 相对于 40mg 的治疗无差异，但是在 80mg 剂量的 1 年随访中，这种作用持续存在，而 40mg 剂量无持续作用[93]。对于有症状的膝骨关节炎的治疗，有证据表明，在 6 个月的随访中，与曲安奈德 40mg 相比，80mg 对临床无益处[94]。仅有很少的文献来指导 ESI 的糖皮质激素剂量选择，但表 53-5 概述了一种合理的方法。一项针对脊柱的研究表明，经腰椎椎间孔硬膜外注射的地塞米松剂量 4、8 或 12mg[95]的变化无差异，另一项研究表明，使用大于 10mg 的曲安奈德的剂量结果没有益处[96]。对于腰椎间盘硬膜外注射，一项研究表明与 40mg 甲泼尼龙相比，80mg 无益处[97]。文献中关于剂量的这种可变性在给药策略方面并未得到有效的普遍认可。因此，从业人员在考虑给定患者的剂量时，必须考虑其他因素，例如以前的类固醇剂量和患者总体健康状况。

关于注射量的文献更少。迄今为止，对于外周关节，仅一项研究比较了注射量。这项研究显示，在有症状的髋骨关节炎治疗的 3 个月的随访中，总注射量分别为 3ml 和 9ml（包括 40mg 曲安奈德），相关的临床结果无差异[98]。对于硬膜外注射，研究表明，大剂量注射与更好的预后相关[99,100]。鉴于这些有限的数据，表 53-8 概述了一种合理的硬膜外注射量方法。对于其他注射靶点，从业人员应注意解剖学因素，例如关节容积。例如，骶髂关节通常仅容纳 2ml 液体；因此，大剂量注射显然会导致药物扩散到相邻组织。对于治疗目的，这可能是理想的结果，但会增加确定阳性诊断性阻滞的难度。同样，MBB 通常用 0. 2ml 完成以避免相邻的结构麻醉[101]。这将与骶管注射或软组织注射形成对比，在后者中，通常较大容积如 10～20ml 才能到达所需的目标组织。为了达到给定的容积，可以将糖皮质激素注射入不含防腐剂的稀释剂中，例如利多卡因（1%～2%）或生理盐水，但是如果注射误入硬膜下或蛛网膜下腔，确实会增加局部麻醉剂引起脊髓麻醉的风险，而这在注射剂给药前无法识别。这在颈段穿刺术中尤为重要，因为硬膜外间隙狭窄，注射物意外误入硬膜下或蛛网膜下腔的风险最高。

表 53-8　硬膜外注射用皮质激素的剂量

	间隙内 ESI/mg	椎间孔入路 ESI/mg	骶管 ESI/mg
甲泼尼龙	40～80	10～80	40～80
曲安奈德	40～80	10～80	40～80
倍他米松	6～12	6～12	6～12
地塞米松	4～15	4～15[a]	4～15

[a] 推荐作为一线药物选择，以帮助降低永久性神经系统损害的风险，如“不良事件”部分进一步讨论。

黏液补充剂

透明质酸（HA）是一种内源性的糖胺聚糖，存在于人体的各个组织中。HA 是一种大分子，因此不易穿过细胞膜。在人体其他特定部位的特性中，透明质酸作为滑膜液的组成部分，可以减少关节的负荷和转向力。因此，外源性透明质酸历来被用于通过关节内注射“补充”有症状的膝骨关节炎患者的滑膜液，以减少对疼痛关节的磨损。除了立即增加关节内透明质酸的数量外，外源性透明质酸的引入可能通过滑膜刺激内源性产生更多的透明质酸[102]。也有证据表明，HA 可能具有抗炎特性，并可能刺激关节软骨基质分子的产生[103-105]。有证据表明，高分子量透明质酸具有抗炎作用，而低分子量透明质酸可能具有促炎作用[106,107]。由于高分子量（6kD）和低分子量（0.5~1.8kD）HA 制剂作为联合黏液补充剂在市场上可以买到，因此这种差异引起了临床医师的兴趣（表 53-9）。

表 53-9 高分子与低分子黏液补充剂

高分子量黏液补充剂（6kD）	低分子量黏液补充剂
Synvisc	0.5~1.0kD
	Suplasyn
Synvisc-One	Polireumin/Hyalgan
	Fermathron
	Suprahyal/Adant
	>1.0~1.8kD
	Durolane
	Orthovisc
	Osteonil/Ostenil
	Viscoseal

在最近的临床实践指南，美国矫形外科医师学会（AAOS）不建议有症状的膝骨关节炎患者采用关节内透明质酸注射。这是基于 14 个研究的荟萃分析显示的统计结果，而不是临床显著改善膝关节疼痛和功能[108]。这些发现主要是基于非影像引导的膝关节注射。值得注意的是，亚组分析显示，大多数显示良好结果的研究使用了高分子量的交联透明质酸类药物，但药物间的比较差异没有达到统计学意义。AAOS 荟萃分析中使用的方法的缺点已经被强调[109]；因此，这项建议仍然存在争议。此外，考虑到已知的膝关节注射的失败率[110]，再加上该补充剂不容易穿过关节囊，这些建议可能只适用于非影像引导注射。

影像引导

以下部分将讨论常用于外周和脊柱注射的影像引导方法，及其相对优势和劣势。还将讨论注射影像引导在安全性和疗效等方面产生的受益（请参看第 5 章，以了解成像技术讨论）。

超声

伴随最近几年该技术水平的不断提高，作为诊断性注射和治疗性注射辅助手段的超声引导的使用，已经大幅度增加（请参看第 6 章）。该注射引导方法的采用，还可能具有其他相对特定的优势，包括无辐射暴露、容易床旁使用，以及能够在实时针移动过程中，获得神经血管结构的同步可视化影像。2015 年美国运动医学会（AMSSM）发表的报告称，针对于“大、中等和小关节、腱鞘、腱鞘周围部位、臀部深层肌肉、鹅足腱、跗骨窦以及关节炎”，超声引导注射精确度高于体表标记引导的注射。越来越多的证据表明，对于某些原来一直在 X 线透视引导下施行关节的注射，比如髋关节内注射（图 53-1A）和盂肱关节内注射（图 53-1B），超声引导精确度，与 X 线透视引导精确度相同[111,112]。

除注射精确度外，该 AMSSM 报告还展示了相对临床有效性。该报告称，对于大关节、存在炎症的关节、肩峰下-三角肌下滑囊、腕管、第一背腕间室腱鞘，超声引导注射产生的临床效果，优于体表标记引

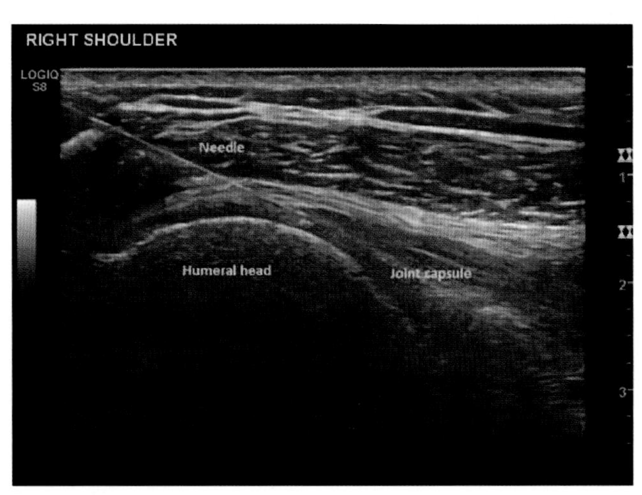

图 53-1 A：X 线透视引导髋关节内注射。B：超声引导下盂肱关节内注射

导注射[113]。对于小关节注射临床效果,超声引导与体表标记引导之间并无临床差异。

尽管一般认为对于外周关节注射超声引导具有优势,但注射目标被骨骼遮蔽时,该方法可能不易使用。

超声波可被骨骼反射,因此,术者不能获得骨性结构下深部组织的可视化影像。出于这样的原因,对于大多是脊柱注射,为了完成安全有效的注射而有必要获得轴向骨性结构下深部针尖位置可视化影像的情况下,目前的标准治疗手段并非超声引导。例如,颈椎 TFESI 过程中,为了有把握地避免注入穿入颈椎神经孔的脊神经和根动脉,或者还有,为了避免因过度针推进而可能导致直接颈椎脊髓创伤,药物注射前获得针尖位置可视化影像十分关键。超声引导下,不能穿过相对于颈椎硬膜外腔的轴向颈椎骨性界限,获得足够的针尖可视化,因此,不能保证安全的注射。关于特定诊断性注射,超声引导单独使用,可能产生较高的假阴性率。如果通过数字减影血管造影术进行脊神经内侧支神经阻滞时,针尖穿过血管的发生率约 20% 的[114]。如果出现这样的情况,可进行针尖重新定位,直至不能再看到血管血流。如果使用超声引导,并且未在 X 线透视引导下进行注射造影,在脊神经后支阻滞过程中无法确认针尖与血管的位置,因而可能出现假阴性的阻滞结果。肥胖患者中超声的使用可能受限,此时该方法可能不能提供靶组织的足够可视化影像。

X 线透视

目前,为了安全有效的脊柱注射,标准治疗手段仍为 X 线影像引导[24]。体表标记引导会产生注射的精准度差和安全隐患,往往难以接受[115,116],并且对于 ESI 而言尤其如此。X 线透视引导过程中,进针过程在动态影像下同步进行,在系列成像引导下以逐步方式完成针推进。一旦达到靶目标,借助动态 X 线透视进行注射造影剂,以此确认针尖在靶目标中的位置。硬膜外注射情况下,重要的是注射前确认针尖在硬膜外,而不是在硬膜下或蛛网膜下腔。若存在血管侵入可能性的情况,进行造影剂注射并且以实时方式通过直播 X 线透视进行查看,以确认非血流模式。对于血管内注射而言,抽吸血液“闪回”不保证血管内注入[13],因为已有证据表明,在动态 X 线透视反能发现大约 40% 的病例药物注入血管。

始终令人担忧的问题,为 X 线透视引导注射过程中辐射暴露。但是,多项研究表明,对于患者而言,脊柱和四肢的 X 线透视引导注射过程中的辐射暴露量级,并无临床重要意义,并且仅仅构成典型环境暴露的一部分[117-120]。无论如何,考虑到介入操作施行者反复暴露,他们应通过以减少辐射暴露为目的的针对性调整,避免患者、工作人员以及其本人遭受不必要的辐射暴露(表 53-10)。采用减少 X 线透视装置辐射以及减少辐射暴露等策略,已证明可使 X 线透视科工作人员的总辐射剂量减少 97%[121]。

表 53-10 为了减少 X 线透视引导注射过程中患者、介入操作施行者和工作人员辐射暴露而采取的策略

为了减少辐射发射而进行的 X 线透视装置调整	• 光束对准 • 自动暴露控制 • 脉冲 X 线透视 • 针推进过程中“最后影像保持”功能的使用(减少影像总数)
为了减少辐射暴露而采用的屏障和距离增加	• 增加患者与 C-臂 X 线发射器侧面之间的距离(缩短患者与影像增强器之间的距离) • 增加手术施行者和工作人员与 X 线光束之间的距离[a] • 铅屏障和桌裙摆 • 人员屏蔽防护:供介入操作施行者和工作人员使用的铅围裙、甲状腺护罩和护目镜

[a] 辐射暴露剂量,与距离的平方成反比;如果手术施行者移动至距光束 0.3~0.91m(1~3 英尺)的距离,其辐射暴露降低至最初剂量的九分之一。

数字减影技术

数字减影技术可与动态 X 线透视联合使用。该技术包括首先获取静态影像(也称为“面具影像”),然后注射造影剂。自造影剂注射过程中的成像,减去最初的静态影像,以此方式,所有静态结构的强度/对比度达到最小化,而直播造影剂扩散则被突出显示(图 53-2)。与单用脊柱注射过程中 X 线透视比较,该技术可使血管内造影剂流检测水平提高约 150% ~ 200%[114,122];根据本章不良事件部分的讨论,这对于 TFESI 尤其重要。尽管数字减影技术可使血管内注射检测的灵敏度提高,但该技术的适当性是有条件的,而这些条件包括患者不能(保持静止)运动(呼吸、吞咽和移动等)情况下的可视化、足够的造影剂注射体积,以及血管流量存在时介入操作施行者的识别能力。因此,该技术的使用并非肯定避免血管注射并且防止随后发生的后果[123]。此外,与传统直播 X 线透视比较,TFESI 介入操作过程中数字减影技术的使用,可使患者辐射暴露增加

A

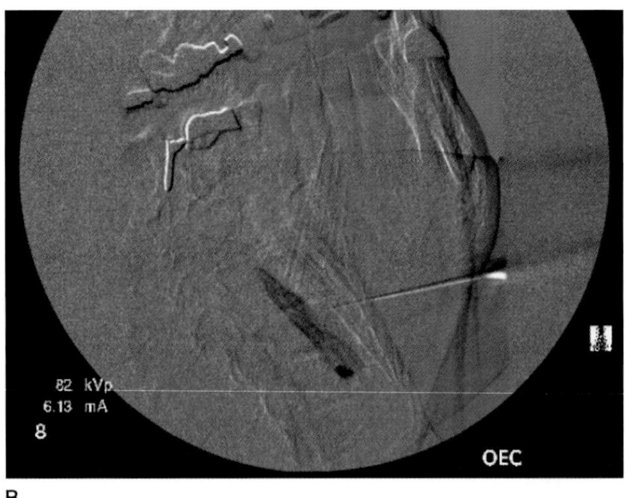

B

图 53-2 左侧 C5 选择性神经根阻滞过程中，自造影剂注射过程中直播成像（B），“减去”造影剂强化前数字减影技术“面具”影像（A），如此可突出显示造影剂扩散并且衰减可见背景

200%～400%[124]。因此，目前建议谨慎使用数字减影技术，而不是常规使用[77]。

计算机断层摄影术

CT 引导可用于注射引导。与其他影像引导手段不同，可通过 CT 在不使用造影剂情况下获得深部神经血管结构的可视化。颈椎 TFESI 过程中最经常使用该技术，此时可获得椎动脉直接可视化，并且针推进过程中可避开该动脉（图 53-3）。但是，TFESI 过程中，即便使用脉冲设置，该技术导致的辐射暴露，高于传统 X 线透视 800%～1 900%[124]。与 X 线透视引导注射介入操作比较，CT 引导的使用，还导致介入操作时间延长[125,126]。该技术多由介入放射医师使用，但其他介入专家则很少使用。

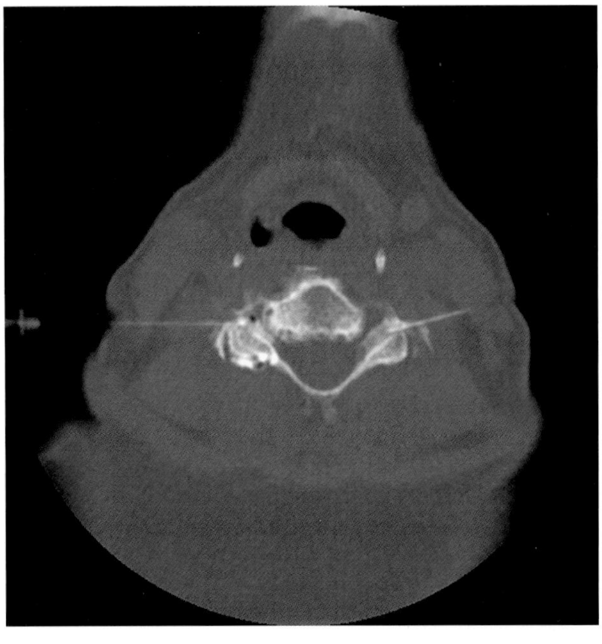

图 53-3 CT 引导颈椎 TFESI。（影像由旧金山加利福尼亚大学放射科 Vinil Shah 医学博士友情提供）

特别注意事项

以下为需特别注意的常用注射。

硬膜外糖皮质激素注射

背景

目的为神经根痛治疗的 ESI，优势为可以局限化方式将强力抗炎药物输送至受累神经根区域，因此减少常见于口服给药类固醇的全身副作用。ESI 的主要适应证，为椎间盘髓核脱出突出或可能的椎管狭窄引起的神经根痛。多种不同适应证已有报告，包括腰椎压缩性骨折和小关节或神经根囊肿引起的神经根痛、椎板切除术后背痛、颈椎压力综合征伴相关肌筋膜痛和带状疱疹后神经痛。这些病情的治疗结果始终变化不定，并且对于这些病情来说总体证据有限[127]。

尽管有证据表明在神经根痛发作 3 个月内施行 ESI 效果较好，但如何确定 ESI 最佳时间尚未可知[127,128]。一般共识为，接受 ESI 前，大多数有神经根症状的患者，应接受数周治疗，包括口服药物和治疗性训练[128]。如果经历上述治疗后患者治疗未获成功，或如果由于患者疼痛过于剧烈以至于上述治疗不能继续，应考虑将 ESI 早期应用于严重神经根痛且药物治疗无效的患者，或应用于疼痛明显干扰患者睡眠和/或功能的患者。理论上讲早期 ESI 同样可产生的受益,为在早期阶段控制炎症,并且可能防止长时间炎症引起的神经纤维化等永久性神经损害[129]。理论上讲,以疾病预防为目的的早期注射可产生受益。但是,根据一般注意事项部分中的讨论,很有必要充分理解自然病史和可用选项。

尽管椎间盘突出有复发倾向,但它们的恢复过程还是乐观的。因此,短期缓解为可接受的治疗结果。

总之,认为如果存在临床适应证,一年内可施行 3~4 次的 ESI。但是,无论先前注射的临床反应如何,连续进行三次系列 ESI 的做法不可接受。的确有证据表明,通过首次注射未能获得任何缓解,使得后续注射同样效果欠佳[72]。因此,继续进行另一次注射之前,应对上一次的注射效果进行客观的评估。根据"治疗性注射"部分中的详细讨论,继续进行任何注射的决定,应依据病史背景情况下的反应、可用治疗选项以及该治疗风险/受益分析。

X 线透视引导和造影剂

为了保证 ESI 施行过程中的精确度和安全性,采用造影剂的 X 线透视引导致关重要[24]。已发表的数据表明,即便有经验丰富专家操作,未采用 X 线透视引导和对比增强引导情况下(即"盲注"),硬膜外注射过程中经常出现定位不精确[8,10]。这些错误方式包括因疏忽针定位于蛛网膜下、血管内或皮下等区域(尾向入路),或施行椎板间 ESI 过程中,针定位于黄韧带浅表处的筋膜面。针误入蛛网膜下或血管内,最有可能造成安全问题,尤其会有局麻药的注射液注入,上述情况更为突出。造影剂注射后,通过针头接口血液闪回检测血管内针置入的方法,并非可靠的血管模式确定方法[130,131]。多项研究已表明,精确度越高,治疗效果越好。一项上述研究证明,X 线透视引导 TFESI 产生的疼痛缓解效果,优于盲注椎板间 ESI[132]。与非影像引导注射比较,采用 X 线透视引导的 ESI,可减少介入操作相关并发症[127]。基于这些因素,建议在 X 线透视引导下施行 ESI,并且使用放射造影剂,因为这样的过程中可详细记录适当的针置入,因此可使其精确度提高,而且可借此提高该注射的安全性和疗效[24,77]。

证据

多项高质量研究,其中的大多数涉及腰椎,已证明使用影像引导和放射造影剂情况下,针对适当患者施行的 ESI 可产生疗效[89,133,134]。最近发表的系统综述表明,治疗后 1 个月或 2 个月,高达 70% 的患者获得了至少 50% 的疼痛缓解,并且约 30% 的患者获得了完全缓解[127]。至第 12 个月,疼痛持续缓解的患者比例,降低至 35%~40%。还已证明,腰椎硬膜外麻醉,可通过改善功能[134-136]和降低介入操作需求[137,138]等手段,减轻疾病负担。与腰椎比较,高质量的颈椎硬膜外注射疗效相关研究很少。最近的系统综述提示,颈椎椎间孔入路硬膜外注射后至少 1 个月,约 50% 的患者获得了 50% 的神经根痛缓解,但遗憾的是,可用研究的质量并不高[72]。

尽管文献数据可信,但 ESI 疗效相关结论并不一致。文献报告的研究中,有些研究存在方法上的瑕疵。常见的瑕疵包括不能按注射类型分层、不能区分多种不同的潜在病理学变化、未解释影像引导使用情况,甚至随访时间窗不当。目前的数据表明,并非所有硬膜外手段均可产生相同的疗效[127,139-141],并且应按不同的对象进行评价。已证明影像引导和放射造影剂,可使硬膜外注射的疗效和安全性提高[13,142]。而且,与非选择性注射比较,病变层次的注射,可使疗效增加[129]。已证明除技术层面注意事项外,针对 ESI 的反应还与多个其他因素相关,比如所使用的类固醇制剂的类型和数量、注射物体积、潜在病理生理学变化和症状持续时间[127,129]。椎间盘突出引起的轻度神经压迫,反应程度高于重度神经压迫[133,143]。越来越多的证据表明,椎间盘髓核脱出突出诱发的神经根痛,针对糖皮质激素注射的反应程度,高于椎管狭窄引起的神经根痛。最近发表随机化试验表明,在前 6 周,糖皮质激素与单用麻醉剂硬膜外注射之间不存在差异,在第 3 周,与麻醉剂单用组比较,类固醇组表现为功能障碍和腿痛强度有所改善[144]。关于腰椎椎管狭窄,ESI 疗效与根据 MRI 分类的狭窄程度和狭窄节段相关[129]。对于轻度至中度狭窄患者而言,在疼痛缓解方面,ESI 产生的疗效较好,但对于重度狭窄患者并非如此。关于单节段腰椎椎管狭窄患者而言,反应程度普遍高于多节段腰椎管狭窄患者。

入路

可通过椎板间入路或椎间孔入路,施行颈椎、胸椎和腰椎硬膜外注射。还可通过尾端入路施行腰骶椎硬膜外麻醉。争议在于何种技术可提供最有效的药物输送,且大多数证据涉及腰椎硬膜外麻醉。多项研究和系统综述,曾尝试证明一种技术相对于另一种技术的优越性;但是,这些研究结论往往得之矛盾的结果。根据现有数据,包括最近发表、目的为椎间孔入路与椎板间入路硬膜外注射之间比较的系统综述，大多数研究提示椎间孔入路硬膜外注射[127,139,140]优于其他注射方式[132,145,146]，并且数量有限的研究支持椎板间入路硬膜外注射[147]。多项研究提示，椎间孔入路效果优于骶管尾端或椎板间入路，因为前者将目标确定为神经孔间隙的可疑脊神经[139]。通过将药物注入该区域，药液更有多倾向更有可能腹侧扩散。另一方面，椎板间入路注射，在中线施行情况下，获得的腹侧扩散一般较为少见[115,148,149]。某些近期进行的研究提示，旁矢状面椎板间入路注射，可使向腹侧流动改善[145]。

椎间孔入路硬膜外麻醉

椎间孔入路硬膜外注射为最具选择性的注射，因为从理论上看，其将目标确定为神经孔间隙的特定脊神经（图 53-4）。应特别小心避开血管结构，尤其动脉血管，因为椎间孔入路注射过程中出现的侵入动脉情况，多于椎板间入路注射。

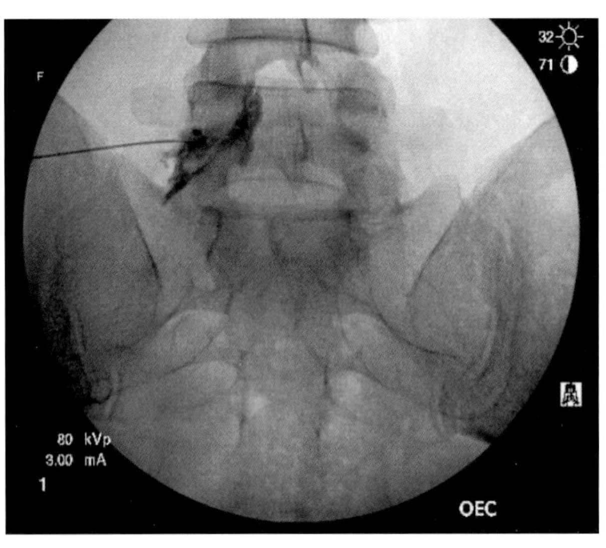

图 53-4 L5 神经造影图，显示左侧 L5-S1 椎间孔入路 ESI 过程中的上内侧硬膜外造影剂扩散

颈椎脊柱内，在第 6 椎体，或少数情况下在第 7 椎体，椎动脉进入横突深部。然后，该椎动脉在各椎体的横突孔内走行，且一般情况下位于脊神经前支前方[150]。注射前应进行 MRI 检查，借此进行椎动脉走行观察，以避免将其刺穿。还应注意根动脉，因其在所有脊柱节段均与神经根伴行。胸腰椎内，前根动脉，脊髓动脉的最大前段，一般在 T8-L1 椎体节段，自主动脉左侧发出，但也可能存在于 T2-L3 之间[151]。如果通过造影剂引导时提示注射到了动脉，应终止注射并且择期再次注射，以使动脉穿刺部位愈合。

椎板间入路硬膜外注射

椎板间入路硬膜外注射靶为两个椎体中线（或正中旁）棘突之间的后硬膜外腔，此时穿过黄韧带，并且根据阻力消失为标准。尽管建议所有硬膜外麻醉均在影像引导下进行，但很多临床医师仍坚持施行盲法椎板间入路注射，并且在注射过程中以阻力丧失作为进入硬膜外腔的依据。但是，多项研究表明假性阻力消失经常出现，并且一项研究报告称其发生率高达 53%[115]。关于退行性疾病，阻力消失尤其难以确定，因这些情况下背侧硬膜外腔狭窄或不存在致密的黄韧带。考虑到药物实际上并未注入硬膜外腔可能性的存在（因此治疗无效），同时考虑到同时存在穿破硬脑膜或甚至直接脊髓注射的可能性，颈椎硬膜外麻醉应在适当成像引导下进行，并且应利用深度视角。总体上看，颈椎椎板间入路注射应在 C7-T1 节段（图 53-5）或 T1-2 节段施行，因为一般情况下这些部位的硬膜外腔较为宽大[77]。

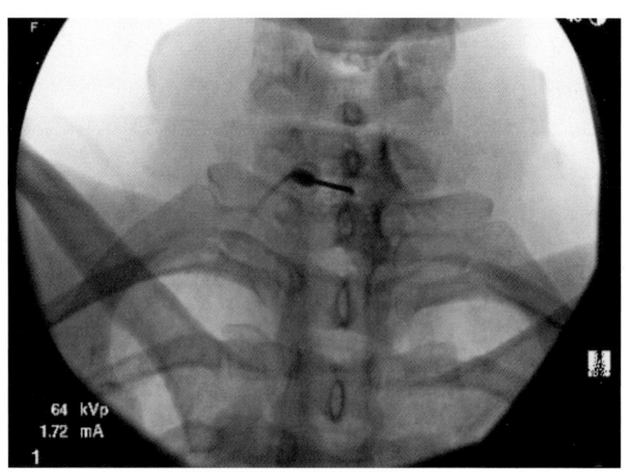

图 53-5 硬膜外造影剂模式，显示右侧正中旁 C7-T1 椎板间入路类固醇注射过程中的“鹅卵石”外观

C7-T1 之间，硬膜外腔的前后深度逐渐缩小，因此使得穿过硬膜束甚至穿刺脊髓的可能性逐渐增加[152]。椎板间入路注射之前，建议通过参考患者 MRI 检查结果，进行硬膜外腔评价。通过 CT 或 MRI 扫描确认拟定途径的安全性后，可在任何节段施行腰椎注射[24]。

骶管硬膜外注射

通过骶管裂孔（发育过程中椎板消失，导致 S5 和某些情况下 S4 出现裂缝）进行骶管硬膜外。一旦穿过骶管裂孔，应将针推进约 1~2cm，进入骶管，并且避免推进至 S3 节段之上，以防止穿破硬膜。该尾向入路可用于某些注射，因为以前曾接受过腰椎手术，并因内置金属或广泛瘢痕组织使得腰椎入路难

53

以使用。施行骶管注射的缺点,在于难以控制药物流动。一项研究表明,骶管注射过程中硬膜外流动模式包括 68% 的双侧、31% 的背侧、35% 的腹侧,以及 34% 的背侧和腹侧[153]。无论注射体积如何(10ml 与 50ml 比较),药物一般不会超过 L3 椎体节段[154]。迄今为止,与椎间孔入路或椎板间入路之间的比较,支持骶管注射的优势的证据有限。

周围关节注射

背景

关节注射通常在肌肉骨骼诊所的门诊患者中使用。具体技术因关节而异,实施的计划和技术特别是相似的。与所有介入操作一样,必须在讨论风险,收益和替代治疗方法的情况下获得知情同意。当患者使用抗凝剂时,有必要就抗凝的继续与终止与患者进行讨论。不良事件部分应描述与持续抗凝相关的风险-获益分析。在几乎所有关节注射病例中,建议在缺乏治疗上的 INR 或其他合并性出血的情况下继续抗凝治疗。

注射关节通常在滑膜最接近皮肤的位置从伸肌表面。该部位可最大限度地减少主要神经血管结构的干扰。确定理想的针头进入点后,可以使用缩回的圆珠笔的尖端或针头插孔做个临时标记。然后,以标准的无菌方式在足够大的区域以触及界标的区域消毒皮肤,并在整个过程中使用无菌技术。尽管很少因关节注射而感染(如“不良事件”部分所述),但仍建议使用无菌技术以最大限度地减少这种可能性。可以使用 25~27 号针头注射 1% 利多卡因来麻醉注射部位的皮肤和皮下组织。另外,在准备皮肤之前,可以在皮肤表面上涂抹 5% 的利多卡因-普罗卡因乳膏 15~30min,或者在准备好皮肤后使用蒸汽冷冻喷雾剂,以提供足够的浅表麻醉。用 3.81~8.89cm(1.5~3.5 英寸)22~25 号针进行注射。根据特定关节的局部解剖结构,可以使用超声或 X 线引导。在“图像指导”部分中讨论了此注意事项。小心地将针头沿着预先计划的路线引导,可以将局部组织和神经血管外伤以及与操作相关的疼痛降到最低,因此在理想情况下只需要经过一次即可。这可以代表图像引导的另一个优点。在注射药物之前,应进行抽吸以最大限度地减少血管内注射的可能性。确保针尖位于关节间隙后,以恒定压力缓慢注射药物。然后拔出针头,施加压力以最大限度地减少出血,并对穿刺部位进行贴扎。下文讨论了盂肱关节,髋关节和膝关节的关节内注射的具体技术注意事项。另外,下面将讨论糖皮质激素注射剂,但其他注射剂的使用将在“药物部分”详细讨论。

关节内注射的适应证

关节内注射可用于诊断关节或关节外疼痛的来源。通过抽吸关节液实验室分析有助于确定关节腔积液的病因。表 53-11 列出了各种情况下的滑液特性。当口服非甾体抗炎药(NSAID)无效或有禁忌证时,关节内注射还可用于在受累的关节内提供抗炎作用。这些注射剂可降低自限,无菌,炎性疾病的发病率。关节内注射可以迅速缓解炎性疼痛,并促进随后的功能恢复。有证据表明,关节痛会导致局部肌肉力量输出受到抑制,尤其在膝关节疼痛时[155]。超过三个关节的炎症控制不佳,必须考虑使用全身性抗炎药。

表 53-11　各种情况下的关节液特性

特征	正常	非炎性(如骨关节炎,创伤性关节炎,骨维生素 C 缺乏症,无菌坏死)	炎性		
			第一组 类风湿关节炎	第二组 败血症关节炎	第三组 结晶性滑膜炎
透明度	透明	透明	透明到不透明	不透明,浑浊	透明的纤维蛋白片
颜色	浅黄	黄色或稻草色	黄色	黄色/绿色/棕色/灰色	黄色
黏稠度	高	高	低	非常低(凝固酶阳性葡萄球菌感染时会高)	低
WBC/mm^3	<150	<3 000	3~50 000	50~300 000	3~50 000
主要细胞	单核(<25% PMN)	单核(<25% PMN)	中性粒(>70% PMN)	中性粒(70%~100% PMN)	中性粒(>70% PMN)
结晶	无	无	无	无	有
培养	阴性	阴性	阴性	经常阳性	阴性

证据

关节腔内注射的临床有效性证据取决于基础情况,特定关节和注射剂。关节内类固醇注射治疗关节炎症的大多数前瞻性研究表明,在短期至中期的随访期间,疼痛和功能都能得到有效的改善[156-159]。当关节内注射透明质酸时,治疗关节疼痛的临床有效性的证据有限或不确定。关节内透明质酸注射已被最好地证实用于膝关节骨关节炎的适应证。在推荐支持与避免此类注射时,各种系统的评价得出了矛盾的结论[108,160]。这种广泛的证据的详细概述超出了本章的范围。但是,有关各种注射剂的相对功效以及类固醇类型,剂量和总注射量的影响的更多详细信息将在“药物”部分中进行讨论。描述是否使用影响引导的证据将在“影像引导”部分讨论。

常见大关节注射的技术考虑

盂肱关节

技术

盂肱关节使用了多种方法进行盂肱关节注射室可行的。当不使用图像引导时,尽管该技术显示出较差的精度水平,但最常使用后部入路。获得知情同意后,将患者置于坐姿,肱骨在内旋。针入盂肱关节囊的轨迹是通过用朝着喙突的前内方向倾斜的针(也可以通过触诊)标记距肩峰后角以下的两个手指宽度来定义的。以标准的无菌方式在足够大的区域允许患者触诊标志物的过程中准备好患者,并且在整个过程中均使用了无菌技术。针的规格和长度选择取决于患者体型,但通常范围是55.88~63.5cm(22~25英寸),3.81~6.35cm(1.5~2.5英寸)。选用蒸气冷却剂喷雾或皮肤/浅表软组织局部麻醉药后,沿计划的轨迹进针,以避开位于理想针道推进平面下方的腋窝神经血管结构。穿刺针缓慢穿过关节囊,通常可通过穿过坚韧的组织层,然后穿过坚硬的骨端点(肱骨头的软骨)来欣赏。当触摸肱骨头后,将针尖退出1~2mm,以避免软骨内注射和不必要的疼痛。进行回抽。如果有关节积液,应彻底抽吸,并根据临床需要将液体送检。负压抽吸后,或如果抽吸液无炎症(透明且黏稠),则应服用药物。药物类型,剂量和剂量选择的注意事项将在药物治疗部分讨论。通常,使用4~5ml的总注射量,考虑到黏附性囊炎的最大注射量,以利于关节囊的拉伸/扩展。

53

评论

尽管尚不清楚临床结果的优势,但与盲法相比,X线或超声引导有较高的注射精度。但是,如果对诊断有疑问,使用影像引导来确认关节内注射有明显的优势。此外,影像引导通过在肱骨头更靠外进行注射而避免了对关节软骨的损伤,而在某些情况下,如上所述,使用盲法后路技术很难避免对关节软骨的创伤。如果使用超声引导,则使用8.89cm(3.5英寸)的脊柱穿刺针。因为通常需要更多的外侧进针点(更大的组织距离)才能使针进入并在可视化超声探头的引导下进入关节囊。X线引导仍然是确认关节内注射的另一种选择,因为它能够注射造影剂,直到在注射诊断/治疗剂之前可以看到阳性关节造影。

如果盂肱关节注射的适应证是黏着性囊膜炎,在类固醇注射发挥最大治疗效果的时间窗内(约2~8周),有计划地进行运动范围和其他物理治疗干预措施通常是有帮助的。由于腋窝血管很近,可能会出现血管内注射和血肿。如果发生动脉穿刺,则延长的直接压迫时间通常足以防止血肿的形成。

髋关节

技术

影像引导对于进行安全有效的髋关节腔内注射是必要的,因为与盲法相关的囊外注射和神经血管损伤的发生率很高[161,162]。超声引导与X线引导在“影像引导”部分中介绍。获得知情同意后,将患者置于仰卧位,髋关节和膝关节伸展并向外旋转。触诊并标记腹股沟韧带处的股动脉。超声或X线检查后,选宜穿刺针的位置,以规划从外侧到内侧的适当轨迹,针尖位置是在股骨头-颈部交界处。该位置允许将针尖进入关节囊内,而不会损伤关节软骨或穿过位于更内侧的股神经血管束。尽管个体解剖结构有差异,但进针的界标通常位于髂前下棘(A骶髂关节S)下2cm,并且触诊股动脉外侧3cm相当于大转子上方的水平。以标准的无菌方式在足够大的区域允许患者触诊标志物的过程中准备好患者,并且在整个过程中均使用了无菌技术。在沿计划的进针入路局部麻醉剂(通常为1%利多卡因)注射到皮肤和软组织中后。在超声或X线检查的引导下,将22~25号规格8.89cm(3.5英寸)的脊柱针沿后内侧方向朝向股骨头-颈部连接处进针。如果使用超声引导,则可能需要进行小剂量的局部麻醉剂或生理盐水间断注射以确认针尖位置,因为与注射更多的浅表关节相比，在髋部注射过程中脊柱针的回声不明显。这是由于到达深部髋关节可能需要陡峭的进针角度的结果。当超声波平行于探头的表面前进时，在超声可视化下，针头显示出最高的回声性，因为超声波垂直于针头的金属表面反射，只有当超声波返回探头的表面时才会被检测到。在较陡的针角下，更少的超声波被反射回探头，因此，针结构在可视化方面更具挑战性。穿刺针缓慢穿过关节囊，通常可通过穿过坚韧的组织层，然后穿过坚硬的骨端点（股骨头/颈部的骨膜）。然后进行抽吸。如果有关节积液，进行彻底抽吸，并将液体进行实验室分析。如果抽吸液无炎症（透明且黏稠），则可通过可观察看到药液流向关节内，这可通过关节下方的高回声信号来证明。药物类型，剂量和注意事项将在药物部分讨论。

评论

对于关节内髋关节注射，不同的引导技术之间没有明确的优势。但是，与其他关节内关节注射一样，X 线引导仍然是关节内注射的金标准，这是由于在注射诊断/治疗剂之前可以使用造影剂获得关节内影像。尽管如此，而无须在手术室/放射科进行。超声引导的优点是无辐射暴露，并且能够在临床诊室中进行。X 线检查对于使肥胖患者具有优势更能清楚显示靶组织。据报道，由于反复注射糖皮质激素，导致髋关节缺血性坏死。由于股血管紧密靠近，可能会发生血肿和血管内注射。如果发生穿刺动脉，则延长的直接压力通常足以防止血肿的发展。

膝关节

技术

膝关节内注射可采用多种方法，包括上外侧、上内侧、下内侧、下外侧髌骨间隙入路，以及外侧髌中外侧入路；还描述了其他不太常用的技术。上外侧髌骨隐窝入路在这里进行了描述，因为该入路也有助于超声平面内进针和注药过程中显示针道的位置。在获得知情同意后，患者取仰卧位，膝关节屈曲约 15°。触诊髌骨以定位上外侧角。在髌骨上约 1cm 处和外侧约 1cm 处标记为进针处。以标准的无菌方式在足够大的区域允许患者触诊标志物的过程中准备好患者，并且在整个过程中均使用了无菌技术。与所有注射一样，针的规格和长度选择取决于患者的体型，但是对于膝关节内注射，针规通常在 22~25 规之间，长度在 3.81~5.08cm（1.5~2.0 英寸）之间。可使用汽雾冷冻喷雾喷洒或皮肤/浅表软组织局部麻醉药，沿着进针轨迹向髁间切迹处进针（图 53-6 所示）。以外侧或上外侧的方向将髌骨向针的方向缩回可能有助于使针从髌骨下通过并进入膝关节，而不会首先碰到疼痛的骨膜。如果使用超声引导，则可以应用类似的技术，但要使用基于股四头肌腱的可视化短轴成像将针按既定路线在髌上节进针。然后在可视化下将针平行于超声探头的面（平面内）推进。如果使用 X 线引导，则同样适用的原理，但是部位的选择可能会受到每个患者的骨骼解剖变化的影响。无论采用盲法还是图像引导方法，一旦认为针尖位于关节囊内部，便进行抽吸。如果关节积液，则应抽完，并在临床允许的情况下将液体送去进行实验室分析。当没有积液，或如果抽吸物为非炎症性（透明和黏性），则在盲注或超声引导下注射药物。在透视引导下，首先注入造影剂以确认关节内情况。药物类型，剂量和剂量选择的注意事项将在药物部分讨论。通常，使用 5ml 的总注射量。

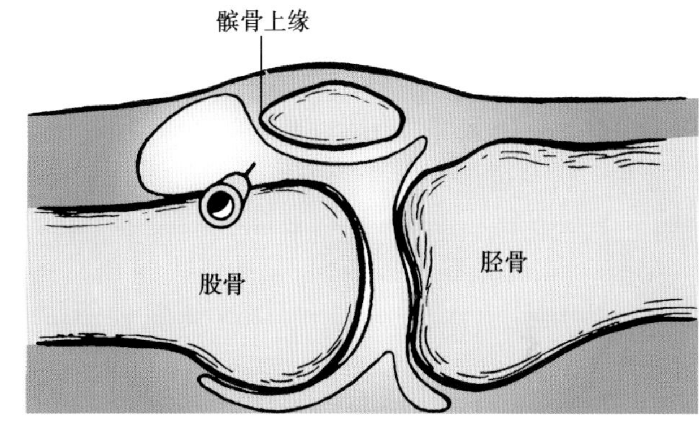

图 53-6 膝关节注射。内侧入路经髌上囊行膝关节抽吸和注射。请注意髌上囊和主关节腔之间的联系（摘自 Gatter RA. ArthrocentESI technique and intrasynovial therapy. In：Koopman WJ，ed. Arthritis and Allied Conditions：A Textbook of Rheumatology. 13th ed. Baltimore，MD：Lippincott Williams & Wilkins；1997：752）

评论

与盂肱关节注射一样，研究表明，在关节注射过程中使用影像引导时，其临床效果不一。但是，如果需要确认关节内注射，特别是当注射是诊断的一部分时，则强烈建议进行图像引导[12]。与上面讨论的联合注射一样，由于能够在注射诊断/治疗剂之前即刻看到关节的影像，因此影像检查仍是确认关节内针尖实际位置的金标准。影像引导腓肠肌内侧、外侧或外侧中入路时还可以避免药物注射到 Hoffa 脂肪垫。如果针尖仍位于关节囊的外面，并可能导致脂肪垫的类固醇相关萎缩。膝关节注射糖皮质激素可能会损害儿童的骨生长，导致腿长明显差异。

关节突关节注射/射频神经切断术

背景

据报道，腰椎关节突关节（Z关节）疼痛的患病率在初级保健机构中达6%，在疼痛诊所的老年人群中达40%[163,164]。在挥鞭样损伤后患有慢性颈部疼痛的患者中，约有50%发生关节突关节疼痛[165]。最新文献检查了500例慢性脊柱疼痛患者，通过双重阻滞模型鉴定出患颈椎小关节疼痛的比例为55%，患胸椎小关节疼痛的比例为42%，患腰椎关节突关节疼痛的比例为31%[166]。据报道，慢性术后腰椎疼痛的患者中有16%的患者腰椎小关节疼痛[163]。对更多的人群使用双重麻醉阻滞模式可能有助于进一步确定普通人群中急性和慢性下背痛的患病率。

解剖学

关节突关节是在脊柱后部的一对小滑膜关节，由一个椎骨的下关节突与下位椎骨的上关节突连接时形成。C2-3处的关节突关节由第三枕神经支配。对于C3-7，每个关节突关节均由相应关节的内侧支支配（如C3-4关节突关节由C3和C4内侧支支配）。确切地讲，C0-1（寰枕）和C1-2（寰枢）之间的关节不是关节突关节。它们分别受C1和C2的腹支支配[150]。在胸椎和腰椎中，关节突关节由上位水平相应水平的内侧支支配（如T3-4关节突关节由T2和T3内侧支支配；L4-5关节突关节由L3和L4内侧分支支配。L5-S1则例外，它受L4内侧分支和L5背侧原发支支配[120]。据报道，内侧分支的位置存在明显的变化，尤其在胸椎中[167,168]，这对在胸椎中实施诊断性MBB和评估诊断性MBB的有效性提出了挑战。

关节突关节痛的病理生理学

关节突关节疼痛通常源于病理性机械压力、炎症、微创伤或骨关节炎。没有病理学病史或体格检查的结果能可靠地预测关节突关节疼痛[23,169]。影像学研究也无法确认或排除关节突关节疼痛的诊断[170]。由于缺乏临床诊断的金标准，临床医师常使用区域阻滞麻醉来识别关节突关节疼痛。没有神经功能缺损证据的情况下，怀疑可疑关节突关节起源的急性或慢性背部和颈部疼痛的患者，麻醉性关节突关节注射或MBB后疼痛消除可证实关节突关节是疼痛的产生源。但是，由于大多数急性背颈痛（包括关节突关节痛）将在几周内缓解，因此注射通常用于那些对4~6周的保守疗法（包括口服镇痛药、定向运动疗法和相对休息）无效的严重疼痛的患者，如果疼痛阻碍了治疗进展，则可以更早进行注射。

证据

关节突关节内注射

糖皮质激素在关节突关节注射中的疗效仍存在争议。尽管一些非对照研究显示了疗效[171]，但对照研究未能证实这种疗效[172-174]。但是，所有这些研究在患者选择上都有缺陷，因此限制了对结果的解释。因此，尽管可能仅在一部分患者的放射影像学表现为活动性的关节突关节炎症，但是糖皮质激素注射入关节突关节仍可能起作用[175,176]。

内侧支阻滞

内侧支阻滞（MBB）被认为是诊断关节突关节介导的疼痛的主要手段。由于疼痛缓解程度是患者的主观反应，因此关节突关节注射或内侧支阻滞很容易导致假阳性。研究表明，腰部阻滞的假阳性率为27%~38%，颈部阻滞的假阳性率为27%~63%，胸部阻滞的假阳性率为55%，安慰剂作用为32%[20,165,169]。为了使假阳性率降到最低，有人提出了一种使用两种局部麻醉药的双重阻滞模式，这些局部麻醉药的作用时间不同，分别在两种不同的情况下使用[24]。如果两种注射中的每一种都能在使用麻醉剂的预期的持续时间内缓解疼痛，则可以更可靠地诊断关节突关节疼痛。已发表的研究已经证实了这种使用两种局部麻醉药的MBB麻醉关节突关节双重阻滞模式的有效性[177,178]。因此，诊断阻滞可前期用于以帮助预测哪些患者对射频神经切断术有反应或无反应。

射频神经切断术

射频神经切断术（RFN）通过热凝结支配关节突关节的两个内侧支，中断关节突关节传入的伤害感受。尽管经过精心选择的一部分患者接受了保守治疗，RFN仍可为持续性或复发性关节突关节疼痛提供相对长期的症状改善。一项前瞻性研究表明，关节突关节痛的患者选择使用两种局部麻醉药进行双重阻滞时，疗效良好[179]。如果他们在一次使用0.5ml 2%利多卡因和另一次使用0.5%丁哌卡因的MBB后至少获得了80%的疼痛减轻，则被诊断为腰椎关节突关节疼痛。射频内侧支神经切断术后的 12 个月,60% 的患者至少减轻了 90% 的疼痛,87% 的患者减轻了 60% 的疼痛。尽管已经证明重复 RFN 是有效的,但神经再生可能会导致疼痛复发[180]。在一项随机、双盲和安慰剂对照试验中也证实了 RFN 治疗颈关节突关节疼痛的疗效(不包括本研究中排除的 C2-3 关节)[22]。最近发表的一篇系统性回顾性研究表明,在透视引导下,颈内侧支 RFN 的有效性(严格的 100% 缓解疼痛)在 6 个月时为 63%,1 年时为 38%[181]。

骶髂关节注射

背景

骶髂关节(SI)可能是下腰痛的重要来源[182-185]。是真正的可自由活动的骨关节,由 L4 到 S4 神经支配[150]。骶髂关节疼痛的病因包括脊椎关节病变、晶状体性关节病、败血症性关节炎、创伤、妊娠和腹部因素。此外,功能障碍(无明显损伤的生物力学紊乱引起的疼痛)被认为是骶髂关节疼痛的可能病因。病史和体格检查的临床数据在痛诊断中的价值仍存在争议[186-188]。尽管痛常表现为骶沟区域的疼痛,但痛可涉及臀部、下腰部区域、腹股沟和下肢[187]。但是,这些症状、体征或各种刺激性试验均不是痛的病理诊断。下腰痛的其他来源,例如下腰关节突关节炎或退行性椎间盘疾病也可以出现类似地表现。这种模糊的症状,再加上盲注射甚至超声引导下注射的不准确性[189,190],已使透视引导下的阻滞成为诊断可疑骶髂关节疼痛者的最可靠方法[24]。

在慢性下腰痛患者中,采用局部麻醉单次阻滞疼痛技术的一项研究,评估了疼痛的患病率在 13%~30% 之间[191]。使用双重局部麻醉阻滞技术,对 54 位怀疑来自的单侧下腰痛患者进行的研究表明,基于疼痛的患病率占 18.5%[192]。老年人[164]或腰椎融合患者[192-194]的患病率可能更高。然而,其他研究表明,进行至少三次刺激性检查操作后,再现疼痛,可增加诊断性注射的敏感性和特异性[184,195,196]。在没有骶髂关节炎或外伤的情况下,诊断性成像也已显示与痛相关性是有限的[17]。

证据

在对脊椎关节病患者的前瞻性和回顾性研究中,已经报道了骶髂关节联合糖皮质激素注射的疗效[184,197]。在一项回顾性研究中,Slipman 等人报道了类固醇注射对综合征患者有显著益处[191]。31 例慢性综合征患者平均接受了 2.1 次透视引导下的皮质激素注射。平均随访 94.4 周。在完成研究的 29 位患者中,Oswestry 失能评分,VAS 评分和工作状态均得到了显著改善。这项研究是基于单一的麻醉阻滞。迄今为止,尚无研究选择单用麻醉剂的双重对比阻滞后完全缓解的患者[184]。总体而言,由于有限的随机对照研究,仅有少量证据支持治疗性注射[184]。

最近,RFN 被认为是治疗疼痛的一种潜在的长期疗法,并且随着其他非手术性脊柱介入操作的应用,RFN 越来越受到欢迎。RFN 相关的神经的去神经支配,被认为是造成疼痛的原因[198]。对于那些保守治疗无效,但仅通过的诊断性和/或治疗性注射获得短暂益处的患者,可以将其作为治疗选择[185]。到目前为止,RFN 的真正效果尚不清楚[185]。与 RFN 治疗腰椎小平面介导的疼痛(直接针对背支小关节的背支内侧支[199])相反,具有复杂的神经支配[200]。因此,在文献中没有描述统一的技术过程。实际上,已经使用各种技术对的 RFN 进行了多项研究,但均具有不同的结果[185]。这着重说明了以下实际情况:没有标准的消融模式,并且没有足够的可用前瞻性数据来确定应该消融哪个支或分支,或者是否有特定的技术更有效。这些研究并未显示出统一性,因此有必要进行其他研究以确定 RFN 是否可用于治疗慢性痛。

触发点注射

背景

触发点可以出现在身体的任何肌肉或肌肉群中。它们在所有肌肉中都很常见,发现发生于 80%~90% 的无症状的大学生的下肢中。由于检测触发点中,评估者之间和评估者内部的可靠性非常差,常令人困惑[201]。这甚至导致一些人质疑它们的存在,以及质疑针对其治疗方法的有效性[202]。另外,触发点的病理生理学还没有很好的定义,但是一些研究者提出触发点是由异常的终板电位引起的,该异常的终板电位导致乙酰胆碱更多或更频繁地释放到神经肌肉接头中[203]。激活的触发点与介导疼痛信号传递的较高浓度的神经递质和神经肽有关[204]。

触发点的特征是疼痛源于局部过度刺激肌筋膜结构的小的、局限区域,导致局部疼痛和牵涉疼痛。

由 Simons 和 Travell 描述的,触发点最常见的定义为"骨骼肌中的易激惹的部位,与条索带中可触到的过敏性结节有关"[205]。激活的触发点与"潜在"触发点的区别在于,除了触诊的局部疼痛外,还存在牵涉痛。潜在的触发点不会产生自发性疼痛,并且通常不会导致疼痛超出局部压痛点和牵涉痛[206]。许多特定肌肉/肌肉复合体的特征性牵涉痛模式已被阐明[205]。触发点可能与区域生物力学的改变有关[207],尽管目前还不清楚触发点本身是否引起区域生物力学的改变,或者触发点是否由于区域生物力学的改变而发展。

触发点最好通过深部触诊受影响的肌肉来定位,从而重现患者典型的局部疼痛和牵涉痛。被动或主动拉伸受累肌肉也可能引起疼痛。触发点区域通常与肌肉组织的"条索带"相关。触发点附近的肌肉通常被描述为"绳索"或"紧张"。由于评估者定义触发点的一致性较差[208],的确使人们对这种情况的确切定义和普遍性产生了进一步的怀疑。

证据

触发点注射的临床有效性的证据受限于触发点定义的异质性(如上所述),触发点注射技术的异质性以及每种具体治疗适应证缺乏多项高质量的研究。然而,系统评价的确表明,触发点注射可以改善某些头痛疾病、挥鞭样损伤以及慢性颈、肩和背痛的疼痛和失能[209,210]。总的来说,当将触发点注射液与任何其他治疗方法进行比较时,数据通常无法证明临床上可检测到的变化。需要做进一步的工作来更好地确定最佳的患者选择,针刺技术和治疗方案,以及注射剂的使用频率、类型和剂量。这些注射也代表了介入操作中最大的诉讼来源,尽管这很有可能是由于每年要进行大量此类介入操作而不是介入操作的安全性。

技术考虑

触发点注射技术是没有基于证据的理想技术。许多医疗服务提供者遵循 Simons 和 Travell 提供的指导[205],但是不同的替代技术并没有被直接比较来确定相对安全性和临床有效性。下面的描述表示可以基于作者的经验而使用的通用技术。

当治疗感兴趣的区域时,根据上述说明,使用触诊来识别触发点,并标记这些部位。最好使用缩回的圆珠笔或针头的笔尖来实现,以便创建临时凹痕以标记计划中的针头进入点。患者在一个足够大的区域内以标准的无菌方式准备,以允许触诊标志物,并且在整个过程中均使用了无菌技术。需要使用无菌手套,以便在整个介入操作过程中触诊无菌区域的肌肉。通常不麻醉注射部位的皮肤和皮下组织。

在注射之前,重新触到触发点,并将其稳定在拇指和示指之间,后进行注射(图 53-7)。在最大压痛点将 3. 81~6. 35cm(1. 5~2. 5 英寸),22~27 号针头(取决于肌肉深度)推入肌肉。在注射药物之前,应进行回抽以最大限度地减少血管内注射的可能性。如果回抽有血,则应重新放置针头。存在"跳跃征"

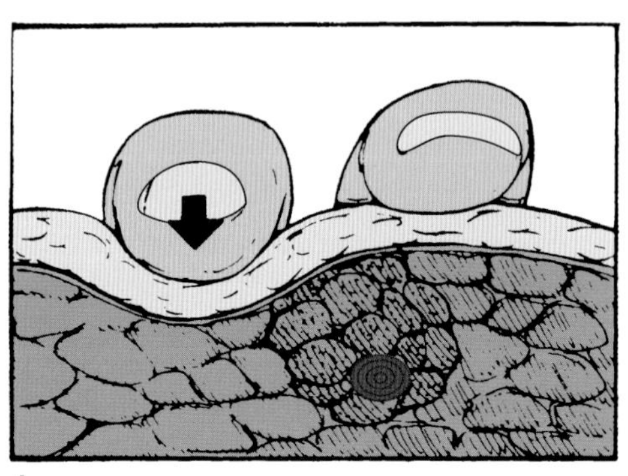

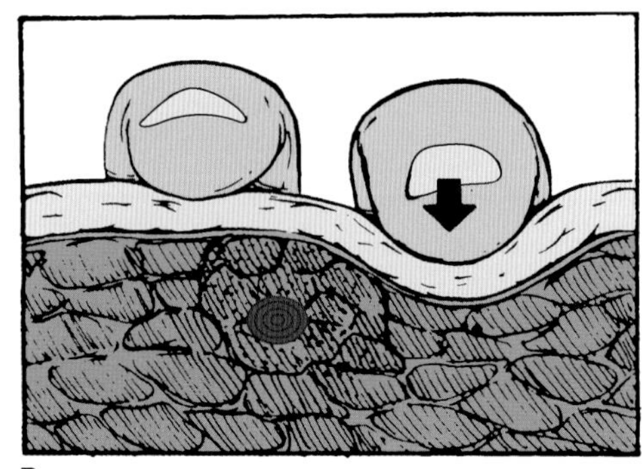

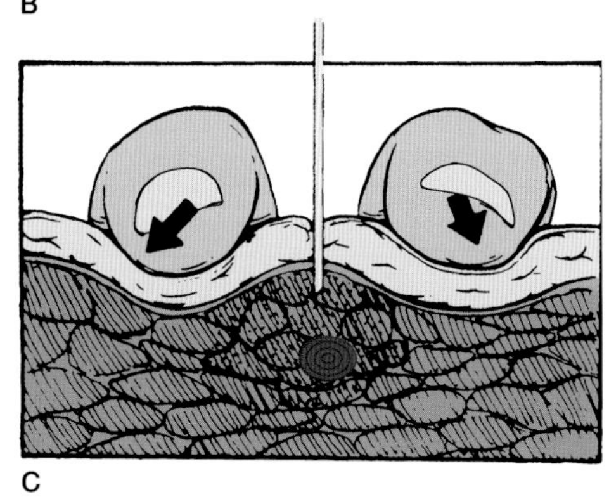

图 53-7 触诊触发点。A 和 B:用两个手指滚动触诊和定位触发点(箭头)。C:通过用两个手指(箭头)跨越来稳定注射触发点(摘自 Raj PP. Chronic pain. In: Raj PP, ed. Clinical Practice of Regional Anesthesia. 2nd ed. New York, NY; 1991: 491. Copyright © 1991 Elsevier. With permission)

53

(即肌肉抽搐)或典型疼痛的再现可能表明针已成功放置在触发点内,尽管这些症状是非特异性的。如果触发点紧邻必须避免的结构(如菱形肌肉覆盖肺),则超声引导可能会有助于提高介入操作的安全性。可以在触发点的整个区域以扇形方式注入药物(图 53-8)。通常,在没有类固醇的情况下注射 1% 的利多卡因或 0.25% 的丁哌卡因,因为没有足够的证据表明类固醇可提供额外的治疗益处,并可能导致肌肉萎缩。然后拔出针头,施加压力,以最大限度地减少出血,并对穿刺部位进行修整、穿好衣服。

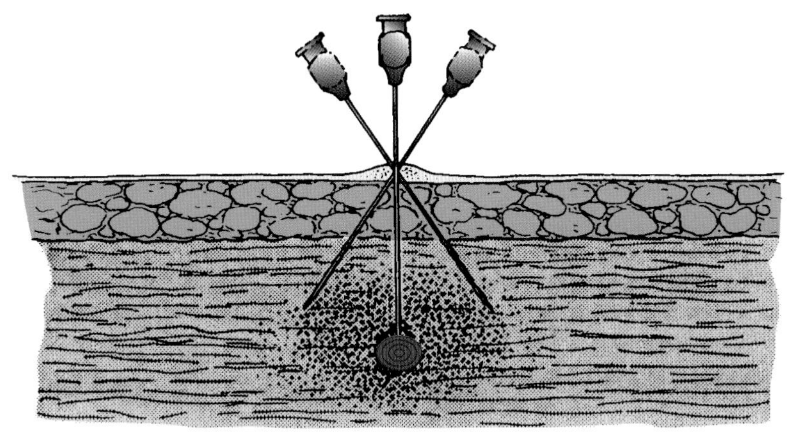

图 53-8　触发点的扇形注射技术(摘自 Raj PP. Chronic pain. In:Raj PP, ed. Clinical Practice of Regional Anesthesia. 2nd ed. New York, NY;1991:491. Copyright © 1991 Elsevier. With permission)

评论

取决于特定的治疗区域,可能会发生与触发点注射相关的不良事件。当在覆盖胸腔的肌肉(如菱形肌,前锯肌或下斜方肌)注射时,有可能会引发气胸。如果注射是在靠近肌肉的大神经走行的区域进行的,通常可以使用触发点注射来治疗肌肉,例如前斜角肌或胸锁乳突肌;在此类区域执行触发点注射时,强烈建议使用超声引导。

总结

总体而言,注射可以成为各种肌肉骨骼和脊柱疾病的诊断和治疗的有力工具。但是,它们显然不能在每种情况下都起作用,因此在进行注射之前必须进行彻底的“风险与收益”讨论。为了最大限度地确保注射安全和成功的可能性,从业者必须了解对适当的患者选择、适应证/禁忌证、药理学、风险、获益和许多特定的技术细节,以及对这些介入操作的诊断和治疗的局限性和作用的一般理解。只有有了这种全面的了解,才应该实施这些注射。

(陈亚军、陈红光　译　马超　审校)

参考文献

第 54 章 电刺激（治疗性和功能性）

Jayme S. Knutson • Steven W. Brose • Ela B. Plow •
Richard D. Wilson • John Chae

电刺激在神经系统疾病治疗中的临床应用大致可分为治疗性电刺激和功能性电刺激[1]。治疗性电刺激通过引起生理变化达到改善健康或身体功能的效果，且治疗结束后生理变化仍能保持一段时间再逐渐消失。治疗性电刺激的应用是暂时性的，用于降低或预防因制动或失用导致的肢体及器官进一步残损。与此相反，功能性电刺激（FES）被用来长期替代受损或丧失的神经功能。在 FES 应用中，电刺激处于"工作"状态时才能达到预期的功能；因此，FES 系统通常设计成供使用者穿戴以替代丧失功能的神经假体[2]。有些 FES 可能同时具有神经假体和治疗的效果[3]。

本章将回顾治疗性电刺激和功能性电刺激在物理医学和康复的临床实践中常见神经系统疾患中的应用。这些应用包括上下肢功能、呼吸功能、膀胱和肠道功能的电刺激、减轻神经性疼痛，同时也包括刺激皮质和皮质下脑区的各种应用。

肢体运动的电刺激

神经肌肉电刺激（neuromuscular electrical stimulation，NMES）是指利用低强度电流产生有效的肌肉收缩[4]。在物理医学和康复领域中，NMES 用于神经系统损伤所导致的肌肉完全或部分瘫痪。NMES 是通过直接激活运动神经纤维而不是激活肌纤维来产生肌肉收缩[5]。因此为保证 NMES 的有效性，目标肌肉必须有完整的周围神经支配及健康的肌肉生理功能。NMES 对周围神经损伤或肌肉营养不良所导致的肌肉无力或瘫痪是无效的。上运动神经元损伤或疾病（如中枢神经系统损伤）导致的部分或完全偏瘫可使用 NMES 作为治疗和/或辅助设备。因此，临床上 NMES 大多数设计应用于脑卒中或脊髓损伤（SCI）患者，也适用于部分脑瘫、脑外伤或多发性硬化的患者。本部分将回顾治疗性 NMES 和功能性 NMES 在上肢和下肢功能康复中的应用。

上肢

脑卒中

脑卒中患者常伴有一侧手臂及手的运动丧失[6]（参见第 18 章）。上肢伸肌无力、屈肌张力增高和协调性丧失使患者通常难以向前够取物体和/或以功能性的方式伸展手指[7]。因此，在脑卒中患者上肢康复中，NMES 通常应用于肘关节、腕关节和/或手指和拇指的伸肌。大多数脑卒中患者上肢应用 NMES 的主要目的是产生持久的治疗效果，即改善上肢的随意运动功能。因此，NMES 在上肢的应用是暂时的、非侵入性的，表面电极通常放置在指伸肌和腕伸肌上。部分 NMES 也可应用于肘伸肌或肩部肌肉。根据控制刺激的方式，上肢的治疗性 NMES 可分为三种模式，分别是循环型 NMES、触发型 NMES 和按比例控制型 NMES。

循环型 NMES 根据开关周期，按照治疗师提前设置的刺激时间、重复次数和最大刺激强度激活瘫痪的肌肉[8]。设备打开后，刺激肌肉重复收缩，手臂或手重复运动，一次刺激持续几秒钟。循环型 NMES 不需要患者主动参与，患者只需放松让刺激器激活肌肉即可。一些二通道或四通道循环型 NMES 刺激器是市场上可购买到的（如 Intelect 便携式电疗 NMES，DJO Global 等），而且相对较便宜。

触发型 NMES 也可以引起重复的肌肉收缩，但需要患者（或治疗师）的输入才能产生刺激。肌电图触发式刺激器（如 NeuroMove，Zynex Medical 等）促使患者通过收缩瘫痪肌肉（至少部分收缩）产生阈上肌电图信号[9]。当肌电图信号的振幅超过预先设定的阈值时，刺激器被激活，并在预先设定的时间内向目标肌肉进行预先设定强度的刺激，刺激停止后再次重复这个循环。患者接收的刺激、由皮肤和本体感受器向大脑的反馈和患者的个人努力产生运动，因此，这种方法可能更有效地促进神经系统的改善，使患者更好地恢复。触发型刺激器(如 H200，Bioness)有触发刺激的按钮，治疗师[10]或患者[11]可以自由控制刺激的启动和持续时间，增加 NMES 和任务性动作相结合的可行性。NMES 辅助任务性动作训练的治疗效果可能优于循环型 NMES 或肌电诱发 NMES，因为循环型 NMES 或肌电诱发 NMES 的刺激持续时间是预先设定好的，难以在任务型动作训练中使用[12]。

按比例控制型 NMES 是一种刺激强度和持续时间没有预先设定、由患者通过控制器实时调节，从而将患者期望的运动转化为刺激强度的治疗模式。对侧控制功能性电刺激(CCFES)是一种新兴的治疗方法，其对瘫痪的手指和拇指伸肌的刺激强度是由戴在对侧手的器械手套按比例控制(图 54-1A)。利用这种手套，患者可以控制患侧手的张开程度，并且可在任务导向性治疗中使用[13]。最近的一项研究表明，CCFES 比循环型 NMES 更能提高手的灵活性(图 54-1B)。

另一种按比例控制型 NMES 利用受损上肢的肌电信号按比例进行刺激[14]。按比例控制型 NMES 可能比其他 NMES 更加有效，因为该方法利用意图驱动肢体运动的原则，将患者的运动指令与刺激所产生的运动联系起来，从而将本体感受反馈到大脑。目前，按比例控制型刺激器还没有商业化。

近期，一项纳入 31 个随机对照研究(RCT)的系统回顾表明，有强证据支持在任务练习中应用 NMES 可以改善亚急性和慢性期脑卒中患者的上肢随意运动功能[15]。另一项纳入 18 个 RCT(其中 9 个是关于上肢的研究)的荟萃分析也证实了这个结论。该荟萃分析的结论为，与单纯训练相比，NMES

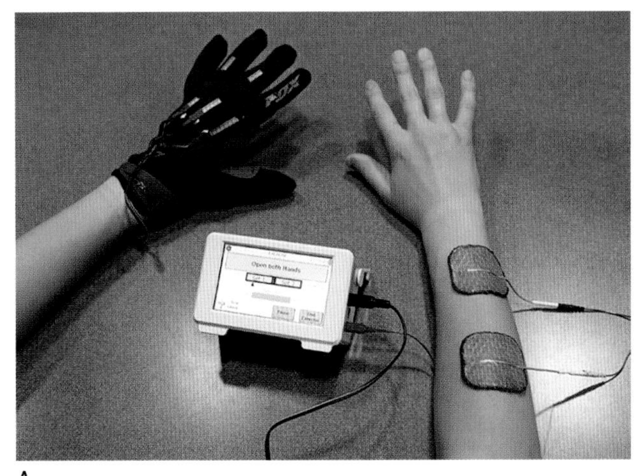

A

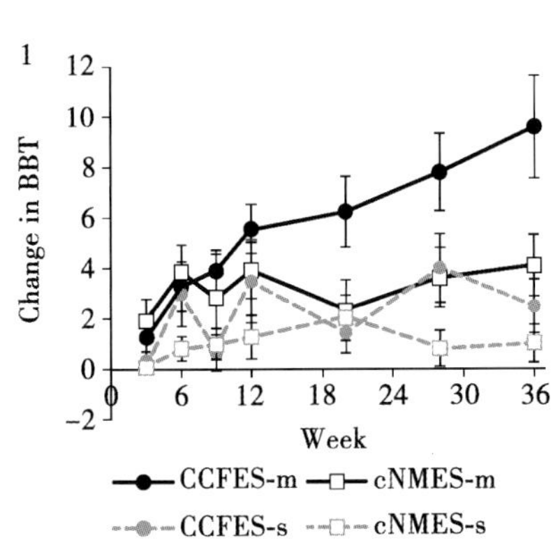

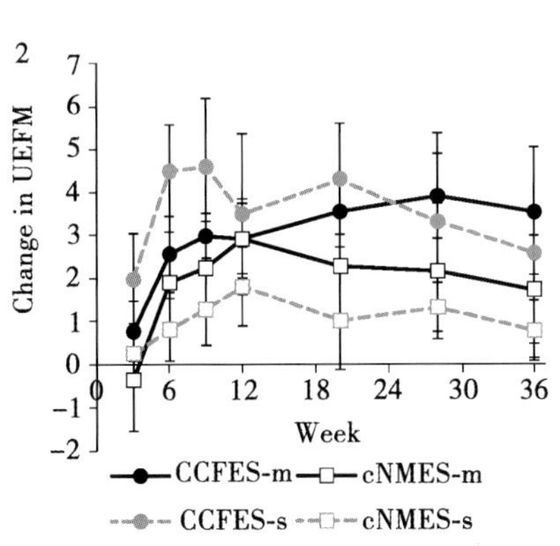

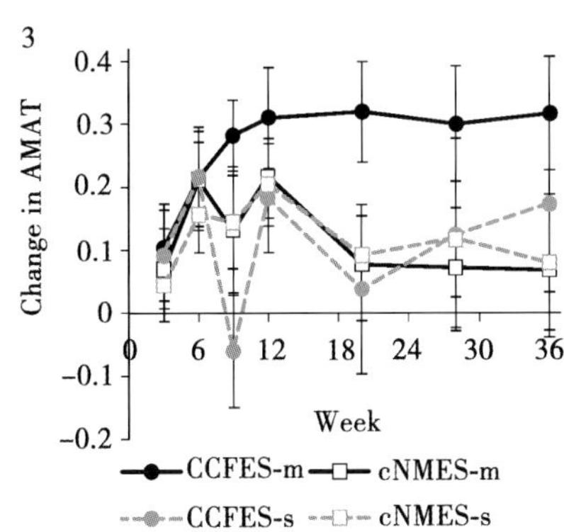

B

图 54-1　A：偏瘫患者使用对侧控制型功能性电刺激(CCFES)系统。通过戴在左手的传感器手套来控制右上肢的刺激(Courtesy of Jayme S. Knutson，PhD，Cleveland FES Center)。B：卒中后 2 年内(和卒中时间>6 个月)患者中，CCFES 组和循环型 NMES(cNMES)组的结果。(1)箱块测试(BBT)、(2)上肢 Fugl-Meyer(UEFM)、(3)手臂运动功能测试(AMAT)的变化。m，基线时手部中度损伤；s，基线时手重度损伤(摘自 Knutson JS，Gunzler DD，Wilson RD，et al. Contralaterally controlled functional electrical stimulation improves hand dexterity in chronic hemiparESI：a randomized trial. Stroke. 2016；47：2596-2602)

辅助任务训练对上肢活动有较大的治疗作用[12]。美国心脏学会最新发布的指南推荐将 NMES 与特定任务训练相结合用于脑卒中康复[16]。已报道的 NMES 对患者运动功能的改善包括降低运动障碍的程度（如改善抓握和伸展力量、肌电图自发电位、Fugl-Meyer 分数、腕和手指的主动活动范围和痉挛状态）和改善运动功能（如箱块测试得分，手臂动作研究测试分数、手臂运动能力测试得分、定时任务）。中到轻度功能障碍、发病时间在 2 年内的患者其治疗效果的持久性和改善程度最好[13,17]。

只有少数研究直接比较 NMES 不同模式的差异。其中，一项纳入 122 名（≤6 个月）亚急性期脑卒中患者的研究发现，循环型 NMES、肌电图诱发型 NMES 和运动阈下感觉刺激对上肢功能的影响没有显著性差异[18]，这一发现证实了先前的小样本研究结果[19,20]。然而，最近一项纳入 80 名慢性期（>6 个月）患者的研究发现，CCFES 比循环型 NMES 更能提高手的灵活性[13]，这也与早期对亚急性期患者的 CCFES 研究结果是相符的[21,22]。这一发现表明，治疗的有效性可能取决于 NMES 模式的选择。

尽管在市场上可以购买到循环型 NMES、EMG 触发或开关触发型 NMES，但可作为辅助装置在临床上长期每天使用的上肢神经假体目前尚未上市。植入式的微刺激器[23]或多通道植入式脉冲发生器[24]可能适用于经仔细筛选、有抑制性屈肌张力过高的脑卒中患者长期使用。植入式上肢神经假体在脑卒中患者中的成功应用需要利用新兴技术，如抑制高张力的高频刺激[25]，和流畅的、直观的控制策略实现患者对患侧手臂和手部刺激的控制。

54

脊髓损伤

对于中颈段脊髓损伤的四肢瘫患者，恢复手的功能是他们的首要任务[26]（参见第 22 章）。即使采用 NMES 治疗，完全性损伤患者通常也不能完全恢复随意运动功能；因此，需要能够长期使用并可以产生显著的神经假体效果的 FES 辅助装置。这种装置也适用于上肢功能不能完全恢复的不完全性 SCI 患者或卒中患者。现有的可以为这些患者提供手功能的选择是有限的，包括支具、矫形器和适应性设备。手术干预，如肌腱转移，可以用来增加手和手臂的功能[27,28]。然而，神经假体是最有希望显著提高颈段 SCI 患者上肢功能的方法[29]。在 FES 的协助下，颈 5（C5）、颈 6（C6）水平 SCI 的患者可以进行预先精确设定的肌肉收缩，产生协调性的抓握和打开；拇指开、合和位置摆放；手腕伸展/屈曲；前臂旋前；肘关节伸展。个体通过肌肉运动来控制协调性肌肉刺激。神经假体可以与肌腱转移术联合使用，使患者的功能最大化[30]。使用神经假体的目的是减少患者对他人的依赖，降低对辅助器械的需求，降低对穿戴式支具和其他矫正器具的需求，减少执行功能性任务的时间。

第一个上肢神经假体产生于 20 世纪 60 年代，它采用表面电极与屈曲铰链夹板相结合以帮助颈段 SCI 患者实现手部的开与合[31]。这项开创性发明促进了几种表面 NMES 上肢神经假体在 SCI 患者中的研究和临床试验[32-34]，但这些系统还未用于长期的功能活动。因而，产生了可长期使用的植入式神经假体。

植入式 12 通道刺激器遥测仪（IST12）系统是一种植入上肢的 FES 系统，克利夫兰凯斯西储大学（CWRU）的研究人员已进行临床试验和评估[35]。该团队于 1986 年首次对人类志愿者植入手抓握功能神经假体后，一直致力于研制 SCI 患者的上肢植入式神经假体[36,37]。Freehand 系统经过了充分的临床评估，获得了美国 FDA 批准可用于 C5 和 C6SCI 患者，并在 1997 年至 2002 年投入商业使用；IST12 系统是 Freehand 系统的高级版本。IST12 系统由一个通过手术植入上胸区的接收器/刺激器和植入前臂、手部瘫痪肌肉的 12 个肌外膜和/或肌内电极组成（图 54-2A）。外部射频（RF）线圈通过外部控制单元向刺激器传输命令和功率。

多中心临床试验证实，8 通道 Freehand 植入系统可以提高每个受试者的捏力（$N=50$）、98% 受试者的抓放能力、独立性（全部受试者至少能完成一项任务）[38]。超过 90% 受试者对神经假体感到满意，大多数人会经常使用[39]。并发症发生率与起搏器发生率相似，包括感染（<2%）和电极导致故障（<1%）[40,41]。

IST12 系统是在 Freehand 系统成功应用于临床的基础上，额外增加了刺激通道和植入式肌电图控制方法[35,42]。这些额外的通道用以激活手部内在肌、肱三头肌或旋前方肌。增加这些肌肉可以更好地张开手指，改善抓放功能，增加可达到的范围，以及提高手执行任务的能力。植入的肌电图记录电极替代了原始 Freehand 系统中控制手开合的肩部传感器。两个肌电图电极被植入患者能够收缩和放松的肌肉，如桡侧腕长伸肌或肱桡肌。然后计算程序使用肌电信号使患者按比例控制手的打开和抓握。由

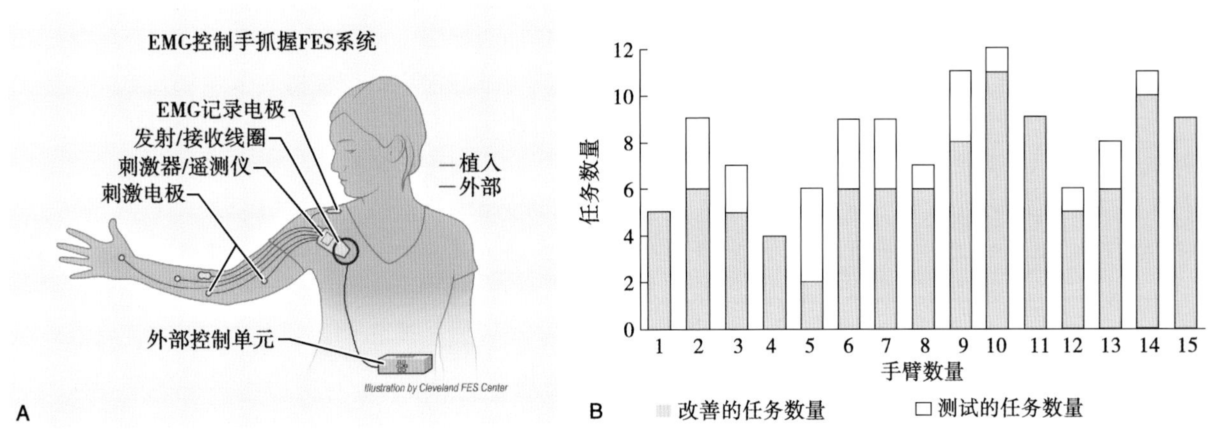

图 54-2 A:IST12 上肢功能系统(Courtesy of the Cleveland FES Center,Cleveland,OH)。B:在 IST12 研究中,所有受试者的所有手臂在日常生活能力测试中的表现(资料来自 Kilgore KL. Hand grasp and reach in spinal cord injury. In:Kilgore K,ed. Implantable Neuroprostheses for Restoring Function. Cambridge:Elsevier;2015:210-235)

于肌电图控制策略是利用同侧的肌肉信号,因此允许双侧植入神经假体[43]。

IST12 系统已经对 12 名 C5 或 C6 水平四肢瘫受试者的 15 只手臂进行了临床测试。其中三名受试者植入了两个系统,每侧上肢植入一个,以保证可以执行需用双手完成的任务。最长的随访时间为 15 年。结果表明,神经假体显著增加了每个受试者的捏力和抓握功能[43]。所有 12 名参与者(15 只手臂)都显示至少在两项日常生活活动中提高了患者的独立性(图 54-2B);93% 的参与者在 4 项或更多的活动中得到了改善[44],其中 1 名参与者在所做的 12 项测试活动中有 11 项出现改善,还有两个参与者在所做 9 项测试活动中均出现改善。植入双侧系统的受试者能够进行一些活动,比如使用刀叉切食物,用两只手拧紧和拧开罐子的盖子,以及边吹头发边梳头[43]。

目前上肢神经假体的研究方向包括激活高位颈段 SCI 患者的近端肌肉以完成双手臂和双手的功能[45],以及评估其他的替代控制方式,如头部定向和运动[46]、眼球运动和皮质信号[47],这些可以让患者更自然地控制受刺激的肢体。研究人员进一步利用植入式控制技术和植入式充电电池型刺激器,这样可以去除所有外部组件。如今在 CWRU 的临床试验中神经假体是模块化、完全植入的,可以提供多种功能如上肢和下肢功能,躯干支撑,膀胱、肠道和横膈膜功能[29]。这种"网络化神经假体"是可扩展的,可通过添加不同的组件如刺激器和传感器模块提供额外的和高级的功能。该系统的优点是可以在一个患者身上运用多个应用程序,而不需要分别为专门单个应用设计装置从而产生多个难以整合和升级的装置[48]。此外,两个独立的研究小组最近对颈段四肢瘫患者进行了个案研究。将微电极阵列植入患者运动皮质的手部区域,并使用 FES 系统产生手臂和手[49]或仅仅产生手的运动[50]。每项研究的参与者都能够通过脑机接口(BCI)技术控制 FES 系统,并能够执行需要够物、抓取和释放物体的功能任务,比如用杯子喝水和进食。这些进展有望增强和提供额外的功能,扩大临床适应证,并促进临床实施。

下肢

下肢 NMES 系统的应用有三个主要目的:①消除卒中后偏瘫患者的足下垂和改善步态;②使脊髓损伤患者能够站立和转移;③使脊髓损伤患者能够行走。其中一些治疗方法也被扩展用于其他疾病,包括多发性硬化(MS)和脑瘫。

脑卒中

在下肢,偏瘫伴有肌力下降、运动协调性差、耐力差、痉挛和平衡障碍等症状,显著影响脑卒中后患者的行走。卒中后 6 个月,约 30% 的卒中患者不能独立行走[51]。一侧肢体踝关节背屈、膝关节屈曲或髋关节屈曲的减少导致患肢在步态摆动期无法完成足廓清的动作,从而导致步行或非步行的困难和危险。

在摆动期,足下垂系统通过刺激腓神经产生踝关节背屈和外翻。目前市面上有三种经美国 FDA 认证的 NMES 足下垂系统:Odstock 足下垂刺激器(ODFS,Odstock Medical,Ltd)、WalkAide(Innovative-Neurotronics,Inc.)和 NESS L300(Bioness,Inc.)。这

三种系统都使用表面电极，正极置于腓骨头下方的腓总神经，负极（或参考电极）置于胫骨前肌。为了使刺激时间与步态的摆动期同步，这些设备在患侧的鞋后跟放置无线足底开关，或者在膝盖下放置倾斜传感器[52,53]。两种带有植入电极和刺激器的足下垂系统在欧洲已经上市。一种是双通道装置（STIMuSTEP，Finetech Medical，Ltd），刺激腓总神经的深、浅分支，以更好地控制踝关节背屈、外翻和内翻[54,55]。另一种是四通道装置（ActiGait，OttoBock），通过手术将神经袖电极放置在腓总神经周围[56]。

步行中，刺激腓神经对步态有积极的神经假体和治疗性作用。许多系列研究和几个随机对照试验证实了神经假体可以改善步态运动学、时空参数和代谢指数[52,53,57]。最近一项纳入 99 例慢性患者的多中心临床试验证实，在步态过程中腓神经接受刺激 42 周后，67% 的患者在步行时刺激腓神经其舒适步行速度增加≥0.1m/s（最小临床显著差异）[58]。早期研究也观察到刺激腓神经对步态的相关治疗作用。这些治疗作用包括改善行走功能、肌电图激活肌肉模式的正常化、先前无反应的肌肉出现肌电图信号及减少拮抗肌的共同收缩[52,53,59-61]。步行时伴随腓神经刺激治疗 30 周后，99 例慢性脑卒中患者中有 29% 得到了舒适步行速度增加≥0.1m/s 的治疗效果[58]。

最近，四个大型随机对照试验对比了表面足下垂刺激器和踝足矫形器（AFO）的效果，后者是常见治疗方法。其中三项研究对亚急性期后的受试者进行了评估，并证明与 AFO 相比，腓神经刺激同时具有改善步态的效果和神经假体效果[3,62,63]。第四项研究专注于脑卒中后不到一年的患者，以充分利用患者发病早期较大的恢复潜能[64]。结果再次显示，足下垂刺激器与 AFO 治疗效果相似。虽然足下垂刺激器并不优于 AFO，但这些研究证明了它的非劣效性。当受试者被问及更喜欢哪一种设备时，比起 AFO 大多数人更喜欢足下垂刺激器，因为他们感觉更自信、更安全和更加舒适，并且足下垂刺激器更容易穿脱和长期使用[65]。

多通道 NMES 系统已被开发用于解决步行障碍，不仅包括踝关节功能障碍，还包括髋关节和膝关节的运动控制障碍。早期的研究使用表面电极，并证实使用可激活踝、膝和髋关节肌肉的六通道系统训练可改善步行的定性和定量测试指标[66]。最近，NESS L300Plus（Bioness，Inc.）已经上市，它具有两个刺激通道：一个用于踝关节背屈，另一个用于膝关节屈曲或伸直。这种刺激对于在摆动期不能产生足够膝关节屈曲进行足廓清或负重和站立时不能产生充分膝关节伸直的患者可能是有用的[67]。多通道经皮肌内电极系统结合减重跑步机训练对步态运动学测试也有积极的治疗作用[68]。

植入式多关节下肢神经假体可以用于长期辅助髋、膝和踝关节损伤患者的日常行走。最近，一项八通道植入刺激器的个案研究显示，将肌内电极植入髋、膝、踝关节的肌肉，使用足跟触发开关控制摆动期和站立期的刺激顺序，结果证明神经假体有显著的治疗效果，可以提高步行速度（>0.2m/s）同时改善步态运动学参数[69]。

脊髓损伤

对于胸段或下颈段脊髓损伤的截瘫患者，从坐位站起并独立地转移到另一个平面是一些 FES 系统的主要治疗目的。与站立相关的功能目标包括够到高处的物体，与他人进行面对面的交流，执行需要站立的任务，以及能独立地或在极少的帮助下在不同平面之间进行转移（如床到轮椅和轮椅到床）。

CWRU 和克利夫兰退伍军人医疗中心（CWRU/VA）正在研发一种用于站立和转移的植入式神经假体[70]，并在临床试验中进行评估，这个神经假体采用了 8 通道植入式刺激器[37]。肌外或肌内电极植入双侧股外肌（伸膝）、臀大肌（伸髋）、半膜肌（伸髋）和竖脊肌（躯干伸直）。刺激器被植入下腹部前侧。使用者按压安装在协助平衡的助行器上的按钮触发刺激。佩戴在腰部周围的外部控制单元通过射频发射线圈与刺激器进行联系。按钮被按下后，会有短暂的延迟，便于使用者将手舒适地放在助行器上，然后逐渐增强对躯干、髋、膝伸肌的刺激直到足够使躯体能够从坐位站起并维持站立位。另一个按钮则是相反过程，让使用者以受控制的方式坐下。

在一个纳入 15 名 C6-T9SCI 患者的系列个案研究中，CWRU/VA 站立系统能够使所有受试者实现站立[71]。受试者基本上用腿支撑超过 85% 的体重，并且可以站立 10min。站立时，一些受试者能够从助行器上松开一只手并够到头上方的物体。一些受试者甚至能够利用该系统在借助助行器步行时进行有限的摆动。该神经假体也减少了转移需要的努力和辅助，特别是从低水平面转移到高水平面时。使用该设备对健康和生活质量也有进一步改善[72,73]。刺激阈值是稳定的，经证实外部组件是可靠的，肢体内的肌外膜电极持续有效率接近 95%[74]。1 年的随访中,在 28 天监测期间,12 名受试者的数据显示,其中有 11 名继续使用该设备。在继续使用该设备的 11 人中,28 天中使用的天数从 3 天到 26 天不等(平均 13.8 天),相当于平均每周约 3.5 天。28 天内使用该设备的总小时数从 0.1~48.6h(平均 12.4h)不等。每天平均使用的时间从 0~1.9h(平均每天 0.7h);其中 20% 的使用时间用于站立,80% 的使用时间用于锻炼[71]。

为了延长最大站立时间和减少患者间的差异性,CWRU/VA 的研究人员正在研究使用更多通道的刺激器来激活更多的肌肉和/或在股神经上使用多点接触袖带电极以充分激活肌肉[75]。此外,正在研发先进的闭环控制器,可以使患者被撞到或者想要保持倾斜姿势时通过自动调整刺激强度更久地保持平衡[76,77]。

表面和植入式 FES 系统已能够实现迈步的动作。按下助行器上的按钮后,系统启动预编的刺激模式产生迈步的动作。按一次按钮可以启动一个重复性刺激周期产生连续的迈步动作;或者通过连续按下按钮触发连续迈步。Parastep 系统(Sigmedics, Inc.)是美国 FDA 批准的表面 FES 系统,利用六条通道刺激双侧股四头肌、腓总神经和臀肌[78]。刺激一侧的股四头肌产生迈步,同时刺激另一侧腓神经诱发屈曲回缩反射。为了完成迈步,当反射仍然使髋关节屈曲时,需要激活摆动腿的伸膝肌群。当产生屈曲回缩反射的刺激结束后,使用者向前一步,同时刺激双侧股四头肌产生双支撑相。超过 1 000 名 SCI 患者使用过 Parastep,其中大多数人能够站立,并且至少能够步行 9.1m(30 英尺)[79]。尽管 Parastep 系统操作简单,但因为即时效果较小、屈肌回缩反射的缺乏或习惯以及步行耗能高,限制了其在日常生活移动中的应用[78]。

植入型 FES 系统可能提供功能性行走更加有效的方式。八通道或十六通道的神经假体不是通过诱发反射,而是通过刺激髋、膝、踝关节的多块肌肉产生迈步。在一个完全性截瘫患者的个案研究中,患者在植入前无法站立,植入 16 通道 FES 系统后能够站立和短距离行走[80]。这种神经假体对不完全性运动损伤患者的影响可能是最大的。两名不完全性脊髓损伤的患者接受植入式 8 通道刺激器,并在训练后达到没有刺激下可使用助行器行走的治疗效果[81,82]。此外,当伴随刺激行走时,可以发现神经假体的巨大好处,包括提高行走速度(图 54-3),距

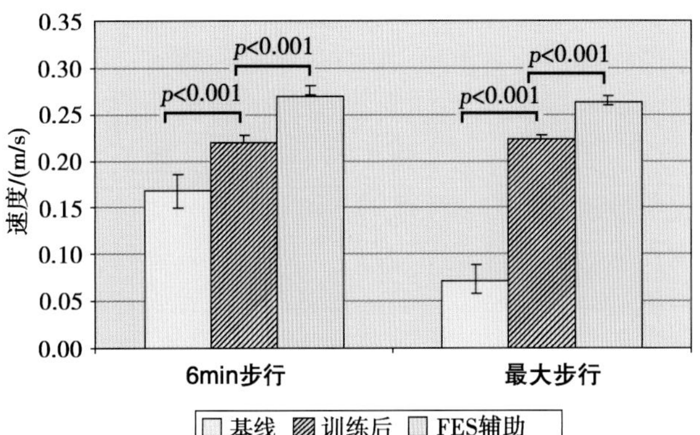

图 54-3　与基线相比,训练后 6min 步行测试和最大步行测试中的步行速度提高;使用功能电刺激(FES)速度提高更明显[摘自 Bailey SN, Hardin EC, Kobetic R, et al. Neurotherapeutic and neuroprosthetic effects of implanted functional electrical stimulation for ambulation after incomplete spinal cord injury. J Rehabil Dev. 2010; 47(1):7-16. 经过许可]

离、耐力和关节运动学的改善。另一名不完全性脊髓损伤受试者植入了 12 通道的刺激器,在右侧腓肠肌和股四头肌放置肌电图记录电极以触发连续的迈步动作,结果显示与预编程序的循环刺激模式相比,有更好的步行速度和距离[83]。另外两名不完全性脊髓损伤受试者植入了迈步神经假体,通过加速计触发迈步动作,这种加速计能够鉴别并选择是助行架辅助步行或者双侧前臂杖辅助步行[84]。

一般来说在使用 NMES 时有些实际困难,尤其在走路时,包括力量不足(取决于体重)、受刺激肌肉的疲劳以及平稳增加肌力的能力有限。这些限制部分与下列事实相关:在 NMES 中,大的易疲劳的肌纤维比力量较小的抗疲劳的肌纤维[85]优先被募集,这与自然的募集顺序相反(即生理性的大小原则[86])。缓解这些潜在困难的技术取决于具体的应用装置,但大多数长期的植入式 NMES 系统定义了一种肌肉调节方案,即将刺激快速收缩易疲劳的肌纤维转换为刺激更抗疲劳的肌纤维[87]。既然随着脉冲频率的增加,肌肉更快疲劳,因此应该降低脉冲频率为产生肌肉收缩所需的频率[1]。为了增加大肌肉(如股四头肌)产生的肌力,放置在近端的神经袖套电极比肌内电极能募集更多的运动单元[75]。多点接触型的神经袖套电极也可以延迟疲劳,因为该电极能选择性地按序激活同一肌肉内的独立运动单元池,使其他的运动单元激活时另一些运动单元休息[88]。

混合型神经假体系统将 FES 与被动或动力型支具结合以减少步行所需的能量,提高耐力、稳定性并产生力矩[89]。例如,将多关节植入型 FES 与多重抗

阻的膝关节装置相结合，可提供站立位的稳定度和摆动期移动的自由度，减少站立时伸膝所需的刺激强度[90]。髋部支具也可减少身体前倾和上肢的负重[91]。同样地，与单独使用 FES 相比，髋关节和膝关节控制支具与多关节 FES 联合使用可以改善脊髓损伤患者站到坐的转移[92]。其他的结合方法还有将机械外骨骼与表面 FES 相结合。与单独使用机械外骨骼相比，应用于屈膝肌群和伸膝肌群的表面 FES 可减少在髋关节和膝关节必要的力矩输出[93]。

呼吸功能刺激

呼吸系统并发症仍然是神经源性疾病如脊髓损伤、肌萎缩侧索硬化（ALS）、多发性硬化症（参见第 34 章）患者面临的重大医疗挑战之一。在脊髓损伤中，肺炎和败血症仍然是缩短预期寿命的最大原因[94]。高位颈段 SCI 患者可能会丧失横膈膜的功能，因为横膈膜受膈神经支配，而膈神经主要来自 C4 神经根，同时也来自 C3、C5 以及可能 C6 的神经根[95]。因此，高位四肢瘫痪可能导致呼吸衰竭，需要辅助通气。长期机械通气会面临一些挑战，包括较高的发病率和死亡率、行动不便和身体不适、害怕与社会脱节、言语困难及嗅觉受损[96]。四肢瘫和截瘫都可能导致咳嗽功能丧失。

呼吸功能的膈神经刺激

膈神经起搏可减少甚至停止机械通气，多个报道发表了使用者的积极反馈[97-100]。Avery Mark Ⅳ 呼吸起搏器系统（Avery Biomedical Devices）和 Atrostim 膈神经刺激器[97,101]（Atrotech Ltd）是两种临床应用的射频接收/刺激系统（图 54-4）。一项使用 Avery 系统的 12 名四肢瘫患者长期随访研究显示，6 人在全部时间持续使用（平均 13.7 年），1 人部分时间使用，3 人停止使用[102]。一项使用 Atrostim 系统的 64 例患者的国际研究显示，35 名儿科患者中有 94% 的患者、29 名成年患者中有 86% 的患者最终实现了无并发症成功起搏[103]。

54

这两种系统都可同步刺激双侧膈神经，使肌肉收缩和半膈下降，继而降低胸内压，产生吸气。停止刺激可使横膈膜松弛，增加胸内压，产生呼气。在植入前，对胸部进行透视检查以确定刺激后横膈膜可充分移动[104]。手术时通过胸椎或颈椎到达神经并将电极放置于膈神经后方或上方。刺激器安装在前胸壁的皮下袋中。植入后约 2 周，低频刺激可修复横膈膜[105]，随后逐渐增加起搏时间[96]。

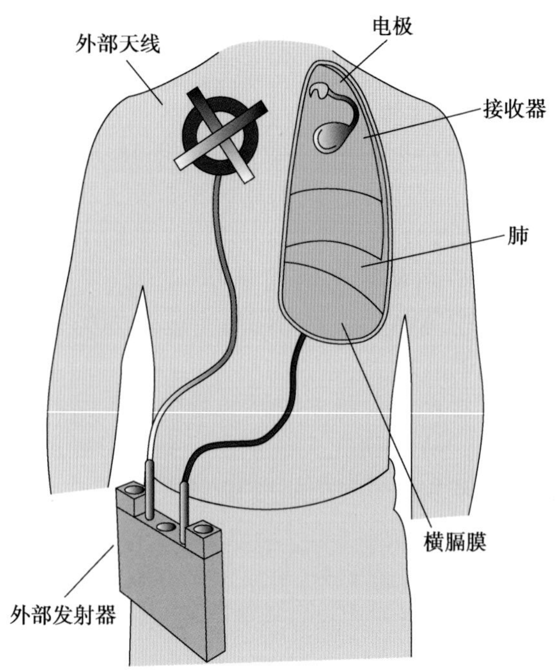

图 54-4 Avery 呼吸起搏器系统（Courtesy of Avery Biomedical Devices，Commack，NY）

对于只有一侧完整膈神经的患者，除了恢复膈神经功能外，还可以通过激活吸气的肋间肌来实现呼吸[106]。对于双侧膈神经严重损伤的患者，肋间神经向膈神经的移位术可能恢复膈神经功能，之后再进行膈肌起搏[107]。

微创腹腔镜法可将肌内电极分别置于每侧半膈的运动点附近，直接刺激横膈膜[108]。NeuRx DPS 系统（Synapse Biomedical，Inc.）是一种经皮横膈膜起搏系统（DPS），已在至少 50 名 SCI 患者中进行了前瞻性研究。超过 90% 的 SCI 患者显著减少了对机械通气的依赖，超过 50% 患者停止使用机械通气。这种经皮 DPS 系统也被研究用于具有慢性通气不足但是具备完整下运动神经元支配双侧横膈膜的 ALS 患者，可以延长其寿命。

利用放置在 C7-T1 或 T9-T10 棘突上的磁线圈进行磁刺激是分别调节吸气肌和呼气肌的另一种非侵入性技术[109]。各种呼吸参数的改善，包括最大吸气流量和最大呼气流量，证明该技术初步结果是明确的。然而它是否能减少看护者的负担，或者是否足以抵消这项工作的成本和研发的复杂性，仍有待证明。

咳嗽功能的恢复

通过有效的咳嗽清除分泌物对神经功能障碍的患者来说是一项非常重要的功能，在诸如脊髓损伤等患者中该功能经常受损。通过半椎板切除的切口,在 T9、T11 和 L1 水平(中线)放置 4mm 盘状电极,并在前胸壁植入射频刺激器/接收器进行电刺激[110,111]可以恢复咳嗽功能。DiMarco 等人[112]近期对 10 例 SCI 患者进行了系列的长期随访,结果显示在 1 年后和平均植入 4.6 年后,使用下胸段脊髓刺激(SCS)的患者平均最大气道压力仍维持不变。这项研究表明,与植入前相比,急性呼吸道感染的发生率明显降低,护理人员的培训负担降低,分泌物清除和呼吸护理相关的生活质量明显改善。

其他应用

其他几种电刺激方法已被应用于肺功能。Walter 等人[113]最近在动物模型中综合应用了横膈膜外的多种肌肉刺激;结果显示有较大的呼吸反应,有应用于临床的可能性。动物模型显示使用高频 SCS 有可能恢复咳嗽或吸气功能[114],这是横膈膜或横膈膜起搏的潜在替代技术[115]。电刺激还可治疗睡眠呼吸暂停,INSPIRE 设备[116](Inspire Medical Systems,Inc.)是一种可应用于临床的睡眠呼吸暂停电刺激系统,但需要进一步的研究了解它在神经功能障碍患者中的应用范围。

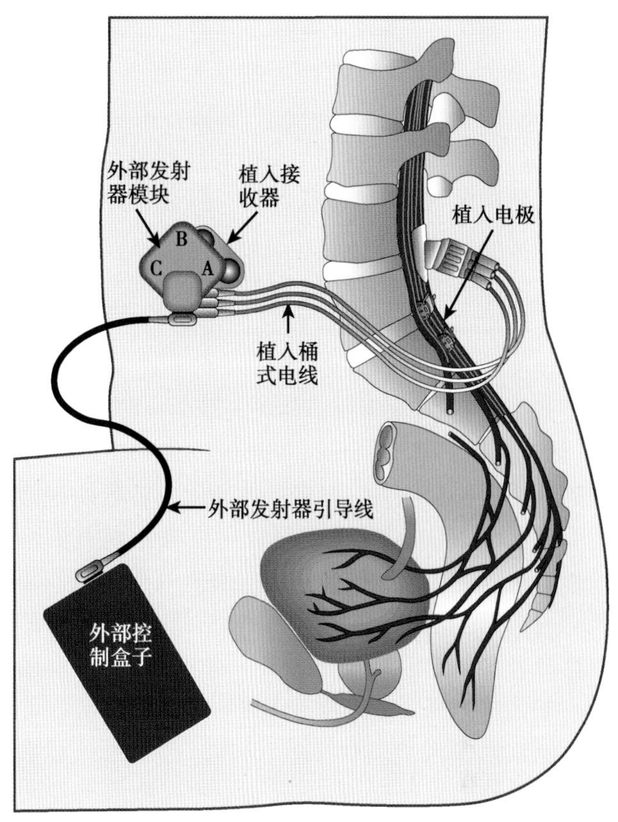

图 54-5 Finetech-Brindley 膀胱控制系统(Courtesy of Finetech Medical,Ltd,Hertfordshire,UK)

膀胱和肠道功能的刺激

对神经疾病的患者,尤其脊髓损伤的患者来说,神经源性膀胱和神经源性肠道功能是最重要的医学问题之一[26,117](参见第 22 章)。神经源性膀胱功能障碍会导致尿路感染(UTI)、肾功能恶化、膀胱或者肾结石、尿失禁以及皮肤损伤、社会交流障碍和自主神经反射异常。神经源性肠道功能障碍同样可以导致皮肤损伤、社交障碍、自主神经反射异常和肠道结构受损。

骶神经前根刺激:Finetech-Brindley 法

Finetech-Brindley 膀胱控制系统[118](Finetech Medical,Ltd,Hertfordshire,UK)(图 54-5)是一种植入系统,它通过刺激骶神经前根来使膀胱收缩从而产生排尿。尽管该系统现在未在美国使用,但它已经在至少 20 个其他国家应用于 2 500 多个患者[119,120]。

电极被置于骶部脊神经根的两端,一端为硬膜内,通过下腰椎椎板切除术[121],将电极置于马尾神经前根(运动根),另一侧为硬膜外,通过 S1-S3 的椎板切除术[122]将电极置于骶管内的混合性骶神经。通常情况下,双侧 S2-S4 神经根后根切断术能抑制逼尿肌的非自主收缩(这种收缩与神经源性逼尿肌过度活动有关)并且能改善尿失禁症状。尽管这些手术可以有助于植入 Finetech-Brindley 系统,但也会对人体造成一些侵入和不可逆损伤。

该系统耐受性很好,效果也很显著,一项多中心临床研究报道,超过 85% 的植入者愿意用它来排空膀胱,排尿控制也达到了相似比例[119,120]。该系统治疗后,患者的膀胱残余尿量减少,尿路感染引起的尿频症状减轻[119,123]。据报道,人们对该制系统的满意度很高[124],在最初的 500 例植入者中,感染的发生率仅为 1%。硬件设备也很可靠,平均每 20 个植入年仅有一例失败[125]。因为用药减少、支持花费和并发症减少,会节约医疗支出[126]。

促进肠道排泄和阴茎勃起是 Finetech-Brindley 膀胱系统的第二个功能。据报道,治疗时延长两次刺激放电的时间间隔可以使粪便通过,有些患者在治疗后能自行排便,泻药的用量也减少了[127]。报道硬膜内[120]和硬膜外神经根刺激[128]均能使阴茎勃起,但硬膜内刺激的效果更好。

非选择性骶神经根刺激

和需要进行神经根切除术的 Brindley 选择性前

根刺激法相比，非选择性骶神经刺激也能使一些患者取得减轻膀胱抑制和提高膀胱控制力的效果。Kirkham 等人[129]进行了一个研究，在没有切除神经根的情况下，用 Finetech-Brindley 刺激器对患者进行骶神经根刺激，以增加膀胱容量。但是会导致一定程度的逼尿肌-括约肌功能协同失调，这可能是由于传入介导通路引起的抑制。括约肌的运动神经同时被激活也可以有助于提高膀胱的控制力。然而，慢刺激会使外括约肌迅速疲劳。

证据表明，有频繁急迫性尿失禁的一些健康人，进行 S3 裂孔刺激(Medtronic InterStim Device)[130]能提高其小便控制能力。对多发性硬化患者近期进行了 InterStim 评估，结果建议可以用骶神经调节策略治疗其他人群如脊髓损伤等疾病所致的神经源性膀胱[131]。但是我们需要进行更深入的研究，因为脊髓损伤患者严重的膀胱痉挛需要一种更强的、更直接的抑制治疗。骶部神经调节也被用来治疗特定人群如特发性大便失禁患者的肠道功能[132]。但是和治疗膀胱功能障碍一样，需要进一步研究骶部神经调节在神经源性肠道的应用前景。

胫神经刺激

临床上可以在办公室环境下，在内踝的近端和后束进行经皮胫神经电刺激治疗膀胱过度活动。为了阐明胫神经电刺激技术实现传导介入神经调节使逼尿肌产生反射抑制的机制，专家们开展了一些研究，有趣的是，这种治疗技术能够覆盖逼尿肌的脊髓节段(接受 S2-S4 副交感神经分布)及胫神经(L4-S3 脊髓节段)。在多发性硬化患者中[133]的治疗中，强调了胫神经电刺激对神经损伤人群膀胱的治疗作用。需要进一步研究评估间歇性胫神经刺激对 SCI 患者严重的膀胱痉挛和神经源性膀胱功能障碍的其他情况是否有持续的治疗作用。

神经源性膀胱治疗的研究方法

许多电刺激实验室正在探索侵入性更小的替代治疗方法来获得神经控制，并由此促进近期在临床转化应用。

外阴神经电刺激

外阴神经是阴部神经的一个终支，外阴神经电刺激是外阴神经的表面刺激(图 54-6)，可以抑制膀胱收缩、提高膀胱控制，是一种有前景的治疗方法。这种感觉神经表面刺激技术，是将表面电极放置于阴茎的基底部或阴蒂，激活感觉传入至阴部神经中，然后经骶部背根神经节进入脊髓[134,135]，产生膀胱抑制。多项灵敏的尿流动力学检查相关研究表明，该方法确实能抑制 SCI 相关的神经源性逼尿肌过度活动所致的膀胱收缩[136,137]。即使是在刺激部位感觉部分保留的不完全 SCI 患者中，外阴刺激疗法耐

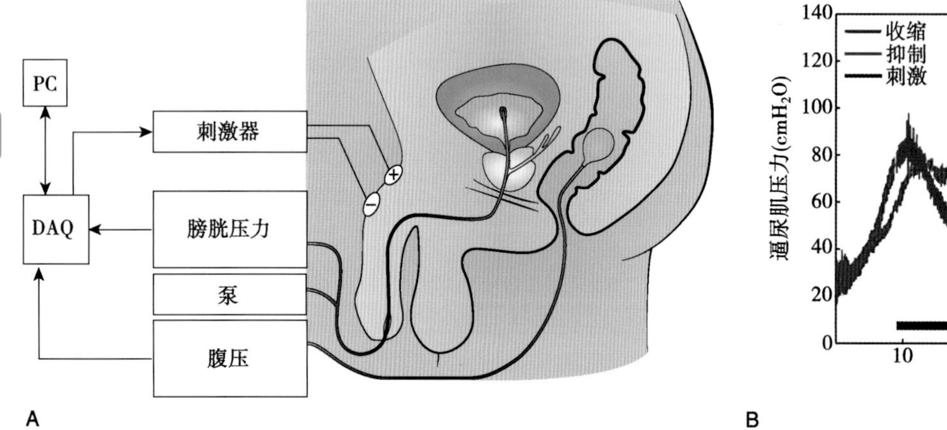

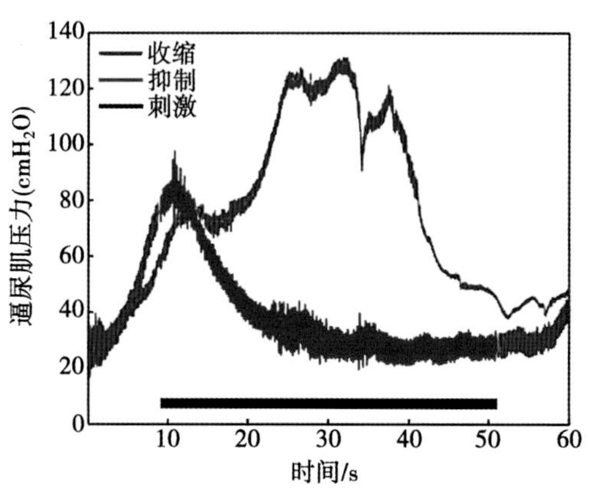

图 54-6 外阴神经电刺激(GNS)强烈抑制膀胱收缩。A：典型的 GNS 测试。灵敏的临床尿流动力学检查中应用表面 GNS。尿道和肛管内分别测量膀胱压力和腹压。主机(PC)控制数据的获取(DAQ)和刺激。一对表面电极贴在男性阴茎背部或女性阴蒂，靶向外阴神经(摘自 Brose SW，Bourbeau DJ，Gustafson KJ. Genital nerve stimulation is tolerable and effective for bladder inhibition in sensate individuals with incomplete SCI. J Spinal Cord Med. 2018；41：1-8. Reprinted by permission of Taylor & Francis Ltd. http：//www. tandfonline. com)。B：一例 SCI 患者膀胱抑制的例子。膀胱在充盈过程中反射性收缩(上面的蓝色曲线表示膀胱控制力)。当进行 GNS 治疗时(底部黑条)，膀胱过度反射性收缩受到抑制(下面红色曲线)(摘自 Bourbeau DJ，Gustafson KJ，Brose SW. At-home genital nerve stimulation for individuals with SCI and neurogenic detrusor overactivity：a feasibility plot study. J Spinal Cord Med. 2018：1-11. Reprinted by permission of Taylor & Francis Ltd. http：//www. tandfonline. com)

受性也非常好[138]。早期对 SCI 患者进行长期的/实际获益的研究是具有应用前景的,这可以为神经源性膀胱的内、外科治疗提供一个非药物性、无创的治疗方法[139,140]。外阴电刺激被证实能减少特发性大便失禁的发生[141],但在治疗神经源性肠道功能障碍方面还需要更多的研究。

其他技术

多种其他技术被研发用来治疗不同方面的神经源性膀胱功能障碍。硬膜外脊髓刺激是最有前景的方法之一。在动物模型实验中,这种方法能引起动物排尿[142]。人体实验也显示可能改善膀胱、肠道和性功能[143]。尿道内刺激是一种新颖的方法,在人和动物模型中均证实无须进行脊髓手术可以刺激阴部神经传入纤维而引起膀胱收缩[144,145]。高频阴部神经阻滞和骶神经根刺激合用,就能在免行神经根切断术的情况下实现对尿道外括约肌的抑制[146]。动物实验证实,表皮传入神经刺激能减少尿道出口阻力(尿道外括约肌阻力),与骶神经根刺激合用能够使慢性 SCI 患者排尿,可以对神经源性膀胱进行长期治疗[147]。早期对 SCI 患者的一些研究表明,我们需要进行更深入的研究,寻找刺激参数范围,才能获得临床应用[148]。

电刺激治疗疼痛

经皮神经电刺激疗法

经皮神经电刺激疗法(TENS)是疼痛治疗的一种非药物性方法,电流经由完整的皮肤表面到达周围感觉神经来减轻疼痛(参见第 39 章)。TENS 通常是由便携式电池供电的电子脉冲发生器控制的,通过皮肤电极提供低压电流。TENS 减轻疼痛的机制尚有争议,但人们一般认为,不同的电刺激参数可以选择性地激活不同的传入神经群,从而产生不同的镇痛效果。对传入神经的电刺激改变了周围和中枢神经系统的功能,从而达到镇痛的效果[149]。TENS 的最佳设置是基于不同患者的症状反应。TNES 的参数包括刺激强度(0~50mA)、脉冲频率(1~250Hz)和脉冲持续时间(10~1 000μs)。尽管文献中描述了许多不同种类的 TENS 或者 TENS 样的治疗技术,但描述最多的只包括三种:传统 TENS,针刺样 TENS,强化型 TENS。

传统 TENS 的特点是相对高刺激频率(50~200Hz)和低强度(运动阈下刺激)脉冲电流,刺激脉宽为 100~200μs。治疗时,调整脉冲波幅使患者产生强烈的且舒适的感觉。传统 TENS 的靶向神经是疼痛皮区下的大直径、低阈值、非伤害性传入神经纤维(Aβ)[150]。刺激 Aβ 神经纤维能在脊髓后角水平抑制伤害性疼痛信息,让疼痛信息不能抵达大脑,因而能减轻相应刺激皮区范围内的疼痛感。接受治疗者只要感到疼痛,TENS 的电子脉冲发生器就会发放刺激。

针刺样 TENS 的特点为低频率(2~4Hz),更高强度和更长脉冲刺激时间(约 100~400μs),刺激由表面电极作用于疼痛相关的肌节内运动点。刺激波幅应调整至使肌肉产生收缩。刺激的靶神经纤维是引起肌肉抽动的 A_α 传出纤维。如果低刺激频率引起不适,针刺样 TENS 可以发放脉冲群产生时相性收缩。肌肉收缩会激活肌肉内的一些内径较小的传入纤维(Aδ 或 Ⅲ 类纤维),激活下行疼痛抑制通路[150]。

强化型 TENS 的特点是高频率(约 200Hz)、高强度(能耐受的最大强度)和长刺激时程(1 000μs),刺激经由表面电极作用于疼痛区域的周围神经上。靶神经是小直径的皮肤神经传入纤维(Aδ),这些神经受到刺激后就会引起疼痛传入活动的外周阻滞[150]。一次刺激会持续数分钟,主要用于伤口换药或引起疼痛的小操作,起到拮抗疼痛的作用。

干扰电治疗技术有时也会被划分为 TENS,因为它也是通过表面电极传递电流的。然而,干扰电治疗用的不是单向脉冲电流,而是两个高频(2 000~4 000Hz)的双相电流(载波),通过两对表面电极的相互干扰,产生一种新的低幅调节波,该波的频率就是两个载波的频率差值[151]。高频载波不激活皮肤感觉神经,因而使连续刺激变得更为舒适,但它们的合成电流穿透力比传统 TENS 强,能激活更深部的神经。刺激的靶神经由合成电流的频率决定。频率为 100Hz,和传统 TENS 相似,激活疼痛皮区下的大直径、低阈值的非伤害性传入神经(Aβ)纤维。频率为 15Hz,刺激 Aδ 和 C 类传入纤维,激活下行疼痛抑制通路(类似于针刺样 TENS)[151]。

TENS 的适应证包括神经源性疼痛(如神经阻滞性疼痛、幻肢痛、交感神经介导的疼痛、带状疱疹后遗神经痛、三叉神经痛、非典型面部疼痛、臂丛神经撕脱伤引起的疼痛)和肌肉骨骼疼痛(如关节疼痛、肌筋膜疼痛、急性创伤后疼痛)。TENS 的电极禁止放置在眼睛上或者眼周、口内、经颅、颈动脉窦上(血管迷走神经反射)、颈前部(喉痉挛)或感觉减退或缺失的区域。TENS 治疗也禁用于癫痫患者或孕妇,皮肤没有感觉或者体内植入电子设备者,会产生干扰的风险或治疗无效。皮肤刺激和电灼伤是最常报道的并发症,但总的来说,TENS 的耐受性很好。

TENS 被广泛应用作为药物止痛的辅助治疗已有 50 年的历史了,但对其疗效仍有争议。一项系统回顾[152]分析了 25 个随机对照试验(128 名受试者),以探讨 TENS 治疗慢性疼痛的效果。在 22 个对照试验中,13 个试验得出了 TENS 镇痛的阳性结果。两个系统性回顾[153,154]和一个荟萃分析[155]对于 TENS 治疗腰痛的效果结论不一致,结论从不推荐[154]到有效[155]。同样地,一项系统性回顾纳入了 27 个电刺激治疗膝骨关节炎疼痛的试验,这些试验包含多种形式的 TENS 治疗,但没有证据支持 TENS 可以减轻疼痛[156],但是另一个荟萃分析却显示 TENS 能显著减轻膝关节骨关节炎的疼痛[157]。一项荟萃分析纳入了 3 个关于 TENS 治疗痛性糖尿病多发神经病的研究,发现 TENS 治疗疼痛的效果比安慰治疗更好,而且一些次要结局指标也有改善[158]。总的来说,TENS 是一种无创、应用广泛的疼痛治疗技术,而且操作简便、并发症很少。文献中的方法学质量和研究的异质性差异很大,让我们很难找到 TENS 用于疼痛治疗的明确指引[159]。因此,需要高质量的随机对照试验明确 TENS 在疼痛治疗中的作用。

周围感觉神经刺激

54

植入型周围感觉神经电刺激(sensory peripheral nerve stimulation,sPNS)能刺激感觉神经、减轻疼痛,这种疼痛是局灶性的慢性疼痛,影响 1 或者 2 个皮节范围。电极引线埋置在靶神经周围的皮下,引发该神经支配区皮肤的麻木感。电极可以经针引导器导入,也可通过外科手术放入皮下。sPNS 的适应证有头痛、Ⅱ型复杂性区域疼痛综合征(complex regional pain syndrome,CRPS)和外伤疼痛。在进行周围感觉神经区域刺激(sensory peripheral nerve field stimulation,sPNfS)时,会在最疼痛区域放置多对电极,以作用于疼痛区域靶神经远端的皮下细小分支来引起疼痛区域的麻木感[160]。sPNfS 所刺激的区域比较大,因此可用于躯干疼痛、颈部疼痛和背痛的治疗。虽然有观点认为和 TENS 的机制相似,但更多的观点是这两种技术的镇痛机制是 Melzack 和 Wall 提出的闸门学说[161]。最初,试验性用经皮电极治疗数天到 2 周时间以评估疼痛是否缓解,如果成功缓解程度达 50%,就会在相同区域植入永久性电极引线,并接上一个永久性的植入型脉冲发射器。

目前,能指导临床医师使用 sPNS 和 sPNfS 的研究很少。有最多证据的是 sPNS 治疗慢性、难治性头痛。神经外科医师协会做了一个系统性回顾,发现 9 个非随机试验,它们均研究了 sPNS 治疗枕神经痛[162]。得出的结论是:强烈推荐枕神经刺激治疗慢性、难治性枕神经头痛。也有用枕神经刺激治疗慢性、难治性偏头痛的证据。另一项系统性回顾纳入了 12 个实验,其中有 5 个是随机对照试验,证明枕神经刺激治疗慢性难治性偏头痛有效,但并发症发生率高(66%)。也有随机对照试验得出结论:植入的 sPNS 能减轻外伤后及术后的重度难治性周围神经痛[163]。

周围运动神经刺激治疗偏瘫后肩关节半脱位及疼痛

周围运动神经电刺激被用来治疗脑卒中后肩关节半脱位及疼痛。脑卒中后肩关节功能障碍表现为肩关节早期痉挛和乏力,这种功能障碍会随时间进展而造成盂肱关节在力学上不稳定、丧失活动。即便不太确定脑卒中后肩关节脱位是否是偏瘫肩痛(HSP)的主要原因,肩关节半脱位的治疗也仍然是治疗 HSP 的关注点。对一些患者来说,肩关节半脱位会导致疼痛,减轻半脱位就会改善疼痛。肩关节半脱位会降低关节活动范围,进而影响康复,因此需要治疗。

表面 NMES 被用来治疗肩关节半脱位,通常将表面电极放在三角肌后束及冈上肌上,每天治疗 6h,持续几周。表面 NMES 治疗采用 35~50Hz 的频率,患者感觉舒适的强度,诱发时相性肌肉收缩[164]。在卒中后 6 个月内,NMES 和常规治疗相结合不但能在刺激期间减轻肩关节半脱位,而且能使这种效果长期维持[165]。一项荟萃分析表明,单用常规治疗,只能防止 1.9mm 的肩关节半脱位,而联合使用表面 NMES 和常规治疗,则能防止平均 6.5mm 的半脱位[166]。卒中早期就进行半脱位 NMES 治疗的效果明显[165]。即使这些数据说明 NMES 能减少肩关节半脱位,但 NMES 的临床实施仍很困难,因为需要专业人员来确保电极放置的位置正确、操作治疗时产生的刺激耐受、安全可靠,这就限制了表面 NMES 在肩关节半脱位中的临床应用。

偏瘫肩痛和肩关节半脱位不同,它是脑卒中后的常见并发症,会降低脑卒中患者的生活质量[167]。脑卒中后 6 个月内,HSP 的发生率为 40%[168]。虽然表面 NMES 被用来治疗 HSP 有很长时间,但很少有文献证实其效果。一项系统性回顾分析了治疗肩痛的所有形式的电刺激,包括表面 NMES 和 TENS,结果并没有发现常规治疗联用电刺激治疗比单用常规治疗的效果更好[169]。另一篇综述和荟萃分析纳入了 10 个随机对照试验,其中 9 个试验评估了 NMES 治疗 HSP 的效果[165]。汇总分析显示:NMES 治疗与常规治疗相比没有统计学差异。

经皮周围运动神经刺激(motor peripheral nerve stimulation,mPNS)是通过肌肉内电极刺激运动神经,其成功减轻 HSP 的效果已被证实。Yu 等人进行了一个随机对照试验,研究了 61 个慢性卒中患者,他们均有肩痛和肩关节半脱位[170]。治疗组接受经皮 mPNS 治疗,刺激的靶肌肉为冈上肌,三角肌后束、中束和斜方肌,每天治疗 6h,持续 6 周。结果发现与对照组相比,治疗组肩痛明显减轻,这种效果可以维持到治疗后 6 个月。一个随访研究发现,疼痛缓解可以维持超过治疗后 1 年[171]。析因分析发现:在脑卒中后 18 个月内进行治疗是治疗成功的一个预测因子[172]。经皮 mPNS 治疗现在已经被简化为单电极治疗,每天 6h,治疗 3 周,刺激的靶神经是为支配三角肌中束和后束的腋神经(SPRINT system, SPR Therapeutics Corp.,图 54-7A)。另一项随机对照研究采用单电极 mPNS 治疗 HSP,受试对象有或者无肩关节半脱位,结果表明:mPNS 较物理治疗能显著减轻疼痛(图 54-7B)[173]。物理治疗和 mPNS 均能改善肩关节的肌力、关节活动度和功能[174]。

总之,脑卒中后的最初 6 个月内应用表面 NMES 治疗可以减轻肩关节半脱位,但其临床使用受到多方面的限制,如刺激引发的疼痛,难以刺激到深部肌肉和电极放置位置不一致等。经皮肌内 mPNS 被证实可以缓解肩痛,效果能持续到治疗后 1 年以上,且治疗效果优于物理治疗。

脊髓电刺激

脊髓电刺激(spinal cord stimulation,SCS),也称脊髓背髁柱(口腔医学)刺激,用于治疗各种疼痛综合征。人体试验已经证实了 SCS 减轻各种慢性疼痛的临床疗效。但 SCS 减轻神经病理性疼痛的机制还很不明确。一篇关于 SCS 作用机制的综述得出一个

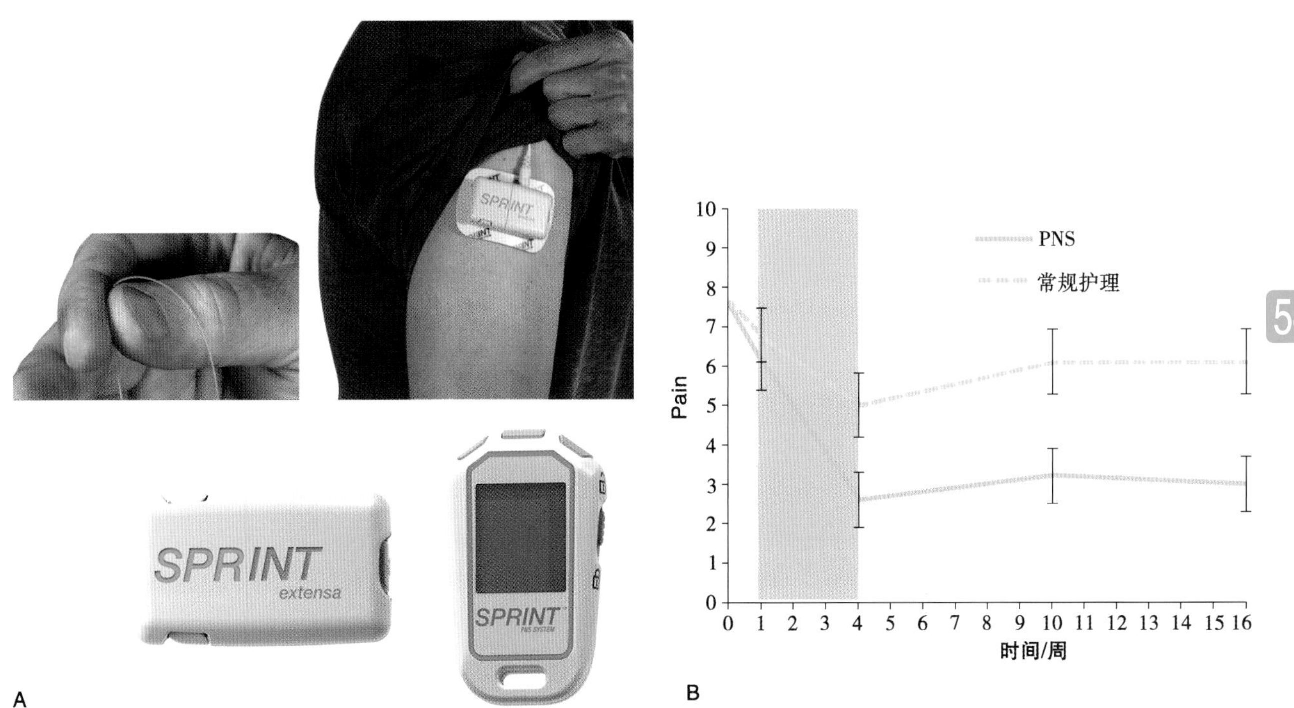

图 54-7　A:SPRINT 周围神经刺激系统治疗偏瘫肩痛。将一个经皮电极放置在腋神经周围的肌肉内。电极引线末端穿出皮肤,与固定在皮肤上的刺激控制器相连(Courtesy of SPR Therapeutic Corp)。B:用 0~10 分量表评定,上周时感觉最痛的 25 名慢性偏瘫肩痛的受试者(12 人接受常规治疗,13 人接受周围神经刺激治疗),经过每天 6h 为期 3 周的治疗后(阴影部分),PNS 治疗组在第 4、10、16 周疼痛较常规治疗组均明显缓解[摘自 Wilson RD, Gunzler DD, Bennett ME, et al. Peripheral nerve stimulation compared with usual care for pain relief of hemiplegic shoulder pain: a randomized controlled trial. Am J Phys Med Rehabil. 2014;93(1):17-28]

结论:SCS 的作用似乎是由外周、脊髓及脊髓上系统介导的,但多种机制相继或者同时介导才能减轻疼痛[175]。刺激是通过放置在硬膜外隙中的经皮电极传递的,少数是通过椎板切开术植入硬膜外隙的桨形电极传递的(图 54-8)。电极所放置的脊柱节段是根据病理区域选择的,例如手臂疼痛选择颈椎,腿部疼痛选择下胸椎。最初的 6~10 天是试验期,接一个外部刺激器。如果治疗反应充分(通常疼痛减轻 50%),就会永久植入脉冲发放器,接上刺激引线。

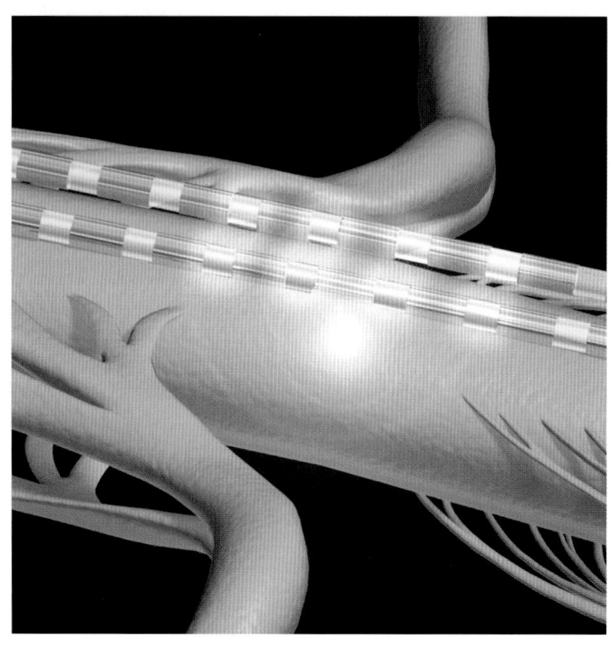

图 54-8 脊髓后角刺激:将两根柱形引线置入硬膜外隙,引线上连接多对间隔均匀的电极(摘自 Hoppenfeld JD. Fundamentals of Pain Medicine: How to Diagnose and Treat Your Patients. 1st ed. Philadelphia, PA: Wolters Kluwer; 2014)

54

多种模式的 SCS 已经被研发用于疼痛治疗。传统 SCS 的频率低于 1kHz,目的是让疼痛区域产生麻木感,这种麻木感能代替疼痛感[176]。有些患者描述这种麻木感是和体位改变相关的不愉悦感或间歇性不愉悦感。更高频率(10kHz)的刺激不会产生麻木感或因体位改变引起不适[176]。短阵快速脉冲刺激使传统 SCS 在 40Hz 频率和 500Hz 的脉冲频率时产生 5 个脉冲波的短阵脉冲。较低波幅的脉冲波只会引发极其轻微的麻木感或者不会产生麻木感[177]。背根神经节刺激会将 SCS 电极置于脊神经节附近。单个电极能在单个皮节中产生麻木感,因此,这项技术对局灶性疼痛和传统 SCS 治疗很难刺激产生麻木感的区域最有效果[178]。

SCS 被推荐用于保守治疗效果不好的患者[176]。想要成功地缓解疼痛,除了进行 SCS 外,选择合适的患者也十分重要。心理因素可能会导致脊髓背髁柱(口腔医学)刺激失败,因此选择患者需要基于特定的标准。建议 SCS 开始治疗前,对患者进行治疗前心理评估[176]。

我们经常用 SCS 来治疗慢性疼痛,然而很少有高质量的试验来证明其疗效。现有传统 SCS 治疗的很多证据,但是替代方法都是比较新的技术,因此研究较少。一个系统性回顾纳入了 6 个关于 SCS 治疗慢性腰痛的试验,其中 3 个试验评估了 SCS 的疗效,发现传统 SCS 的确能减轻疼痛,但关于千赫高频刺激是中等证据[179]。多篇综述总结了 SCS 治疗心绞痛[180]、CRPS[181] 和慢性缺血性下肢疼痛[182] 的效果,但是得出的证据等级比较低。在慢性疼痛患者的临床治疗方面,SCS 是难治性腰痛的一种可靠的治疗方法。在一些选择的患者中,SCS 或许还能缓解其他慢性疼痛综合征,但这需完成另外的研究以明确在这些病例中 SCS 治疗的推荐等级。

脑刺激

过去 10 年,人们对脑刺激应用于神经疾病患者中的康复越来越感兴趣。这是电流作用于人脑的一种技术。靶结构包括浅表皮质(皮质刺激)[183] 或深部核团(深部脑刺激或者 DBS)[184]。脑刺激产生作用的前提是电流精确的抵达目标区域,调节目标区域的神经活动、促进功能恢复、缓解症状(如神经调控)。因此,脑刺激的应用增强了康复治疗的效果[185]。接下来,介绍几种最常用的方法。

深部脑刺激

帕金森病

最常用的脑刺激技术是手术植入型 DBS,这是美国 FDA 批准的治疗方法,用于治疗帕金森病所致的运动迟缓和震颤等症状。神经刺激器或起搏器样的装置被植入内侧苍白球和丘脑底核以输送电流[185,186]。PD 是一种进展性神经变性疾病,药物治疗会出现很多副作用,DBS 就成为一种很有前景的替代技术。DBS 治疗是可逆的,副作用很少,副作用主要和不规范的手术相关[185,186]。几个随机临床试验搜集的证据表明,DBS 要优于目前 PD 最好的药物治疗方法。但是关于 DBS 最佳的目标治疗人群是哪些仍有争议。有些研究报道 DBS 刺激苍白球能减少左旋多巴的使用量并改善运动弛缓症状;另一些研究报道刺激丘脑底核能减少多巴胺能药物的使用。总的来说,DBS 治疗的耐受性很好,有极少的、罕见的并发症如脑出血和癫痫[185,186]。

慢性疼痛

慢性疼痛是另一种能用 DBS 治疗的神经性疾病。治疗神经性症状,通常以丘脑感觉核团为刺激靶点;治疗伤害性症状(如腰痛),则以脑室周围灰质(PVG)和中脑导水管周围灰质(PAG)为靶点。DBS 治疗慢性疼痛是开创性的,有很好的疗效证据,但是 DBS 的长期治疗结局存在巨大的差异[187]。据 Levy 等人[188]最初报道,141 例患者中,大约 60% 对 DBS 的治疗反应良好。但在 6 年的随访中,之前症状明显缓解者中只有不到 1/3 的人仍保持着明显的疼痛缓解状态。另一个前瞻性的多中心临床试验也报道,只有 14% 的试验对象能长期维持 50% 程度的疼痛缓解[187]。因为病因混杂,所以研究的变异性很高。对同质样本研究发现疼痛缓解维持率会更高[189]。总的来说,DBS 治疗慢性神经疼痛是超出适应证,研究结果各异。如果理想化的区分不同病因并最小化研究的异质性,疼痛缓解率和缓解维持率都会提高。

皮质刺激

皮质刺激是 DBS 的替代性治疗,它更少侵入或者是非侵入性的。像名字所示,电流只传递到浅表皮质区域[190,191]。初级运动皮质通常是目标区域。一种传递皮质刺激的方法是手术将网格刺激电极置入硬膜外,也被称为硬膜外皮质刺激(ECS)。另一种方法是无创的,即经颅刺激。经颅刺激术无须手术,刺激经头皮和颅骨传递[192,193]。因此,经颅刺激比硬膜外刺激更安全,较手术是更为便宜的替代治疗。

经颅磁刺激(transcranial magnetic stimulation,TMS)治疗时将一个绝缘线圈(磁线圈)放置在头皮上,该线圈会产生一个聚焦磁场,产生强的短脉冲电流,刺激位于颅骨下的皮质运动神经元,使其去极化产生动作电位(图 54-9A)。重复经颅磁刺激(rTMS)可以调节皮质网络的兴奋性,低频(约 1Hz)rTMS 被认为可以降低皮质兴奋性,而高频(约 5Hz)rTMS 被认为能提高皮质兴奋性[194]。

经颅直流电刺激(transcranial direct current stimulation,tDCS)是由简易便携式直流电刺激器(如直流电透入疗法设备)实施的一种无创脑刺激技术。刺激器通过贴在头皮表面的浸透盐水的海绵电极(通常为 5cm×5cm)提供低强度的恒定直流电(图

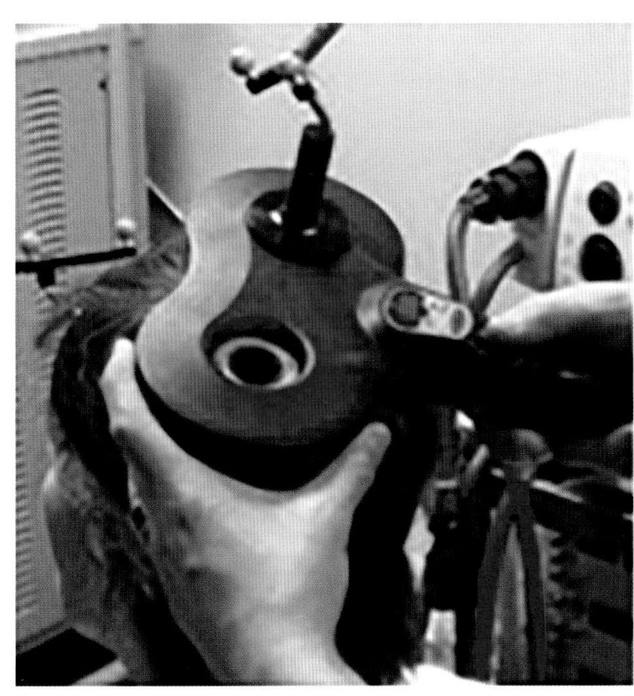
A

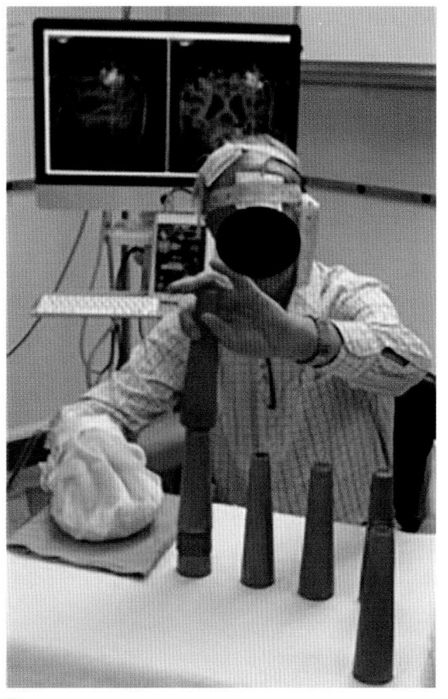
B

图 54-9 A:重复经颅磁刺激(rTMS)。B:经颅直流电刺激(tDCS)。在患者左手进行治疗时进行直流电刺激(Courtesy of Ela B. Plow, PhD, Reprinted with permission from Cleveland Clinic Center for Medical Art & Photography © 2019. All Rights Reserved)

54-9B)。tDCS的作用机制不是产生动作电位,而是使刺激部位神经元的静息膜电位超极化或去极化[195]。据多项研究报道,改变电流的极性能产生抑制性的或者兴奋性的效果。阴极刺激是将阴极置于目标区域,阳极置于远隔区域,则会降低兴奋性;而阳极tDCS是将阳极置于目标皮质区域,阴极置于远隔区域,则会提高相应皮质的兴奋性。直流电在最初的几秒钟会持续增大,当电流达到1~2mA时,不再增大,并维持最大电流20min。下面,我们将讨论皮质刺激技术的临床应用和一些循证学证据。

慢性疼痛

ECS最早用于治疗中枢和外周传入神经阻滞引发的疼痛[196]。最初研究结果显示,ECS对上述两种疼痛的治疗效果是令人鼓舞的。然而,随后的研究发现,ECS仅对周围神经性症状有缓解效果。世界范围的几个团队研究了ECS对周围神经病因导致疼痛的治疗效果,结果都是类似的效果不一[183]。因为缺乏ECS针对不同病因慢性疼痛进行治疗的可靠结果,因此其治疗慢性疼痛被认为是超出适应证的[183]。而且植入硬膜外电极是高成本有创操作,即便放置试验引线也至少需要行头颅钻孔或者颅骨切开术,手术植入电极会带来与之相关的风险,如颅内出血和感染[197]。

rTMS在慢性神经病理性疼痛中的主要治疗是刺激运动皮质[197]。在一个安慰对照研究的预试验中,慢性神经痛患者只接受一次10Hz的rTMS治疗,刺激强度是不引起肌肉抽搐,疼痛立即得到缓解[197]。但是疼痛减轻的程度很小(VAS评分平均降低2分),18名患者中只有7名有效(约39%样本量)。关于rTMS的长期疗效[198],后续研究没有发现有意义的临床改变[197]。不同患者对rTMS治疗反应各异,其相关的临床病理学因素和ECS相似[199,200]。rTMS治疗外周三叉神经痛,患者的疼痛得到非常好的[201]缓解(疼痛严重分级评定,可以缓解58%)[202],而丘脑卒中的中枢性疼痛患者其疼痛缓解没有这么明显[202,203]。不同部位的疼痛其治疗反应不同,面部疼痛患者对rTMS的反应最好,64.3%的患者疼痛明显减轻,但是脑干卒中的肢体疼痛患者预后最差,这可能和丘脑皮质传入神经阻滞有关[202]。当判定一个患者是否适合rTMS治疗时,我们应考虑疼痛的病因和部位。

tDCS阳极刺激也可用于治疗慢性疼痛[204,205]。tDCS治疗减轻疼痛的程度(疼痛评级改善约63%)[204]比20Hz rTMS治疗低(疼痛评级改善约71%),但是缓解疼痛的维持时间是可比的,用tDCS仅治疗5天就能维持几周的疼痛缓解[204,205]。非常重要的是,tDCS治疗5天,患者疼痛的平均缓解程度(疼痛评级减轻程度)(两个不同研究中为58%和63%)[204,205]明显高于rTMS治疗5天(两个不同研究中分别为20%和45%)。实际上,长时间的治疗方案会产生更大的累积效应,疼痛缓解期几乎长达60天。tDCS治疗看起来似乎优于rTMS,但是应用tDCS进行治疗时,必须要谨慎,因为目前只证实了tDCS能缓解单病因所致的疼痛,如SCI和MS[204,205]。

脑卒中的运动康复

脑卒中后上肢功能的康复可能是ECS的最常应用之一。目的是刺激损伤周围的皮质保留区,理论上,这些保留的皮质运动区有潜能产生可塑性改变,促进功能恢复。在对功能障碍肢体进行训练时,给其施加运动阈值下的高频电刺激(50~250Hz)。虽然在动物实验中[206],ECS的治疗效果总是令人鼓舞,但将ECS应用于人体试验,治疗效果参差不齐。预实验和Ⅰ/Ⅱ期前瞻性临床试验能够重复动物试验,但是关键的Ⅲ期试验却未能证实ECS在康复中的任何获益[190,191,207]。这可能是因为纳入研究的患者其偏瘫侧上肢的皮质下通路严重受损[190]。未来的研究应该充分考虑受试者因素,并据此来进行针对性的刺激治疗。

在康复领域,对rTMS和tDCS的研究远比ECS的多。ECS主要利用病灶附近神经元的代偿来促进修复过程,但rTMS和tDCS是纠正脑卒中后神经活动的半球间失衡。脑卒中后,健侧运动皮质经胼胝体通路对患侧运动皮质进行强烈的、持续的抑制,这会进一步限制患侧的运动输出,导致上肢瘫痪[208]。这种半球间竞争的观点是经颅电刺激用于脑卒中治疗的基础。研究侧重于用低频rTMS[209]或阴极tDCS刺激减轻健侧运动皮质的抑制作用,或者用高频rTMS或阳极tDCS提高患侧运动皮质的兴奋性。很多研究都证实了这些方法能促进功能的恢复[193]。然而,主要是损伤相对不严重的患者才出现明显的功能改善[190,191,207,210,211]。患侧皮质脊髓束广泛受损的患者,单脉冲TMS刺激偏瘫肌肉不会产生运动诱发电位,他们对提高患侧运动皮质兴奋性活动的ECS或rTMS治疗也不会表现出运动功能的改善。相反,充分保留通路的患者,在单脉冲TMS刺激下,偏瘫肌肉会产生运动诱发电位,这些治疗方法也会出现明显的功能改善[190,191,207,210,211]。因此，基线损伤和损害的程度会影响皮质刺激的疗效。

总结

在 PM&R 的临床实践中面临许多神经疾患，ES 治疗神经疾患，其治疗性和功能性应用的临床效果已有几十年的研究和进展。ES 系统能激活瘫痪侧手臂和手，改善脑卒中患者的上肢活动和功能，还能重新恢复 SCI 患者丧失的手功能。ES 足下垂系统对脑卒中患者的步行速度既有治疗效果又有神经假体的效果。ES 系统能激活多组腿部肌肉，让截瘫的 SCI 患者能够站立和转移，甚至还能让不完全性 SCI 患者扶助行架行走。ES 系统刺激膈神经可以激活横膈膜，可能是需要辅助呼吸的高颈段 SCI 患者的一个选择。应用 SCS 治疗来恢复高颈段 SCI 患者的咳嗽功能正在研究中。骶神经根刺激的 ES 系统能改善排尿、提高膀胱控制能力和肠道功能。ES 能够激活感觉神经产生麻痹，激活运动神经产生肌肉收缩，刺激脊髓的脊柱区能产生短期或长期的镇痛效果，不同性质的疼痛选择不同的刺激部位。皮质刺激和 DBS 技术越来越多地应用于运动障碍和其他神经疾患问题的治疗。

用于临床治疗的 ES 设备多种多样，从连接表面电极的简易手抓式电池供电型刺激器到复杂的多通道植入型刺激器，它们的电极与植入人体或体外的传感器相连，有着复杂的程序设计和控制算法，因而能让神经假体对接受到的来自患者的信号做出无缝反应。许多 ES 设备可以在市面上找到，在物理医学与康复的临床诊所和治疗场所中均可以作为常规处方应用。将复杂植入型 ES 系统进行商业化和临床应用是一个巨大的挑战，但是它们正越来越多地出现在实验室外并进入临床。广泛的经皮 ES 设备、植入型神经假体和神经调节器的临床疗效的确定，为康复医师临床治疗患者扩展了可使用的医疗设备。毫无疑问，未来的研究将致力于确定治疗人群、治疗方法以及 ES 获得治疗和功能改善的机制。正在进行的基础和临床研究有望给医疗界带来更多的神经源性疾病的 ES 治疗方法。

（金冬梅、薛晶晶、曾鑫鑫 译　黄丽萍 审校）

参考文献

54

第55章 辅助技术

Cathy Bodine

辅助技术的历史背景和远景

有史以来(包括史前时期),人类一直在用工具来完成每天的任务,但是把技术作为一种工具用于失能者,还是最近的现象。实际上,Janes 和 Thorpe 描述了许多早在公元前6世纪或7世纪时就被人类使用的辅助器具[1]。他们的描述包括部分假牙、假肢和假手、饮用水管和吸管。最早记载着光学和镜片技术,或眼镜的资料是来自公元1300年左右的威尼斯[2]。实际上,直到最近时期,人们才用辅助技术(Assistive Technology,AT)这个术语来描述那些帮助失能者完成每天任务的器具[3]。

1988年美国公布的辅助技术定义为:“不论是从商场购买,还是改制或定制的,只要能用于增加或改善失能者能力的任何项目、设备或产品系统。”这个定义也包括了一个延伸的术语“辅助技术服务”,即直接帮助失能者来选择、获取或使用辅助器具所做的任何服务。其内容包括:

(1) 评估失能者的需求,包括该失能者在其习惯环境中的功能评估;

(2) 购买、租赁或其他的为失能者提供获得辅助技术的服务;

(3) 选用、设计、装配、定制、适配、应用维护、修理或更换辅助器具的服务;

(4) 协调并使用其他治疗、干预或辅助技术器具服务,如与现有的教育、康复计划和规划相结合的服务;

(5) 为失能者或如果合适的话,也为失能者的家庭提供培训或技术支持;

(6) 为专业人员(包括提供教育和康复服务的个人)、雇主或其他提供服务的个人、雇佣或者其他实质上参与了失能者的主要生活功能等的相关人员提供培训或者技术支持[3]。

这个定义也包括了其他联邦立法批准的服务或对失能者的援助,包括康复法[4]和残疾人法[5]。

那么,什么是辅助技术呢?简而言之,辅助技术是一种工具,用于帮助失能者来完成每天的任务,如穿衣服、走动或控制环境、学习、工作或进行休闲活动。作为一种工具,辅助技术与用来砸一个钉子的锤子没有区别。不到40年,辅助器具从市场上能买到的不足100种发展到今天在 AbleData 网页上(www. abledata. com)列出的辅助器具已超过42 000种。辅助技术经常在用户出生后不久、生病或发生事故后必须使用,一直延续失能者的一生。

这本书里包括的章节有轮椅和其他移动辅助器具、文体治疗、矫形器和假肢,以及许多其他康复器具和工具。这些章节中,作者描述的器具也适合于辅助技术定义的范畴,因此也属于辅助技术。本章只涵盖了有关各种各样辅助技术产品、评估、处方和辅助技术资金,用团队的方式来工作,以及在辅助器具和辅助技术服务领域里衡量成果等的基本信息。读者可以参考有关章节来更深入了解本教科书中所涉及器具的信息。

关于辅助技术的误解

辅助技术倾向于被分为两大类:低技术和高技术。低技术或者“低科技”的器具一般倾向于简单、不用电的器具,例如穿衣杆、握笔器、语言障碍者的图片沟通板,以及视觉障碍者的放大镜,这些都属于低技术类。所谓高技术或者“高科技”的器具,典型的描述就是复杂的、含有电子器件的设备,例如电动轮椅、电脑或为言语障碍者提供语音输出的增强和替代沟通(AAC)的器具。这些器具通常都非常昂贵,而且需要大量培训,才能保证发挥这些器具的全部潜能[6]。

就提供辅助技术而言,有很多误区,这通常反映出对辅助技术和失能者的误解。这些误区包括:

(1) 辅助技术是解决任何有关障碍问题的终极目标;

(2) 辅助技术是复杂且昂贵的;

(3) 有相同失能的人可以用同样的器具;

(4) 专业人员是辅助技术信息的最佳来源;

(5) 辅助技术的说明书总是正确且有帮助的;

(6) 某个用户对辅助技术的需求只要评估一次就行;

(7) 辅助器具会一直用到;

(8) 失能者需要最新的、最贵的器具;

(9) 辅助技术是奢侈的;

(10) 只有某些类型的失能者才感觉到辅助技术有用。

尽管辅助技术的确为失能者和老年人带来了很多希望,使得他们可以像大多数人一样,将日常工作视为理所当然,但上述这些误区会导致辅助技术从业者及其服务对象忽视辅助器具的潜在用途。诸如在社区自由穿行、与亲人交谈、发短信或者写电子邮件,这些对失能者来说,甚至常常是无法完成的。正确的辅助技术处方可以使失能者也像其他所有人一样学习、工作和娱乐。消除这些误区,才能确保辅助器具和辅助技术服务的受益者得到其所需要的支持[7-11]。

辅助技术和弃用

要充分认识到,虽然辅助技术非常有用,但是并非每一个失能者都乐于使用。使用率根据辅助技术的类型不同差别很大,有些不使用或遗弃率可低至8%(生命支持技术),有些可高达78%(助听器)。平均起来,各种选配的辅助器具有1/3被弃用,其中多数是在得到器具后的前3个月内。迄今为止,还没有研究来确定有多少人必须继续使用他们不满意的器具,仅仅因为他们不能放弃这些没有造成严重后果的技术[12-14],例如一名患者刚收到了一辆新轮椅,但这辆轮椅不能满足其期望,仅仅因为患者使用这辆轮椅在他们社区里不能完成独立驾驶,更确切地说,他或她必须等待,直到可以再次获得第三方的资金时(往往要等3年到6年)或与供应商进行潜在的、充满困难且徒劳的讨论,而他们很有可能按着评估团队的规定提供轮椅。

研究告诉我们,失能者不愿意使用辅助器具的一个最重要原因是辅助技术从业者(ATP)在器具的选择过程中没有考虑他们的意见和偏爱。换句话说,失能者并没有作为团队的一名积极成员参与到评估过程中[12,15]。

人的因素和辅助技术

越来越多的对于人的因素的研究被应用于为失能者设计和开发辅助器具。就全球意义而言,分析人的因素,即关注人类如何与各种技术进行交互作用。当你坐进一辆新轿车里,而且还注意到它是多么的舒适——座位的轮廓与你的身体多么吻合,以及多么容易来控制立体音响系统——你所体验到的这些就是来自人类因素信息研究的日益增长。

Dr. King[16]是威斯康星大学欧克莱尔分校的一位教授,他扩充了在文献中有关人的因素的研究重点,并且应用于辅助技术的研究和开发中。他告诉我们,在辅助技术中,人的因素应该是关于那些有特殊需求、局限性或失能的人群如何与器具和工具之间交互作用,这里所说的器具和工具是指那些可以支持、补充或者代替一些过程或由于疾病、受伤和年老所导致的受损甚至失去的能力。我们不仅要关注用户与器具的交互作用方式,还要关注家庭或其他提供照顾的亲属对在家里使用工具和器具的反应。由于使用辅助技术的人必须在日常护理和生活的其他方面与他人频繁地互动或依赖他人,因此仅辅助技术用户与该技术的交互体验并不能告诉我们全部情况,我们还必须考虑失能者周围的人,因为他们在失能者的生活中,是实施所有辅助技术的关键人物。在辅助技术所涉及的所有领域,人的因素必须要关心潜在的用户——以及他们的家人、个人护理的提供者、教育和治疗的助手、教师和临床医师——如何与辅助器具和辅助技术系统之间进行交互。

在辅助技术中分析人的因素涉及找出用户的特殊需求、能力以及限制,以及对每一位用户适配的器具和控件。多样性和个性化在处理有特殊需求人群时是最主要的考虑因素。然而,大量生产技术(如电脑)必须是为大规模市场用户设计,而不是为独特的个人,因此,面向各种用户特征的技术,其灵活性和适应性是至关重要的。

辅助技术中考虑人的因素特别侧重于减少用户使用时的劳累、紧张和恐惧。在使用新工具和器具时,尤其复杂的高技术器具时,我们都有点“技术恐惧心理”。恐惧和压力对辅助技术的用户是有害的,特别是当他们涉及的器具很难装配或者使用时需要大费周章。由于依靠辅助技术的人群都有某些类型的受限或失能,所以期待一位失能者能熟练地运用附加的工具、器具或技术,这对用户以及护理者都有很大的压力,因为这对他们的生活来讲,增加了更多的复杂性。

人的因素也关注如何减少器具对用户和周围的人带来的危险。辅助技术专业人员也应当努力减少使用过程中可能出现的故障，因为这将导致失能者未来会拒绝使用或弃用器具，即使该系统对他会有很大价值[16]。

辅助技术与国际功能、失能和健康分类（ICF）

失能本身不是精确和可量化的。失能的概念在那些自认为有失能的人与研究失能的人或一般大众中缺乏共识[17]，这会对以失能为重点的研究，以及对公平有效地管理针对失能者的项目和政策造成阻碍。为促进就失能概念的共识，WHO提出了一个全球通用的有关健康的表达方式——包括身体的、心理的以及社会福祉相关的。WHO在1980年首次发布了以国际病损、失能、残疾分类（ICIDH）作为“疾病后果”的分类工具。

最新版本的国际功能、失能和健康分类，即（ICF）[19]，将“疾病后果”分类改成了“健康组成部分”分类（参见第9章）。这个最新的模式为描述健康领域和与健康有关领域提供了一个通俗的架构和用语。用ICF的通俗话语能够帮助医疗卫生专业人员与有医疗卫生的需求及有关服务人员之间进行沟通，比如为失能者提供辅助技术[18,19]。

在ICF中谈及健康时，会用到以下的描述：

- 身体功能是身体各系统的生理功能和心理功能；
- 身体结构是身体的解剖部位，如器官、肢体及其组成；
- 损伤是身体功能或结构的问题，如明显的差异或丧失；
- 活动是个人执行一项任务或一个行动；
- 参与是投入一种生活场景中；
- 活动受限是个人在进行活动时可能遇到的困难；
- 参与限制是个人在生活场景中可能遇到的问题；
- 环境因素构成了人们赖以生存的物理、社会和态度氛围[19]。

55

应用WHO的全球共同有关健康的用语，就有可能为卫生保健及相关服务来定义需求；根据身体、人和社会功能来定义健康程度；为研究、临床工作和社会政策提供一个共同的架构；确保以经济有效的方法提供和管理卫生保健及相关服务；并以身体、精神、社会、经济或环境的干预措施为特征，改善生活和提高功能水平。为失能者提供辅助技术是一种干预措施，使其有可能来减少活动限制和参与限制，从而改善失能者的生活质量。本章通篇都用WHO的通用健康用语来讨论辅助技术的潜在影响。

行动能力缺损的辅助技术

行动能力缺损者经常呈现独特的需求和能力。一些人如脊髓损伤或脊柱裂，他们呈现的只是下半身能力缺损而并没有其他的并发症。辅助技术的解决方法包括使用拐杖、代步车或轮椅（参见第58章）。有时仅仅一些简单的修改或适应环境的举措就可以满足需求，例如为了方便通行要解决一些物理障碍（加宽门道或用坡道来代替台阶）。其他的辅助技术，如驾车要有手控装置，骑马要有适配的马鞍，高山滑雪要有坐式滑雪板，甚至在书桌或工作台下面要垫砖头以适应乘轮椅者能舒适地在工作场地工作，以上都是必须作的调整。

为行动能力缺损者适配的其他装置还包括带升降架的汽车。许多乘轮椅者能驾驶各种各样的机动车，以及特制的用手控制转弯和制动的三轮车（图55-1）。第57章以及第58章将深入地讨论为行动能力缺损者提供各种各样的辅助技术来改善他们行走以及其他日常活动能力（ADL）。

对于那些上半身行动能力缺损者，例如手控制能力差或者瘫痪患者，可以采用替代键盘或其他输入方法的辅助器具来访问电脑。替代键盘有许多形状和尺寸，有扩大的键盘，如Clevy键盘（图55-2），

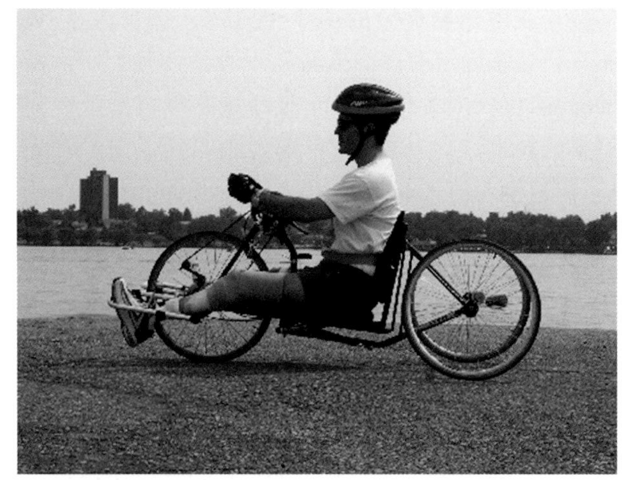

图55-1 行动能力缺损的辅助技术（Courtesy of Marlin Cohrs, Assistive Technology Partners, Department of Rehabilitation Medicine, University of Colorado Health Sciences Center）

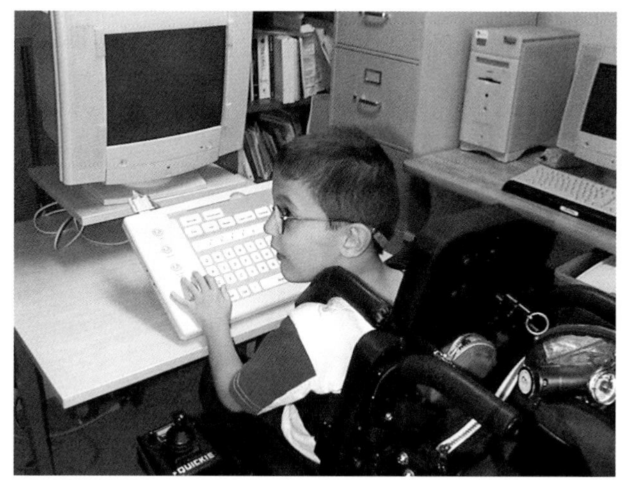

图 55-2　智能键盘(Courtesy of Jim Sandstrum, Assistive Technology Partners, Department of Rehabilitation Medicine, University of Colorado Health Sciences Center)

该键盘比标准键盘要大，且有彩色按键；EZ See 大键盘有大的、高对比度的字母，以及一些选项，如对于那些在激活一个键后难以触摸或移除手指的人，激活键的响应会延迟。对于那些从未用过标准的 QWERTY 布局键盘的人，键盘上的字母可以按字母顺序排列，这样的排列对正在练习读写技能的儿童，以及对阅读和写作需要额外支持的、有认知或视力缺陷的成人是很有帮助的。

还有一些小型的免提键盘，例如 TouchFree 键盘(图 55-3)。该键盘最初是为那些受到重复性压力伤害的人设计的。它使用红外光束检测技术，当不透明的物体(如手指或铅笔头)放在单元格(键)内部时，将触发按下信号并激活字符的功能。单手打字员或使用头部控制杆或嘴部控制杆打字的人经常喜欢这种较小的键盘。

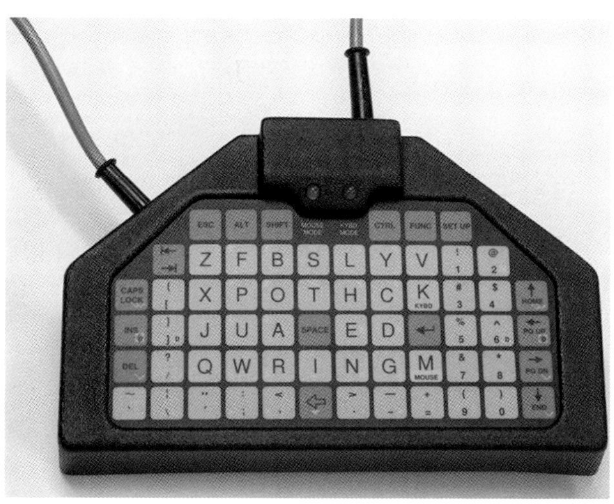

图 55-3　Touch 迷你键盘(Courtesy of Marlin Cohrs, Department of Bioengineering, University of Colorado)

对于那些不能用任何类型键盘或需要手移动或手指来操作器具的人来说，还有各种各样的开关不仅可以用于提供电脑的操作，也可用于以电池做电源的电动玩具和居家设施或工作器械的操作。这些开关可以是简单的“摇杆”开关(图 55-4)，即设计成通过大运动包括用头、手、手臂、腿或膝盖触摸或撞击开关来激活，其他一些开关还能用舌头接触、吸管的吹气和吸气或通过非常精细的动作，如眨眼或单个肌肉颤动来激活。

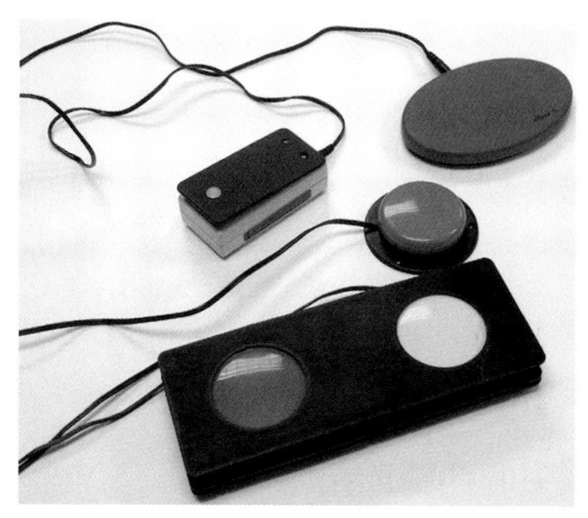

图 55-4　开关(Courtesy of Marlin Cohrs, Assistive Technology Partners, Department of Rehabilitation Medicine, University of Colorado Health Sciences Center)

最近的开发有利用眼睛注视的开关，标定有意的眼球运动模式然后用眼睛选择目标如屏幕键盘上的单个键，以及用脑电波技术(眼和肌肉操作开关或 EMOS)的开关，通过激发阿尔法波来触发选择的反应。用于计算机的其他输入方法包括 HeadMouse Nano 等设备，该设备将自然的头部运动转换为与鼠标指针运动成正比的运动。一旦鼠标到达选定的目标选项，即可通过各种自适应开关或鼠标按钮软件(如 Dragger)轻松控制鼠标操作。当与屏幕键盘结合使用时，身体严重受损的人可以很容易地在计算机上打字或将其与 AAC 设备一起用于语音输出。他或她还可以控制几乎所有的智能家居、游戏和其他教育设备。

数以千计的低技术辅助器具对行动能力缺损者是有效的，通常涉及日常生活，这些器具包括加重勺、带沿的盘子，以及其他用以帮助进食的器具(图 55-5)；个人卫生辅助器具，如淋浴椅和长柄头发刷子；适配的玩具、写字和绘画的握笔器；穿戴用品，如穿袜器和单手系扣钩；还有许多其他器具。这些器

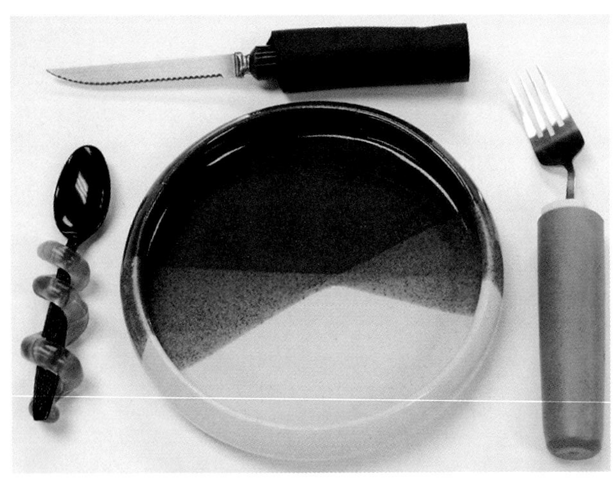

图 55-5 日常生活辅助(Courtesy of Marlin Cohrs, Department of Bioengineering, University of Colorado)

具价格高低不等,并且适用范围很广。许多低技术移动辅助器具能手工制作,也就几美元,然而其他器具如一个成年人的淋浴椅,可以价值几百美元。所有这些器具的共同目标都是为了实现在日常生活活动中减少限制,增加使用者的参与程度。

沟通失调的辅助技术

对于沟通表达能力严重缺损者,有大量的辅助器具可用(参见第 13 章)。例如对发声小或呼吸支持差及说话很轻的人来说,有许多便携式的放大系统都可用,其工作原理很像大报告厅里的音响系统,这些设备称为语音增强器,可以用作个人语音放大器。患有诸如帕金森病、多发性硬化症(MS)、吉兰-巴雷综合征、肌萎缩性侧索硬化症(ALS)和卒中的患者可能会受益。VM 在线语音放大器可与电话配合使用,使用户的语音音量增加多达 25 分贝。有一些轻巧的耳机型号,例如 ADDvox FeatherLite Pro 耳机,非常适合喜欢免提设备的人。

55

对于因完全不能说话或有非常严重表达沟通困难,以至于只有他们最亲密的伙伴才能理解他们的人群,有各式各样的 AAC 系统(增强和替代沟通系统)可用。这些器具的范围从非常简单的图册到高端精密复杂的带数字记录或综合语音输出的电子沟通器具。对有复杂沟通需求的儿童和成年人,可以通过提供一种设备使他们能够交流他们的思想,学习并分享信息及想法,从而在学业、职业、感情以及社会等方面受益,否则,他们无法参与生活活动。

重要的是,尽管这些 AAC 器具对许多不能说话的人非常有用且是重要的生活工具,但毕竟不能代替本能说话,只是增强或提供一个沟通的代替形式。所以其他一些沟通方式如发声表达、姿势表达、手语系统、眼睛注视等,仍然是有效的且可接受的沟通形式。因此,还要鼓励其与设施一起发展,使用 ACC 辅具进行大声沟通。

先天性的一些情况,如孤独症、脑瘫、智力迟钝、发育性言语失用症、发育性语言紊乱等都能引起严重的沟通表达能力缺损,迫使需要 AAC 介入[20,21]。后天的功能紊乱也常常用 AAC,包括创伤性脑外伤(参见第 19 章)、脑卒中(参见第 18 章)、肌萎缩性侧索硬化症(ALS,参见第 23 章)、多发性硬化症(MS,参见第 20 章)以及由癌症导致的喉切除[22-25]。增强沟通系统也成功用于那些依赖呼吸机而暂时不能说话者[26]。

关于 AAC 技术的使用,有两种常见的误区。误区一是认为那些不能说话的人在给出 AAC 器具处方之前,必须显示出具有一定的开发先决条件。事实正好相反,使用 AAC 器具并不存在一套严格的认知或身体先决条件。与使用者的需求和能力相匹配的特殊的 AAC 技术是基于由临床医师、家庭成员、教师以及其他人员组成的有资格的团队进行综合评估来选择的。误区二是认为使用 AAC 器具将抑制或妨碍本能说话的发生或恢复。然而研究告诉我们,使用 AAC 器具事实上能改善言语的产生,并且对本能说话的发生或再现不会产生障碍[27,28]。

低技术的图片和字母沟通板常常用于在购买电子语音输出系统之前作为初步练习的工具,或当电子器具弄坏了或不方便使用时(如游泳课期间)作为备用。那些低技术系统(图 55-6)可以通过商贩(主板生产商,PCS 符号商)提供的图库软件来制作,也可以手工制作,如采用数码相片或产品目录或书中

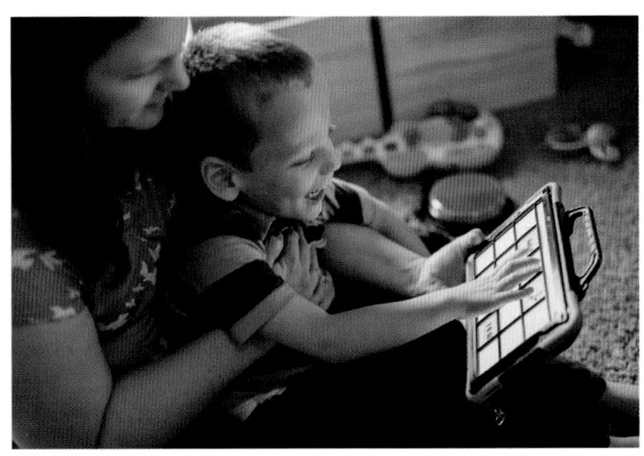

图 55-6 AAC 设备(Courtesy of Prentke Romich Company)

的图片，或简单地用记号笔写成字母、单字、短语或图画。对于患有进展性疾病如 ALS 或 MS 的成年人，当语言交流能力降低时或过劳时，经常要用到低技术的图片或字母沟通板来阐明他们的意图。至关重要的是，任何情况下，在选择交流替换策略的过程中，有沟通障碍的个人都应作为整体决策者。

也有一些电子的、低技术语音输出的 AAC 器具能简单地通过编程使用，如语音符号写字板、GoTalk 和 TechTalk8 等沟通器具都使用了数字语音输出(图 55-7)。数字语音器的工作非常像台老式的磁带录音机，使用者在设定器具后，只要简单地压住一个按钮，真人语音就被录入麦克风，语音在器具里被数字化或记录。当终端用户选择说话时，他或她只要简单地按一下就激活该器具了。然后器具就把预先录好的短语说出来。好消息是这些器具都简单、便捷而且很便宜就能买到。然而需要记住的是，这些短语都是为快速沟通而事先设定的简单短语，如“您好”“一起来玩吧”“别烦我”等。这些器具对于那些有更多事情要说的人，或那些有能力产生复杂想法和感觉的人，就不合适了。

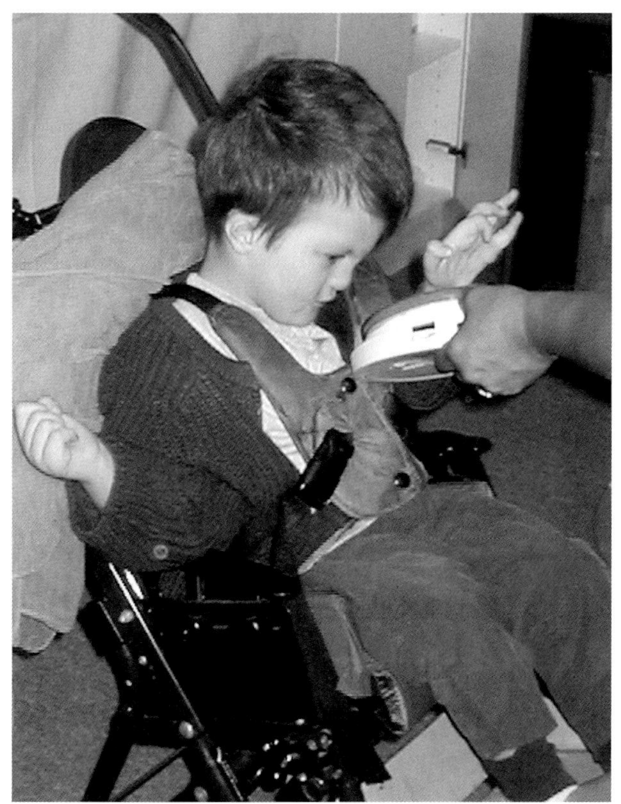

图 55-7　使用 Big Mac(Courtesy of Diane Brians, Assistive Technology Partners, Department of Rehabilitation Medicine, University of Colorado Health Sciences Center)

还有一些更复杂的数字器具也是有用的，尽管独立的 AAC 设备仍然很常见，但许多设备现在都可以作为可下载的应用程序(apps)使用，并且可以在 android 或 iOS 平板电脑设备上使用。它们集成了合成语音系统，其中一些还包括数字录音功能以实现实时语音录音。合成语音系统本质上是一个“文本-语音转换”设备，可以说出在系统中键入或存储的文本。它们能够编码数千个单词、短语和句子。诸如此类的 AAC 设备通常被设计为提供对计算机和控制设备(如电视，开门器和在许多环境中发现的其他电气设备)的备用访问。

一些比较流行的合成 AAC 设备包括 NOVA chat 5、Tobii Dynavox I-12+、带有 NuPoint 和 NuEye 的 Accent 1400 以及 Lightwriter SL40Connect。NOVA chat 5 是可在 Android 平台应用的合成系统的一个很好的例子。它具有一系列预加载的词汇配置，包括儿童的声音、青少年的声音以及许多美式、英式英语和澳大利亚成人选项。该设备还提供双语西班牙语/英语选项，并且会说德语、荷兰语和加拿大法语。

在过去的 3~5 年中，注视技术得到了极大的改善。对于没有其他选择的人，例如患有晚期 ALS 或患有综合征的人，注视成为有用的工具。具有此功能的系统通常有一个内置的眼动仪，它可以识别屏幕上视线的焦点。使用“停留时间”(在设置的时间长度内查看图标或字符)或辅助开关，用户可以选择图标，或者使用屏幕键盘选择所需的字符或功能，然后激活该选项。Tobii Dynavox I-12+和配备 NuPoint 和 NuEye 的 Accent 1400 均为需要使用眼睛打字或说话的个人提供了注视系统。

市场上供应的所有 AAC 设备都能直接选用一个手指头或其他的点接触器具的操作，如头或口操纵杆。大量的数字和文本-语音器都能用直接选择操作或替代输入模式操作。替代输入包括上面描述的所有开关，以及当前市场上有其他的附加红外线开关和无线开关。当一位有严重运动能力障碍和严重表达沟通能力障碍患者选择使用开关来操作 AAC 设备的时候，该器具要预先设定其扫描方式。

最常用的开关操作方法被称为行列扫描。在这种方法里，终端用户激活一个开关后就开始扫描。当正确的行被亮灯时，他或她再按一下开关，亮灯就进入该行扫描(然后是列扫描)。当正确的按钮被亮灯时，用户再按一下开关就激活了所选择的开关。可以推测，用扫描系统来激活 AAC 设备是很一个很慢并且繁琐的过程。然而，对许多人来讲，虽然这种方法提供了唯一进行口语和文字沟通的渠道，但对于某些特定的人来说，这是一个弥足珍贵的与世界交流的窗口。

在 AAC 领域里最激烈的争论之一是用于表示通信设备上的语言的编码或映射策略。当前可用的系统在单词的存储和检索方法上差异很大，但不论是拼字系统或象形文字系统，所有的系统都是基于沟通符号进行存储和检索的。符号在它们的透明性（可猜测性）和半透明性（可学习性）上各有不同。重要的是，为了给个案的交流系统选择一套符号，要使这些因素与患者的认知和理解力相匹配，确保在 AAC 中具有培训和经验的言语病理学家高度参与终端用户及其家人的工作，以保证使用适当的语言，并在评估过程中选择语言表达系统，这一点很重要。

当前市场上的 AAC 设备在过去 5 年中发生了重大变化，并使用当今最新技术进行设计。它们具有蓝牙功能，可以无线控制家用电器、短信、电话和许多其他功能。可用于平板电脑设备（如 iPad 以及 iOS 和 Android 手机）的通信应用程序（apps）的开发也有了巨大的增长。这些应用程序包括现成的词汇集，这些词汇集以颜色编码的核心单词和符号或图片（最常用的单词）按级别排列，以鼓励语言发育（Clicker Communicator App）；到了基于文本的交流应用程序，这些应用程序对于受过教育的儿童和成年人都可以很好地工作（Proloquo4Text）。对于作为通信系统的这些主流设备和应用程序有很多值得关注的，但必须格外注意确保所选的应用程序和硬件满足终端用户的交流和使用的需求。

视力缺损（包括盲）的辅助技术

55

视力缺损这个术语，技术上是指包括全盲的各种程度的永久性视力损失，这会影响一个人完成日常生活中常见任务的能力。低视力是指视力损失严重到足以妨碍完成日常的工作，但仍然有一些有用的视力分辨能力，低视力无法通过常规的眼镜或角膜接触镜来矫正恢复到正常水平。

对于视力缺损者，有各种各样的辅助器具和辅助策略来帮助他们完成日常活动，如阅读（图 55-8）、写作、日间护理、行动和娱乐活动。低技术中的解决方法是简单的手持式放大镜，使用大字印刷品或使用确保安全有效出行的移动器具（如长手杖）。高对比色的胶带或标记能用于指出一个物品是什么或者它位于物理场所中的位置。

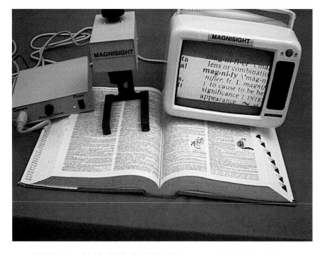

图 55-8 低技术放大器具（Courtesy of Marlin Cohrs，Department of Bioengineering，University of Colorado）

面向有严重视力障碍的人，其他低技术的辅助器具包括一些如帮助寻找方向的风铃类物品、采用如 Verdana（6 号或更大）清晰易辨认的字体以及用香草色或米色的纸来代替白纸以改善文本的可见度。为视力和学习障碍者提供替代格式印刷材料的图书馆可以将教科书和其他材料翻译成各种格式。有关更多信息，请联系美国盲人联合会（e 表 55-1）。

对视力缺损者的高技术解决方法包括带有语言合成器和读屏软件的成套设备的电脑、平板以及笔记本电脑，该读屏软件（Jaws，Outspoken）能把文本、软件菜单以及其他写在电脑屏幕上的符号、图片等转变为大的声音，以便使视力差而不能阅读电脑屏幕的人能听到。至于盲文文本，尽管在过去的数年普及得不够，但作为技术进步的成果，其对于许多想阅读印刷材料的人来说，仍然是首选。

对于具有一定视觉能力的个人，可以使用屏幕放大软件。ZoomText（图 55-9）是较流行的屏幕放大程序之一，该软件使终端用户可以选择自己喜欢的

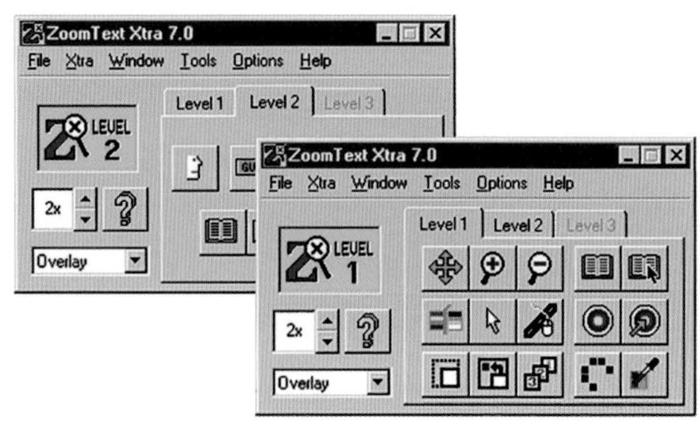

图 55-9 ZoomText（Courtesy of Marlin Cohrs，Department of Bioengineering，University of Colorado）

放大倍数和类型，以实现最佳的计算机访问。与主流商业技术公司一样，辅助技术公司也一直在进行各种公司和产品的收购和并购，其中一个很好的例子是 ZoomText 和 Jaws 的合并。此程序包将屏幕阅读和屏幕放大的 Zoom text 结合起来，其中屏幕阅读通常用于那些无法在屏幕上看见文字的人使用。该产品被称为“融合”，是为患有晚期或进行性视力丧失的人设计的。

为视力障碍者提供的辅助技术是未来几年需要关注的快速变化领域。随着诸如 Microsoft 之类的平台中内置的辅助功能的出现，语音输出、屏幕放大和对比色功能都可以免费提供给终端用户。此外，互联网的可访问性每天都在提高。为了使 Web 站点满足可访问性要求，图形上必须附有相关的描述，设计的网页应具有较少的混乱度，并且必须按照与页面导航相关的制表顺序设置页面。

许多组织，尤其盲文研究所（www. brailleinstitute. org），正在开发免费的手机应用程序，以提供可访问的智能手机用户体验。他们设计了一种称为“大浏览器”的产品，该产品在弱视用户使用 iPad 浏览网页时提供帮助。最有趣的是，他们为 iPhone 和 iPad 开发了一个名为 VIA（Visually Impairment Apps）的应用程序，可帮助盲人和弱视用户对 iTunes App Store 中的 500 000 多种应用程序进行分类，以查找专门为视障用户设计的应用程序，或者可能为此人群提供某些功能的应用程序。最后，他们开发了一个名为 VisionSim 的模拟应用程序，该应用程序使处于正常范围内的视力患者能够体验九种退化性眼病之一，其中包括黄斑变性、糖尿病性视网膜病、青光眼和白内障等。

对于有视觉障碍的人，导航领域中还有许多令人激动的工作正在进行。传统的导航方法包括长拐杖或导盲犬。随着 GPS、语音输出和改进的室内导航技术的出现，用于便利导航的应用程序正开始开发（https://play. google. com/store/apps/details? id = com. lazarillo 和 http://www. popflock. com/Learn? s = GPS_for_the_visually_impaired）。

ALVU（Array of Lidars and Vibrotactile Units，激光雷达和振动触觉单元阵列）是一种非接触式、直观、免手持、不显眼的可穿戴设备，它使视障用户能够检测到高低悬吊的障碍物及其周围环境的物理边界。通过使用户能够区分自由空间和障碍物，该解决方案允许在密闭空间和开放空间中进行安全的本地导航。通过使用传感器带和触觉带，该设备可对用户与周围障碍物或者物体表面之间的距离进行相当可靠和准确的测量。该设备的附加产品包括一个可以佩戴的相机，该相机提供障碍物的视觉识别，以向用户提供更多的反馈。其他由联邦资助的项目正在研究可为最终用户提供感官位置和方向信息的触觉设备的使用。简而言之，该技术领域正在迅速发展，并且在未来几年中，将会有许多新的选择供视力障碍者选择和使用。

学习和认知辅助技术

由于后天的或发育性的失能，儿童和成人能呈现出多种学习和认知能力缺损。辅助技术不仅能为各种类型的失能者提供重要的设施，而且在用于恢复或获得功能技巧过程中也能成为一个关键性的工具。对于那些学习失能的人，可以从辅助技术的解决方法中获得广泛的能力。

例如，许多有学习和认知病损的儿童在发展读写能力方面遇到困难。幸运的是，有很多低技术和高技术解决方案都可以为他们提供帮助。对于那些学习阅读的有困难的人，有诸如“Snap & Read Universal”（Don Johnston, Inc.）之类的产品；与 Google Chrome 和 iPad 配合使用的可大声朗读文本的工具，包括网站、PDF 和 Google 云端硬盘文档，它提供了文本突出显示、单词定义、可用文本的简化摘要以及注释功能。其他软件程序也能提供突出显示的文本和语音输出，因此用户可以听到他们在计算机上生成的单词（Kurzweil 3000）。无法阅读印刷材料的人经常使用上一节中提到的某些软件解决方案，例如用于语音输出的 Jaws 或 Kindle 等设备上的书籍。虽然单独通过软件不能教孩子阅读，但是软件与适当的指导支持相结合可以帮助识字。

有些硬件产品，例如为幼儿园至四年级儿童设计的 WhisperPhone 独奏耳机，可以将戴着麦克风的老师语音放大，并过滤掉可能对孩子造成干扰的教室外部声音。也有一些简单的设备，例如用于学习货币技能的纸币和硬币机、简化的菜谱，以及还有为运动障碍儿童提供的开关操作玩具（Attainment, Inc. , AbleNet Technologies）。

语音识别已经成为普遍的需求，既适合于那些不能用手来打字且行动不便的人，又适合于那些有学习失能且明显不能锻炼读写能力的人。语音识别软件，如 Dragon Naturally Speaking(Nuance)，能使一个人对麦克风说话，以便将单字、短语和句子输入标准的电脑文字处理程序中，如微软文字。虽然有点棘手，但语音识别能够用于输入和控制其他软件如数据库程序(Excel)和微软视窗的功能。

尽管语音识别软件非常普遍，但需要记住的是，它是需具备五级到六级阅读能力的人才能培训的标准软件，因为个人的声音文件不能被开发，除非他或她使用附带软件的标准培训包。Nuance 为儿童开发了一个版本，但由于它对有学习和其他认知失能的儿童其成功率尚未达标而没有发行。此外，在许多失能者的个案里发现，环境噪声(如在典型的教室里)以及声音能力的波动(如疲劳)都对语音识别的精度有影响。一般来说，需要超过 20h 训练该软件才能达到可接受的精度水平(>90%)。这仍然意味着每 100 个字中，有 10 个会识别错误，需要予以纠正。纠正语音识别程序中的错误需要具备文字处理程序，尽管在开发这种类型软件的时候要认真仔细，但发展的飞快步伐预示着用这种解决方案将来可以用于失能者。

一个非常有趣的发展是使用语音识别技术结合主流产品(如 Google 的语音识别系统)来管理文本消息、电子邮件、导航和网络浏览。本章稍后介绍的家庭智能化工具也变得越来越受消费者欢迎。对于那些因读写能力或运动障碍而苦苦挣扎的人而言，这些工具已成为一种无处不在的管理周围世界的可行策略。随着这些产品的语音识别能力不断提高，易用性和可学习性将不断提高，从而为认知和学习障碍者提供更多选择。

为那些学习和/或认知能力障碍者提供的低技术适配器具包括非常明亮的单色胶带、握笔器、大字课本以及其他容易制作的物品，如用于托住印刷材料以便于阅读的书支撑架。重要时间、地点和活动的提醒表还可以用记号笔来加亮，这对于需要精细记忆来提醒正确时间和正确地点的那些人经常是有用的。

这些人群还可以使用许多软件包，这些软件包着重于一系列主题，包括学术、理财、个人技能发展、行为训练、认知技能发展、记忆力改善、问题解决、时间观念、安全意识、语音和语言疗法、电话使用、娱乐活动和游戏。对于具有认知和学习障碍的人，在评估或设计供认知和学习障碍的人使用的活动和材料时，有许多简单的技术。表 55-1 包括一些需要记住的可访问接口的组件。

表 55-1 可访问接口的组件

布局，操作和外观的简单性

- 接口是否拥挤，复杂或不堪重负？
- 界面是否需要复杂的鼠标操作或按键组合？
- 用户的界面语言级别是否太复杂？

界面中关键元素的一致性

- 界面元素和控件在整个应用程序中的位置是否一致？
- 在整个应用程序中界面元素和控件是否以相同的方式激活？

活跃元素的显著性

- 用户是否在视觉上或以其他方式指向界面的中心内容？
- 关键信息是否突出显示？
- 竞争信息最少吗？
- 当界面中发生动作或更改时，用户是否清楚？

直观的操作

- 软件的操作对用户而言是否显而易见？
- 用户界面组件的选择是否简单直接？
- 用户是否清楚界面正在响应他或她的输入？
- 当应用程序忙于完成任务时，是否有明确的反馈？

组织

- 相似的功能是否按逻辑分组？
- 界面的组织在视觉上是否有意义？

适应性

- 界面是否为用户提供了多种选择(如可以大声阅读屏幕上的文本)吗？
- 是否可以轻松添加或删除界面元素以适应用户的能力？
- 界面是否提供上下文相关的帮助，例如工具提示？
- 是否提供屏幕说明？
- 如果用户等待帮助，是否会自动向用户提供提示？
- 是否有及时的答复？

可恢复性

- 用户可以轻松地从错误中恢复吗？
- 如果无法撤销操作，是否提供明确的警告？
- 用户能否安全浏览界面而不引起不稳定？

在过去的十年中，手持智能手机和其他数字助理也变得无处不在。这些技术利用形象化符号和视频提示功能，能够识别任务中的精确步骤，并提供听觉和视觉提示，以促进任务完成。这其中的许多技术，都采用了“由多到少”的提示策略。这意味着需要帮助的人首先会得到一个简单的提示，例如“再看一遍”。如果这样不起作用，系统将提供更全面的提示，例如“看图片并使您与其相同”[29,30]。非线性上下文感知提示(NCAP)是此领域中的最新条目。利用智能手机和平板电脑设备的可用功能(如日历)以及新开发的功能，如室内导航和要完成的任务，终端用户只有在他们需要提示时才会被提示，而且提示的方式是最适合他们的认知能力的[31]。

可以设置这些智能应用程序来提醒某人继续工作,休息后返回工作场所或学习,并帮助他们随时找到所需的位置。通过共享功能(如定位和寻路),如果亲人正在经受困难,则可以提醒父母或其他护理人员。认知障碍的技术和应用空间在不断发展。在美国和国际层面、标准机构、护理提供者和技术公司都认识到有必要开始解决认知障碍问题。这可能是未来十年技术和支持增长最快的领域。

听力辅助技术

对聋人或听力困难者,听力损失有两个主要影响:缺少听觉输入和监控语音输出的能力受损(参见第 13 章)。辅助器具,如助听器和 FM 无线调频系统能经常用于促进听觉输入和语音输出。其他类型的辅助器具提供听觉信号的视觉表现,这些器具包括闪光来提示一种警报(火灾、大雷雨),提示电话铃声或提示某人在门外。

低技术或没有技术含量的解决方案包括用手语或其他口头语言的视觉表现形式,或提供打印形式的信息。另一个最新的适应产品是计算机辅助翻译。至于缩写字 CART(计算机辅助的实时翻译或通信接入实时技术),这个解决方案需要一个受过专门训练的打字员,他能捕获或把讲演者的话语打字到电脑上,然后投射到监视器或其他显示器上。当主要目的是为学生或雇员提供书面记录时,CART 就变为计算机辅助记笔记了。

使用 Avatars 或者 Agents 的最新研究结果作为基于计算机的手语翻译程序,正在现实环境中进行测试。一家名为 SignAll(www. signall. us)的公司正在率先开发首批使用计算机视觉和自然语言处理(NLP)技术来翻译美国手语(ASL)的全自动手语翻译解决方案。其他研究人员正在使用低成本的数据手套和软件应用程序来开发手语辅导系统。该系统实时处理运动信号,并使用“模式匹配”策略来确定受训人员是否正确处理了手势[32]。在接下来的几年中,基于该技术的手语翻译器预计将在公共场所和私人使用场所提供。

环境适应经常能帮助聋人或听力困难者。例如,当对某位有听力困难的人讲话时,不要站在光源的前面(窗户、灯等),不要过于夸大唇动,而要做有帮助的手势。对佩戴助听器者,有许多其他技术可用于在大房间里(如餐厅)或嘈杂的环境(如派对)中帮助他们提高听力。“会议伴侣”(Conference Mate)和“低语声音”(Whisper Voice)就是特别为此设计的两款产品。听力损失者佩戴颈环时(它看起来非常像一个蝴蝶结)。“会议伴侣”是一个小的八角形器具被放在一个方便的桌子上。该器具能搜集屋内的声音并传递给颈环,再到助听器能更好地接收。尽管听起来可能麻烦,但它是基于办公室和学校环境的最佳解决方案。“低语声音”和“会议伴侣”有着相似的工作方式,但是该器具会包含一个小麦克风,并且是便携式的。它能从一个喇叭传到另一个喇叭,借助于声音被传递到颈环,再传到助听器就被增大了。第 13 章包含有关听力损失和听觉康复的更多信息。

关于人体工程学和预防继发伤害的辅助技术

与辅助技术从业者有关的一个迅速成长领域是重复性运动障碍的发展。对许多失能者来说,使用计算机键盘和其他技术会导致继发性伤害。在计算机房、教室和办公室的电脑桌、工作台,以及椅子,并不总是与终端用户的身体需要相匹配。当那些有失能(以及那些没有失能)的人在不适当的位置上,又要花费几个小时来做重复的动作,他们可能就会受伤。

在过去的几年中,辅助技术的全部产业在解决重复性运动损伤的问题中有很好的发展。对于表现出这种类型损害的人,潜在的解决方案包括升高或降低椅子或桌子来适配;活动中要例行休息,休息时间要起身活动或做不同的事情;腰椎和其他部分要有支撑;还要专门设计人体工学键盘,以及其他的辅助技术。

在前面部分里描述了许多辅助技术,如语音识别软件、替代和专门设计的人体工学键盘,以及把击键和其他重复运动降到最低的设计策略,也都能为有重复应力损伤者提供有用的解决方案。针对人体工学的问题,有一些有用的基于互联网的资源,列在 e 表 55-2 里。

日常生活和智能家居的辅助技术

日常生活的电子辅助器具(electronic aids to daily living,EADL),也可以描述为环境控制单元,对环境里由电机和电池操作的设备提供替代控制。这些设备可以包括电视机、录影机、立体音响、电灯、用具、电话、门、电动床等。日常生活的电子辅助器具是为改善日常生活的独立性而设计。它主要用于家庭,但也能用于工作场所和学校。

EADL 提供替代控制,并且是为不能用标准的控制如电灯开关或其他电机和电池操作的器具以及固定装置的那些人群设计的。EADL 能帮助肢体和认知障碍者。例如,一位由于卒中导致失语和运动损伤的人不能轻松地选择一个新的电视频道,而这个人可以通过 EADL 系统进行操作,就如同标准的电视遥控器一样简单。

另一方面,脑瘫患者对使用遥控器上的小按钮有困难。他可能会受益于 EADL 系统,它通过一个开关扫描平板设备上可见的选项来访问。所有年龄阶段的人都可以从这项技术中获益,例如,入门级 EADL 为年幼的孩子提供玩具的替代控制装置。

EADL 是由三个不同的访问方法来控制:直接访问、开关和语音访问。直接访问通常是手指触碰按钮,如同在标准的遥控器上。一些 EADL 有放大按钮或键盘保护,以协助直接访问。放大的按钮使按钮容易被看到。通常情况下,使用直接选择的人都有相当好的精细运动控制和视觉。

在开关访问里,任何类型的开关应该放在最合适的地方以便于人们来激活。第一次的开关激活从扫描选项开始,通常是一般的类别(如电视机、电灯以及电话)。第二次的开关激活是在上述大类别中选一个,在上述大类别中选好后,开始扫描这些大类中的选项(如:频道向上、频道向下、静音)。第三次的开关激活来选择期望的功能,以及把信号发送给电视机。这些系统的大部分都有英文小文本的可视显示(虽然一些在其他语言中可用),但由于没有语音反馈,通常操作者必须具有良好的逻辑顺序以及能够读取这些信息的视觉。

语音操作 EADL 对口头命令作出反应。例如,如果说“打开电视机”,一个信号会立刻传给电视机并打开。使用该器具的人需要有一个一致的、容易理解的声音来操作这些 EADL。他们还必须记住可用的命令,或者是能够读取到的列表来提醒自己。高位脊髓损伤的人是受益于这种类型辅助器具的典型患者。

许多增强沟通器具都能发送信号来控制在家庭环境中的设备,其优越性有以下几个理由。首先,由于 EADL 的功能是内置的,不需要额外的技术和资金。其次,这些 AAC 器具允许使用较大的文本、图形和听觉扫描。所谓听觉扫描是在扫描时,以口头宣布每个选择。取决于 AAC 设备,这些听觉提示甚至可以用另一种语言来记录,这可能对低视力或没有视力或者需要提示来帮助记忆或排序的人,或那些从来不读(或从来不读英语)的人是非常有帮助的。如果他们已经正在使用一种沟通器具,这些特征很容易程序化以提高使用者在家中的独立性。一些不需要 AAC 器具而单独使用 EADL 的人,是因为他们有视觉及认知的优势。AAC 器具可通过开关扫描、鼠标控制或游戏杆来直接访问。

对于计算机用户,可以为其提供在个人环境中对设备进行控制的软件和硬件。通常,这项技术是为有兴趣使自己的家庭自动化的计算机用户设计的,他们不希望或不需要使用 AAC 器具。失能者必须使自己的房屋无障碍,以增强自理能力并有机会按照自己的意愿生活。

进入市场应用的最新进展之一被称为智能家居技术。在主流市场的推动下,这些器具旨在使有失能和无失能人士的生活更加轻松。智能家居技术不依赖于失能者专用器具来执行简单的任务。基于“物联网”,智能手机和/或集成系统(如 Amazon Alexa),失能者现在可以从最需要的地方开始逐步扩展其智能家居功能。这些技术发展如此迅速以至于失能者很难跟上。下面的段落描述了现阶段可用的一些选项。

亚马逊 Echo 及其更小的升级版本称为 Echo Dot,可让拥有良好语音控制功能的人员管理家中的设备。另一个选择是用于智能手机的 Amazon Alexa 应用程序。它可以用来设置警报、提醒和计时器、生产购物清单、进行互联网搜索,同时最大限度地减少了手动操作的需要。

智能锁是键盘的一种相对安全的替代方法,尤其当个人需要为家政、护理人员或治疗师提供出入通道时。August Smart Lock 使用个人智能手机作为密钥,允许他们向他人提供临时访问或管理访问权限,甚至限制某人可以进入其房屋的次数和天数。该应用程序通过保存日志来监视谁进入房屋以及何时进入房屋。如果访问首选项发生更改,则可以删除个人访问特权,从而增强安全性。

智能门铃和恒温器也变得越来越流行。智能门铃配有运动传感器摄像头,可提供视频以显示谁在门口,从而使失能者可以决定是否应答。智能温控器可将家庭环境保持在指定的精确温度下。对于有体温调节问题的个人,智能恒温器可以促进恒定的环境温度，并且可以通过平板电脑或智能手机应用轻松进行调节。

对于视力低下、有认知或运动障碍的人，不好的家庭照明可能是一个非常危险的因素。飞利浦色调灯泡除了提供“开”和“关”之外，还提供其他几种选择。这些灯泡可以改变色调，甚至可以调暗以减少感官负担。飞利浦色调灯泡入门套件是可以在各种环境下测试这些灯泡的功效。通过使用智能灯泡或转换为智能灯泡的插头，都可以使用平板电脑设备来激活照明系统，从而为终端用户提供更易于访问的环境。

对于行动不便的人而言，开关窗帘可能很困难。智能窗帘包括电池或电动百叶窗和窗帘，可通过平板电脑设备甚至使用 Alexa 或 Echo 系统通过语音命令进行调节。一些选项包括“我的智能百叶窗”“智能阴影”和“窗帘幻灯片”。

智能车库门开启器允许个人从任何位置打开车库。包括 Nexx Garage、LiftMaster 和 Chamberlain 在内的许多品牌都与大多数系统兼容，而这些系统都没有自己的品牌智能附件。

智能家居技术可以使失能人士更加独立地生活。与智能家居集线器集成后，这些各种设备可以集成到一个应用程序中。这使失能人士和正常人都可以在一个地方控制任何或所有智能家居技术。当前，可用的中心系统设置起来可能有些困难。但是，这项技术正在迅速变化，从而使中心系统能够在单个环境中“识别”所有智能家居技术，然后进行组织和连接。随着此功能的提高，与现有 EADL 技术结合或单独使用的智能家居技术，将会极大地提高独立性。

EADL 智能家居选择中的注意事项

在 EADL 智能家居技术选择中必须考虑的重要功能包括：①便携性；②客户是否需要在床上使用该技术；以及③安全性。便携式设备对于在家中活动的个人（如驾驶电动轮椅）以及需要从多个位置使用该设备的人来说非常重要，例如从轮椅和床上使用。

对许多失能者而言，能在床上使用 EADL 是非常重要的。夜晚需要呼叫护理人员、控制电动床、打开一盏灯或者打开一些轻音乐来帮助入睡等就是几个例子。从坐着到躺着，运动控制变化很大，一般来说这需要提供不同的使用方法，或者两种不同的方法（如：坐在轮椅上要手控开关，而躺在床上要头控开关）。

在 EADL 的选择过程中有一些重要的问题需讨论。包括：

（1）人将处在什么环境，每次设置要花费多少时间？

（2）哪些装置或器具需要用到？

（3）需求和能力全天都改变吗？在不同的环境中会改变吗？

（4）个人的认知和感官能力如何？[17]

辅助技术专家应当基于人想控制哪些器具以及他的运动、认知和感官技能来进行评估，以提供最合适的 EADL。辅助技术专家或辅助技术供应商或商贩也还可以通过获得资金、在家里安装器具及培训终端用户和护理人员如何使用来进行协助。

适当的 EADL 智能家居技术可以带来更高效和更满意的生活方式。在医院环境中，EADL 允许患者体验更多的独立性，还能减少所需护理的管理和支持的水平。在家里，EADL 允许个人有较多的独立性和灵活性，同时减少家庭健康护理和援助的成本效益。传统的 EADL 无法传达活动信息，因此隐私问题不再是问题。医学设计的 EADL 受 HIPPA 法规约束。

社交辅助机器人

社交辅助机器人（SAR）处于旨在为患有复杂失能的儿童和成年人带来治疗益处的新技术前沿，因为通过设计，它们具有社交参与性和互动性。社交辅助机器人促进社交互动的同时，也为孩子们玩耍提供机会，为成年人减少社交孤立感。

社交辅助机器人主要用于调节患有自闭症谱系障碍（ASD）儿童的社交互动[33-40]。它们还被用于患有痴呆症[41-45]或者卒中后康复者[46-49]的治疗中。2015 年，Rabbit 及其合作者对社交辅助机器人在包括自闭症在内的心理健康干预措施中的应用进行了文献回顾，并提出了采用社交辅助机器人进行临床干预的建议[50]。他们强调将社交辅助机器人视为对护理人员的补充而非替代的重要性。换句话说，社交辅助机器人是治疗师或教育者的延伸，他们利用情感反馈来实施和鼓励互动，同时利用成人或儿童的情感线索来维持互动。

PARO（http://www.parorobots.com/）专为患有严重痴呆症的成年人设计。以格陵兰海豹为基础，这种吸引人的社交辅助机器人具有五种传感器：触觉、光感、听觉、温度和姿态,这使得 PARO 能够感知人与环境。比如,当使用者握住并抚摸它时,它朝着使用者移动并发出愉悦的声音。PARO 会记住之前的每次互动情况。再比如,如果一个人通常爱抚 PARO,它会接近用户以期再次获得爱抚并眨眼。结果表明,该机器人能够减轻患者和护理人员的压力,促进患者与护理人员之间的互动,并促进改善晚期痴呆症患者的社交活动[45,51,52]。

社交辅助机器人作为自闭症儿童的治疗工具,是最受广泛认可的应用之一。这在很大程度上是由于社交辅助机器人处于物体/玩具与人类之间的关系,而尝试与人进行社交活动通常会给自闭症儿童带来压力[53]。但是,开发一种能够适当引发和应对自闭症儿童的社交辅助机器人是一项挑战,因为这些儿童的疾病状况并不相同。

Cabibihan 等人[54]回顾了已有的社交辅助机器人的设计特征,以及在对自闭症儿童进行治疗期间如何使用这些机器人。从设计的角度来看,他们根据外观、功能、安全性、自主性、模块化和适应性对要求进行了分类[54]。他们还研究了各种临床医师针对治疗的行为类型。这些行为包括模仿、目光接触、共同注意、转向、情绪识别和表达、自发互动和三方互动。他们得出结论:社交辅助机器人用于了实现多种治疗目的,其中包括辅助自闭症的诊断,作为友好的玩伴、行为诱发剂、社会调解人、社会演员以及作为私人治疗师[54]。表 55-2 概述了用于研究的社交辅助机器人及其组成部分以及当今市场销售的机器人,这些设备中都已用于复杂失能儿童的治疗干预。在科罗拉多大学,正在设计社交辅助机器人,该机器人可以用于复杂性脑瘫儿童的临床干预措施的补充[55]。

表 55-2 商用社交辅助机器人调查汇总表

	机器人	视觉系统	听觉系统	移动系统	TRL	发展状况
1	Bobus	红外线	无	轮式底座	7	调研阶段(舍布鲁克大学)
2	CHARLIE(在互动环境中以儿童为中心自适应学习机器人)	单声道	1 扬声器	2 自由度头和手臂	7	调研阶段(南卡罗来纳州大学)
3	C-Pac	红外	扬声器	轮式基座	7	调研阶段(舍布鲁克大学)
4	DiskCat	无	扬声器	轮式基座	7	调研阶段(舍布鲁克大学)
5	FACE(面部自动化传达情感)	单声道	无	32 自由度面部运动	7	调研阶段(比萨大学)
6	HOAP-2	立体声	无	25 自由度 w/人形生物腿	9	商用(富士通实验室)
7	Infanoid	偏心立体声	无	24 个自由度躯干	7	调研阶段(日本)
8	IROMEC(互动式机器人社交调解员)	RGB-D	麦克风和扬声器	轮式基座	8	调研阶段(欧洲联盟)
9	Jumbo	红外线	扬声器	轮式底座,带移动后备箱	7	调研阶段(舍布鲁克大学)
10	KASPAR	无	扬声器	8 自由度头,3 自由度手臂(2)	7	研究性(赫特福德大学)
11	Keepon	立体声	麦克风	4 自由度(旋转、点头、摇、摆动)	7	研究性(卡内基・梅隆大学)
12	Kismet	偏心立体声	麦克风和扬声器	15 自由度面部表现	7	研究(MIT)
13	Labo-1	红外	扬声器	4 轮式底座	7	研究阶段(赫特福德大学)
14	Lego Mindstorm NTX	无	麦克风	轮式底座	6	调研阶段
15	Maestro	红外	扬声器	轮式底座	7	调研阶段(舍布鲁克大学)
16	Milo	RGB-D	8 个麦克风和扬声器	18 自由度(带腿)	9	商用(机器人)

续表

	机器人	视觉系统	听觉系统	移动系统	TRL	发展状况
17	Nao	立体声	4定向麦克风和低扩音器	25个自由度/仿人腿	9	商用(Aldebaran机器人技术)
18	Pekee	红外	无	3轮式底座	9	商用(万尼机器人技术)
19	QueBall(以前的Ro-ball)	无	扬声器	2自由度球副	9	商用(Que创新)
20	Robota	红外	2个扬声器	5个自由度(2脚,2手臂,1个头)	9	商用(Didel SA)
21	Tito	单声道	麦克风和扬声器	轮式基座	7	调研阶段(舍布鲁克大学)
22	TREVOR(婚姻关系唤起机器人)	无	无	3自由度手臂	7	调研阶段(布里格姆青年大学)
23	Troy	无	扬声器	4自由度手臂,2自由度头部	7	调研阶段(百翰青年大学)

TRL,技术准备就绪等级。

社交辅助机器人是辅助技术领域中令人振奋的发展项目。传感器、执行器和处理能力正在迅速提高。这些进步使日常临床医师能够将治疗目标纳入社交辅助机器人范围内,使他们能够在家庭、学校或为患有痴呆症的成年人提供服务的设施中提供急需的重复治疗。

团队和辅助技术

“团队意味着无论做什么事,都在一起工作。这样做会想出更好的主意。当你不同意时,你可以直接指出——而无须争斗”[18]。失能者、家庭成员和服务提供者平等地参与写作的团队合作过程,这对实现其目标是至关重要的。由于涉及物理医学与康复中的很多方面,所以辅助技术服务就需要各种各样的机构来提供,包括综合医疗康复中心、大学的附属临床医院、开发辅助技术项目的公立机构、私立的康复工程和技术公司,以及非营利的残疾人组织[56,57]。辅助技术是一个相对新的领域,一些前期和现期的工作才刚刚开始产生影响,所以失能者可能会难以找到有经验的和可信任的专业人员来提供辅助技术服务。

跨学科的服务交互模式是首选,因为它提供了一个更大资源和专业知识的联合体。这个团队可以包括作业治疗师,物理治疗师、康复工程师、言语语言病理学家、物理治疗医师、个案管理者以及其他专业人员,他们是实现失能者人性化目标很重要的专业人士。更为重要的是这个团队包括了失能者认可的成员,还有他或她的家人,以及适当的时候还包括其他重要的人。还有一点也很重要,在这个团队中至少一个成员在辅助技术领域里有一些背景知识和经过培训。有一些大学和在线课程为专业人员提供专业知识及辅助技术领域中的资源。

辅助技术的领域像许多其他发展中的专业一样,正在着手制订实践与认证机会的标准。北美康复工程和辅助技术学会(RESNA)是旨在促进康复和辅助技术的一个跨学科协会,为三种类别的辅助技术专业人员制订了指南和认证考试(e表55-3)。

有关认证过程和认证准则的更多信息,可以访问RESNA的网站 http:/www. resna. org。美国和加拿大的许多大学为广大众提供辅助技术培训。e表55-4列出了几个可用的选项。更多的信息,请上网搜索“assistive technology training”(辅助技术培训)。

用团队方法进行评估

任何辅助技术评估的目标是确定接受这项服务的个人是否有潜能、有愿望、能在家庭、学校、工作或娱乐中得益于辅助器具和服务。辅助技术评估的其他结果还包括为失能者及其家庭提供一个安全和有利的环境来学习和熟悉有用的辅助器具;确认必要的辅助技术服务,如培训、修改等的必要性,这些服务对于有效使用器具是必需的;以及在做出最终决定前为试用器具制订可能的推荐列表。此外,该用户和家庭，以及所涉及的专业人员，应准确地说明他们到底希望达到的评价结果是什么（即关于器具的想法，职业或教育目标潜在的成果）。

当挑选团队成员来进行一种辅助技术评估时，要基于失能者已确定的需求来选择适当的学科。例如对于有严重的运动和沟通能力障碍者，则团队成员中应当包括具有辅助技术专业知识的作业或物理治疗师，以及有与严重沟通能力缺损者和沟通替代形式工作背景的语言病理学家。如果在接触过程中确定有一名认知能力缺损者，那么有精通学习过程的人，比如心理学家、神经语言学、教师或特殊教育工作者学习经历的人，可以作为团队的合适成员。如果存在人机工程学问题（如腕管综合征），按照经验，若要获得成功，必须要有经过人机工程学评估培训，或物理或作业治疗背景的评估师。

把辅助技术供应商叫来执行辅助技术评估是不合适的。尽管供应商可以并且应当被考虑作为团队的鉴定成员，但必须承认他们有内在利益冲突，他们是在出售产品。当团队有要求的时候，供应商应展示他们的产品，讨论相关的特点以及协助建立评估和试验使用的设备。不过，其他团队成员，包括终端用户和他们的家人，应进行实际的评价，并做出最后的建议。

评定过程的第一阶段

辅助技术领域里的知识不断地增长和更新，日新月异。由于技术的不断发展，许多重要的变量要确定，这会直接影响到评估团队推荐使用辅助技术是否会被用户使用[58,59]。鉴于上述原因，评价过程会不断改进。许多研究人员正在努力开发标准化的辅助技术测量工具[60-62]，但事实是，可用于指导那些没有受过辅助技术正式训练的从业者们的资源非常少。

正如本章前面所述，辅助技术被弃用的最重要原因是在评估过程中没有考虑用户的需求和喜好。辅助器具被弃用的其他原因包括：

- 用户的功能能力或活动的改变；
- 用户缺乏动力来使用该器具或做任务；
- 缺乏有关如何使用该器具的有意义培训；
- 无效的器具性能或频繁故障；
- 使用的环境障碍，如窄的门道；
- 无法获得有关维修和保养的信息；
- 器具的功能不满足需求；
- 器具美学、器件、重量、大小和外观[62]。

仔细回顾这些因素，建议在评估过程中会考虑到许多这类问题。在科罗拉多大学丹佛分校的医学院，从一群从业人员在个体中尝试各种器具的评估过程，演变为不以技术为起点的评估过程，这个过程可能听起来费时费力。借助实践，我们减少了评估过程所需的时间，并提高了个体适配到合适的技术的可能性。此外这个过程已减少了安装和后续培训时间，并为终端用户提供了更好的成果。

一旦接收到转诊患者，评估过程的第一阶段就启动了。标准信息的收集，通常是通过电话来提供姓名、初步诊断、年龄、转诊原因等。在大多数情况下，认知、运动、视觉和其他标准的临床评估已完成，而且要求患者或其照顾者将评估信息清楚地提供给团队。如果之前没有进行评估，那么这些评估将被计划作为评定过程第二阶段的一个组成部分。

然后根据这些事前资料，配置一个由专业人员组成的合适团队，并选择一个评估日期。团队负责人负责确保失能者及其家人和任何其他重要的人都能参与到评估。通常情况下，需要满足所服务家庭的时间，而不是专业评估团队的时间。

当到了评估时间，邀请评估团队成员一起并花一些时间了解被评估者。按照 Cook 和 Hussey[63] 以及 Galvin 和 Scherer[64] 所描述的方法，团队首先要确定的是用户的生活角色（如学生、兄弟、音乐家等）。然后是明确该用户在确定的生活角色下所需要进行的特定活动。例如，如果他是一位哥哥，那么这就意味着他可能和兄弟姐们玩捉迷藏游戏，争抢玩具或进行其他兄弟活动。如果他是一位音乐家，那么他可能想要或者需要使用乐器、乐谱或只是一台收音机。

接下来，该团队要指出在这些活动期间可能出现的任何问题。例如，音乐家可能没有足够的手控制来弹钢琴，或者可能在看乐谱时有视觉或者认知困难。还要询问何时何地会遇到这些困难（活动受限）的一些具体问题。也许问题出现是因为人累了、位置不正确或者当时他或她正试图与别人沟通。还要求他们描述在这些活动中的成功实例，以及讨论是什么使他们成功（在使用或者没有使用辅助技术的时候）。有趣的是，到目前为止，团队已经能够从患者的角度，在不同环境的相似场景中，辨别成功或失败。

最后，我们要求团队给出优先顺序，排列出我们可以解决患者遇到的障碍，以及制订一个具体的行动计划。在具体的行动计划里，要有“必须”的语句。

例如，器具在阳光下必须有一个可见的显示，或所选择的技术其重量必须少于 0.9kg(2Ib)。在一个实例中，“它必须是紫色”是必读的语句。

此时团队可能需要重新配置。例如，如果该用户不是正确地就坐和定位的话，在解决其他的技术问题之前，应首先邀请作业治疗师或物理治疗师来评估其坐姿和定位。在任何时候，团队的结构要包括正在评估的个人及其照顾者，并作为被咨询的主要成员。

在许多情况下，团队的各个成员和其他人协作，就技术部分而言，不保证从他们的角度进行进一步评估。在其他情况下，要确定那些以前没有考虑到应获邀参与团队的其他成员(如视觉专家)。

评定过程的第二阶段

一旦该团队同意行动的具体计划和那些必须发生的事情，评定过程的第二阶段就开始了。失能者及其照顾者要预览大量的辅助器具，这些器具有助于减少失能者的活动限制，增加在其所选择环境中的参与度。这些辅助器具都要残障者来试用，以及探索各种调试、修改及设置以确保技术与残障者得到适当匹配。

这个时候临床医师的辅助技术技能就成为关键。如果试用器具配置不正确或把错误的信息给用户，那么他们将无法做出合适的选择。因为这些器具需要各种的培训和后续行动，所以提供有关培训问题的现实信息(包括学习时间)以及确定当地社区内的合适资源是至关重要的。在许多情况下，似乎最适合失能者的技术并没有得到社区的适当支持。在这些情况下，通常有利于工作的做法是在发送器具到终端用户的家庭之前，首先要确定本地资源或本地辅助技术专业人员是否愿意接受额外训练。在任何情况下，都应告知终端用户及其家人，以便他们对何时何地希望辅助器具交付能做最后的决定。

极少数的情况例外，明智的做法是在做最后购买决策之前，先借用或租赁该辅具。对许多失能者来说，每天都实际应用各种辅助技术后会引起一些新的必须解决的问题。功能的提升会带来了意想不到的益处，包括角色和地位的变化。在某些情况下，这些意想不到的好处会带来一系列必须解决的全新问题。对于大多数而言，这些问题随时间和精力是可以解决的。其他人表示喜欢传统的做事方式，但如果有机会的话，他们也很乐意添加新的技术或做些改变。

撰写评估报告

在撰写辅助技术评定的评估报告时，重要的是确保一些项目被列入。首先，也是首要的，个案经理、教育工作者和其他不熟悉辅助技术的人，在讨论辅助技术的需求和它将实现什么功能的时候，他们更倾向于用外行人的措辞。

在用医疗保险购买辅助技术的情况下，关键是用文件证明这个器具(或这些器具)的真实医疗必要性。例如，“史密斯夫人将使用这个器具来传达她的卫生保健需求和来满足功能目标，概要见附件报告”。实际中，当要求评估辅助器具对教育或就业的效益时，重要的是用文件来说清楚处方的辅具将如何满足这些特殊的需求。

极为重要的是，推荐辅具的列表中需要包含辅助器具的所有组件(如电缆、附属的外围器具或耗材)。在许多情况下，推荐以“系统”来表示购买的器具。否则会因为一个物品未列入初始列表中，使采购和安装延迟数月。还有，包括不同设备供应商的联系信息也很重要。很多买家并不熟悉这些公司，如果在报告中不包含此信息将使采购延迟数月。

辅助技术资金

辅助技术的资金来源可分为几个基本类别(e 表 55-5)。其中一个来源是私人或政府的医疗保险。医疗保险将辅助技术定义为治疗特殊疾病或受伤所必需的医疗器械，通常需要医师的处方。在书写辅助器具处方时，很重要的是医师要知道他或她所开处方的器具其成本和效益，并准备给第三方出资者来证明自己的处方合理。资金不仅要包括该器具的初始成本，而且要包括设备维护和患者教育的费用，以及它提供给患者的潜在经济效益(如回到工作)。

根据美国医学协会赞助的出版物[65]，在书写辅助技术处方及证明医疗必要性的时候，应该考虑到下列项目(允许复制)：

(1) 医师必须提供个人医疗必要性的证据；

(2) 一个“合适”的处方是一种考虑综合评定过程，包括动机与有效的培训、患者潜在的功能结果，以及可用产品的成本/效益；

(3) 医师应该准备向保险公司提供足够的信息以确保批准。对话常常是必要的，以显示复杂辅助技术(如电动轮椅，基于计算机的环境控制系统)的医疗必要性；

（4）患者和医师要了解辅助技术赔付的基本知识，包括熟悉建立医疗必要性形式和事先授权的程序；

（5）避免静态决策动态的问题；预料未来之需；

（6）根据预期的性能和器具的耐久性来做决定。

医疗记录中的文档

除了以各种形式开具处方和证明医疗必要性外，医师还必须确保维护完整的患者记录，包括以下信息：患者诊断或诊断分析，患者病情的持续时间，预期的临床过程，预后诊断，功能限制的性质和程度，治疗干预和结果，过去有关项目的经验，其他医师、跨学科团队、家庭保健机构等的咨询和报告，完整列出患者使用的所有辅助器具，包括处方、证明表格或信件的副本、设备性能跟踪系统，包括后续评估时间表以及出现问题时要联系的专业和供应商名称列表。

医疗必要性报告

这些报告应包括以下方面：按国际疾病分类系统（ICD）代码第10版规范进行的诊断和功能受限。另外，至关重要的是包括他/她无法执行的功能限制，例如：ADL、工具性ADL、ADL和功能移动性、工作活动。为了进行交流，需说明患者是否可以口头、书面或独立通过电话进行沟通交流。最后，采用什么方法“能够通过使用辅助器具使患者：①依靠辅助器具进行自立；②在家里独立操控轮椅进行移动；③在家庭和社区独立操控轮椅移动；④回家；⑤被视为一生的医疗需求（如果持续时间较短，请说明需求）；⑥增强患者功能的能力。”

参与评估的辅助技术专家能够提供所需辅助器具的描述。描述必须包括功能辅具（如复杂的轮椅和座椅系统）所需的每个单个组件，如果在医疗必要性清单中有任中遗漏，将不会获得资助。此外，供资机构要求所有组成部分都具有“基本原理说明”，包括：活动的安全性或安全位置；预防继发并发症（如压力性溃疡）的成本效益；阻碍独立活动的行动限制；进入家庭区域的方法，例如浴室和厨房；进入工作场所或学校的方法；预期使用期限；过去的经验，干预措施和结果（低成本解决方案的失败）；预期使用期限；以及患者的目标和收益。

辅助技术通常包含在有关耐用医疗设备、矫形器和假肢或日常生活和行动辅助器具的政策条款之内。对于私人保险，辅助技术提供者根据个人保单的特定条款要求提供资金，遭到任何拒绝（不可避免的）要提出上诉，并提供保险范围内的医疗理由。对于政府保险政策，例如Medicaid和Medicare，承保范围应基于现有法律和法规。2002年，美国医疗保险（Medicare）颁布了有关覆盖AAC辅具的法规[66,67]。

有关辅助技术覆盖的服务和如何申请资金的信息可以从各州的医疗救助计划和医疗保险办公室获得。辅助技术专业人员和其他卫生保健提供者应不断提倡把辅助技术充分覆盖到所有健康护理计划中。

在美国，辅助技术的资金也可以从联邦和州政府的其他单位获得，如退伍军人管理局、美国职业康复、康复服务管理局、美国独立生活康复中心和美国教育服务。当地学区可以为儿童获得与教育有关的辅助技术的资金。每个机构或每个项目都基于该机构的任务和辅助技术的目的为辅助技术筹资设置了规则。例如，职业康复机构通常支付的辅助器具是为了促进就业，而教育规划的资金直接针对加强学校服务对象的绩效。

私人资金往往是通过补助的贷款计划、教会、慈善组织和与残疾有关的非营利组织提供的。辅助技术的提供者必须了解各种资金来源的最新要求，以帮助客户找到合适的组织。经常需要组合来自多个资源的资金，以降低个人自行承担的成本。由于更换辅助器具的资金也很难获得，所以需要仔细选择初始器具。供应者也能协助用户考虑资金，包括具有相对优势的低价和高价替代品。资金对辅助技术来说通常是可以获得的，但要成功获得则需要辅助技术提供者的坚持和宣传[68,69]。

辅助技术的效果评测

失能者辅助器具影响的效果评测是一个挑战。该领域本身是一个多学科范畴的研究，包括医学、康复、心理、教育、工程和生物技术专业，并涉及身体、认知、社会心理、感官和生理的影响。因此，研究什么、如何来测量其效果及效果要记录在哪里，这三者缺乏一致性。在辅助技术领域里，通常也缺乏效果评测的研究[70]。

功能受限者和由专业人士提供的辅助器具不是在一个独立的环境中操作，而是存在千丝万缕的联系，并受到诸如环境和社会心理问题、家庭的财务状况、文化的差异和其他背景因素的影响。服务通常是零散的，许多用户都接受不同数量的团队和辅具的干预。业界普遍认为效果评测是急需而未能满足的需求。但是开发评测工具和评测研究的概念性框架仍然不明确[70-72]。辅助器具及服务的疗效研究已经典型地变为个案研究报告，偶尔有多案例研究报告能够报道从基线水平发生的改变[73-77]。

近年来，辅助技术的概念已扩展到涵盖任何可以改善人的功能的技术[51,78-80]。这是一个重要的区别，因为一些非手术的康复干预，如矫形器学、假肢学、电刺激和功能性神经肌肉刺激，也被放在辅助技术的领域里。

应用技术来改善人体功能一直是辅助技术专业人员的目标。辅助技术专家具有实际的临床经验，能够了解有效的方法和理解导致技术被弃用的那些因素。但典型的临床实践，本身并不会发展实验方法来客观地评估使用辅助器具和辅助技术服务患者的表现。此外，大多数辅助技术临床工作者并没有资源来积极参与持续的研究计划，而且在多数的训练计划中，也没有强调这些行为是临床干预的成分。

尽管有这种限制，总的来说，辅助技术专业人员和辅助技术服务提供模式，还是非常有效地把技术传递给了需求者，并为提供康复干预服务创建了一个基础。因为辅助技术专家跨学科运作，他们往往会首先注意其他治疗方法的影响。例如，非常典型的是，对于后天失能的孩子来说，需要进入具有各种需求和分配给各个学科的治疗的康复服务。通常，辅助技术专家会注意到系统之间的不兼容性，例如带有膝托的座椅系统，在替换用于完成教育任务的计算机的过程中会妨碍到儿童。

近年来，美国国家残疾和康复研究所和医疗康复全美卫生研究中心已开始资助致力于开发标准化成果测量系统的各种研究活动，以确定各种辅助器具和辅助技术服务的功效。该项活动计划要求对失能者及其家庭、医护人员、经费来源和制造商之间进行信息传递。这些研究的结果受到热捧并成为学科持续发展的必要组成部分。

辅助技术的未来

辅助技术和通用设计的未来是令人兴奋的。大量的研究与开发活动聚焦在人-机交互(human-robot interaction，HRI)、GPS 以及各种环境感知技术。商业制造行业的进步正通过为正常人设计更便宜、侵入性更小的支持系统而处于领先地位。

专注于这些技术的研究人员和工程师正在迅速利用新发现，并为失能者提供更多的知识和产品。

随着每年超过 60 万人在卒中后幸存，卒中已成为美国严重的长期残疾的主要原因。此外，全球人口老龄化正在加剧政府、公众和私人实体之间的紧迫感。制订有效、安全的老龄化战略至关重要，公众和私人实体都急于发明新技术和新战略来照顾这一非常脆弱的人群。

随着技术的进步，正在开发越来越合规且易于使用的新型治疗机器人[77]。

情境感知传感器和 GPS 系统是新兴技术，可用于识别某人的位置以及他们的环境状况(温度，位置)，这些相同的技术也被证明是治疗智力/发育障碍、多发性硬化症和其他使人衰弱的伤害或疾病的有效工具[79,81,82]。

辅助技术领域是快速变化和发展的领域之一。对新技术、新的研究可能性以及辅助技术器具和服务的日益广泛的接受，有助于人们认识到失能者也是有能力做出重大贡献的人。

致谢

原著本章的经费大部分来自 NIDDRR 的资助，项目编号为 No. H224A940014-01，科罗拉多辅助技术项目，美国国家资助的技术相关援助。

还要特别感谢的是科罗拉多健康科学中心大学生物工程系的辅助技术合作的同事们，包括 Jim sandstrum。作者还希望感谢威斯康星·欧克莱尔大学沟通障碍系的 Dr. Thomas W. king；老年健康署，美国医学协会；Michelle Lange 在 EADL 部分中的工作；以及以前版本辅助技术章节的作者。

55

(兰陟、王丽、单博学　译　王珏　审校)

参考文献

第 56 章　上肢和下肢假肢

Heikki Uustal

假肢装配与训练

为更好地给假肢的装配和训练设定现实的目标，需要全面了解截肢患者的功能需求、他/她的兴趣，以及寻求假肢装配的目的，并对他/她装配假肢后的活动潜力进行评估。并不是所有截肢患者都适合装配假肢。可以通过一部分因素来预测假肢装配的适配程度。在家庭或社区层面，截肢患者无法恢复到正常行走，这与许多不良预后因素有关，主要包括伤口愈合延迟、关节挛缩、痴呆或认知障碍、医疗并发症和更高平面的截肢（如大腿）[1-3]。年龄并不是预测假肢适配不佳的因素，实际上，除了高龄（80~85 岁以上）外，其他方面的因素在确定截肢患者的康复潜力方面发挥着更重要的作用。

判断一个患者是否适合装配假肢存在很多不确定性，因此需要大量的临床判断。有一些可应用的一般准则。截肢患者应具有必要的心血管功能，充分的伤口愈合，良好的软组织覆盖、关节活动范围、肌肉力量、运动控制能力和学习能力，才能完全实现假肢的功能。下肢截肢的患者在没有假肢的时候，可以用助行器或拐杖行走，他们通常拥有穿戴假肢进行行走所必需的平衡能力、肌肉力量和心血管功能。有一些因素会导致截肢患者无法完成功能性假肢装配，比如：具有一个开放切口或不易愈合切口的血管性截肢；大腿截肢后髋关节屈曲挛缩超过 30°的患者；或具有连枷肘和肩的前臂截肢患者。一般来说，45 岁以上的双侧短残肢大腿截肢患者不会进行全长的假肢装配。此外，患有其他医疗问题的截肢患者，如严重的冠状动脉疾病、肺部疾病、严重的多发性神经疾病或多处关节炎等，他们虽然可以装配假肢，但未必能使用功能性假肢。预后差、预期寿命短或有导致体重显著波动的疾病的患者同样也不适合立即装配假肢。这时，就有必要进行临时假肢装配，以确定最终的假肢功能。临时假肢，一般是在决定装配更昂贵的正式假肢之前，使用较便宜的可拆卸的硬性敷料（RRD）做接受腔，通过一体管连接到假脚上制作而成。下肢截肢患者穿戴假肢后恢复功能性步行的总成功率大约在 36%~70%。心血管疾病导致的截肢是一种严重的系统性血管病的表现，其在下肢截肢术后早期的死亡率为 15%~20%，主要与心肌梗死有关。总的来说，有心血管功能障碍的截肢患者有 50% 的概率在 3~5 年内死亡，这也是成功的早期康复的重要性的原因，因为这可以帮助他们在剩余存活年份里提高生活质量。而在幸存者中，又会有 50% 的患者残肢会在 5 年内发展成血管并发症。

对下肢截肢的患者进行假肢装配的时机仍有争议，主要体现在临床上是早期负重还是延迟负重的不确定性。由于大部分截肢是由周围血管疾病（PVD）引起的（在中国，大部分截肢是外伤导致的，译者注），所以截肢部位的伤口愈合至关重要。20 世纪 70 年代，硬性敷料被广泛使用，作为截肢患者加速康复的手段，它被用来制作术后即时假肢，既实施术后的即刻假体（IPOP）[4]。由于没有合适的制作设备，以及缺乏经验丰富的团队来管理这种术后早期的护理方法，出现了伤口愈合和残肢创伤方面的问题，导致术后即时假肢在血管病变的截肢患者中被弃用。尽管存在这些问题，但是在一些有足够经验和可以对残肢进行密切监测的康复中心，术后即时假肢或术后几周内制作的早期假肢已经可以安全地用于有血管功能障碍的截肢患者[5]。对于较年轻的外伤性截肢患者，术后即时假肢的应用更为成功，同时也是一种合理的治疗方法。术后即时假肢和早期假肢，实际上就是一个可拆卸的硬性敷料通过一体管与假脚进行连接的装置。它可以用来实现残肢从有限的部分负重到完全负重的过程，减轻残肢水肿，以及用来完成初始的步态训练。但是它们与残肢的契合度始终低于定制的接受腔，因此不建议长期使用。

当对伤口愈合的关注在截肢术后的临床护理中更为重要时，假肢的装配就需要延迟，直到残肢完全愈合，可以实现全部的负重。假肢装配通常分为临时假肢和正式假肢两个阶段进行。临时假肢通常设计简单,性能较低,但比正式假肢更能适应残肢体积的变化。它可以让截肢患者掌握穿戴假肢行走的技能,从而获得信心,可以促进残肢塑形,康复团队也可以根据临时假肢的情况来决定正式假肢的功能水平。当残肢形状基本稳定,患者通过临时假体可以达到正常的功能时,就会开始制作正式假肢。

残肢塑形是一个定义不明确的概念,通常指的是残肢被塑造成一个圆柱形,而且体积稳定,软组织基本不再萎缩,适合装配假肢的状态。一般可以通过截肢患者报告每天穿的残肢袜层数是否趋于固定,以及通过临床检查显示水肿已经消失以确定残肢已经塑形。残肢塑形通常需要大约 4 个月的时间[6],但根据活动水平、假肢使用时间和存在其他疾病的情况,也可能延长至更长的时间。在残端完成塑形以后,就可以开具正式假肢的处方,来特别满足截肢患者的日常生活活动、职业以及业余活动的需求。对于儿童截肢患者,假体处方还必须满足与年龄相符的运动发育相关的需求。虽然通常采用两阶段方法(先临时假肢,再正式假肢)来装配假肢,但财务考虑也变得越来越重要,因为许多医疗保险计划只允许装配一个假肢。在这种情况下,假肢团队可能会推荐直接装配正式假肢,以满足截肢患者的所有长期需求。不适合使用功能性假肢的患者可以选择与对侧肢体有着相似外形的美容假肢。

步态训练

在完成最终的假肢评估后,新截肢的患者需要在物理治疗师的帮助下进行一段时间的步态训练。对于所有的截肢患者,都需要指导他们如何穿上和脱下假肢,如何确定穿戴了合适数量的残肢袜,何时以及如何检查皮肤是否有过敏现象,还有如何对假肢进行清洁和保养。对于新截肢的患者,在开始步态训练时,最好能允许假肢进行调整,以应对在步态训练期间可能出现的假肢对线或长度的变化。步态训练通常在门诊进行,可能持续数周至数月。更近端的截肢需要更长时间的步态训练。

开始步态训练时,首先在双杠内进行重心转移和平衡能力的训练。在掌握了重心转移和平衡能力以后,再开始在双杠内进行渐进式的步行训练,从有步行辅助到没有步行辅助,最后才进行独立的步行训练。具体的训练应集中在转移,膝关节稳定性,步长等长,以及避免身体侧屈的方法上。之后,在掌握了在平坦、水平地面上行走的技巧后,就开始学习在不平坦地形、楼梯、坡道、路缘石上行走,以及跌落后如何从地上爬起来的技巧。对于大多数下肢截肢患者来说,从助行器辅助移动到使用更轻便的步态辅助器是可以完成的。对于有着更高功能需求的截肢患者,假肢训练还应包括驾驶、娱乐和职业追求方面的指导和实践。想要开发出假肢的最佳效益,就必须考虑到所用假肢部件的特定机械特性。例如,使用动态响应假脚(即储能脚)的假肢,需要在站立中期到站立末期时,用力下压假脚脚趾,以获取助推的能量,或解锁假肢膝关节来进入摆动阶段。

截肢患者对假肢的耐受性需要逐渐提高。第一次穿戴假肢时,只需要穿戴上 15~20min,然后脱下假肢检查皮肤的情况。随着可耐受的承重能力,就可以逐渐延长穿戴假肢的时间,可能需要几周的时间,才能让截肢患者全天穿戴假肢。当患者可以安全、独立地穿戴假肢步行,且残肢皮肤检查没有问题的情况下,就可以让患者将假肢带回家。常见步态异常及其可能的原因见表 56-1。

表 56-1 截肢患者的异常步态

步态周期	观察到的步态异常	可能的原因	修改建议
小腿假肢步态			
后跟着地到站立期	后跟快速着地 快速屈膝	后跟力臂过长[a]	假脚重新对线,改变后跟的硬度
	后跟触底时间长 膝关节保持完全伸展	后跟力臂不足[b] 或鞋跟磨损	增加后跟的硬度
		接受腔屈曲角度不合适	假肢重新对线
		习惯性步态或股四头肌无力	步态训练或肌力训练
站立中期	膝关节运动不稳	接受腔过松,对线不良或悬吊不稳	

续表

步态周期	观察到的步态异常	可能的原因	修改建议
	接受腔上内侧或外侧的推力	假脚过于靠外或靠内，接受腔过松	假肢重新对线，更换接受腔或增加袜子的数量
	身体移向假肢侧		
	骨盆下降或升高	假肢过短/过长	调整假肢的长度
站立中期到站立末期	过早屈膝或“跌倒”	足趾力臂不足[c]	假肢重新对线，更换假脚
站立末期	后跟离地过早	足趾力臂过长[d]，接受腔伸展角度过大	假肢重新对线
	后跟离地过晚	足趾力臂不足[c]，接受腔屈曲角度过大	假肢重新对线
摆动期	假脚拖地	假肢过长，悬吊不稳	降低假肢高度，修改悬吊
双侧支撑期	步长不等长	曲髋挛缩，步态不稳	物理治疗
		接受腔不舒适	调整接受腔
大腿假肢步态			
后跟着地到站立期	后跟着地时假脚旋转	接受腔旋转异常	调整接受腔，增加腰带悬吊来控制旋转
		后跟过硬	降低后跟的硬度
	膝关节不稳	后跟力臂过长[a]	假肢重新对线，降低后跟的硬度
		膝关节对线有误	重新对线大转子-膝关节-踝关节的位置关系
		伸髋肌无力	步态训练或肌力训练
站立中期	身体侧屈或移向假肢侧	假肢外展	
		接受腔外展过多，假脚过于靠外	假肢重新对线
		假肢过长	降低假肢高度
		内侧疼痛	调整接受腔
		内外侧控制不佳	
		接受腔不适配	调整接受腔
		髋外展肌无力	步态训练或肌力训练
		残肢过短	接受现状，或增加髋关节
		假肢过短	调整假肢长度
摆动初期	后跟离地不等高	膝关节太紧或太松	
		膝关节伸展	
摆动期	划圈步态	膝关节屈曲不足，膝关节僵硬	调整膝关节的摩擦或阻尼
		假肢过长，悬吊不稳	调整假肢长度
		步态模式异常	物理治疗
		膝关节旋转对线不佳	假肢重新对线
双侧支撑期	假肢移动	过多的接受腔旋转	调整接受腔
	步长不等长	髋关节屈曲挛缩	物理治疗
		接受腔屈曲角度不足	假肢重新对线

[a] 后跟力臂过长的原因：假脚背屈过大，假脚过于靠后，后跟缓冲太硬，鞋跟太硬。
[b] 后跟力臂不足的原因：假脚跖屈过大，假脚过于靠前，后跟缓冲太软。
[c] 足趾力臂不足的原因：假脚背屈过大，假脚过于靠后，假脚龙骨太软。
[d] 足趾力臂过长的原因：假脚跖屈过大，假脚过于靠前，假脚龙骨太硬。

下肢假肢随访

在最初穿戴假肢的 6～18 个月内，大多数截肢患者的残肢会萎缩，体积持续减少，从而导致接受腔过大。在此期间，应该频繁地进行回访，通过使用额外的残肢袜或适当的修改接受腔的方式，来确保假肢可以补偿残肢体积的减少。对于一个新截肢的患者来说，由于残肢的体积显著减少，通常也会需要在这段时间内更换接受腔。在随访期间，需要对患者的残肢状况、假肢、步态和功能水平进行评估[7]。根据需要，提供适当的医学治疗、假肢修改或额外的康复治疗。当残肢体积已经趋于稳定，并且患者对假肢的使用情况良好时，就可以每年只进行一次随访。假肢的平均使用年限为 3～5 年，之后就可以考虑更换新的假肢。

下肢假肢

下肢假肢处方必须综合考虑患者对假肢的稳定性、移动性、耐用性和美观性的需求，并与其经济能力相匹配。了解穿戴假肢行走在实现截肢者的活动目标中的作用和重要性对于开具一个恰当的假肢处方至关重要。对于年轻的截肢者来说当然这个年龄范围可以是比较大的，当截肢位于小腿或更远端时，穿戴假肢通常是最主要的移动方式。对于老年的截肢者，如果是膝关节以上的血管性截肢，穿戴假肢往往只能用来完成转移、室内行走或短距离的社区行走。下肢假肢的处方主要有以下几个原则：最大限度的舒适性，与截肢患者功能需求相匹配的假肢部件，患者可接受的美观性。

舒适性是下肢假肢最重要的要求，这取决于接受腔与残肢之间能否实现适当的受力分布，一个适配差或者说不舒服的接受腔将会限制患者的活动性，并导致患者不愿意穿戴假肢。只要患者的舒适性达到了，再选择适当的假肢部件，就可以帮助患者完成坐、站立、转移、行走和跑步等活动，从而实现最大限度的功能和独立性。最后，还需要考虑到假肢的美观问题。美观会受到个人爱好和心理上的影响，但是只要有泡沫海绵加工出的轮廓，再套上肤色的尼龙袜套，患者通常是会满意的。有一些患者偏向于不使用假肢外套，因为它可能会影响到其他假肢部件的功能。

在美国，医疗保险是装配假肢的主要资金来源，它要求在开具假肢处方时，必须要符合截肢者的功能水平。该功能指数又被称为医疗保险的“K”代码，它对制作假肢时可以用到的部件做出了限制。尽管“K”代码分类仅适用于医疗保险，但它同时也是一个简单有用的分层框架，可以用来对所有下肢截肢患者的活动潜力进行分类。（表 56-2）。

表 56-2　假肢患者功能分级的医学指导

K 代码	功能水平	活动水平
K0	无法行走或转移	没有能力或潜力在有或没有帮助的情况下安全地行走或转移，并且假肢不能提高他们的生活质量或活动性
K1	室内行走及转移	有能力或潜力使用假肢在水平面上以固定的速度进行转移或行走。典型的室内行走
K2	有限的社区行走	有能力或潜在的步行能力，能够通过低水平的环境障碍，如路缘石，楼梯，或不平坦的表面。典型的有限社区内步行
K3	不同速度的社区行走，包括治疗性锻炼或职业训练	有能力或潜力以不同的速度行走。典型的社区步行，有能力穿越大多数环境障碍，可能有职业、治疗或锻炼活动，要求假肢的使用超出简单的运动范畴
K4	超过正常步行能力的高活动级别患者	具有超过基本行走技能的行走能力或潜力，表现出高冲击力、压力或能量水平。儿童、爱活动的成人或运动员的典型假肢需求

下肢假肢部件

由于新的假肢部件设计不断面世，以及不同制造商的产品功能趋于同质化，使得假肢部件的选择很难跟上最新的进展情况。医务工作者（康复医师、假肢师和治疗师）之间的通力合作，对于开具一个适合的、个性化的假肢处方至关重要。对假肢而言，几乎没有一个最完美的部件搭配，而是只要假肢部件在一个合理的机械和功能特性范围内，大多数截肢者都可以成功地使用。由于将某个假肢部件特征与特定的截肢患者的具体情况进行匹配的统计数据有限，因此在开具假肢处方时，根据经验来选择假肢配件是一种主要的方式。下肢假肢的处方应包括医疗保险“K”代码、诊断（包括截肢水平、患者的基本情况)、假肢类型、接受腔类型、内衬套、悬吊方式、假脚、人工膝关节和髋关节(根据不同截肢水平的需求)、试验接受腔和其他必须物品。处方上应清楚地记录患者、康复医师和假肢部件供应商的名字。

假脚

用于踝关节离断或更近端截肢的假肢需要使用假脚。选择一个合适的假脚是非常复杂的,因为假脚的设计款式众多,制造商宣称的性能不同,以及缺乏对比不同假脚的生物力学和功能优势后,进行假脚选择的客观数据,在临床实践中,假脚的选择很大程度上是依据假脚的功能特性与患者的预期活动需求相匹配的原则[8-13]。在此原则下,假脚按照其主要功能特性,可以分为刚性龙骨脚、柔性龙骨脚、单/多轴脚和动态响应脚(即储能脚)。医师在开具处方时,只需给出假脚的功能特性,假肢师对商用假脚有着更好的理解,由他们根据患者的功能级别,来最终选择制造商和特定假脚。随着假脚设计变得更加复杂、成本更高,并且将不同的功能特性组合到一只假脚里,这种多学科分工的方法变得越来越重要。有的时候,假脚的某一个特征有可能成为选择的主要决定因素,如可调节的鞋跟高度、美观性或者防水性能。

静踝软后跟假脚(SACH 脚)(图 56-1)是一款刚

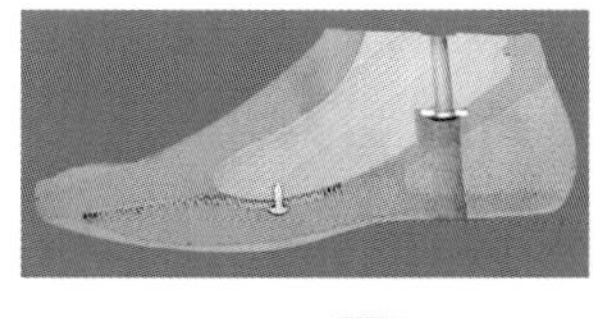
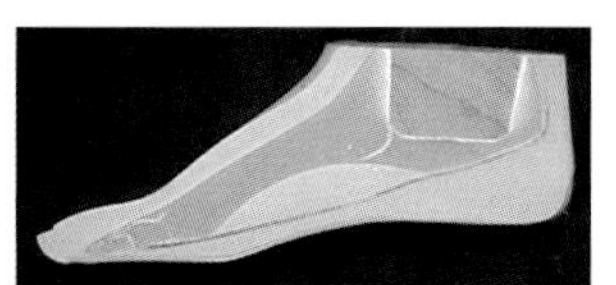
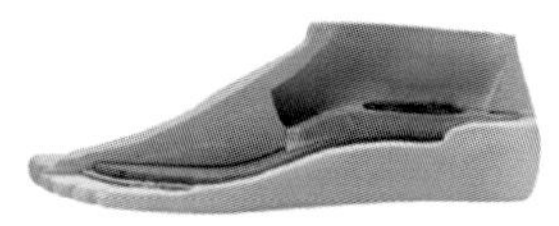
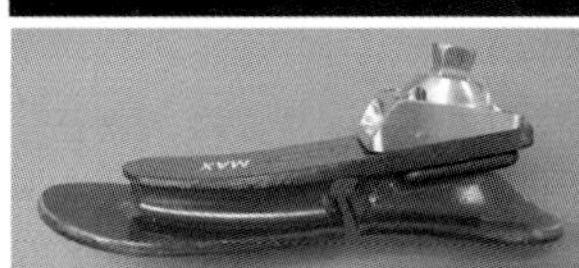

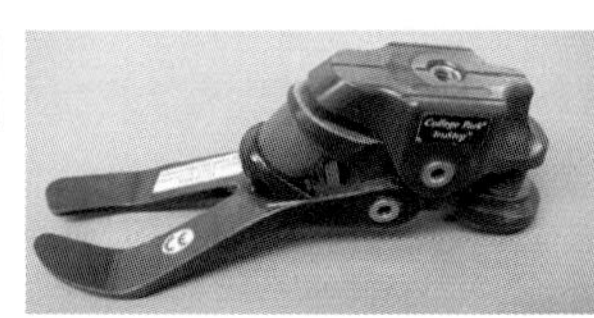
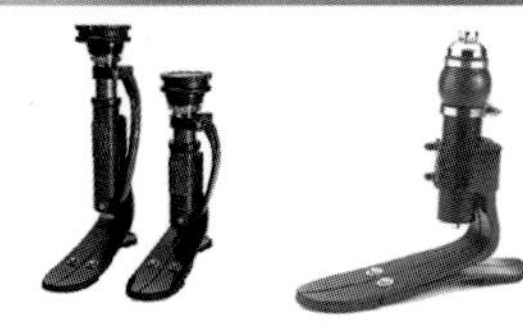

图 56-1 假脚。(上)静踝软后跟脚(SACH 脚)和踝关节固定的柔性内骨骼脚(SAFE 脚)。(中)动态响应脚(储能脚)和 Luxon Max 脚(一款多轴储能脚)。(下)College Park TruStep 脚(带一定内外翻和水平运动的储能脚),FlexFoot VSP 脚(轴向减震的多轴储能脚)和 Ceterus 脚(带轴向减震和水平运动的多轴储能脚)。假肢制造商有各种不同产品的假脚,从居家生活到残奥会,可以满足不同患者的需求(由 Courtesy of Kingsley, Ohio Willow Wood, Otto Bock, CPI, OSSUR and Freedom Innovations 公司提供,详细信息可以参见假肢制造商网站列表)

性龙骨脚,也是最便宜和最常用的假脚。它轻便耐用,一定程度上说明了它的实用性。SACH 脚没有活动部件,由木质或复合材料制作的龙骨,可压缩的发泡后跟,以及受力时可以弯曲的脚趾组成,SACH 脚可以部分模拟正常脚的后跟与前足的滚动机制。SACH 脚适合活动水平较低(K1 至 K2)的截肢患者,其行走主要局限于水平地面。它也可以用于各类截肢患者的临时假肢,并在患者活动水平提高以后进行更换升级。对于青少年截肢患者来说,由于生长较快而需要频繁地更换假脚,所以对他们来说 SACH 脚是最具性价比的一款假脚。

柔性龙骨脚(图 56-1)的设计主要是通过用柔性的龙骨来代替 SACH 脚的刚性龙骨,当脚从站立中期移动到摆动初期时,龙骨会在刚度变化的控制下弯曲,从而模拟前足的滚动机制。市面上有几种版本的柔性龙骨脚在售,虽然它们有着不同的结构,但功能基本上都一致。踝关节固定的柔性内骨骼脚(SAFE 脚)是一种常用的柔性龙骨脚,它可以允许一些内翻和外翻运动,并且可以做到比 SACH 脚更为平滑的滚动,这也使柔性龙骨脚更适合于低到中等活动水平的截肢患者的移动性需求。然而,对于活动水平更高的截肢患者,可能会觉得柔性龙骨脚过于柔软,特别是对于需要快速行走或者跑步活动的患者。

单轴脚和多轴脚都属于铰链式假脚的设计。单轴脚可以允许矢状面上的运动(跖屈和背屈),其活动范围可以通过使用不同硬度的缓冲块来进行调节。单轴脚的主要优点是它能够减少假肢承重期间的膝关节屈曲运动,从而提高膝关节的稳定性。它的缺点在于比许多其他假脚更重,以及需要更多的维护才能确保发挥出最佳的功能。单轴脚主要用于需要更好的膝关节稳定性的近端截肢患者,例如大腿截肢的老年患者,或者短残肢的大腿截肢患者。带有液压踝的假脚也可以提供类似单轴脚的矢状面运动,而它的优势在于可以更容易和更快地调整跖屈和背屈的阻力。

多轴脚允许在矢状面、冠状面和水平面上有不同程度的运动(跖屈/背屈、内翻/外翻,一定程度的横向旋转)。多轴脚可以通过机械装置来实现运动,例如 Grisisger 脚或 College ParkTruStep 脚(图 56-1)。但是越来越多的多轴脚依赖于橡胶和聚合物材料固有的柔韧性来提供多轴运动。与机械多轴脚相比,使用材料固有的韧性可以提高耐用性,同时还减轻了重量,减少了维护。多轴的踝关节运动可以被集成到假脚中，也可以通过在其他的假脚上添加独立的多轴踝关节部件来实现。多轴脚适用于需要更多的踝关节运动来适应不平坦地形的患者，以及需要更大的踝关节活动范围来适应不同速度以及快速移动或转动的较高活动水平的患者。

动态响应脚（即储能脚）是市面上最多的一类假脚。储能脚的主要部件是一个弹性的（弹簧状的）元件，当后跟着地和站立中期时，它就会被压缩或者弯曲，从而将能量储存在脚中；在站立末期时，弹性元件在恢复到正常形状的过程中，能量就会被释放出来，帮助假脚向前推动。可用于实现储能脚的动态响应的材料主要包括碳纤维、玻璃纤维和复合材料（图 56-1）。储能脚的动态能量特性使它们特别适合那些需要进行快速行走、跑步和跳跃活动的截肢患者。许多截肢者认为，储能脚可以帮助他们实现更多的功能。有研究显示，动态弹性响应（DER）的假脚可以减少截肢者的耗氧量，从而提高步行效率，但客观研究的结果并不一致[12-14]。DER 设计的代谢优势是有限的，主要体现在更快的步行速度上。一些结合了踝关节运动和动态响应原理的复合假脚也变得越来越流行。带减震器的一体管（VSP）和扭力器可以被融合到假脚中或作为部件或添加到现有的假肢中，以尽量减少残肢可能受到的垂直方向的冲击和旋转的力。

不同截肢水平的假肢

足部分假肢

脚趾截肢、序列（同一跖骨和趾骨，译者注）切除和经跖骨截肢很少需要假肢/矫形器干预。对较远端的足部截肢和活动水平较低的经跖骨截肢患者，带定制鞋垫、足弓支撑和脚趾填充的适应性的鞋通常就足够了。活动水平较高的经跖骨截肢患者可以采用矫形器来更好地替代前足失去的杠杆臂，具体方式主要包括在鞋垫增加一个碳纤维或弹簧钢的长条，摇椅状鞋垫，或者短的踝足矫形器。经跗跖骨和经跗骨水平（如 Lisfranc，Chopart）的部分足部截肢相对少见，并且曾经这样的截肢会导致后足的马蹄内翻畸形，增加了足底皮肤破裂的可能性。然而，通过手术方式的改进，包括跟腱延长术/切除术和胫腓前肌腱转移术，减少了马蹄内翻畸形的可能，使部分足截肢也可以成为有用的功能性截肢水平[15,16]。对于近端的部分足截肢患者，其假肢/矫形器需要提供后足的内外侧稳定性并补偿失去的前足杠杆臂，具体的方法有：①一个带有脚趾填充、鞋底钢条和摇椅状鞋底的额外加深的鞋；②定制的带脚趾填充的后侧弹性踝足矫形器；或③一个定制的带踝上悬吊，后开口的假肢[15-16]。所有部分足部截肢的一个主要优点是残肢末端能够完全负重，可以在没有任何其他辅助的情况下行走。

赛姆假肢

与后足截肢类似，改良的赛姆截肢（胫距关节离断）能够承受全部的体重，足跟皮瓣固定在胫腓骨远端，伤口愈合后，无须假肢即可完成短距离移动。如果存在较大的腿长差异，那么在没有假肢的情况下进行长距离行走是不切实际的。随着时间的推移，一些赛姆截肢的患者会出现后跟的软组织后移，这会引起皮肤破裂，导致假肢安装困难[17-19]。残肢远端相对膨大的优点是可以使用自身悬吊式的假肢设计；但是，由于假肢在踝关节周围的体积较大，这也造成了赛姆截肢的主要缺点，即美观性差。有几种不同类型的假肢可供赛姆截肢患者使用。

最常见的赛姆假肢款式是带可移动的内侧开口的全接触式接受腔（图 56-2）。可移动的内侧开口允许残肢远端的膨大部分很容易穿进接受腔内，然后通过尼龙搭扣将开口部分进行固定。这种假肢的主要缺点是美观性差，并且由于开口的缘故，接受腔的强度降低。第二种款式是使用固定的后开口接受腔，该类型的假肢适用于末端非常膨大的残肢，这种假肢容易在踝关节处发生断裂，不建议体重较大的患者使用。

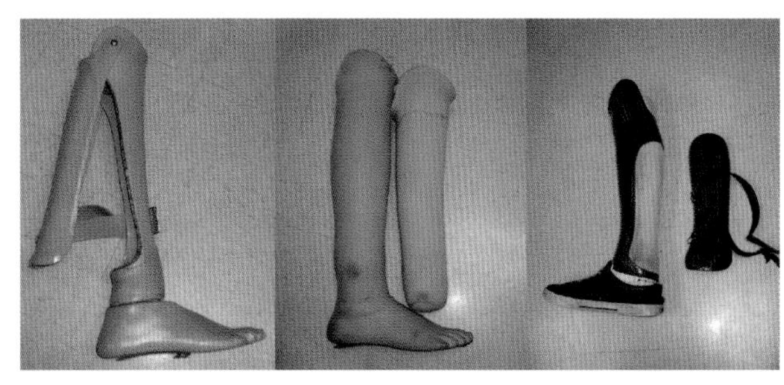

图 56-2 从左到右依次为：适用于膨大残端的后开口时赛姆假肢；带泡沫板内衬套的 PTB 式赛姆假肢，由退伍军人管理局假肢中心制作的加拿大式赛姆假肢

内侧开口的接受腔设计也可以用软质接受腔或者增加软的内衬来替代，残肢末端的膨大部分也可以穿进假肢内。在踝关节的近端区域，用软的衬垫围成圆柱形，形成一个类似“烟囱”的内衬套，在穿上

假肢时，患者只需将远端的膨大部分滑过内衬套的狭窄处，就可以和内衬套一起很容易地插入接受腔内。这种类型的假肢有些笨重，但很容易修改，而且耐用，因此适合作为临时性假肢使用，也可以用于活动水平较高或者肥胖的患者。

可扩大式假肢采用双层接受腔设计，它有一个柔性的、可以扩大的内层一个一个硬的外框架。内层由硅胶或其他弹性材料制成，它的弹性足以允许球状残肢滑入假肢内。这种假肢通常很难修改，但它的优点是非常坚固，适用于活动水平较高或者肥胖的患者，而且穿脱也非常容易，因此也适用于患有上肢损伤或认知障碍的患者。

由于接受腔下方的空间有限，赛姆假肢需要使用侧面更低的假脚，从 SACH 脚到多轴脚、储能脚都可以选用。

小腿假肢

在临床上，小腿截肢是常见的截肢平面。在过去的几十年中，付出了大量的努力用于设计出满足小腿截肢患者需求的假肢部件。太多的选择增加了小腿假肢选择部件时的不确定性，但只要系统地进行处理，最直接的理性决定就是一个很好的假肢处方。以下对小腿假肢组件的讨论，基本上也就是推荐的假肢处方方法。首先需要确定的是确保舒适又能保护皮肤的接受腔和内衬套，然后选择悬吊的方式，最后才是选择假脚/踝关节组件和连接用的一体管。所有组件的选择都是基于康复医师对患者的病史和体格检查结果以及康复团队制订的功能目标。

自 20 世纪 60 年代以来，髌韧带承重（PTB）的全接触式接受腔一直是国际公认的标准化小腿假肢接受腔[20]。PTB 全接触式接受腔的制作是从残肢的扫描或者石膏绷带取模开始的，在模型上将压力耐受区域通过修型成为特定的承重区域，相应地在骨突起的位置（如胫骨嵴、腓骨头和胫骨远端）通过修型来减小压力（图 56-3）。

标准的 PTB 接受腔设计有几种常用的延伸类型[21-22]。髁上悬吊的 PTB 接受腔（PTBSC）有着较高的内侧和外侧壁，延伸到了股骨髁的上方，提供了更好的假肢的内外侧稳定性和通过自身进行悬吊的能力。包髌的髁上悬吊式 PTB 接受腔（PTBSCSP）进一步延伸了 PTBSC 接受腔的概念，接受腔的前侧壁也向上延伸，将整块髌骨都包裹在内，PTBSCSP 额外增加了内外侧壁的强度，并在站立期时施加髌骨近端的力，并提供感觉反馈用以限制膝反曲。

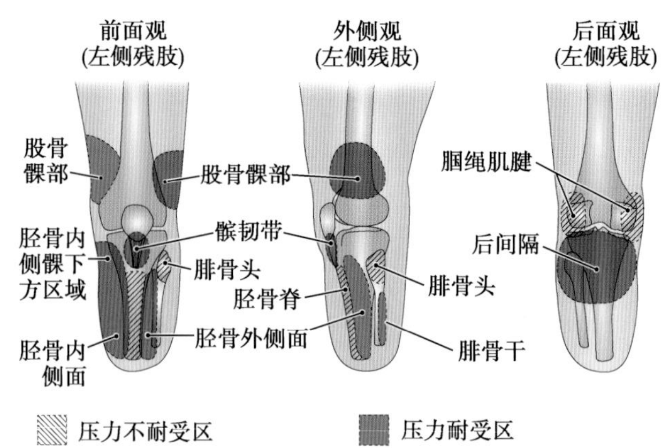

图 56-3 耐力不耐受区域和通过修型制作为特定承重部位的压力耐受区域

PTBSC 和 PTBSCSP 主要用于残肢较短的患者，来改善假肢对膝关节内翻/外翻的控制，并可以提供更大的受力面积来分散承重（图 56-4）。

小腿假肢的另一种接受腔设计是全承重式（TSB）接受腔，这种设计理念得以实现主要依赖于硅胶套和弹性内衬系统（将在下文进行讨论）。制作 TSB 接受腔时，通过对残肢的石膏取模或扫描后，只需作少量的修改就可以了。当与硅胶套一起使用时，TSB 接受腔可以使残肢上的受力分布更加均匀。TSB 接受腔与全接触式 PTB 接受腔的相对优缺点目前仍不清楚，当一种类型的接受腔无法达到舒适的适配时，根据经验，通过更换为另一种类型的接受腔就可以成功。

接受腔适配和合适的内衬套选择时确保假肢舒适性和患者接受度的关键因素。内衬套作为残肢与假肢其余部分之间的主要接触面，它必须与接受腔完全贴合，以确保最佳的压力分布，消除界面间的剪切力，并提供良好的水分、热量和化学环境，防止皮肤破裂。全接触式 PTB 接受腔可以是不使用内衬套的硬接受腔，但更常用的方法是用泡沫板材（如 Pelite）制作内衬套，来提高舒适性。因为可以相对容易地通过打磨和贴补来进行修改，从而适应残肢体积的变化，所以在装配临时假肢时，使用全接触式 PTB 接受腔和泡沫板材的内衬套是一大优势[20,21,23]。翻卷式硅胶或弹性凝胶的内衬套可以与全接触式 PTB 接受腔一起使用的另一种选择，但这种方式更常见于与 TSB 接受腔设计一同使用。硅胶内衬套可以提高舒适度，减少接触界面的剪切力，因而用于残肢上有瘢痕或者皮肤移植等损害皮肤完整性的因素的患者[20,23]。但是，硅胶内衬套会导致残肢皮肤出更多的汗，在炎热的气候下会比其他内衬

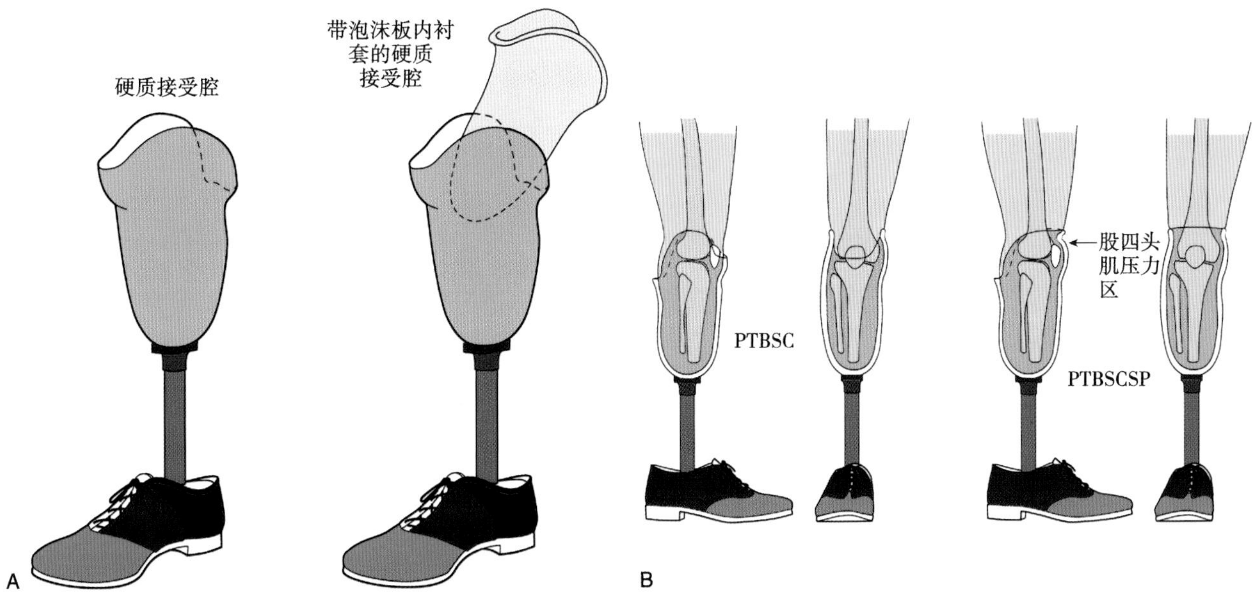

图 56-4　髌韧带承重式（PTB）接受腔。A：硬质接受腔和带泡沫板内衬套的硬质接受腔。B：髁上悬吊的髌韧带承重式接受腔（PTBSC）和包髌的髁上悬吊髌韧带承重式接受腔（PTBSCSP）

套更难忍受。有着开放性伤口、卫生条件差或者有接触性皮炎病史的残肢是使用硅胶内衬套的禁忌证。

小腿假肢的悬吊系统必须保证在活动期间将假肢牢固地固定在残肢上，尽量减少残肢在接受腔内的窜动，并且要确保患者在坐位时的舒适性。当截肢者需要跑步、体育运动或参与攀岩活动时，确保有效的假肢悬吊显得尤为重要。悬吊系统可分为皮带式、套筒式、带锁硅胶套和负压吸附式（图 56-5）。以前常用的悬吊系统是髁上皮带，它有着多种延伸类型，它们的共同特征是包含一个由多部分组成的皮带，其下端连接到接受腔的内外侧壁，其上端包绕整个股骨髁上大腿远端的环面来保持悬吊。使用大腿皮围并通过两侧的关节连接到接受腔上是一个更牢固的悬吊方式，但这样的悬吊方式不仅笨重，还增加了假肢的重量，因此它不是现在假肢的首选，但是它却适合于需要最大的内外侧稳定性才能进行户外活动和工作的残肢特别短的患者。当残肢的膝关节同时存在韧带不稳，或部分承重时疼痛，或重量完全不耐受时，这种类型的假肢悬吊方式也是比较好的选择。

套筒悬吊系统由橡胶、氯丁橡胶或弹性的套筒组成，穿上假肢后，再将套筒拉到大腿上进行固定[23]。套筒是一种通用的悬吊系统，对于不同活动水平的截肢者来说，它都是一种廉价而有效的悬吊系统。它的主要缺点有肢体较热易出汗，需要有良

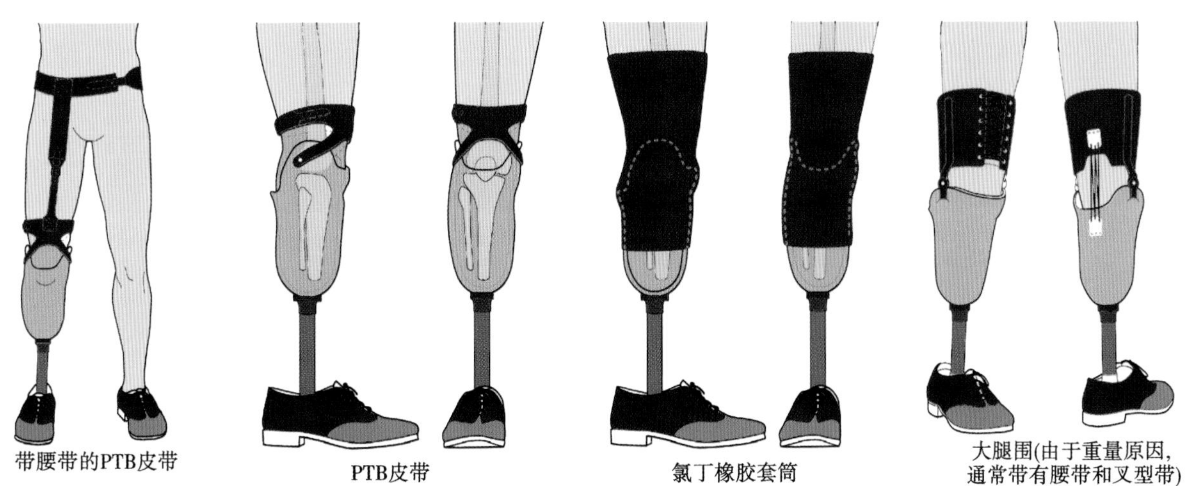

图 56-5　用于小腿假肢的悬吊系统

好的握力才能穿上它，偶尔会发生接触性皮炎，尤其使用氯丁橡胶的套筒时。

硅胶内衬套和弹性凝胶内衬套是一种由多种硅胶和聚氨酯弹性化合物制成的袜子形状的套筒，它们既是一种接触界面，又是一种悬吊方式。作为悬吊功能使用时，需要一个金属插销连接在内衬套的末端，将其插入接受腔底部的锁头结构中，或者通过一个一个尼龙搭扣的系索穿过接受腔上的一个槽，并于固定在接受腔外部的对应结构相连接。插销或者系索将内衬套牢牢地固定在接受腔上，内衬套和残肢之间产生的摩擦力和负压吸附力提供了悬吊所需的力（图 56-6）。这种方式为不同活动水平的患者提供了极好的悬吊方法，并逐渐开始成为一种通用的悬吊方法。硅胶内衬套有多种不同的尺寸和厚度可供选择，当然也可以个性化定制。硅胶内衬套的主要缺点是，相比皮带或套筒成本更高，凝胶衬里有多种尺寸和厚度可供选择，但也可以定制设计。凝胶衬垫的主要缺点是，相比皮带或套筒成本更高，

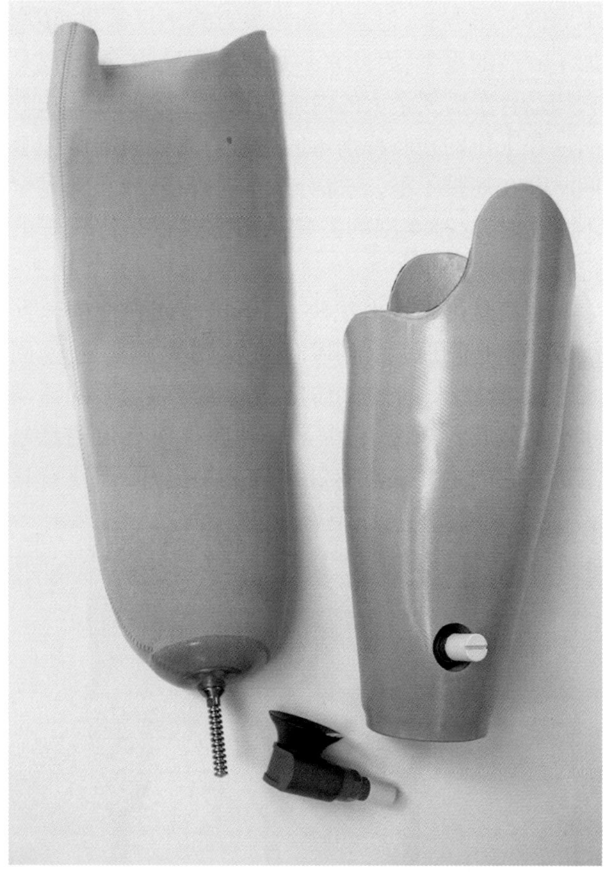

图 56-6 带硅胶内衬套和插销锁的 TSB 接受腔，以及为不规则残肢所定制的硅胶内衬套。如果不使用插销锁进行悬吊，接受腔将由悬吊套筒来固定（由 Otto Bock 和 Evolution Liners 提供，详细信息可以参见网站列表）

耐用性有限（6～12 个月就必须更换内衬套）。此外，当残肢肌肉比较松散或者软组织过多时，残肢远端在摆动期时可能发生伸长和拉伸，从而导致残肢的疼痛。

小腿假肢的最后一种悬吊方式是负压吸附。通过将连接到接受腔底部的单向气阀与气密性套筒相结合的方法，使接受腔内部产生部分真空，从而在摆动期时有效地进行悬吊[24]。保持悬吊所需的真空可以通过残肢在接受腔的窜动动作产生；也可以通过假肢体内或者假脚上嵌入真空泵，使其在后跟着地时被激活后产生；或者通过连接在接受腔上的电动真空泵产生。后面的这些方式都被称为真空辅助接受腔悬吊系统（VASS）（图 56-7）。

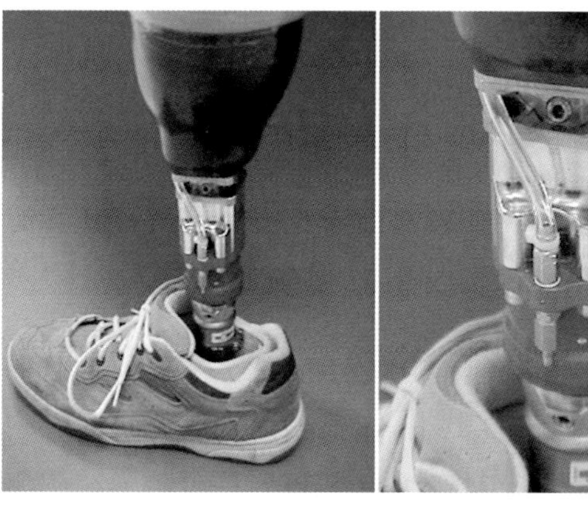

图 56-7 VASS 的工作原理是使用一个垂直的减震一体管，它的作用就像一个真空泵，在行走时不断地从密封的接受腔中抽出空气（由 Otto Bock 提供，详细信息可以参见网站列表）

大多数的现代假肢都是内骨骼设计，使用内骨骼的一体管连接，可以在假肢制作完成后对立线进行调整，并且可以增加用来吸收震动或者允许接受腔活动的额外组件。常用的组件包括可以减少轴向扭矩的扭力器和可以吸收冲击力、减少耗氧量的减震器[24,25]。选择好假脚就完成了小腿假肢处方。

膝离断假肢

膝关节离断（KD）与赛姆截肢有一些相同的优点和缺点[26]。与赛姆截肢相似，膝离断截肢后残肢的末端是完全可以负重的，股骨髁的解剖结构也可用于假肢的自身悬吊。由于良好的末端负重，膝离断假肢不需要坐骨承重式的接受腔，其舒适度和坐位时的耐受程度都较大腿假肢有所提高。膝离断假肢有一个球状的残肢末端，这对假肢的美观有所影响。与大腿假肢相比较，膝离断的较长残肢长度提

高了对假肢的控制能力，并允许更大程度的动态肌肉稳定性。但是残肢过长也限制了假肢膝关节的选择，因为要保持截肢侧和健肢侧的膝关节中心一致。四连杆或多中心膝关节（图 56-8）的设计和开发给假肢提供了良好的生物力学功能和可接受的假肢美观性。膝离断虽然不是一种常见的截肢水平，但由于坐姿平衡得到改善，行走时的能耗降低，以及比大腿假肢更高的接受率[27]，当伤口愈合不成问题时，膝离断正在重新替代大腿截肢。

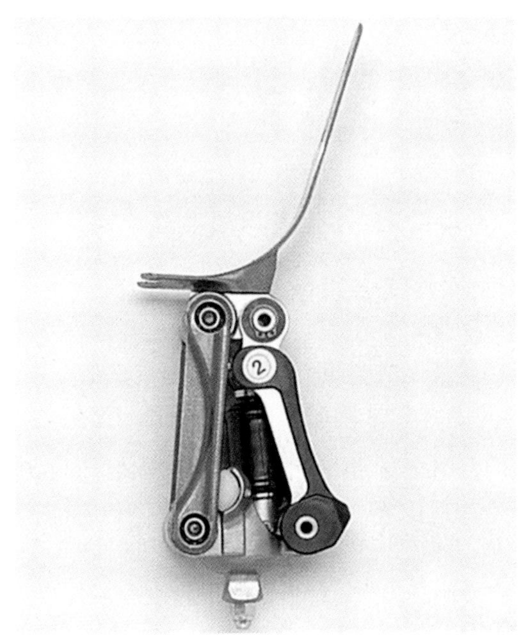

图 56-8　用于膝离断的 3R46 四连杆或多中心膝关节（由 Otto Bock 提供，详细信息可以参见网站列表）

大腿假肢

在过去十年中，新技术、新材料和假肢部件的发展，可以说对大腿截肢患者的影响最大。以下关于大腿假肢部件的讨论是为了可以开具合理的假肢处方。首先需要选定的是接受腔的类型，然后确定残肢界面/内衬套，以及悬吊方式。由于大腿假肢的内衬套和悬吊方式紧密相连，因此将它们放在一起讨论。在选定接受腔和悬吊方式后，还要选择膝关节组件，最后是连接管和假脚/踝关节组件的选择。

二战后引入的四边形接受腔，一直是大腿假肢接受腔的标准设计，直到在过去 15 年间才出现了一种新的接受腔设计——坐骨包容接受腔（ICS）。四边形接受腔，顾名思义，从横切面上看，它是一个四边形，其后侧的边缘是设计用来坐骨承重的。直到现在，以前装配假肢的患者仍然选择四边形接受腔，因为他们已经习惯了这样的承重方式和对假肢的控制方法[28]（图 56-9）。四边形接受腔的缺陷在于，它无法有效控制行走时股骨外展和坐骨的侧向移动，因此大多数新的大腿截肢患者都选择坐骨包容接受腔，因为它可以使股骨在截肢内保持更接近正常解剖结构的排列方式，它的主要原理是延伸接受腔近端的剪切线，以及延伸内侧面来包容坐骨结节，而不是像四边形接受腔那样让坐骨结节坐在后侧的边缘上。坐骨包容接受腔在站立期时[28-30]可以产生更有效的髋部和骨盆的稳定力，从而改善对躯干的内外侧控制。坐骨包容接受腔适用于所有的大腿截肢患者，尤其对短残肢的患者来说，稳定性的提高尤其有益。

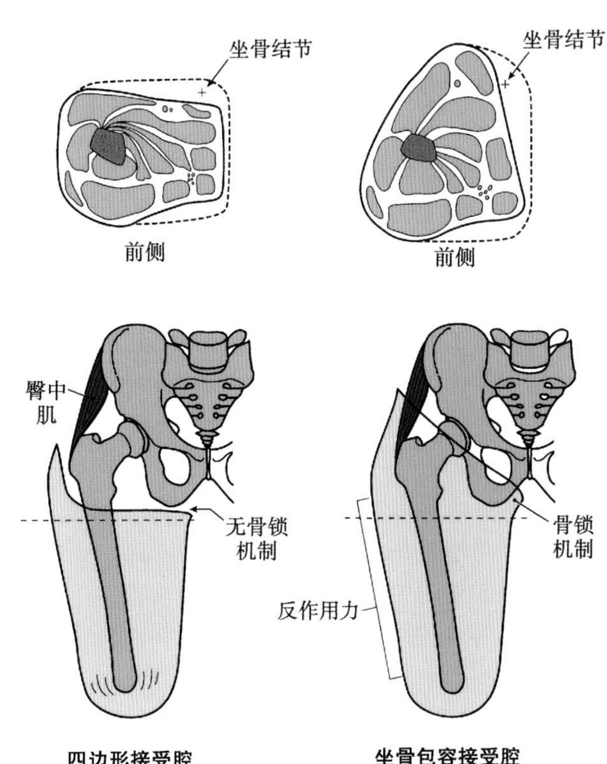

图 56-9　注意四边形接受腔和坐骨包容接受腔的区别，同时也注意坐骨在两种接受腔中的位置，坐骨包容式是在接受腔内部而四边形却是在接受腔的边缘

在坐骨包容的原理之上，有发展出了几种不同款式的接受腔，包括正常形状正常对线的方法、接受腔内收大转子控制的对线方法、Sabolich 坐骨包容接受腔、Northwestern 坐骨包容接受腔和 MAS 坐骨支包容接受腔（Marlo 式解剖接受腔）[28-32]。它们在接受腔的一些细节上略有不同，但都保留了坐骨包容的基本功能特性。目前还没有明确的共识支持某一种款式的坐骨包容接受腔是优于其他的，但是所有的坐骨包容接受腔都需要假肢师有着丰富的经验才能制作好。坐骨包容和四边形接受腔都可以制成硬

质接受腔或由柔性热塑板制成的内腔和碳纤增强的前后开口式框架外腔组成的软质接受腔[33,34]。这种软质接受腔的优点在于，柔软的内表面可以增加舒适性，特别是残肢近端的舒适性；还可以提高本体感受能力；对较小的残肢体积变化可以自动适应；以及更少的热量聚积。在使用过程中，随着温度升高，内腔的柔韧性和贴合度提高，从而增加了悬吊能力[30]。最新的大腿假肢接受腔设计采用了带柔性内腔和可调节绑带的框架式外腔，它可以允许患者对接受腔的松紧进行一些控制。

大腿假肢有许多内衬系统和悬吊方式可以选择(图56-10)[23]。最简单的内衬系统是在一个硬质的接受腔中，通过调整穿戴在残肢上的棉袜套层数，来获得舒适的接受腔适配。这种类型的假肢通常需要腰带或整体弹性悬吊带(TES)来进行悬吊。腰带连接在接受腔近端的前侧和外侧部分，并穿过对侧的髂骨嵴。弹性悬吊带是用于小腿假肢悬吊套筒相同的材料制作而成，它包裹在接受腔的外侧，与环绕在髂嵴上方的腰带部分相连，从而进行悬吊。腰带和整体弹性悬吊带(TES)的穿戴都很方便，即使是有手功能障碍的患者也可以使用，因此主要用于活动水平较低的患者。它们的缺点主要有，残肢不可避免地在接受腔内上下窜动，悬吊带的压力会降低舒适性，以及残肢出汗乃至可能引发皮炎，特别是在使用整体弹性悬吊带的时候更容易出现这些问题。腰带和整体弹性悬吊带可以单独作为悬吊方式使用，如果需要额外的悬吊安全性或者需要对假肢的旋转进行控制时，也可以与其他的悬吊方式(后文将会详细介绍)结合起来，作为腋下悬吊使用。此外，还有一种悬吊方式是使用带髋关节的骨盆带，将一个单轴的髋关节一端固定到接受腔的外侧壁，另一端固定在骨盆带上，并通过腰带紧紧围绕在髂嵴上。单侧的关节和骨盆带会限制假肢的旋转，延长外侧的力臂从而使假肢更加稳定，特别适用于保留了较短股骨的大腿截肢患者。

对于大腿截肢患者来说，吸附悬吊是第二种主要的悬吊方式，而且只要条件允许，就应当作为首选的悬吊方式[23]。吸附式接受腔是全接触的接受腔，它直接接触残肢皮肤，并在接受腔末端装有一个单向空气阀。穿戴假肢时，截肢者需要将残肢通过度牵引引带将残肢全部拉入接受腔内，牵引带可以是有弹性的棉布、较好的绷带，或由薄而滑的尼龙织物制成的“易拉宝”，这种方式也被称为“干适配”法。另一种方法是“湿适配”法，即在残肢上涂上液体粉末，暂时润滑皮肤，然后将残肢滑入接受腔内，盖上阀门盖后，接受腔内多余的空气会通过单向阀门排出，形成一个小的真空环境，将接受腔吸附在残肢上。对于大多数患者来说，吸附悬吊提供了一个既没有附加的腰带或皮带，又非常安全、舒适的悬吊效果。由于吸附悬吊需要残肢的体积基本保持稳定，因此在截肢后的早期，残肢会出现快速萎缩的情况下，吸附悬吊对于临时假肢来说不是一个好的选择。残肢的瘢痕会降低接受腔吸附的能力，并且可能由于接受腔内存在较高的皮肤摩擦而难以耐受。使用吸附悬吊的假肢需要在站立位进行穿戴，要求穿戴者有良好的平衡能力、足够的手部力量和协调能力，才能将残肢牵引到接受内，并安装好阀门盖。将大腿近端的软组织牵引到接受腔中出现困难，并继续持续牵引会导致接受腔近端和骨盆之间的腹股沟内侧软组织(如内收肌)过度摩擦，这会导致疼痛，甚至造成皮肤破裂。要解决这个问题，可能需要对接受腔进行修改，更换穿戴的方式，或者使用外部真空泵来帮助牵伸残肢软组织，可以更好的贴合接受腔[35]。

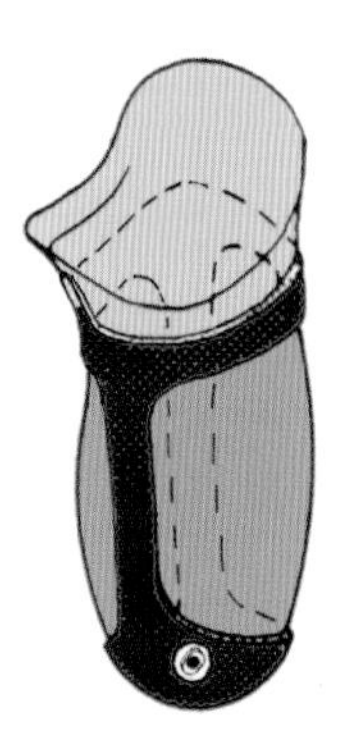

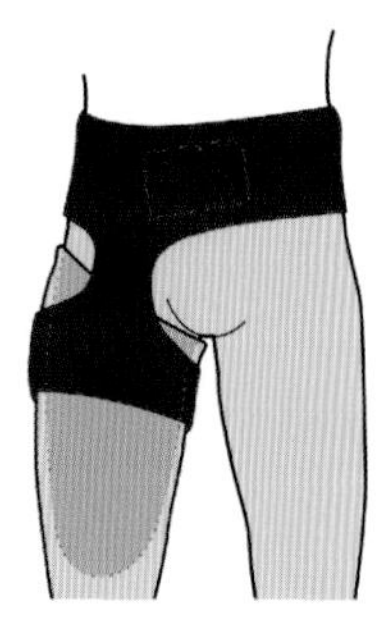

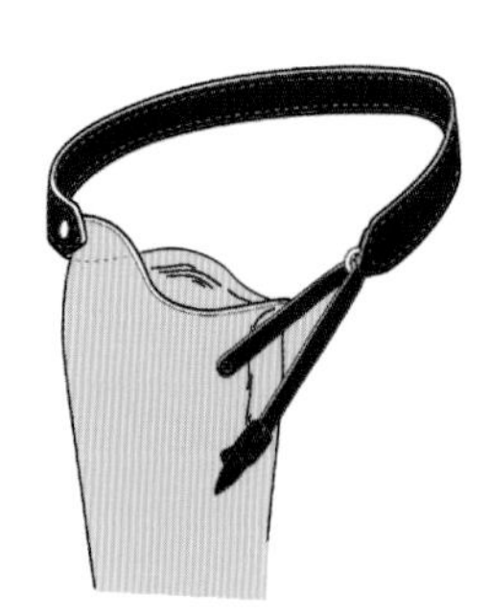

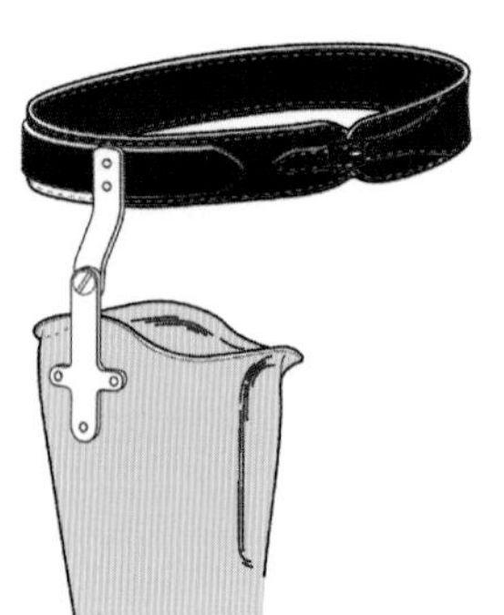

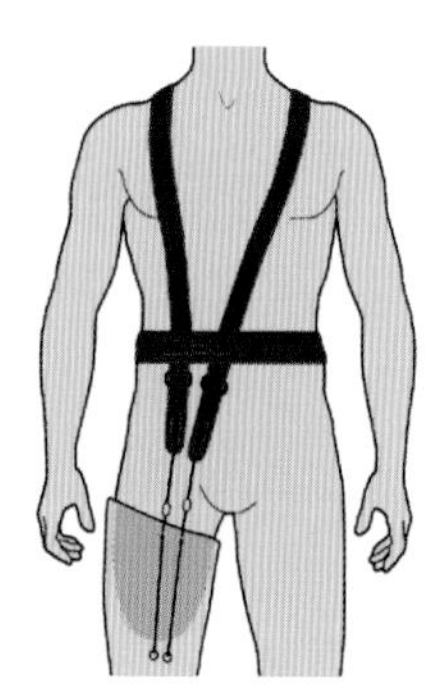

图56-10 大腿假肢可能用到的悬吊方式

此外，还有一种类似吸附悬吊的方式，通过在残肢上穿戴硅胶套，并在接受腔的近端附近嵌入一个硅胶环，硅胶环可以防止空气溢出，从而提供一个密封的环境，同样可以达到吸附悬吊的效果，可以适应因残肢萎缩或体重变化引起的残肢体积的改变。

与小腿假肢类似，大腿假肢也可以使用硅胶套或者弹性凝胶套，并带上插销式的锁杆和锁头，就可以提供有效的机械式悬吊方式。硅胶锁悬吊可以提供良好的悬吊能力，最少的残肢窜动，有效避免内收肌摩擦，并在不同的活动水平时都有良好的舒适度。为了适应残肢的体积变化，也可以在硅胶套上添加适当数量的袜子。如果残肢的软组织过多或过松，那么由于难以保证每次穿戴硅胶套的位置相同，且摆动时假肢对软组织的牵引力过大，以及对假肢的旋转控制不好，硅胶套的有效使用可能会出现问题。在这种情况下，可能需要弹性悬吊带或者腰带进行辅助使用。

在过去的十年里，各种各样的人工膝关节被设计制造出来，并进入商业化使用。最近的一项调查列出了超过 200 种膝关节装置，从简单的单轴膝关节到完全的智能膝关节（图 56-11）。假肢膝关节的主要目的是在站立期时提供假肢的稳定性（防止膝关节屈曲）；通过对假肢对线或者膝关节装置的调节，在摆动期时允许膝关节运动，以达到脚趾离地；在坐位状况下保持膝关节有良好的弯曲。膝关节应当可以控制后跟抬升的高度，在摆动阶段协助或抵抗小腿部分的加速和减速。选择一个合适的膝关节的原则，就是膝关节的站立期的稳定性特征和摆动期的控制能力，需要与预期的活动水平和假肢的使用相匹配[36-38]。液压或气压的膝关节主要

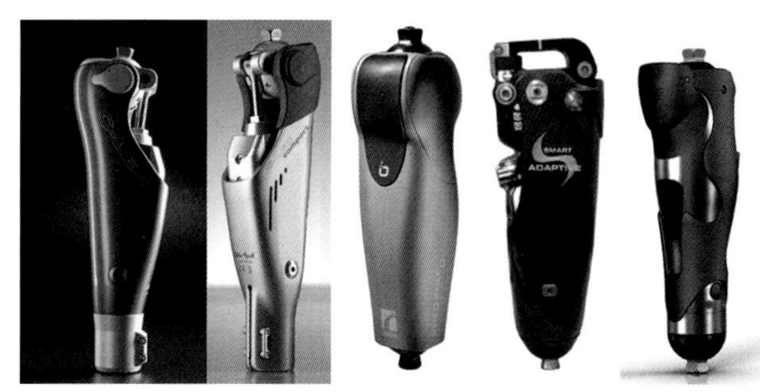

图 56-11 部分可用的电脑腿的膝关节。从左到右依次为：C-leg，Compact knee，Rheo knee，Smart Adaptive knee 和 Plie knee（由 Otto Bock，Ossur，Endolite 和 Freedom Innovations 公司提供，详细信息可以参见网站列表）

用于 K3 和 K4 的截肢患者，因为它们可以提供摆动期控制或者站立-摆动期控制，才能适应频繁改变步频的患者。液压膝关节可以提供摆动期的不同速度和站立期的屈曲控制。气压膝关节也可以提供摆动期的不同速度，但站立期的屈曲有限。对于 K1 或 K2 的截肢患者，由于他们在站立期难以保持膝关节的稳定，因此只能使用手动锁或者承重自锁的假肢膝关节。

四连杆、五连杆和六连杆的膝关节装置，由于其可变转动中心，使得膝关节具有更好的稳定性。从而越来越受欢迎，表 56-3 列举了假肢膝关节的主要类型以及它们的优缺点。

适用于小腿假肢的一体管连接件（如缓冲器和扭力器），同样也适用于大腿假肢的患者。此外，对于需要旋转大腿来完成日常生活活动（如驾驶汽车、穿脱衣服或鞋子等）的大腿截肢患者，也可以添加大腿扭力器（图 56-12）。

表 56-3 假肢膝关节及其使用的一般情况

膝关节类型	优点	缺点	可用于
恒定阻尼的单轴关节	简单 耐用	恒定的摆动控制 无站立期控制	尤其适用于儿童 有摆动期和站立期的主动控制，但速度单一的患者
非液压控制的多中心关节	易维护 站立期稳定性可调 摆动期小腿部分变短，方便足趾离地 坐位时，可以有更自然的外观	速度单一 笨重 结构复杂	膝关节离断 适用于长大腿假肢的美观和大腿短残肢的稳定性 伸髋肌力差的患者
承重自锁关节	在屈曲 0°～20°时，只要有承重，就可以通过机械装置来保持膝关节的稳定，而不需要足够的髋关节控制和对屈膝的控制 有助于速度较慢的患者	速度单一 需要定期维护	老年患者

56

续表

膝关节类型	优点	缺点	可用于
手动锁关节	站立期的绝对稳定性	不利于活动水平较高的患者 速度单一摆动期无屈膝，直腿步态 坐下时需手动解锁	短残肢患者 全身无力患者 残肢表面不平整 需要站立期的机械稳定性 其他关节无法使用者
液压控制			
单轴气压控制关节	可以响应不同的步行速度	昂贵的价格 需要更多的维护 更重	从儿童到成人，有着较好的控制
单轴液压控制关节	摆动期响应不同的速度 承重时有膝关节屈曲的液压阻尼	昂贵的价格 需要更多的维护 更重	从儿童到成人，有着较好的控制
多中心或多轴液压控制关节	站立期稳定性可调 摆动期小腿部分变短，方便足趾离地 坐位时，可以有更自然的外观 不同的行走速度	昂贵的价格 需要更多的维护 更重	从家庭活动到活动水平较高的患者 膝关节疾病的患者 为了长大腿假肢的美观和短小腿假肢的稳定性
微处理器控制			
单轴或多轴液压控制	内置电脑调节膝关节以适应不同的步态周期 节约能量	最昂贵的价格 更重 可靠性记录未经证实	更高活动水平的患者 有些智能膝关节使用电脑调节阀来调节气缸在摆动期的阻尼 有的用计算机控制摆动期的功能和站立期的稳定性 一些使用多传感器的系统以每秒 50 次的速度向微芯片发送有关步态变化的信息

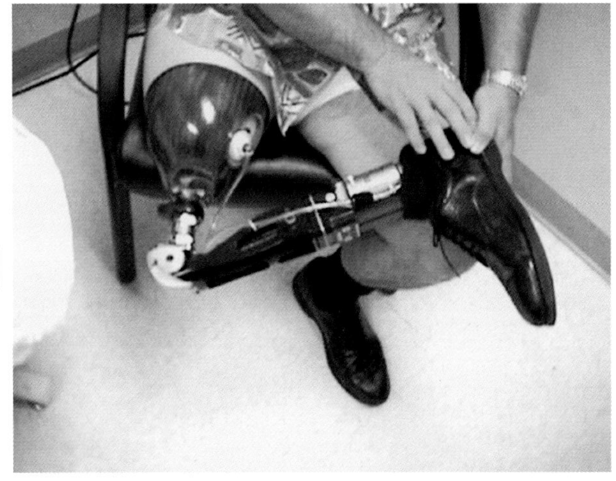

图 56-12 大腿扭力器。可以进行旋转，以便更好地穿脱假肢，以及在车内的舒适性（由 Otto Bock 提供，详细信息可以参见网站列表）

髋离断/半骨盆假肢

如果大腿假肢患者的剩余股骨长度小于 5cm，通常适合按照髋关节离断来装配假肢。髋关节离断的标准假肢是加拿大髋离断假肢（图 56-13）。这种假肢的接受腔将截肢侧的一半骨盆包围起来，并延伸至围绕到健肢一侧，仅为健侧的下肢留出一个开口。接受腔的前侧壁较为柔软，并可以由此处打开以便假肢进行穿戴。由截肢侧的坐骨结节来进行全部的承重。对于该平面的截肢，为了减轻假肢的整体重量，应当首选内骨骼假肢的组件进行装配。内骨骼的髋关节和膝关节组件都有一个伸展辅助装置，通常是一个恒定摩擦系数的装置。内骨骼的假肢组件可以由铝合金、钛合金或碳纤-石墨的复合材料制作而成。单轴脚或带有软后跟的 SACH 脚一直是髋离断假肢最常见的假脚选择。假肢处方中还包括一个美观的外包装。如有必要，可使用锁定的髋关节或膝关节组件。对于功能活动水平较高的髋离断患者，电脑腿的膝关节可能是一个提高稳定性的好选择。

用于半骨盆截肢的假肢与髋离断假肢基本类似，除了接受腔的内部结构略有不同。在半骨盆假肢中，大部分承重都是由截肢侧的软组织来承担，还

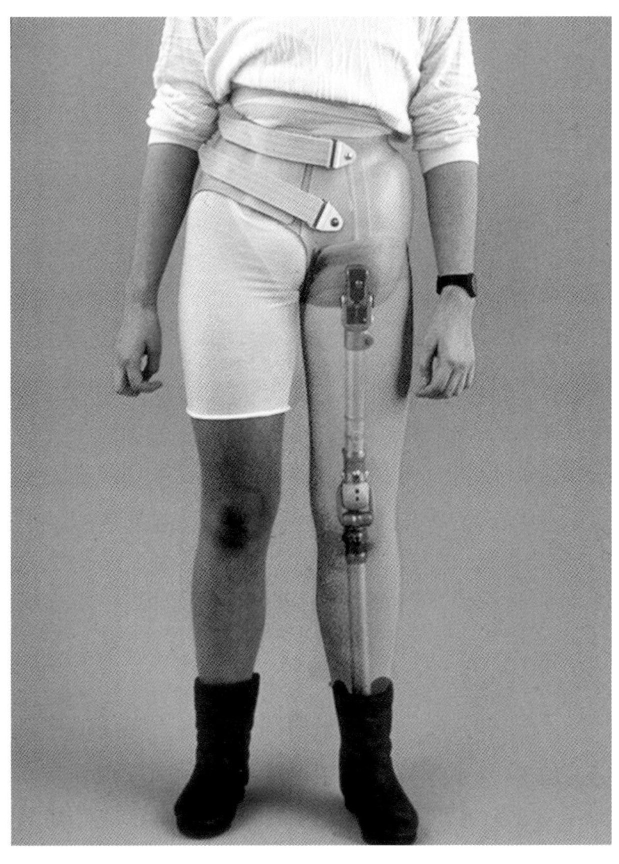

图 56-13　带自由髋关节、四连杆膝关节和外包装轮廓的加拿大式髋离断假肢(由 Otto Bock 提供,详细信息可以参见网站列表)

有一部分承重由骶骨、肋弓和健侧的坐骨结节来承担。

半体截肢

虽然很少见,但半体截肢(HCP)或经腰椎截肢具有最重要的生理和心理意义。在这个过程中,先进行腰椎离断和脊髓横断,然后骨性的骨盆、骨盆内容物、下肢以及外生殖器被切除。半体截肢通常是针对患有晚期盆腔肿瘤、盆腔骨髓炎、粉碎性骨盆创伤或骨盆区域难以愈合的压力性溃疡等危及生命的疾病的患者的最后手段。一旦截肢部位完全愈合,假肢师就需要开始制作假肢。

半体假肢呈桶形,有两个切口,以对应患者的结肠造瘘口和回肠造瘘口的部位。这种假肢也适用于其他情况导致半体假肢的患者[39]。首次穿戴假肢时,在最开始的几周内,患者都必须谨慎使用,并频繁地检查皮肤是否破裂。首先,假肢的底部连接到一个平板上,以提供一个水平的坐位面,随后可以用一个滚动板代替,以便在轮椅转移时具有更大的灵活性,以及促进轮椅的使用。

上肢截肢

上肢截肢管理的一般原则

上肢截肢患者的一般护理方法与下肢截肢的方法类似,详见第 37 章。这里将主要强调它们之间的差异,并讨论上肢截肢所特有的一些方法。

患者术前评估与管理

无论是术前还是术后,假肢装配前的评估都应着重于找出可能会影响到康复进程和假肢适配的因素。特别重要的是否存在肌肉骨骼或神经系统的合并伤,例如较严重的肩关节活动障碍或臂丛神经损伤,这将严重影响到假肢的正常使用。在这一阶段,应进行有关的康复过程、假肢选择,并讨论切合实际的预期目标。

术后护理

上肢截肢术后残肢的护理方法基本与下肢截肢的类似。随着残肢的萎缩,软敷料与残肢收缩袜套或者弹性压缩垫一起配合使用是最常用的伤口护理方法。在有 RRD 应用经验的康复中心,由于可以更好地保护残肢、控制水肿和减轻疼痛,建议在术后即时和术后早期使用 RRD。RRD 对前臂截肢患者的效果最好,因为有肱骨髁可以很容易地悬吊住硬质的敷料。RRD 的另一个优点是能够通过在敷料上加上一个假手钩、索带和控制系统,从而实现术后即时或术后早期的假肢安装。对于双侧上肢截肢的患者来说,早期的假肢安装尤其重要,因为这可以避免由于双侧上肢缺失,导致产生潜在的完全依赖性的严重心理问题。

假肢装配

假肢装配过程中,比截肢本身更重要的是,了解患者的职业和业余需求、寻求假肢装配的动机、支持性社会网络的可用性以及美观方面的问题,这些因素都对假肢处方的目标设定和决策至关重要。没有既定的指南来指出何种类型的截肢患者需要安装何种类型的假肢。通常,影响假肢适配和训练效果的因素包括显著的认知障碍、损害残肢协调性的上运动神经元综合征、神经丛病或周围神经损伤、明显的感觉丧失、残肢痛觉过敏或肩关节活动丧失。典型的假肢装配过程包括:先进行自身力源的临时假肢装配和训练,在术后 3~6 个月残肢基本定型后,进行初始的适配和训练，再进行正式假肢的装配。与体外力源假肢相比，选择自身力源假肢作为临时假肢的优点包括：更容易装配、对残肢体积变化的适应性更好、可以早期进行日常生活活动训练，以及更低的成本。由于很难预测患者对长期穿戴上肢假肢的接受度和患者更喜欢的假肢类型（自身力源或者体外力源），因此在临时假肢装配阶段，应使用各种不同的假肢选择。还需要尝试使用不同类型的手部设备，给予上肢截肢者足够的时间来探索它们在各种家庭、工作和社会环境中使用时的优缺点。通过这样的试验，可以让患者更好地参与最终的假肢处方制订，并作出更明智的选择。

上肢假肢的整体接受度和能否持续使用受到许多因素的影响[40-43]。与下肢假肢类似，当截肢平面更高时，假肢的接受度就越低。大多数肩关节离断或肩胛带水平的截肢患者最终都拒绝使用假肢。大约 40% 的上臂截肢（THA）患者会长期使用假肢。而在前臂截肢（TRA）的患者中，大约有 90% 都会继续使用假肢。更远端的手部截肢患者接受假肢的概率较低，这主要是因为残肢的功能得到了更好的保护。所有水平的双侧截肢患者对假肢使用的接受度都较高。Malone 等人[40]的早期研究表明术后 30 天内的早期假肢装配与较高的假肢长期接受度有一定关系。而最近的研究[41-42]没有显示出很强的相关性，这表明即使是延迟装配假肢也可能有较好的接受度。患者拒绝使用假肢的常见原因包括：用途有限、重量过大、残肢疼痛和（对肌电假肢而言）耐久性差。同样重要的是，要注意到，单侧的上肢截肢患者可以在不需要假肢的情况下，完全独立地完成日常生活活动和许多其他活动，而双侧上肢截肢的患者反而更依赖于假肢来完成日常生活活动。

假肢评估和控制训练

装配完成后，假肢训练是康复过程的重要组成部分，它会影响假肢的使用和患者的接受度[44]。近端截肢患者在假肢装配前开始的增加力量和关节活动范围的训练应该继续进行。假肢制作好以后，应当先由假肢小组的成员进行检查，确保接受腔的适配度，以及对控制系统进行适当的调整来可以完成最大限度的功能操作。在初次使用和训练期间，应当每 15~30min 将假肢取下来，检查是否存在压力过大或皮肤过敏的情况，这些情况可能是由于接受腔适配不良或过度使用而导致的。随着皮肤耐受性的增加，在最初的几天内，假肢的穿戴时间可以逐渐增加。假肢调整好以后，患者可以在一到两周内进行全天候的假肢穿戴。

上肢假肢的具体训练包括：如何戴上和取下假肢，如何调整袜子层数，以及如何对残肢进行清洁和护理以及对假肢进行维护。最开始的控制训练是如何控制手部设备和激活的位置，以及上臂假肢如何锁定肘关节。接下来的抓取和放下物体训练、转移物体训练和功能活动时手部设备的定位训练，应当在经验丰富的治疗师的指导和反馈下进行物体的抓起、放下和移动，及对手部装置的功能活动定位。日常生活能力、家务活动、职业和娱乐活动训练应在培训课程中进行真实环境的模拟训练。成功的假肢使用者会依靠治疗中学到的基本技能，通过居家的日常生活练习，进行补充锻炼。长期使用上肢的人通常对假肢组件、索带类型和控制线缆的调整有非常特殊的使用模式和偏好，谨慎的做法是将患者的诉求纳入假肢处方的制订。

体外力源假肢的控制训练比自身力源假肢的训练要复杂得多。传统假体训练的目标同样也适用于肌电假肢。但是，患者必须学会独立地调节和维持某一块肌肉的收缩，来控制假肢的某一项动力功能。使用体外力源（肌电）假肢进行训练通常比自身力源的假肢需要更多的时间，因为控制假肢需要更精确的肌肉运动和肌肉收缩量。

根据治疗师和的意见，成人和大龄儿童可以在治疗时和家庭中练习特定的任务，以获得某项独立功能所需的技能。幼儿进行上肢假肢的训练时间将明显长于成人或大龄儿童。

上肢假肢随访

新截肢患者的常规随访应在假肢交付使用后的 4~6 周开始，然后每 2~6 个月进行一次随访，直到配置正式假肢。然后，每年随访一次，或者患者在假肢再次出现问题时进行反馈就可以了。在随访过程中，应当了解患者对假肢的使用情况和功能掌握情况，解决假肢使用的困难或问题，评估假肢是否仍适配，并关注残肢的情况。如有必要，可建议进行额外的康复治疗，对假肢进行维修，或解决残肢的医疗问题，并在必要时制作新的假肢。一般来说，在需要完全更换之前，上肢假肢通常可以使用 3~5 年，而接受腔的更换频率可能比其他组件要更频繁。

虽然我们的一直着重于假肢的装配，但康复的重点仍应放在上肢截肢患者身上，放在患者肢体缺失后所期望的生活方式上。许多上肢截肢患者在没有假肢的帮助下也可以表现得很好，即使他们选择不穿戴假肢，也不应被视为康复的失败。

双侧上肢截肢

双上肢截肢的患者即将面临的是几乎所有日常生活活动能力的丧失，对他们而言，任何日常生活活动能力的早期重建都很重要。可以提供一个附着在残肢手臂上的工具套，用来帮助患者进食和刷牙。对于双上肢截肢的患者，即使是使用临时假肢，也要尽可能早地完成假肢装配，通常将残肢较长的一侧作为利手进行训练。双上肢假肢需要用到一些特殊的假肢组件。双侧或至少在利手侧装配腕关节屈曲组件，将可以允许假肢在身体中线附近的活动，如系衣服扣，系腰带和上厕所。此外，还需要可以定位手部设备的腕关节旋转组件，双侧的假肢才能更好地使用。为了使患者可以独立生活，还必须进行特殊的如厕技术的训练。最后还应该训练足部的技能，练习使用足部来完成部分活动。还可能需要用到一些专门的洗浴设备，如用于如厕的坐便器、带有多个喷嘴的淋浴架和壁挂式的吹风机。

上肢假肢

上肢假体所要替代的是人体功能非常复杂的部分。手能够执行各种各样的功能活动，从需要轻微抓握力的精细灵巧动作，到具有巨大抓握力的粗大运动，所有这些活动都是在带有感觉反馈的情况下完成的。为了在我们周围的动态环境中完成这些任务，上肢近端的肌肉和关节必须进行协调运动，才能定位手部用于功能性活动。上肢假肢对缺失的肢体来说只是一种作用有限的替代品。通过训练，假肢可以代偿一部分简单的，范围受限的手部抓握和操做功能。所有上肢假肢最大的缺陷在于缺乏手部设备的感觉反馈，从而只能将其用于简单的辅助活动。由于假肢替代正常手功能的能力有限，通常会对上肢截肢患者进行利手转换的训练。

上肢假肢可分为三类：自身力源型假肢（传统型假肢）、体外力源假肢（肌电假肢）、美容假肢（被动型假肢）。

自身力源假肢

由于大多数上肢截肢患者首先学会使用自身力源的假肢，因此下面将对这类假肢中使用到的各种组件的功能进行初步讨论[45,46]。了解自身力源假肢的作用、使用和局限性，可以作为后面讨论体外力源假肢的基础。所有传统的自身力源假肢都由以下部分组成：接受腔、悬吊系统、索带控制系统、手部设备和连接用的关节。

接受腔

传统上，上肢假肢接受腔都采用了由轻质塑料或石墨复合材料制成的内外腔设计。硬质内腔是根据残肢的形状塑模定制而成的，是残肢和假肢之间的主要接触界面。假肢的舒适性和功能性与内腔的适配度有着直接的关系。外腔则被制作成具有普通上臂或前臂的一般形状、长度和轮廓，主要起到美观的作用，同时外腔也作为其余假肢组件安装的基础。这种类型的接受腔耐用性好，还可以通过调整袜子的数量，很容易地适应残肢体积的变化。

另一种上肢假肢接受腔的制作方法与用于下肢假肢的柔性内衬套和框架式硬质外接受腔一样。内接受腔由柔性的塑料材料制成，可以提供与残肢的全接触，并可以用于进行吸附悬吊。围绕内接受腔的是一个硬质的外部框架，用来保证接受腔的结构完整性。外腔上可以进行开口设计，从而允许残肢肌肉的运动，以增强舒适性。

悬吊系统

悬吊系统必须保证假肢牢固地固定在残肢上，并将假肢本身重量和拿起物体时残肢所收到的力进行更好地分布。悬吊系统可以分为索带悬吊，自身悬吊和吸附悬吊三种方式。

自身力源假肢最常用的悬吊方式是各种类型的索带悬吊。而索带悬吊中最常见的就是 8 字型索带（图 56-14）。在健侧，8 字索带围成一个环固定在腋窝处，并提供用于悬吊和控制索带的反向力。在假肢侧，通过索带的前部分将主要的悬吊力传递到假肢上，在上臂假肢中，索带前部分直接连接到接受腔上，而前臂假肢则需要通过中间的 Y 型带和接受腔后方的衬垫间接地连接到接受腔上。而假肢侧的索带后部分与控制索相连。对于需要举起更重物体的活动，或者当 8 字索带的腋下压力太大而不能接受时，可以用增加胸带和肩垫的方式来替代。将用皮革或柔性塑料制作的肩垫放置在截肢侧的肩部，并用胸带固定在腋下部位的胸廓周围。假肢的悬吊是通过固定在肩垫顶部的倒 U 形索带来实现的，并向下延伸固定在接受腔的前部和后部（上臂假肢）或后方的衬垫上（前臂假肢），而控制缆则连接到胸带的后部。

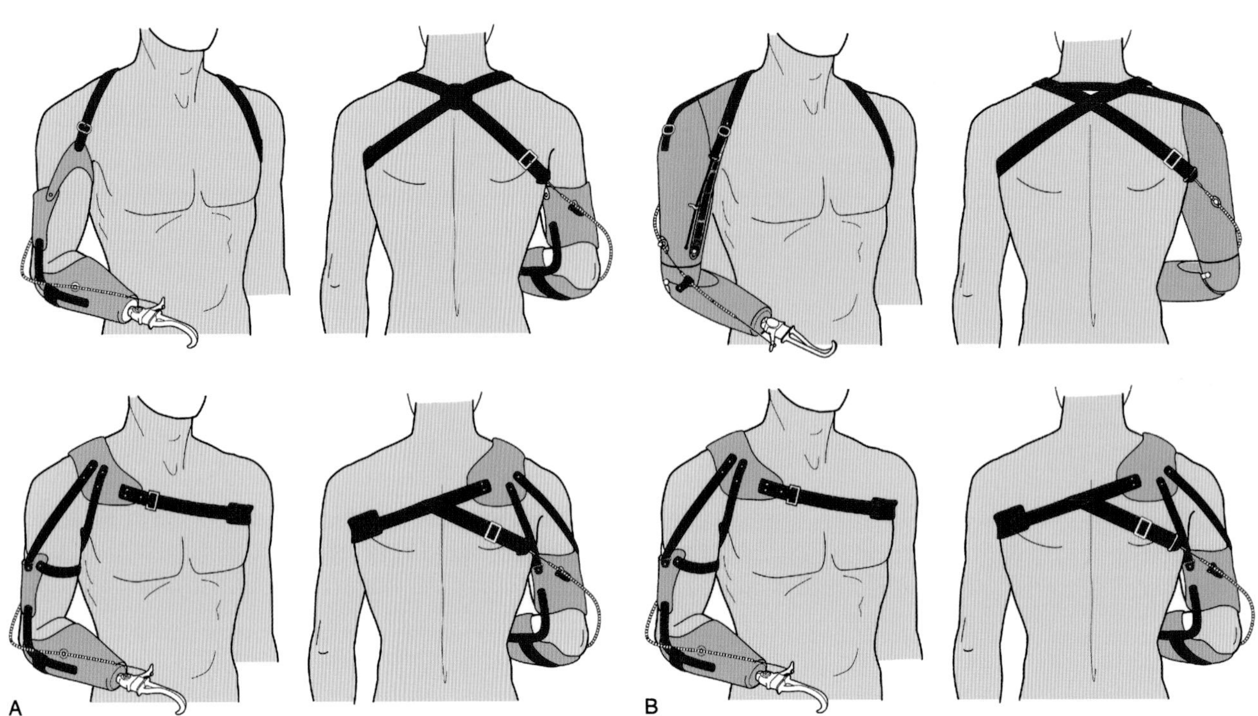

图 56-14 自身力源的前臂和上臂假肢的 8 字型索带悬吊和肩垫胸带悬吊系统。后者主要用于举起较重的物体或无法承受过大的腋下压力时。A:前臂假肢的两种索带悬吊方式——8 字型索带悬吊和肩垫胸带悬吊。通过上臂屈曲或肩胛骨外展来驱动手部设备。B:对于上肢假肢,可以在肘关节处于锁定状态的时候,通过上臂屈曲或肩胛骨外展来驱动手部设备或者移动肘关节。要锁定或解锁肘关节,必须同时使用上臂伸展、肩部下沉和障壁外展

当残肢的骨性结构可以用于悬吊时,就可以采用自身悬吊的接受腔设计,有点类似于赛姆假肢的效果。自身悬吊式的接受腔很大程度上仅限用于腕关节和肘关节离断的患者。在索带悬吊和自身悬吊的假肢中,都可以通过穿戴合适的袜子来提高接受腔的服帖性和舒适度。

吸附悬吊的接受腔与下肢的吸附式假肢接受腔类似,可以使用带单向排气阀门的全接触式接受腔,也可以使用带插销锁的硅胶内衬套。吸附悬吊式的接受腔主要适用于残肢具有良好软组织包裹、无内陷瘢痕和体积稳定的上臂截肢患者。在穿戴带排气阀的接受腔时,需要使用水基润滑剂或用拉套将残肢牵引到接受腔内。单向空气阀可以使接受腔内部产生吸力,从而保持假肢的悬吊。当使用带有远端插销锁杆的硅胶内衬套时,将硅胶套套在残肢上,然后将锁杆插入对应的锁头中,通过硅胶套的吸附、与皮肤表面的摩擦来实现悬吊。

控制索机制

自身力源假肢通过控制索,将肩部和肱骨的运动转换为驱动肘关节和手部设备的力。可用于驱动假肢的运动包括肩胛骨外展、肩部下沉或外展及肱骨屈曲。用于驱动单个假肢组件(如肘关节或手部设备)的控制索被称为单控索或波顿索。双控索系统使用一根控制索来控制两种不同的假肢功能,最典型的就是上臂假肢中的肘关节屈曲和打开手部设备的控制。控制索同时也连接到 8 字索带或胸带上,用于假肢的悬吊。当自身力源假肢采用自身悬吊或者吸附悬吊的接受腔设计时,仍然需要使用一个简单的 8 字型索带或 9 字型索带系统来完成假肢的控制功能。

手部设备

自身力源假肢的手部设备可以是手钩、功能性手(主动手)或美容手(被动手),也可以是为特定活动而设计的特殊手部设备(如保龄球握持设备、高尔夫球杆握持架)。手钩型手部设备相当于是一个可以提供横向夹持力的手柄,而主动式手部设备则提供的是三点卡盘动作[47]。最常用的主动式手部设备是主动开手型手钩。主动开手型手钩有着许多不同的设计,其中最常用的设计是 Dorrance 5X、5XA 和 7(Hosmer Dorrance, Campbell, CA)(图 56-15)。使用主动开手型手钩,截肢者可以通过索带系统来打开手钩,然后依靠弹簧或橡皮筋完成闭手并提供

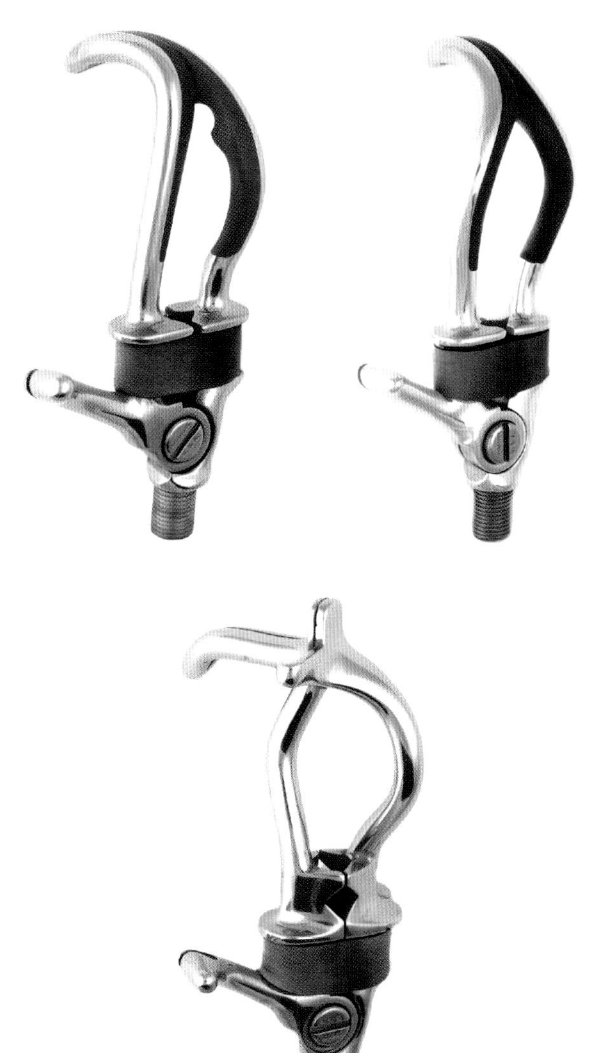

图 56-15　最常见的手部设备(图片由 Fillauer 公司提供)

抓握力。通常闭合时的抓握力从 2.3~4.5kg(10Ib)不等。主动开手型手头更美观,但更重,会影响被抓住物体的视觉效果,而且提供的抓握力也较小。主动闭手型手部设备允许截肢者通过索带的控制,提供传输到手部设备的可变抓握力。主动闭手型手部设备能够提供更大的抓握力,通常可以达到 9~11kg(20~25Ib),并可以通过施加在索带上的力的不同大小,从而提供间接的感官反馈。主动闭手型装置的一个显著缺点是,在需要长时间抓握时,就必须持续拉动控制索带,这是一项在动态任务中难以完成的技能。被动手(美容手)比主动手要轻许多,可以被动地放置在不同的体位。被动手不能提供抓握力,但可以用于握、举、推或拉。外包装手皮,能使功能性和美容性假手更接近于人的肤色。

腕关节装置

腕关节装置是用于将手部设备和假肢进行连接的装置,通常将手部设备连接在功能活动(如所有手部设备的旋转和特定手部设备的屈曲)的初始位置上。腕关节的旋转是使用完整的假手或推动手部设备到一个坚实的表面上,并依靠摩擦或机械装置完成。依靠摩擦控制的腕关节很容易完成定位,但是在提升较重的物体时可能会滑动。依靠机械装置的腕关节使得手部设备可以用于提起较重的物体,用于手部设备的杠杆作用对功能发挥非常重要。可屈腕的腕关节装置通常被预置在屈曲位,这样可以使手部设备在完成活动时更接近人体,这对双侧截肢的患者来说是非常有用的设计。腕关节装置需要有快速断开连接的设计,才可以轻松地更换不同的手部设备。

有关接受腔、悬吊、控制系统等组件内的其他详细信息,将在后文与特定截肢水平相关的内容中酌情讨论。

不同截肢水平的假肢

部分手假肢

对于部分手截肢(如指骨截肢、序列切除、掌骨截肢),如果剩余的手仍可以进行功能性抓握,那就不需要假肢。为了在功能上有用,残留的手掌需要能够进行一个基本的掌握,这就需要两个相对的手指可以相互接触,才能提供一个可供抓握的力量。如果可能的话,对残肢手掌进行手术重建通常是在保持感觉的同时保持或增强功能的首选方法。当只剩下一个可移动的手指时,如在第 2~5 指的掌骨截肢术中,可以使用开放式或手套形的假肢,为拇指的对掌功能提供一个稳定的表面。一般来说,需要根据残余部分手的解剖结构的实际情况,制订创造性的个性化解决方案,才能达到适当的功能(图 56-16)。有时,上肢截肢的患者也可能需要为专门活动而特殊定制的设备。在部分手假肢中,最常用

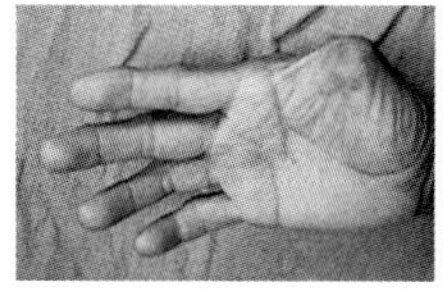
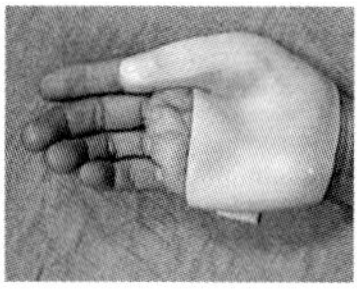
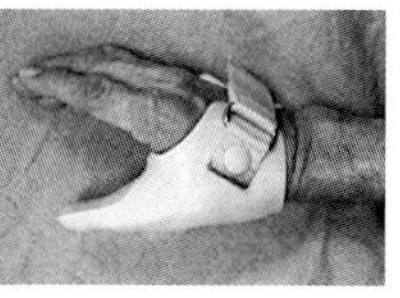

图 56-16　对掌位的大拇指假肢,可以完成抓握或物体的操纵

的就是美容假肢。部分手假肢的长期使用情况因人而异，但是大多数患者至少偶尔会在社交场合进行穿戴[47]。

前臂假肢/腕离断假肢

根据从肱骨内上髁测量的前臂骨性残肢长度，可将前臂残肢分为极短残肢(<35%)、短残肢(35%~55%)和长残肢(55%~90%)三种类型。较长的残肢长度增加了前臂力臂，拿起物体更为容易。残肢越长，前臂的旋前-旋后活动范围就更大，长残肢可以有60°~120°的旋前-旋后，而短残肢的旋前旋后活动范围都在60°以下。对于长残肢和短残肢的前臂假肢，通常使用内外腔的接受腔设计，通过柔性肘铰链(或带子)连接到上臂垫上，以允许进行旋前旋后运动。上臂垫有助于分散悬吊产生的力，并需要用来固定控制索带。前臂假肢最常见的是使用8字索带系统进行悬吊和控制。对于极短残肢的前臂截肢，通常使用刚性的肘铰链，来提供将接受腔固定残肢上的更大的稳定性。对肘关节活动受限的前臂假肢患者，可以使用多中心的肘关节或带有铰链的分离式接受腔，来提供额外的屈曲活动。通过使用这些肘铰链获得的额外屈曲活动，会被屈肘力的丧失或在拿起重物时抵消。

腕离断(WD)假肢是根据前臂假肢改进而来的。由于腕离断保留了桡尺远端关节，大部分前臂的旋前旋后运动得以保留。腕离断的接受腔设计是，远端为扁平状，形成一个椭圆形，以跟随残肢的旋前旋后运动，让手部设备可以在活动期间进行主动的旋转定位。残肢远端的凹陷适合用于假肢的自身悬吊，但这通常会导致接受腔末端较大，外形不佳，类似于下肢假肢中的赛姆假肢。由于残肢较长，需要使用特殊的，长度极短的腕关节装置，以尽量减少假肢的总长度。如果患者对外观要求很高，那么他/她就更适合采用长残肢的前臂截肢。

前臂/腕离断假肢的处方示例如下所示：全接触的内-外接受腔设计，柔性肘铰链，上臂垫，8字索带，单控制索带，双壁全接触插座柔性肘铰链三头肌垫figure-of-8线束，单控制电缆，可快速断开的恒定摩擦的腕关节装置，5XA手钩，以及美容手皮。

上臂/肘离断假肢

根据从肩峰测量的肱骨残肢长度，将上臂残肢分为肱骨颈截肢(<30%)、短短残肢(30%~50%)、标准残肢(50%~90%)和肘离断(90%~100%)。对于短残肢或标准残肢的上臂假肢，采用延伸至肩锁关节下方的传统内外腔假肢设计，并连接到8字形索带或肩带-胸垫的悬吊系统上。对于短残肢的上臂截肢，想要将接受腔固定在残肢上，尤其在负重的情况下，是非常困难的。为了解决这个问题，将接受腔的剪切线向近端内侧，至肩峰处，形成一个肩帽的设计。通过这样的接受腔设计，只需要使用一个胸部带就可以完成悬吊，但是也可以同时使用其他的悬吊系统来增加安全性或改善控制功能。然而，也正是由于肩帽的缘故，肱骨的外展运动将会受到限制。吸附式接受腔悬吊逐渐成为上臂截肢患者更愿意接受的方式，因为它可以提高悬吊能力，并且在活动时可以有更大范围的肢体活动。即使使用吸附悬吊，也需要有一个腋下的索带来完成对假肢的控制，并且还可以增加悬吊能力，尤其在需要拿起更重的物体时。用腋下索来控制，还可以增加悬架，尤其在提升较大载荷时。当外部力源的肌电使用吸附悬吊的话，就可以使用没有任何索带的自身悬吊的假肢设计。

标准的上臂假肢肘关节组件是内肘关节，其允许135°屈曲，并且可以手动锁定在多个预设的屈曲角度上。标准的内肘关节有一个转盘，可以允许前臂作被动的内外旋转。内肘关节通常有一个弹簧辅助装置，用来帮助平衡前臂的重量，使截肢患者更容易完成屈肘动作。肘关节组件的长度大约为5cm，如果截肢平面在离肱骨髁不足5cm处，就无法使用内肘关节，除非患者愿意接受两侧肘关节位置不对称的美观方面的问题。当无法使用内肘关节时，可以使用锁定的外肘关节，但这些关节也不太美观。

上臂假肢的控制系统需要使用两条索带：一条控制肘部和手部设备的双控索带和一条辅助肘关节进行锁定的索带。在控制假肢时，截肢者需要使用肩胛骨的牵引和肱骨的屈曲动作，将肘关节屈曲到所需的位置上，然后用第二条索带将肘关节锁定，在肘关节锁定状态，采用相同的肩部运动就可以完成对手部设备的控制。锁定肘关节通常是通过使用沿接受腔前部布线并连接到线束前端的控制索带来完成的。肩部下沉、肱骨伸展或外展运动可以用于锁定和解锁肘关节。

肘离断假肢是根据上臂假肢改进而来的。肘离断假肢接受腔是平的，宽的，与肱骨髁的解剖结构相一致。这种设计提供了一些自身悬吊能力，并且患者可以主动地旋转假肢(肱骨内旋外旋活动)。较长的残肢长度要求使用外肘关节和一个由索带控制的锁定机制。悬吊索带可以是 8 字型索带，也可以是肩带和胸垫的悬吊方式。肘离断假肢的控制系统与上臂假肢相同。

上臂短残肢的假肢处方示例如下：柔性接受腔/硬框架吸附式接受腔，8 字型腋下悬吊控制索带，双控索带，带转盘和屈曲辅助的肘内关节，轻质前臂假肢壳，可快速断开的恒定摩擦的腕关节，5XA 手钩，以及美容手皮。

肩离断/肩胛截肢

对于肩离断和肩胛带截肢来说，接受腔需要延伸到胸部进行悬吊，从而稳定假肢。肩胛带假肢接受腔所覆盖的胸部区域更大。在某些情况下，为了减轻假肢的重量，以及通过减少皮肤覆盖量来减少热量积聚，可以选择开放式的框架接受腔，而不是塑料成型的接受腔。

肩关节假肢的组件类似于带附加肩关节的上臂假肢，只不过增加了肩关节组件，肩关节组件可以被动地放置在合适的屈伸和外展-内收的位置上。胸带系在接受腔的前、后部，用以进行悬吊。为控制假肢而失去了同侧的肩关节运动，严重影响了假肢的使用。可以使用三根单独的索带来完成悬吊和控制功能，其中一根索带依靠健侧肱骨侧屈，来进行肘关节的屈伸控制，一根索带依靠扩胸运动来控制手部设备，以及一根手动推拉的索带来锁定或解锁肘关节。自身力源的肩离断/肩胛带假肢穿戴非常麻烦，而且功能有限，通常都作为美容假肢使用。为这些近端截肢水平提供合适的自身力源假肢的困难阻碍了他们的日常使用。对于许多肩离断/肩胛带截肢的患者来说，一个美容假肢就已经足够了。对活动要求较高的患者，体外力源假肢可能更具功能性，因此可以考虑。

体外力源假肢

体外力源假肢使用集成在假肢组件中的小型电机来控制其功能。可靠的外部电源可用于控制手部设备的打开与闭合、腕关节的旋转和肘关节的屈伸。使用肌电信号或开关来控制这些电机。在两种控制方式都进行试用以前，通常很难预测某个患者所适合的假肢控制类型。与自身力源假肢相比，体外力源假肢通常更重，更昂贵，更不耐用，尤其在进行频繁体力劳动的情况下。而体外力源假肢的优点主要在于：无须使用索带控制从而有更好的舒适性；更好的假肢控制；更好的短上臂和肩离断假肢的举物能力；以及电动手钩和手头的握力更大。在前臂假肢中，由于接受腔采用自身悬吊设计，因而不需要索带（图 56-17）。

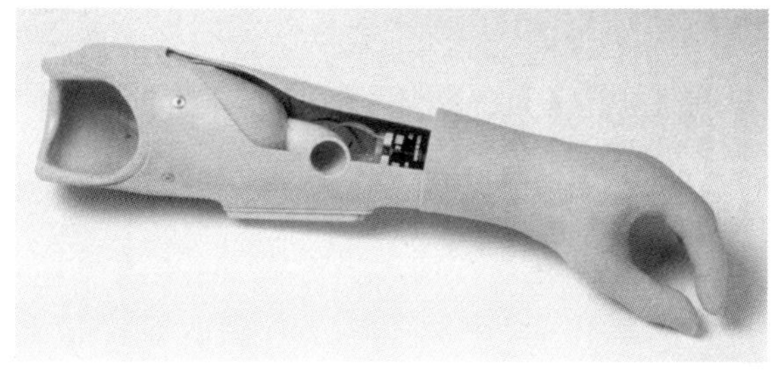

图 56-17　Otto-Bock 自身悬吊的前臂肌电假肢以及内部的电子元件放置（由 Otto Bock 提供，详细信息可以参见网站列表）

最主要的体外力源假肢控制系统是肌电控制。肌电控制通过使用植入假肢接受腔的表面电极与皮肤接触，检测残肢肌肉主动收缩时产生的动作电位，从而使用肌电信号控制电机来完成某一项功能（如操作手部设备、腕关节旋转、肘关节屈曲）。在开具处方和装配肌电假肢之前，应确定患者的残肢上至少有一个肌肉群拥有可靠收缩和放松的能力。这可以使用肌电图生物反馈设备或肌电测试仪来确定最合适的控制电极的位置。根据需要控制的假肢功能的数量和识别出可用的电极位置的数量，有几种不同类型的肌电控制器可供选择。双电极系统使用两组电极放置在拮抗肌上，从而实现自然而直观的肌电控制。例如，在前臂假肢中，通过前臂屈肌的激活，来完成手部设备的关闭，而通过前臂伸肌的激活，来打开手部设备。现代的肌电控制系统大多采用比例控制，使手部设备的激活速度或强度随肌肉收缩的强度而变化。当可用于控制假肢所有预期功能的可用电极位置数量不足时，可以使用替代控制策略。单点控制器用来自单个电极的主动收缩强度（即肌电信号的幅度）来控制运动（即弱收缩将关闭手部设备，强收缩将打开手部设备）[48]。顺序或多状态控制器使用相同的两个电极来控制多个功能（如控制手部设备和激活肘关节），这种类型的控制器使用一个简短的快速收缩来切换控制模式。因此，上臂截肢者的两个肌电位点（肱二头肌、三头肌）可以用来控制手部装置的开/关和肘关节的屈/伸。任何一种替代的控制方案都需要更长时间的训练，而且不是所有截肢患者都能最终掌握的。

近端上肢截肢（短上臂截肢、肩离断和肩胛带截肢）几乎无法为肌电控制提供合适的电极位置选择。

56

靶向肌肉神经化(targeted muscle reinnervation, TMR)是一种外科手术,目的是移动肩部或残肢中不再有靶向肌的周围神经,并将神经末梢植入剩下的肌肉,如胸肌上。一旦神经建立了一个肌肉-神经连接,那么该肌肉段的收缩就可以成为一个新的潜在的肌电控制部位。在像胸大肌这样的大段肌肉中可以有多个肌电位点。只不过该手术过程复杂,新肌肉激活的时间可能长达数月,因此需要延迟假肢的安装。目前,这种替代的手术方式也适用于双侧近端截肢患者,因为传统假肢的装配只能提供很少功能或完全没有功能。

当肌电控制不可用或没有足够的电极位置时,集成在假肢接受腔或索带中的开关可用于实现或增强对各种组件的控制。简单的通断式开关可用于实现对受电部件的基本控制。基于索带系统中的位置或力开关的,更复杂的伺服控制技术,可用于提供比例控制[49]。

肌电假肢组件有不同的尺寸,可以广泛满足从婴儿到成人截肢者使用。大多数肌电控制的手部设备都是手头,但也有肌电手钩和机器人的设计。肌电控制假肢在术后立即进行装配,也已经有人进行了尝试[50],但是通常建议推迟假肢的安装,直到残肢完全愈合并且残肢体积基本稳定以后。有稳定的残肢体积,才可以确保接受腔的适配性,并确保每次穿戴的时候,电极接触皮肤的位置都相同。肌电假肢件与自身力源假肢组件结合使用,就形成了混合型假肢,与单独使用肌电假肢或自身力源假肢相比,混合型假肢可以为一些截肢患者提供更好的功能。

最新一代的肌电手提供多种抓取方式可供患者选择。有20个或更多选项(如手掌抓握、指尖夹持、三指夹持、横向钥匙夹持、点、啄)可用,但通常一次只能激活3~4个模式。患者通过激活残肢中的特殊肌电信号序列或通过在智能手机上滚动菜单来选择该模式。单个的手指控制目前仍不可用,但可能在下一代“智能手”中进行完善。

美容假肢

传统的自身力源假肢或带有手部装置的肌电假肢,其外形已经具有足够的美观,再使用与健侧皮肤颜色和纹理相似的定制假手皮,可以增加额外的美感。但是假手皮造价昂贵,而且在经常使用的情况下,预期寿命有限。当截肢患者不适合装配功能假肢的时候,可以使用美容假肢。美容假肢采用较轻的组件制作而成,可以被动地进行调节,从而让患者在穿上衣服后可以保持对称的身体外观。

3D 打印

最近越来越流行将3D打印技术应用于上肢假肢的接受腔及部件的制作中,但实际上仍有很大的局限性。3D打印定制的接受腔,需要先将残肢进行扫描,数字化处理后形成一个电子模型,然后由假肢师对电子模型进行修改,再发送到3D打印机。3D打印机根据这些电子指令,使用指定的材料(通常是塑料)制作出指定尺寸和厚度的接受腔。3D打印的主要优点是快速轻松地复制出一个相同的接受腔,或重新制作一个少量修改的类似的接受腔。3D打印机的成本取决于需要制作的接受腔尺寸的大小。3D打印假肢接受腔的主要缺点是仍然需要富有经验的假肢师或技术人员来获取数字扫描模型和对模型进行修改,而每个患者都需要一个独立的电子文件来制作他们的接受腔。

3D打印技术在整容假体上的应用可能有一定的价值,但是3D打印的电子模型必须包括肢体缺失部分的数字信息,因此,需要对健侧肢体进行扫描,以确定美容假肢的形状。有时,也可以根据测量的健肢尺寸,在标准的“模型手”上进行修改。

3D打印对于大多数下肢假肢的应用来说用处不大,因为它无法按照目前的市场标准来制造出功能性的假肢膝关节或假脚。一些简单的关节或部件,特别是用于儿童患者的,可以使用互联网上的标准开源模型快速轻松地制造出来,但其质量和耐用性有待证明。儿童的上肢假肢和矫形器的3D打印在将来可能有更多的应用,因为其对耐用性的要求较低,而且随着生长发育会频繁地进行更换。

截肢后的特殊问题处理

疼痛

疼痛是截肢后的常见问题。由于在假肢使用过程中检查残肢的能力有限,以及来自不同疼痛源的症状相互重叠,因此疼痛的病因常常很难确定。想要解决疼痛症状,首要的是区分幻肢痛和残肢痛。

幻肢感/幻肢痛

幻肢感,是指对截肢部位非伤害性感觉的感知,发生在几乎所有的获得性截肢患者上[51-53]。幻肢感是截肢后即刻出现的最明显的感觉,一种缩短的感觉,通常会随着时间的推移逐渐减弱。最明显的幻肢感通常在发生在截肢肢体的远端。一般来说,持续的幻肢感觉不需要治疗。当患者被幻肢感所迷惑并试图在不使用假肢的情况下行走时,幻肢感会偶尔出现问题。

幻肢痛是指在被截肢部分肢体感觉到的疼痛。幻肢痛的发生率很难确定,文献报道中从 4% 到 80% 不等[37,52,53]。像幻肢感一样,幻肢痛是截肢后最常见的症状,通常会随着时间的推移,其发生频率、疼痛程度和持续时间都会降低。只有大约 5% 的截肢患者会因为持续性的幻肢痛而接受治疗。幻肢痛的患者可能感受到类似烧灼、抽筋、刺痛或挤压带来的痛感,但有时也可能感受到被截肢体的怪异扭曲。幻肢痛可能是全身性疼痛,但更常见的是发生在缺失肢体的远端疼痛。幻肢痛的原因和潜在生理学原理仍不清楚,但幻肢痛的发生可能与截肢前疼痛、幻肢感和残肢痛有关。由于截肢前疼痛与截肢后出现的幻肢痛之间的关系,有研究者试图通过持续硬膜外或周围神经麻醉来控制截肢前的疼痛,以达到预防幻肢痛的作用,但最终的效果却不尽相同[53]。在尝试过许多治疗模式后发现,一旦出现幻肢痛,想要成功地进行治疗是非常困难的[37,55-57]。虽然不存在有说服力的基于循证医学的幻肢痛治疗方法,但是有一些经验性的临床指南可以使用。药物治疗通常是使用三环类抗抑郁药(阿米替林)作为一线治疗,以及单独或联合使用抗惊厥药物,如卡马西平、加巴喷丁、普瑞巴林。其他一些已经成功应用的药物包括美西律、降钙素、甲基-D-天门冬氨酸(NMDA)受体拮抗剂(氯胺酮、右美沙芬、曲马多)和阿片类药物。在治疗幻肢痛的初始阶段,评估和纠正可能同时存在的残肢痛和假肢适配导致的疼痛也是相对重要的内容。关节活动范围训练、放松训练、残肢按摩、经皮神经电刺激(TENS)、压力袜和鼓励患者使用假肢,都是幻肢痛治疗的有效辅助手段,而且风险程度较小。由于需要治疗的患肢痛通常只是间歇性的、短暂性的,因此对于药物治疗的可能带来的益处,和需要定期持续服用药物的不便性以及可能出现的副作用之间的权衡,需要患者本人来参与决策。手术治疗无法缓解持续的幻肢疼痛,几乎很少使用。

残肢痛

残肢痛,是与幻肢痛完全不同的,是指感觉到的来自肢体残余部分,并影响残肢的疼痛。高达 70% 的下肢截肢患者会出现持续性的残肢痛,大约有一半的患者表现为中度到重度疼痛[52-55]。残肢痛通常表现为隐痛、锐痛、阵痛和灼热痛。残肢痛根据病因可分为内源性和外源性残肢痛。

内源性残肢痛是由残肢内的神经血管、骨骼或软组织的变化或并发症引起的。截肢后,所有残肢的神经末梢都出现会神经瘤,但只有当其被夹在瘢痕中或处于会受到外部压力的位置时,神经瘤才会表现出疼痛的问题,因此将潜在的神经瘤诊断为残肢痛的原因可能很困难。当出现残肢痛时,患者的神经病变症状,包括典型的疼痛感觉迟钝、特定神经的放射性疼痛和未使用假肢时的疼痛,有助于进行辅助诊断,但有时,对疼痛的位置和描述是不清晰的。因神经瘤导致的疼痛可以通过轻叩(Tinel 征)、触诊对手部的按压或接受腔的压力及粘连的瘢痕牵拉神经而产生。较大的神经瘤可以用磁共振成像[58]。当假肢的使用加重了神经瘤的疼痛时,首先应当采取的治疗措施是对假肢进行修改,以减少压力敏感区域的受力。其他的有效方法包括,使用硅胶袜或内衬套来更好地分布受力和减少粘连组织的剪切力,使用柔性接受腔,和修改接受腔来释放压力敏感区域。局部麻醉联合类固醇对周围神经区的注射是一种有效的诊断和治疗方法。如果注射缓解了疼痛,几个月后可以尝试一系列类似的注射来达到持久的缓解。当神经瘤疼痛持续并限制功能时,可以进行手术切除并将神经瘤移到一个更受软组织保护的位置。然而,在神经瘤切除后,可能会发生改变,有时会再次出现症状。

残肢末端的骨骼过度生长,虽然在成人截肢者中偶有发生,但这是主要发生在儿童截肢患者中的问题。异位骨可在残肢的软组织中形成,也可在残肢外伤、血肿或骨折后形成。手术后轮廓不规则的骨边缘可能成为高压力集中的区域。在任何一种情况下,异常的骨骼都会导致局部组织压迫、疼痛和压痛,进而发展为外膜囊或软组织溃疡。这些都可以用残肢的平片来进行诊断。解决方法主要是对假肢接受腔的修改,对疼痛的区域进行压力释放,但很难实现长久的舒适的接受腔适配。在接受腔内负重的情况下对残肢进行成像,可以更深入地了解残肢与接受腔之间的压力。当修改假肢的方法失败时,通常就需要手术来进行矫正。

截肢后患者还可能发生骨髓炎、肿瘤复发、应力性骨折和持续性肢体缺血,这些可能会导致更广泛的残肢痛,而这些都需要接受医疗或手术治疗。

外源性残肢痛是由于残肢软组织的耐受性和通过假肢施加在软组织上的力不匹配造成的。主要的原因有接受腔不合适和假肢对线不佳。受损的残肢其病理状况降低了软组织耐受性和假肢接受腔受力之间的安全余量,使接受腔难以实现并保持舒适的适配。舒适的接受腔适配是假肢接受度和假肢功能最重要的影响因素之一。大多数非临时性假肢接受腔都是全接触式设计,并对其进行了修改,使它可以在压力耐受区域承受大部分的重量。随着时间的推移,体重发生变化或残肢软组织萎缩以后,接受腔的适配性就会不可避免地降低。接受腔适配性差或局部组织压力过大的临床表现包括:使用舒适的假肢逐渐开始出现疼痛;穿戴假肢后持续超过 15~20min 的红斑;或残肢出现水疱、囊泡、老茧或皮肤溃疡。通常可以通过改变袜子的层数,或者在接受腔上增加垫子来缓解压力过高的区域,以及用硅胶套来代替袜子,来恢复接受腔的适配性,并可以延长接受腔的使用寿命。当这些小的改进措施无法解决问题时,就需要重新制造一个新的接受腔来替换。

如果下肢假肢对线不佳,即使接受腔的舒适性较好,也会在残肢上产生异常的或长时间的较高压力,从而导致疼痛。在小腿假肢中,矢状面上的对线问题通常会影响到胫骨远端的受力,而额状面的对线问题则主要影响沿腓骨的受力。在大腿假肢中,股骨远端疼痛常伴有假肢对线问题或由于坐骨包容不佳导致股骨外展引起。

阻塞综合征

56

阻塞综合征是一个特殊的接受腔不适配导致的问题,几乎只见于下肢截肢患者。阻塞综合征的发生是由于接受腔的近端过于紧绷,而接受腔远端与残肢之间缺乏完全接触,从而造成了残肢的静脉回流受损而导致的。最常见于小腿截肢的残肢远端,因为随着时间的推移,残肢发生萎缩,患者需要使用额外的袜子来填补软组织体积的损失,而在残肢的近端骨骼结构却没有相应的体积变化,接受腔变得太紧,使得静脉回流收缩。阻塞综合征初期,会在穿戴假肢时会出现一个局部的硬块。如果发生严重的水肿,可能会出现皮肤渗液或起泡的情况。负压部位触诊敏感,容易发展成蜂窝织炎。随着阻塞综合征进入慢性期,残肢软组织会变得越来越厚并开始硬化,逐渐发展为疣状增生,并且由于含铁血黄素的沉积,皮肤会出现色素沉着。阻塞综合征的治疗,主要是缓解残肢近端的紧绷和恢复残肢和接受腔之间的全接触[57,59]。当阻塞综合征较轻时,减少袜子的数量,并在接受腔末端增加软垫,从而减少残肢近端的紧绷,可能就足够了,但最好是更换一个新的全接触式接受腔。

皮肤问题

假肢患者出现皮肤问题是很常见的,尤其在下肢假肢患者中,调查显示大约 30%~50% 的截肢患者会因为穿戴假肢而出现一个或多个皮肤问题[58-61]。皮肤问题主要有残肢多汗、假体使用后的物理反应、接触性皮炎和感染。

残肢多汗虽然不是一种潜在的疾病,但却是最常见的皮肤相关问题之一,而且随着 20 世纪 90 年代硅胶内衬套的使用,残肢多汗变得更为常见。使用硅胶内衬套的患者大约有一半都会出现残肢多汗的问题,但是在穿戴假肢几周后,残肢通常就可以适应,多汗问题就可以得到解决。持续的残肢多汗使得保持残肢的卫生更加困难,增加了皮肤被汗液浸渍的可能性,并有可能发展为接触性皮炎[59-62]。使用吸附式接收腔时,残肢多汗的问题可能会影响悬吊效果。残肢多汗的问题可以通过在残肢上使用浓缩止汗剂来控制,例如 Drysol(Person & Covey, Glendale, CA),或者改为使用普通的内衬套,它可以让截肢者直接在残肢皮肤上穿戴袜子。更换带银离子的硅胶内衬套也可以在不更换接收腔的情况下控制残肢多汗的问题。

在穿戴假肢的过程中,残肢的皮肤会受到反复的剪切力、摩擦力和承重力。这些重复受力的物理反应可引起皮脂腺角质堵塞和毛囊过度角化,导致表皮样囊肿、毛囊炎和真皮肉芽肿的发生。囊肿通常很薄,可能会自发破裂,引起继发性感染。最容易受影响的残肢区域是那些受到较大承重力和剪切力的位置,如大腿截肢患者的腹股沟区域和小腿截肢患者的胫骨内侧面和腘窝。治疗手段主要是针对局部的皮肤进行护理,以及针对假肢进行修改,以减少残肢皮肤受到的这些机械力的作用。同时,要提倡细致的假肢卫生,保持皮肤、袜子和内衬套的清洁。可以使用化妆品或痤疮擦洗垫来帮助保持皮肤的毛孔开放。使用温敷促进引流和口服抗生素是治疗毛囊炎和感染囊肿的有效方法,而更大和更持久的皮脂腺囊肿可能需要手术引流或切除。在进行医学治疗的同时,应重新检查假肢的适配和对线的情况,以确保受影响区域的受力得到改善。如果反复出现皮肤问题,可以通过使用减少残肢剪切力和承重力的假体组件来帮助解决，包括硅胶内衬套、缓冲器、扭力器和多轴踝/足部装置。

在假肢患者的皮肤问题中，过敏或接触性皮炎大约占了 20%[60]。临床症状略有差异，从轻度地苔藓或鳞屑形成，到较为严重的湿疹等，也已经查明了各种各样的过敏原。如果有使用皮肤护理的清洁剂、芳香润肤剂、面霜和滑石粉，应视为可能的过敏原，应停止使用或更换。使用硅胶套筒悬吊或内衬套也可能会导致接触性皮炎，但确切的过敏原很难确定，更有可能的是用于清洁的残肢的肥皂或制作内衬套所使用的化学添加剂，而不是低过敏性的硅材料本身。如果需要继续使用硅胶内衬套，就应当更换不同厂家的产品或更换不同的材质的内衬套（如硅胶材质的更换为聚氨酯），以这样经验性的尝试来解决皮肤问题。氯丁橡胶、用于制作接受腔的树脂及用于皮革的染料和鞣剂也是潜在的过敏原。如果不同材料的经验性试验不能确定过敏原，那么使用在前臂上放置小块疑似材料进行 24~48h 的斑贴试验可能有所帮助。

使用硅胶的套筒、内衬套和悬吊套会形成一个温暖潮湿的环境，可能导致接触性皮炎、细菌和真菌性皮肤感染。注意正确的皮肤护理和内衬套清洁可以减少皮肤问题。在残肢和内衬套之间，穿戴纤维或尼龙的袜子，可以帮助吸收水分，从而减少皮肤问题。在一天的假肢穿戴过程中，脱下假肢，对残肢皮肤进行清洁和干燥也会有帮助。

植入式假肢

假肢装配过程中遇到的问题都与接受腔的适配有关。在上肢和下肢假肢的装配中，接受腔都试图跟随残肢的骨的运动来控制假肢。然而，骨的力量和运动是通过残肢的软组织（皮肤、皮下组织、肌肉）传递到接受腔的。接受腔对软组织的压力和剪切力会导致疼痛和损伤。那么理想的将骨与假肢进行连接的方式可能就是骨植入了，这样就可以基本上避开软组织进行连接。30 年来，在动物和人体实验中，研究者们提出并尝试将机械假肢植入残肢的骨中，主要有四种机械植入物的设计在世界各地的中心使用，但结果却各不相同。最常见的并发症是机械植入物在离开皮肤、附着在假肢组件上的部位的感染。浅表的感染率很高（高达 50% 的受试者），而深部感染的频率也比较高（高达 10%），这使得大多数外科医师和患者无法接受这种手术。手术植入以后的假肢装配也有明显的延迟（3~12 个月），这又带来了一系列新的并发症，包括失用、关节挛缩和在植入物愈合期间的跌倒。自 2016 年以来，该手术在美国仅在有限的基础上获得美国 FDA 批准，目前正在进行几项临床试验。如果手术能进一步完善，感染率明显降低，那么植入性假肢可能会成为今后的假肢装配标准。

先天肢体缺陷或儿童截肢

当儿童因疾病、肿瘤、创伤或先天性骨骼缺陷需要进行截肢时，为了今后的假肢装配，在假肢的功能水平相似的情况下，应当首选关节离断型截肢，而不是经过长骨进行截肢。大约 12% 的儿童获得性截肢患者出现一种被称为骨过度生长的状况。骨过度生长是指被截肢长骨末端的骨沉积。这种骨生长导致在骨头末端形成一个棘状结构，它有一个薄的皮质，没有髓质管。骨的生长速度通常比外面的皮肤和软组织的生长速度更快；滑囊可变成尖端形状，或者在有蜂窝织炎和骨髓炎的情况下，残肢骨甚至可能会穿透皮肤。骨过度生长最常见于肱骨、腓骨、胫骨和股骨（按频率降低排序）。骨过度生长在先天性肢体缺陷中有过报道，但案例很少。为了解决这一问题，人们提出了几种治疗方法，虽然成功率都很低，但 Marquardt 提出的，将残肢骨的末端用软骨骨骺进行包裹，是目前解决该问题的最好的手术方法[63]。

对于先天性骨骼缺陷的儿童，上肢假肢通常是在患儿可以达到独立的坐姿平衡或大约 6 月龄[64-67]时进行装配（表 56-4）。下肢假肢则是在患儿开始站立时进行装配，一般在 9~14 月龄之间。通常婴幼儿是通过将假肢作为游戏活动的一部分而不是专门的运动锻炼来学习如何使用假肢。由于儿童的注意力有限，假肢训练时间可能一次只能持续几分钟，而且可能需要在实际训练课程之间进行更长时间的自由玩耍。更重要的是，患儿的父母必须接受技术培训，来帮助他们的孩子获得必要的假肢技能，因为有关假肢使用的大部分培训将在家里进行，而不是在诊所。同样重要的是，父母在与患有上肢肢体缺陷或截肢的儿童一起完成活动时，要了解假肢只是一种辅助手段，而不是一个替代物（表 56-5）。如果孩子不能适应假肢，那么可以直接弃用。

表 56-4 儿童假肢装配指导

截肢平面	假肢装配年龄	发育阶段	假肢处方
前臂截肢	6~7 月龄	坐姿平衡，可以跨过身体中线双手操作物体	自身力源-被动假肢，自身悬吊接受腔
	9~15 月龄		体外力源，用于更强的抓握力，单点控制（主动打开，自动关闭）
	24~36 月龄		更换为双点控制（主动打开，主动关闭）
上臂截肢	6~7 月龄	与前臂截肢相同	自身力源-被动假肢和肘关节，18 月龄时更换为主动肘关节
	24~48 月龄		体外力源假肢的手部设备，掌握手部设备的控制后再更换主动肘关节
小腿截肢	9~12 月龄	儿童开始站立	PTB 式接受腔，髁上皮带悬吊
大腿截肢	9~12 月龄	儿童开始站立	坐骨包容接受腔，腰带悬吊，3~4 岁之前不使用膝关节

表 56-5 儿童与成人截肢者的对比

儿童截肢者	成人截肢者
总体方面	
处于动态的生长发育过程中	随着年龄增加而逐渐衰弱
依赖	独立
行为准则未养成	已有行为准则
无承担责任的义务	有义务承担责任
可塑性高	可塑性较差
生理方面	
生长发育中	相对固定
不成熟	成熟
纵向生长	非纵向生长
横向生长	横向生长（膳食）
血液循环和软组织耐受程度较为理想	血液循环和软组织耐受程度随年龄和健康而变化，影响手术指征、截肢部位和训练目标
社会方面	
家庭成员	独立的个人
很少的独立社会责任	取决于年龄、婚姻、父母身份等的多种社会责任
相对容易来进行调整	社会环境固定，不容易进行调整
经济方面	
依靠家庭	依靠自身
经济不独立	经济独立或者至少是家庭收入的来源者
截肢对经济状况影响不大	截肢可能会影响目前的经济状况
教育方面	
处于接受基础教育的过程	通常已完成学业
高等教育可以将残疾本身以及它带来的限制和需求纳入计划之中	在可能的情况下，成人需要更长时间的再教育，并且培训更加困难
职业方面	
未择业或无业	已就业
以残疾为导向	因残疾而需要调整职业方向
心理方面	
由于发育的不成熟，可能有时看不到类似于成人那样明显的心理上的变化。通常反映的是家庭（父母）对截肢或畸形的反应。一般来说，在稳定的家庭环境下心理上不会有什么大问题	差异巨大。从明显的精神症状逐渐过渡到成熟、合理地接受残疾的现实。截肢对患者生存的社会经济领域的影响通常是深远的

适合儿童开始使用肌电假肢的年龄是一个具有争议的复杂问题，超出了本章的讨论范围。将会在其他地方[64-70,71]进行详细叙述。

假肢处方实例

以下案例提供的假肢处方仅作为示范，他们不代表这些平面截肢的标准或典型的假肢处方。我们想要读者清楚地认识到，一个特定的假肢处方必须是量身订制的，需要满足截肢患者的特殊需要。这里所举的例子主要用于体现，为得出合适的假肢处方，可能遵循的决策过程。

案例 1：前臂截肢

男，24 岁，右利手，因工作原因右手受到挤压伤，导致前臂长残肢截肢。他想回去继续从事操作钻床的工作。

可能的假肢处方包括：

- 自身力源假肢，内外腔的树脂成型接受腔，可快速更换的带锁腕关节装置、7 号（重型的"农民用手钩"）主动开手型手钩、柔性肘铰链、上臂垫、8 字形悬吊索带和鲍登单控制索带
- 体外力源假肢，内外腔的树脂成型接受腔，自身悬吊设计，Otto-Bock Greifer（肌电手钩）手部设备

对他而言，自身力源的假肢重量更轻，也更耐用，价格最低。如果手部设备需要超过 2.7~3.2kg（6~7lb）的夹持力才能完成功能活动，则可能需要一个主动闭手型手钩。而 Greifer 手钩可以提供高达 15.9kg（35lb）的夹持力。

案例 2：上臂截肢

女，35 岁，右利手，家庭主妇，交通事故导致上臂短残肢截肢。

可能的假肢处方包括：

- 索控假肢，内外腔的树脂成型接受腔，恒定阻力的腕关节装置，5 号 XA（重量最轻）手部设备，可手动转动的带转台的交替锁定的肘关节装置，8 字形悬吊索带和鲍登单控制索带
- 肌电假肢，内外腔的树脂成型接受腔，肌电假手，肌电肘关节，8 字形悬吊索带

对这位女患者而言，由于是短残肢，使用肌电假肢可能更舒适、更实用，但会比索控假肢更重、更贵。

案例 3：小腿截肢

男，72 岁，退休，患有 2 型糖尿病和周围血管疾病，因足部感染性溃疡和坏疽而进行了小腿截肢。使用医疗保险功能水平指南来帮助确定假脚的选择。

可能的假肢处方包括：

- 临时假肢，热塑板材成型的全接触式 PTB 接受腔，泡沫板内衬套，氯丁橡胶套筒悬吊，轻质可调的一体管，SACH 脚或单轴动踝脚
- 正式假肢，内骨骼设计，树脂成型的全接触式 PTB 接受腔，带插销锁悬吊的硅胶内衬套，较轻的多轴动踝脚

临时假肢是一个较轻质量的设计，可以提供一个稳定的支撑面，用于练习假肢行走。使用软的内衬套，是因为这样可以更容易根据残肢体积变化进行修改。正式假肢采用带锁硅胶套的悬吊方式，是为了尽量减少残肢在接受腔内的窜动，以及方便穿戴过程。预计残肢体积和形状的变化不会太大，因此预计假肢不会有重大调整。多轴脚将改善在院子里和社区的不平坦地面上行走时的稳定性。

案例 4：大腿截肢

女，28 岁，日托教师，爬山时导致股骨远端开放性粉碎性骨折，最终发展成骨髓炎，后进行大腿中段的截肢。

可能的假肢处方包括：

- 临时假肢，热塑板材成型的全接触式 ICS 接受腔，环带悬吊的硅胶套，液压膝关节装置、轻质储能脚和美容外包装海绵
- 正式假肢，碳纤维加固、吸附悬吊的全接触式坐骨包容框架式接受腔，带热弹性内衬套，大腿扭力器，摆动期和站姿期控制的、带微处理器控制的液压膝关节装置，分趾的碳纤储能脚和美容外包装海绵

临时假肢，采用内骨骼设计，带硅胶内衬套，环带悬吊和液压膝关节，是因为在假肢使用过程中，预计残肢体积会迅速地发生变化，这样的设计可以更好地适应残肢的变化，同时也了解到该患者爱好较高水平的运动。临时假肢通常不加外包装海绵，但是由于她的工作是和小孩子呆在一起，而她不希望假肢会吓到小孩子，所以她的临时假肢也加上了外包装海绵。正式假肢采用了更好的吸附式接受腔，可以更好地贴覆残肢和控制运动，与带微处理器的膝关节共同使用，可以实现最大限制的稳定和更安全的悬吊，用于满足其娱乐和竞技体育活动。还增加了大腿扭力器，这样她就可以坐在地板上，给孩子们一起上课。

互联网资源

假肢公司

Animated Prosthetics	www. animatedprosthetics. com
Becker Orthopedics	www. beckerorthopedic. com
CPI	www. college-park. com
Daw Industries	www. daw-usa. com
Endolite	www. endolite. com
Evolution Liners	www. evolutionliners. com
Fillauer	www. fillauer. com
Freedom Innovations	www. freedom-innovations. com
Hosmer	www. hosmer. com
Kingsley	www. kingsleymfg. com
Liberating Technologies	www. liberatingtechnologies. com
Living Skin	www. livingskin. com
Motion Control	www. utaharm. com
Ohio Willow Wood	www. owwco. com
Ossur	www. ossur. com
Otto Bock	www. ottobockus. com
T. R. S. Inc.	www. oandp. com/products/trs/

运动假肢

Active Amp. org	www. activeamp. org
American Amputee Soccer Assoc.	www. ampsoccer. org
Challenged Athletes Foundation	www. challengedathletes. org/caf/
Disabled Sports USA	www. dsusa. org
International Paralympics Committee	www. paralympic. org

其他

American Academy of Orthotists and Prosthetists	
www. oandp. org	
Amputee Coalition of America	www. amputee-coalition. org
Amputee Resource Foundation of America, Inc.	www. amputeeresource. org
Barr Foundation	www. oandp. com/resources/organizations/barr
International Society for Prosthetics and Orthotics	www. i-s-p-o. org
National Limb Loss Information Center	www. amputee-coalition. org/nllic_about. html

致谢

我要感谢尼古拉斯·E. 沃尔什、戈登·博斯克和丹尼尔·圣玛利亚对本章早期版本的贡献。

(武继祥、李磊 译　郑瑜 审校)

参考文献

第 57 章　四肢和脊柱矫形器

Alberto Esquenazi

多种款式的假肢矫形器，是已规定的最常见的生物力学康复设备，为神经肌肉疾病导致步态障碍、上肢无力、脊椎病变的人提供帮助[1]。它们旨在早期或慢性恢复期阶段提高患者功能，使其易于活动，或者改善患者舒适度。

矫形器的作用及使用

矫形器是应用于体外表面以达到以下一种或多种目的的装置：缓解疼痛，固定肌肉骨骼节段，预防或矫正畸形，改善功能。矫形器可以给患肢提供直接的支撑，限制一个或多个关节的活动范围，很大程度减少关节的轴向负荷和运动，有助于缓解疼痛。可尝试运用矫形器完全固定关节，以此改善功能并减少疼痛。结合上述两种机制，我们可以得出一个更形象的矫形器作用原理：矫形器改变了固定部位总静态和总动态力/力矩的分布，特别是在下肢远端节段（关节内或关节中心附近）和脊柱，利用反作用力来支持或替代虚弱的肌肉，同时保持功能性活动。在某些实例中，根据这些机制于下肢应用矫形器可提高步行效率。

矫形器可分为两大类，即矫正性矫形器和保护性矫形器，在不久的将来，矫形技术也将通过外部动力装置（直接或远程动力）人为提供力量。矫正性矫形器通过度牵引伸挛缩组织或调整骨骼结构的力线，以改善肢体的位置[1]，保护性矫形器为已变形的组织提供额外支持，以防止畸形进一步发展，并最终改善功能。矫形器可以进一步分为静态（静止）或动态矫形器，动态装置允许相关关节有部分的运动，但需要控制或矫正其运动的方向、范围，也可为无力的肌肉提供代偿的动力，静态装置也具有保护作用。临床应用的矫形器种类相当丰富，从简单的单关节塑料装置，如近端指间关节固定器（PIP），到多种材料制成的跨越多个关节的复杂装置［混合式膝-踝-足矫形 Hybrid knee-ankle-foot orthosis（KAFO）］[2]，甚至还包括用于运动控制的微处理器，以及用于关节活动的动力装置。通过特定矫正方法学、功能解剖学、生物力学、矫形器组件和制造材料等知识来处理疾病或功能障碍，明确预期的目标效果对于正确矫形处方而言必不可少[3,4]。

术语和生物力学原理

过去用来描述矫形器的术语词汇非常混乱，即使一个最基本的矫形器，临床医师常使用不同的术语来描述。矫形器或其组件的命名主要方法有：根据矫形器的用途、使用矫形器的身体部位、矫形器的发明者、矫形器生产的城镇或机构。为了便于沟通以及尽量减少缩略语的使用，国际假肢与矫形器委员会（International Committee of Prosthetics and Orthotics）在 20 世纪末创建了一个符合逻辑、易于使用的矫形器标准通用术语系统[3]。现在以矫形装置适用的关节命名，按近端至远端的顺序排列关节名称，后缀矫形器一词。例如，跨越踝和足的矫形器称为踝足矫形器（Ankle-foot orthosis，AFO），跨越腕和指的矫形器被称为腕指矫形器（Wrist-finger orthosis，WFO），跨越膝、踝、足的矫形器称为膝踝足矫形器（KAFO）。预期的生物力学功能和材料可以作为命名术语的补充（如辅助背屈塑料 AFO 或辅助伸展 WFO），但以具有代表性的专有名称或人名命名[3]应当尽可能避免。

大多数矫形器的支撑设计都整合了三点受力原理，即在关节或旋转轴上施加一个强力，在该关节的近端和远端施加反作用力，设计中力和反作用力施加的位置可以用细节、衬垫、条带、细棒等清楚地标志（图 57-1）。

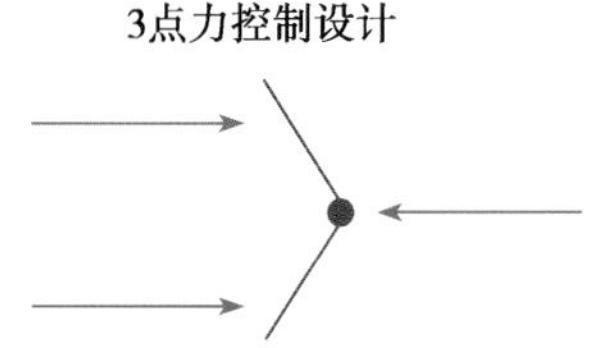

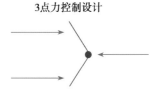

图 57-1　三点力控制概念。在关节处施加一个强大的力，在关节的近端和远端施加一个反作用力来控制运动

然而，许多情况下力和反作用力可能被整合到矫形器的设计中，没有明显标志。力的大小和精确施力点是实现理想控制的关键，理论上施力点越接近旋转点效果越好，但如此所需的力可能过大，软组织无法承受。可以简单地通过移动施力点至距离关节更远的地方，以减小施加压力的大小，即通过增加杠杆距离，施加更小的力可以产生相同的作用力效果。施加力的角度对于有效控制目标关节、防止韧带或结构的损伤以及保护关节完整性也非常重要。

材料

矫形器组件的选择取决于它们履行的功能，但大多由三个基本要素组成：接口组件，结构组件，以及铰链类型（如果需要人工关节）。在新式矫形器设计中，可能无法将关节与结构和接口组件区分开，例如塑料 AFO 或热塑性腕关节矫形器[2]。

用于制造矫正器的可选材料和技术持续并迅速发展，系统概况超出了本章所涉及的范围，建议读者通过回顾这个主题的其他部分来了解[5]。制造矫形器的三种主要材料是塑料、金属和碳石墨。塑料具有重量轻、接触完全、柔韧可调节、形状可修改和美观等优点。金属材质通常能够增加耐用性，由熟练的矫形支具师制作，它更容易调整，但其重量随所选金属种类而变化（铝与不锈钢）。碳石墨材料具有最大抗拉强度、轻量化设计等优点，这与调节难度及成本相平衡[6]。决定矫形器材料类型的因素包括其使用时间的长短、矫形器所需要传递的力、使用者的皮肤状况、感觉功能和轴向载荷的大小。成本可能也是需要考虑的因素。

完整的矫形处方应包括所跨越和相邻关节的解剖结构，指出预期的生物力学校准目标，说明制作用的材料和用于固定的材料（如皮革条带、魔术贴等），以及用于矫正的位置。图 57-2 所示。

57

当矫形器制作好之后，应当在患者穿上时和脱下后加以评估，以确保矫形器与患者适配，并达到预期的功能。当达到这些要求时，应向使用者及其家属提供适当的培训，并系统性说明潜在不良反应以及使用和照护的要求。此外应提供逐渐增加使用时间并监测皮肤完整性的佩戴计划。

大多数使用塑料模具矫形器的患者，都达到了较好的矫正作用，它们与肢体的接触更贴合，从而将控制力或矫正力更好的分布在较大的表面区域。矫形器也可以贴合在使用者的鞋子或内层衣物中，使这些装置更美观，因此更容易被接受。在美国，保险覆盖的压力导致预制的非模塑装置的使用较多，这对许多患者来说可能并不理想[7]。

下肢塑料支具允许患者换鞋，只要保持恒定的鞋跟高度，以避免改变矫形器预期的动态校准效果（位置）。塑料材料重量更轻，更容易维护，将可调节的踝关节与过去三十年开发的塑料矫形器相结合，消除了相比于金属/皮革矫形器的一个主要缺点。皮肤缺乏完整性、感觉缺失和凹陷性水肿是矫形器成型或佩戴处方的相对禁忌证。如果患者有充分的认知、视觉感知和社会支持，使用塑料支具可有更多获益。可用的两种主要塑料材料是热固性和热塑性材料。热固性塑料成分包含甲醛、环氧树脂、聚酯树脂以及碳石墨，通常被用作层压板，与假肢接受腔的制造方式相似，它需要通过化学反应产生的热量来凝固和硬化不同产品的多层纤维，并按照特定的顺序和位置加以应用。

热塑性塑料受热后会软化，使材料具有可塑性。在一定范围内，加热软化材料以便进一步成形，降低温度会使材料再次变硬。

高温热塑性塑料通常可以制成薄片，如聚乙烯、聚丙烯、共聚物、正丁烯、热塑性弹性体（rmoplastic elastomers，TPES）和乙烯基聚合物，需要加热超过150℃（300℉）才易于成型。用这些材料制作矫形器需要精确的石膏模型，因为直接用于身体有烧伤风险。将加热后的塑料铺展于阳模上，以便在真空条件下正确成型。这些材料经久耐用，且具有“良好弹性记忆”，柔性变形后可恢复原位。矫形器有关生物力学定位和适配的制作、调整，需要矫形医师的介入。矫形器依照材料的裁剪线（环绕关节的塑料）提供支撑，并模拟关节运动，材料的弹性可使其产生弹簧作用力。（图 57-3）

金属/皮革制矫形器具有强度高、耐用性和可调性较好等优点，在许多患者的治疗中仍居于一定地位，例如软组织创伤、多汗症、凹陷性水肿或对塑料过敏的患者。金属主要使用的是钢和铝，多与其他金属结合以合金形式提高其强度和抗腐蚀性；条带和填充垫是由皮革制成。虽然金属矫形器更重，对大多患者而言美观吸引力更小，但其耐用性和可调节性能够适应儿童纵向生长和患者不断变化的康复过程的需求。矫形器材料的选择取决于临床目的和患者的临床表现。（图 57-4）

下肢矫形处方

姓名：________________　年龄：________　日期：________

诊断：________________　患者准备好装配矫形器：是　否　病历号：______

矫形器制作师：________________　第三方保障：________________

按照需要勾选

类型：足部矫形器　踝足矫形器　髌骨负重式矫形器　膝踝足矫形器　膝矫形器　髋膝踝足矫形器

患侧：左　右　双侧　**设计：**铰链式　非铰链式　前置式　地板反作用式

材料：塑料:________金属:________碳纤:________其他:________

绑带类型：魔术贴　方扣　绑带　扣子　弹力带　左拉式　右拉式

踝关节款式：Gaffney　Gillet　Tamerak　Lawrence　Scottis　双向可调式　其他:________

踝关节控制：跖屈:________°　背屈:________°　涤纶条带　内翻:________外翻:________

抗痉挛程度：低 中 高　助力：踝背膝伸展

足托：全足　纵弓　足垫　跖骨垫　UCBL　减张式

绑带：踝　足中部　前足　足内/外翻　控制膝内/外翻　控制软垫

膝铰链：单轴　无突起式多轴　可偏移　醒免荷型　摆动　解锁型　电子式

膝铰链锁：落环锁　机爪锁　不带锁　支条负重回弹式　负重自锁式　其他:________

膝关节控制：内翻　外翻　屈曲　过伸　髌下控制带　髌上控制带　膝关节垫

大腿部位：传统式　四边形　窄内　外径臀肌　包容坐骨负重　前置式　高外侧壁

髋关节控制：屈曲　外展　内收悬吊带　外部　髋绞链

鞋具：矫形鞋　帆布鞋　加深软内衬鞋　高帮鞋　定制鞋　搭扣鞋　其他:________

特别说明：________________________________

请回答以下问题：

患者是否无法适应预制模具：	是	否
状态长期持续是否 > 6个月：	是	否
是否需要不止一个平面的关节控制：	是	否
患者是否有神经、血管或矫形的相关诊断：	是	否

签名：________________M.D./D.O.

®AE2017

图 57-2　下肢矫形器处方范例

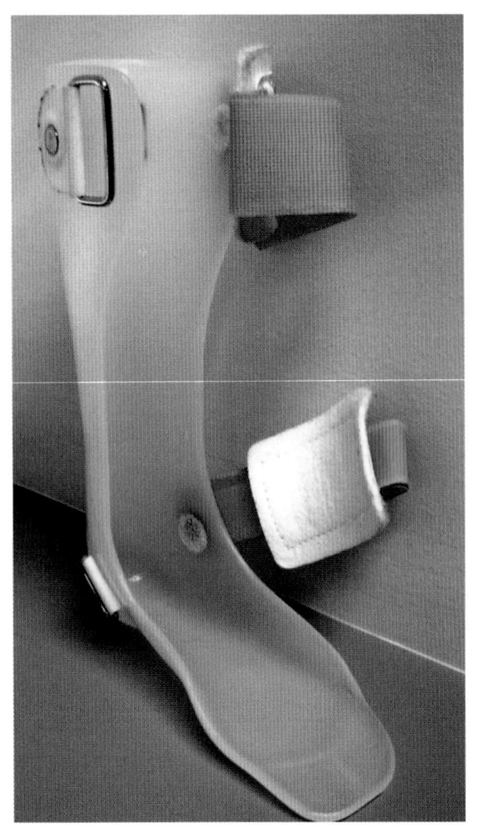

图 57-3 热塑性塑料矫形器示例

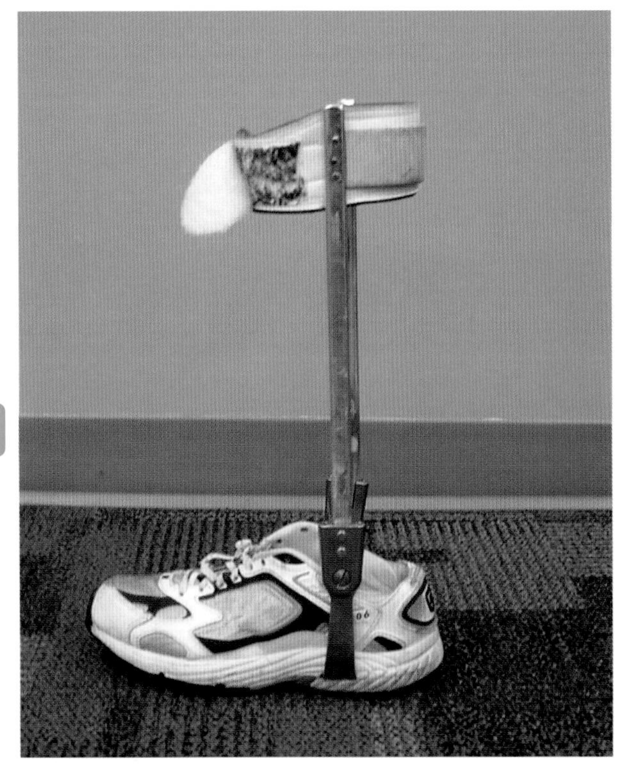

图 57-4 金属踝足矫形器

下肢矫形器正确的生物力学定位是最大限度提高患者行走能力的关键。生物力学若校准不当，会阻碍功能处于边缘状态的患者取得预期效果；那些恢复较好或功能障碍较小的患者也许可以代偿矫形器校准或设计的不足。在需要矫正关节运动的患者中，矫形器与关节解剖学旋转中心密切相关，对于预防因运动轴不对线而产生的疼痛、关节肿胀、皮肤破裂等不良反应具有重要意义。

在当前的实践模式中，矫形器结构的可调性是一个重要的优势，因为患者比过去更早转至住院开展康复计划，同时住院康复的时间也显著缩短了。很难在早期预测这些患者最终的康复结果，因此能够用简单的工具校正矫形器的生物力学定位，或者将控制力转化为助力以应对患者不断变化的需求，是一个重要的优势。但这对不具备专业知识的使用者或患者而言也是一个潜在的问题，他们可能会改变装置结构的定位，有时仅长期的常规使用也可能会使组件松弛，改变设定的校准基础[2]。

鞋——矫形器组件之一

对于任何包含脚的下肢矫形器，鞋都是一个不可或缺的组成部分。它作为基底部分，直接影响装置的功能[8]。鞋的基本作用是保护足不受步行平面、天气和环境影响，并在站立和行走时为足提供支撑。合适的鞋是对于发挥足部矫形器或踝足矫形器的功能至关重要[9]。因此选择时要考虑尺寸、形状、贴合和功能等因素。正确的鞋码尺寸必须考虑到站立时是否合脚，因为此时足部形态会因负重或痉挛等病理现象改变[10]，长时间坐或活动可能使足部肿胀，通常在一天结束时和步行之后选择最合脚的鞋码。如果使用塑料支具，鞋可能需要稍加长或加宽，以提供材料的额外占位。鞋的组成部分包括鞋底、鞋跟、后帮（鞋跟和纵弓）、鞋帮、衬里和加固材料[11]。

根据质量和具体用途的要求，鞋的每个部分可选择多种材料，采用不同设计。当考虑到鞋的功能和可调性，选择适当材料是非常重要的。

鞋是围绕着负重足的阳模或复制品而制造的，即鞋楦[7]。鞋楦由实心枫木或塑料制成，它决定了鞋子的形状外观、贴合度、行走的舒适性和制作风格。制作过程中，在鞋楦钉上内底，衬里被填充至内底边缘，并附着加固材料（如后帮，套头等）；将鞋面潮湿软化以便成型，确保其完全贴合地钉在或黏在内底上；最后固定外底和鞋跟。用固特异沿条结构(goodyear welt construction)将鞋面缝制到鞋底是一种生产高质量鞋的方法。

鞋帮是鞋底以上的部分，尽管任何柔软和耐用的材料都可以使用，但皮革是最常见的材料。鹿皮比皮革更柔软、更易延展，也更贴合，但不耐用。近来鞋的制作引进了热塑模型鞋面，这种材料可以轻易地延展以贴合解剖畸形部位，如拇囊炎或锤状趾，但其散热和防潮性能不佳。

鞋帮由鞋面、鞋边和鞋带组成。鞋面是鞋帮的前部，覆盖足趾和足背。鞋舌是鞋带下方的长条形皮革，而鞋喉点是鞋舌根部的开口，两者都是鞋面的一部分。鞋面的前端顶部有加固的套头或鞋头，以保持外观并保护足趾免受创伤。鞋带及其孔眼部分通常是鞋面前端的一部分，也可能属于鞋边。两侧鞋边成了鞋帮的后半部分，常由鞋跟来加固，通过支撑跟骨提供鞋的稳定结构。鞋后帮由结实的皮革或合成材料制成的。有时用一条皮革带缝合至鞋边的顶部，即鞋领，使鞋更硬，以防脚滑。鞋边侧面修剪得稍低，以避免撞击踝部。

鞋跟在足跟部位与外底相接，可由皮革、木材、塑料、橡胶或金属制成。鞋跟最前面的边缘叫做鞋腰，鞋跟的高度和设计非常多样，都需在鞋腰处测量。平跟有一个较宽的底座，高约 2～4cm(0.75～1.25 英寸)。托马斯鞋跟是一种内侧有前伸的平跟，以支持薄弱的足底纵弓。鞋跟高度最多 7cm(3 英寸)，但主要是为了时尚的外观，而不是为了长时间步行。此外低跟鞋也存在。医师应明确鞋跟高度直接影响足和踝的位置，也影响近端关节以及躯干正常姿势。特定的鞋跟高度作为设计的一部分[4]，支撑结构的制作和校正才完整。高跟，尤其尖细的高跟，使足和踝在旋转力下更加不稳，可能因此导致足部受挤压、踝损伤或跌倒。一些研究已经将这类鞋的使用与足部等更多近端关节承受的异常力相联系[12]。

鞋的类型和款式

鞋的类型和款式多不胜数(图 57-5)，但是基底的设计相对较少。基本设计主要由鞋帮形状决定，尤其鞋头的设计和鞋边的高度。低帮鞋，也被称为牛津鞋，其特点是鞋边低于踝部 2.5cm(1 英寸)，踝关节或距下关节运动不受限。高帮鞋中，鞋边可延伸至刚好覆盖踝部，如恰克靴(Chukka shoe)；有些延伸至胫骨远端 1/3 处或更高，如靴子；最常见的款式是外耳式鞋(Blucher type)，鞋带未直接固定在鞋面，提供了一个宽敞的开口，便于穿脱，也为足中部提供更大的可调节性。为了方便穿脱，手术开口型的鞋子通过开放至足趾来暴露整个足部。鞋的收口可通过扣子、拉链、尼龙搭扣或弹性材料来实现，但通常使用鞋带，鞋带穿过两对或多对孔眼。

商品鞋的修改及某些情况下的定制鞋，是实现下肢矫形器作用的重要方面。鞋的修改可以成功治疗影响步行的简单问题，也是所有下肢矫正处方的组成部分[7,13]。

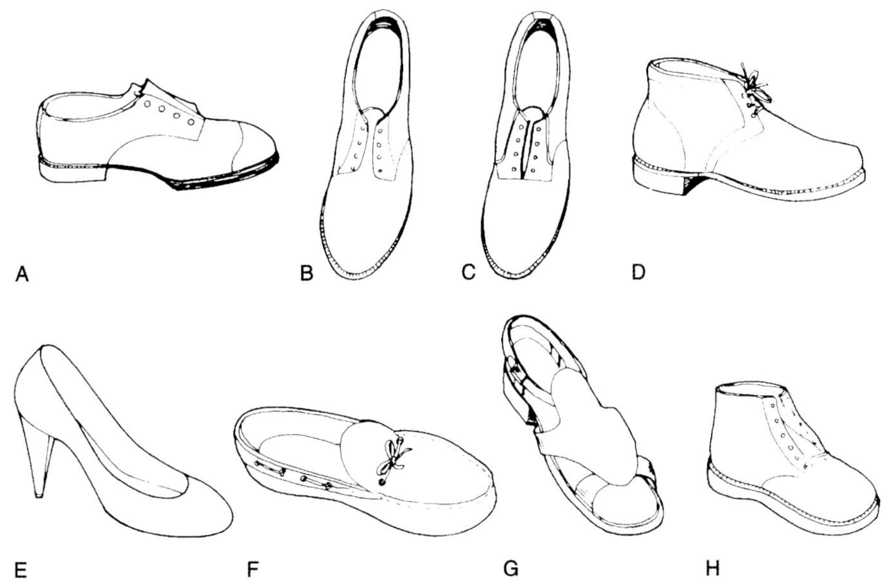

图 57-5 鞋的类型和款式。A：牛津鞋或低帮鞋。B：外耳式牛津鞋。C：Bal 式牛津鞋。D：恰克靴或高帮鞋。E：浅口无带女鞋。F：软帮鹿皮鞋。G：凉鞋。H：童鞋

57

可以通过各种变化来修改鞋子,包括鞋跟的改变、跖骨垫和摇摆物件的添加等。

鞋底材质

鞋底可用的材料千差万别,在重量、耐用性、减震性、柔韧性和支撑力等方面都有显著的不同。与其他材料相比,皮革鞋底较硬也较重,几乎没有减震功能,而且在潮湿地面易滑。

硬橡胶是皮革的绝佳替代品,尤其与 AFO 相衔接时,因为足跟着地时它有一定的缓震能力,且在潮湿地面也相对防滑。

近年来,运动鞋(图 57-6)的设计和制造材料有极大改变。外底通常采用高度耐用的合成橡胶,提供了良好的抓地力,而内底设计要密切贴合足部。内外底之间放置液体、凝胶或空泡材料以缓震减震。外底通常采用从鞋跟外侧向鞋掌中部拉平的设计,以提高踝关节内外侧稳定性;也可采用高帮设计。

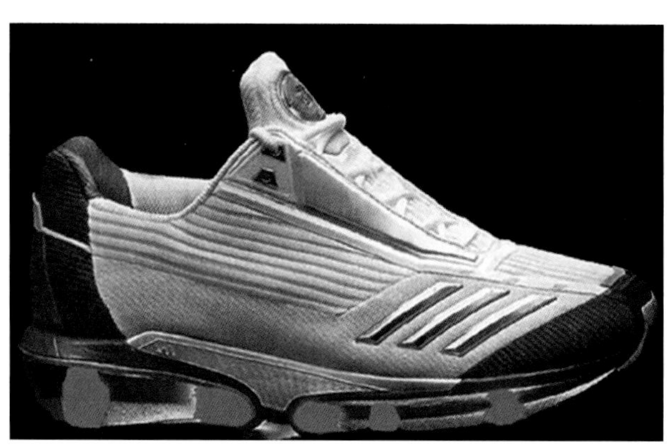

图 57-6 运动鞋

当走在地毯或干燥地面上,由于摩擦系数的增加,橡胶鞋底比皮革鞋有更强的抓地力。但有时需要减小摩擦,如当肢体廓清功能受损时,使用革制的足趾滑块覆盖外底前 1/3 部分可极大易化步行。

57

矫形鞋试穿

鞋的首要要求是合脚,不会引起疼痛、皮肤受损或足部变形。理想情况下,双足都应该测量长度和宽度,如果双足尺寸不一致,应分别试穿鞋子。若存在一处以上的差异,应重新记录并使用不同尺寸的鞋[10,14]。最好在傍晚的时候购买鞋子,因为这时足部轻微水肿。试穿时,每只鞋都应在完全承重的体位进行调整,在站立、步行和急停情况下仔细检查鞋子的长度和宽度是否合脚。鞋的长度应该比最长的足趾至少多出 1.2cm(0.5 英寸),通常是第一趾或第二趾。第一跖骨关节应位于鞋的内侧弯道处,趾背屈时,鞋子应在足掌趾屈处易于直接弯折。鞋最宽的部分应与足最宽的部分一致,分别在第一和第五跖骨的内外侧留出足够的空间。足掌处测量得到的鞋宽有不同的尺寸,从 A(窄)到 EEE(超宽),每个尺寸等级间相差 0.6cm(0.25 英寸)。如果是柔韧材料,应在套头的顶部折叠部分材料,以确保适当的足趾空间。加深的和内底可拆卸的鞋可适应足部的畸形,也可使用鞋垫。总之,是否真正合脚,需根据连续穿或走了几个小时后的舒适度判断[15]。

如有病理性的足部感觉丧失,应从每天 2h 开始逐渐增加穿新鞋的时间,然后脱下鞋袜,仔细检查双足。

鞋的修改

普通的鞋可能需要通过各种方法进行或小或大的修改之后,才能在承重情况下,支撑起异常的足部,减少疼痛部位的承重,限制运动或适应变形、无力、不稳定、疼痛的关节。因此临床医师可选择特殊类型的鞋,并指出结构上所需的特定修改,或者直接矫正足部。

虽然某些简单的外部修改可适用于许多类型的商品鞋,但给鞋加贴边更适合用于修改,尤其主要的内部修改,因为鞋底与鞋面的拆分和重新固定通常不会改变鞋的结构。

腰型鞋跟和楔形鞋跟

腰型鞋跟是在鞋底内侧或外侧上的附加延伸,目的是增加内外踝的稳定性。该结构可以只加到鞋跟上,也可以延伸到整个鞋底,它并不是用来矫正畸形的,而是为了控制运动。通过腰型鞋跟(通常是外侧鞋底的腰型鞋跟)加宽支撑面,可以为足提供更稳定的平台[16]。楔形鞋跟有助于改善后足的僵硬畸形或矫正其柔性变形。带有外侧插跟的鞋在足底的外侧缘下比内侧缘下有更多材料。

患者情况更严重时,腰型鞋跟和楔形鞋跟会结合使用,但腰型鞋跟内侧通常小于 1.2cm(0.5 英寸),避免患者因此绊倒另一侧足;外侧若超过 1.2cm(0.5 英寸)应添加固定钉以便更好地控制(图 57-7)。

增高层

鞋的增高可以解决各种临床问题。最常见是用来补偿双侧下肢长度的差异。对于因神经系统疾病导致足趾拖地步态的患者,对侧的鞋增高可以促进

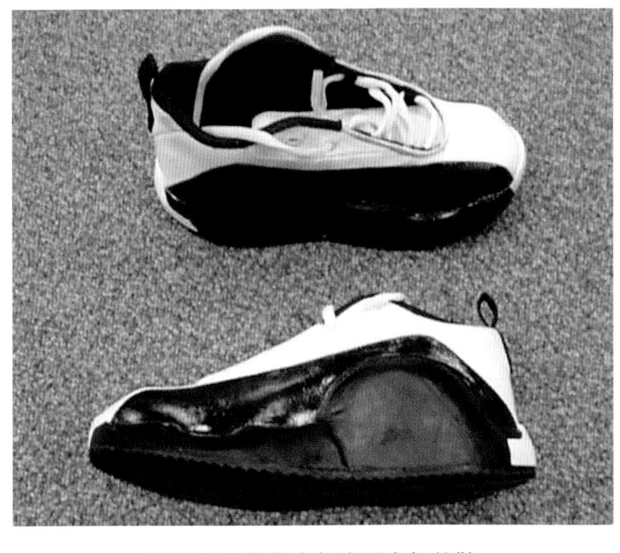

图 57-7　鞋掌内侧有固定钉的鞋

患肢的摆动。增高可以只是足跟的增高,也可以用于整个鞋底增高,可以是鞋内增高,也可以在鞋底添加增高垫。只在足跟处的增高可用于固定马蹄足位置或减少跟腱的张力。小于 1.2cm(0.5 英寸)的增高可用简单的增高垫添加到鞋内,更大程度的矫正需要同时运用内增高和外增高的方法。

应考虑到随着鞋跟高度的增加而加宽鞋底,以降低中外侧不稳的可能性。不推荐大于 3.8cm(0.5 英寸)的鞋跟增高,除非搭配高帮鞋或 AFO 以降低踝关节不稳的可能性。从鞋跟到鞋掌的增高层(增高鞋垫),是补偿双下肢长度差异或试图减少摆动期足部阻力,从而更符合生物力学的方式[17]。如果增高使鞋底过硬,可在跖骨区域创建一个小的滚动边。

硬性鞋骨

延伸的硬性鞋骨传统上是一条弹簧钢条或不同硬度的碳石墨,放置在鞋的外底夹层之间,某些情况下放置在鞋内,从鞋跟延伸到鞋头。延伸的硬性鞋骨,正如其名称所示,延伸到鞋尖,减少足前部和中部的弯曲应力,但它必须与滚动鞋底结合使用。这种修改的临床适应证包括跖痛症、证候性蹲趾外翻,某些关节病及夏科病(Charcot)相关的关节畸形或病变。

滚动鞋底

滚动鞋底是最常见的改进[7,18]。顾名思义,滚动鞋底的基本功能是在没有跖骨弯曲的情况下,使足部在后跟着地到脚趾离地的期间有一个滚动力。它可以减少跖骨头的压力,并可以通过在站立相中期至末期增加推进力来辅助步行。它也可以用来代替因使用延长钢柄导致的运动缺失。如果滚动鞋底用于分散足底某区域压力,那么鞋底的较高处必须放在接近压力区的位置。

鞋底的实际形状和高度取决于待处理的具体问题和预期的生物力学效应[18,19]。应当注意的是,滚动鞋底不能保证站立相中期的稳定性,因此要求穿戴者迈步要短,以提高矫正效果。

足跟垫

另一种有用的改进内容是足跟垫,它是一块楔形的减震泡沫,夹在鞋跟和鞋底之间。脚后跟垫可进一步减震并减小足跟着地时的膝关节屈曲力,适用于踝关节融合术后或跟骨骨折后的患者,也适用于股四头肌无力的人,可使其在站立相早期减少膝关节屈曲。

足部矫形器

在经验丰富的临床医师手中,定制矫形器是管理足部多种生物力学异常模式的有效工具。因此,矫形器的设计原则是使其成为矫正或保护的装置[20]。

矫正性矫形器旨在通过校准骨骼结构来改善足的位置。硬质材料,如热塑性塑料、丙烯酸层压材料和碳石墨复合材料较常用。软木和聚乙烯常用于硬性矫正型矫形器。保护性矫形器由软质的开孔或闭孔泡沫,或者它与半硬性材料结合制成,为已变形的足部结构提供缓冲和支持,最终改善功能。

在设计和制作过程中,需要综合考虑下列因素:适当的取模,纵弓或横弓的增高,鞋跟增高,减压区或其他的特定修改,以及同一矫形装置中使用的各种材料。

57

定制的足部矫形器(foot orthoses,FOS)优于预制,因为个性化设计可为目标关节提供矫正力和更多控制。此外,它们可以由各种材料单独或组合制成,其配置可以精确匹配患者的解剖结构(感觉受损的情况下尤为重要)和活动需求。应考虑到外部负荷是动态变化,针对不同活动可能需要不同的矫形处方和材料。例如区分局部的精细应用:在同一装置中使用 TPE(热塑性弹性体)作纵弓,用泥质岩作模压基板,用聚氨酯泡棉减震(图 57-8)。

由硬性材料制成的矫正性 FOS 很难贴合局部,且需要密切关注成型和制造的细节[21],数周内建议

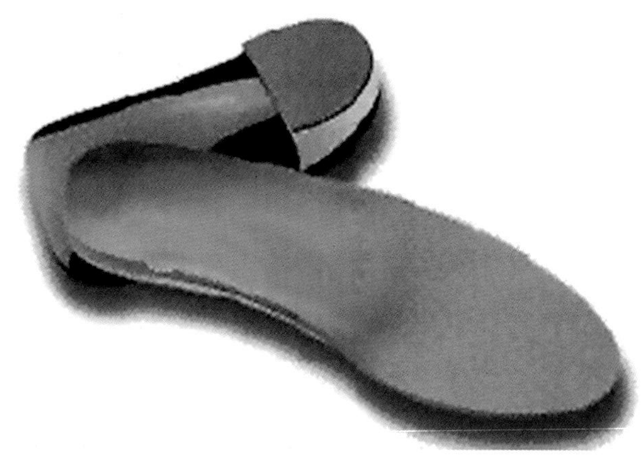

图 57-8 混合材料的足部矫形器

在密切监测皮肤的完整性下逐步延长佩戴时间。

图 57-9 展示了一个碳石墨层压足部矫形器。FOS 在对照实验中还未被广泛研究，其设计差异很大程度上是基于临床经验。

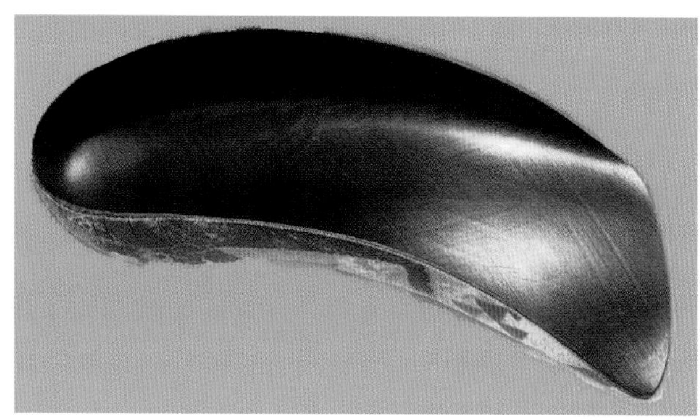

图 57-9 碳石墨层压足部矫形器

踝足矫形器

踝足矫形器(AFOS)的机械杠杆臂能够更有效地控制踝关节复合体，适当的设计也可以影响膝关节。

临床医师须从金属、皮革、塑料、碳石墨或混合材料中选择部分或所有材料来设计并组配 AFO。塑料或混合材料在北美和欧洲占主导地位，因为它们可以提供更高程度的控制[1]，客户接受度也较高。矫形器制造材料的可选范围正在迅速扩展，对它们的详细审查不在本节细述。非常遗憾的是，保险资金限制了新引进矫形技术获取途径的拓展，如复合材料或碳纤维材料以及新的先进设备。旧式的金属和皮革矫形器通常有特定的适应证，例如由于波动性水肿应尽量减少软组织接触的人，有伤口或对塑料有热过敏的人，体型较大或体重较重的人[2]。材料选择的最重要因素之一是美观，这严重影响了设备的接受度。

热塑性或层压式髌腱轴承踝足矫形器(patellar tendon bearing anklefoot orthosis，PTB-AFO)的适应证包括：膝踝周围肌群力量不足但有足够伸髋力量，有完整伸膝范围且无明显屈肌痉挛或畸形[8]等，模塑踏板和坚固的非铰链式踝部设计可固定轻度马蹄足的踝足部位，在站立相提供伸膝力量。膝过伸受膝关节的韧带结构控制，也可以在髌上增加一个前模壳同时在腘窝后置一个模壳来相互制衡。限制跖屈也可以限制膝过伸。

基于电刺激治疗无力或瘫痪肌肉的 AFO，其成功应用已有报道[17,22,23]。在美国和欧洲，几款这类结合神经肌肉电刺激(neuromuscular electrical stimulation，NMES)以改善功能的矫形器已用于临床[2]。同于任何其他治疗干预，为达到预期效果，这些设备需要适用的患者，既要无明显的活动范围受限或痉挛状态，也要清楚了解疾病进展及系统激活机制相关的步态生物力学。

马蹄足畸形是中枢神经系统损伤人群中最常见的下肢病理性姿势[24]。这种异常姿势导致在站立相不能提供稳定的支撑面，足前掌先接触地面，负荷主要集中在足外侧缘；该姿势可以在站立位维持，足跟可能较少接触地面或不触地。站立相踝关节背屈受限阻止了胫骨相对于固定足的前移，导致了代偿性的膝关节过伸和屈髋，并明显干扰了站立相末期和蹬地阶段的推动力[8]。摆动期，患足呈现持续的足底弯曲和内翻的姿势，可能导致足趾不能离地。缺乏充分的支撑基底会导致整个身体的不稳定。因此，矫正异常踝足姿势是必要的，通常可以通过使用矫形器来实现。在站立相和摆动相使用 AFO 来控制踝关节的异常姿势，可能需要一个踝关节内翻带或足垫来辅助控制踝关节内翻姿势。矫形器应优先安装在矫形鞋上，矫形踝关节应包括跖屈止动器，以便在站立相和摆动相控制踝关节跖屈[4]。如果在站立相触发了踝关节阵挛，也需要考虑使用背屈止动器，以防止牵张反射触发该现象，止动角度应设置在即将出现阵挛的位置。一个模制的长塑料垫板、一个趾夹带与具有较高前套头的加深鞋相搭配，可用来适应异常的、疼痛的、弯曲的足趾姿势[16]。

膝踝足矫形器

标准的膝踝足矫形器在膝关节以下的组件与金

属或者塑料踝足矫形器的组件相同，但膝踝足矫形器的支条部分延伸到膝关节，向上与大腿处的支条相连接。当可能存在膝关节内外侧不稳定或者膝反屈、但是膝关节伸展力量足以维持站立相承重稳定性时，提示矫形器的膝关节可自由屈曲。

如果伸膝肌力量不足，导致膝关节不自主屈曲，提示可能需要一个后置膝关节进行抵抗。在不存在膝关节屈曲挛缩或痉挛时，一个抵抗的膝关节可在站立相维持机械稳定性，并允许膝关节在摆动相屈曲。当矫形器的膝关节置放于生理膝关节后方，而需要下肢负重时，这种类型的矫形器关节可维持膝关节的站立相稳定性。这时的重力线位于膝关节的前方，这通常需要限制踝关节的背屈运动。但是当地面不平时，膝关节没有完全伸展或负重，或者踝关节背屈角度大于 10°时，膝关节稳定性可能无法维持[2]。在这种情况下，膝关节锁可能是更好的选择。落环式膝关节锁是最常用的一种；它被放置在垂直杆的近端，当膝关节完全伸展时，它会下滑锁住膝关节。可在环上添加一个弹簧拉杆，使锁定和解锁更加便利，特别是当患者无法屈髋以触碰膝关节，或者手和手指的力量不足、灵活性差时。弹簧式凸轮锁在膝关节完全伸展时可滑入凹槽中锁定，它更容易解锁，且具有良好的稳定性，可用于屈肌痉挛的患者。半圆锁（即瑞士锁）呈杆弓形（一面呈平的杆状，另一面呈半圆形），当膝关节完全伸展时，它会咯嗒一声锁住，当向上按压时自动解锁。当存在膝关节屈曲挛缩时，选择使用扇叶锁或者转盘锁的可调节性膝关节较为合适。即使关节被机械性锁定后，如果不在髌骨上下方加条带，或者在髌骨处加垫子或条带以固定膝关节，生理膝关节在负重时由于伸膝肌无力，可能发生轻微弯曲；所以在膝关节处覆盖柔软皮革垫并将膝关节固定在支条上效果最好。大腿处的支条在前方由一个硬性的、垫料包裹的、大腿上部的环带连接，这条环带应置于坐骨下方 3.7cm（1.5 英寸），但明确要求坐骨承重的情况除外。通常，大腿下部的第二条硬性环带也可与前置的软带子一同使用。

Scott-Craig 型矫形器取消了大腿下部和小腿处的带子，以及典型的髋膝踝足矫形器的髋关节，它常用于脊髓损伤患者，可以很容易地穿上和脱下，并且降低了重量（图 57-10）[25]。它由两个支条和四个硬性连接组成：一个位于后上方的硬性大腿环，一个半圆形膝关节锁，一个位于前上方的其后方附有软带子的硬性胫骨环，一个位于下端的在鞋内延伸至跖骨头、带硬性鞋底板的马镫。它通过一个双制动的

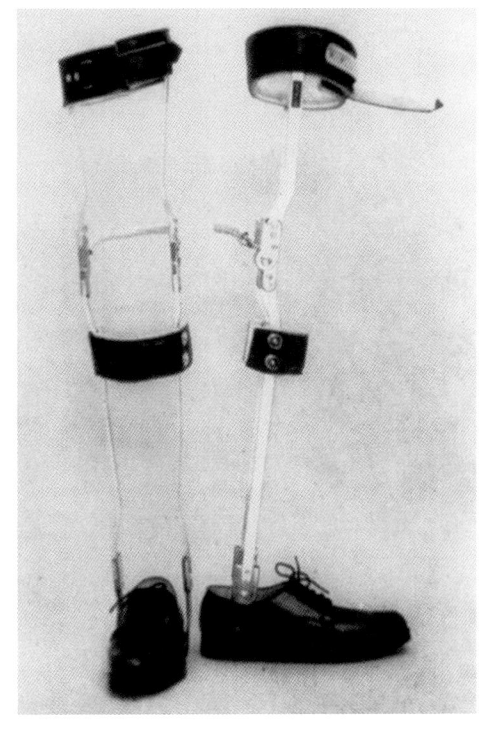

图 57-10　Scott-Craig 型膝踝足矫形器

踝关节连接到支条上，该矫形器被调节至只允许踝关节进行 5°以内的背屈，以维持最佳平衡[26]。鞋底从后跟到跖骨部分是完全平整的，鞋底延伸至脚趾处开始轻微上翘。它是一个稳定的矫形器，起到了一个标准膝踝足矫形器的生物力学作用，并且更少受到带子的束缚。

由于生理膝关节有一个变化的转动轴，在膝关节运动过程中，多中心设计的膝关节比单轴膝关节能更好地维持对线。所以当允许膝关节在摆动相屈曲时，应该选择多轴膝关节矫形器。

塑料膝踝足矫形器

塑料模制/塑料层压的膝踝足矫形器由标准的踝关节和膝关节组件构成，支条和条带是由紧贴肢体的轻型薄板或者热塑性材料制成（图 57-11）。大腿部分由后方的四边形外壳组成，带或者不带有坐骨承重的臀部座位，在大腿侧方可以有一个较窄的部分，能提高两侧舒适性。大腿部分可由塑料带或魔力贴或带衬垫的带子在前方扣紧。髌上或者胫骨前方的外壳提供伸膝力量，这样无须使用髌骨带，并且能维持膝关节内外侧稳定性。下端的支条与一个穿在鞋内的塑料模制足托相连接。轻型组合式膝踝足矫形器可通过快速简易的组装，为患有杜兴肌肉营养不良症的儿童提供帮助，改善其步行能力[27]。

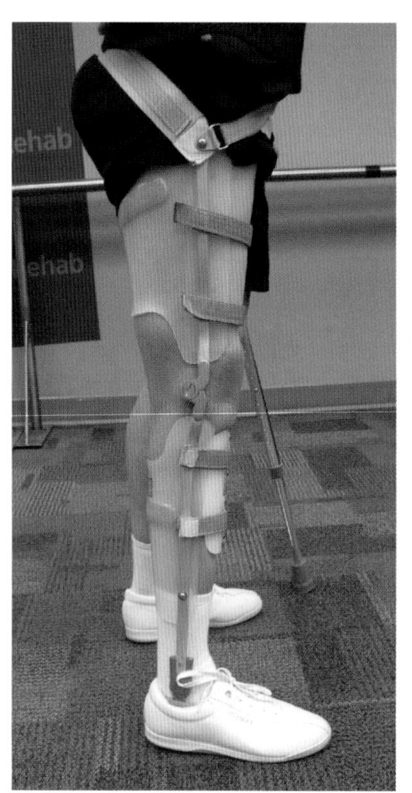

图 57-11 带髋关节带的塑料模制膝踝足矫形器

膝矫形器

膝矫形器被用于控制膝反屈,提供膝关节内外侧稳定性。通过在设计和应用上的改进,膝矫形器作为一种治疗和预防方式已经得到多方认可。膝矫形器在预防运动员膝关节损伤的应用上仍存在争议。在体育运动和其他活动中使用膝矫形器可维持不稳定膝关节的功能稳定性。在膝关节损伤、膝关节手术后的康复阶段也可使用膝矫形器。然而,由于膝矫形器的种类过多,以至于医师在开具矫形器处方时也会混淆[6,28]。

瑞典式膝矫形器不带有膝关节,可以预防膝反屈,并且允许膝关节进行屈曲运动。三边式稳固型膝矫形器的外形与它相似,能够能很好地控制膝关节外侧、内侧、后部的结构性不稳,适用于骨关节炎、柔性膝外翻、膝内翻和中等程度膝反屈患者。

标准膝矫形器的力臂很短,当需要较大力量进行关节控制时,效果可能不佳。大多数膝矫形器在运动过程中会沿着肢体滑动,可能因膝关节周围受压或者对线不佳而引起不适。Chew 和他的同事将膝矫形器分为免负荷型、预防性、髌-股型矫形器[28]。目前还没有长期的研究支持免负荷型矫形器在骨关节炎应用中具有的优势,但是 Pollo 的已有记录显示,短期使用免负荷型矫形器治疗骨关节炎有效[6,29]。市场上已经生产出多种膝矫形器带有长力臂和可旋转控制的部件,适用于进行高强度体育活动的运动员(图 57-12)。

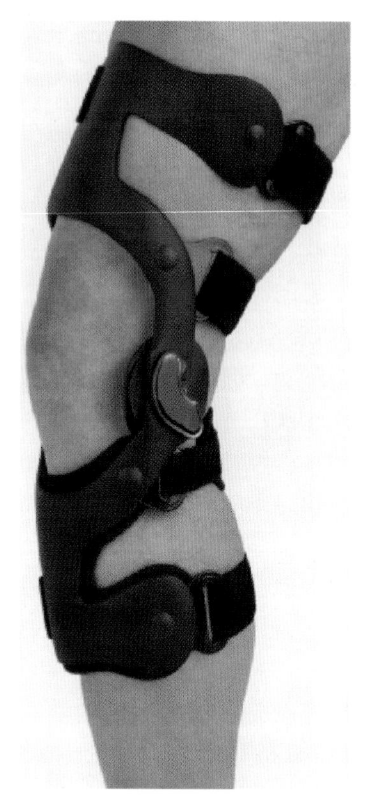

图 57-12 控制关节不稳的膝矫形器

髋膝踝足矫形器

髋膝踝足矫形器具有与标准的踝足矫形器、膝踝足矫形器相同的组成部件,只是附加了一个带锁的髋关节和一个可以控制生理髋关节运动的骨盆环。冠状面的关节运动由一个单轴式的设计控制,而矢状面的关节运动通常由一个落环锁控制。单侧或者双侧的骨盆环,在侧方于髂嵴和大转子之间包住骨盆,折向下包住臀部,再绕过骶骨。骨盆带的使用仍存在争议,几项研究表明盆骨带会增加行走过程中腰椎的偏移和重心的移位,从而可能增加能量消耗。虽然骨盆环可以提高站立位平衡性,但是对于截瘫患者,特别是在屈肌痉挛严重时,如果选用 Scott-Craig 型矫形器,则可能没有必要使用骨盆环。

路易斯安那州立大学的往复式步态矫形器(图 57-13)的组件包括:双侧的带膝关节锁的膝踝足矫形器、后置的塑料踝足矫形器和大腿部分、一个定制的骨盆腰带、特制的插入式承重型髋关节,由一个凸

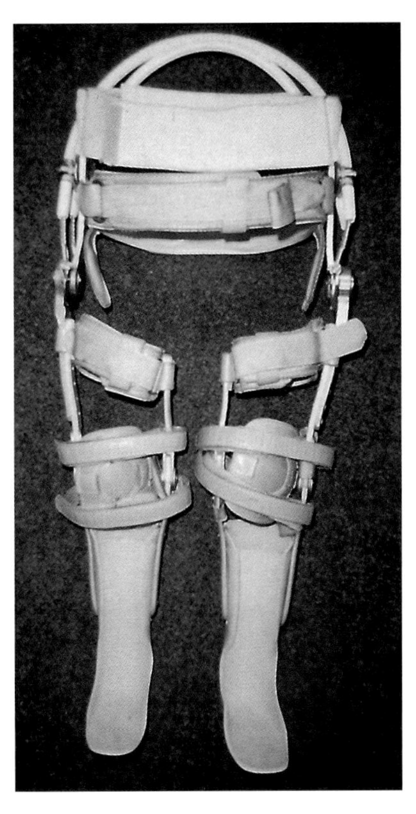

图 57-13 路易斯安那州立大学的往复式步态矫形器

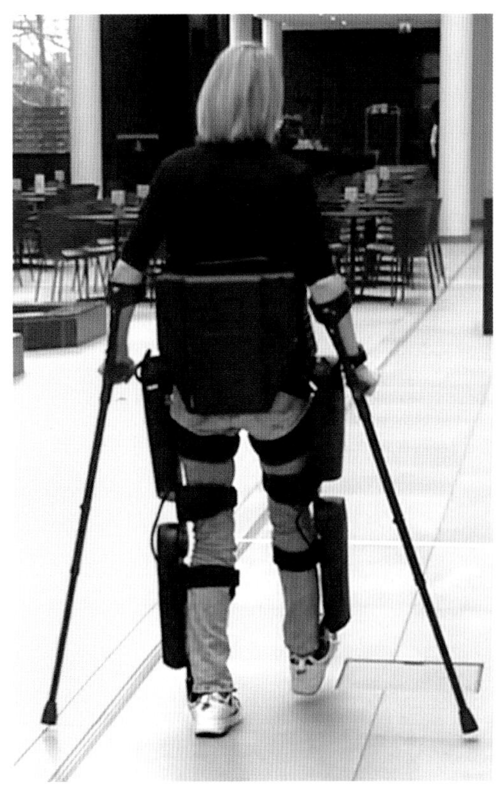

图 57-14 ReWalk 动力型髋膝踝足矫形器

轮和一个带魔术贴的胸衣连接而成[30,31]。这种凸轮装置通过阻止双侧髋关节同步屈曲，为髋关节提供稳定性。实现在迈步时重心转移的过程中，一侧髋关节进行屈曲、对侧髋关节进行伸展的交替性步态。截瘫患者可使用两根拐杖，以四点交替式步态行走。

逐渐流行起来的新型矫形系统允许膝关节在步行的摆动相进行屈曲，并在站立相提供稳定性。这类系统通过运用机械或电子系统，使膝关节在支撑相锁定、在摆动相解锁。它的主要缺点是重量增加、花费高、维修难。它最主要的优点是，通过良好的训练，可实现步态模式的正常化，并可能减少能力消耗[32]。

动力型髋膝踝足矫形器通过计算机控制的电机来完成摆动相髋关节和膝关节的独立运动，并在支撑相维持关节稳定性，目前此类矫形器正处于临床试验阶段。美国 FDA 已经批准 ReWalk 和 Indigo 可在家庭中使用，批准 Ekso 可在机构训练中使用[24,33]。

该设备可使截瘫患者实现独立坐-站转移，使用拐杖以交替式步态模式在平地、斜坡行走或者跨越障碍物。图 57-14 为患者使用 ReWalk 动力型髋膝踝足矫形器步行。

矫形器处方

矫形器处方的开具应该基于其预期想要达到的生物力学功能[2]。医师在开具一种以功能问题为导向的矫形器处方时(如“代偿踝关节背屈无力的矫形器”)，必须确保与矫形师进行准确的沟通，从而为特定患者提供最佳解决方案[4]。在对步态生物力学知识和已有的矫形器组件知识有了明晰的了解后，需要进一步明确所需的材料、特定的关节类型、矫形器对功能或运动的限制。如果这方面的知识不容易获得，应与矫正师讨论矫形器处方。医师应尽力提高这方面的知识储备，以开具最合适的处方。开具一个完整的下肢矫形器处方应该考虑患者的诊断、应该穿戴何种类型的鞋，包括矫形器所覆盖的关节范围、预期达到的生物力学对线和矫形器的制作材料(图 57-2)。

矫形器的临床对线

临床医师常规使用一般的步态视觉分析来改善矫形器的动态对线。这种类型的分析不能提供定量的信息，并且由于速度和人体运动的复杂性，而存在许多限制[2]。矫形器穿戴者在行走模式中表现出来的步态偏差和代偿步态，使对线方法变得更加复杂。我们传统上通过多次调试的方法来获得矫形器最佳的动态对线[34]。

临床观察和患者反馈通常是获取矫形器对线的主要信息来源。通过不断调整关节位置和运动范围，达到临床医师和患者双方都满意的效果。

即使在理想的情况下，也无法完全准确地评估矫形器的对线，完全准确的评估只有在患者的肌肉代偿已经比较稳定或者出现症状时才能实现。

步态分析

步态分析为临床小组在矫形器对线的评估中提供了客观性资料。有经验的临床医师会在开具生物力学矫形器处方时，运用特殊的定量或者半定量评估方法，包括慢动作视频回放、运动学和动力学步态分析仪、动态肌电图和能量学分析[2,34,35]。

在一些实验室中，将测力台与特殊的硬件相结合，可以将力矢量化形成实时图像[2,34]。这种技术为站立相关节运动的幅度与极性提供了良好的视觉评估。基于其半定量的特性和简单性，且无须其他仪器，这种方法在试图优化生物力学矫形器对线的过程中起着重要作用(图 57-15)。

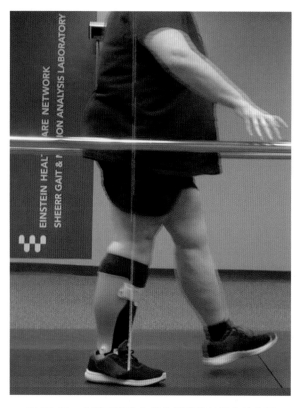

图 57-15 力线可视化在优化矫形器对线中的应用

57

上肢

上肢因手部具有独特而关键的功能而与下肢存在很大不同。肩、肘和腕的作用是使手在空间上放置于正确位置，以完成粗大抓握动作和精细动作。所有上肢矫形器和相关处方中康复项目的根本目标是重获/保留手在日常生活活动中的功能。上肢矫形器很常见的一个适应证是替代腕、肘、肩部的肌力不足或者肌肉缺失，这种情况下，手无法置放在合适的位置。上肢矫形器也用于替代手内部力量不足的肌肉，这些肌肉无法完成正常抓握和伸展动作。常见的临床例子包括脑损伤、脑卒中、颈髓损伤、臂丛神经损伤或者周围神经损伤(正中神经、尺神经、桡神经)。

第二个目标是保护已被破坏、受损的节段，常见于手术修复、创伤、类风湿关节炎等病例中涉及的损伤节段。在设计创伤后或手术后修复所使用的矫形器时，考虑了对骨骼损伤节段、对扭伤或高张力的软组织的承重控制，以促进愈合。这一目标可以通过一系列连续的静/动态矫形器来实现，使关节逐渐增加承重或活动。在类风湿关节炎和其他进展性疾病(如多发性硬化)的病例中，通过保护受损节段，可以减缓疾病的进展过程。在关节炎的病例中，发炎的关节需要被暂时固定，矫形器在这种情况下被辅助性用于控制疼痛，随后关节开始慢慢恢复活动。

许多临床常见的上/下运动神经元疾病和损伤会影响上肢的功能，上肢的良肢位摆放对于预防挛缩和畸形至关重要。在这些疾病中，矫形器涉及的节段并没有实际的疾病或损伤，但是近端的神经损伤可能导致肌肉受力不均，从而引起畸形或者挛缩，矫形器的使用可一定程度降低这种风险。当出现挛缩时，应尽量使用进行性牵引矫形器使受累关节恢复正常的活动范围。

或者，可为患者提供一个包裹在手上的普通袖带，该袖带可与其他设备连接，如餐具、梳洗设备、键盘或书写设备等。

平衡前臂矫形器是一个轮椅/桌上附件，它与前臂连接，为患者提供了巨大帮助，帮助肩关节无力的患者进行日常生活活动，如进食、梳洗，甚至使用家电设备。

上肢的解剖学原理

对上肢进行良肢位摆放需要对解剖学知识有充分理解，特别是关节需要制动时。腕关节应该固定在轻度伸展位、旋前/旋后的中立位。该姿势有助于手完成抓握动作、达到面部和躯干的中部以进行日常生活活动。

手指指间关节应固定在伸展位，而掌指关节应固定在屈曲位以维持侧副韧带的长度。应尽早活动指间关节和掌指关节，以防止肌腱挛缩和粘连。

拇指应以对掌、外展位固定。指间区域应最大化到能够完成粗大抓握动作和精细抓握动作（图 57-16）。手部本身有两个半径不同的横弓（近端和远端的掌骨）。必须保留这些横弓以维持手指的良肢位摆放。当每个手指单独屈曲时，它的指尖均指向舟骨。维持手指屈曲的矫形器也必须遵循同样的角度对准舟骨。作用于一根手指或者任何其他节段的牵引力应该垂直于该节段，并遵循所涉及关节的解剖角度，以减少异常的力矩。

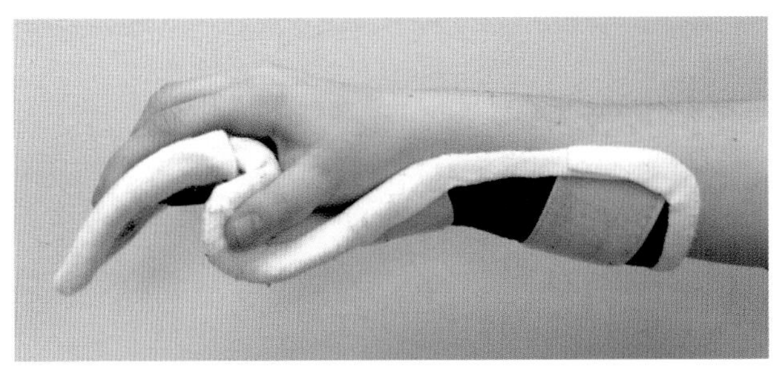

图 57-16　腕、手、指关节正确的固定姿势

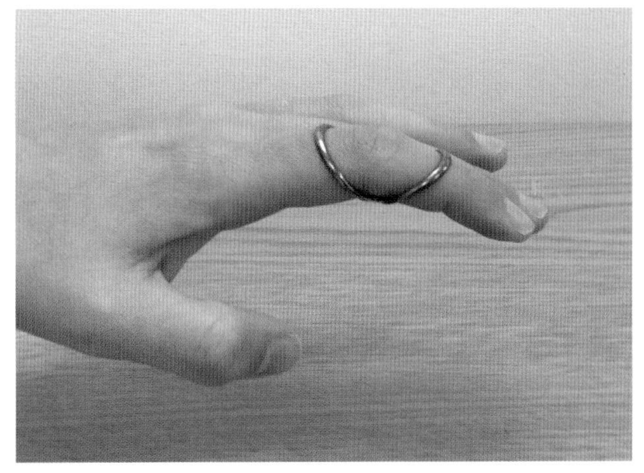

图 57-17　静态戒指矫形器

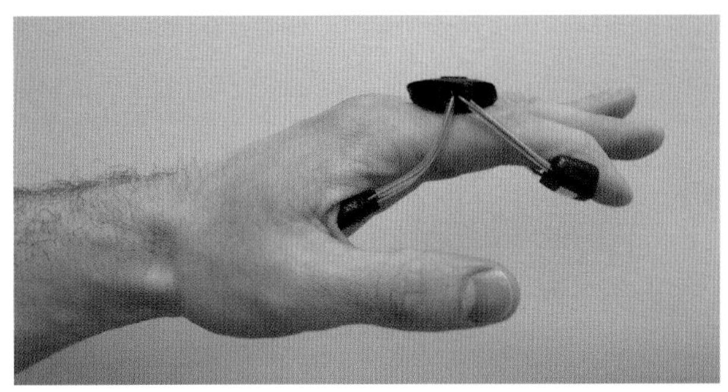

图 57-18　动态手指矫形器

常见的上肢矫形器设计

手指/拇指矫正器

简单的静态手指/拇指矫形器常用于治疗扭伤、骨折和烧伤。此类矫形器可以是部分环绕或者全环绕式的设计，提供手指屈曲/伸展稳定性和指间关节内外侧稳定性。带有屈曲/伸展板的静态手指矫形器允许手指在一个方向运动，并限制手指在其他方向上运动。其中，戒指矫形器就最好的例子，常用于类风湿关节炎（图 57-17）。指关节纽扣花样畸形表现为近端指间关节屈曲和远端指间关节过度伸展；可以使用戒指矫形器来限制近端指间关节的屈曲。指关节天鹅颈畸形表现为近端指间关节过度伸展和远端指间关节屈曲；可以使用同种戒指矫形器翻转过来佩戴，以改善这种畸形。各种动态手指指间关节矫形器被用于牵引屈曲挛缩的指间关节（图 57-18）。在挛缩关节处放置弹簧钢丝或者橡皮筋可用做牵引。使用静态进行性矫形器可以达到与定期调整静态矫形器牵引挛缩关节相同的效果。

掌指矫正器

掌指矫形器最常见的适应证是用于控制手指/拇指的掌指关节。传统的静态掌指矫形器为金属制作的短对掌矫形器，它包裹于手的内、外侧，保留了掌弓部分。后来此类矫形器作为支具的平板，或者在此基础上具有附加功能，可以控制拇指、掌指关节、手指。一个传统的短对掌矫形器包括一个 C 把结构（可维持拇指和其他手指之间相对位置）和一个对掌把状结构（可将拇指固定在对掌位以完成粗大抓握动作和精细动作）（图 57-19）。它最常应用于正中神经损伤时对掌控制能力丧失。正中神经和尺神经损伤后，常常会发生掌指关节过度伸展（爪形手畸形），这时可以在矫形器上添加一个限制掌指关节伸展的部件。这一修改可以使其余的手部内在肌尽可能有效地发挥功能。类似的短对掌设计也可以应用于塑料材质的圆周设计上，维持掌横弓，保持拇指在对掌位，或者在上面添加其他附属部件。Thumb spica 是一种掌指矫形器，以手掌部为基础，延伸到拇指并包绕拇指，使拇指维持在对掌位（图 57-20）。这种矫形器适用于影响拇指功能的炎性疾病或第一

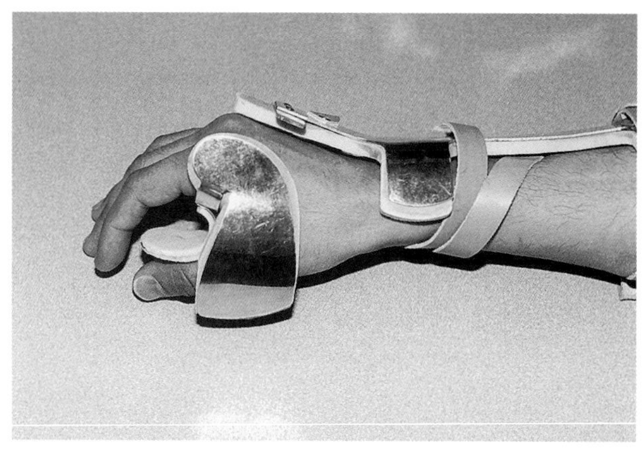

图 57-19 金属对掌矫形器的 C 把结构和维持拇指稳定性的对掌结构

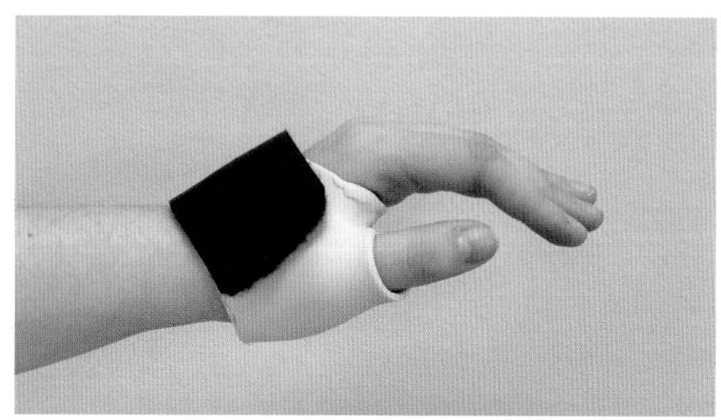

图 57-20 Thumb spica 掌指矫形器

掌骨骨折。

动态掌指矫形器常用于掌指关节的屈曲/伸展挛缩。它应用了三点力控制原理,即一个力在靠近掌指关节的位置,相反抵抗力分别在掌指关节的近端和远端。常见的“Knuckle-bender”矫形器主要用于牵引掌指关节处的伸展挛缩,这种伸展挛缩是因长时间固定使侧副韧带缩短而引起的(图 57-21)。

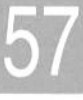

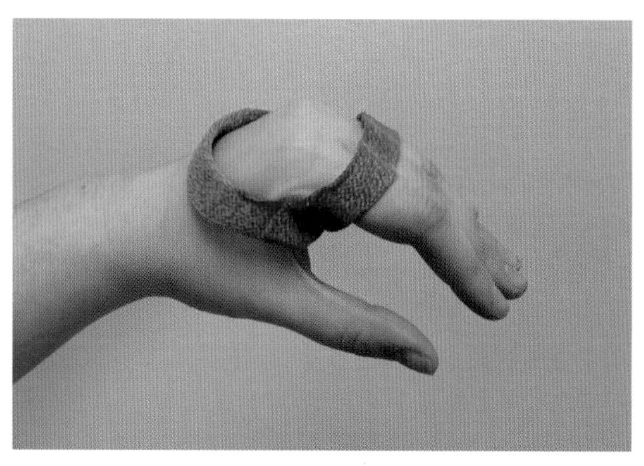

图 57-21 “Knuckle-bender”矫形器的动态设计促进掌指关节进行屈曲

动态掌指矫形器也可用于更加有力地牵引近端指间关节的屈曲挛缩。

随着屈曲挛缩的改善,必须调整外伸支具的位置以维持合适的关节对线。如果没有限制掌指关节伸展的部件,则可能引起掌指关节过度伸展,并且不能有效牵引近端指间关节的挛缩。

腕掌指矫形器

腕管综合征是由于过度使用腕关节导致腕管内发生炎症,静态腕掌指矫形器常用于治疗腕管综合征。这种矫形器将腕关节固定于中立位(即伸展 0°位),并允许拇指、手指自由活动,从而改善症状(图 57-22)。静态腕掌指矫形器还常用于手屈/伸肌肌腱损伤或修复治疗的第一步。短时间的保护性固定之后常进行有限的运动,以避免肌腱粘连和关节挛缩。腕掌指矫形器用于屈肌肌腱修复时,通常将手腕置于中立位/轻度屈曲位,掌指关节被锁定在屈曲位,允许指间关节完全伸展。通常对整个手指进行屈曲牵引,以消除修复中的张力并使手指处于保护性位置(图 57-23)。随着逐渐愈合,可进一步运动掌指关节,而腕关节的充分伸展则需等待至肌腱完全愈合。用于伸肌肌腱修复的腕掌指矫形器包含了一个相反设计,即把腕关节固定在中立位/伸展位,并将相关手指的掌指关节和指间关节锁定在屈曲位。屈曲牵引可缓解肌腱修复区域的压力(图 57-24)。随着逐渐愈合,可进一步屈曲掌指关节和指间关节,而腕关节的充分屈曲则需等待至肌腱完全愈合。

桡神经损伤也需要一个腕掌指矫形器通过橡皮带或者弹簧钢丝协助腕关节和手指进行伸展,使拇指维持在对掌位。

屈肌铰链矫形器是一种动态腕掌指矫形器,通过主动伸腕运动可改善拇指和手指的粗大抓握动作和精细抓握动作。此类矫形器常用于 C6 平面四肢瘫的患者,此时患者具有伸腕力量,矫形器可以辅助患者进行抓握动作(图 57-25)。

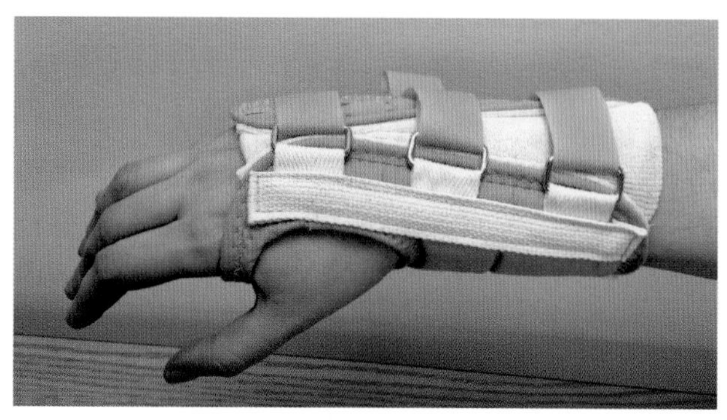

图 57-22 静态腕掌矫形器

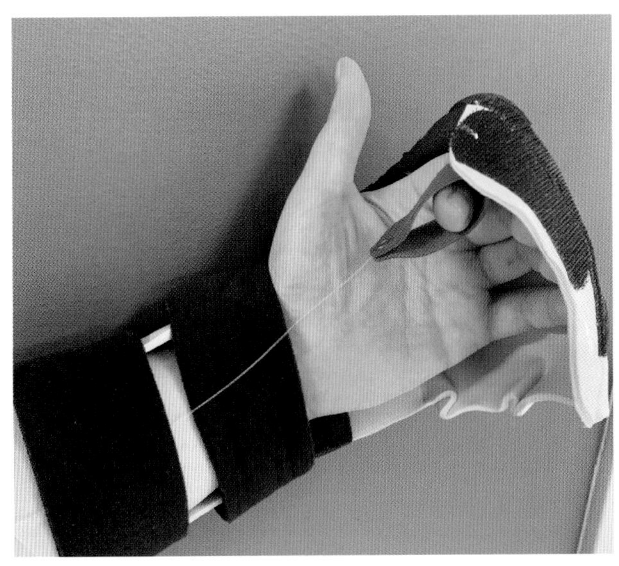

图 57-23　动态腕掌指矫形器中的掌指关节/手指伸展限制板和示指动态牵引装置

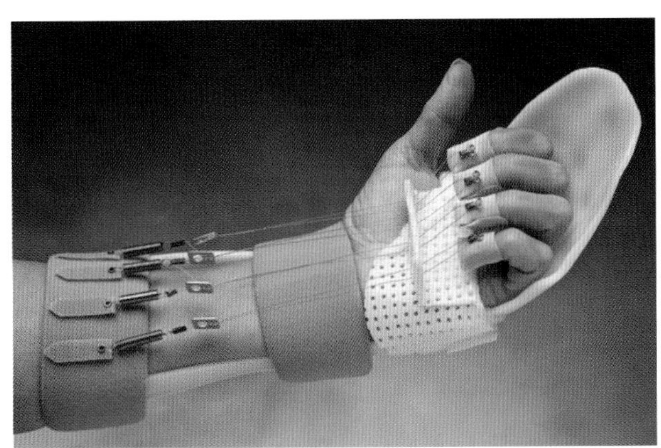

图 57-24　动态腕掌指矫形器中的掌指关节/手指屈曲限制板和手指牵引装置

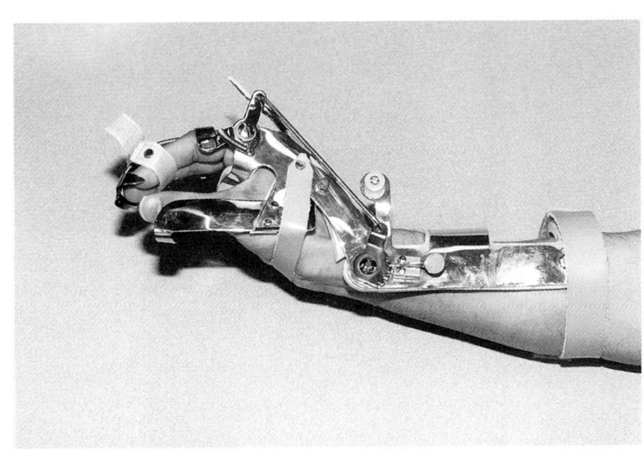

图 57-25　动态腕掌指矫形器中的传统金属屈肌铰链设计

静态腕掌指矫形器可协助脑卒中、脑损伤、臂丛神经损伤患者进行手部的良肢位摆放。掌指关节应置于屈曲位，而指间关节应置于完全伸展位以预防侧副韧带的挛缩。

肘关节矫形器

动态肘关节矫形器常用于肘关节的屈曲/伸展挛缩。如果涉及烧伤瘢痕，矫形器应该覆盖整个烧伤瘢痕区域。

市面上有各种肘关节矫形器均运用了弹簧设计，在肘关节伸展有一定改善时，可以通过调整矫形器逐步增加肘关节处的张力(图 57-26)。当肱二头肌肌力较弱或者瘫痪时，使用弹簧辅助式肘关节矫形器可协助屈肘。静态圆周矫形器也常用于肘关节骨折或肘关节邻近部位骨折。对尺/桡骨骨折进行夹板固定时，应固定肘、腕、手部，以控制旋前和旋后。可以使用一个可调节的肘关节锁，逐步控制肘关节进行屈曲/伸展运动。肱骨骨折时将圆周矫形器应用于整个肱骨段和前臂，随着肱骨骨折的愈合，逐步允许肘关节进行活动。

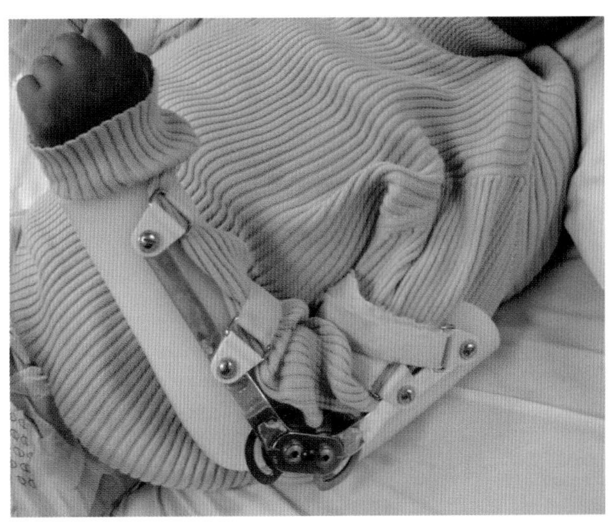

图 57-26　动态肘关节矫形器

肩关节矫形器

各类柔性臂吊索式矫形器已用于处理各种肩关节问题，包括锁骨骨折，肩锁关节损伤，肱骨近端骨折和偏瘫引起的盂肱关节半脱位。

这些矫形器通常由面料与带子构成，包盖了肱骨中段至近端部分，从前方和后方包绕肩关节，并延伸至腋窝(图 57-27)。肩关节矫形器的主要目的是维持盂肱关节完整性，并限制盂肱关

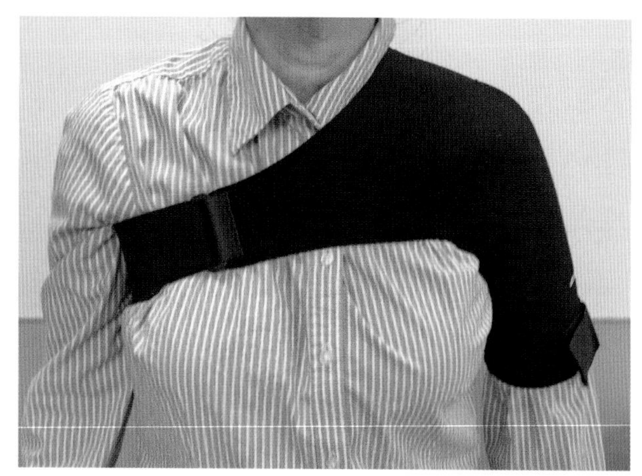

图 57-27 柔性肩关节矫形器用于控制盂肱关节半脱位

节的活动。

一个真正的静态肩肘腕手矫形器，如飞机式夹板或者手臂外展矫形器，可限制整个盂肱关节的活动(图 57-28)。值得注意的是，需尽快活动盂肱关节，以预防粘连性关节囊炎。

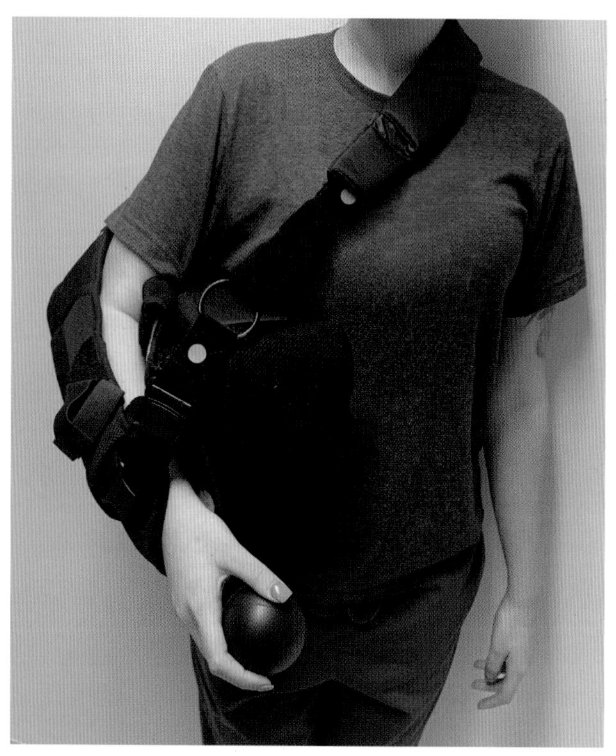

图 57-28 使用飞机式夹板维持静态肱骨外展位

这个类别还有其他专用矫形器，包括用于 C5 平面脊髓损伤患者的 BFO。该矫形器有一个前臂槽，它被悬挂在轮椅上的支具和旋转接头上。这很大程度上减轻了手臂的重量，使患者能够通过屈肘、内收/外展肩关节而进行有限的日常生活活动。一个普通的袖带或手部矫形器可以与可旋转汤匙或其他装置连接，使患者独立完成进食(图 57-29)。最后，将假肢与矫形器组件相结合制作的肩肘腕手矫形器，可应用于臂丛神经损伤的患者，当肘部被锁定后，患者的手部可重获有限的抓握动作。一个双控电缆"8"字形的矫形器可以在肘和手完全瘫痪时，通过双侧肩胛部的外展动作来控制肘关节的位置，并激活手中的抓握设备(图 57-30)。瘫痪肢体则可以起到辅助肢体运动或稳定肢体的作用。

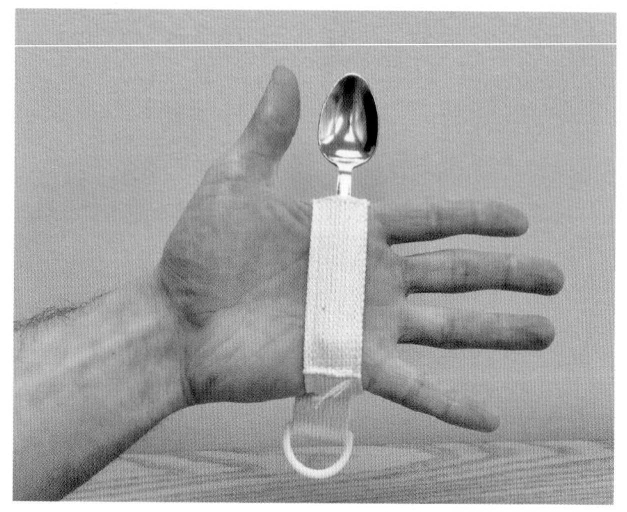

图 57-29 在普通袖带中插入汤匙

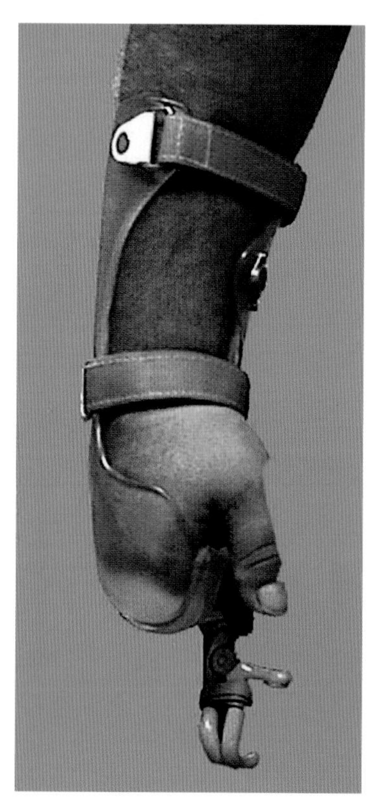

图 57-30 腕手矫形器中用于抓握的钩状假肢

神经整合的概念最近已经纳入上肢矫形器，这与下肢矫形器相同。目前市场上的设备正用于帮助瘫痪肢体完成抓握和粗大抓握运动。这些设备在完整的近端肌肉处检测出一个肌电信号，然后向远端的瘫痪肌肉发出一个刺激信号，远端瘫痪肌肉接收到通过皮肤表面传送的电刺激后产生收缩。电极刺激手指屈肌和伸肌肌群，可以引起手的抓握和伸展动作。一些特殊的腕手矫形器用于为手腕提供支持，它们的用途是可变的，取决于多种因素，如肌张力、目标肌肉的兴奋性、挛缩的存在、对刺激的耐受等。肩部和肘部良好的肌力与控制力可极大程度增强此类设备的功能。

处方医师、患者、治疗师/矫形师之间的沟通有助于制作出一个合适的上肢矫形器。为患者提供详细的指导、进行适当的治疗和随访将有效减少并发症的发生，最后获得一个令人满意的治疗结果。

脊柱矫形器

脊柱矫形器对躯干的支持可通过施加腹内压实现，腹内压的增加可减少对脊柱伸肌肌群的需求，降低胸腰椎和椎间盘在垂直方向的压力（参见第 27、28 章）。

脊柱对线和稳定性是通过应用支具的三点力生物力学原理实现的，这在前文已阐述。理想情况下，矫正点应位于上下两个相反方向的对抗力之间。矫形器在不同脊柱平面需要通过不同设计达到所需实现的功能。在开具矫形器处方时应确定矫形器需要实现的生理作用，这样制作的支具在完成其预期的生理功能时受限最小。例如，如果胸腹脏器对躯干的支持足以减小躯干对脊椎和肌肉组织的压力，那么就不需要关节运动稳定装置[14]。在开具处方之前明确矫形器的适应证和目标尤为重要。一旦达到治疗目标，并不再需要矫形器时，就应停止穿戴。矫形器的选择和制动时间是存在较大争议的两个问题，目前还缺乏相关的指南。

脊柱矫形器可按其所覆盖的生理性关节进行分类，每一类又按其限制/允许活动的范围进行再分类。每一类矫形器中又有很多不同的设计（表 57-1）。

表 57-1　矫形器的分类

颈部矫形器（CO）——软/硬性头颈部矫形器（费城®，爱斯本®，迈阿密 J®，纽波特®）
颈胸矫形器（CTO）——环圈式支具，胸枕颌颈部矫形器，密涅瓦®，任何前方或后方可伸展的硬性颈托
胸腰骶矫形器（TLSO）——定制的背架，CASH，杰维特®
腰骶矫形器（LSO）——椅背式支具，奈特®，软背架/固定带
骶骨矫形器（SO）——大转子带，骶骨带，骶骨软背架

提供有效的脊柱支持是个非常复杂的问题，需要考虑到多方面的因素。它取决于正确的适配、患者的体质、矫形器对脊柱整体运动及脊椎节段运动的控制能力、患者的顺应性以及忍受紧身矫形器的意愿性。患者将带子调试过松时可能影响矫形器的穿戴效果。脖子粗短和下巴轮廓不分明的患者在穿戴颈托等矫形器时会更加困难。

乳房下垂、躯干过短、胸椎后凸或者腹部过度肥胖的患者在佩戴颈胸矫形器或者胸腰骶矫形器也会出现困难。应该为患者提供两幅矫形器，以便定期清洗以保持矫形器的清洁。同时需要每天检查和清洗矫形器下的皮肤。在没有禁忌证时，使用矫形器之外应该进行适当的运动。此外，应该指导患者或护理人员正确穿戴矫形器的技巧，并提供矫形器穿戴的时间表。

颈部矫形器

颈部矫形器可分为两大类：颈椎矫形器和颈胸矫形器。颈椎矫形器包裹了颈椎部分，而颈胸矫形器还延伸至胸椎部分。当添加了胸椎的延展部分时，颈部矫形器对颈椎下段椎体具有更好的运动控制能力。为了限制颈椎的伸展和过度伸展，矫形器在接触枕骨的部位应该具有良好的适配性。不同类型的颈部矫形器对颈椎的运动控制效果有所差别。软性颈托的运动限制效果最差，而环圈式（halo 式）支具的运动限制效果最好。几项研究已经评估了不同类型的颈部矫形器对颈椎活动范围的限制效果。这些研究使用不同的方法来量化矫形器对颈椎活动的限制范围（如影像学分析，测角仪评估和计算机化脊柱运动分析）。此外，不同研究的样本量和样本种群特征也有差异（如尸体模型，健康脊柱与损伤脊柱）。表 57-2 列出了不同矫形器对颈椎活动的限制范围[3,13,16,18,19,28]。必须选择适合的矫形器并正确地穿戴，使矫形器实现更好的运动控制效果。

表 57-2 颈部围领可允许活动范围的平均百分比

	屈曲/伸展	侧屈	旋转	来源
软性颈托	74.2	92	83	Johnson
	91	91	89	Sandler
	92	92	91	Carter
费城®	29	67	44	Johnson
	58/53	78	52	Lunsford
	60	89	73	Sandler
迈阿密 J®	41	—	20	Richter[a]
	52/62	65	52	Lunsford
	40/46			Gavin
马里布®	47/43	59	39	Lunsford
纽波特®	63/62	73	51	Lunsford
爱斯本®	31/48	—	—	Gavin
爱斯本®-薇斯塔®颈胸支具 2	16/39	—	—	Gavin
爱斯本®-薇斯塔®颈胸支具 4	12/20	—	—	Gavin
密涅瓦®	46		14	Richter[a]
胸枕颌颈部矫形器	28	66	34	Johnson
	39	82	82	Sandler
环圈式支具	4	4	1	Johnson

了解矫形器的副作用是至关重要的。矫形器对活动的限制可能引起肌肉无力、萎缩和关节挛缩。矫形器的匹配性差、矫形器清洁不彻底、过多出汗、矫形器造成的剪切力和压力均可能对皮肤产生刺激，从而引起压力性溃疡、疼痛和感染。矫形器对活动的限制以及其自身重量可能引起行走和平衡功能的损害。比如环圈式（halo 式）支具可能使佩戴者在他们的日常生活活动中更依赖支具。矫形器对胸壁活动的限制可能会导致肺活量的减少和能量消耗的增加。矫形器对头和颈部的体位限制可能会导致患者吃饭和吞咽受影响。佩戴者对矫形器的精神依赖也可能增加，特别是使用矫形器进行疼痛控制的患者。伴有特殊医疗状况的患者（如神经肌肉疾病）、特定体型的患者、特殊性格的患者均可能难以耐受上述副作用。

总结

我们回顾了上肢、下肢、脊柱矫形器在中枢/周围神经系统疾病和肌肉骨骼疾病干预中的基本原则。大多数患者可以通过使用矫形器改善他们的功能水平、提高生活质量。矫形器应用于身体外表面，可以实现下述一个或多个目标：减轻疼痛，固定骨骼肌肉，减少轴向负荷，预防或纠正畸形，改善功能。下肢矫形器是我们对患者进行康复医学管理中不可分割的一部分。

（郑瑜 译　张学敏 审校）

参考文献

第58章 轮椅

Lynn A. Worobey • Stephanie K. Rigot • Michael L. Boninger

自由活动是个体独立必不可少的组成部分。在美国国家医学模型赋能/残疾的过程中[1]，轮椅及其组件对改变活动受限的个体与周围环境的互动至关重要。许多不同人群、不同文化背景的研究一再表明移动能力与生活质量密切相关[2-6]。因此，康复医师在轮椅处方过程中承担主动角色至为重要。胜任这一角色必须具备理解组成座椅体系复杂组件的相关知识。本章将会为读者提供相关信息，帮助读者了解各种手动、电动和混合型轮椅，并着重阐述轮椅使用者界面、乘坐舒适度、耐用性、配件选择以及电动轮椅控制装置的重要性。本章还将为读者介绍轮椅和座位的测量方法，以及各种坐垫和姿势支撑用具。

处方过程

WHO 正致力于增加全球残疾人的轮椅可及程度。WHO 轮椅服务培训组套规划了八个轮椅交付的基本步骤：转介、评估、处方、基金、轮椅准备、适配、使用者培训和维修及随访[7]。本章将一一呈现这些步骤。

团队方式

座椅组件的复杂性以及个体的差异性和疾病的不同进展致使单一临床工作者难以凭一己之力开具移动辅助科技处方。正因如此，临床决策时能涉及多学科团队至关重要[8]，其中最重要的团队成员是患者。患者的观点和要求对成功适配至为关键，但必须基于在评估他们的知识水平和对自身的了解之后。有些患者已使用轮椅多年，明确地知道自己需要什么，对这样的个体，团队成员的作用是提供无偏倚的信息；相反，新患者可能对什么可用和如何取舍方面的知识很少，对这样的个体，团队需多加指导。家庭成员和照顾者也应提供信息，因为他们将会是受轮椅选择影响第二大的群体。顾客参与其中才会令设备的弃用更少，增加满意度，从设备的使用中受益[9,10]。

评估团队可由不同康复专业人员组成(e 框 58-1)。目前，美国 Medicare 和多数私人保险公司都要求在提供轮椅之前进行一个面对面的医疗评定。这个面对面的访问是一个特意强调轮椅需求的医疗预约，将在下文的步骤中呈现。考虑到物理治疗医师在功能和移动能力方面受到的培训，他们可以成为完成这一评定的最佳医师。通常，与医师一起工作的作业治疗师或物理治疗师也会进行一个评估。理想情况是，治疗师能够取得北美康复工程和辅助科技协会(Rehabilitation Engineering and Assistive Technology Society of North America，RESNA)的认证，成为辅助科技执业人员(Assitive Technology practitioner，ATP)。如今，RESNA 还可以认证座位和移动能力专业人员(Seating and Mobility Specialist，SMS)，专门侧重座位、移动能力和姿势。其他可取得认证的专业人员也可以成为团队的一部分，包括康复工程师、辅助科技供应商(Assistive Technology Supplier，ATS)，认证康复科技供应商(Certified Rehablitation Technology Supplier，CRTS，美国国家康复科技供应商协会)。这些参与轮椅选择过程的人员都应具备市场上可用科技的知识。

患者病史

面谈过程必须获取标准的信息，比如年龄、既往病史和目前医疗诊断。同时，需要确定个体的身体损伤正处于快速变化期还是稳定期，这也对确定需要轮椅的诊断非常重要，以确保目前没有持续进展的医疗问题和并发症影响轮椅的开具和患者健康。然而，这个并不是诊断性评估，除非医疗状况尚未明确或者尚不能全面评估。

病史中最重要的方面是评估和记录使用者的功能目标以及他们目前的辅助设备或缺乏这样的辅助设备来满足他们的需求。这个过程包括从使用者那里获取关于他/她所处环境、家庭支持和过去使用辅助设备的关键信息。重要的是，要理解使用者的意图和能力[11]以确保他们会接受和使用轮椅。如果患者已经在使用带轮的移动工具，关于她/他目前设备的既往信息，包括他/她可能有的问题，也需要关注到。

其他必需的信息包括保险的类型、身体能力、个体是否具备运输轮椅的能力以及在什么环境中使用。比如，患者是否能够及一定的高度，这对在家或者其他环境中够及物品来说很重要；为了支持工作的需要，可能会对轮椅移动的环境有特殊的要求，比如实验室、操作间、法庭或机械修理店内；休闲活动发生的场所，比如社区中心、旅馆、电影院和娱乐环境，通常也是轮椅移动要求最多的地方。轮椅移动表面的地面情况也会对最适用的轮椅类型有限制。地面的平整性、牢固性和稳定性对确定轮胎的大小、驱动轮的位置和轮圈半径有重要影响。轮椅模式的选择也应与使用者的公共和私人交通需求（如巴士、铁路、汽车、敞篷车或飞机）以及家庭/日常生活环境相容。

体格检查

了解个体完成不同活动的需求和愿望后，接下来我们需要对使用者进行检查。病史有助于深入了解他/她的身体能力。为了证实这点，体格检查应侧重患者的各个方面，帮助①解释座椅体系的必要性；②确定最合适的座椅体系；以及③确保合理解决医疗问题。与患者面谈后，可能省略掉部分下文陈列的检查。

通常个体需要轮椅是因为心肺疾病。对这些人来说，一定要记录心脏和肺部的检查，尤其需要关注用力时呼吸的困难程度和活动时生命体征的变化。这些发现可用于解释电动轮椅的必要性，因为轮椅推进时的能量消耗并不比步行小[12]。其他常见的需要轮椅的原因有骨骼肌肉系统和神经系统缺陷。临床工作人员应有条不紊地记录神经性和肌肉骨骼系统的缺陷。比如，卒中的患者，检查忽略或者视野缺损就很重要，因为这会影响独立驾驶轮椅的能力。

必检的项目包括肌力和活动范围。对慢性关节炎患者，应检查记录疼痛、肿胀和不良对线的关节。当未见肌力缺陷时，一定要记录协调性、肌张力和本体感觉的问题。比如，Fay 等的一项研究发现，很多发硬化的个体无法有效驱动手动轮椅，因为他们肌张力增高，协调能力降低[13]。参与者还表现出无法维持一定的速度，连社区步行的速度（1m/s）都不如。这些类型的发现可为设备的选择提供合理解释。

当完成体检后，康复团队应考虑个体如何控制轮椅。如果手部的协调性较差，可能需要头控或开关控制。有些案例甚至可能要考虑足部控制杆。稳定性应通过观察个体在当前轮椅中的情况或询问她/他是否能无支持地坐在垫面上来评估。请患者完成简单的够物任务来确定躯干的侧方和前方稳定性、手和手臂的力量以及手部精细运动能力。稳定性差往往提示需要特别关注座位和姿势，合适的座位可以强化够物和稳定性，从而改善轮椅上手部活动的表现。另外一个关键点就是评估髋、膝和踝关节的活动范围，因为需要顺应挛缩。同时还需要确定是否有驼背、脊柱侧弯或者其他固定畸形。众所周知，不同类型的轮椅使用者，比如四肢瘫和脑瘫个体，都有可能会随着时间而出现脊柱后凸和侧弯[14]。鲜为人知的是，合适的座位是否可以预防这些脊柱畸形。即便预防不是目的，为了坐得舒适也需要顺应畸形。

最后，完整地检查个体的皮肤非常重要。可能心肺疾病的个体不需要做，但神经系统缺陷和既往有压力性溃疡的个体必须检查。检查应不仅包括臀部，还要包括双足和小腿，因为这些地方可能受腿托的压力影响。还应注意骨突部位和既往瘢痕处。这一检查将帮助坐垫的选择和轮椅设置。有时候会发现大的既往未治疗的压力性溃疡，最终需要在座位计划实施之前先行治疗。也可以请患者坐在轮椅上或其他演示坐垫上完成压力分布图的监测，来确定是否存在高压力的区域。

对多数人来说，几个简单的测量可用于确定合适的轮椅尺寸[15]。身体测量通常取坐位进行。可能最常见的测量是患者的身高和体重。体重对获取一辆足够强的轮椅来说很关键，因为多数轮椅仅能承受约 113kg（250Ib）。轮椅使用者的身高可提供关于个体大小的信息，可用来检查最终的轮椅测量是否准确。比如，座位高度、深度和下肢长度的总和应接近个体的仰卧高度。当需要特殊座位或姿势支持系统时，会使用其他测量和定义。

其他考量

对有些个体来说，检查和病史可能都无法建立对轮椅的明确需求。在这些情况下，考虑其他能够满足个体功能需求的选择很重要。确定个体将会使用轮椅多长时间也很重要。如果从病史和体检中确定缺陷仅是暂时的，那么租借轮椅更为合适。Medicare 将为其受益人提供轮椅租用服务；如果从病史和体格检查中确定，医疗问题需要进一步干预，那么可能需要推迟轮椅开具以防患者状态的改变会导致处方的改变。在这种情况下，租用轮椅可提供短期移动保障。

评估的过程应包括家庭评估以确保所选择的设备能够在家庭环境中发挥作用。Medicare 要求，家庭评估由供应商执行，来确保个体能够在他或她的家庭环境中操作轮椅，包括门口、门槛和其他不同地面上[16]。这一要求强调了与有资质的供应商合作的重要性，比如有 ATS 证书的。如果进行家访，在记录中要包含访问报告。

应尽可能使用结局测量来评估使用者的基线和轮椅供应过程的成功。一些可用的免费结局测量的例子包括目标达成测量（goal attainment scale，GAS）、社区融合测量（community integration measure，CIM）、参与和自主性影响（impact on participation and autonomy，IPA）、WHO 生活质量-BREF（WHO quality of life-BREF，WHOQOL-BREF）、个体化优先问题评估（individually prioritized problem assessment，IPPA）、轮椅使用者肩痛指数（wheelchair users shoulder pain index，WUSPI）、Craig 残障评估和报告技术（craig handicap assessment and reporting technique，CHART）、IPA 问卷（IPA questionnaire）、轮椅结局测量（wheelchair outcome measure，WhOM）、轮椅技能测试（wheelchair skill test，WST）和功能行移动评估（functional mobility assessment，FAM）[9,17]。

文件记录

提供合适和有质量的轮椅通常需要组织良好的大量文件记录。至少必须提供一份处方和各种保险表格以及一份记录了与医师面对面评估的文件。对较贵和复杂的干预，还需要一封医疗必要性说明信（letter of medical necessity，LMN），这是一份更为特殊地记录了团队发现和解释轮椅开具细节的文件。电子附录 e 框 58-2 列出了 Medicare 建议的电动轮椅开具的评估结果。这封信通常包括两部分：一封说明信和一张“顾客/患者评估和收治表”。说明信要总结个人的残疾情况、现使用设备或移动方法的问题、评估程序、总结、解释为何低成本的其他方法不能满足需求、不提供该设备所带来的风险以及每一项所建议的各种配件的逐条解释；“顾客/患者评估和收治表”指导评估过程，细述评估要求发现的信息以支持合适座位和移动干预的建议。通常，这个检查的一部分将由作业或物理治疗师完成。治疗师会进行临床试验和模拟，允许患者尝试不同的设备。从患者医疗记录内获取的信息包括实验室检查、影像学和其他诊断测试，如果相关都可以包括进来[18]。

为了使所有健康保险提供者批准报销轮椅和座椅体系，实践者必须建立和记录医疗上的必要性。然而，不同基金来源可能会有自己所定义的“医疗必要性”，一般而言，当涉及轮椅时，通常需要顺应或者替代功能障碍的身体部分（如：截瘫或者下肢无力）或者为了减少或管理残疾。很多基金来源也要求所建议的干预是最低成本的、合理的选择。因此，作为评估的一部分，记录下较低成本的选择已经尝试过但并不能成功解决问题，并引用特定的原因，这对成功申请较高成本的选择会有帮助。记录中说明如果不能给个体提供该设备所导致的潜在后果，也对成功申请有帮助，比如包括这些风险：摔倒和骨折、发生压力性溃疡、关节挛缩和肌肉骨骼系统畸形、增加疼痛和不适、功能丧失以及最终导致更加受限于床或轮椅。最终的信会由治疗师和医师一起检阅和署名。

随访

记录设备的交付和最终适配并由团队或其中某一成员随访证实，这非常重要。在团队的支持下，这个随访确保顾客能够最终坦然接受和认可该设备，并提供给供应商合适的临床交付文件。最后，这个随访也可用于精炼患者的轮椅驾驶技能，以确保安全操作。这些技能可包括驾驶、操作、维护、基本技能如合适的推进技巧和转弯以及社区水平技能比如后轮平衡或门槛和台阶的通过。轮椅技能培训项目（wheelchair skills training program，WSTP，Dalhousie University）提供免费的基于运动学习原则的询证培训材料（http：//www. wheelchairskillsprogram. ca）。这些材料附带有效的结局能力和表现评估，可作为评估使用，还有 WST 和自我报告的轮椅技能测试问卷（wheelchair skills test questionnaire，WST-Q）。WSTP 干预的有效性已在一对一的培训、成对和小组培训中显现，可提高轮椅使用者和临床工作人员的能力[19-24]。

58

手动轮椅

手动轮椅有很多超越电动移动的优点。手动轮椅因重量较轻,更容易运输;不需要特殊的设备就可以将手动轮椅放在后排座位上;截瘫和四肢瘫的个体通常可以在不需要额外科技的条件下独立运输轮椅;此外,手动轮椅往往较电动设备需更少的维护,因为不需要考虑电池和控制器的问题;最后,手动轮椅可在一定程度上提供有利于轮椅使用者的体能运动。

Depot 轮椅

这款轮椅本质上与 19 世纪 40 年代生产的轮椅一样。这款轮椅与 Medicare 类目上 K0001 对应,尽管它有很多缺点,但它是许多保险公司和 Medicare 的默认款轮椅。今天的 Depot 轮椅可能比 19 世纪 40 年代的模型更轻便一些,但基本的架构设计并未改变,并且仍有至少 16kg(36lb)重。这些设备的重量是处方时的一个重要考虑因素,因为老年人报告说轮椅的重量是弃用的主要原因[25]。Depot 轮椅常在机构内使用,多数人都使用同款轮椅。这些轮椅通常用于机场、医院和护理院。他们不适用于较活跃的人群用于个人移动,包括护理院内的老人。Depot 轮椅的设计是低成本、低维护、他人推行并能顺应各种体型。不像下文描述的他人推行的轮椅,depot 轮椅的设计无论对乘坐的人还是对推行的人都不舒适。经典的 depot 轮椅有可摆开的脚踏,通常有可拆卸的扶手、单交叉支撑架和实心轮胎(图 58-1)。Depot 轮椅有悬吊座位和靠背,不舒适而且几乎不能提供支持。摆开的脚踏增加了轮椅的重量,但使得进出轮椅更加容易。扶手可为 Depot 使用者提供一些舒适性和稳定性,可避免衣服卷入轮中。Depot 轮椅通常可折叠,减少存储和运输空间。实心轮胎通常急剧降低乘坐舒适度,增加滚动阻力,增加重量。即便有什么可以调整来适应 Depot 轮椅使用者的,可调整的也非常少。通常来说,仅有腿部支撑的长度可以调整。Depot 轮椅有各种座椅宽度、深度和靠背高度可选。

照顾者推动型轮椅

并不是所有轮椅都由坐在轮椅上的人推进。在很多医院和长期照顾机构,轮椅是由照顾人员推的。此外,很多有严重残疾的个体也无法推轮椅或者控制电动轮椅。对使用照顾者推动型轮椅的儿童来说,有必要持续评估他们是否能够独立使用轮椅。照顾者推动型轮椅的首要考虑是,这种轮椅有两种使用者:乘坐人员和陪同人员。如果轮椅单纯由陪同人员推动,不需要乘坐人员的帮助,那就没有必要使用大驱动轮(图 58-2)。为了推起来舒适,轮椅的重量应越轻越好,推行把手的高度也要合适。如果使用者需要长时间坐在轮椅内,就要关注舒适度。为此,照顾者推动型轮椅通常有空中倾斜功能这一选择。当空中倾斜型轮椅倾斜大于 25°时,可帮助预防压力性溃疡[26]。当在手动可空中倾斜型轮椅和电动座椅的特征之间做决定时,值得注意一下,如果使用者能够操作电动座椅,那么选择电动的会增加独立性。

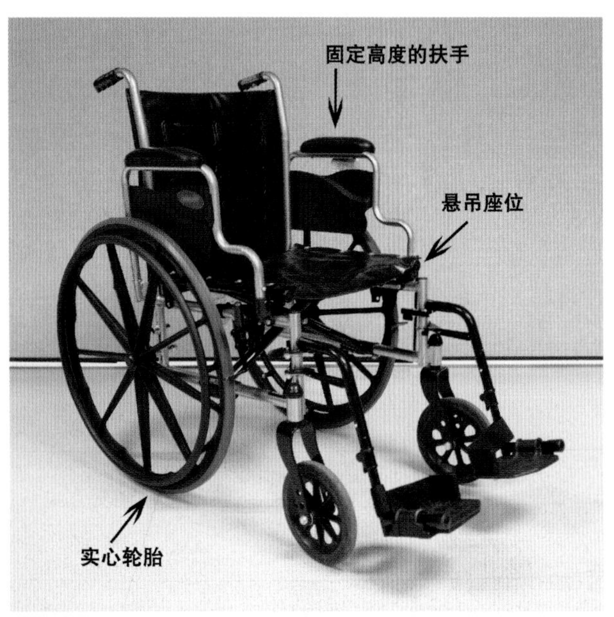

图 58-1 K0001 Depot 型轮椅

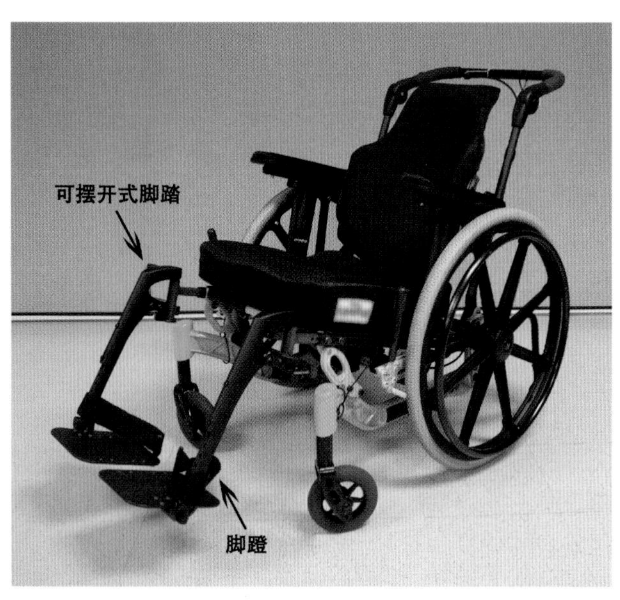

图 58-2 带空中倾斜功能的照顾者推动型轮椅

58

其中一款照顾者推动型轮椅有时候被称为“老年”款轮椅，针对老年使用者。这款轮椅的设计通常使转出轮椅变得困难。乘坐者坐在一个大躺椅内，有软垫、倾斜、小轮子、大体型使得乘坐者无法自行驱动轮椅并且多数乘坐者出轮椅都比较困难。但这可以帮助长期照顾机构控制认知障碍患者的活动。当然，如何合理地使用这种明显限制乘坐者独立性的照顾者推动型轮椅，仍值得进一步讨论。

轻重量和超轻重量轮椅

术语轻重量和超轻重量轮椅分别来自 Medicare 的分类 K0004 和 K005。K0004 轮椅必须轻于 15.5kg(34Ib)，不包括脚踏和扶手；K0005 必须轻于 13.6kg(30Ib)，不包括脚和手部支撑。K0004 轮椅可调节空间比较少(图 58-3)。类似于 Depot 轮椅，它们可根据使用者体型分不同大小，但多数不能提供诸如可调节轴板、快速释放轮、改变座位和靠背角度等特征。由于 Medicare 报销方式的原因，制作商尝试尽可能在一定 Medicare 报销的情况下制作最好的轮椅。遗憾的是，这种成本设计的方式往往不能实现设计的改善。此外，Medicare 的这种政策可能会使经销商劝导轮椅使用者选择 K0001 和 K0004 型轮椅，以谋取最高利润。

超轻轮椅 K0005 是质量最好的轮椅，是独特设计用来作主动型移动设备的(图 58-4)。这些轮椅

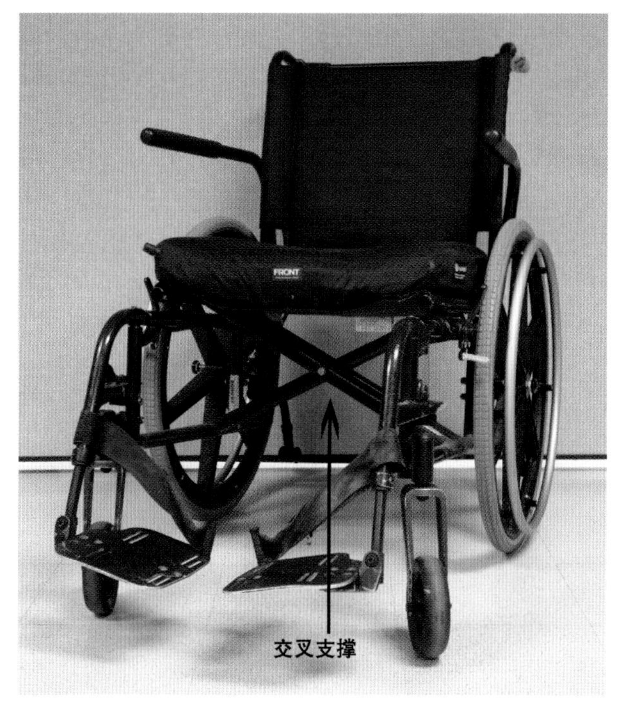

图 58-3　带可折叠交叉支撑设计的 K0004 轻重量轮椅

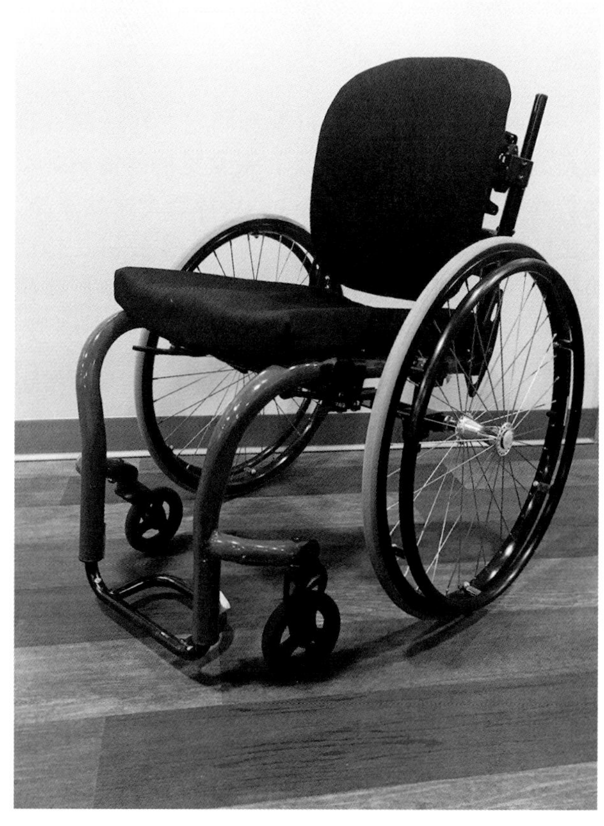

图 58-4　带悬臂设计的 K0005 超轻轮椅

动辄超过 14 000 元(2 000 美元)，但通常高度可调节并融合了许多设计特点，增强了推动的便捷性，增加了使用者的舒适性。尽管价格高昂，但超轻轮椅且通过了 ANSI/RESNA 的测试，其使用寿命更长，性价比更高[27-29]。质量较差的轮椅需要频繁维修和更换，增加了轮椅相关的成本，既然如此，使用者不妨一开始就多关注高质量的轮椅，这样就不必花太多心思在轮椅的维护上，因为高质量轮椅的耐久度较好[30]。若采用钛或强力铝合金，这种轮椅可轻易低于 9kg(20Ib)重量。目前，很有必要为 K0004 和 K0005 轮椅的需求正言，而不是标准的 K0001。但遗憾的是，可能无法获得优先授权——导致供应商可能无法实现保证轮椅的报销。所以，供应商通常不想承担这 14 000 元(2 000 美元)的物品报销风险。现在，Medicare 允许供应商提出轮椅预授权问题，但很少有供应商愿意抓住这个机会。

超轻轮椅通常有很多选择和调整空间，可以恰如其分地适合使用者。下文有一个轮椅组件的列表和选择。切记，每一个组件都会为轮椅增加重量。要在提供最优设备以最大化个体功能同时使轮椅尽可能轻便之间作好权衡。很多选择也同样适用于轻重量和 Depot 型轮椅，但超轻重量型轮椅的组件往

往更轻，质量也更好。

车架

有两种基本的车架：折叠和固定。在这两种车架类型中还有很多不同种类。最常见的轮椅架类型是折叠交叉支撑架（图 58-3）。从背后看这款车架，交叉的部分形成一个“X”，中间有一个铰链。轮椅可通过向上拉起座位衬垫折叠起来，交叉型折叠机制简单易行。但轮椅在倾斜到一边时可能会坍塌，车架收起来会变高。有些轮椅加了纽扣或者中央锁定机制减少在侧方斜坡上时车架的折叠问题。

最常见的固定轮椅是箱式车架。箱式车架的名字来源于它矩形的形状以及车架管形成了一个“箱子”[13]。箱式车架非常强壮耐用。这些架子也会倒塌成相对小的尺寸。后背通常可以向前折叠，当使用快速释放轮时，轮椅变成一个非常紧凑的形状。箱式车架的另外一种选择是悬臂架，可作为一个悬吊元素（如，可能会有意加入一些灵活性的元素到车架中）。这些悬臂架可能也没有管和其他部件，因此看上去更美观（图 58-4）。

轮椅使用者经过不平地形如人行道砖块路时会暴露在震动中。这种震动暴露会超出健康警戒范围从而增加受伤的风险[31]。为此，很多制作商在车架上提供悬吊元素。车架的材料也影响震动，碳纤维对震动的传导较低[32]。为了减少震动的暴露，悬吊可以在下马路牙时减少头部加速和坐的力[33]。悬吊的灵活性元素既可以使用金属弹簧也可以用聚合物阻尼缓冲。手动轮椅上加弹力元素并不一定会使传递给使用者的震动水平下降[34]，同时还增加了轮椅的整体重量。此外，震动吸收也会导致推进过程中能量的损失，因为轮椅使用者所产生的推进力用在了挤压弹力元素上面而未能产生前进的动力。因此，是否购买悬吊轮椅应取决于患者在轮椅动力、感觉和舒适性方面的喜好。

组件

不论手动还是电动轮椅都带有很多组件。下文侧重列出了手动轮椅的组件，但很多都可以在电动轮椅上使用。

脚踏

很多轮椅使用者都要求轮椅具备足部和下肢支撑。这种支撑可由脚踏来提供。脚踏可以是固定的、折叠的、摆开式的（图 58-2）或者可抬高的。这些脚踏必须提供足够的下肢和足部支撑，必须能够将足部放在合适的位置预防足下垂和其他畸形。并且需要评估膝关节和足的活动范围是否受限。有些使用者的腘绳肌非常紧，要把双足放在尽可能靠近座位前缘下方的位置。这在多数配置中很难实现。将膝关节延伸以适应标准的脚踏位置的设计——放在座椅前方，这将导致坐位下骨盆的后倾，并有滑下座位的趋势。这在护理院使用 Depot 型轮椅的老年人中非常常见。

双足要在推进过程中始终放在脚踏上，因此有很多支架推荐。有些轮椅（主要是有摆开式脚踏的）使用脚蹬放在脚跟后方（图 58-2）。但对其他轮椅来说，双足后方最好使用连续的带子，因为乘坐者的双脚有时候会在主动使用时跨过脚蹬。车架是可以选配的，以便穿鞋后不用将大腿抬离坐垫就可以将双脚牢牢放在脚踏上。脚踏通常放在离地 25~51mm（1~2 英寸）之间，以确保维持足够的地面廓清。脚踏的位置也与坐位坐骨结节的压力有关[35]。为防止坐位压力的增加，确保脚踏的高度可以允许大腿下面承重，这很关键。通常，脚踏是也是遇到障碍物（如门、墙或其他椅子）时首先接触的部分，所以必须很耐用。

坚固的轮椅通常使用简单的管交叉到轮椅前方。使用管状的脚踏，轮椅会更硬实（图 58-4）。固定脚踏会在体育活动中使用，也适用于在轮椅上非常主动的人群。折叠轮椅通常使用可以折叠的脚踏和可以摆开的腿部支撑，以方便转移。可摆开的腿部支撑不如固定的耐用。有些情况下，制造商会设计可以摆开的腿部支撑，会在撞击后灵活地折弯，帮助缓冲撞击力，可能会帮助预防对轮椅使用者的严重损伤。抬高的腿部支撑适用于无法维持膝关节 90°位或者需要抬高下肢利于静脉回流的人。但抬高的腿部支撑会使轮椅变长变重，增加了转弯半径，影响了轮椅的可操作性。因此，如果需要抬高的下肢支撑，强烈建议考虑电动轮椅。

扶手和挡衣板

扶手可提供一定的支撑，当乘坐者需要向两边够取物品完成某些 ADL 的时候，也便于手扶，在向高的地方够的时候，也有帮助。比如有些人会用可拆卸的扶手作为工具，将高架子上的物品推下来。扶手通常用来完成“推起”动作，辅助缓解坐位压力。但这并不是推荐的缓解压力的方法，因为这样会导致上肢的显著受压[36]。

有三种基本类型的扶手:弧形的、全长的和桌长的。弧形的扶手多数固定在轮椅后部靠背下方的车架上(图 58-3)。这种扶手从靠背后发出,弧形延伸到轮椅前方。这种设计最大的好处就是扶手不会像其他类型扶手那样增加轮椅的宽度,也比其他类型扶手重量轻。弧形扶手在主动型轮椅使用者中较普遍。这种设计最大的缺点就是扶手不能作为侧方的保护,防止乘坐者的衣服卷入轮中,尽管可以给加一个可拆卸的称为挡衣板的塑料在轮椅车架上来防止衣物卷入车轮。此外,这些扶手通常设计得可以摆开,所以,如果在转移时会把手放在上面,转移前要确保扶手妥善锁好,这很重要。

全长和桌长的扶手在设计上类似,主要的区别在扶手的长度(图 58-1)。全长的扶手几乎可以为整个上臂提供支撑,电动轮椅更常见,因为他们可以为控制杆或其他输入设备提供便捷和功能性的位置。全长扶手在靠近桌子的时候会有困难,所以制造商会生产短一点的桌长型扶手。两种类型的扶手都有挡衣板,可以保护衣服不进到轮里,这些扶手固定在轮椅侧方,会给轮椅增加 5cm 左右的宽度。

扶手可以是固定的,也可以是高度可调的。高度可调的扶手可以上下移动,来适应乘坐者的躯干和上肢长度。多数扶手都是可以拆的,以提供进出轮椅时转移的廓清空间,允许个体倾斜到轮椅的一侧。扶手也可以是拆卸和翻起的。这两种类型都会使用闩子,由使用者操作。扶手一定要有安全闩,因为在转移时扶手是使用者最方便扶的地方。扶手会改变个体推进轮椅的方式,因为手和前臂必须跨过扶手来够手轮,可能会迫使使用者肩关节过度外展,这也是损伤的一个危险因素。

轮锁

轮锁在乘坐者转移到其他座椅上或者想停在某一特定的点时,可作为刹车,稳定轮椅。锁上后,可使轮椅稳定,允许乘坐者推离轮椅。轮锁也有很多类型,在转移或停车时制动轮椅。高锁刹车,位于座位前角附近,在轮椅侧方车架的上部管,最常见;但位置可以不同。高锁刹车对操作的灵巧性要求最低。够物范围不够或力量不足的个体可以加装延长杆。轮锁是轮椅的标配,如果出厂的轮椅没有装也很容易加装。

锁轮锁的时候,可以推也可以拉。多数人喜欢推锁,因为轮锁锁上比开锁要困难,而乘坐者往往发现用手掌推比用手指拉容易。低轮锁常装在轮椅侧方车架的下部管。低轮锁操作起来要求更多的移动性,他们也缓解了高轮锁使用者推轮椅时常撞到拇指的问题。高轮锁使用者可选择伸缩式(如剪刀或蝴蝶)轮锁来解决这一问题。伸缩式的轮锁可帮助预防挤到拇指,也能适用于各种弧度。伸缩式轮锁的最大缺点就是,他们使用起来比其他类型轮锁更困难。这种轮锁必须安装在轮子恰当的位置上才能有效操作。如果重置了轮子,轮锁就要重置。胎压也会影响这些轮锁的锁力。尽管这些设备很方便,但任何增加的设备都会增加轮椅总重,使推进困难。因此很多主动型手动轮椅使用者会选择不用扶手和轮锁。

轮胎

轮胎也有很多不同选择。多数常见和推荐的轮胎类型是气胎。这种轮胎重量轻,可以提供缓冲,减少滚过地面时的震动。这种缓冲可以增加乘坐者的舒适感,改善轮椅的耐久度。气胎的主要缺点是他们需要维护和充气。胎压需要维持在预定的水平,因为这对滚动的阻力很有影响,也与手动轮椅使用者继发损伤的风险有关,这个压力因品牌和类型而不同,一般在轮胎上标有参考值。一项研究表明当推动泄掉 50% 气的轮胎时,直线推进的能耗增加 25%,减速超过 16%,转弯的减速超过 28%[37,38]。同样的效果也在电动轮椅轮胎中发现[39]。与轮椅使用者接触的临床工作人员应检查他们患者的轮胎,确保气是足的并要常规维护。

除气胎的另外一种选择是固态填充。这些泡沫填充物填入气胎,取代管内正常充斥的空气。这会增加一点轮椅的重量,稍稍增大了滚动阻力,但对不想对气压进行维护的个体来说,不失为一个好的选择[40]。较少选择的是固态轮胎,这种轮胎不需要维护,成本低,但滚动阻力很高,乘坐不舒适,因为所有地面的磕碰都会传给轮椅使用者。

其他特征

防倾杆

轮椅通常安装有防倾杆,确保不会向后倾倒。这会抑制爬路缘的能力,但会提供安全防范。建议所有新轮椅都订购防倾杆,当使用者对轮椅的稳定性熟悉之后再拆卸下来。防倾杆有可调节高度的卡槽,可以拆卸。此外,也有可以上掀式的防倾杆,当使用者训练移动技能比如上路缘石或后轮平衡时可以拿开。

手轮

目前有很多不同的手轮圈可用,新型的也可能即将引入市场。电镀铝合金手轮是目前多数 K0004 和 K0005 轮椅的标配。稍低价的轮椅可能配塑料手轮圈。对抓握轮圈有困难的个体,可以考虑其他轮圈选择。这些可能包括乙烯涂层手轮、有突起的手轮(e 图 58-1)、包裹手术橡胶管的手轮。这些手轮都有增加摩擦力的好处,使其更容易向前推动。遗憾的是,增加的摩擦力在轮椅使用者试图减慢轮椅速度时会导致烧伤。一直有研究致力于先进的功效学手轮设计,期望更加容易、更加舒适地推进和制动[41,42]。对手功能好的个体,一种名为"Natural-Fit"(Out-Fron, Mesa, AZ)的手轮,拥有功效学设计的手轮,具有在轮椅推进时降低疲劳、疼痛和降低施加在上肢的压力的功效[41,43]。"FlexRim"(Spinergy, Lyons, CO)是一个耐用的橡胶面,能够桥接车轮和手轮之间的空隙,抓的时候能顺应手的形状,并且可以增加力量,减少冲撞负荷、能量使用和抓握力度[44,45]。

车轮

轻重量和超轻重量轮椅的标准车轮是有辐条的。塑料车轮可见于低端轮椅,但他们增加了重量,降低了性能。高端车轮一般有可弯曲的辐条或者石墨和其他合成材料组成。Hughes 等人的一项研究[46]表明,高端车轮并没有改善效能但确实能明显改善乘坐的舒适度。这些车轮比标准辐条容易维护,也更加美观。

脚轮

58

脚轮有很多形状和大小。充气轮比实心脚轮更大,在转弯时可能会干扰脚踏。充气轮在高低不平的地形上推进时更容易,增加了缓冲功能。很多轮椅使用者使用较窄的直排滑轮,转弯更快,滚动阻力降低。糟糕的是,脚轮会被卡在下水道格或者其他小的障碍物内。加一个弹性缓冲器"青蛙腿"在脚轮上可以提供一定的缓冲和减震[34]。

推把手

推把手,安装在轮椅后方,主要目的是便于辅助人员推轮椅。轮椅使用者也会使用推把手帮助缓解压力,他们把手臂勾在把手上,用力拉,抬高对侧髋部,这样即便没有强壮的三头肌也可以自我减压。把手还可以用来挂书袋或者轮椅背包。

上坡辅助器

这个装置安装在车轮上,可以允许车轮向前滚动但不能向后滚。如此一来,就容易上坡。上肢力量较差又不得不爬坡的个体可以考虑安装。

手动轮椅选择和安装

如前所述,上文描述的很多特征以及下文描述的调整都仅适用于超轻轮椅。最佳实践表明所有将使用轮椅作为主要移动方式的个体都应接受这种类型的轮椅。手动轮椅最佳安装在临床实践指南(Clinical Practice Guideline, CPG)有所描述,以保留上肢功能[36](图 58-5)。轮椅应该尽可能窄且不会对大腿产生过多压力。后轮的位置应可以调整,来满足使用者,因为它会影响脚轮振动、滚动阻力、稳定性、控制和操作性能。轮之间的距离拉长或者后轮轮轴更靠后,轮椅就越稳定;但滚动阻力[47]、脚轮振动和下坡转弯都会增加。这些改变主要跟承重比例有关,重量多数放在了后部或较大的轮子上。因为后轮向后移了,更多的重量就放在了直径更小、滚动阻力更高的前轮。轴承的位置是一个重要的与社区水平技能——后轮平衡和过路缘石相关的因素,因为后轮越靠后,使用者需要更多的努力才能使前轮离地。轴承位置靠前,可以改善推进的生物力学,比如增加接触角度(可以够到更大的手轮范围)[48]。轴承位置越靠后,推进冲程的节奏越快。这也提示与重复性应力损伤的风险有关。鉴于此,若轮椅使用者尚觉得足够稳定的话,轴承应该尽可能靠前。多数轮椅保持在出厂设置的位置,轴承多数是靠后的,可以逐渐调整到前方,以最大化轮椅的性能。

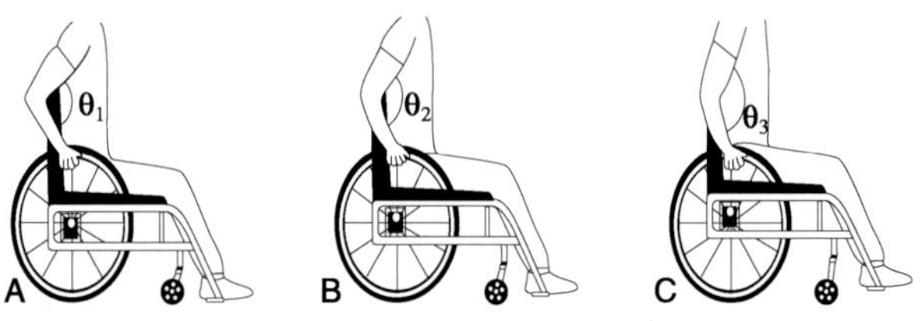

图 58-5 最佳手动轮椅安装。A-C:展示了调整轴承高度后不同肘关节屈曲角度(θ)。B:描述的是推荐的肘关节角度($\theta_2=100°\sim200°$)。角度 θ_1(示意图 A)较小因为座位太低(轴承太高);角度 θ_3(示意图 C)较大因为座位太高(轴承太低)

轴承的高度,或者说肩关节与轴承之间的距离,是一个重要参数,也在 CPG 中有所描述[36]。如果座位太高,轮椅使用者就不能够到太多手轮,因此只能推进很短的距离,以更快的节奏推。如果座位太矮,使用者就不得不外展肩关节来推,可能会导致肩袖撞击。通常来说,坐直后手能够放松置于车轮的上方,肘关节角度在 100° ~ 120° 之间,最有利于移动[49,50]。或者说,如果坐在轮椅上,上肢自由下垂于两侧,指尖应刚刚好通过车轮的轴,最大化接触的角度范围[48]。

外倾角描述了车轮相对于座椅的角度。外倾角增大有很多好处:座椅的支撑面更宽,增加了侧方稳定性,转弯更快,手轮的位置从功效学上更有利于推进(向下和外推进更自然)。此外,有了大的基底,手与手轮接触的地方更加不容易撞到墙壁[51]。最后,后轮外倾角增加有效降低了滚动面和车架之间的僵硬度,因此可以减少使用者的振动暴露。外倾角增加的不利之处是增加了轮椅的宽度。通常来说,日常使用,在从实质上不会降低操控特点的前提下,轮椅应该越窄越好。车轮应离开座位足够距离,避免摩擦到衣服或身体。2°至 4°的外倾角合适于日常使用。

其他手动轮椅

另外两种值得一提的轮椅是截瘫和偏瘫个体使用的轮椅。截瘫个体使用的轮椅后部轴承通常设计得靠后,在使用者后方,这是需要的,因为没有了下肢会导致身体重心向后转移,因此降低了后方的稳定性。遗憾的是,所有轴承靠向的不利之处都呈现出来了。另外一种选择是增加轮椅前方的重量。但增加重量意味着增加滚动阻力。这不是一个如同什么是最好的这么简单的答案,患者应自己做这个决定。

对偏瘫和其他残疾的个体来说,需要用一条腿或两条腿来推进轮椅,而不是双手,所以可以选择"hemiheight"轮椅。这种轮椅,通常只有一个或没有脚踏,座位离地足够低,双脚能碰到地面。对偏瘫个体来说,使用未累及的上肢和下肢可以提供有限的但有功能的推进。

偏瘫个体的另外一个选择是单手驱动的轮椅。这种轮椅的一侧有两个手轮,分别控制两个车轮。单手驱动比标准轮椅更重一些,较难控制[52]。这些限制使得其对老年卒中患者来说并非最佳选择。尽管在美国不流行,杠杆驱动的轮椅在欧洲很常见。这些轮椅使用杠杆提供一个机械优势,使推进更有效[50]。遗憾的是,手轮接触时不能提供直接的本体感觉反馈,因此在紧凑的空间和向后行驶的时候较难操作。杠杆驱动轮椅较重,通常比标准轮椅宽。Neater Uni-Wheelchair(NUW)是一个独特的系统,允许个体用脚踏控制,单手驱动。杠杆驱动和 NUW 轮椅都比标准轮椅更能有效改善偏瘫个体的机械效能[53]。

推进辅助

手动轮椅可以通过加装电动机、齿轮或在前轮或后轮装电动开关来辅助推进。推进辅助可使使用者推轮椅时好像正常情况下有人帮助推那样。这些装置可以使个体完成任务更快更容易。此外,需要使用电动轮椅的患者,除了在诸如上陡坡时需要推进辅助外[54-56],一般都可以自我驱动轮椅。当使用推进辅助时,耗氧量、心率和推动频率都会显著下降[57,58]。对上肢疼痛或截瘫的个体来说,推进辅助是介于手动轮椅和电动轮椅之间的一个不错的折中选择[59]。患者可能会在从装有某种推进辅助的轮椅上转移以及拆卸电动装置以便运输的时候遇到困难。

研究最多的装置可以感受到手轮的扭矩,当使用扭矩的时候,可以再提供额外的推进力(图 58-6)。如果要做需要高度控制的轮椅技术,比如后轮平衡,可能使用电动辅助手轮就比较困难[60]。也有一项研究表明,个体使用电动辅助,在现实环境中所用的时间和行驶的距离并没有显著的差异[61]。SmartDrive(Permobil,Inc.,Lebanon,TN)是另外一种电动辅助的选择,它是在手动轮椅的轴棒上加一个可拆卸的单轮系统,可以和腕棒一起使用,控制启动、停止和滑行,可以完成后轮平衡动作。Firefly(Rio Mobility,San Franciso,CA)是纯电动手轮,装在手动

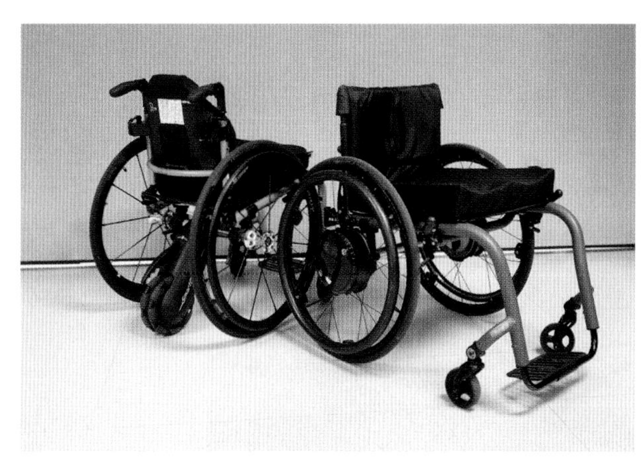

图 58-6 电动辅助选择:左:SmartDrive,右:电动辅助手轮

58

轮椅前方,有前向和逆向风门,可以折叠存放。它增加了轮椅的长度,所以可能不适合室内移动和紧凑空间内转弯。要谨记,在当前 Medicare 指南中,电动辅助设备必须在患者使用手动轮椅至少一年后才予以资助。这并不会阻止推进电动装置,但当写 LMN 的时候须牢记。

也可以选择附加杠杆驱动,比如 Pivot Lever Drive(RIO Mobility,CA),使用双侧杠杆前进和后退、刹车和转弯。ROWHEELS REV(Rowheels,Inc.,Middleton,WI)是另外一种车轮选项,手轮前进推进时使用拉而不是推。基于这一不同的设计,背部大肌群和肩关节的肌肉都可以用来推进。在缺乏电池和电机的情况下,可以选择这些。

手动轮椅推进技巧

很多关于最佳轮椅推进方式的研究表明上肢损伤和轮椅推进生物力学相关[47]。手动轮椅使用者应该用长的平滑的冲程推进,最小化推得节奏,最大化冲程的长度或者接触角度[36,47]。手一开始接触手轮时,可向后够多一点,这样可以获得较大的接触角度。轮椅使用者应尝试平缓地接触手轮,将手的速度与手轮旋转速度匹配。推进冲程的恢复阶段,使用者应将手垂在手轮圈下方并始终保持在手轮圈下直到准备好开始下一个推进为止[62](图 58-7)。

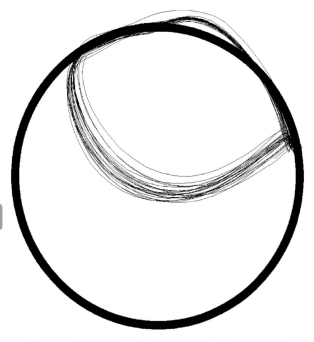

图 58-7 恢复模式。这个图呈现了一个轮椅使用者的数据。实圈是手轮。细线条来自腕部所放置的标记物。这个恢复模式被认为具有最佳效率。行驶方向是向左

58

不论推进表面是何种类型以及推进速度如何,这种方法都可以改善力学[63,64]。

轮椅推进技术可通过轮椅推进测试评估,由 10 项评估推进的条目[65]。测试唯一的要求是一个 10m 的跑道和一个秒表。尽管这个测试有很好的心理测量特性(信度、效度和测量间/内可靠性),但它只强调了正确推进技术的某些方面。一些运动程式也可以帮助临床工作者记录推进,在手机或平板上定格后进行分析。

电动轮椅

文献有很强的证据表明使用电动移动设备可促进独立性,改善作业表现,并且对无法步行和有效驱动手动轮椅的人们来说,与较高的生活质量感相关[2,4,6]。然而,电动移动设备也有很多不便之处,在确定使用电动还是手动轮椅移动的时候,要考虑清楚(表 58-1)。电动轮椅有很多不同外形。一般有两种类型,一种是有电动底座的,一种是整合座椅系统。通常来说,整合座椅系统更便宜,但座椅的选择相对较少。

表 58-1 电动与手动轮椅移动

手动轮椅的优势	电动轮椅的优势
运输:容易运输;可以与朋友一起出行,不需要特别的车辆	距离:可以出行较远距离,不会疲劳
维护:可以独立完成	速度:可以高速出行,不会疲劳
运动:理论上对使用自己的力量推进的使用者有好处	地形:可以穿越崎岖地形
美观:看上去残疾程度低	保护上肢:避免因手动轮椅推进导致的重复性劳损

电动底座

电动底座是电动轮椅的下部,承载发动机、电池、驱动轮、脚轮和座椅系统连接的电机(图 58-8)。底座可以与多种或者与不同的座椅系统和座位功能匹配,包括可在空中倾斜式、靠背后倾、抬高下肢支撑以及座位升高梯。

驱动分类

电动轮椅底座可以分为后轮驱动(rear wheel

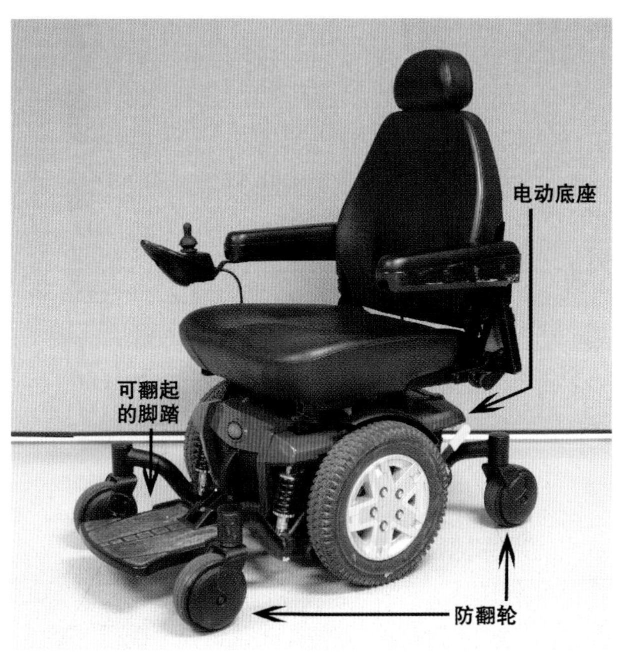

图 58-8 带电动底座的中轮驱动电动轮椅。座椅系统可以拆卸，替换不同的座椅外形

drive，RWD），中轮驱动（mid-wheel drive，MWD）和前轮驱动（front wheel drive，FWD）。这三种驱动系统的分类是基于驱动轮相对系统重心的位置来分的。驱动轮的位置确定了所有电动轮椅的基本操作特点。每个系统都有独特的驱动和操作特点。在 RWD 电动底座（图 58-9）中，驱动轮在使用者重心后方，脚轮在前。RWD 系统属传统设计，因此很多长期电动轮椅使用者都很熟悉它们的特性，相对其他设计更中意这款。RWD 系统最大的优点是可预测的驱动特征和稳定性，潜在的缺点是在紧凑空间内的操作性差，因为它需要一个较大的旋转半径[66]。

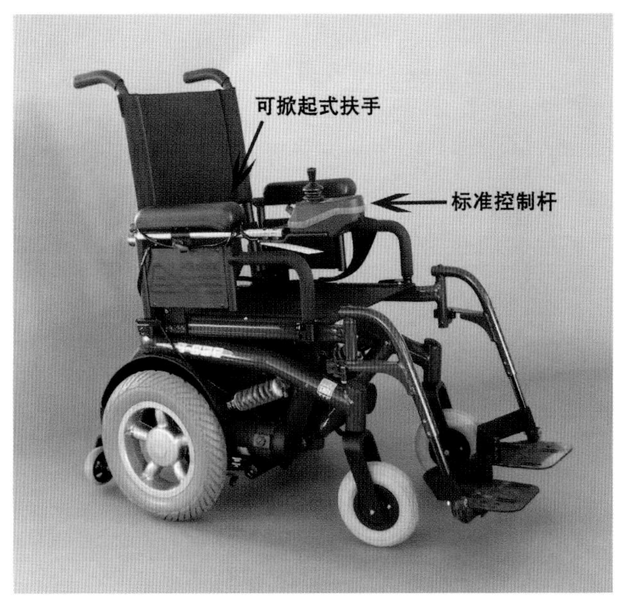

图 58-9 后轮驱动式电动轮椅

在 MWD 电动底座（图 58-8）中，驱动轮在使用者重心正下方，通常有一组脚轮或防倾轮在前轮和后轮。中轮驱动的好处是旋转半径小，类似于超轻手动轮椅的旋转半径[66]；不利之处是有向前翻倒或倾斜的倾向，尤其在突然停止或快速转弯时。当从陡坡行驶到平地时（譬如下马路牙），前后轮会悬空，使中间驱动轮的牵引减少。但生产商意识到了这些缺点，已经升级了 MWD 的设计，现在的轴距有 6 个轮接触地面，两个脚轮分别在前后方。这些轮装有悬空和震动吸收系统，能够强化前向稳定性和过小障碍物的能力。

FWD 电动底座（图 58-10）驱动轮在使用者重心前方，后轮是脚轮。FWD 的优点是相当稳定，旋转半径较紧凑。FWD 系统可以攀爬障碍/过台阶，相对比较简单，因为大前轮首先接触障碍；不利之处是 FWD 系统重心非常靠后，因此系统会有摆尾行驶的倾向，很难行驶直线，尤其在不平地面时。

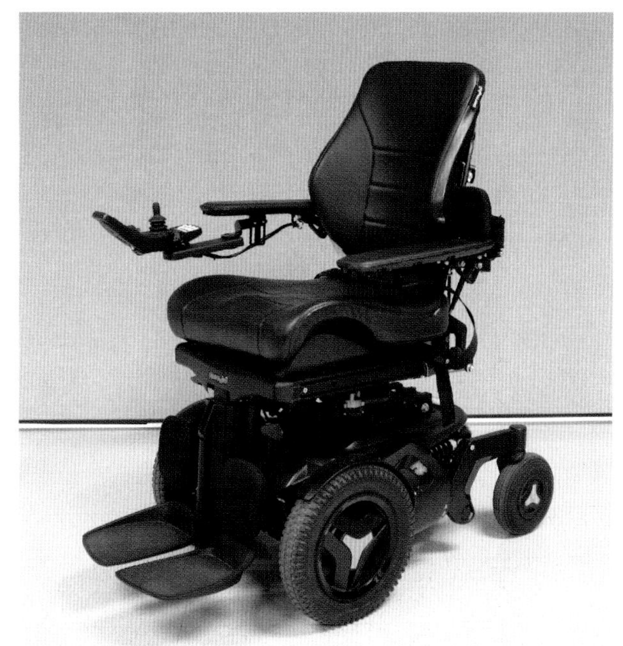

图 58-10 前轮驱动式电动轮椅

控制

用于控制电动移动系统的装置叫存储设备，其主要功能是驱动轮椅。输入控制大多数程式化，可以改变速度和运动量，以确定轮椅的方向。很多电动轮椅使用者将手的一部分抵住控制箱，用手和手

臂协调,操作控制杆。多数个案可使用粗大的上肢功能来操作控制杆,如果使用者不具备手功能或协调不好,无法操作控制杆输入设备,可选择其他方法,身体的其他部位,比如下巴,也可以操作改良的控制杆。

因为使用者的身体和功能性能力降低,所以操作其他类型的控制通常对认知能力的要求提高了。程式化的轮椅控制器可以降低最大速度,改良轮椅的加速和减速率。为了帮助有严重认知和视觉障碍的个体,已发明一些科技可以使轮椅沿墙行驶、走过门口以及遇到障碍停止[67]。对有痉挛或震颤影响手功能的个体,先进的控制器可以过滤掉这些干扰,调整到可以给出平滑的轮椅控制。放置技术可以使控制杆放在很多地方,最大化使用者的能力来操作它[68]。

控制杆

控制杆是电动轮椅系统最常见的存储设备。多数控制杆是成比例设计的,意味着从控制杆发出的有控制的轮椅速度输出与控制杆被推离中心位置的距离成比例。控制杆可配置于模板内,仅允许某些方向的运动,这样对运动控制差的个体有帮助。控制杆末端也可以改良,更易于抓握。通常会在手的任意一边安装到控制杆上一个目标标杆形状的连接物(T 形棒)。或者可以将一个切开的网球装到传统控制杆上,方便抓握。

迷你控制杆

迷你控制杆,是微比例控制杆的一种类型,对丧失前臂粗大功能不能使用传统控制杆但手指仍具备小的远端运动功能的使用者来说是个不错的选择。迷你控制杆与传统控制杆有相同的成比例和方向性特征,但控制杆的调节和物理位移按比例缩小了,需要较小的力就能完成小控制杆的位移(如,指尖的摆动)。较小的外形也能允许放置的时候有更多的自由度,满足使用者功能和舒适方面的需求(如,量身定做在上肢稳定支架中,便于单独的手指独立控制;或者定制一个掌弓支持,便于拇指控制)。它的调节和定制程序的性能也可以选择头控驱动,适合于上肢和下肢功能完全丧失的个体。作为下颌界面,仅需要很小的面部和颈部肌肉努力就能操作控制。

呼吸

呼吸开关主要用于四肢瘫患者。呼吸控制装置包括一个可替换的吸管,位于口部附近。口部通过吸管吸气和呼气可以控制轮椅。这些系统有很多不同外形配置。通常来说,使用者要吸一定次数来表明方向,然后通过呼气来确定选择,激活轮椅运动。通常配一个视觉显示器,提供反馈,来确定选择哪一项指令。呼吸开关已有些过时,现在微比例控制杆、头部序列感受器以及基于陀螺仪的控制杆都可以使用了。

开关和按钮

可使用一组或单个开关来控制轮椅。开关越多,需要越多的运动控制来操作设备。使用浏览功能,一个开关就可以控制一台轮椅。浏览时,会呈现给使用者所有的选项,使用者激活开关选择这一口令。两个开关可以完全控制一部轮椅,与上述呼吸系统单个开关的方式类似。一组开关可用于快速控制。因为没有可切换的控制来成比例地控制轮椅的速度,所以使用者被迫只能以相同的速度而不是慢速行驶。

附加控制选项

现有研发出来的其他科技包括眼部凝视系统,有真实环境的影像,屏幕上会叠加箭头,允许使用者控制[69]。口内系统如舌部驱动系统,使用磁力杠铃或切入牙齿定位器中,目前还在原型期,需要进一步的改进才能投入商业使用[70-72]。

本部分描述的很多输入设备不仅可用于控制轮椅,还常用于以下两种情况:环境控制和电脑或手机输入。在某些情况下,电脑可固定在轮椅上,但通常会在某一个固定的地点。当选择或设计一个使用者界面时必须要考虑的是使用者准确控制界面的能力,很大程度上取决于使用者在轮椅上的稳定性。通常需要商用座位和姿势支持系统以便于使用者界面更有效地被使用。使用者界面的位置和稳定性对其作为一个功能输入设备的效能也至关重要。通常使用蓝牙开关帮助输送从轮椅控制器到其他装置的口令。

提示系统

Virtual Seating Coach(Permobil,TN)是一个提示系统,可通过手机程序帮助使用者调整他们的位置,缓解压力。这个系统也有临床工作人员使用的网页端口,可以追踪使用者的依从性和电动座椅特性的使用情况(空中倾斜、靠背倾斜和下肢抬高)[73]。

选择电子电动移动设备的考虑

为某一特定个体定义正确的电动轮椅时,有很多考虑。其中重要的因素包括轮椅运输的方式、必须能驶过的地面状况、需要驶过的门槛和台阶、环境中的廓清宽度。此外,主观喜好也很重要,以及最大速度和范围。从手动轮椅过渡到电动轮椅的原因可能有上肢疼痛、损伤或无力以及心肺功能较差或无法维持合适的体位[59]。使用者已经提出一些对未来驾驶系统的期望,比如允许轨迹追踪、躲避障碍和目标追踪[74,75]。有些特征目前已存在,比如驾驶安全系统(Drive Safe System,DSS)就是一个躲避障碍的系统[76]。

座椅和体位

座椅系统可归纳为三大类:现成的系统、模块化系统和量身订制系统。不同类别之间有所重叠,一个给定的座椅系统应根据使用者的医疗、功能和个人喜好需求来开具和设计。医疗上,一个系统应侧重软组织管理、舒适性和降低骨骼畸形的可能或顺应骨骼的畸形,以及维持生命器官能力等问题;功能上,系统应侧重运动、支持使用者的需求来够及物品、转移、进入桌下和完成 ADL 等问题;座椅必须成为使用者身体的一个延伸,更像一个辅具。这要求仔细地将座椅的各个方面与身体各方面、使用者能力和想要的使用匹配起来。使用者的喜好对每个系统来说是处方过程中最重要的。比如,某个使用者可能选择放弃压力缓解和舒适性,而选择一个结实的座椅系统,能提供更多的稳定性,允许他/她有一个牢固的界面滑到座椅上,当转入/出设备时更容易重新调整体位。最简单的座椅系统是线性座椅系统,包括一个平面座位和能固定角度和方位的靠背。

软组织管理

软组织管理是所有长时间坐但感觉不好或无法完成重心转移的人都关心的。皮肤破损或压力性溃疡的外部原因包括骨突处过长时间的压力、摩擦和剪切力以及热和潮湿;内部因素包括无法移动、营养差、血管问题和软组织弹性丧失[77]。感觉丧失是关键因素,因为通常不舒服是转移和移动的诱发因素。因为压力性溃疡的原因不同,坐垫的选择也因顾客的危险因素和坐垫的特点而不同。

轮椅的安装也会对压力分布有影响。脚踏安装得太高会增加坐骨结节的压力。恰当地调整扶手的高度,可以让重量平均分布在上肢。靠背相对座位的角度影响骨盆的稳定性和方向,可通过观察瘫坐的程度来反应,因此靠背角度会影响分布在骶尾部的压力。

座椅系统材料的特性

坐垫的选择要基于它们的特点,这和坐垫结构中所使用的材料特性有关系。在设计和制作座椅系统时所特别使用的材料是有特定特征的,如表 58-2 所示。制作商制作坐垫,使用平坦和成型的海绵、充气囊、空气和海绵结合、浮选、黏液、成型的塑料蜂窝、量身订制的海绵和其他压力系统以具备这些质量。这些坐垫在以下方面的效果也不一样:压力分布、提供姿势稳定性、隔热和散热能力、外观随时间的变化。为出汗多或者失禁的制动顾客选择一个具备良好通气和压力分布的坐垫十分重要。同样,对倾向生压力性溃疡的顾客,实践者需要确定坐垫具备良好的压力峰部再分布功能。活跃的手动轮椅使用者可能不喜欢充气垫,因为它不能提供推进相关活动的稳定基底面。坐垫的设计也会影响使用者转移进和出轮椅的难易程度。如果所有需要的特征无法在同一个坐垫上满足,那么就有必要权衡利弊来选择。研究证据支持,一个合适的减压坐垫,与廉价的海绵坐垫相比,可降低压力性溃疡的可能性[78]。

表 58-2 设计和制作座椅系统时所使用的材料特点

特性	应用
密度:材料质量与坐垫体积之比	充气坐垫会比橡胶坐垫轻。重量对某些需要抬起或驱动手动轮椅的人来说可能是个问题
硬度:抗压的强度	海绵的硬度低,相对硬的坐垫,不能抵抗体重。硬的平面可提供更大的骨盆稳定性;海绵可能允许更好的压力分布
温度特性:材料隔热或导热的能力	厚的海绵坐垫会存储身体热量。蜂窝状设计的坐垫存热较少。橡胶和液体的倾向于从身体带走热量
摩擦力:维持姿势或需要时重新摆放体位的能力	硬面坐垫和光滑的覆盖会使侧向转移时更容易滑动,但也会促成骶骨坐姿

压力地图

压力地图技术可估算界面压力，在顾客和坐垫表面之间放一张薄薄的压力传感器垫。垫子与电脑连接，可以图文和表格的形式现实数据。作为有技术的临床评估的一部分，可以预测潜在的压力性溃疡风险[79]。这项技术可以帮助临床工作人员为特定顾客确定哪种坐垫可以提供最佳的压力分布，也可以用于教育顾客合适的压力缓解技术，比如，他们需要倾斜多远或者需要后倾多远或者电动轮椅需要倾斜多少才能做到足够的压力缓解。但需要记住，压力地图装置不能测量剪切力、热、湿度、姿势稳定性或者坐垫维护。这些因素必须也考虑到。

定制成型式座椅

当现成的和模块式的座椅系统都无法满足个体需要时，就有必要使用定制成型座椅系统。可能用于有中到中度固定和半固定脊柱和肢体结构畸形的个体。此外，因压力性溃疡软组织需要明显去承重的个体，也可能需要定制坐垫。定制模型系统不能纠正畸形。定制成型座椅包括一个取身体特定模型的过程。取模有不同的方法，包括液体泡沫定位、石膏塑模或者通过有更大可控性和准确性的电脑辅助设计/电脑辅助制作（computer-aided design/computer-aided manufacturing，CAD/CAM）。CAD/CAM 通常会使用一个由珠袋组成的座椅模拟座位和靠背支持。珠袋手动地抗重力地环绕个体畸形或压力点的周围定型，接着用真空抽走袋中的空气，制造一个刚性的模。然后扫描这个模，使用传感器传送数据到一个自动打磨机器，造出阳模。

需要进行仔细的皮肤检查，应使用压力地图系统来验证定制的座椅模外型是否能恰当地应用。不恰当的使用外部模型会导致压力性溃疡。使用这些座椅系统时要仔细考虑转移技术，因为在座位内合适的体位对表现至关重要，定制的外型通常会使转移更加困难。

靠背

靠背应该符合正常的脊柱曲度同时允许使用者所需要的运动。典型的折叠轮椅靠背是一块悬空吊起的衬垫，并不是因为它是一个好的靠背，而是因为它可以允许轮椅折叠。悬空吊起的座椅也几乎无法提供支持。四肢瘫的个体，如果靠背被拉长意味着轮椅使用者采取骨盆更加后倾的体位，这会导致脊柱后凸[14]。同坐垫类似，轮椅靠背也根据顾客的坐位目标而选择。对躯干力弱的顾客，需要从定型的靠背带或不带侧方模块支撑而获得稳定性，来维持头和颈部的位置。有些顾客可能仅需要软的可调节张力的悬吊定型靠背，而有明显脊柱后凸侧弯的则需要定制模型的靠背，确保坐得更直。多数这种虚弱或畸形程度高的顾客，更可能使用电动移动型或照顾者操作型的座椅。

靠背对手动轮椅使用者也很重要。除了会使坐在悬吊靠背内骨盆的后倾，这种靠背会在推进力有效施加在手轮之前被拉长，导致轮椅移动时效率降低。不像电动轮椅，轮椅的重量和活动范围都是要权衡的重要因素，手动轮椅需要更多的支撑。增加的重量会增加轮椅滚动阻力；可选择轻重量的材料比如碳纤维，是手动轮椅使用者的不错选择。肩关节活动范围受损也会影响使用者驱动手轮，丧失推进的生物力学[80]。刚性靠背的外形、匹配和调整对强调使用者舒适度来说都很重要[81]。

斜躺和空中倾斜

斜躺和空中倾斜的技术可以帮助缓解压力、管理姿势、提供舒适性以及帮助个人照顾活动。斜躺帮助牵张髋屈肌，也可以辅助处理导尿管、如厕和依赖性转移。因为将座椅背向后斜躺会产生剪切力，所以使用者通常会在轮椅内变为骶骨坐姿。如果患者不能在没有帮助的情况下重新坐好，加一个倾斜可能帮助使用者独立地重新坐好。空中倾斜在向后倾斜患者的时候，保持髋和膝关节的角度不变。不像斜躺系统，使用者的体位在空中倾斜座椅系统中始终保持不变。

如果个体无法独立完成重心转移、无法独立转移或者因长时间坐姿而有疼痛，那么有必要在他们的轮椅上加一个空中倾斜和斜躺系统[82]。空中倾斜对进展性疾病的个体也有必要[82]。肌萎缩性侧索硬化的个体在初始评估中可能觉得完成重心转移和重新摆位很容易，但这会迅速发生改变，导致需要再改造。手动轮椅也可以有倾斜和斜躺。多数情况下，这些轮椅仅用于需要照顾者控制的患者。因为在斜躺和倾斜的时候，可以通过将压力转移到后背从而大大降低坐骨结节的压力。很多近期科学研究都支持这两种方式结合到一起来使用，这将最大化两种装置的功能，强化个体的能力使用这个系统来完成体位摆放、个人照顾任务、降低压力和增加舒适感[82]。推荐空中倾斜至少 20°~30°,同时结合 100°~120°的斜躺,来缓解坐骨压力[83,84]。值得注意的是,如果使用者驾驶轮椅时为了舒适而带有任何空中倾斜和/或斜躺,这些座椅功能都会增加轮椅的旋转半径[66]。

其他体位摆放系统

可站立的轮椅是除手动和电动轮椅外,另外一个值得一提的轮椅。对正常情况下无法站起的个体,站位的好处可能包括减少膀胱感染、降低骨质疏松和减少痉挛[85]。此外,可能有心理方面的好处,因为站起来的感觉不同,可以和别人在眼睛这个水平进行交流[86]。某些人可能无法使用可站立的轮椅,因为他们的关节活动范围不够。有些站立轮椅的好处也可以通过使用不同高度的座位轮椅来获得。最常见的不同高度座位轮椅的功能便是提供座椅升高。座椅升高梯有很多有用的功能可以帮助改善使用者的生活质量。这个装置可以帮助个体避免将手摆放到超过肩关节的高度,如此一来可帮助减少肩部疼痛[87]。个体能够到以前够不到的高度,因此增加了独立性。通过改变个体的座位高度,就可以完成更加简单的从高往低的转移。这种下坡式的转移是有好处的,因为减少了施加在上肢的力[88]。最后,升高的座椅可以允许个体与同伴在眼睛水平互动,从而改善了个体参与社会情景的能力。CPG强烈推荐使用座椅升高梯来保留上肢功能[36],这也被 RESNA 倡导[86]。最后,有些座椅还有侧向空中倾斜的功能。这一特征使使用者可以倚向任意一侧,对难治性压力性溃疡或疼痛问题或需要体位引流的个体提供了另外的选择。

座椅安装

座椅的安装对最优化表现至关重要。在诊所工作的治疗师或康复服务提供者通常会完成这一任务。多数轮椅的座椅高度都可以调整。座椅高度取决于使用者身体的全长。下肢长度较长的使用者需要较高的座椅高度,以便充分廓清脚踏。当选择座椅高度的时候,也有一些灵活性,即便是对较高的个体,因为多数活跃的使用者喜欢有一点座位角度或倾角。通过向后向着靠背的方向倾斜座位来获得这一倾角,从而使得座椅靠近后背的一边比坐垫前边要矮一点。倾角可以让使用者更加安全地坐在轮椅内,增加了使用者躯干的稳定性,使得轮椅对使用者身体的运动反应更加好。但增加的倾角会使转移更加困难。座椅深度由大腿长度确定。一般来说,当坐在轮椅里面时,座椅前方和膝盖后方之间的空隙不要超过 75mm(3 英寸),这将有利于将躯干的重量广泛地分布到臀部和大腿,不会对膝盖后方施加过多的压力。有些空隙是为了让使用者有一定的自由来调整体位。座椅宽度由个体的髋部宽度、想要如何使用以及个体是否喜欢使用侧方保护来确定。一般来说,轮椅应尽可能窄,因此,座椅比个体髋部宽 2. 54cm(1 英寸)是比较理想的。

踏板车

踏板车(图 58-11)是某些个体的另外选择。这些设备通常有一个操纵前轮和两个驱动轮在后。可能踏板车平时也会用来帮助某些大型百货公司的购物者,所以它们比轮椅有更大的社会接受度。这导致很多顾客要求使用这些设备。操纵通过手把来实现,对之前骑过自行车的使用者来说一学就会。座椅由通用汽车的海绵垫放在一把椅子上组成。靠背的高度在肩胛骨水平,可以允许躯干无阻碍地转动。

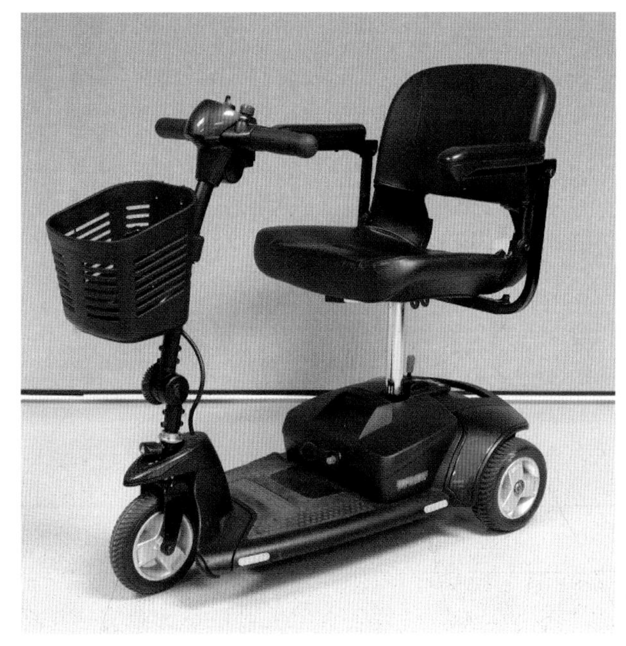

图 58-11　滑板车

踏板车有很多优点和缺点,在开具这个设备的时候,必须谨慎考虑(表 58-3)。通常来说,踏板车对依旧保留一定步行功能的个体来说,比如心肺疾病限制了步行功能,是一个合理的选择。但对患有进展性神经肌肉障碍的个体来说,就不是个好的选择,因为它们几乎没有很多选择来适应进展性的残疾;

58

表 58-3 踏板车

优点	缺点
造价低	稳定性差
组装和拆卸简单，便于运输	行驶需要很大的上肢力量和控制
粗糙地形行驶比某些轮椅要好	座椅选项少
感受到的残疾的歧视要少	转弯半径差，很多活动必须从椅子中出来

对需要整天坐在椅子内的个体也不是个好的选择，因为座椅的选择也很有限。如果发现踏板车是个合适的设备，那么一定要去患者家庭环境中试过才行。踏板车需要很大的旋转半径，一般都没办法适合个人家庭环境中使用。

电动轮椅训练

新的轮椅使用者都应该通过一个轮椅训练项目。轮椅使用者一般先在有控制的环境中练习基本操作，然后过渡到不平地面和有坡度的地面（如，平地到坡），上坡和下坡都要训练，以及在紧凑的环境中操作。一旦掌握了这些技能，它们就应该逐渐处理更加挑战的环境，比如陡坡和台阶转移等超越美国残疾人法案（Americans with Disabilities Act，ADA）可及性指南的环境。骑行者必须一直系好合适的安全腰带[89]和胸部支撑，如果需要的话，还要有观察员（治疗师）从旁辅助。

儿科

58 在很多时候，残疾儿童对座椅和移动的需求与成人类似。舒适性、稳定性和功能都是最重要的，但没有一个姿势可以完美地适合所有活动和情景。用很多姿势支撑迫使孩子们坐直，希望以此来预防或延缓畸形，这对孩子们是一种侵略性的倾向。这种设计座椅系统的倾向可能会强迫孩子摆某些姿势，但却无法长期耐受，这并不是我们所期望的。所以，寻求孩子和照顾者的意见非常重要，因为他们才是每时每刻同座椅系统打交道的人。很多系统设计的变化需要考虑到孩子，包括他们的发育状态、运动能力、成长、与其年龄相适宜的活动、上学、治疗、环境和家庭问题。孩子们不仅体型大小在变化，他们的残疾通常也会随着成长发生变化，即便在非进展性的疾病如脑瘫也是如此。

儿童座椅系统

儿童座椅系统的分类与之前成人部分的分类方法相同，有现成的、模块的和量身定做的系统。成长的问题不应该在功能方面或者其他关注点上有过高评价。有些系统可在一定程度上适应成长需要，但这些模块式的系统往往很笨重，相对来说，现成和量身定做的系统虽然无法随着成长改变，但它们较轻较紧凑。临床工作人员需要考虑一个笨重的系统对当前功能的影响，再相应地做出他们的推荐。根据成长的情况，也有可能在短期内对一个新的椅子做改造。

在某些情况下，比如当一个孩子缺乏肌肉控制时，模式化的系统可提供便利。躯干侧方支撑可以在孩子参与动态的够物活动或者在治疗躯干控制时移除，但当他/她疲劳的时候，再重新放回，使其被动地坐在上面。孩子也应该被允许被动地坐，当侧重其他活动的时候，比如功课或者在边骑车/看电视边放松的时候。如果孩子不得不集中所有能量维持平衡和稳定性，那么他/她就没有额外的能力做手上的任务了。如果一个座椅系统太过限制，有太多的支撑，那么孩子可能会反抗系统来获得运动。因此，儿童座椅专家必须在合适的支撑同时又不过多的限制运动之间找到一个平衡。在移动的时候，需要系好胸前的安全带保持稳定，但在做作业时可以解开。所以要教育所有相关人员，在哪些情况下，一定的支撑是合适的，哪些情况下是不合适的。不合适的使用胸部安全带，因为孩子感到很不舒服，并会尝试反抗座椅系统的束缚[90]，所以在孩子滑到座椅下时会导致勒杀。通常在提供足够的支撑和仍允许适当的自由活动之间很难找到一个平衡。有一个可以模块化灵活的系统，同时教育好照顾者，可以帮助找到这个平衡。动态座椅是另外一个选择，它允许椅子根据使用者所产生的力做出相应变动，比如波动的高张力或痉挛，然后再慢慢将他们回到功能性姿势。动态座椅组件的例子包括脚踏、靠背和头枕。

如果孩子的姿势性畸形非常严重，以至于无法通过模块或现成的座椅系统支撑，就表明需要量身定做的系统。量身定做的系统在儿童中没有在成人中那么常见，因为儿童的畸形往往并不严重。但同现成的系统一样，量身订制的系统也不具备适应成长的功能。

移动性

移动性对所有儿童发育来说都是前提。儿童需要探索他们周围的环境，知道东西在哪里，如何拿到他们。需要特殊类型的移动底座，比如婴儿车、自我推进系统和电动系统，取决于孩子的年龄、身体、发育和功能性能力以及家庭的环境和运输资源。非常年幼的儿童可能需要一个座椅系统能够转移和安装到不同的底座上，参与不同的活动。对玩要，孩子们想要尽可能靠近地面上他们的玩具和同伴；对进食，他们需要坐高一点，照顾者可以够到。有些生产商会制作能够转移到不同移动或固定底座上的座椅系统，高度可以调节。比如，一个座椅系统可以转换不同底座：可折叠的婴儿车底座、高的餐桌凳、电动轮椅底座，也可以用于汽车冲撞测试座椅。

因历史性的趋势，我们会把残疾儿童强推到使用背带或其他辅助工具进行步行。然而，实践者需要考虑孩子的移动需求，包括期望的地面类型和距离。或许手动或电动轮椅更加有效，而且实际上能提供更大的独立性。孩子们长到能够自己做选择的时候，常会遗弃笨重的直立步行设备而喜欢选择轮椅。想象一下一个脑瘫的孩子，尝试着用支具和拐杖背着装满书的书包穿过拥挤的走廊。手动轮椅有时候是孩子们的一个有用的选择，但椅子的重量可能是个问题。即便是一部超轻的手动轮椅，重 9. 1kg (20Ib) 都对一个 13. 6～18. 1kg(40Ib) 重的孩子来说是个负担。合适的椅子选择和训练对孩子的长期健康来说是很有必要的。

对不能有效自我驱动手动系统的孩子们来说，电动移动非常重要；然而，家庭往往没有相应的资源，或者做好心理上的准备去进行必要的居家改造和购买一个能够运输电动系统的车辆。研究和临床直觉都表明，12～18 个月就应尽早开始给无认知障碍的孩子提供移动设备诸如电动轮椅或改良的骑行电动玩具，因为这个时段是正常孩子开始自行步行的时间[91-93]。一项针对 14～30 个月大孩子的研究表明，那些有电动移动设备的孩子，Battelle 发育量表和其他儿童残疾评估量表的分数都较基线有所改善[94]。即便有了一辆电动轮椅，往往也需要一个移动性的可折叠的支撑性的婴儿车底座，如前所述，方便家庭远足使用。

心理社会和家庭问题

有很多心理社会和家庭相关的问题，实践者需要意识到并尊重。有一个先天或后天残疾的孩子可以毁灭一个家庭。一开始都倾向于把重点放在寻求问题的治疗上，家庭可能会勉强接受使用轮椅，在家门前面摆放一个斜坡，或者购买一辆带斜坡的厢式货车。实践者需要咨询家庭，关于孩子现实状况的能期望的短期和长期结局。尤其在某些文化和地区，大家趋向于去“照顾”残疾儿童。对残疾儿童来说，出现习得性无助便会很常见，而对他们的家长来说会出现与他们的孩子之间的相互依赖[95]。时间长了会导致缺乏做决策的能力甚至无法在社会上生存。残疾儿童也需要和同龄健康同伴一样，在文化价值和规范之下，经历相同的发育阶段——包括成功和失败。再次强调，实践者需要咨询家庭以便他们能有效地使用这个设备，在合理地基于孩子当前和潜在能力的基础上，促进发育，促进主动参与。

标准和耐久性

移动设备都有国际性标准。这些标准由国际标准组织（the International Standards Organization, ISO）、美国国家标准局和 RESNA 制订[96]。这些标准涉及轮椅的很多方面，包括电力系统、耐久性、尺寸、可燃性、扶手力量、抵抗撞击的能力和稳定性等等。这些标准可以从生产商那里索取，可作为不同类型轮椅之间的比较以及个别轮椅之间的比较。轮椅使用者应对他们轮椅的结构完整性有信心。任何组件的不合格都不仅仅会给轮椅使用者带来不便，还可能会限制他们的移动性甚至威胁生命。

Fitzgerald 等的一项研究[97]比较了三种不同类型手动轮椅的标准测试结果。这三种类型按照 Medicare 的定义分别为 K0001, Depot 或医用类型[27]、K0004，轻重量型[98]和 K0005，超轻型[28]。使用 ISO 相等数量的测试周期、台阶跌落和双重击打测试作为单一变量，确定凯普兰-梅耶生存曲线。超轻轮椅的疲劳寿命显著比轻重量和医用轮椅要长。一批轻重量轮椅抽检中，超过 75% 不满足 ANSI/RENSA 标准，尽管设计和生产方面有所改善[30]。因为 ISO 测试是基于 5 年寿命周期的，所以可以总结出：健康保险公司期望轻重量和医用轮椅周期一般不超过 3～5 年。因此对个体来说最佳的投资还是买超轻型的，尽管它一开始的造价比较高。这个分析并未考虑本章已描述的超轻轮椅的其他优势。电动轮椅也做过类似的测试。一般来说，结果同手动轮椅类似，高质量的电动轮椅从椅子使用寿命周期来看花费更少[57]。

基于调查的一些研究表明，使用者报道经历轮椅不合格的比例在上升。最近的多数报道中，62%

的轮椅使用者报道在6个月内经历过故障[99]。这些故障导致不想看到的不良后果包括受伤、耽误上学/工作和医疗预约[99-102]。

轮椅维护

通常来说,一部轮椅如果日常常规使用,寿命大概3~5年。就像汽车的维护一样,预防性的维护对轮椅使用者来说是一个必要的活动。然而,Medicare的政策,很多其他保险公司也一样遵守这个政策,不覆盖预防性维护。因此,使用者会经历发生故障后的不良后果,比如错过工作或上学、被搁浅或者受伤。教育使用者如何及何时进行预防性维护应该是供给过程的一个部分。http://www.upmc-sci.org/wmtp 是一个为临床工作人员教轮椅使用者如何及何时进行基本维护的资源连接[103]。

继发损伤/意外

遗憾的是,轮椅使用者存在由使用轮椅直接导致的其他损伤的风险[104]。在2003年,急诊处理了超过10万例轮椅相关损伤。接受治疗的个体中,68.9%是65岁以上,65.0%是女性。报道的最高比例伤害为骨折、钝挫伤和撕裂伤,受伤原因是翻到和摔倒(65%的损伤)。2015年一项系统回顾发现,摔倒通常多数由轮椅设计特点、转移表现、平衡较差和行驶不平地面或斜坡所致[105]。另外一个重要的关注领域是,多数轮椅并不可以用作像机动车座椅那样的防撞座椅,因为他们的座椅安全带和其他座椅组件没有设计用来抵抗发生在机动车事故中的力的功能。额外的座椅安全带和其他需要扣的都必须分别系好,将患者和轮椅都固定安全[106]。临床工作者应该意识到这点,并直接和患者讨论运输的问题。

58

可能手动轮椅使用者最需要重点关注的领域是上肢的重复应力性损伤。这些损伤如此明显,以至于很多研究都表明对上肢的损伤可能在功能上和经济上已经相当于一个高位脊髓损伤的程度[107]。最常见的两处损伤是肩关节,常见肩袖肌群病变[108]和退行性关节炎[109],以及腕关节,以腕管综合征的形式[110,111]。研究发现损伤率高达70%,并且手动轮椅推进和肩关节、腕关节的损伤之间有直接关联[47]。临床工作人员必须意识到合理地开具和安装轮椅,确保以合适的方式推进,可以减少损伤的风险。此外,对某些个体,可能更合适和他们讨论使用电动辅助或者电动轮椅,以保留上肢活动的功能,比如转移。如前文所提及的,CPG对保留上肢功能特意详细地强调了恰当的手动轮椅安装和推进技术,以预防重复性应力损伤[36]。

基金/保险

对很多个体来说,基金可以在很大程度上限制他们可以通过健康保险收到的轮椅类型和质量。实践人员会尝试确定一辆保险能够覆盖的轮椅,然后在这个限制内工作。这种方式对患者来说很差,而且从长期来看也不会导致政策的改变。因此,临床工作人员和患者一起确定最佳的移动设备,这点非常重要。做出决定之后,团队就可以评估什么是最佳的方式来说服保险认可这个设备是医疗上必需的,应该被覆盖。

说到这一点,了解当前的政策和他们对患者的影响,对我们的工作是有帮助的。本章后面的部分着重讨论在美国的情况,但政策是随着美国和区域的不同而有显著不同的。在美国,轮椅和座椅系统都可以全部或部分地被健康保险计划覆盖,包括Medicare B部分、州立医疗项目、商业保险和健康管理计划,除非政策规定了不覆盖耐久性的医疗设备。也有很多其他基金来源。如果设备是用来做工作相关活动的,州立职业康复项目就可以使用。此外,退伍军人管理局可以为退伍军人提供资金,不论是服务导致残疾还是非服务相关的残疾,这也是非常可贵的基金来源。

了解和遵守Medicare对移动辅助设备(MAE,他们使用这个术语来包括手杖、拐杖、助行器、手动轮椅、踏板车和电动轮椅)基金的政策非常重要,因为如果实践者的文书不能反映出这是政策中所要求的,那么设备可能会被否决。多数其他基金来源,包括州立医疗项目和私人健康保险也通常采用Medicare的政策。Medicare政策从功能的方面看待MAE的需求,使用移动相关的日常生活活动(MRADL,代表移动如何影响着一个人参与ADL的能力)。为了限定MAE的使用,使用者必须在“家中”有“一个或多个”MRADL受到影响。所谓“在家中”的意思确实也意味着如果这些轮椅、踏板车或电动轮椅“只”是为了完成室外MRADL的话,保险不会覆盖。Medicare定义移动受限为以下一种:

- 完全妨碍患者完成某一MRADL(如,独立性)
- 患者尝试完成某一MRADL时,有理由被确定为

有继发患病或致死的高危风险(如,安全性)

- 患者无法在合理的时间内完成这一 MRADL(如,质量)

对医疗记录内的文件书写要求是非常特别的,还必须提供给供应设备的公司一份,因为他们也需要保留一份文件作审计时使用。如果不能提供必要的文件给供应商,有可能供应商会拒绝提供该设备。医师没有权限完成供应商或制造商提供作为文件放入医疗记录作补充的表格。Medicare 政策写到医疗记录可以包括(但不限于)e 框 58-2 内所列出的条目。政策也认可并鼓励医师转介有移动受限的患者给作业治疗师或物理治疗师,让他们评估并确定合适的 MAE 干预,并提供必要的文件。

不同类型带轮移动设备的申请标准如下:

患者有步行能力受限,即便使用拐杖、手杖和助行器都无法实现步行。针对此条,通常需要详细地解释该个体仅能短距离步行,或者步行不安全。正因在其当下生活的环境和日常活动中有这些限制,才可以帮助说服支付方满足患者这一需求。

轻重量和超轻重量轮椅。为了满足任意一款轮椅的申请资格,需要提供文件说明患者不能驱动低价位的其他标准轮椅或者无法有效地使用拐杖和助行器。记录个人的生活方式情况以及轮椅将如何促进他或她参与活动的能力也会有帮助。

电动轮椅和电动操作车。电动移动设备包括电动轮椅和电动操作车辆(Power-operated vehicles, POV)或踏板车。为了满足申请电动轮椅或 POV 的资格,需要提供文件说明患者无法有效驱动任意一款手动轮椅。对有上肢瘫痪的个体,很明显他们无法驱动手动轮椅。但也有很多其他人需要电动轮椅。比如上肢疼痛限制驱动,也满足这一标准,因为疼痛或加剧损伤的风险可能会使他们无法驱动手动轮椅。对有心肺系统疾病或肥胖的患者也是如此。这些条件都会使功能性手动轮椅推进显得困难,并且对某些个体来说,甚至不可能。这些缺陷和风险都应该在 LMN 中记录和解释清楚。

电动轮椅分 5 组类型。第 1 组电动轮椅只能承重 136kg(300Ib),无法兼容任何座椅功能比如空中倾斜或者座椅抬高。它们可以兼容非电动的选项比如靠背倾斜或手动抬高的下肢支撑,不适合在不平地面行驶,无法过高于 20mm 的障碍。第 2 组电动轮椅可承重 272kg(600Ib),但仅能兼容单一的座椅功能比如座椅升高或者空中倾斜。第 2 组的椅子也可以兼容座椅和体位支撑比如躯干或大腿的支撑,除了船长椅座。第 3 组电动轮椅也可以承重高达 272kg(600Ib),有多种座位功能包括通气托盘和其他控制。第 3 组电动轮椅要求使用者患有神经肌肉系统、肌病或先天骨骼异常。第 4 组电动轮椅类似第 2 组和第 3 组电动轮椅,但它具备室外移动的特征,比如大的发动机和悬吊,因此 Medicare 和很多其他支付来源都不覆盖。第 5 组电动轮椅是儿童产品。

踏板车仅在以下情况下报销:当患者在家使用,并且家中有足够的空间操作踏板车,患者可以安全进出踏板车,踏板车的座椅系统可以满足患者的姿势需要,患者有足够的上肢功能来操作踏板车操作装置。踏板车分 2 组。第 1 组 POV 可以承受不同重量,通常可以在多数室内外水平面上驾驶。第 2 组 POV 有一些设计特征,比如大的发动机和悬吊,仅适用于室外移动,因此 Medicare 和多数其他健康保险计划都不会覆盖。

Medicare 要求任何第 2 组电动轮椅配单一电动座椅功能,任何第 3 组或第 4 组电动轮椅或安装在手圈的电动辅助轮椅都必须由雇佣了 RESNA 认证的 ATS 的公司提供。接受设备的受益人也必须由有资质的医疗实践者(如作业治疗师或物理治疗师)进行评估,他们在复杂轮椅座椅和移动设备方面有经验和相关知识。如前所述,Medicare 也要求带轮的 MAE 的供应商确保患者的家庭和环境适用于该 MAE,并且有足够的操作空间来操作设备。

在提供给终端使用者轮椅的时候,在质量和公平性上的文件是不一致的,要基于使用者的收入水平、年龄、种族和基金来源。少数有极少的可能会有一个工作的备用椅,极少可能会给电动轮椅加座椅功能,多数可能会遭受损坏带来的继发不良后果[101]。来自低经济收入水平的个体或者老年人,较少有可能会有定制的轮椅[112]。仍有一些残疾人群体,没有足够的项目资助辅助设备,所以为患者倡议非常重要[112-114]。

总结

轮椅处方是一项复杂耗时的任务,涉及多方,并且科技也在不断变化。理想情况下,所有的轮椅处方都应使用本章上文所描述的所有团队的成员,临床工作人员应被支付一定水平的报酬,进行合适的评估和训练。遗憾的是,轮椅门诊运行花费大,因此所描述的团队方式在很多机构可能无法实现。因此医师开具处方的时候,要非常了解相应的设备,并能够解释所做出的权衡利弊的选择、功能限制、安全等问题。最重要的是,患者应该能够做出知情选择。

没有门诊的临床实践也可以提供好的护理。最好的方法是从康复团队中找一个对轮椅感兴趣的治疗师。如果有可能的话,这个治疗师应参加一些会议,比如 RESNA(www. resna. org)、国际座椅座谈会(www. iss. pitt. edu)或者 Medtrade(www. medtrade. com),来学习最新的科技。此外,治疗师应考虑参加一个 ATP 的认证考试。这也相当于卖给医院一个人无我有的增值服务。其他的关键团队成员则属于经销商。医师和治疗师团队应请求(或要求)经销商变成一名 CRTS。团队也可以让经销商有可试验的设备,拜访患者的家庭。这个团队将会非常有效地提供轮椅交付,改善患者的功能和生活质量。

展望

每天市场上都有新出现的各种产品。随着移动产品的改善,因残疾而需要设备和因设备能增强移动功能而想要该设备之间的界限已日益模糊。辅助设备使用的普遍性对轮椅使用者来说是件好事,因为这打开了市场,降低了价格。此外,它模糊了残疾和正常功能之间的界限。在将来,可能每个人都会有一台个人移动设备,比如 Segway[115],残疾者和正常人之间的唯一区别是残疾人可能一直需要使用他们的设备。如果进步到此,健康工作人员要继续为他们的患者发声,增加轮椅的功能,让功能决定处方。

备注:*Michael Boninger* 是 *Natural-Fit* 手轮的发明者,由匹兹堡大学授权专利。

（伊文超 译　武继祥 审校）

参考文献

第 59 章　物理医学与康复中的整合医学

Marni G. Hillinger • Megan M. Sweeney • Lindsey C. McKernan • Kathryn Ann Hansen • Melinda R. Ring

将患者视为整体并向其提供医疗服务是物理医学和康复(PM & R)实践领域的基石之一;这意味着评估不仅需要涵盖身体健康的相关内容,也应该认识到社会、情绪和精神心理因素在健康和恢复过程中起到的重要作用。PM & R 是将这些整体观念和多种治疗方法整合到传统医学模式中的最佳领域。整合医学与健康学术联盟将“整合健康”(Integrative Health)定义为“整合医学与健康重申了医师和患者之间的重要联系、着眼于患者整体、有证据支持,并利用所有合适的治疗方法和生活方式、医务人员和医学学科来达到最佳的健康和恢复”[1],因此,整合健康和 PM & R 表达的某些理念是相似的,包括关注以人际关系为中心的护理、多专业团队模式、将患者视为整体来促进其恢复、自我效能的重要性,以及关注包括功能目标在内的生活质量(QOL)。由于 PM & R 和整合健康的理论基础和模式间的相似性,这两个领域的吻合度极高。

根据 2012 年的美国卫生信息调查(NHIS)显示,在美国,33.2%的成人和 11.6%的儿童利用了补充健康疗法[2]。天然保健品是最常用的方式,无论是成人还是儿童,鱼油补充是最为流行的方式。心-身疗法最常用的方式是瑜伽、整脊、手法整骨、推拿和冥想。约有 2 500 万的成人每日都存在疼痛,这是他们寻求综合治疗的最常见原因[2-4]。

在二战之后,因为主流医学无法向遭受了肌肉骨骼和中枢神经系统损伤的患者提供充分的医疗和治疗,PM & R——这一独特的领域应运而生。在 Henry H. Kessler 医师的开创性著作《手术刀并不是全部》一书中,他明确指出当今的需求是所谓的“补充和替代”治疗[5]。他不仅将物理治疗和膳食干预纳入了他的多学科干预方法,也认识到了精神因素在恢复过程中的重要作用。这一疗法标志着与其他专业相比,PM & R 对整合健康的开放性更高。

美国国立卫生研究院(NIH)整合健康与医学中心(NCCIH)将补充医学定义为与传统医学共同应用的一种医疗方法。整合医学疗法包括来自传统医学和补充疗法的治疗方法,其安全性和有效性都有证据支持。一般而言,整合健康包括与患者生命相关的所有主题的综合讨论,所应用的是整体模式如健康之轮(图 59-1)。替代医学这个术语更为古老,意指用非传统治疗来代替传统疗法,目前这一术语已不再应用。

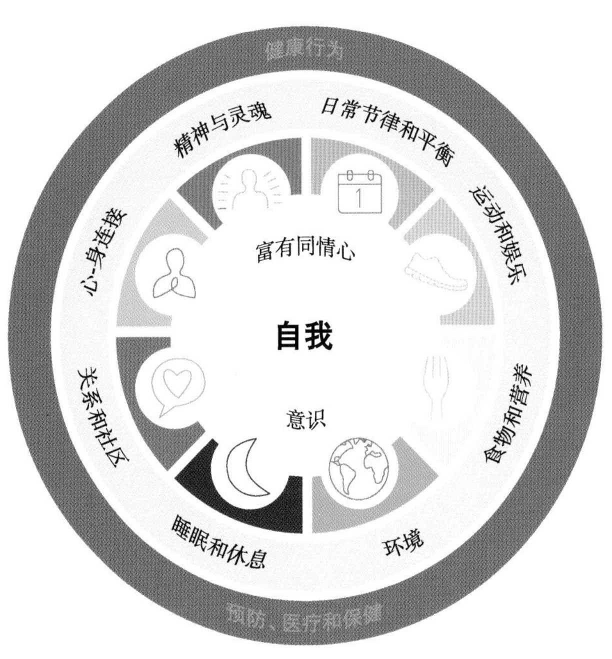

图 59-1　健康之轮(© 2015 Osher Center for Integrative eMedicine. Vanderbilt University Medical Center. Used with permission)

本章旨在向康复医师提供描述性和实用性指南,所引文献供进一步阅读。表 59-1 罗列了整合疗法的分类体系。

鉴于整合医学包含的治疗范围极广,本章主要关注目前康复中常用的治疗方法。本章的目的如下:①简要介绍可供康复医师和患者使用的主要的整合疗法;②在 PM & R 领域中应用整合疗法的理论和研究基础,以及适时的临床决策。

表 59-1 整合健康与医学技术

整合健康与医学分类	示例
整体医学体系	
传统系统	阿育吠陀医学,中医(包括针灸)
其他	顺势疗法,自然疗法
心身疗法	冥想,催眠疗法,生物反馈,引导想象,音乐治疗,艺术治疗,瑜伽,太极拳
天然产品	
维生素和补充剂	辅酶 Q10,氨基葡萄糖/软骨素,鱼油
草药	生姜,姜黄,柠檬香蜂草
手法医学	手法整骨,推拿,整脊,颅骶疗法
生物场疗法	灵气疗法,治疗抚触,气功,仁神术

整体医学体系

NIH NCCIH 将整体医学体系描述为一种医疗方法,其建立在完整的理论体系和实践之上,不同于北美和欧洲应用的常规医学方法,独立发展而来。

整体医学体系包括中医(包括针灸)、阿育吠陀医学和自然疗法。这些疗法都与物理医学有一定的相关性。在这些疗法中,针灸作为一种针对肌肉骨骼疼痛的辅助治疗得到了广泛的研究,因此,下文将详细介绍针灸。

中医

中医(traditional Chinese medicine,TCM)有着 3 000 多年的历史,其理论基础是“气”作为重要的生命力支持着生理功能。“气”所集中的多条通路被称为经络,纵行于整个人体。所谓健康指的是“气”和谐顺畅的流动,而疾病则是由于“气”的不恰当分布或能量的失衡所致,从而进一步导致生理变化的出现[6]。中医包括针灸、中草药以及太极拳和气功等心身治疗。针灸是为了纠正异常的能量流动而将纤细非切割式针插入沿经络分布的特定穴位。太极拳是一种运动疗法,而气功是一种能量治疗,但它们都是建立在“气”这一理论基础上,这些将在不同小节进行讨论。

59

针灸

针灸在 PM & R 中得到了广泛的应用,可应用于急慢性期的肌肉骨骼疾患和神经系统疾患中。针灸部位可在病变解剖部位的附近,也可在身体的其他部位。针灸治疗包括查体和针刺治疗,一般需要 30~60min。治疗次数取决于疾病的程度和病程,以及患者的年龄和整体健康状况。例如,对一个急性背肌痉挛的年轻健康患者而言,1~2 次治疗就足够了。与之相对,若患者存在腰椎管狭窄所致的慢性长期神经根痛,为了达到最佳疗效就需要多次密集治疗以及症状缓解后的维持治疗。

机制研究从针灸经络和学位的生理特性开始,意在探究最有“潜力的”治疗部位[7]。组织学研究表明,约 80% 的穴位由皮下特征性的柱状疏松结缔组织组成,其核心为环形束状神经血管和淋巴管,上述结构或有助于将表浅针刺的影响传达到深部组织[6]。有研究指出共享能量通道的穴位之间存在电阻降低和电容增加[8]。此外,核医学研究也指出在人类和狗的低阻抗穴位的皮下注入锝-99m,会显示放射性示踪剂沿相关的经络快速播散;这一播散的轨迹与血管、淋巴管和周围神经的走向并不相同,而且在非穴位之间也观察不到类似的播散现象[9,10]。另有研究在人类中应用钆注射和 MRI 示踪也报道了类似的结果[11]。肌筋膜扳机点和穴位无论在部位和特性上都存在重叠,表现为:肌筋膜扳机点在针刺后存在局部抽搐反应以及可预测的疼痛放射模式,而穴位在针刺后则出现被称为“得气”的局部酸痛,这一感觉也沿相关的针灸通道放射[12]。然而,由于穴位并不总是存在压痛,而且针灸的适应证也包括局部疼痛以外的其他疾病,因此,有观点认为扳机点是否代表着范围较小的“阿是穴”,但针对上述观点仍存在争议[13-15]。

在体和尸体解剖研究发现上臂内,80% 以上的穴位和 50% 以上的经络存在于肌肉间和肌肉内的结缔组织平面内[16]。显微图像提示临床上可识别的“行针”阻力(施针者在某些穴位上已达到所需深度时感受到的阻力)与缠绕在针表面的结缔组织中胶原纤维和成纤维细胞的数量相对应[16-19]。因此,针刺取穴能向深部筋膜组织传递机械牵张,最终刺激到内脏腹膜、胸膜、神经束膜和脑膜[16,20]。在小鼠模型中发现,这种牵张带来的机械传导通过改变成纤维细胞的细胞骨架以及直接影响肌动蛋白和微管重塑,改变了细胞内信号转导,从而可能导致基因转录的变化[21,22]。相关研究已经证实以这种方式对成纤维细胞进行周期性的牵拉可以降低 TGF-β_1 的生成和 1 型前胶原沉积(这两个因素都会促进纤维化),这些结果也解释了筋膜牵张疗法——如物理治疗、推拿、罗尔芬疗法(Rolfing)、瑜伽和针灸——带来的治疗获益[23,24]。

已知针灸刺激作用于自主神经系统,导致内啡肽、脑啡肽、单胺和其他神经递质的释放,这些神经递质都在针刺麻醉中起到核心作用[6,25]。神经影像部分揭示了针灸刺激作用下的中枢神经系统网络[26,27]。功能磁共振研究证实了针刺特定穴位可激活体感皮质,虽然这些皮质并非与解剖部位相对应,但是其在功能上对应于中医的经典理论,需要注意的是,上述观点仍存在争议[28-34]。功能磁共振显示针刺镇痛的主要穴位调节的区域包括下丘脑、前额叶皮质、岛叶、边缘系统和导水管周围灰质[35-38],这或能减轻痛感和对疼痛的情绪感知,并协调自主反应[26]。即使在针刺停止之后,边缘系统中与疼痛、情感和记忆有关的区域的中枢连接仍存在变化[35]。这些结果或能提示其他疾病(如脑卒中、幻肢痛和神经退行性综合征等)的康复也存在大脑皮质重塑。

临床对照研究指出针灸可有效治疗骨关节炎[39,40]、脊髓损伤后神经痛[41]、神经源性膀胱[42]、肱骨外上髁炎、成瘾、头痛、网球肘、纤维肌痛、肌筋膜痛、腰痛和腕管综合征等[43]。针对特定诊断的进一步随机对照研究有助于阐明其对治疗的反应时间。虽然荟萃分析指出针灸能有效预防偏头痛中的紧张性头痛[44],以及在腰痛康复中起到辅助作用[46,47],但还需要进一步的研究来验证针灸在脑卒中康复[48-51]和类风湿关节炎[52,53]中是否存在治疗获益。在实践中,针灸用于治疗多种疾病,包括骨关节炎、腰椎管狭窄、紧张性头痛、肌肉和韧带扭伤、腕管综合征、肱骨外上髁炎、脑卒中后运动功能恢复、神经痛、脊髓损伤后神经源性膀胱和肠道、早期周围性神经病和其他类型的偏头痛。针灸是基于经络和穴位的治疗技术,但是除了针刺以外,穴位也受到了压力刺激。在实践中,指压也被视为针灸的一种(刺激程度较弱)。在一些患者中,指压也作为家庭训练计划的一部分来增强康复的疗效。

一般而言,患者对针灸治疗的接受度高、耐受性好,并且无显著不良反应事件[46]。有一个研究指出在脊髓损伤患者中需要监测血压的变化[54]。针灸可与传统的康复相结合,例如,在腰痛患者中增强其功能改善[46]。通常针灸是慢性疼痛患者在整合医学中接受最多的治疗[55]。基于现有的证据,我们可以得出如下结论:患者对针灸治疗的耐受度好、针灸治疗是安全的,针灸治疗是康复医师的有效治疗工具。

阿育吠陀医学

阿育吠陀医学(也称为阿育吠陀)是印度本土的疗愈体系,意为“生命科学”,是世界上最古老的医学体系之一。NCCIH 网站上指出,“阿育吠陀医学的主要概念包括普遍联系(人、人的健康和宇宙之间)、人的体质(prakriti)和生命力(dosha),通常将这些概念与古希腊体系中的生物体液进行类比。应用上述概念,阿育吠陀医师给患者制订个体化治疗方案,包括草药和特有成分的应用,以及对于饮食、运动和生活方式的建议[56]。与 PM & R 类似,阿育吠陀告知患者疾病和恢复发生于多个层面:躯体、情绪、心理和精神层面。在阿育吠陀中,人也是由五种元素——土、气、水、火和空间(以太)——按照不同比例组成,据此可在功能上分型即为不同的生命力(*doshas*)。不同的比例构成了个体的体质(*prakriti*),也决定了个体的身心构成。疾病是由于各种生命力之间的失衡所致。失衡时每一种生命力都有相对应的症状和疾病。根据体质的不同制订个体化治疗方案,包括草药、瑜伽姿势、饮食、调息法或呼吸技术、净化技术、冥想和梵咒。目前,阿育吠陀并未很好地整合到 PM & R 中。但是,作为阿育吠陀治疗手段之一的瑜伽将会在后文单独讨论。

自然疗法

自然疗法通过患者教育和对自我健康负责来强调维持健康和预防疾病。自然疗法中各种治疗的基础是对自然疗愈能力和自身与生俱来的智慧的信念。自然疗法医师既受过医学科学的训练,也学习过草药学、营养学、顺势疗法和针灸等知识。自然疗法医师具有 ND 学位,在实习后需要经过 4 年的培训。自然疗法医师在美国的某些州和加拿大某些省中有相应执照,并能处方某些药物[57]。

心身疗法

心身疗法的基础是心和身并非两个截然区分的实体,而是一个连续体。因此,思想和情绪影响着身体,生理过程也对心理、情绪和精神状态产生影响。心身疗法又可进一步细分,即心或身分别对心身连续体产生影响。基于“心”的治疗技术包括视觉想象、艺术和音乐治疗、生物反馈、催眠、冥想和祈祷,主要通过心来改变其状态从而影响到肌张力、内啡肽水平和疼痛等生理状态。基于“身”的治疗技术以身体作为媒介，通过增强肌力、灵活性和身体意识来影响注意力、焦虑或对自我和他人的同理心等心理/精神状态。这些干预序贯进行最为有效，可以互相增强，基于“身”的治疗可以带来实践体验并整合到基于“心”的治疗技术中。例如在基于正念的减压(MBSR)课程中练习正念运动。下文列举了心身治疗技术在当今的应用和其证据支持。

基于“心”的治疗干预

正念练习有着两千多年的悠久历史，存在数种文化和宗教中。正念来源于佛教，通过冥想和呼吸来培养和发展有质量的注意力和自我意识。医学科学家和正念疗法践行者乔恩·卡巴·金(Jon Kabat-Zinn)，在过去的30多年中致力于在西方文化和医学中发展这一治疗，他将运用正念定义为“通过集中注意力感知当下，以及不加判断的不时的展开体验”[58]。正念冥想有两种常见的冥想练习，一种是集中注意力冥想(samanthi)，另一种是开放监测冥想(vipassana)[59]。这两种方式都可以用于疼痛，通过增强注意力和调节干扰来自我调节，减少对疼痛和/或困难情绪体验的反应。

随着时间的流逝，正念训练已被用于多个临床干预计划，并已成为疼痛控制的社会心理治疗的一部分，现被视为“第三波”认知行为疗法(CBT)运动的一部分[60]。包括MBSR[61]、正念认知疗法(MBCT)[62]，以及接纳与承诺疗法(ACT)[63]。重要的是，通过一定的训练，即使是非心理学专业的从业人员也能学习和应用MBSR。正念疗法有助于肌肉骨骼疾患和慢性疼痛的患者，最近的研究提示其对于神经认知和运动神经障碍的患者也有改善的趋势[64]。既往文献提示正念疗法在慢性疼痛中的应用极具前景，能改善慢性疼痛和抑郁症状，但是由于既往研究缺乏随机和样本量偏小，未来还需要进一步的研究来提供更充分的证据证明上述观点[65,66]。将MBSR和正念疗法与康复相结合正成为新的研究方向，研究者建议在物理治疗和作业治疗中整合正念训练和自我同情训练[64,67]。

催眠疗法

在急慢性疼痛和操作相关性心理困扰上，临床催眠疗法是极有效的辅助治疗。在催眠疗法中，催眠师通过诱导被催眠者，提出一系列与感知、记忆和主动活动相关的变化的建议[68]。在催眠中，被催眠者的注意力集中，对周围环境的感知降低，在此状态下，他们对暗示的反应性增强[69]。催眠的要素包括放松、专注、想象、人际交往和暗示[70]。目前疼痛治疗中研究最为广泛的是催眠镇痛。从神经生理学角度来看，催眠可以：①改变活动；②影响与疼痛缓解相关的特定脑区如ACC、躯体感觉皮质和岛叶[70,71]。

在急性疼痛的治疗中，催眠治疗的疗效短暂，通常用于治疗医疗操作所引起的短暂而剧烈的疼痛。催眠疗法的应用不限年龄，无论大小手术操作都可应用[72]，如腰穿[73]和烧伤护理[74]。通过催眠疗法可以缩短医疗操作的时间、减少麻醉、减少术后不良反应、缩短住院时间，这些都能有效节省医疗成本[72]。

在治疗慢性疼痛上，催眠疗法需要的治疗时间更长。治疗包括在治疗时间以外应用录音，教导患者自我催眠，从而向患者提供额外的可用于自我疼痛管理的工具。催眠治疗还可以处理与疼痛体验相关的其他生物心理社会问题，如动机、对运动的恐惧、社交和睡眠改善。在康复中，催眠疗法可用于治疗慢性背痛[75]、多发性硬化[76]、脊髓损伤[77]和头痛[78]。荟萃分析指出催眠疗法能有效治疗慢性疼痛，其治疗获益不仅局限于缓解疼痛[70,79]。例如，在应用催眠疗法治疗慢性疼痛过程中，患者报告随着治疗时间的延长，虽然疼痛没有发生变化，但是他们增强了对疼痛的控制、改善了睡眠、减少了压力，并且整体情况都得到了改善[80]。

认知行为治疗

针对慢性疼痛的认知行为治疗是一系列疼痛的心理学治疗的“金标准”，也是慢性疼痛状态的“一线”治疗。大量随机对照研究提示在多种疼痛状态中认知行为治疗能改善疼痛和疼痛相关问题[81]。在生物心理社会模型中，生理障碍被视为生理、心理、社会和环境等独立因素之间复杂而动态的相互作用的结果，这些因素影响着疾病的发展、过程和/或治疗[82]。治疗本质上是短期、多模式的，总体目标是改善情绪、增加生理功能并减少疼痛的主观体验[83]。认知行为治疗向患者提供了一系列技术，以帮助他们控制疼痛对其生活的影响，并改变他们对疼痛体验的情感、行为、认知和感觉[84]。治疗一般分为三阶段：①教育；②技巧训练；③应用/维持[83]。在针对慢性疼痛的CBT中，既往有个体和/或小组治疗两种形式。近期CBT的形式有所创新，可以和包括物理治疗在内的康复治疗相结合，通过电话[85]形式进行，以及经改良后在线使用[81]。例如，已有随机对照研究将改良 CBT/物理治疗方案用于腰椎术后患者，可显著改善手术预后并具有临床意义[86]。在康复中，当 CBT 作为脊柱疾病患者多学科治疗的一部分时，其可有效减少他们的运动恐惧、恐惧回避行为和增加他们的运动参与度[87]。

生物反馈

在 CBT 中生物反馈常被作为训练后的自我管理技能。在该过程中，通过视觉或听觉对患者的身体反应如心率、皮温或肌张力进行监测、汇报和可视化[88]。从理论上看来，这种即刻反馈通过改善患者的自我监测来改善其心-身联系，当患者学会利用其自身能力进行自我调节时，能最终改善其对自我效能的感知[89]。生物反馈有两种传递方式：肌电（EMG）反馈和脑电（EEG）反馈。通过肌电反馈患者学会控制和缓解肌张力。脑电反馈有时又被称为"神经反馈"，患者通过观察脑电波来调节认知系统。近来在慢性头痛/偏头痛的治疗中，生物反馈得到了广泛的研究[90]，并且其也能有效治疗腰痛[91]和纤维肌痛等慢性疼痛综合征[88]。

心-身运动疗法

下文列举了现今应用较多的 6 种治疗性运动：瑜伽、太极拳、亚历山大疗法（the Alexander technique）、Feldenkrais 疗法、普拉提和身-心集中疗法（BMC）。这些疗法的共性在于他们都旨在改善患者的运动觉能力、协调动作和呼吸，以及对日常活动的放松、控制和享受。这些疗法的适用范围极广，从躯体障碍严重的患者到高水平的运动员都适用。

一般将瑜伽和太极拳视为"心-身"技术，因为它们都主动在个体中寻求躯体和躯体外的平衡。两者的本质都是冥想，都是哲学或生活方式中的一部分。两者都是源于更广阔的健康系统，其潜在的理论模型都有别于西方模型。下文探讨的其他治疗技术都发展于 20 世纪。所有的这些技术的原理都是基于全身参与整体运动，因此在特定疾病的康复中更多以整体观关注。运动治疗的总结和适应证详见表 59-2。

表 59-2　运动疗法

疗法	关注	适应证、预防措施、注意事项
Anusara 瑜伽（"优雅流动"的梵语）	调整姿势，保持姿势顺畅，用瑜伽保持健康	整体健康，调整姿势、姿势流动和以心脏为核心的平衡组合；严格的认证
Kripalu 瑜伽（梵语"同理心"）	柔和的运动、力量和灵活性、对身体的意识和关注、释放情绪	功能失调、颈背痛、关节活动受限、纤维肌痛、疾病恢复初期的康复如心脏疾病后、手术后、增加肌力和灵活性；广泛的基础认证
Iyengar 瑜伽	调整姿势、纠正姿势、使用瑜伽来改善健康问题	颈背痛、脊柱侧弯、运动康复；使用道具来弥补生理限制；严格的认证
Vini 瑜伽	个体化训练、治疗性运动和呼吸	严重的功能失调、一般疾病、颈背痛
Ashtanga 瑜伽，热瑜伽	增强力量	运动性和精神疾病；在严重损伤、功能失调或康复中不宜使用
太极拳	平衡、灵活性、减压、身体意识	跌倒高危患者、周围神经病、颈背痛、一般功能失调。能站；可根据患者需求调整
Feldenkrais 疗法	探索和选择适用的运动；完成功能性任务	神经系统障碍、骨科康复、颈背痛；舞蹈和音乐家损伤康复
亚历山大疗法	姿势和姿势调整、改变不良运动习惯、腰痛和颈痛	颈部损伤、脊柱侧弯、腰痛、颈痛、舞蹈和音乐家损伤康复；任何需要适当姿势的活动
普拉提	核心力量、加强平衡、容易活动	运动康复、增强肌力、颈背痛、姿势意识；中重度损伤者应避免（除非患者既往有康复训练经历）

瑜伽

瑜伽是来自印度的古老艺术,在19世纪中期引入美国。在梵语中,“瑜伽”的意思是“与神的结合”,瑜伽是一种生活方式,包含数种不同的精神实践、道德行为,社会责任,营养和身体健康实践。西方最为著名的瑜伽分支是哈达瑜伽,通常被简称为“瑜伽”。瑜伽最初的目的是为神圣体验作好身体准备,而在美国瑜伽的目的是通过姿势即体式(asanas)增强力量、灵活性和放松感。呼吸法(*Pranayama*)或呼吸技术以及冥想通常也和哈达瑜伽共同进行。目前在美国进行的各种不同类型的瑜伽在注意力、剧烈程度和应用方面各有区别。与PM & R相关的一些瑜伽类型详见表59-2。

在印度和西方国家对瑜伽进行了充分的研究,数以千计的研究都报道了有益健康的结果,包括降压[92]和降低胆固醇水平[93]。瑜伽也被用于类风湿关节炎[94]、骨关节炎[95]、慢性背痛[96-98]、颈部疼痛[98,99]、心脏康复[100]、腕管综合征[95],以及改善运动表现[101]。具有指导康复患者经验的瑜伽教练越来越多的将瑜伽整合到办公室和住院患者中[102]。通过个体治疗和团课可以将物理治疗监督下转变为居家训练项目[103]。

太极拳

太极拳是一种姿势和运动,其历史可以追溯到18世纪的中国。它由行云流水般的对比运动组成,如重心在双腿间的连续转移、方向的变换以及肢体在空间中的运动。在行云流水般的运动中,个体不断变换姿势,着重于体现动作的平衡优雅。太极拳的特点是慢、节律性和负重运动,因此习拳者能改善其平衡、协调和注意力,以一种安全的方式减压。随机研究指出太极拳能改善老年人的心肺功能、肌力和平衡,减少摔倒的发生[104-107],同时也能改善心理[107]。在纤维肌痛的患者中进行了充分的研究[108-110],结果提示太极拳能有效改善腰痛[111]。此外,也针对老年人对太极拳进行了改良,关节炎基金会对关节炎患者群体和教练进行了认证。

运动感知疗法

运动感知疗法关注的重点不在于增强孤立的肌肉,而更多地关注功能性运动。每一种疗法都可以促进对身体的感知和平衡,授课的形式可以是一对一,也可以是团体授课。亚历山大疗法是由FM Alexander所创造的,他是莎士比亚演员,深受反复失声的困扰,他在与此斗争过程中创造了这一治疗。他发现当他减少颈部的张力的时候,他的声音能得到改善。因此亚历山大疗法的关注点在于在静态和动态过程中通过找到头部和颈部的平衡来改善姿势和运动,同时辅以适当的呼吸[112]。大部分情况下治疗是一对一的,老师通过言语引导学生,同时通过轻触学生帮助他们体会正确的姿势调整。亚历山大疗法适用于姿势异常的患者,或者慢性和工作相关的颈背痛患者[113,114]。临床报道包括帕金森病患者[116]能有效增加呼吸容量[115],或改善运动员和表演艺术的表现。

Feldenkrais 疗法

Feldenkrais 疗法是一种运动治疗,主要利用人类的神经系统来形成新的记忆印痕或运动模式。它由哲学博士 Moshe Feldenkrais 所创造,Moshe Feldenkrais 是物理学家和柔道黑带,他学习过亚历山大疗法、瑜伽、心理学等,并将它们用于损伤康复。这种疗法教导患者通过分解和检查功能性运动习惯,通过其有效性和实用性来选择新的运动模式。这种疗法可以帮助患者学习应用有效和无痛的运动。Feldenkrais 治疗有两种形式。运动感知是通过语言指导的小组课程,该课程中运动在舒适的范围内轻柔而缓慢。课程以功能性运动为基础,如从椅子上站起、从仰卧位至俯卧位。第二种形式是一对一的手把手操作,此种形式下老师指导学生完成各种顺序运动,关注于功能整合。Feldenkrais 疗法可用于多种疾病,包括脑瘫、偏瘫和多发性硬化。有多个报道表明该疗法能有效用于多发性硬化[117]、骨科损伤[117]、帕金森病[118]、颈痛和腰痛[119-122],并且有证据表明在慢性疼痛的治疗中该疗法极具成本效益[123]。一篇对 Feldenkrais 疗法在康复中应用的综述指出目前有很多病例报道都提供了阳性结果支持该疗法,因此在未来需要应用严谨的方法进行进一步的研究[124]。

普拉提

普拉提是由 Joseph Pilates 在一战中和一战后创造的,该疗法源于他和舞者、运动员和残疾军人交往的经历。现今,很多高水平的运动员和舞者都使用这项治疗,接受康复治疗的患者,尤其肌肉骨骼系统疾病的患者也会应用这项治疗。这一疗法的特点是利用适当的身体力学,稳定肩胛带和骨盆带,同时通过协调呼吸,在不增加肌肉容积的情况下增强肌力。基于普拉提技术的经典康复方案关注的不是损伤部位,而是教会患者通过运动增强对身体的整体意识,也意识到损伤的部分是整个运动链之间的薄弱部分[125]。基于普拉提的治疗方案在运动训练和康复领域都有临床报道[126,127]。

BMC 疗法

Bonnie Bainbridge-Cohen 开创的 BMC 疗法是一种独特的运动分析和再教育的方法[128]。Cohen 的训练整合了作业治疗、Bobath 神经发育疗法、舞蹈疗法、抚触疗法、武术、声音治疗和瑜伽。BMC 的主要目标是结合身心,诱发对这种连接的意识的能力。BMC 指导学生调和身体并在组织和细胞水平感受自身。BMC 认为身体组织能对给予它们的信息进行应答[128]。因此,授课老师的手和患者的动作、想法和意图等都会对身体组织产生影响。因此能调节疼痛和其他影响最佳运动的因素。BMC 可用于神经或肌肉骨骼疾病的患者,如发育障碍、脑卒中、脊髓损伤、创伤性脑损伤和骨科疾病等。

补充剂和营养素

膳食补充剂(dietary supplements,DS)受公众欢迎的原因是它们容易得到,并且公众认为其有效且安全。美国卫生信息调查(NHIS)最新的报告指出在 2012 年,17.7% 的成人和 4.9% 的儿童(年龄在 4~17 岁)应用天然保健品[129]。与 2007 年的调查相比,鱼油的使用出现了显著的增加,虽然氨基葡萄糖软骨素的应用较前略有下降,但仍然位列前 10[130]。由于患者对自然疗法的需求、自然疗法的广泛使用、逐渐增加的文献支持、自然疗法独特的不良反应和相互作用的存在,医师应该对肌肉骨骼疾病最常用的补充剂有所了解,同时也需要根据基本的指南选择高质量的产品和研究选择。

传统的药物在上市前需要经过严格的测试,确定其安全性和有效性,并通过美国 FDA 认证,有别于传统的药物治疗,根据国会的法案,DS 的分类介于药物和食物之间。1994 年的膳食补充健康和教育法案将“膳食补充剂”定义为含有一种或多种维生素、矿物质、中草药或其他植物、氨基酸、浓缩成分或提取物的口服产品[131]。该法案要求生产商对其产品的安全性和有效性负责,列明产品的成分,并且在产品上做出声明——“本产品并未经美国 FDA 认证,不能用于疾病的诊断、治疗、治愈或预防”。2007 年的附录要求生厂商遵循现有的药品良好生产规范[132]。

本章节讨论的补充剂具有文献支持,与 PM & R 中肌肉骨骼和疼痛疾患相关。康复科医师常用的其他膳食补充剂,如与脑卒中后和创伤性脑损伤、肿瘤和心脏康复等相关的,则不在本章讨论的范围内。与整合医学专业的医师以及自然疗法医师合作有助于确保患者根据其目的和喜好使用适当的 DS,并且减少 DS 和药物的相互作用。

草药

在体试验证实很多植物都具有抗炎和镇痛作用,可用于肌肉骨骼疾病。虽然缺乏临床数据,但是一些补充剂仍具有应用潜力和较好的安全性。

姜黄

在体试验证实姜黄(*Curcuma longa*)提取物是较强的炎症抑制剂和分解代谢介质,IL-1β、IL-6、IL-8、TNF-α、PGE_2 和基质金属蛋白酶刺激的氧化亚氮的强抑制剂[133]。一些证据提示姜黄有助于减轻骨关节炎的症状。两个临床研究提示在膝关节骨关节炎的患者中,每天两次姜黄提取物 500mg 口服,将第 8 周结果与入组时相比,发现可以显著减轻疼痛并减少非甾体抗炎药物(NSAID)的用量,同时也能改善功能[134,135]。有研究发现,在膝关节骨关节炎疼痛的患者中,姜黄提取物 500mg/d4 次口服的疗效可比拟布洛芬 400mg/d 两次口服,在治疗 6 周时可以显著减轻疼痛[136]。

生姜

生姜(*Zingiber officinale*)复合物具有抑制 COX 和 LOX 旁路的作用。2015 年的一项系统综述对既往 RCT 进行了分析,指出在治疗骨关节炎上,与安慰剂相比,生姜呈中度有效且安全[137]。结果提示站立位疼痛、步行后疼痛和僵硬感明显减轻。数个研究比较了生姜和 NSAID(布洛芬)的疗效,结果各不相同[138,139]。生姜提取物的剂量一般从 250mg/d 2~4 次口服至 500mg/d 2 次口服不等;至少持续服用 3 周以期治疗有效。含有生姜提取物的局部外用凝胶和按摩油也能短时间改善关节痛[140]。

辣椒

辣椒(capsicum)里含有“辣椒素”。这一成分导致了辣椒的"热辣"。美国 FDA 和加拿大卫生署批准将辣椒素作为非处方用药和处方用药。0.25%~0.75%的辣椒素局部外用可有效缓解骨关节炎相关的疼痛。当重复使用辣椒素时,它通过耗尽 P 物质从而抑制其在感觉神经内的再积聚,而 P 物质被认为是在疼痛传递中起到作用[141]。为了达到显著缓解疼痛的效果,需要一天之内多次应用辣椒素,持续至少 3 天以上,最长 2 周能达到最佳效果。辣椒素外用会导致烧灼感和激惹感,这可能会导致患者停止使用辣椒素。

其他的草本补充剂

虽然离体试验提示很多草本植物有镇痛和抗炎的特征,但是在人类中高质量的干预试验还很有限,它们可用于骨关节炎、腰痛和其他疼痛中。例如:

- 猫爪草(钩藤草)
- 魔鬼爪(南非钩麻)
- 印度乳香(乳香)
- 黄檗
- 荨麻(大荨麻)
- 柳皮(柳属)

非植物膳食补充剂

硫酸氨基葡萄糖

氨基葡萄糖广泛用于关节痛,推测其可能改变关节结构,逆转或减慢疾病进展,并具有止痛作用。透明质酸中含有内源性氨基葡萄糖,透明质酸是关节滑液中主要的黏多糖(MPS)。氨基多糖是必需的,它具有高度带电荷和酸性的特质,可吸引水并产生凝胶状的基质,在结缔组织和关节受压时,该基质可提供一定弹性并减少骨、肌腱和软骨之间的摩擦。从理论上说,应用氨基葡萄糖补充剂可以增加可用的前体物质,使得 MPS 和滑液生成增多,从而修复受损的组织或刺激新的软骨合成。

59

目前已有 20 多个临床研究评估了氨基葡萄糖对骨关节炎的疗效,这些研究最长持续 3 年,纳入了 2 500 多例患者[142]。造成研究结果异质性的重要因素包括:氨基葡萄糖的种类(硫酸氨基葡萄糖 vs 盐酸氨基葡萄糖)、剂量和预后评价标准(疼痛、功能和影像学变化)。2015 年的系统综述荟萃分析提示膝关节骨关节炎的患者中,根据平片上关节间隙的变化和 MRI 上胫股软骨体积的变化,提示长期使用氨基葡萄糖和硫酸软骨素或能延缓疾病的进展,虽然变化很小但是非常显著。其他的荟萃分析指出硫酸氨基葡萄糖能减少疼痛评分 21%~46%,并减少疾病发生或进展风险达 54%[143]。与此相对,美国骨科医师学会(AAOS)在 2013 年发表了临床指南,其中针对有症状性的 OA,该指南认为目前的证据不推荐使用氨基葡萄糖和软骨素[144]。AAOS 纳入了 21 个前瞻性研究,12 个只使用了氨基葡萄糖,8 个只使用了硫酸软骨素,一个同时使用了上述两种。52 个预后评价指标中有 11 个认为与安慰剂相比,氨基葡萄糖显著有效。然而,当对 WOMAC 疼痛、功能、僵硬和其他亚组评分进行荟萃分析时,所有的结果都提示氨基葡萄糖的效果与安慰剂相比无显著差异。

虽然不同研究结果存在争议,硫酸氨基葡萄糖由于具有缓解疼痛和改善疾病的潜在疗效,仍然是一个合理的治疗选择。推荐剂量是每日一次 1 500mg 口服,或者将剂量减少同时增加或不增加硫酸软骨素。最初人们的担心是氨基葡萄糖补充剂会影响血糖控制或糖化血红蛋白,之后这一担心被否认了。此外,虽然氨基葡萄糖是从虾、龙虾和螃蟹的外壳中提取,但是贝类过敏的患者也不会存在任何问题,因为过敏反应是由肉类(而不是壳)中的抗原引起 Ig E 抗体反应。

S-腺苷甲硫氨酸

S-腺苷甲硫氨酸(S-adenosylmethionine)是一种肝脏从蛋氨酸生成的内源性复合物。在欧洲它的使用已经超过了 25 年,可以治疗一系列的问题,包括骨关节炎、抑郁和纤维肌痛。治疗的机制是它参与到多种代谢过程中,包括肝脏内蛋白质合成和物质解读、刺激软骨细胞生成和修复、增加软骨厚度、增加蛋白多糖的合成,以及减少 TNF-α[145,146]。临床研究发现在改善骨关节炎症状上 SAMe 比安慰剂更有效,并且和 NSAID(塞来昔布、萘普生、吲哚美辛、吡罗昔康和布洛芬)疗效相当[145]。SAMe 的剂量从 400~1 600mg 不等,大多表现为丁磺酸二盐的形式,因为该形式比其他形式更为稳定,最高生物利用度为 5%。症状改善需要数天至数周。大部分患者能很好的耐受该治疗,少见的显著不良反应包括轻度胃肠道不适,如果服药时间较晚则会出现失眠。对躁狂症患者也应避免使用,并注意它潜在的与血清素能药物的相互作用。

鳄梨/大豆非皂化物

据悉鳄梨和大豆的非皂化部分能抑制软骨细胞

的分解代谢活性，以及增加 OA 软骨细胞的蛋白多糖积聚。鳄梨/大豆非皂化物（ASU）能抑制基质 MMP-3 和炎症细胞因子的产生，并通过抑制 IL-1 起到软骨保护作用[147]。在一些国家中，ASU 属于药物，在美国它属于膳食补充剂。早期的多中心随机对照研究提示髋膝关节骨关节炎的患者服用 ASU 后能减少 NSAID 的用量，功能残疾评分也有所改善，但是近期的 ERADIAS 研究提示虽然治疗组 OA 的进展略有减缓，但是第 3 年时平均关节间隙和临床预后指标在两组间并无显著差异[148,149]。ASU 的剂量一般为每天 300mg，标准化至 30% 植物固醇；注意事项包括乳胶过敏患者中的交叉反应。

鱼油

现今医学中讨论最多的补充剂是鱼油。鱼油含有二十碳五烯酸（EPA）和二十二碳五烯酸（DHA），两者都是抗炎复合物生成过程中的前体物质。EPA 和 DHA 在健康细胞膜的产生和维持中是必需的，缺陷与受体结合能力异常、细胞信号转导和神经发育相关。在类风湿关节炎患者中，鱼油的应用得到了充分的研究，结果提示患者能耐受大剂量（5.5g/d）的鱼油，并且在 3 年的随访中未发现不良事件[150]。初始剂量为 2g/d，若患者耐受则逐渐增加剂量。临床证据提示鱼油和硫酸氨基葡萄糖联用与氨基葡萄糖单用相比，并不能显著减轻骨关节炎相关症状如髋膝关节的晨僵或疼痛[151]。

总之，康复医师应该告知患者“天然”并不意味着“安全”，针对补充剂的研究还处在起步阶段。与一些药物治疗相似，具有治疗作用的“保健品”之后可能被证明在某些情况下是不安全的，或是无法带来治疗获益的。重要的是在权衡了患者的个体需要，并且基于有效性、安全性、药物-药物以及药物-补充剂之间的相互作用之后再决定是否同时应用药品和补充剂[152]。Natural Medicines and Consumerlab.com 这类电子证据资源可用于患者的决策中。在有资源的情况下，为了患者的安全和获得最大治疗获益，与整合医学、自然医学和药学专业的人员的商讨也是至关重要的。

营养品

营养品是生活方式的核心因素之一，应成为任何整体治疗的一部分。应该对患者加以询问以确定饮食对神经肌肉骨骼系统愈合产生的影响。因为标准美式饮食（SAD）含有大量促炎脂肪酸（饱和脂肪、植物油和大部分坚果）的前体物质，而增加抗炎复合物（水果和蔬菜、含有 Ω-3 的坚果和冷水鱼）生成的食物所占比例较少，许多患者摄入的饮食的炎症负荷较高[153]。由于很多疼痛综合征都与炎症相关，因此对疼痛或神经肌肉骨骼系统处于愈合期的患者而言，抗炎饮食是最明智的选择[154]。抗炎饮食的基本原则包括减少花生四烯酸来源（主要是动物来源的饱和脂肪酸）的食物和停止反式脂肪酸的摄入（因为会干扰必须脂肪酸（EFA）的代谢）、优化 Ω-6 和 Ω-3 的比例、摄入大量的水果和蔬菜（含有丰富的植物营养素），以及使用具有抗炎作用的草本植物和香料。目前存在很多抗炎饮示指南[155]。

有证据表明，抗炎地中海饮食和植物性饮食对全身性炎症的血清标志物存在有利影响，其中一些研究支持其对临床的影响。2016 年在美国临床营养杂志上发表了一篇文章，该研究对骨关节炎项目研究中的 4 470 例受试者（平均年龄 61.3 岁）进行了随访，结果显示，那些坚持地中海饮食的受试者在所有研究结果中的评分均明显增高，包括更好的 QOL，以及疼痛、残疾和抑郁的减轻[156]。有证据表明，在患有全身性炎性疾病（如类风湿关节炎）的患者中，抗炎素食饮食可支持抗炎补充品的作用并减少症状[157,158]。

对间歇性禁食和模仿禁食的饮食的关注度日益增高，因为研究发现其带来的获益包括炎症标志物的减少和氧化应激的改善，临床获益包括风湿性关节炎的改善[159,160]。

康复医师需要学习目前营养相关的知识，并鼓励患者采用健康的、全食物抗炎策略，这不仅能帮助他们应对急性生理性功能紊乱，也能改善他们的 QOL 和预防慢性病。

手法治疗和基于身体的治疗

手法治疗和基于身体的治疗通过调整肌肉骨骼的结构来改善身体的结构和功能。很多物理手法治疗和推拿被视为主流医学中的“非常规治疗”，但是它们在 PM & R 和整骨医学中的应用也已有一些年头。一般而言，PM & R 中应用的按摩基于的是神经肌肉。下文中我们将简要回顾较常用的手法治疗理念和技术。针对其他在康复中应用的手法治疗、心身治疗和能量技术的介绍详见其他文献[161-163]。

东方风格的按摩如穴位按压、日式指压术、拔罐和推拿都源于中国的推拿/手法治疗，即“按摩”

（“按”和“抚摸”）技术。多个研究已经证实肌筋膜扳机点与指压穴位显著相关，一个研究发现92%的扳机点与指压穴位相关[97,164,165]。

这些技术包括西方从业者所熟悉的手法如按、抚摸、揉和抓握，以及其他关节手法治疗和关节滚动，后者在西方按摩治疗的范围之外。和针灸类似，平和而充分的能量（气）被认为是健康状态良好的基础。在美国，最广泛使用东方按摩技术的是受过西方按摩技术培训的按摩师们，他们在实践中还整合了其他额外的治疗技术。有执照的针灸师也会常规应用东方手法治疗技术。穴位按压通常在治疗台上完成，一般不适用润滑剂。病例报告指出穴位按压有助于治疗头痛和颞颌关节疼痛、术后疼痛，以及作为肺康复的辅助治疗[166]。指压（*Shiatsu*）的日语含义为“指压治”。虽然该词一般作为穴位按压的同义词，它们是截然不同的治疗。与穴位按压在治疗台上进行不同，日式指压中，治疗一般在地上铺一张毯子或在日式床垫上进行。这样方便治疗师使用身体的各个部分（脚、腿或利用全身的重量）在不同的穴位和经络上施加适当的压力。被动牵伸和关节活动度也是治疗的一部分。推拿（*Tuina*）（“推和拉”或“推和挤压”）也是一种按摩/手法治疗技术，包含大量的手的抚摸，从轻柔表浅至更为剧烈的手法技术。推拿大致等同于西方的手法治疗技术。在北美，推拿作为中国手法治疗的一部分以在东方医学学校教授。

颅骶疗法

颅骶疗法是由整骨医师 William Sutherland 在20世纪早期所创立的整骨技术[163]。这是一种轻柔的、无创的手法治疗技术，作用于脊髓和颅骨来纠正颅骶节律性活动的中断。一般认为骨创伤、脊髓和创伤性脑损伤中会出现颅骶节律性活动的中断，因此该技术主要关注于这些类型的损伤[166,167]。有报道称该手法能有效治疗慢性疼痛、慢性脑功能障碍、痉挛和其他与脊髓损伤相关的障碍。颅骶疗法对非外伤性慢性颈痛也有一定疗效[168]。

59

罗尔芬疗法

罗尔芬疗法由 Ida Rolf 在20世纪50年代所创立，罗尔芬是一名化学家，她认为身体的不同部分（头、肩、躯干、骨盆和肢体）通过筋膜网络和重力作用相互连接[162]。她在自己实践中应用了这一理念，帮助她的患者实现正确的垂直姿势调整和有效的运动。该疗法的特点是释放体内深筋膜层的限制，使短而紧张的肌肉放松和延长。该治疗的目标是在重力范围内平衡和调整身体。治疗师使用10次60~90min的治疗，从表浅到渐进到深部的结构，每一次治疗都在前一次治疗的基础上进行。当患者能将这些改变整合到日常生活中之后，可以开始额外的治疗。运动教育也可以与徒手治疗结合使用。一般而言，罗尔芬疗法由一系列治疗组成，每一个治疗都针对身体的某个部位。罗尔芬疗法最初作用于肌肉和结缔组织的压力的强度已经被之后罗尔芬疗法的治疗师们所优化。在康复医学中，治疗师在罗尔芬疗法的基础上整合了肌肉骨骼和神经康复的技术。针对不同程度运动障碍的脑瘫患者的队列研究提示罗尔芬疗法能改善轻度脑瘫患者的运动能力[169]。罗尔芬的一名学生使用相似的方法和理念创造了结构整合疗法（structural integration）。人们越来越认识到筋膜在结构和代谢健康中的重要性[22]，对 Ida Rolf 和她同事的工作有了新的认识。

主动放松技术

主动放松技术的创始人是手疗法医师 Michael Leahy，该疗法针对身体不同的肌筋膜连接共包括500多种方案。该疗法常用于治疗顶尖的运动员。主动放松技术培训包括对解剖知识的充分理解和高度特异的触诊技术。治疗师的手会在患者上施加一定的压力，同时在治疗师的指导下患者需要完成特定的主动运动。研究报道指出该疗法能促进快速恢复、重塑正常组织功能和预防损伤。但是它的安全性和有效性还需要进一步研究来证实[170]。

Trager 心身整合疗法

Trager 疗法包括以下几部分：轻柔的组织触碰运动、再教育和放松训练[171]。和 Feldenkrais 以及 Alexander 疗法有相似之处。医学博士 Milton Trager 在20世纪四十年代开创了这一治疗技术，旨在教导患者以放松和有效的方式来运动。该治疗包括轻柔的摆动、牵伸和滚动运动，旨在放松和激活身体的紧张部位。Trager 治疗师需要保持冷静和专注以便及时发现患者的需要并给予回应。治疗师将这种轻松且富有能量的状态通过手传递给患者，教导患者的身体重新学习运动自如的感觉。Trager 疗法可用于运动康复和肌肉骨骼疾病的康复。一个对照研究提示在慢性肩痛的脊髓损伤患者中，Trager 疗法缓解肩痛的疗效与针灸相当[172]。病例报告提示在慢性阻塞性肺疾病[173]和脑瘫[173]的康复中，Trager 疗法也是有效的辅助治疗方式。

生物场疗法

生物场疗法是一个广义的概念，本质是使用能影响心身的细微能量的治疗。常用的治疗包括灵气疗法（Reiki）、治疗性抚触（TT）和疗愈性抚触。

生物场疗法基于的假说是体内和身体周围存在一个细微的能量场。虽然这一理念的应用在西方医学模型中受到一定限制，但是几乎所有的传统民族医学都包含有这一细微的能量，并且已有数千年的历史。能量场在西方形而上学的传统中被称为生命力，在东方传统医学中则被称为 *qi* 或 *chi*（中文）、*ki*（日语）和 *prana*（梵语）。所有治疗技术的基本理念是能量场的失衡和阻滞导致了疾病或至少与疾病的发生有关[174]。

能量场疗法中的各种治疗技术都包括治疗师将手置于或靠近患者，主动或被动地改变患者的能量场。虽然也会轻触患者的身体，但是该疗法的目的是调节患者的能量场而不是移动患者的皮肤、肌肉或器官，所以该疗法的作用机制与常规的手法治疗大相径庭[174,175]。需要注意的是过去数十年中发展起来的一些疗法［如下文所提及的 Jin Shin Jyutsu（JSJ）和极性疗法］则将手法治疗和细微能量愈合结合在了一起[176,177]。在中医和阿育吠陀这类传统医学体系中，按摩和能量愈合这两种虽然是不同的治疗技术，但通常被结合在一起使用。虽然这些疗法一般用于促进患者的整体健康，但是能将它们用于治疗特定的疾病[175]。

初级治疗：整合医学诊所一文中写道："这些疗愈性疗法在疼痛治疗中的有效性各不相同。"有一篇系统综述回顾了生物场疗法在不同患者群体中（包括 13 个与不同疼痛综合征相关的研究）的有效性的证据[178]。作者认为生物场研究探讨了治疗对疼痛的影响，证据强度为 1 级（强），因为这些疗法都能降低患者疼痛的强度。然而，当对疼痛进行更综合的评估（情感评估）时，证据强度为 4 级（可疑）。虽然不同研究在治疗时间上存在差异，但是仍有证据支持当使用这些疗法时可以减少镇痛药物的使用[179]。有趣的是，2008 年的一篇 Cochrane 综述证实越资深的治疗师对疼痛的改善越为显著，并且这一结果不能单纯的被归咎于安慰剂效应[180,181]。

治疗性抚触

治疗性抚触这一技术首现于 1979 年，由护理协会会员、纽约大学护理学教授、博士 Dolores Krieger 和自然疗愈师 Dora Kunz 所创造。治疗师使用手来感知和定位问题所在，并将自身作为能量转移的中介，在一定范围内以一种节律性的动作有意识的将能量转移到患者的能量场中[182]。TT 是一种经认证的护理技能，在 30 多个国家的 80 多所大学内被教授[183]。正如初级治疗：整合医学诊所一文中写道："人们对将这些疗法用于肌肉骨骼问题的进一步研究充满兴趣"。一个队列研究探讨了疗愈性抚触对骨关节炎患者疼痛和活动的影响，结果证实该疗法能显著改善上述患者的疼痛程度和生活参与[184]，另一个研究则提示其能改善肩关节活动范围[185]。虽然还没有很多研究针对 TT 进行探讨，但是由于该治疗不存在显著的不良反应，因此在疼痛患者中使用该治疗是安全的[186]。

气功

气功（发音为 Chee-gong）是一种中国古代哲学体系，将人和宇宙和谐地结合在一起[187,188]。练气功的目的是平衡体内的气或生命力，因此通过预防或减少能量的失衡来预防疾病。自我进行的气功（内气功）通过应用各种方法包括呼吸、可视化和运动等平衡体内的气。气也能通过气功师（有意识地将气引导至他人）从外部施加于被治疗者（外气功）。气具有普遍的疗愈作用，因此可成功用于任何医疗和健康问题。目前针对气功还缺乏严谨的研究，但是 McGee 和 Chow 完成了一些病例报道，包括在脑卒中、瘫痪和脑瘫者中使用气功治疗[189]。评价气功和其他心-身治疗对基因组调节作用的研究目前还处于起步阶段[190]。

其他能量疗法

灵气疗法（Reiki，发音为 ray-key）也是一种能量疗愈技术，治疗师将手轻轻置于患者身体的 12 个特定位置，让气或生命力从治疗师进入患者的体内[191]。灵气疗法源自 19 世纪的日本，现已成为西方非常流行和可及的疗愈技术。灵气疗法也可以不接触患者或进行自我治疗。JSJ 或"无针针灸"也是一种能量疗愈技术，它使用脉诊和经络理论来纠正能量通道中的失衡。该治疗是一对一的治疗，推荐用于无法耐受针刺的患者。治疗师将手置于一组特定的针灸穴位来释放阻滞的能量。可以教会患者进行自我治疗。与针灸相比，它减少了对压力的重视，更多的关注经络上能量的调整。目前还没有观察到显著的不良反应，因此无论患者病情轻重，都能使用。一项纳入了 24 个随机对照或对照临床研究(包含 1 153 例受试者)的荟萃分析指出，在疼痛患者中应用 TT 和灵气疗法这些能量治疗能中度缓解疼痛[180]。

专题：住院患者的运动医学、功能医学和整合医学

运动医学

运动医学医师的作用是使运动员在损伤后尽可能快和安全地重返赛场，并且预防伤病的发生。整合治疗能在预防过度用药的同时向运动医学医师提供有力工具来达成上述目标。顶尖运动员已经接受了使用整合策略，在 I 级 NCAA 校际运动员中，56% 报告在过去 12 个月中使用过整合疗法，高于使用上述策略在美国成人使用所占的比例(36%)[192]。

在治疗损伤或预防损伤中[193]，一些常用的疗法包括针灸、手法治疗(按摩、手法整骨和整脊)、营养补充剂、冥想和可视化技术，以及运动疗法[114]。下文中我们将简要回顾针灸、针对肌肉恢复的营养补充剂和运动疗法，其他的治疗技术在上文已经详细讨论过了。

在急慢性肌肉骨骼疾病中，所有水平的运动员都广泛接受针灸治疗。针灸可用于诊室或赛场边，因为它能快速减轻急性损伤带来的疼痛和肿胀[193]。在伤后 48h 针对损伤的这一治疗被认为是肌肉肌腱的治疗[6]。在非急性情况下作为常规治疗的针灸则有助于恢复灵活性、减轻关节疼痛和韧带扭伤[194]。针灸调节疼痛的具体机制还在研究中。可能涉及内源性阿片肽[48,195]。针灸治疗需由经过充分培训并且有资格证的医师/针灸师完成。

59

为了达到最佳表现需要有适当的营养和充分的卡路里摄入。强烈建议运动员遵循上文提及的抗炎饮示指南和基本原则。顶尖运动员的运动医学团队中应包括具有营养和某一特定运动体能要求背景的运动医学营养师/营养师，首先应设计基本的团队方案，再根据卡路里摄入量、性别、新陈代谢和特殊的运动需求设计每一名运动员的专属方案。在考虑补充剂的摄入时应考虑上述因素。当然运动员也应该补充基本的维生素和矿物质。当然检查补充剂的质量和安全性也非常重要[196,197]；此外，世界兴奋剂机构已建立了详尽的清单，列明了运动中禁用的补充剂[198]。人们对能提高运动员表现的补充剂很感兴趣。在安全剂量范围内使用肌酸有助于提高高强度运动表现[199]。虽然市面上有很多合一补充剂，但是它们的安全性和有效性还有待于进一步研究[199]。

鼓励在运动员——尤其因大量出汗消耗较大者中——补充矿物质。大部分运动员可以通过平衡的膳食得到充分的矿物质[200]。低血镁和低血钠与运动诱导的肌痉挛和运动表现差有关[200]。需要注意的是血清镁水平无法很好地反映体内镁的状态；推荐使用镁挑战后的红细胞内镁或尿镁水平来更好地反映体内镁的实际水平[201,202]。前文所描述的各种抗炎和抗氧化补充剂应整合到运动员的生活中。

前文所提及的亚历山大和 Feldenkrais 疗法，以及其他的运动治疗如瑜伽和太极在运动损伤治疗中的地位与日俱增。它们有助于重建或进行有效的运动模式，从而帮助运动员从损伤中恢复或预防损伤[203]。作者整合了瑜伽、营养、物理治疗和针灸等多种治疗来改善力量、灵活性和平衡，并且作为运动损伤恢复和治疗中的一部分。

功能性医学

功能性医学是治疗复杂和慢性疾病的新方法。该术语由营养生物化学家 Jeffrey Bland 博士在 1993 年提出，他也是 Linus Pauling 医学科学研究所营养研究部的前主任。功能性医学是一种新兴的模式，它关注的不是原发病理和鉴别诊断，而是关注于前期的生理过程并发现它们在健康和疾病状态中的不同表现。医学博士 Leo Galland 在其未发表但广泛传播的论文《以患者为中心的诊断：患者个体化的治疗指南》中首次阐述了“上游医学”的概念，并于 1997 年以《疗愈的四大支柱》之名发表[204]。功能医学研究所对功能性医学的基本原则阐述如下：

- 根据遗传和环境独特性理念，理解每个人的生化个性
- 意识到支持以患者为中心而非以疾病为中心的治疗方法的证据
- 在身体内部和身体外部、思想和精神之间寻求动态平衡
- 内部生理因素的相互联系
- 认识到健康是一种积极的生命力，而不单纯是无病状态，并强调那些鼓励增强生理功能的因素
- 促进器官储备来增强健康寿命，而不仅仅是延长生命时间[205,206]

功能性医学使用系统的生物学方式来关注健

康;全面分析人类生物系统的各部分随时间推移与环境功能性交互的方式[207,208]。正如康复医师认识到功能的多个宏观方面(如功能障碍、残疾和残障)相互依存一样,功能医学从业人员从更根本的角度考虑人的功能。包括细胞内外的沟通过程、生物能量和能量转化、拷贝问题、修复和维持、结构完整性、废物消除、保护与防御、传导和循环问题及营养和污染物等环境输入物的影响,还包括社会心理应激因素和过去的生理和心理创伤带来的影响。所有这些因素都决定了个体在生命力与疾病间所处的位置。营养医学或"食物医学"是功能医学疗法的中心枢纽。

康复医师践行功能医学的一个例子是治疗拒绝接受手术的骨关节炎患者。除了建议他们控制体重和接受物理治疗外,康复医师还需要知道患者目前用药情况、炎症性疾病或其他疾病的家族史、患者的生活方式、所处环境和营养习惯等详细信息。也需要评估基本化学、代谢指标、营养物和有毒物质等实验室指标。如果仍有怀疑,需排除对麸质和其他食物的敏感性,它们可能会导致炎症负荷总体增加。为了让患者在结构、生化和精神层面达到最佳功能,应对营养、药物和生活方式进行干预。这只是综合疗法和饮食调整对健康产生深远影响的一个例子。

因为物理医学和功能医学都将慢性病患者视为复杂且相互作用网络的中心,因此,康复医师及其患者或发现这种疗法会从理智和临床上带来治疗获益。

在院患者中使用综合健康疗法

综合疗法正越来越多地整合到标准医疗服务中,有一些医院系统已经在住院部采取了综合策略。在院康复治疗采用综合疗法的优势在于增加治疗的种类、持续提供医疗服务和增强患者的兴趣和信心[209,210]。整合传统疗法和综合疗法的障碍包括:缺乏对某些治疗的执业医师资格证的既定标准、缺乏管理特定疾病的治疗方案,以及第三方报销不一致。减少此类障碍的建议包括聘请在慢性肌肉骨骼疾病的常规治疗和综合治疗上都有经验的从业人员、对从业人员的知情监督和教育,已及加强对治疗师、医师和第三方付款人的持续教育。虽然将这些综合疗法整合到康复治疗中尚处于起步阶段,但仍有望为增加患者的治疗选择和满意度。

在住院康复中利用综合治疗的一个例子是加州大学圣地亚哥分校。医师在常规医疗的基础上,为在院患者提供收费的针灸和推拿治疗。经过培训的护理人员提供免费的疗愈性抚触治疗。Spaulding 康复医院是另一个例子,他们有许多接受过多种培训的医务人员,例如他们的物理治疗师接受过灵气疗法,以及接受过催眠治疗培训的心理学家[210]。

总结

本章所讨论的治疗技术仅仅是现有综合疗法中常用且能在康复医学科应用的部分。综合治疗安全可及,并可为患者提供希望和力量。为了促进自我效能,在每次访视的时候根据患者功能和 QOL 的进步设定患者的期望和协作目标是非常重要的。让患者主动参与自我照护与其预后改善相关,包括提高自我效能、降低医疗成本和提高患者满意度[211,212]。此外,我们建议一次使用的疗法不超过 2~3 种,因为每一种疗法都需要时间而且会给患者带来一定的经济负担。基于团队的多专业医疗模式一直是康复医学的标志。随着我们在这一领域的不断创新,我们已准备好采用综合医疗策略,并与整合医学领域的专家合作,以便为我们的患者提供最佳、高效和符合成本效益的治疗。

(吴毅、陆蓉蓉 译　袁华 审校)

参考文献

第九篇 科学进展

第60章 康复中的循证实践(包括临床试验)

Mary D. Slavin • Alan M. Jette

光知道是不够的,我们必须去实践。
单纯的希望也是不够的,必须转化为行动。
Goethe,1829

历史和背景

自20世纪90年代以来,循证医学(evidence-based medicine,EBM)作为一种用来减小科学研究和临床实践之间差距的方法得到了推广。David Sackett和循证医学运动的先行者们试图用严格的科学证据为医学决策奠定基础。基于临床流行病学的原则和方法,循证医学系统地选择和应用研究证据作为临床决策的一部分。循证医学使用一个明确的框架来指导临床医师根据现有最佳证据来选择诊断测试、临床干预和预后判断方法。自引进以来,循证医学就被广泛认为是临床实践的重要组成部分。1990年美国医学科学院(IOM)在《跨越质量鸿沟》(*Crossing the Quality Chasm*)的报告中指出,以证据为基础的临床实践为临床决策提供了良好的方法,减少了实践中的特殊差异,并缩小了理论和实践之间的差距[1]。2011年,IOM关于价值和科学驱动的医疗保健圆桌会议设定了一个宏伟目标:到2020年,90%的临床决策将由准确及时和最新的临床信息支持,并将反映最佳可得证据[2]。

循证医学在促进研究转化为实践方面发挥重要作用[3];然而,研究证据的获取和实践中证据的使用之间的差距被广泛认同[4,5]。虽然许多康复科学会议和专业协会都把重点放在推进循证医学上,但循证医学的前景尚未完全展现。事实上,在循证医学被引入几十年后,人们仍在担忧目前的研究证据在临床实践中的应用程度[6]。虽然在增加临床医师的循证医学知识和技能方面付出了相当大的努力,但在促进将研究用于临床的实施策略上尚未充分解决。过去几十年医学研究呈井喷式增长,但是识别、综合这些研究结果并将其整合到临床实践的能力却处于落后地位。

阿图·葛文德(Atul Gawande)在2014年瑞斯讲座(Reith Lectures)《医学未来》[7]中充分阐述了科学研究和临床实践的现状。葛文德认为,医学研究的进步是20世纪的一项重大成就,也为大量由于认识不够所致的治疗失败创造了条件。他进一步指出,21世纪治疗失败的主要原因将会是相关研究知识的应用不足或缺乏。我们正处于紧要关头。为了推进循证医学运动,需要重视理解和实施有效的过程,以将研究证据纳入临床实践。本章重点介绍以下内容;循证医学原理在康复医学中的应用;获取必要的知识来了解如何将研究证据纳入临床决策过程;了解影响研究证据采纳和应用的实施问题。

将循证医学应用于康复

循证医学最初用于普通医学,它主要关注二元结果,例如疾病存在/不存在。相比之下,改善功能和减少残疾是康复的主要目标。康复是医学中一个以功能为中心的独特领域,既注重医疗结局,也注重临床评估[8]。康复基于生物心理社会模型,在此模型中,治疗干预与复杂的个人因素相互作用,产生多方面的结果。康复领域采用国际功能、残疾和健康分类(the International Classification of Functioning Disability and Health,ICF)作为概念框架(见关于 ICF 的第 9 章)。ICF 将残疾描述为“健康状况、身体功能、结构或能力的下降与环境之间的相互作用”[9]。ICF 提供了一个统一的模型,并将康复定义为一种健康策略,旨在帮助人们“在与环境的互动中实现和保持最佳功能”[10]。由于普通医学和康复的目标之间存在差异,需要将循证医学概念转化后再用于康复。循证医学以临床流行病学为基础[11],这是一个使用流行病学方法解决临床问题的研究领域[12]。康复专业人员需要了解临床流行病学以获得循证医学技能,从而充分认识到循证医学能为康复领域提供什么。本章的其余部分使用循证实践(evidence-based practice,EBP)一词来描述循证医学原则在康复领域的适用。

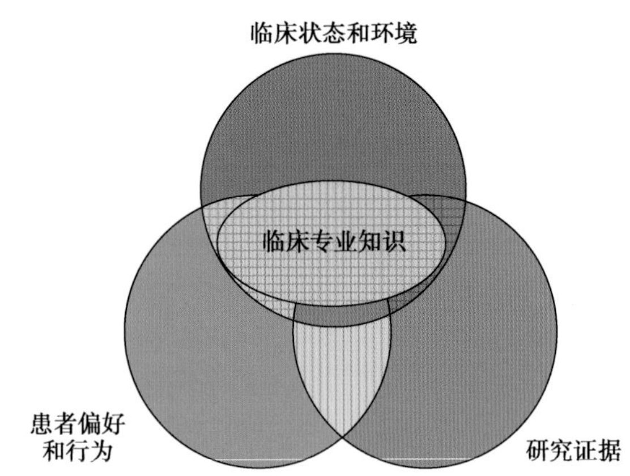

图 60-1 循证临床决策模型[摘自 Haynes RB, Devereaux PJ, Guyatt GH. Clinical expertise in the era of evidence-based medicine and patient choice. Evid Based Med. 2002;7(2):36-38, with permission from BMJ Publishing Group Ltd]

循证实践决策

循证实践决策被定义为最佳研究证据与临床专业知识和患者价值观的整合[13]。循证临床决策模型强调三个要素——临床状态和环境、患者偏好和行为以及研究证据——以及覆盖其他三个要素的第四个要素——临床专业知识(图 60-1)[14]。该模型强调了临床专业知识在临床决策过程中的重要作用。在确定患者的临床状况、与患者沟通以确定他们的偏好,以及确定如何将研究结果最佳地应用于个体患者的过程中都离不开临床专业知识[14]。

循证实践过程

图 60-2 给出了 EBP 过程中所涉及步骤的示意图。如图所示,EBP 关注患者。EBP 过程中的前五个步骤——确定研究或发展需求、提出重点问题、检

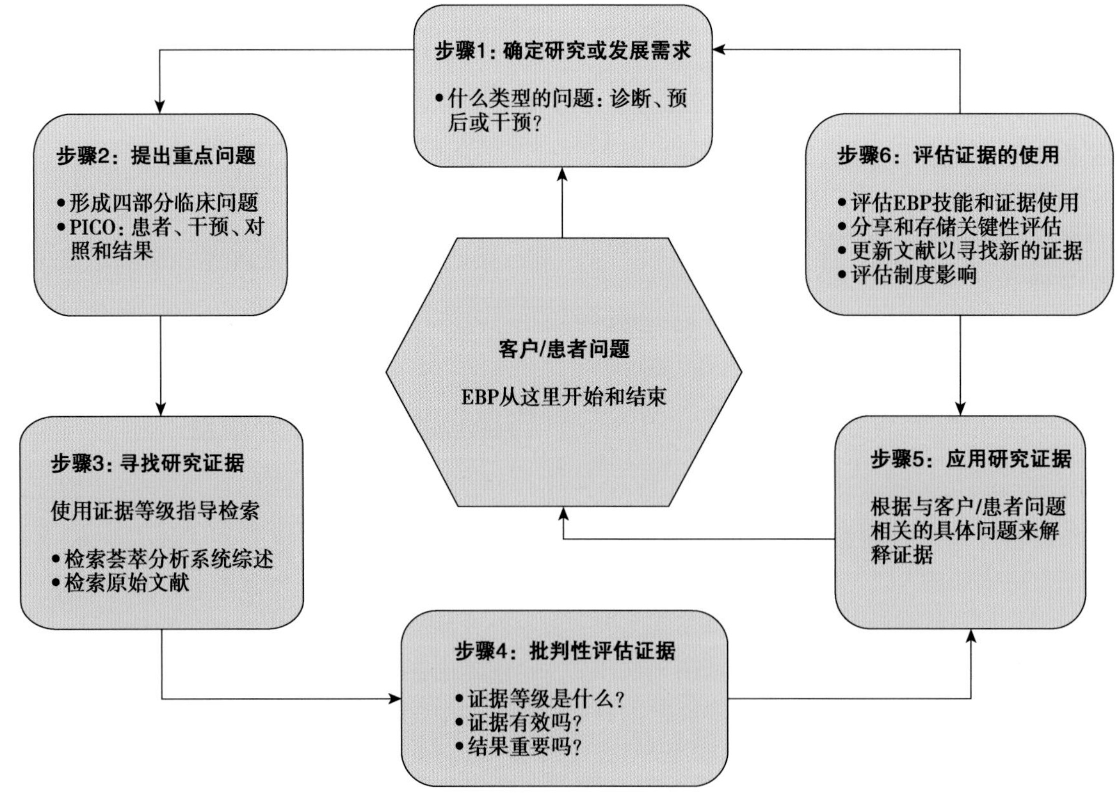

图 60-2 EBP 过程

60

索证据、应用研究证据和批判性评估证据——都从始于和终于患者。在第六步评估证据的使用过程中加入质量改进部分。对采用循证方法感兴趣的临床医师可以在互联网上找到各种资源。e 表 60-1 总结了 EPB 的一般信息。e 表 60-2 总结了指导完成 EPB 中每一步骤的互联网资源。

步骤 1:确定研究或发展需求

EBP 进程的第一步是确定研究问题,并选择适合该问题的研究证据类别。例如,研究问题可能是在确定疾病、损伤或障碍的存在与否时要依据哪些测试或临床检查结果——即与诊断相关的证据。研究问题也见于当患者询问重返工作岗位的能力或家人询问患者重返家庭或恢复其先前功能水平的可能性时——即与预后相关的证据。关于可能产生更好结果的其他康复干预的问题代表着另一种类型的研究问题——与干预相关的证据。对于每一类证据——诊断、预后或干预——理解具体的 EBP 概念和术语是很重要的。

步骤 2:提出重点问题

一旦确定了研究问题和适当的研究类别——诊断、预后或干预,便能提出一个有针对性的临床问题。一个临床问题包括四个部分:患者、干预、对照和结果(PICO)。表 60-1 提供了一个包括四部分临床问题的例子。临床问题是为每一类证据构建的。例如,与诊断相关的问题是这样构建的:对肩痛患者,与关节镜检查相比,临床试验能否鉴别出肩袖撕裂的患者?与预后相关的问题是这样构建的:对股四头肌挫伤患者,临床试验能否预测其重返运动的时间?与干预相关的问题是这样构建的:对罹患慢性病的老年人,力量训练计划能否减轻功能障碍?因此,构建一个良好的临床问题需要在患者问题、研究证据和临床决策之间建立联系。

表 60-1　临床问题的四部分

	P	I	C	O
要素	患者问题/研究需求	干预、诊断或预后	对照(若需要)	结果

步骤 3:寻找研究证据

在过去的一个世纪里,医学研究取得了巨大的发展,这种发展在大量的可用信息中表现得尤为明显。Medline 索引每年有超过 56 万篇新文章,Cochrane 中心每年增加 2 万个新临床试验。由于发表的研究包括许多初步或探索性的研究,因此信息量大是一个挑战。那些经过严格测试并对实践具有足够重要性的知识仅占已发表研究的一小部分[15]。因此,我们并不是缺乏信息,而是无法有效地处理和组织过多的可用信息。EBP 为紧跟最新研究文献步伐这一艰巨任务提供了有用的策略。进行有效和高效检索有三种策略:①根据研究证据的质量等级组织检索;②使用 EBP 搜索引擎;③检索已汇总并经过质量评级的证据。

研究证据等级

由于 EBP 的目标是应用最佳可得证据,文献检索应从寻找最高质量的证据开始。EBP 的一个关键概念是研究证据的价值并不相等。EBP 根据研究设计对减少偏倚和效度的层级体系进行研究证据排序。专业组织和 EBP 工作组制订了具体的证据评级指南[16],反映了以下价值观:对照研究的等级高于非对照研究;前瞻性研究高强于回顾性研究;随机研究优于非随机研究[17]。从质量角度来看,研究证据按Ⅰ级至Ⅵ级的等级分类:高质量的研究和强有力的方法被评为最高级别(Ⅰ级),专家意见为最低级别的证据(Ⅴ级)。研究设计和实施中存在不足或置信区间(*CI*)的较大研究分列Ⅱ级至Ⅳ级(图 60-3)。

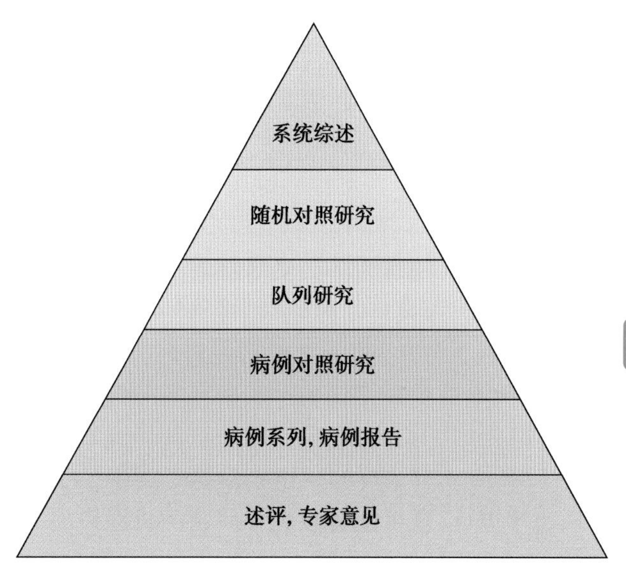

图 60-3　EBP 研究等级

系统综述在 EBP 中发挥着重要作用。与传统的基于观点的文献综述相反，系统综述使用特定的方案来识别、评论和总结解决类似临床问题的相关研究。在系统综述中，检索文献的过程是全面和可重复的，因此偏倚最小。系统综述还评估研究方法质量[18]，其定义为“研究设计和实施的所有方面都被证明可以防止系统偏差、非系统偏差和推理错误”[19]。

在评估研究证据的强度时，考虑研究的类型——诊断、预后或干预——是很重要的。对于所有类型的证据，针对质量研究有效性的系统综述证据等级最高，而专家意见的等级最低。然而，对于其他等级的证据，诊断、预后或干预研究的研究质量标准有所不同。与诊断相关的证据将诊断测试结果与“金”标准进行对照，“金”标准通常是疾病或障碍存在与否的公认证据。因此，诊断研究中对证据进行分级的一个重要考虑是确定“金”标准或参考标准是如何应用的[17]。盲法或客观地对所有受试者持续应用“金”标准的研究，其等级高于没有应用这种参考标准的研究。此外，验证先前研究诊断测试结果的研究等级高于探索性研究[16]。预后研究关注的是确定患者特征对预后的影响[17]。初始或前瞻性研究的评级高于回顾性研究或使用来自随机对照研究（RCT）中未经治疗的受试者的研究[16]。干预研究评估治疗对结果的影响。随机对照研究有助于消除潜在的偏倚，其评级高于队列研究和病例对照研究。

实用临床试验在循证实践中的作用

如前一节所述，已确立的 EBP 研究证据等级并非没有争议。一些人认为，相对于在控制研究环境条件下要求同质样本的研究设计，EBP 更喜欢解释性随机对照研究，而不是更具临床相关性的研究设计。此外，对 EBP 认识存在巨大差距的事实表明，科学证据的产生存在系统性缺陷[20]。虽然早期随机对照研究经过了严格设计以限制偏倚和促进内部有效性，但它们并非为了产生能够直接推广到临床环境中的知识而设计。因此，很难将随机对照研究的结果应用于临床实践。随机对照研究的实施也很昂贵，可能不适合后期试验。实用或实际性临床试验（PCT）受到了关注，部分原因是这些研究有潜力填补 EBP 的一个重要知识空白。PCT 在现实的临床环境中进行，这可能会减轻一些与随机对照研究相关的实施障碍。PCT 基于临床相关的假设，并采用旨在回答具体临床问题的研究设计。虽然大多数随机对照研究侧重于评估干预的有效性，但 PCT 更侧重于评估临床实践中干预的有效性。PCT 不同于 RCT 的研究设计特征如下：选择临床相关的干预措施进行对照；研究参与者多样化并可从不同实践环境中招募；收集更广泛的健康结果数据。图 60-4 描述了 PCT 和 RCT 之间的区别，指出 RCT 强调内部有效性，而 PCT 强调外部有效性。1967 年，Schwartz 和 Lellouch 描述了在选择最佳临床试验设计时的考虑因素，并观察到：“出于伦理原因，大多数实际问题都包含解释性和实用性的因素。迄今为止，大多数试验都毫无疑问地采用了解释性方法；但实用性方法往往更合理”[21]。值得注意的是，解释性试验和实用性试验之间没有明显界限；相反，这是一个连续体。实用的解释性连续性指标汇总（pragmatic explanatory continuum indicator summary，PRECIS-2）是一种工具，可用于指导临床试验设计元素的选择。PRECIS-2 框架用于评估以下九个领域：①资格；②募集；③机构；④组织；⑤灵活性（发放）；⑥灵活性（依从性）；⑦随访；⑧主要结果；以及⑨主要分析[22]。每个领域都基于 5 分 Likert 量表评分，其中 1 = 非常具有解释性，5 = 非常具有实用性。PRECIS-2 工具包可从 www.precis-2.org 下载。该资源可在设计选择过程中使用，以确保试验设计适合研究问题和目的。

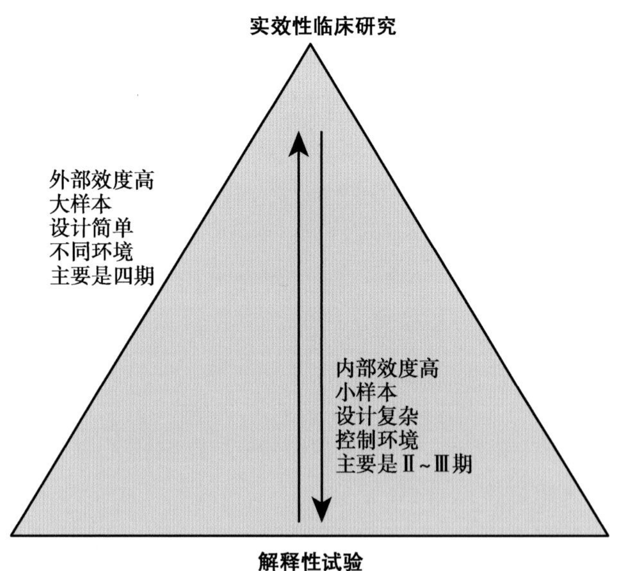

图 60-4 实效性临床研究和解释性临床研究的比较
［Reproduced with the permission of the publisher，Les Laboratoires Servier，from：Patsopoulos NA. A pragmatic view on pragmatic trials. Dialogues Clin Neurosci. 2011；13（2）：217-224. © 2011 Les Laboratoires Servier］

搜索引擎

研究证据的 EBP 等级被用来提供有效的文献检索策略。检索从寻找系统综述开始,这些综述总结了许多不同研究的结果,并提供了解决临床问题的大量研究证据的概述。如果没有找到合适的系统综述,检索将继续集中在设计良好的特定个体研究上,直到找到最佳研究。EBP 运动催生了旨在简化文献检索过程的搜索引擎的发展。一些搜索引擎结合了 EBP 框架。检索是按研究证据的类型组织的,并且根据研究证据的等级结构,结果按顺序列出。一个有用的资源是 SUMsearch,它被描述为"元"搜索引擎,因为它可检索多个数据库。然后根据证据的等级结构对 SUMsearch 结果进行排列。SUMsearch 是进行文献检索的良好起点,因为它是查看特定领域可用证据摘要的有效策略,并且对于定位系统综述和指南上的信息尤其有效[23]。

系统综述的数据库也可以直接搜索。Cochrane 协作组织(Cochrane Collaboration)是一个国际组织,致力于将类似的随机研究结合起来,通过系统评价提供更可靠的证据,是系统综述的最佳资源之一。查看系统综述全文需要订阅,但综述摘要可通过 Cochrane 网站上的可搜索数据库获得。Cochrane 图书馆纳入了发达国家和发展中国家十大致残原因的综述,因此,它是循证康复的重要资源[24]。此外,Cochrane 协作组织还包括致力于研究与康复相关的课题的研究小组,如骨关节和肌肉创伤、运动障碍、多发性硬化症、肌肉骨骼和神经肌肉障碍以及卒中[25]。通过 Cochrane 康复可获得额外资源,其目的是确保所有康复专业人员能够应用循证临床实践,将高质量 Cochrane 系统综述收集的最佳可用证据与他们自己的临床专业知识和患者价值观相结合(http://rehabilitation.cochrane.org/)。

如果检索未能找到相关且有效的系统综述或证据总结,下一步是搜索主要文献。PubMed 是美国国立医学图书馆(U.S. National Library of Medicine)和美国国立卫生研究院(National Institutes of Health)的服务机构,它提供了一个广泛的研究摘要数据库[26]。PubMed 被普遍认为是原始研究的最佳信息来源[23]。PubMed 最近添加了一个名为"临床查询"的 EBM 搜索过滤器。该功能允许用户根据证据类别(诊断、预后或治疗)进行检索,并请求将结果"聚焦"以锁定一些最相关的研究(特异度)或"扩展"以囊括更广泛的研究(敏感度)。

证据总结

对于忙碌的临床医师来说,检索已经被总结和评价的证据是一个有效的策略。EBP 运动促进了二次资源或"简化"证据摘要的发展(e 表 60-2)。EBP 需要临床医师花费大量的时间和超出大部分临床医师能力范围之外的研究评估技能,而证据总结有助于解决这些问题。比如,效果综述摘要数据库(Database of Abstracts of Reviews of Effects,DARE)是一个免费的、可搜索的数据库,包括与康复相关的证据总结[27]。每个总结必须满足特定的质量标准,才能包含在 DARE 数据库中。证据总结包括研究的关键要素,并以批判性评论结束。特定学科的证据总结也是可用的。物理治疗循证数据库[28]包括循证临床实践指南、系统综述和临床试验的摘要。对临床试验的方法进行评估,并以 10 分制[28]进行评分。OTseeker 是另一个数据库,包含与作业治疗相关的系统综述和临床试验摘要。临床试验根据 8 分内部效度分数和 2 分统计报告分数[29]进行评分。在线期刊,如 *APC Journal Club* 和 *Evidence-Based Medicine*,也总结了临床试验的结果。二次文献提供了临床相关研究,这些研究已经过严格评估,并为忙碌的临床医师提供了重要资源。然而,检查文献来源并思考研究总结和评估的有效性和准确性仍然是重要的。证据总结通过简化对证据的批判性评估简化了 EBP 过程,这将在下一步中描述。随着证据总结数据库的不断增长,人们可以想象未来临床医师会经常使用无线手持设备来获取已被评价和总结的相关信息[30,31]。

步骤 4:批判性评估证据

一旦找到某一特定临床问题的最高水平的证据,就应对证据进行批判性评估。批判性评估过程的第一项是评估研究证据的有效性。遗憾的是,确定研究有效性的具体标准尚未建立,批判性评估工具的激增导致了很大的混乱。一项系统综述证实了有 121 个已公布的批判性评估工具。虽然这些工具各不相同,但最常引用的用于确定疗效研究的研究证据有效性的领域是:资格标准、统计分析、受试者分配、对所用结果评估的分析、样本量论证/效能计算、研究设计和盲法[32]。批判性评估过程因不同类型的研究证据而异,将在以下部分进行描述。

系统综述和荟萃分析

与系统综述相似,荟萃分析使用特定的方案来定位和评估针对特定问题的研究文章。然而，荟萃分析更进了一步，它通过组合数据产生一个汇总统计数据。荟萃分析或系统综述的重点应明确，包括人群、干预和结果的详细信息。系统综述应符合建立同质性的标准。具体而言，这些研究在患者特征（如年龄、疾病/障碍的类型）、所使用的干预措施、结果评价和研究方法（如随机试验、队列研究）方面应该相似[33]。用于确定研究文章的检索策略应该包括多个搜索引擎，以确保考虑到所有相关研究[34]。应概述纳入研究的过程，并明确阐述研究评价标准[35]。每项研究都应根据方法质量、结果置信区间的精度或宽度，以及外部有效性，或结果可被推广的程度进行评估[34]。

随着系统综述数量的持续增长，确保信息更新非常重要。遗憾的是，很少有研究支持如何以及何时更新系统综述，因此考虑所提供的信息是否仍然相关很重要[36]。

与诊断相关的证据

与诊断有关的证据关系到确定测试在特定条件下区分患者是否患有特定疾病、损伤或功能障碍程度。将诊断测试和“金”标准结果列在2×2列联表中，对照“金”标准试验的结果分析诊断测试将患者分类到合适的“箱”中的能力。临床试验通常与有创性手术、放射或电诊断的金标准试验相比较。因此，用一个创伤较小或费用较低的临床试验做替选是优选。评估诊断测试时，有四种可能的结果（表60-2）：①测试阳性并正确识别出患病个体；②测试阳性但受试者未患病；③测试阴性但受试者患病；④测试阴性且受试者未患病。

表 60-2 列联表：汇总诊断测试的结果

	“金”标准确定疾病/障碍存在	“金”标准确定疾病/障碍不存在	合计
测试阳性	A：正确（确诊）	B：不正确（误诊）	A+B
测试阴性	C：错误（漏诊）	D：正确（排除）	C+D
合计	A+C	B+D	

灵敏度=A/A+C，当疾病存在时，测试能否正确识别？
特异度=D/B+D，当疾病不存在时，测试能否正确排除？

诊断测试正确识别疾病、损伤或障碍患者的能力被称为测试的灵敏度，即计算真阳性结果的患者比例。测试识别无疾病、损伤或障碍患者的能力被称为测试的特异度，即计算真阴性无疾病患者的比例。理想的情况是，测试具有足够的灵敏度和特异度，从而能识别出患有疾病、损伤或障碍的个体，并使其接受适当的干预，同时测试也能识别出没有障碍的个体，使其不用接受不必要的治疗或限制。

似然比（likelihood ratios）结合了灵敏度和特异度，为总结诊断测试的价值提供了另一种方法。阳性似然比是有疾病的患者诊断测试阳性较无疾病者诊断测试阳性的概率。阴性似然比是指无疾病者诊断测试阴性较有疾病患者诊断测试阴性的概率。

阳性预测值是检测结果为阳性的患者中患病者所占比例，阴性预测值是检测结果为阴性的患者中无病者所占比例。阳性预测值和阴性预测值提供了一种简单明了的方式来表明诊断结果；然而，因为这些值受患病率的影响，所以必须谨慎解释。高患病率会增加阳性预测值并降低阴性预测值。相反，低患病率会降低阳性预测值并增加阴性预测值。患病率或验前概率估计的是疾病或障碍在人群中的普遍程度。患病率估计来自研究样本量、文献或特定临床环境的数据。

必须满足几个标准来确定诊断试验研究的有效性。首先，这项研究应该包括一个诊断测试与“金”标准的独立的、盲法对照。重要的是要对“金”标准进行评价，以确保它是对疾病或状况是否存在的准确衡量，并始终适用于所有的测试对象。其次，需要考虑研究设计和受试者特征。理想情况下，采用前瞻性队列设计，样本包括代表疾病或障碍严重程度连续性的受试者。如果一项研究包括无症状的受试者或主要由存在严重症状的受试者组成，则该研究可能会歪曲诊断测试识别有和无疾病或障碍的个体的能力。在应用诊断研究的结果之前，检查受试者的特征，以确保他们与您计划用于诊断测试的患者相似。此外，检查方法部分来确定诊断测试是否以与其预期用途一致的方式进行。最后，确定测试是否在第二组独立的患者中得到验证。如果所有这些标准都得到满足，则诊断研究的有效性得以确立[37]。

下一个问题是通过检查诊断测试对符合条件的患者进行正确分类的能力来确定诊断测试的临床重要性。个体研究可以报告灵敏度、特异度、似然比或预测值方面的结果[38]。如果诊断研究结果没有用预期的统计方法进行报告，也有可能提取出相关数据并对感兴趣的变量进行计算。通过使用可在线获得的计算器，计算不同的诊断变量相对容易。

连续数值分数的测试结果也可用于对患者进行诊断分类。确定某个特定数值作分界点，分数高于、等于或低于分界点的患者根据某一特征、状况或功能的存在与否进行分类。例如,一项前瞻性研究对老年人进行了为期一年的随访,并使用他们在 Tinetti 平衡量表上的得分来识别一年内有跌倒史的老年人[39]。根据不同测试分数的灵敏度和特异度绘制受试者-操作特征曲线,以选择测试灵敏度和特异度最大化的分界数值。如 e 图 60-1 所示,Tinetti 量表的分界点得分为 33,灵敏度为 51%,特异度为 74%。这意味着 Tinetti 得分在 33 分或以下的老年受试者中仅有 51% 被正确识别为跌倒者,而 74% 的非跌倒者被正确分类。将分界点提高到 36 分或以下时灵敏度可提高至 70%。有了更严格的分界点,更多的跌倒者可以被正确识别。如前一个例子所述,当测试用于有效排除疾病时,灵敏度会增加。然而,灵敏度的增加也伴随着特异度的丧失;现在只有 52% 的非跌倒者被正确识别。这个例子说明了在选择分界点时考虑诊断测试目标的重要性。

表 60-3 给出了诊断研究的一个关键性评估的实例,在这项研究中,临床测试与“金”标准相比较,“金”标准使用关节镜检查来识别哪些患者存在肩袖撕裂。这个例子表明临床测试灵敏度低(24%)。在 200 例确诊为肩袖撕裂的患者中,只有 48 例通过临床测试得到正确识别。152 例患者临床测试阴性,但关节镜检查结果却证实肩袖撕裂。因此,临床测试阴性并不能有效排除这种情况。当阴性结果能够排除疾病或障碍时,测试的灵敏度就会提高。在这个低灵敏度的例子中,测试结果为阴性的患者中 75% 以上实际存在肩袖撕裂。相比之下,临床测试的特异度很高(99%)。只有一例临床测试提示肩袖撕裂的患者没有得到关节镜检查的证实。因此,测试呈阳性的患者很可能确实存在肩袖撕裂。当测试特异度高时,阳性结果能够有效地纳入目标情况。这个例子说明了在选择诊断测试时,同时考虑灵敏度和特异度的重要性。由于该测试具有高特异度,临床测试阳性是患者存在肩袖撕裂的良好指征;然而,由于灵敏度低,大部分测试结果为阴性的病例实际上是漏诊的肩袖撕裂患者。

表 60-3　批判性评价:诊断研究

1. 这项诊断研究是有效的吗?[7]

是否与参考(金)标准诊断进行独立、盲法比较?	前瞻性研究以关节镜检查结果为“金”标准。作者在关节镜分组前完成了临床测试。
是否在适合的患者范围内对诊断测试进行评估(类似临床实践中的可能受众)?	是
参考标准的应用是否与诊断测试结果无关?	是
测试(或测试集群)是否在第二组独立的受试者中进行了验证?	是

解释:这项诊断研究是有效的

2. 这项有效的诊断研究的结果重要吗?

		关节镜下诊断肩袖撕裂的“金”标准				总数
		存在		不存在		
通过三个临床测试阳性结果诊断肩袖撕裂:冈上肌无力、外旋无力、撞击征阳性	阳性	48	a	b	1	49
	阴性	152	c	D	199	351
	合计	200		200		400

	定义	公式	例子
灵敏度	正确识别障碍患者的能力	$\frac{a}{a+c}$	$\frac{48}{48+152}=0.24=24\%$
特异度	正确识别无障碍患者的能力	$\frac{d}{b+d}$	$\frac{199}{1+199}=0.995=99.5\%$
似然比(阳性测试结果)	与无肩袖撕裂者相比,有肩袖撕裂者观察到阳性测试结果的可能性	$\frac{敏感性}{1-特异性}$	$\frac{0.24}{1-0.995}=48$

60

续表

似然比(阴性测试结果)	与有肩袖撕裂者相比,没有肩袖撕裂者观察到阴性测试结果的可能性	$\frac{1-敏感性}{特异性}$	$\frac{1-0.24}{0.995}=0.76$
阳性预测值	测试结果阳性且证实有肩袖撕裂的受试者所占比例	$\frac{a}{a+b}$	$\frac{48}{48+1}=0.98=98\%$
阴性预测值	测试结果阴性且未证实有肩袖撕裂的受试者所占比例	$\frac{d}{c+d}$	$\frac{199}{152+199}=0.57=57\%$
验前概率(患病率)	本研究受试者群体中,肩袖撕裂的诊断有多常见?	$\frac{a+c}{a+b+c+d}$	根据年龄估计患者的验前概率(如:30~39岁的患病率=0.20)
验前概率	测试进行前肩袖撕裂的概率	$\frac{患病率}{1-患病率}$	$\frac{0.20}{1-0.2}=0.25$
验后概率	测试完成后肩袖撕裂的概率	验前概率×+LR	0.25×48=12
验后概率	结果获得后肩袖撕裂的概率	$\frac{验后比}{验后比+1}$	$\frac{12}{12+1}=0.92=92\%$(或用列线图)
诊断准确性	诊断正确者所占百分数	$100\times\frac{a+d}{a+b+c+d}$	$100\times\frac{48+199}{400}=61.7\%$

置信区间(95%)	公式	例子
阳性预测值	$SE=\sqrt{\frac{p\times(1-p)}{n}}$	$SE=\sqrt{\frac{0.98\times(1-0.98)}{400}}=0.01$
注意:该公式也用于灵敏度和特异性计算	95% CI: $p\pm(1.96\times SE)$	95% CI: 0.98±0.01=0.97~99

测试价值——基于似然比

+似然比	-似然比	测试价值
1.0	1.0	无用(验前概率=验后概率)
1.0~2.0	0.5~1.0	通常无到很少
2.0~5.0	0.2~0.5	少到中等
5.0~10.0	0.1~0.2	中等到大
>10.0	0.0~0.1	大

摘自 Critical Appraisal Worksheets provided by the Centre for Evidence-Based Medicine, http://www.cebm.utoronto.ca/practise/ca/diagnosis。Murrell GAC, Walton JR. Diagnosis of rotator cuff tears. Lancet. 2001;357:769-770。

在这个例子中,阳性似然比很大[40],阴性似然比无用(0.76)。阳性预测值提示临床测试结果为阳性的受试者中98%存在肩袖撕裂,阴性预测值提示测试结果为阴性的受试者中57%没有肩袖撕裂。然而,预测值受疾病患病率的影响。在30~39岁的受试者中肩袖撕裂的验前概率(患病率)约为20%。在进行三次临床测试并获得结果后,肩袖撕裂的概率增加到92%,总诊断准确率为61.7%。本研究中
60 提供的诊断信息可以帮助临床医师了解在疑似肩袖撕裂的患者中使用临床测试的益处和局限性。在解释临床发现时,这些信息也可以传达给患者。

与预后相关的证据

临床医师总是直接考虑患者预后的问题。有时患者会提出预后问题,如"我能否恢复骨折前的功能水平?"或者"我需要多长时间从伤病中恢复并重返工作岗位?"在其他时候,临床医师很少直接考虑预后,例如在急性住院期结束时决定将患者出院到哪里。诸如"这个患者适合住院康复吗?"这样的问题通常是基于临床医师对预后的判断。预后反映了临床医师对可能的临床病程的估计,需要考虑到患者疾病、损伤或功能障碍所可能引起的并发症。预后有几个不同的方面:定性方面(如该患者可能会发生什么结果?);定量方面(如患者发生该结果的可能性有多大?);时间方面(如预期结果可能在多长时间内出现?);以及评估方面(如可能影响结果的因素?)。

在康复医学中,临床医师经常根据他们的临床经验做出预后判断和建议,而不是根据科学证据。在本节后半部分,我们将通过应用类似于诊断和治疗证据相关的指南来构建一个框架以评估证据的有

效性、重要性和适用性。

为了评估预后证据,临床医师需要评估三个不同的重要因素:证据的有效性、重要性和证据对患者的适用性。

在确定预后证据是否有效时,必须考虑几个不同的因素。首先,临床医师必须评估证据是否基于在患者疾病过程或护理过程中某一共同时间点(通常在开始时)收集的确定并有代表性的患者样本。第二个有效性问题是患者随访的完成程度和持续时间要足够长。必须根据所考虑的结果做出这一判断。仅选择少数受试者进行短期随访不足以作为用来建议患者的证据。

如果随访时间足够长,临床医师仍需要评估哪些受试者进入了研究但失访了,因为失访可能显著影响对患者预后的判断。例如,如果表现不佳的患者失访了,这将导致预后判断中的显著偏倚。

下一个问题是否定义了客观结果标准并对其有效性是否充分进行了追踪。为了尽可能减小结果评价中偏倚产生的潜在影响,在收集结果数据时应该建立和应用客观标准。在最好的情况下,那些评估结果的人对患者的临床特征和预后因素未知,以最大限度地减少评估中出现偏倚的可能性。

一旦确定预后研究的有效性,下一个问题是通过评估研究对象的特征和预后信息与患者个体情况和/或条件的相关程度来确定其重要性和适用性。最后,应检查预后评估的 *CI*。*CI* 相对较小时的预后评估更能保证信息对患者重要性和适用性。

表 60-4 给出了一个对预后研究进行批判性评估的例子。该研究评估了奥平顿预后量表(OPS)预测卒中后 3 个月和 6 个月时患者功能恢复的能力。该研究符合大多数有效性标准,但值得注意的是,该量表无法代表重症和轻微症状的患者。因此,当这一证据应用于患者个体时,重要的是要记住,在评估重症或轻微症状的患者时结果可能不同。卒中后 6 个月,初始 OPS 评分为 3.6 的患者达到了以下功能能力水平(注:范围包括 95% *CI*):56%~71% 的患者个人护理独立;52%~68% 的患者能独立准备餐食;48%~63% 的患者能独立服药;30%~46% 的患者社区活动独立。当与患者及其家属讨论功能结果的期望时,这些信息是有用的。

表 60-4 批判性评价:预后研究

1. 这项预后研究的结果有效吗?		
研究对象有代表性吗?	是-该样本由年龄范围广,少数民族代表性好的患者组成。研究对象来自 12 家地区医院。康复发生在多种环境中	
这项研究是否研究了范围广泛的疾病患者?	否-重症和轻微症状的卒中患者的代表性不足	
患者是否处于疾病的相似阶段?	是-所有受试者在卒中后 3~14 天内完成基线 OPS 评估。功能评估随访间隔时间为 3 个月和 6 个月	
记录结果的研究人员是否不知道预后因素?	尚不明确	
结果是否定义明确且相关?衡量结果的标准是否已经建立?	结果评价是对男性和女性个体都重要的功能性活动	
研究开始前是否建立了结果评估标准?	是	
随访是否足够长且完整?	是	
脱落率有多少?是否记录脱落原因?	脱落率<20%。原因已记录。未完成六个月随访的患者的特征是功能受累更严重	
研究者是否调整了组间差异?	否	
2. 这项预后研究的结果重要吗?		
OPS 基线评分 3.6 受试者功能性活动独立的概率		
功能	3 个月	6 个月
个人护理	51% 95% *CI*:47%~54%	64% 95% *CI*:56%~71%
准备餐食	53% 95% *CI*:45%~61%	60% 95% *CI*:52%~68%
服药	54% 95% *CI*:46%~61%	56% 95% *CI*:48%~63%
社区活动	29% 95% *CI*:22%~36%	38% 95% *CI*:30%~46%

摘自 Critical Appraisal Worksheets provided by the Centre for Evidence-Based Medicine, http://www.cebm.utoronto.ca/practise/ca/prognosis. Studenski SA, Wallace D, Duncan PW, et al. Predicting stroke recovery: three-and six-month rates of patient-centered functional outcomes based on the Orpington prognostic scale. *J Am Geriatr Soc*. 2001;49(3):308-312。

与干预相关的证据

临床医师在决定患者的治疗方案时有许多选择，但治疗决策往往是基于临床医师的经验或偏好。许多研究证明了临床护理的差异，并指出需要更公平和循证的护理[1]。EBP 的目标是帮助临床医师和他们的患者一起选择可能产生预期结果、值得花费和努力并且符合患者偏好的干预措施。EBP 提供了一个客观的框架和系统的方法来指导临床决策过程。EBP 专注于确定与干预措施相关的研究的重要性和临床意义，以便能够更好地理解干预措施的相对益处，将其传达给患者，并用于决策。

干预研究的批判性评估首先要评估研究中使用的结果评估指标，以确定其是否能回答临床问题。具体而言，结果评估的维度（如损伤、功能受限、残疾）应与临床问题中确定的结果相匹配。要确定所使用的结果评估有效和可靠也很重要。

其次是批判性评估评价方法部分。受试者是否被随机分配到各组？研究人员（单盲）和受试者（如果可能的话）（双盲）对分组是不知情的吗？接下来，评估对照组和实验组的基线特征和人口统计学信息，看它们是否相似。如果存在差异，是否会影响研究结果？退出或未完成研究的受试者是否被考虑在内？受试者是否按照随机分组进行分析（意向性分析）？

查看方法部分，以确定除了试验干预外，各组治疗是否相等。确定随访时间是否足够长和完整。如果结果不具有统计学意义，研究应包括效能分析，以确定研究中受试者的数量是否足以发现差异（如果事实上存在差异的话）[41]。

一旦研究的有效性被确定，下一步是确定结果是否足以改变临床实践。比较不同干预措施结果的研究通常以统计学显著性或 P 值来报告结果。统计显著性是在研究开始前确定的，通常显著性水平设置为 $P<0.05$。P 值是在零假设（没有差异）为真的情况下获得观察结果的实际概率。如果 P 值小于确定的显著性水平，则否定原假设。研究中定期报告统计显著性，它是评估研究结果的首要因素。然而，统计显著性和治疗效果或临床显著性之间存在差异。统计学显著性评估的是基于机会组间存在差异的概率。然而，由于样本量影响统计显著性，如果样本量足够大，一个较小的治疗效果可能产生统计显著性。EBP 关注研究的治疗效果或临床显著性，以便它们能够指导临床决策。

60

一项干预研究的结果，其中数据报告的比例可以总结为患者结果好或坏的比例。试验组事件发生率（experimental event rate，EER）和对照组事件发生率（control event rate，CER）代表在各个组中获得期望结果的受试者比例。使用这些值可以确定试验组相对获益增加率（the relative benefit increase，RBI）或良好结果的增加。这一有用的统计数据有助于量化干预的程度或临床意义。EER 和 CER 也被用来计算绝对获益增加率（absolute benefit increase，ABI），这是试验组和对照组间良好结果率的绝对差异。最后，ABI 可以用来计算需治数（number needed to treat，NNT）以获得额外的好结果。NNT 计算是一个有用的统计方法，它能捕捉到观察干预效果时所需的付出[42]。此外，NNT 和经济数据可以用来确定成本效益比。

在 EBP 的例子中，治疗效果通常用二分变量来描述，例如存活/死亡或治愈/未治愈的受试者的比例或百分比。康复的结果通常不是根据生与死或治愈来定义的，但以下是与康复领域相关的二分变量的例子：是否重返工作岗位、出院回家或前往专业护理机构，或者是否在功能测试中达到目标水平。当二分变量以百分比或比例报告时，这些数据可以通过计算 ABI 和 NNT 来量化治疗效果的大小或临床意义。

康复文献中不常报告 NNT 计算；然而，这是一个有用的计算。例如，如果根据出院回家或去专业护理机构的患者比例来判断干预措施的有效性，NNT 计算可以估计为了多增加一个出院回家的受试者而需要接受此干预措施的患者数量。NNT 计算有助于回答关于干预措施的有效性和临床重要性的问题。它与 *CI* 一起报告可以提示估计的精确程度。因为 NNT 总结了达到阳性结果所需的付出，它可以用来计算干预的成本和收益[43]。

如果研究中的数据被总结为均数和标准差，则通过计算效应量来评估临床重要性，效应量考虑了两组之间相对于患者组结果变异的差异大小，不受样本量的混杂影响。效应量是两组之间的标准化平均差异，在研究报告中不常提及，但计算相对容易[44]。

$$效应量=\frac{实验组平均值-对照组平均值}{标准差（合并）}$$

效应量联合 CI 可将治疗效果的大小分类:大(>0.5)、中(0.5~0.3)、小(0.3~0.1)和微小(<0.1)。了解效应量有助于确定证据强度是否足以改变实践。在评估证据的强度时,考虑研究设计的其他方面也很重要。较小或中等的效应量在康复研究中可能更有意义,因为受试者之间的变异(标准差)会减小效应量。

EBP 计算器可以减轻确定研究证据临床意义的负担。免费的在线计算器可用于诊断测试和计算 NNT 和效应量(e 表 60-2)。

表 60-5 给出了一个干预研究的批判性评估实例。这项研究调查了老年人中个人咨询和自我管理计划对卧床残疾天数的影响。EER 提示,与对照组相比,基线时卧床残疾天数在一天及以上的受试者的卧床残疾天数改善率增加了 29%。根据 ABI 的计算,我们可以有 95% 的把握认为良好结果的增长率在 11%~47%。每三名参加该计划的老年人中,就有一人的卧床残疾天数得到改善。NNT 计算表明,我们可以有 95% 的把握说每 2~9 名参加该项目的老年人中就有 1 人能得到良好结果。这些计算有助于确定干预措施的重要性和产生的经济影响。这些信息也是与患者交流的一部分。

表 60-5　批判性评价:干预研究

1. 这项治疗研究的结果有效吗?	
是否保持随机化?	是
是否包含了所有参加试验的受试者?	是
是否对患者按照随机分组进行分析(意向性分析)?	是
研究人员(单盲)和受试者(双盲)是否都不知道治疗分组?	非特定,但数据收集人员不参与干预
两组的基线特征是否相似?	否,受试者更多为女性、未婚、和家人共生活、患有糖尿病、入组时活动天数更受限制 在分析中调整了入组时的结果、性别和年龄
除了实验性干预以外,两组其他治疗都相同吗?	是,但在这个基于社区的研究中很难控制。
随访是否足够长且完整?	只有一年。过去的研究表明,这种影响在一年后不再持续
是否进行了检验效能分析?	是
证据等级?	个体随机对照研究
结果度量的维度?这些评估是否能回答临床问题?	研究包括管理、损害、活动和参与措施;所有这些都适合回答临床问题
这些措施是否有效可靠,并可用于其他研究?	是
注释:本干预研究是有效的。	
2. 这项有效干预研究的结果有效吗?治疗效果有多大和多精确?	
基线卧床天数≥1 天的患者的卧床天数	

	改善		不变或加重		合计
试验组	7	a	b	17	24
对照组	0	c	d	15	15
合计	7		32	32	39

试验组事件发生率(EER)	实验组中显示积极效果的比例	EER=a/a+b	EER=7/7+17=0.29=29%
对照组事件发生率(CER)	实验组中显示积极效果的比例	CER=c/c+d	CER=0/0+15=0=0%
相对效益增加率(RBI)	试验组和对照组患者良好结果的增加比例	RBI=EER−CER/CER	RBI=29−0/0=无法计算
绝对效益增加率(ABI)	试验组和对照组患者之间的良好结果率的绝对差异	ABI=EER−CER	ABI=29−0=29=29% 95% CI:11%~47%
需治数(NNT)	为了新增一例良好结果而需要治疗的患者数	NNT=1/ABI	NNT=100/29=4 95% CI:2~9

ABI 的 95% CI。NNT 的 95% CI(从 ABI 计算)。ABI 的下限值 100/CI 为 100/11=9。ABI 上限 100/CI 为 100/47=2。

摘自 Critical Appraisal Worksheets provided by the Centre for Evidence-Based Medicine, http://www.cebm.utoronto.ca/practise/ca/therapyst. Leveille SG, Wagner EH, Davis C, et al. Preventing disability and managing chronic illness in frail older adults: a randomized trial of acommunity-based partnership with primary care. *J Am Geriatr Soc*. 1998;46:1191-1198。

60

步骤5:应用研究证据

将研究证据应用于患者个体是EBP最具挑战性的方面之一。虽然具体的规则和程序可以作为前面EBP步骤的指南,但将研究证据应用于患者个体需要良好的临床判断。事实上,把证据应用到患者身上的前提是假设研究结果可以推广,但实际上,患者的表现存在很大差异[45]。EBP最大的挑战之一是确定个体患者的年龄、疾病特征或并发症可能与研究中受试者不同而影响证据的应用。因此,临床经验是EBP的重要组成部分。

在将研究结果应用于个别患者时,必须考虑临床试验受试者的资格标准。例如,有效性研究(PCT)的资格标准较广泛,参与范围扩大到一个异质受试者群体。而且,因为结果来自不同的受试者群体,所以更容易证明类似的结果会在广泛的患者中出现。与之相对,疗效研究(RCT)的资格标准较狭窄,参与者仅限于高反应患者的同质群体[46]。因此,在将疗效研究的结果应用于一般人群时,必须谨慎,一般人群包含的一些个体可能没有同样反应[47]。

与患者沟通以解释治疗选择并确定患者的偏好是决策过程的重要组成部分。最近消费主义普遍并强调以患者为中心,再次强调了在决定治疗选择时需要考虑患者的偏好。患者参与是EBP的重要组成部分,并且有许多相关的益处。患者积极参与医疗与其治疗改善结果和生活质量有关[40,48]。知情的患者更有可能参与到医疗中并做出更好的决定[49]。由于患者及其家人通常可以通过互联网获得大量信息,他们经常会带来搜索结果,并推动对诊断、预后和治疗方案的讨论。

临床医师可以通过清楚地总结研究证据、概述治疗方案以及讨论治疗潜在获益和风险的来有效与患者沟通。讨论中应探讨患者对治疗和潜在治疗选择的看法[47]。与患者建立伙伴关系并了解患者的经历和体验是很重要的。证据讨论应包括平衡治疗选择,在考虑了临床证据和患者的观点之后,临床医师可推荐一个治疗选择,并解释该选择与患者看法一致。最后,重要的是确保患者理解并同意治疗建议[49]。

步骤6:评估证据的使用

EBP的最后一步是评估过程和证据的使用。该评估包括对该过程运行情况的反思。这一步提供了一个确定需要改进的部分,并为持续成长为循证实践者提供实施策略的机会。评估步骤也为调查循证决策的影响提供了机会,以确定实践中的变化是否对结果产生影响。

成为循证实践者

最近的系统综述根据特定领域评价了EBP的多个障碍。康复医疗的前五大障碍是:①缺乏研究(研究结果矛盾,普遍性差);②缺乏资源(缺乏机构支持);③缺乏时间;④缺乏渠道(难以找到信息);⑤缺乏培训[4]。

评估知识和技能

成为循证实践者的第一步是确定个人的学习需求。具体的EBP能力如文献检索[50]和批判性文献评价能力经常被评估[51-53]。e表60-3列出了EBP可以作为获得知识和技能指南的能力。EBP的验证试验,如Berlin试验[54]或Fresno试验[55]是可用的,但它们强调一般的病例和被试。

发展成为一名有能力的循证医师所需的所有技能的专业知识的前景似乎是难以估量的。如下文所述按阶段发展EBP能力也是有帮助的。

阶段1:我使用同事开发的EBP指南或协议,但不检索文献或批判性评估研究。

阶段2:我寻求并应用基于证据的总结,给出临床的“底线”,但我不习惯评估和应用来自原始文献的发现。

阶段3:我在所有EBP知识和技能方面都有专长。我能够定位、评估和应用主要文献和系统综述中的发现。

将EBP技能分阶段使得每个临床医师都有可能开始成为循证实践者,即使他们尚未掌握某些知识和技能领域。

促进临床实践采用研究证据的策略可以在三个不同的层次上发展:个人、专业和组织。在个人层面上,临床医师可以发现知识差距和研究问题。这些问题可以通过同事之间的协作学习、参加研讨会和课程,或者利用在线资源开展自学计划来解决。组建一个由不同专业领域的成员构成的团队是促进团队合作和个人学习的有效策略。例如,组织一个EBP文献学习俱乐部可以让成员在努力创造EBP文化的同时获得知识和技能。一项RCT探讨了参加文献学习俱乐部对住院医师EBP知识和技能的影响,结果提示出以下显著变化:提高了对文献方法部分的评估能力;提高了在实践中阅读和将文献与实践相结合的能力;对结果和结论的怀疑态度增强[56]。组建有效的文献学习俱乐部有多种选择,但重要的是要有明确的角色,特别是对于辅导员和特定讲者。小组成员可以从评估他们在 EBP 的优势和劣势开始。然后,小组可以利用小组成员的优势通过分享不同领域的专业知识来共同努力[57]。EBP 工作组可以制订系统的方法,将基于证据的方法纳入预定的活动。小组可以确定记录临床问题的共同点,选择一个问题进行批判评估,并在职期间展示结果。讨论中有关研究证据和患者偏好的讨论也可以纳入患者教育中。

循证实践实施

本章的前几节描述了 EBP 所涉及的过程,并概述了成为 EBP 践行者所需的技能。虽然这一内容对于确保个别临床医师有能力将研究结果应用于临床决策过程非常重要,但不能假定重要的临床知识将在临床实践中被采纳和应用。EBP 的实施是一个至关重要但未得到足够重视的领域。研究证实 EBP 专业教育项目能显著提高 EBP 相关知识,但无法影响临床实践中的寻证行为。显然,需要把重点放在 EBP 的实施上[58,59]。

从传播到实施

在临床实践中促进证据使用的策略在复杂程度和关注点上各不相同。在最基本的层面上,传播针对特定目标受众制订计划战略来传播新知识。例如,研究结果通过专业期刊广泛传播,但 EBP 践行者有责任审查、理解和解读研究文献,并适当应用这些知识作为临床决策过程的一部分。更进一个层面,知识翻译(knowledge translation)涉及"一个动态和迭代的过程,包括知识的综合、传播、交流和合乎伦理的应用,以改善健康、提供更有效的卫生服务和产品,并加强卫生保健系统"[60]。知识翻译工作可能包括传播带有临床建议的"简化"证据摘要,以及努力促进在患者医疗中使用这些知识。然而,在确定实施策略以促进研究证据在临床实践中应用上存在缺失。因此,为了更好地理解和缩小在临床实践中应用研究证据所面临的挑战,一个相对较新的研究领域——实施科学(implementation science)——应运而生。实施科学被定义为"促进将研究结果和证据整合到医疗保健政策和实践中的研究方法"。实施科学试图理解医务人员和其他利益相关者的行为,将其作为可持续吸收、采纳和实施循证干预的关键变量[61]。作为一个新领域,实施科学研究最初是由经验驱动的,缺乏合理的干预理论框架[62]。随着实施科学领域变得更加成熟[63],理论和框架也越来越丰富[64]。实施科学涵盖广泛的学科——从公共卫生到外科手术——这一事实也可能助长了这个新生事物。事实上,自 2004 年以来,至少有 10 家代表不同学科的同行评议期刊发表了专门针对 EBP 的传播或实施的专题或章节[65]。

实施科学:概念框架

各种理论和框架已被用于开发干预措施,以促进证据在临床实践和医疗系统及政策中的使用。总的来说,不同实施科学方法侧重于以下方面:①过程模型(process models)描述所涉及的步骤(如 Graham 的知识到行动周期)[66];②决定性框架(determinant frameworks)关注于障碍和助力因素对预期结果的影响;③经典理论(classic theories)基于其他学科(如心理学和社会学)的原理,如罗杰斯创新扩散理论[67];④实施理论(implementation theories)审查组织准备情况;⑤评估(evaluation)强调评价实施的各方面框架。术语工作小组于 2012 年 9 月在加拿大渥太华召开了会议,认识到不同框架的激增和术语使用的不一致阻碍了基于理论的干预措施的发展。该小组开发了一个简单的"元框架",与现有的、更详细和具体的干预框架相联系,并确定了可用于描述实施干预措施的四个基本组成部分:目标、组成、机制和交付(AIMD),详见 e 表 60-4。

对既往实施性研究的回顾证实在干预措施内部和干预措施之间,实施研究在促进医疗改善方面呈中等影响效果。很少有针对干预选择基本原理的研究,所提供的背景资料也很有限。因此,在声称使用同源干预的研究中,在背景和探讨问题方面,不同研究之间可能存在重要差异。例如,对行为的研究可以针对简单行为或复杂行为,也可以针对期望或不期望的行为[63]。此外,实施干预可以针对个体行为,或在机构层面上进行。

循证决策与行为改变

Everett Rogers 在关于创新传播的开创性工作中强调,干预有效的证据还不足以改变人们的行为。在临床实践服务中实施改变的过程是困难的,即使其获益已明确得到证明[67,68]。在临床实践中实施EBP的过程常常需要临床医师改变行为[69]。作为EBP的一个重要组成部分,行为改变是一个复杂的过程但经常被忽视。Grol和Grimshaw确定了不同理论类别来解释临床医师为什么不能在实践中做出改变[70]。第一类理论关注的是认知问题,侧重于对现有研究证据缺乏认识。知识问题可以通过本章前面讨论的策略来解决。其他理论涉及EBP实施问题。如实施临床示例1所示(框60-1),仅仅认识证据还不足以保证证据被采纳。事实上,变革往往会遇到阻力。另一组理论认为,行为因素,如反馈、激励、建模和强化都会影响临床实践中证据的使用。社会影响理论关注群体教育和关键意见对EBP实施的影响。研究探讨了以促进行为改变为策略的干预措施对提高实践中对研究证据的采纳的影响。遗憾的是,系统综述显示促进行为改变的干预措施往往设计不良、描述不充分[71,72]。因此,很难确定这些干预措施的效果[73,74]。一篇描述行为改变干预方法的系统综述明确了所探讨的干预措施中存在以下共同因素:障碍识别、障碍与干预成分选择的联系、理论应用和用户参与(即从潜在目标中寻求干预措施的可行性或可接受性的意见)[75]。最后一组理论涉及组织理论。这些理论有助于将研究证据整合到临床实践中的广泛系统问题中,如护理组织和组织文化。

框60-1 临床实施示例

- **例1**:当前证据显示所使用的方法不被支持时,临床医师回答道:"嗯,我不会说你提供的证据是错误的,但我仍然不打算改变我的实践方式。"
- **例2**:临床医师意识到证据并不支持干预的有效性。当被问及为什么继续使用该干预时,临床医师回答道,"这是我们在这里做的,也是人们期望的。我觉得我没有权力做出改变。

循证实践与组织变革

60

组织干预在促进临床实践中采用研究证据方面有很大潜力。在组织层面,干预措施的成功或取决于组织或卫生系统的背景因素和特征[76]。一个重要因素是组织为变革作好准备[77]。Holt和Helfrich将准备程度定义为"参与者个人和集体准备、激励和技术上能够执行变革的程度"[78]。Weiner认为,组织变革准备是一个多层次(个体、团体、单位和部门)和多层面(心理和行为准备)的结构[77]。组织变革准备考虑变革的性质、变革过程、组织背景和个人特征[79]。基于组织变革理论的EBP实施干预将采用以下要素:①强调当前和预期绩效水平之间的差异;②支持对现状表示不满的其他人;以及③提高组织成员认为变革是必要的、重要的或有价值的程度[77]。

如实施临床实例2所示(框60-1),单个临床医师往往更容易接受现状,难以在临床实践中引入改变。在组织层面解决EBP实施问题有可能成为变革的有力工具。组织的文化是一个需要考虑的重要因素。建议采取以下步骤在组织层面创建EBP文化:①确定重要问题(如高患病率、高成本);②综合关于最佳实践的信息;③汇总当前实践信息;④确定最佳实践和当前实践之间的差异;⑤制订一项实践改进计划;⑥评估改进计划在功效和成本方面的潜在影响;⑦决定是否实施并继续改进努力[80]。虽然实施干预通常是针对组织层面的,但支持这些干预的证据有限。对实施干预措施的系统评价表明,很少有研究关注组织和系统层面的问题。一项针对改善患者医疗的组织策略的系统回顾发现,所使用的实施策略导致了不一致的效果;然而,总的发现如下:对专业角色和知识管理的计算机系统进行调整可以改善专业表现;多学科团队、综合医疗服务和计算机系统改善了患者预后;综合医疗服务据称能节省费用。这些发现证实,在组织层面,计算机系统和信息技术解决方案可以在医疗的关键节点提供基于证据的推荐,并可与患者电子健康记录(EHR)相结合。

在临床实践中提高证据采纳程度的一项策略是根据临床实践环境调整实施干预措施。这种方法有助于增加研究证据的使用[81]。调整实施干预措施包括三个关键步骤:①确定实践的决定因素;②设计适合决定因素的实施干预措施;③应用和评估与决定因素相匹配的实施干预措施[82]。对决定因素进行系统评价,以考虑有针对性的实施干预措施,从而改进临床实践指南的使用,包括指南因素;个体健康专业因素;患者因素;专业交互;激励措施和资源;组织变革的能力;以及社会、政治和法律因素[83]。

循证实践和医疗系统

EBP经常被视为个人行为;然而,EBP的实施方法关注于在组织或医疗系统内增加证据的使用才能产生广泛的影响,并最终获得成效。一个在未来卓有前景的领域是利用从医疗系统内收集和分析数据产生的知识。医疗系统技能包括收集数据、根据数据设计解决方案和传播结果[84]。美国医疗保险和补助服务中心(CMS)前主任 Don Berwick 认为深化系统知识并在此基础上采取行动对医疗保健系统有着巨大的好处。Berwick 认为,采用这种方法的主要挑战之一是随着科学研究的发展,认识到动态研究和局部适应的价值。动态研究是指通过应用"计划-实施-研究-行动"循环实现的研究,这是一种以非线性方式对过程和知识增长进行资本化的探究形式[85]。Berwick 通过他的医疗保健改进研究所推广了一种持续提高医疗质量的方法[86]。

Berwick 指出,动态系统研究需要重新审视传统的科学证据层次,以此作为评估临床实践的基础。他认为将随机对照研究置于科学体系的顶层——正如通常在考虑反对其他形式的传统调查时所为——并不等同于如下事实,即在复杂系统中大多数的研究都发生在局部和个体环境中。Berwick 认为,正式的临床试验和局部改进策略之间的差距巨大,科学期刊需要向科学及其知识产生系统开放评审过程和界面。系统科学正向着希望的前景发展,并朝着深化的系统知识迈出了重要一步。例如,高价值医疗合作(HVHC),系由 17 个医疗服务系统、达特茅斯卫生政策和临床实践研究所组成的联盟,正致力于改善医疗保健的质量和结果。HVHC 遵循 Gawande 医师所提倡的系统科学方法,其中包括[87]以下内容:

措施:定义、测试和传播先进的测量方法和工具,以支持临床医师、医疗保健系统和支付者努力提供高价值的医疗。

创新:识别、测试并快速传播最佳实践医疗模式和支付模式,这些模式以安全、改善医疗、获得更好的结果和降低成本为特征。

复制:通过建立一个协作的"学习网络",鼓励其他组织成为成员,帮助在新组织中实施最佳实践(并向他们学习),并公开发布研究发现,以更广泛的实施应用。

总结

循证医学,一个由加拿大安大略麦克马斯特大学的一群临床医师和流行病学家在 20 世纪 90 年代创造的术语,已经发展成为一个国际运动,并被所有医疗卫生专业采用,包括组成康复医学的各个专科。EBP 在康复领域需要持续增长才能实现 IOM 目标,即到 2020 年,90% 的临床决策将得到研究证据的支持。康复 EBP 的主要障碍包括缺乏研究证据和难以解释已发表的研究[4]。在已发表的文章中使用 EBP 方法和术语(如 NNT、效应量、似然比)可以促进康复研究的知识转换。在康复领域推进 EBP 的努力将有利于就康复研究的标准达成一致意见、对康复研究的质量进行评估和分级。通过开发相关康复病例和评估 EBP 知识和技能的工具去助推 EBP 培训。最后,迫切需要制订和传播有效的策略,促进 EBP 在各组织和卫生系统内的实施。Goethe 在本章开头引用的话恰当地反映了康复专业人员面临的挑战。我们见证了康复研究的巨大进步,极大的地扩展了我们的知识基础和科学基础。但是仅仅知道是不够的,还需要付出更大的努力来确保通过研究获得的知识得到应用。缩小理论和实践之间的差距也将改进患者所获得的康复医疗服务。

感谢

本章节的许多见解来自本人在教师夏季学院"将循证方法纳入康复专业教育"的学习期间。该学院在波士顿大学康复预后评估中心和美国国立残疾和康复研究所支持下连续举办了三年(2001—2003)。以下人员也参加了教师学院活动,在此一并感谢他们的贡献:Wendy J. Coster, PhD, OTR; Nancy Baker, ScD, OTR; Stephen M. Haley, PhD, PT; Julie Keysor, PhD, PT; Mary Law, PhD, OT (C); Robert Meenan, MD, MPH; Ken Ottenbacher, PhD, OTR; Hilary Siebens, MD; Patti Solomon PhD, PT; 和 Linda Tickle-Degnen, PhD, OTR。

(许涛、尚星茹　译　吴毅　审校)

60

参考文献

第 61 章　神经修复与可塑性

Randolph J. Nudo

越来越多的证据表明,神经系统疾病和损伤后的行为恢复与神经可塑性有关。此前提促使了许多干预措施的发展,据称这些干预措施通过神经修复过程使疾病和损伤恢复最大化。本章将回顾这些概念,重点围绕脑卒中和运动障碍。当前,脑卒中仍然是导致成人残疾的主要原因,本章还将阐释许多可能适用于其他情况的治疗和恢复的关键原则,如多发性硬化(MS)、脊髓损伤(SCI)和创伤性脑损伤(TBI)。脑卒中发作后,一定程度的自然行为恢复(有时称为自发恢复)通常在数周内出现。动物实验研究结果为该恢复潜在的分子和神经生理学原理提供了参考。人类患者的脑成像研究提供了系统层面的观察结果,这些观察结果通常与动物研究的发现相符合。最好的功能结果意味着大脑功能组织向正常状态的最佳回归。随着我们对神经修复和可塑性过程的理解愈加深入,可以预见,这些潜在机制将为治疗处方的开具提供最优参考。

脑卒中

人脑卒中后行为的自然恢复

在脑卒中后的几周内,幸存者的行为通常会表现出一定程度的自然恢复。然而,此恢复存在相当大的可变性[1]。迄今为止确定的主要原则是,大多数恢复往往发生于脑卒中后的前 3 个月,在这 3 个月后,认知功能障碍比运动功能障碍更有可能表现出自发式增长[2,3],伴有轻度功能障碍的幸存者比障碍严重者恢复更快[4-6],并且不同的恢复模式可于同一患者的不同神经区域存在[7,8]。由于跨神经系统区域的恢复速度和恢复程度存在差异,恢复性卒中试验需要使用针对单个神经领域的行为结果指标,而不是采用急性脑卒中研究的整体行为量表[7]。

尽管恢复速度和恢复程度存在个体差异,但还是有研究者提出了按比例恢复的规则[9]。根据该规则,脑卒中后的前 3 个月,幸存者应恢复其最大潜在恢复能力的 70% 左右。该规则最初是针对 Fugl-Meyer(FM)评分量表的上肢亚组的运动恢复而设立的,其最高得分为 66 分。因此,初始 FM 上肢得分为 50 的脑卒中幸存者有望恢复初始分数与最高分数之差的 70%,即 0.7×16 分=11 分,故 3 个月时的 FM 上肢评分预计得分为 50 分+11 分=61 分。该规则普遍适用于下肢功能障碍、失语症和视觉空间忽视障碍患者的恢复[10-12]。然而,脑卒中幸存者的一部分,特别是那些初始损伤最严重的人,并不符合恢复比例轨迹,至少对于上肢功能恢复来说是这样的。脑卒中解剖可能在中枢神经系统的修复能力起重要作用。因此,除了最初的损伤严重程度外,皮质脊髓束的损伤程度可作为自发恢复的独立预测因素[13]。

动物研究的结果

动物模型的研究能够在分子和细胞水平上提供参考,因此,其研究具有特殊的价值。此外,与临床人群不同,在动物实验研究设计中研究对象可在损伤前后设定功能终点。

众所周知,在动物模型中脑卒中会触发结构和功能可塑性,这种可塑性非常普遍。与可塑性和修复机制相关的分子级联反应发生在局部,如梗死周围皮质,远处的皮质区以及皮质下结构。这些分子级联反应导致轴突连接改变,树突分支和突触形成[14-22]。在多数情况下,类似的情况亦发生于对侧未受损脑半球(e 表 61-1)。

越来越多的研究证实了外泌体在脑卒中后的作用[23]。外泌体是胞内小体衍生的纳米级脂质微囊泡,产生后被释放到细胞外液中,例如血液和脑脊液。啮齿动物和人脑细胞都会向细胞外空间释放外泌体。外泌体可在细胞之间传递 DNAs,mRNA,microRNA,非编码 RNA,蛋白质和脂质,外泌体的这一能力被认为是一种新的细胞间通讯机制[24]。特别是,miRNA 和 mRNA 在脑修复过程中起着重要作用,包括促进脑血管生成、神经发生以及潜在的轴突生长和髓鞘形成[25]。已有研究人员设想利用神经元和星形胶质细胞之间这种独特的通讯系统来设计未来的治疗方法。

对大脑皮质定位图的研究也提供了新的见解。Nudo 等[26]描述了非人灵长类动物脑卒中后手运动图的变化。脑卒中后的手部运动训练与手部运动皮质的扩展有关(图 61-1)。后来发现这种重组与局部突触形成有关[27]。当损伤发生在初级运动皮质时,皮质定位图与损伤区相连的皮质区域(如运动前区域)扩张[28,29]。扩张与初级运动皮质损伤的范围直接相关,提示损伤后运动前区可能起到替代作用。最近的研究揭示,丰富环境、特定的康复训练方案、药物、电刺激、损伤范围大小和患者年龄[30-41]对损伤后大脑皮质定位图可塑性的影响各不相同。

MRI 研究无创性地记录了定位图的变化,因此,结果可以更直接地与人类研究中报告的类似结果进行比较。这些方法对有效地阐释治疗干预措施具有重要价值[42-44]。这些发现与脑卒中患者的一系列 fMRI 检查结果高度吻合[45,46]。应用新的成像方法在动物模型中还发现,正常稳定的树突棘形态在局灶性缺血后变得异常活跃,且棘突翻转对突触信号的形成起着重要作用[47,48]。虽然人体影像学还不能在体内实现这种亚细胞分辨率,但这些新方法为理解脑卒中后恢复期重塑的结构元素提供了重要的视角,并为测试有关治疗干预的假设提供了依据。

恢复与代偿

引发重大争议的一个关键问题是,脑卒中或其他脑损伤后的功能获得是由于恢复还是代偿。无论是在研究还是临床环境中,恢复都是通过各种结果指标的改善来衡量的,这些指标通常反映了损伤、受限或参与程度,类似于国际功能、残疾与健康分类(ICF)[49]。然而,随着人们对身体功能和结构损伤的具体评估方式的改进,代偿机制的影响变得更大。临床上需要解决的重要问题是患者接受康复训练时应以接近正常的方式进行运动,还是应该鼓励采取代偿性行为策略。这个问题的答案并不简单,因为代偿性运动模式有助于改善功能以及脑损伤后的持续性损害[50]。

恢复是指功能回到接近正常的状态[50]。真正

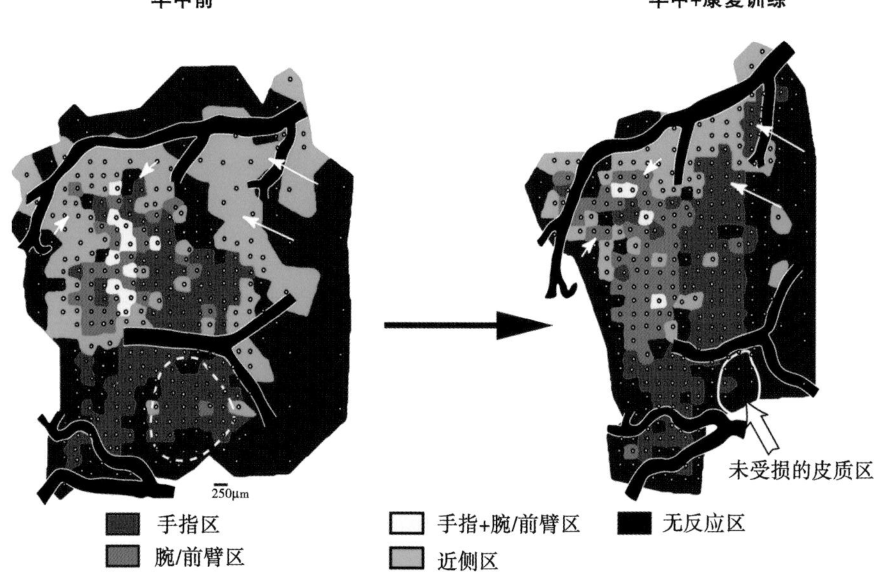

图 61-1　在实验性卒中前(左)和卒中后(右)使用皮质内微刺激定位图对非人灵长类动物的一系列发现,加上以手部训练为主的康复训练计划。与未接受此项训练的动物相比,康复训练可防止梗死附近手部区域的丧失。在某些情况下,手部区域扩展到以前由肘部和肩部占据的区域(白色箭头)。这项研究表明,康复训练可以形成邻近完整皮质的后续重组,并提示未受损的运动皮质可能在运动恢复中发挥重要作用[26]。长而细的箭头指向未受损的皮质区域,在这些区域中,手部区域已经延伸进了以前由肘部和肩部占据的区域[Redrawn from Fig. 2 in Nudo RJ, Wise BM, SiFuentes F, et al. Neural substrates for the effects of rehabilitative training on motor recovery after ischemic infarct. Science. 1996; 272(5269): 1791-1794. Reprinted with permission from AAAS]

的恢复需要回到受伤之前的正常行为举止[51]。因此，在任何实质性的神经损伤后完全恢复是很难实现的。由于缺乏可能真正替代受损脑组织的未来再生医学方法，几乎所有运动功能的临床改善都包含一些代偿性策略。然而，在临床报道中，恢复常被用来描述功能的恢复和临床上改善一个特定的结果指标，而不管改善是如何实现的[52]。

为了理解不同ICF水平下的恢复和代偿之间的区别，请设想一个脑卒中偏瘫患者，坐在椅子上，伸手去触及一个杯子。损伤（身体功能/结构）水平上的恢复是指恢复到发病前的状态，在这种状态下，患者可以用与损伤前相同的运动模式，即所有上肢关节的相同运动范围、相同的关节间协调、相同的肌力等，触及到并抓住杯子。显然，这种恢复不仅在身体功能/活动水平上很少发生，而且很难在专门实验室之外评估特定的损伤。损伤水平的代偿是指使用替代运动模式来完成任务，其中协同肌/拮抗肌的共激活作用改变，时间延迟且肌肉力量分布不尽相同。患者可能会先前倾躯干，以代偿手臂运动范围的缩小，从而伸手拿到杯子[53]。这种代偿性策略非常有效，并且通过偶然的观察常常不容易将其与真正的恢复区分开。在功能限制（活动）层面，人们可以将恢复视为通过使用健康个体会使用的末端效应器来成功完成触及任务。代偿可以通过任务的成功完成来表示，但要借助损伤较小的肢体。即使对于非专业人员，这种水平的代偿作用也是显而易见的。

局灶性梗死引起连接脑网络的广泛变化，这些网络以不完全可预测的方式重组。这些远距离的变化及其相互连接的纤维被认为是代偿性的。代偿性大脑区域可能会重组以恢复受损组织的某些原始功能，即所谓的代偿过程。无论功能表现的改善是恢复还是代偿的结果，神经可塑性很可能都是该过程的一部分。学习使用代偿性运动策略，开拓新的技能是必需的，且伴有神经重组。因此，在神经系统受到任何有限的损伤后，必须至少在神经水平上进行代偿。

损伤后一旦尝试活动，代偿即开始[50,54]。最终发展并成为新的运动模式，一部分的特殊代偿性运动模式取决于损伤程度和初始严重程度，以及在早期运动再学习期间所采用的运动学习和奖励机制。无效的、费力的或痛苦的运动模式得不到有效的回报，而且使用频率会降低（学会了不使用）。在运动再学习过程早期行之有效的运动模式往往被使用得更频繁。

动物研究揭示了使用代偿运动模式时发生的神经重塑。例如，在前肢运动皮质损伤后，除非经过专门训练以使用受损肢体，否则大鼠将依赖健侧肢体来进行抓握。在这种情况下，由于受损大脑半球抑制信号的释放以及过度依赖健侧肢体引起的树突和突触生长，未受损大脑半球的运动皮质将经历结构可塑过程。相反，鼓励使用患侧肢体的训练策略会引起受损大脑半球的梗死周围区域发生结构性变化。伤后早期使用患侧肢体，可以改善患侧身体的行为功能。

虽然通常运动康复强调以更好的运动表现为终点，但通过特定的干预措施可以在某种程度上鼓励或阻止代偿性运动模式[55]。根据功能终点的特殊性，在某些情况下以任务为导向的实践方案，如强制性运动疗法，能增强代偿性运动[56]。因此，虽然代偿运动可能是严重受损者的唯一选择，但通过其实现功能改善可能会付出代价[57,58]。这些研究的临床意义表明，在个体能力允许的情况下，应权衡健侧肢体的代偿性使用与对患侧肢体长期功能的负面影响。

来自人类脑图研究的系统见解

虽然有时可以用正电子发射断层扫描（PET）等分子成像方法来探究特定的问题，动物研究中的分子和亚细胞测量在人类身上却很难实现。但在活体内，人类的无创脑标测技术为临床人群脑卒中恢复的全系统脑网络重建提供了重要的相关信息支持，许多功能性神经影像学方法已经被应用至这个程度。

总体而言，人患卒中后，受伤的新皮质内（或深部脑卒中，覆盖/对应）的组织功能下降[59,60]。功能障碍大脑皮质调控的行为会受到影响。行为表现的最佳自然回归与这种皮质功能下降的改善有关。许多代偿性脑反应也有助于自然行为回归，包括通过分布网络与损伤区正常连接的次级区域的激活增加、半球间向对侧半球的侧化转移以及梗死区域周围定位图的偏移。在许多情况下，损伤越大或障碍越严重，观察到的代偿性情况就越多。尽管许多人认为这些代偿性反应并不代表神经元功能的真正恢复，但在有损伤相关障碍的患者中，代偿性反应可以支持更多的日常生活活动。从这个意义上说，这些代偿性反应是具有适应性。然而，脑卒中后最佳的行为结局与脑功能向正常组织状态的最大回归相关[61-63]。当意识到支持自然恢复的相同事件很可能被测量以辅助旨在治疗性改善恢复的研究时，这些发现就显得特别重要。

卒中损伤减少局部皮质活动

当卒中损害初级感觉运动皮质和/或其潜在的白质时，皮质功能最初受损，并随时间推移而加重[45,63]。一些证据表明，脑卒中恢复期结束时的最终行为结果与初级感觉运动皮质的神经活动程度有关，在语言[62,64,65]和右半球注意力网络[63]也有类似的发现。与此相符的是，脑卒中后运动皮质的经颅磁刺激（TMS）研究普遍发现，皮质运动图较小，皮质脊髓束生理完整性与临床缺陷的严重程度成比例降低[66]。

梗死周围的存活皮质区对损伤修复和功能恢复尤为重要。在动物研究中，梗死周围区域在脑卒中后往往显示出最大限度的生长相关分子变化[15,26,67-69]。此外，梗死周围修复相关事件的治疗性放大与行为结果的改善有关[70-76]。在人类中，受损但尚存的梗死周围组织的数量与最终的临床结果直接相关[77,78]。

脑卒中损伤激发远处皮质活动增强

在远离卒中的部位有三种主要的重组形式，每一种都与脑卒中后的行为改善有关：①远离卒中区但与之相连的脑区活动增强；②对侧半球活动增强，从而减少了大脑半球平衡的侧化程度；以及③完整皮质区域内的躯体特定区转换。

第一种重组形式包括在卒中之前大脑皮质区域内的激活增强，这些区域是相互连接的分布式网络的一部分[54,79-84]。实际上，自 Brion 等人开展首次卒中后功能成像研究以来，许多研究已经对此进行了描述[85]。在分布的神经网络中，包括运动、语言、注意力和视觉功能在内的许多神经系统领域都有跨网络反应的报道。

脑卒中的第二种重组形式是大脑活动的偏侧性降低[64,79,80,82,85]。偏侧性降低是大脑对损伤反应的一个基本模式，在其他神经系统疾病中也有描述，如癫痫[86]、TBI[87]、原发性进行性失语[88]和 MS[89]。刺激减少偏侧性所需的脑损伤程度可能远低于以前的认识。

脑卒中后健侧活动增加所起到的确切作用尚待阐明。在某种程度上，这可以看作是远离卒中部位的大脑激活增加的反例（图 61-2）[90,91]。另一种解释是，这是一个被动事件，反映出脑卒中导致的大脑半球间抑制减弱[92-96]。大脑半球间抑制的变化是许多讨论的焦点[95]，并且可能具有治疗价值[96-98]，尽管这些发现的重要性可能因患者分组而异[96]。另一个假设是健侧半球承担的功能原先位于患侧半球。然而，数据并不支持这一点，至少不直接和完全支持。例如，用 TMS 刺激健侧运动皮质并不会导致患侧手的运动[99]，并且如果真的出现这种反应，则实际上可能表明病情更严重[100]。当脑卒中发生在产前时，健侧半球的功能可能更为重要[101]。

对局灶性损伤的第三种代偿性反应是体感图的重组。此类图谱通常存在于多个皮质区域，包括运动、感觉、听觉和视觉皮质，并且这种体位组织也存在于白质、基底神经节、次生皮质和与运动同侧的半球[102-104]。非人灵长类动物的研究揭晓了缺血性损伤后皮质图变化的丰富特征，提供了对康复干预效果以及梗死面积的参考，也描述了在此背景下可能出现的新的轴突投射[14,26,29,34,105,106]。

尽管人们认为重组过程在局灶性损伤后很早就开始了，但动物研究表明，运动功能的早期改善直到相当长的一段时间之后才反映在备用的运动图中[39]。运动图的这种延迟变化可能反映出远处区域的突触连接完全成熟，运动质量的更微妙的变化未能在运动性能的典型功能评估中被捕捉到，或者两者兼而有之。这一过程在卒中后的人类身上的研究较少，其中大多数但并非全部研究[54,107,108]皆集中于运动系统。尽管存在一些例外情况，但通常存在的运动皮质拓扑图的大规模特征得以保留[109]。据报道，脑卒中后运动皮质的手部代表在背侧[110]，腹侧[83,111]或后侧[112,113]方向发生了变化。指挥大脑激活发生这种变化的部位可显示皮质厚度增加[108]。

脸部和手部之间的运动皮质图关系可能是大脑中可塑性最高的一种，这一结论得到以下报道的佐证：手部运动代表区侵入面部运动区域[83,109,111,114]和面部运动代表区延伸到手部运动区域[115,116]，众多研究都得出以上结论，最早是 Weiller 等人在卒中后的研究中发现并描述的[82]。该过程可能反映了皮质脊髓束纤维的不同子集[117]的存活，这些子集在手和面部区域[118]之间具有关键的轴突联系，因此在理论上可以代表一种识别脑卒中患者的生物学上不同的亚组的方法。在特定的治疗方法中，诱导腹侧手部转移的方法最有可能成功。

这些形式的卒中后激活增强具有某些共通的原理。这些变化不是虚拟病变和其他方法所暗示的现象[119-125]，而是直接促进自然行为的恢复。远处活动

受卒中影响的(右)手的运动

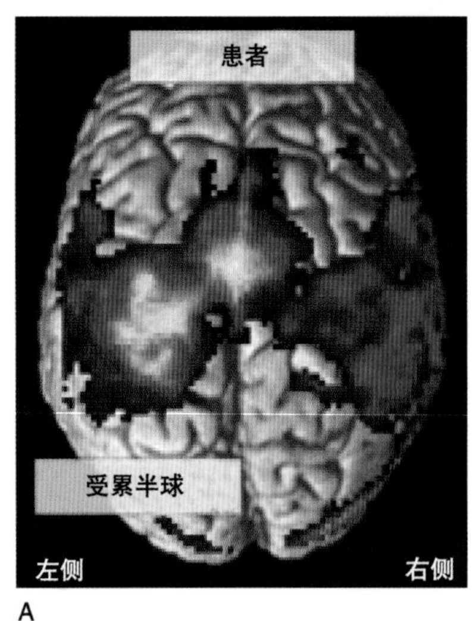

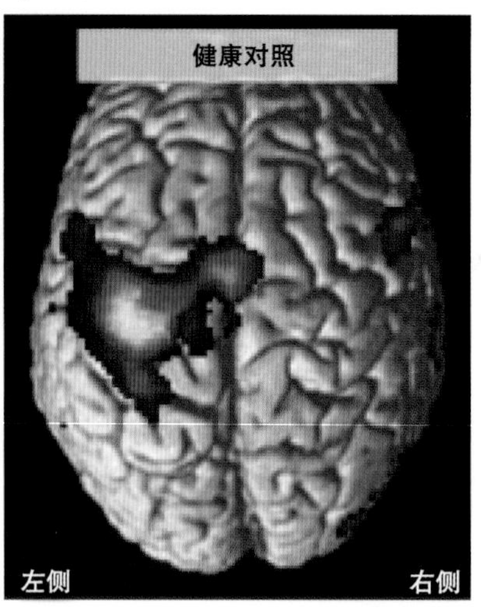

A

受卒中影响的(左)手的运动

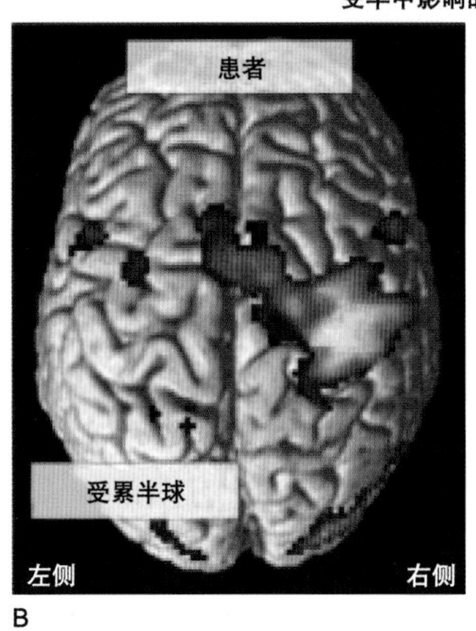

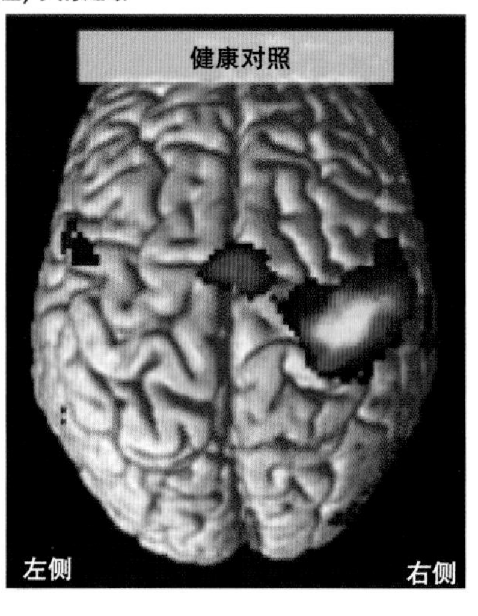

B

图 61-2 卒中后大脑半球间平衡的病理生理紊乱[90]。在正常受试者中,右手的运动导致神经活动主要发生在左侧(即对侧)运动皮质(A,右侧)。在脑卒中患者中,受卒中影响的(右)手的运动会激活两个半球。这种不平衡的部分原因是胼胝体从受累半球向非受累半球(即对侧半球;A,左侧)传递的正常抑制减少。在卒中患者和健康对照组中,未受累侧手的运动导致运动皮质的正常对侧激活(B)(摘自 Grefkes C, Nowak DA, Eickhoff SB, et al. Cortical connectivity after subcortical stroke assessed with functional magnetic resonance imaging. Ann Neurol. 2008;63:236-246. Copyright © 2007 American Neurological Association. Reprinted by permission of John Wiley & Sons, Inc)

的增加[83,126]和偏侧性的减少[61,109,127,128]是时间依赖性的,在卒中后的最初几周有所增加,此后通常下降。在行为结果较好的受试者中,这种下降幅度更大,因为在这两种情况下,活动持续增加的程度通常在行为结果最差的受试者中最高[61,109,129]。然而,持续不断的重组并不总是有益的,因为持续的卒中后可塑性可能与诱发癫痫病[130]或慢性疼痛[131]有关。

61

神经功能联系失能

远离损伤区域的变化可能部分与神经功能联系失能或其缓解有关。神经功能联系失能是指与受伤的大脑区域有丰富联系的未受伤的大脑区域的活动减少,通常以血流量和/或新陈代谢来评估[132,133]。一些数据表明,神经功能联系失能的缓解有助于自然行为的恢复,也就是说,可以在远离梗死部位但与之相连的这些未受累区域恢复大脑活动[46,134,135]。定义并衡量神经功能联系失能的最佳方法尚不清楚。

时间窗会影响脑卒中后恢复性疗法的应用

定义恢复性疗法的时间窗根据治疗方法和生物

学目标的不同而有所不同。恢复剂的生物学目标随时间变化，在脑卒中后的几周内，大脑中的水平会自发上升，然后急剧下降。一些概念模型将脑卒中后的大脑变化分为三个阶段，这些阶段至少部分重叠：①急性损伤期，发生在脑卒中后的最初几个小时；②修复期，从脑卒中发作后的头几天开始，持续数周[这是开始外源性修复疗法的黄金时期，因为可以看到最大限度的自然行为回归，以及与内源性修复相关的事件（表 62-1）达到最高水平（e 图 61-1）[136,137]。请注意，从药物治疗到行为干预的外源性治疗必须以两种方式进行检查，因为每种方法都可能有害且有帮助，如下所述]；③平稳期，始于脑卒中后数月，代表一个稳定但仍可改变的慢性期。平稳期可能具有两个时间成分[83]：一个代表慢性阶段的开始，伴随着从第二阶段开始的治疗窗的丢失，另一个代表脑卒中发作后数月至数年，与晚期变化和并发症相关。“平稳期末”阶段的晚期变化和并发症包括新的肌张力障碍，认知/情感变化和痉挛/收缩。

影响恢复的其他因素

许多一般因素会影响卒中的预后[45,117,138-148]。卒中后数周至数月的行为体验的质量和强度，以及发生这种体验的环境，已经确定对脑卒中后的行为结局具有重要影响[35,149-154]。身体和社交环境的性质也会影响大脑，对健康人[155]和脑卒中患者[156]皆有影响，遗传因素可能也很重要[157,158]。应注意，许多因素也会减弱脑卒中后的行为恢复，例如服用抗精神病药或抗癫痫药等药物[159-162]。其他药物，例如苯二氮䓬类药物，可引起记忆丧失：患者可出现脑卒中后的失忆状态，而后自发恢复记忆，数年后该失忆状态再次出现。

小分子

脑卒中后大脑中的许多化学因子都与神经修复有关。脑损伤后，分子相关程序启动。基因受到不同的调节，尤其在新生的神经元中，导致形成了“发芽转录组”的概念[163]。与轴突指导、钙信号转导、细胞外基质功能、生长因子、转录因子和细胞骨架修饰基因相关的基因发生上调[163,164]。在这种情况下，许多小分子已被视为潜在疗法[165-167]。这些小分子中某些分子的作用机制围绕特定神经递质轴的直接操纵，例如增加血清素能[168,169]或单胺能[170-172]受体的张力。上述后一个举例的结果好坏参半，例如苯丙胺及相关药物[173-175]。其他小分子方法研究已经涉及了某些药物的施用[165,166]。支持行为恢复的大脑活动有其弱点，即持续一生[167]。

修复疗法

修复疗法旨在促进脑卒中后的行为恢复。已经评估了多种治疗脑卒中后改善患者功能的疗法、设备和干预措施，详陈于下[176-180]。

生长因子

生长因子，即既促进生长又抑制生长的因子，在发育和自发性脑重构中起着重要作用，因此，作为改善卒中后功能的治疗方法具有广阔的前景。该领域存在广泛的潜在机制，包括促进活性依赖性突触竞争、长时程增强、促进关键蛋白质合成和突触传递等。据悉，研究人员已经发表了几项阳性结果的临床前研究[181]，其中涉及造血生长因子的使用[182-184]。Kolb 等[184]研究发现，在某些情况下，在脑卒中发病 7 天开始治疗，对实验性梗死大鼠连续施用表皮生长因子和重组人促红素可减轻大鼠功能障碍。配体方案提供了许多其他指导线索，配体在生长锥引导中具有双重作用，既可吸引亦可抑制生长锥。以上所述的配体包括信号蛋白，轴突生长诱向因子，肝配蛋白，反应性神经胶质和惊恐衍生轴突生长抑制物[185]。

大量的研究集中在髓鞘相关蛋白，例如 NogoA 和与髓磷脂相关的糖蛋白（MAG）。尽管髓磷脂相关蛋白通常抑制轴突生长，但其作用受经验调节。已经表明，活动或经验触发对髓鞘相关蛋白的抑制作用的短暂不敏感性，以至引起突触重组。一种新型的抗 MAG 单克隆抗体已在具有实验性卒中的啮齿动物中显示出中度的阳性作用，但在一项非人灵长类动物临床前试验中并未产生效果[38,186]。由于步态速度分析并未发现有何变化，该抗体的临床试验已于预定的中期分析中终止[187]。

大多数情况下，这些生长因子是在实验性脑卒中的啮齿动物模型中发作后 24h 或更长时间才开始施加的，并被发现可以改善长期的行为结果。如此长的治疗时间窗、大量成功的临床前研究实例、人类内源性复合物的使用以及在许多情况下对人类安全使用历史悠久的化合物的依赖，都是预测未来生长因子在人类脑卒中后功能恢复中将得以成功应用的因素。

61

诸如生长因子之类的大分子进入大脑可谓挑战

重重。“特洛伊木马”方法是一种可能的解决方法。这种方法可使较大的分子得以重新配制,使其可通过受体介导转运途径跨越血脑屏障(BBB)。例如,脑卒中模型中脑源性神经营养因子(BDNF)可减少病变范围并改善功能结局。但是,BDNF 自身不能轻易穿越 BBB。然而,运铁蛋白受体的单克隆抗体可以通过受体介导的血脑屏障转运。故此,无论 BDNF 分子大小,通过将其与单克隆抗体结合,即可有效地转运到大脑中[188]。

细胞疗法

多种形式的外源细胞已由临床前卒中模型[191]得以检查,包括诱导多能干细胞[189]和胚胎干细胞[190]。内皮祖细胞[192]动员也可有益于脑卒中后的恢复[193]。目前,关于使用外源细胞治疗脑卒中的人类受试者的数据尚且有限[191]。Layton BioScience-neurons[194,195]开展的两项试验确立了人类培养的神经元细胞在脑内进行移植的安全性和可行性,但效果欠佳。一项针对亚急性脑卒中人者的小型试验发现,静脉内输注间充质基质细胞(MSC,也称为骨髓基质细胞)是安全的,并且可能对减轻残疾有效[196]。细胞疗法对小胶质细胞/巨噬细胞有特定的调控方式[197]。MSC 可以通过自体制备,此举可免除免疫抑制的需要,治疗时间可能长达脑卒中后 1 个月[197]。MSC 或许还能作为针对特定基因治疗的有效通道而起作用[198-201]。许多问题需要明确所使用的细胞的相关方面,例如建立生物学特性、活性、纯度和长期稳定性。推行细胞疗法的临床试验仍然存在重大挑战,例如该疗法所需的免疫抑制剂的使用就可能造成不良后果[202]。

脑部电刺激和电磁刺激

电刺激和电磁刺激已被用于调节多种大脑功能;例如,全脑形式的电刺激,电痉挛疗法仍然是治疗重度抑郁症的金标准[203]。目前有几种形式的脑刺激干预措施正在评估之中,以期改善脑卒中后的功能恢复,尽管大多数的研究仍处于早期阶段。例如重复经颅磁刺激(rTMS),该方法无创,根据刺激频率,可对皮质活动产生抑制或兴奋作用[204]。因此,此干预措施的目标可以包括增强活动不足的同侧皮质区域的活动[205-207]或减弱活动过度的对侧皮质区域的活动以及充当潜在的有害抑制源[98]。rTMS 可单独应用或与康复训练综合使用。大多数相关研究已于脑卒中后慢性期开展。经颅电刺激,包括经颅直流电刺激(tDCS)和经颅交流电刺激(tACS),在初步研究中也展现出了效果,但目前的研究较少聚焦其大脑效应[206,207]。一项针对 164 例慢性卒中患者的Ⅲ期研究发现,在治疗后 4 周,尽管硬膜外运动皮质刺激联合康复治疗对运动功能的影响与单独的康复治疗相比并无显著差异,硬膜外运动皮质刺激确也可能改善脑卒中后的运动功能恢复[208]。然而,次要结果分析表明,接受硬膜外刺激治疗的脑卒中受试者中有更大比例的患者在治疗后 24 周时维持或达到了主要疗效终点[209]。

当前,人们对采用另一种称为 tDCS 的无创脑刺激的方法异常感兴趣。tDCS 之所以受欢迎,主要是因为该系统标价相对便宜且易于实施。通过盐水浸泡过的海绵覆盖颅骨,tDCS 利用低强度直流电进行治疗。据悉,阳极下方的电流会增加神经元的兴奋性,而阴极下方的电流会降低神经元兴奋性[210]。兴奋性变化通常通过使用 TMS 来测量 TMS 在评定区引起的运动诱发电位来评估。然而,应当强调的是,流经大脑的电流并非直流电,并且大部分电流是通过皮肤分流的。与 TMS 相比,tDCS 或许并不产生神经元或轴突的直接去极化。但是,最近的一项动物研究表明,tDCS 可能导致星形胶质细胞而非神经元内的星形胶质钙激增[211]。星形胶质细胞信号对突触兴奋性意义重大。

许多相对规模较小的 tDCS 试验已经得以开展,用以评估卒中后 tDCS 在日常生活和手臂功能活动中的益处[212],及其改善失语症[213]和偏侧空间忽略症[214]的作用。在通常使用的电流水平(1～2mA)下,tDCS 似乎是安全的。尽管迄今为止疗效结果参差不齐,特别是在效果持续时间方面,目前 tDCS 仍被认为是一种安全的、具备无创地调节卒中后脑部活动潜力的治疗方法。随着研究界对此制订了严格和具备可重复性的标准,并随着对 tDCS 的作用机制的了解更加深入,我们有信心未来能够提供有关其临床实用性的建议。

器械治疗

目前正在研究许多器械设备以期应用来改善脑卒中后的功能,其中一些在体外使用,而另一些通过外科手术安装在体内。一些器械设备旨在通过例如脑机接口[215,216]来代替受伤的中枢神经系统。对于其他设备,例如通过基于激光的设备[217],功能性电刺激[218],神经义肢技术和机器人设备[219],旨在提高存活的中枢神经系统元件的功能。电刺激和神经义肢技术将在第 55 章和第 57 章中进一步分别予以阐述。有研究业已探索了许多不同的机器人设备[220-223]。这些器械设备主要聚焦运动功能，据悉，已有轻中度的获益记录在案。机器人疗法具有潜在的优势，可以在很长时间内不疲劳地工作，可以一致且精确的方式运行，可以进行编程，具有测量各种行为的能力并可以开展远程康复治疗。机器人疗法将在第 63 章中进一步讨论。采用机器人疗法和第二种修复疗法（如药物或神经肌肉刺激）相结合的研究虽少，但或许卓有成效。

任务导向性训练和重复训练

重复训练对修复过程很重要，原因至少有二：第一，行为经验会影响其他干预措施的有效性，例如药物治疗和无创性脑刺激；其次，任务导向和重复训练可作为主要的主要治疗手段展现重要的治疗价值[224-226]。目前已有多种治疗形式得以研究，目前尚不确定哪种治疗效果最佳。基于认知的方案，例如基于运动想象或动作观察，展现出了治疗潜力[153,227-232]。对运动系统的干预手段包括双边训练[233]，使用减重训练环境[234]，肌电图触发耦合[235]，融合被动运动[236]或操纵运动速度[237]等一系列手段。训练计划的组织[238]和强度[151,152]会影响增益的程度，但其线性剂量反应关系通常难以捉摸[239]。

强制性诱导运动训练是此类疗法中值得注意的一种，该法是基于克服脑卒中后患侧手习得性失用[240]。在强制性诱导运动训练中，健侧手的使用受到约束，而患侧手则要经历高强度的治疗过程。一项多中心Ⅲ期试验[241]研究发现，为期两周的强制性诱导运动训练产生的获益在两年后仍效果明显[242]（e 图 61-2）。若应用此法的改良形式，符合纳入条件的慢性脑卒中患者的比例或许会增加[235]。此外，也有学者在其他神经系统疾病领域的研究中应用这种方法，如语言障碍[243]。一个亟待回答的问题是，有多少比例的患者可以从这种和其他的任务导向以及重复训练中获益。

核心问题仍有待解决。什么时候将目标设定为通过任何方式简单地提供功能回归，而何时将目标设为将中枢神经系统运行精确地恢复到卒中前状态？确实，将行为代偿与真正恢复为终点相分离[57,244,245]或许对某些研究很重要。安全有效启动的最佳时间是何时？脑卒中后很早就进行强化治疗可能有害[137,246]。伴随经验和行为塑造的覆盖范围需要多广泛？康复介入的最佳剂量是多少？我们如何定义剂量？如何定义目标人群？如何确定目标人群？通过将脑损伤和功能研究纳入治疗决策中，才可能得到针对以上问题中的一些的最佳答案。

脑图数据在卒中后恢复性治疗临床试验中的应用

临床脑卒中试验通常根据行为纳入标准招募患者。但是，行为表现可能会基于许多不同的神经生物学状态而出现，其中只有一些可能对恢复性治疗有反应。多项研究表明，人脑定位可以提供其他参考，对优化实施恢复性治疗很有用。fMRI、PET、TMS、脑磁图、脑电图和其他方法的数据可以定量评估损伤和脑功能状态，可能对临床试验有价值。

功能性神经影像测量能发挥数种功能。其一是指导开展修复性干预的特定细节。如果一种疗法通过针对特定的功能性脑区域（如手部运动区域）达到其效果，则解剖学定位可能会不足，因为大脑中特定功能的定位通常经常与大脑解剖结构之间的不一致[247-250]。脑功能的一系列测量也可能指导治疗剂量或疗程[251,252]。功能性神经影像测量的方法已在临床[253]和基础研究[254]中得以证明。功能性神经影像测量的另一个作用是指导治疗剂量，例如，通过 fMRI 侧面测量[251]或 TMS 运动诱发电位[252]。

功能性神经影像学方法的另一个潜在价值是作为实验的纳入标准。测量中枢神经系统的功能状态和损伤有助于常规的行为和人口统计学测量[149,152]，以识别最有可能对既定干预措施做出反应的患者。脑部功能性测量已被纳入早期恢复性脑卒中试验，并发现可预测对治疗干预措施的反应[7,251,252,255]。Stinear 等人[256]实施的一项研究中，通过使用人口统计学、中枢神经系统功能和损伤的测量方法，成功预测了治疗干预措施给手臂运动带来的获益。此研究模型以及其他许多模型都需要验证和进一步研究，例如开展斜度测量进行验证。然而，一些非床边的干预措施或许可加入脑卒中后恢复性治疗的处方中以优化治疗效果。

功能性神经影像学测量也可以作为评价恢复性治疗的替代终点。替代标志物对早期试验可能具有重要价值。考虑进行后期试验时，在一个小的目标人群中进行原理论证性功能神经影像学研究或许非常有用[257]。但是，使用功能性神经影像学检查作为恢复性卒中治疗的替代终点时仍存在担忧。在这种情况下，还需要进行更多的研究以检验此类措施的效果。许多问题有待验证，例如替代标记物捕获治疗效果的程度和特异性[258,259]。

小结

动物和人体研究为脑卒中后自然恢复的生物学基础提供了新见解。在此知识的基础上,许多修复性疗法正在被人体试验所采纳,以期改善治疗结果。中枢神经系统损伤和功能的测量可助力这些努力。许多问题有待进一步研究,以便开出最佳恢复性疗法处方并减少卒中后的残疾。

多发性硬化症

多发性硬化症(MS)也是致残的常见原因,经常影响运动功能(参见第 20 章)。与脑卒中相比,MS 患者障碍持续的时间更长。例如,在一项针对多发性硬化症患者的广泛研究中,在没有帮助或休息的情况下达到不可逆转的有限步行能力超过 500m 的中位时间为 8 年,在没有休息的情况下单侧支撑步行不超过 100m 的中位时间是 20 年,而靠墙或支撑而无法休息的情况下步行不超过 10m 的中位时间长达 30 年[260]。上肢运动障碍,例如与共济失调和轻瘫相关的运动障碍,也是 MS 致残的常见原因[261]。

在两个时间尺度上,大脑可塑性是 MS 重要的功能决定因素。首先,多年来研究证明,髓磷脂和轴突的持续稳定破坏会致残。在此期间,脑功能的重组可以减少此类伤害对行为功能下降的影响。其次,在随后的几周至几个月时间内,大约 85% 的 MS 患者出现复发缓解过程[262],其中复发间隔约 1~2 个月达到顶峰,然后在相似的时间段内症状有所改善。这些 MS 耀斑的消退归因于许多脑部事件的发生,例如神经系统储备和炎症损伤的消退,许多研究表明脑可塑性也起着很重要的作用。还要注意的是,对大多数 MS 患者而言,每一个有症状的患者脑部都有许多不引起症状的病变,这一事实可能进一步支持大脑可塑性在维持卒中后患者行为状态中的重要性。

61 因此,通过在短期内促进无症状或症状性 MS 耀斑的恢复,大脑可塑性可能会在长期内使 MS 损伤累积的致残作用最小化。许多研究已经提供了对这方面重要的大脑事件的解读,与脑卒中患者的发现相比有实质性的重叠。该信息在当前的讨论中变得越来越重要,因为对于使疾病自然病程中的行为状态最大化至关重要的事件,很可能是许多相同的措施,其措施可指导优化治疗性恢复。

针对 MS 大脑可塑性的 fMRI 研究发现,与健康对照组相比,在疾病早期,MS 患者大脑的激活更强大,分布更广泛。在疾病的后期,激活的偏侧性降低(即激活是双侧的)[263-265],类似于具有更大梗死或更大障碍的脑卒中患者。在 MS 相关性白质损伤的情况下,双边感觉运动皮质区域被激活的程度更大[266,267]。在急性 MS 复发后,持续功能障碍的患者双侧激活程度的增加最大限度地持续存在,并且在永久性残疾程度最低的患者中恢复为正常的、偏侧的(即对侧为主)形式[268,269]。在脑卒中恢复的受试者中,执行简单运动任务期间的大脑激活模式,与健康受试者执行复杂任务时观察到的模式相类似[79];在 MS 患者中也有相似的模式[270]。

许多基于修复的治疗策略正在被应用于 MS 的治疗,尽管与卒中相比,关于该疗法在 MS 中应用的数据尚且很少,其中许多方法与上述针对脑卒中的方法(如干细胞和生长因子)相重复。应用诸如 Nogo 之类的髓磷脂生长抑制分子以及其他髓磷脂成分,也是促进这种脱髓鞘疾病修复的重要途径。构成急性 MS 治疗的核心的一系列基于免疫的方法也可在促进修复中起作用[271-274]。

越来越多的研究验证了脑图数据应用于 MS 患者行修复性治疗的效用。Parry 等[275]测试了胆碱能张力升高对 fMRI 激活模式在执行 Stroop 测试(一项认知任务)过程中的影响。在基线时,与对照组相比,MS 和中度残疾的患者具有相似的行为表现,但在 fMRI 上显示左内侧前额叶激活增强,而右侧额叶激活减弱。胆碱酯酶抑制剂利斯的明的应用使患者的这两种 fMRI 异常均趋于正常,但对一小部分健康对照者影响甚微。Mainero 等[276]发现向 MS 患者施加 3,4-二氨基吡啶能达到减弱皮质内抑制及增强皮质内激活的效果。尽管没有发现与这些生理变化有关的行为相关性,但类推可知,预期会有积极作用[206,277]。

更多最新的 fMRI 横断面研究表明,通过 MS 不同阶段大脑所发生的变化,可以推测神经可塑性于功能状态中所起的作用。fMRI 图像的异常出现在 MS 的早期,但在不同阶段会有所不同[278]。与运动任务有关的大脑区域的募集增加通常发生在疾病起始,与中枢神经系统损害的程度和严重程度有关[279],而后,激活减弱。经观察,复发暂时改变了运动网络的功能组织[280]。最后可见,康复干预措施可改变 MS 患者的静息状态功能连接性[281],在理解免疫系统和基于常见分子机制的神经可塑性之间的相互作用方面业已取得进展。

脊髓损伤

尽管脊髓损伤(SCI)可能与多种功能障碍有关,但运动功能障碍通常是其突出特征(参见第 22 章)[282]。最常见的脊髓损伤分类是不完全性四肢瘫(47.2%),其次是不完全性截瘫(20.4%)、完全性截瘫(20.2%)和完全性四肢瘫(11.5%)。只有不到 1%的人在出院时神经功能完全恢复[283]。

尽管 SCI 发病后 1 年以上的显著自发功能改善并不常见[285],SCI 患者通常在受伤后的前 3~6 个月内表现出适度的自发感觉和运动功能改善[284]。因此,运动障碍在 SCI 之后很常见且持续存在,并且会影响 SCI 患者的许多健康、生活质量以及其他方面的问题[286-288]。例如,损伤 10 年患者中,68% 处于瘫痪状态,而四肢瘫痪中有 76% 处于失业状态[283],患者对性功能和肠/膀胱功能的担忧也很普遍[289,290]。

关于 SCI 后人类中枢神经系统功能变化的研究很少。一些研究发现,大脑激活的程度普遍下降[291-293],尤其初级感觉运动皮质,而另一些研究则发现大脑激活异常[294]。这些差异的基础尚不清楚,但可能是由于所研究人群的年龄或损伤模式、患病后年限、用于评估运动系统功能的任务的性质和发现不足的处理过程的差异以及其他强调超常代偿措施等原因所致[292]。通常的特征是初级感觉运动皮质内的体位组织的变化和剑鞘上方的身体区域的扩大以剑鞘下方的身体区域为代价[84,295-298]。

在卒中或 MS 的研究中如此突出的侧性自发改变,如上文所述,通常在脊髓损伤后并不明显,部分原因可能是损伤影响了双侧中枢神经系统,此影响颇为典型,亦可能是脊髓损伤保留了其完整性,有助于维持正常半球平衡的脑连合纤维。因此,在 SCI 受试者的脑图研究中,侧向指数不太可能是有用的变量。有研究已经描述了边缘系统中广泛分布的异常[299,300],其全部影响尚待了解。中枢神经系统后大脑变化的时间顺序不久前才得以被了解[292]。同样,在脊髓水平上直接研究脊髓功能和可塑性是一种新兴的方法,可能对 SCI 和其他形式的 SCI 损伤后的研究的设计和开展提供新颖的见解[177,300]。

少数研究探索了 SCI 后与治疗相关的 CNS 功能变化。Wolfe 等[301]发现 4-二氨基吡啶可以改善 SCI 患者的中枢传导时间。Winchester 等[302]研究了减重跑步机训练对四名运动不全性 SCI 患者的影响。这些研究者比较了训练前和训练后尝试单侧脚和脚趾运动期间的功能磁共振成像。尽管程度不同,但该疗法与多个双侧区域(包括初级感觉运动皮质和小脑)内的激活增加有关。研究人员观察到,尽管所有受试者在训练后均表现出依赖于血氧水平的信号的改变,但只有那些表现出小脑激活显著增加的患者才展现出地面行走能力的改善,这表明,至少在 fMRI 中使用这项任务进行检查时,这一大脑区域的测量可能是一个有用的成功治疗效果的生物学标志。一项小型研究表明,跑步机训练的收益与运动系统生理的改善相关[303]。类似地,一个病例报告了运动皮质手部图的扩张与手部感觉运动理疗的增益有关[304],尽管这一结果在较大型的研究中并未出现[305]。这些初步发现预期,正在讨论的许多关于在脑卒中后恢复试验中使用脑图改善物理治疗效果的原则,例如将生理学或脑图指标用作入组标准或治疗生物标志物,也可能适用于 SCI。

SCI 后评估的另一种干预形式是运动想象。运动想象通常会激活许多与运动执行相同的大脑区域,并与运动表现的改善相关[227,306]。在 10 名患有慢性完全性四肢瘫痪/截瘫的患者以及 10 名健康对照者的试验中评估了为期 1 周的运动想象训练对舌头和足部的影响[307],结果揭示执行复杂序列运动的速度为行为结果量度,且运动想象训练与非瘫痪肌肉组(舌头)的行为的显著改善相关。在健康对照组和患有 SCI 的受试者中,尝试右脚运动期间进行连续 fMRI 扫描(训练前与训练后)与左壳核(与运动学习有关的区域)的 fMRI 激活增加有关,尽管对照中存在足部运动,但患有 SCI 的受试者却没有。

因此,可以独立于行为影响来测量对大脑可塑性的训练效果这一发现对于在针对重度残疾患者人群的试验中设计生物标记物可能很重要。请注意,在未经训练的情况下连续成像的第二个健康对照组中没有发现这种 fMRI 改变。这项研究的主要结论是,无论受过训练的肢体中是否存在感觉运动功能,运动图像训练都能改善脑功能。另一个结论是,由于运动图像对脑运动系统组织的有利影响,其可能具有辅助运动恢复性治疗的价值。这项研究的另一个关键点是,可以在 SCI 慢性患者中研究与四肢相关的大脑可塑性。上述研究首先探索了纯运动想象干预的效果,但是,与脑卒中患者一样,将运动想象与物理治疗干预直接结合作用可能更大。

最后,基于神经技术的方法在过去几年中取得了长足的进步。机器人辅助的治疗可能有助于某些SCI后患者行走，但结果好坏参半[308]。然而，在啮齿动物和人类中都证明了下肢机器人训练有助于脊髓生理学可塑性[309-311]。研究显示，采用新型硬膜外刺激模式的神经修复技术也有望作为传统康复的辅助手段[312]。

创伤性脑损伤

创伤性脑损伤（TBI）（参见第19章）是一种常见的异质性疾病，是许多人遭受痛苦的根源。患者可出现广泛的障碍，包括认知、视觉和运动障碍。尽管在神经康复方面已取得了许多进展，TBI的发病率和死亡率仍居高不下[313-316]。TBI具有其他形式的CNS损伤的某些临床特征，例如，尽管社会因素可能在TBI中起更大的作用，但TBI后结局的预测因子，如初始障碍的严重程度，类似于其他形式的CNS损伤中所描述的预测因子。

TBI的治疗已于他处进行了回顾[315]。在更长期的阶段，针对TBI的物理治疗方案可能不如针对其他疾病的发展模式[316]。更密集的康复计划与较早的功能获得息息相关[317,318]。促进TBI后脑修复的疗法进展有限，只有相对较少的研究在人TBI的背景下探索修复性药物的效果[319]。小型研究表明，某些可能有助于脑卒中后脑修复的治疗方案可能对TBI也有用[320-323]。类似地，脑刺激技术[324]、认知功能康复[325]和黄体酮[326]也可能具备一定的功效。TBI后出现的生长因子水平的自发增加可能表明该系列修复性疗法确具有治疗作用[327]。细胞疗法也有望在减少TBI后的残疾中发挥作用[328,329]。

脑成像为TBI的病理生理学以及继发的脑修复提供了新的参考借鉴[330]。弥散张量成像（DTI）可测量损伤，尤其白质的损伤。DTI有时会揭露在标准解剖MRI扫描中完全看不见的损伤[331,332]或发现修复的证据[333]。fMRI提供有关功能的信息，例如脑卒中[334]，有时远远超出行为检查[335]或解剖成像[336]可以确定的功能。fMRI[337-340]和其他功能性神经影像学方法[341-344]带来的信息涵盖了脑功能系统以及损伤的严重程度[343,345]。TBI的功能成像研究因其缺乏标准化协议而受到争议[346]，这是许多神经系统疾病研究的共同关注点[347]。

更好地了解TBI的病理生理学将有助于更好地定义和确定与修复相关的过程[346,347]。同时，需要功能神经成像方面的进展加以协助。此类进展应使得使用人类大脑可塑性测量方法的能力持续增长[348]，以期改善恢复性疗法的应用，从而减少TBI后的残疾。

总结

中枢神经系统对损伤具有先天的反应；有些是适应性的，而另一些则是非适应性的。人们越来越重视这些反应。其结果是对人类中枢神经系统修复有了更好的了解。为了促进中枢神经系统的修复，许多治疗方法正在研究中。总之，这些进展预示着将定期使用恢复性疗法以促进脑卒中、多发性硬化、脊髓损伤、脑外伤和其他神经系统疾病患者的中枢神经系统修复并减少残疾。

（陈红、陈云强 译 王彤 审校）

参考文献

第 62 章　康复机器人

Shuo-Hsiu (James) Chang • Jennifer L. Sullivan • Zahra Kadivar • Marcia K. O' Malley • Gerard E. Francisco

在发生神经系统损伤或疾病后，神经系统损伤对患者造成的伤害以及患者社会活动参与率的下降将会对患者的生活质量产生负面影响，并给社会和家庭带来巨大的经济负担。因此，尽管目前神经疗法逆转疾病或修复受损神经组织的理想目标仍未实现，但干预措施应侧重于通过同时提供协助或诱导神经可塑性来恢复功能。康复医学通过各种手段，包括补偿性策略的教学、运动再学习和功能再训练，在逆转功能性丧失方面发挥着重要作用。在过去的几十年里，随着中枢神经系统在受到损伤或出现疾病后仍然可以保持其本身可塑性的发现，在康复过程中人们将重点更多地放在靶神经可塑性上[1]（参见第 61 章）。对动物和人类的研究表明，具有足够剂量、强度和重复性的特定活动可能会诱发或促进神经再生过程[2]。随着时间推移，人们逐渐认识到，有效的康复策略总体上应当包括早期干预、多感觉与多模态两个部分[3]。而后者可能涉及通过假肢、矫形器和机器人的使用进行人机交互等方面。

机器人技术在康复领域已经引起了广泛关注，主要是由于其在强化康复和恢复效果方面表现出的能力和潜力[4]。机器人已经广泛用于其他行业，在功能代偿，力量、体能增强以及工作量最小化（如将机器人作为矫形器）方面已经成为可靠的工具。最初，机器人在康复中主要用于执行一些特定的任务，该任务的强度（通过可变阻力或高重复性）可以进行调节。在这种情况下，机器人可以减轻治疗师的一些工作负担，从而降低人员成本，减少与工作相关的伤病并提高训练的一致性[5]。它们还可以提供由于当前康复补偿结构限制而可能无法负担的长期、频繁的治疗。

如果认为机器人在增强恢复和康复能力方面的唯一显著作用是适用于各种强度和重复性的工作，这就低估了其作为有效康复工具的潜力。目前机器人已经被视为通过感觉（如视觉、听觉、本体感受和触觉）反馈和参与认知来增强感觉运动/机器人-患者交互的媒介，这可能是影响神经可塑性多模态方法中的关键要素[5]。此外，机器人还提供了一种新的渐进式运动训练方法，渐进式方法即受试者在执行任务时可以通过修改程序以逐渐提供更高水平阻力的能力。这些特性使得机器人成为影响经验诱发神经可塑性的有力工具。

机器人的其他有用的特性也使得其在康复领域更有吸引力，包括提供客观测量结果以记录进展和治疗效果的能力。许多机器人都有测量功能，可以评估用户的各项能力。大多数机器人都有跟踪传感器，可以监控机器人的性能和用户的行为。图 62-1 总结了使机器人成为具有吸引力的康复工具的各项特征。本章的目的是介绍康复机器人领域。在本章中，我们将概述康复机器人的相关学术用语、关键特征和功能，并对康复机器人学进行总结，包括相关的临床应用、未来的发展方向、挑战和机遇。

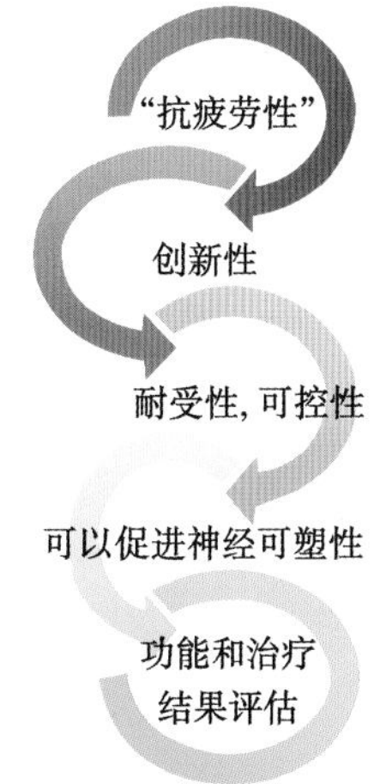

"抗疲劳性"
创新性
耐受性, 可控性
可以促进神经可塑性
功能和治疗
结果评估

图 62-1　机器人在有助于康复方面的特征

机器人学入门

概述：康复领域中的机器人

在一般的定义中，机器人是一种可以感知、思考然后采取行动的机器：它可以感知其行为和/或环境的某些方面，对这些传感器的输入进行评估，然后使用该信息来选择和执行一个动作。康复机器人，更具体地说，往往是一种用于康复训练中具有人机交互功能的可控机电设备。它们通常利用正向的帮助、指导或阻力来训练运动和增强力量，尽管有些机器人只是为了评估而设计的。绝大多数的康复机器人是专门用于上肢(UL)或下肢(LL)的训练。上肢康复机器人通常利用某种形式的目标导向任务来训练肩部、肘部、前臂、手腕或手部的运动。下肢康复机器人通常都是用于辅助行走。本节概述了机器人系统，重点介绍了一些关键的基本概念(更多细节请参考 Siciliano 和 Khatib[6])。

机器人构成

大多数机器人由一组连接在可运动关节上的连接段组成。与大多数人类关节一样，机器人关节通常是可以旋转的，允许一个连接段绕关节旋转；然而，与人类不同的是，机器人还可以有能够伸缩的线性关节。关节还可以选择主动驱动或被动驱动。机器人的主动驱动关节通常会连接到一个执行器，例如，一个可以程序控制驱动关节的马达。执行器类似于肌肉：一旦有命令信号，它们就可以产生一种力驱使一个或多个关节运动。没有连接到执行器的关节叫做被动驱动关节，这些关节必须人为移动，例如铰链和滑块。在康复机器人中，被动驱动关节通常用于调节以适应用户肢体的不同长度和不同尺寸。

机器人最远端通常是与环境交互的部分；因此，这些部位被称为末端执行器。在制造机器人时，根据预期功能的不同，末端执行器通常是一个工具或夹具。在康复机器人中，特别是上肢设备中，末端执行器通常是一个供用户实现抓握功能的手柄。末端执行器可以到达的空间区域称为机器人的工作空间。工作空间的大小和尺寸取决于许多设计参数，其中有两个主要的参数是每个关节的运动范围(ROM)和机器人的自由度(DOF)。广义地说，自由度是物体可以移动的方向(图 62-2)。例如，人类膝关节只有一个自由度，屈曲/伸展，而髋关节有三个自由度(屈曲/伸展、外展/内收和内旋/外旋)。仅利用一个自由度的运动称为单自由度运动，而结合两个或多个自由度的运动称为多自由度运动。通常具有更多自由度的机器人具有更大的工作空间，因为它们的姿势灵活性要高于自由度少的机器人。

62

MaHI EXO Ⅱ 可以进行四个自由度的活动：肘屈/伸、前臂旋前/后、腕屈/伸、腕桡骨/尺骨偏转。

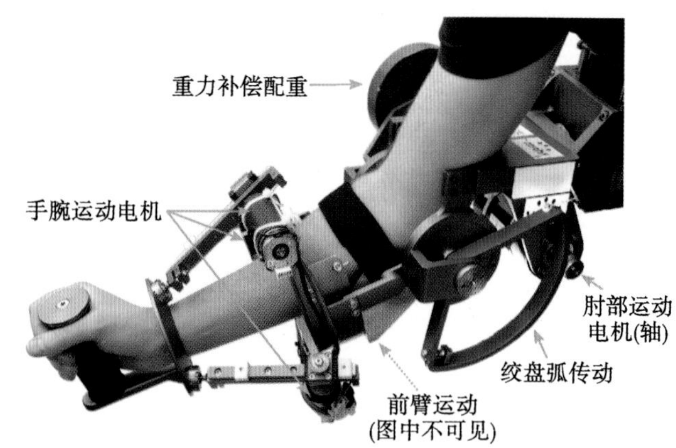

图 62-2 MAHI Exo Ⅱ 上肢外骨骼(莱斯大学)

弧形绞盘作为肘关节马达的旋转和使用者的屈伸运动之间的传动元件。

驱动系统

驱动关节通常利用关节和执行器之间的某种变速器实现。这种变速器最常见的用途之一就是调整马达的转速和扭矩输出。由于康复机器人通常需要在低速下驱动重的负载，因此这种变速器通常用于增加扭矩和降低关节处的运动速度。在其他情况下，变速器的使用是为了使重型电机可以安装在某种固定基座上而不是安装在机器人本身。变速器的替代方案是直接驱动实现，即执行器直接连接到其各自的关节。直接驱动的好处是更容易确保关节的运动与执行器的(命令的)运动相匹配，而变速器可能会产生不良影响，如齿隙和附加摩擦。然而，在大多数直接驱动的配置中，执行器需要安装在机器人本身上，与电机安装在固定基座上的传动设计相比，直接驱动将增加设备的重量。

分类类型

目前康复机器人通常可以分为以下三种类型：末端牵引式设备、外骨骼和软机器人。

在末端牵引式装置中，用户和机器人之间仅在末端执行器处有接触。操纵杆是一个非常简单的末端执行器装置的例子。在上肢设备中，末端执行器通常是供用户抓取的一个手柄。末端执行器装置的主要不足是，当机器人追踪末端执行器(通常是手)的运动时，它往往不能测量或追踪用户其他关节的运动。因此，如果没有治疗师的监督或身体的约束，就没有办法阻止代偿性运动。

外骨骼是受到解剖学启发的一种设备，它可以模拟人类四肢的结构和运动。它们之所以被称为外骨骼，是因为它们通常像支架一样安装在四肢或四肢周围。大多数用于康复目的的外骨骼装置都是为上肢或下肢设计的。下肢外骨骼设备通常用于步态训练，而上肢外骨骼设备之间差异较大，可以包括从肩膀到手腕的任何关节的子集。由于手指操作的复杂性，手外骨骼通常是一类独立的装置。虽然外骨骼通常比末端牵引式装置要复杂得多，但它们的优势在于能够测量和控制每个关节的运动。

软机器人的定义不是由其结构决定的，而是由其材料决定的。顾名思义，软性机器人是由柔顺材料制成的非刚性装置，通常是为了让它们穿起来更舒服。这些装置通常将执行器安装在固定基座上或背包中，并利用某种类型的缆绳系统来控制关节。柔顺材料带来的挑战是如何实现精确的驱动和控制；由于缺乏刚性，柔性材料难以确保用精确跟踪所有关节运动的方式来固定设备。

动力学与控制

康复训练由于涉及被动运动、主动辅助运动或阻抗运动，因此需要一种控制机器人的方法以便在所需的时间产生所需的行为。这意味着我们要了解每个执行器产生的力如何影响相关关节的运动，以及该运动如何反过来改变机器人的整体姿势以及机器人与环境之间的相互作用。这种机器人辅助运动的框架类似于人类的运动控制，中枢神经系统决定应该向每一块肌肉发送什么样的指令信号来产生特定的动作，比如伸手去抓住一个物体。

建模和控制机器人所需的数学可分为三个部分：运动学、动力学和控制。

运动学广义上是指机器人的运动，而忽略引起这种运动的力。更具体地说，运动学模型描述了每个关节的位置、方向和运动与末端执行器的位置、方向和运动之间的关系。这些方程完全基于机器人的物理设计和几何结构。正向运动学方程使用各个关节的位置和方向来计算末端执行器的位姿。反向运动学方程从所需的末端执行器位姿开始，然后反向计算每个关节所需的位置和方向。

在运动学的基础上，机器人的动力学方程定义了关节力矩和力与末端执行器的后续运动之间的关系。与正向运动学和反向运动学类似，正向动力学方程使用已知的执行器扭矩来计算末端执行器的运动，而反向动力学从末端执行器的期望运动开始，然后反向计算各关节所需的关节扭矩。

控制器是一种数学算法，用于确定应向每个关节执行器发送何种命令信号，以将机器人驱动到所需状态。命令信号是根据机器人的动力学以及相关参数的实际值和目标值之间的差异来计算的。例如，设计用于操纵末端执行器位置的控制规则将使用位置误差，即实际位置和所需位置之间的差值，来计算关节扭矩值以给执行器发出命令。输出扭矩的方向将驱动末端执行器朝向所需位置，并且输出扭矩将随着位置误差的减小而减小。

用户交互

康复机器人通常有多种操作模式，以满足训练和评估任务，并适应各种用户的能力水平。

对于评估任务，机器人通常处于后驱模式，即允许用户在没有机器人任何帮助或阻力的情况下移动末端执行器。许多康复机器人还包括主动或被动重力补偿，重力补偿可以抵消肢体和机器人的重量，因此用户可以在不必克服重力的情况下执行动作。重力补偿可以通过机械设计（如配重）被动实现，也可以通过电机编程和机器人动力学知识主动实现。

不同平台的训练类型差异很大，但最常见的一种训练模式是按需协助型训练[7]。顾名思义，按需协助型控制器只在用户想独自完成任务时提供帮助。当用户移动完成规定的任务时，控制器将其行为（如某个时间的关节位置、运动速度、肌肉活性）与先前记录的参考水平进行比较。如果用户远远低于参考水平，机器人将提供协助。如果用户的行为达到参考水平，机器人将停止协助。具体内容包括：控制参数（位置、速度等）的选择，参考信号（是恒定值，还是时间或空间的函数？），何时启动机器人协助功能以及提供多少协助功能，这一切都取决于控制器的设计。

机器人在物理医学和康复中的应用

神经系统疾病患者上肢和下肢恢复或增强的康复策略取决于损伤的类型和位置［脑或脊髓损伤（SCI）］以及损伤的严重程度。感觉运动功能的改善主要依赖于初始阶段（即前 3 个月）[8,9]的自主恢复，可以通过影响神经可塑性的治疗来实现。促进神经可塑性的关键因素包括任务/运动的数量、重复和任务特异性[10]，并且由于机器人系统可以提供重复的、可复制的运动，因此它们被视为能提供有效治疗的工具。与传统疗法相比，在传统的治疗过程中，卒中或脊髓损伤患者肢体训练进行的重复动作通常少于 50 次，而机器人辅助干预每 45~60min 就可以达到 1 000 次以上[11]。此外，机器人辅助干预还可以促进身体和认知的积极参与,并提供运动/任务的反馈,从而增强人的主动性和促进可塑性[12,13]。所提出的机器人辅助干预的功能恢复模型如图 62-3 所示。目前一些机器人设备已经被用来研究它们在神经恢复方面的有效性。这些机器人设备在设计上有很大差别。对神经系统疾病人群的研究大多数集中在卒中幸存者(参见第 18 章),而对其他神经系统疾病的诊断如脑或脊髓损伤(SCI;参见第 22 章)、创伤性脑损伤(TBI;参见第 19 章)和脑瘫(CP;参见第 45 章)的研究则较为有限。除了辅助治疗干预,机器人系统还可以辅助①日常生活活动(ADL)使受试者恢复独立性和身体功能,如伸手、抓握以及在地上行走;②功能评估以及恢复过程监测。更多具体信息请参见下一节。

目前我们可以在国际功能、残疾与健康分类(ICF)框架(参见第 9 章)的背景下进一步开发和分析机器人辅助康复,重点是以人为中心的康复[14]。例如,动力矫形器和可穿戴外骨骼可以促进患者的活动能力使其重返社会(活动和参与领域);使用机器人技术可以增强人的主动性(个人因素领域),并有利于关于使用康复机器人的公共政策和医疗费用报销(环境因素领域)。

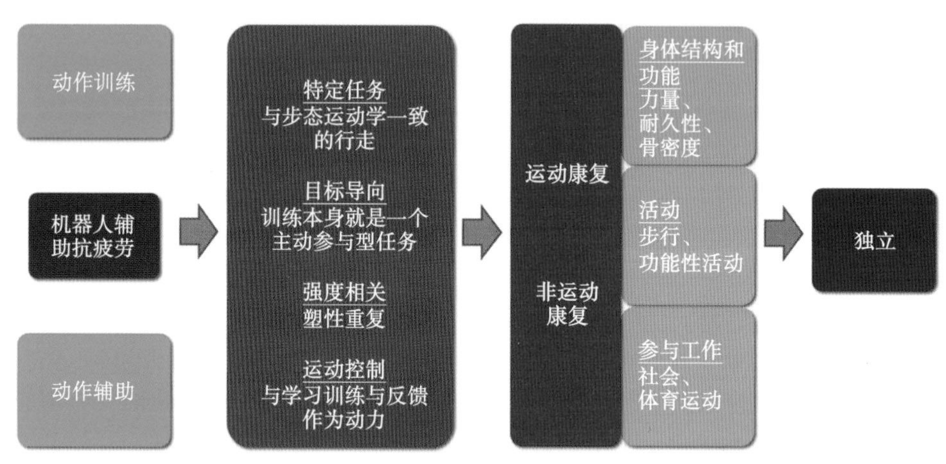

图 62-3 一种促进功能恢复和独立性的机器人辅助康复模型

现有证据

机器人上肢康复

目前普遍认为利用机器人设备进行上肢康复是在上肢运动和功能损伤后的一种新颖、可靠和有效的治疗方法。恢复上肢功能是提高生活质量的重要指标[15,16]。当前有关上肢研究康复机器人设备的文献表明,特定任务[17]和密集任务训练[18]可以显著改善神经性损伤后的运动恢复效果并增强神经可塑性。与标准治疗技术相比,密集的特定任务训练有效性更高。这表明重复运动训练是康复的关键组成部分,这也为在康复中引入机器人技术提供了一个关键的机会。

62

上肢机器人设备

大量的上肢机器人设备已被商业化并应用于临床。这些设备可以针对特定的上肢关节提供不同类型的运动辅助。表 62-1 列出了市场上可买到的机器人设备的概况,包括它们支持的关节运动的详细信息。在本章中,我们确定了以下关节:肩部、肘部、前臂、手腕和手指。此表还包括这些设备支持的运动类型以及它们针对的患者人群的详细信息。针对的人群以及美国 FDA 状态等信息是从以下包括发行商在内的设备营销内容上获得的。

机器人辅助评估

评价和评估上肢功能是了解康复效果以及证明保险报销合理性的关键。尽管评估的方法因损伤类型而异,但某些特定指标仍广泛用于评估神经损伤患者的上肢功能。其中一些评估包括运动范围测试、握力测试、箱体和块体测试[19]、Fugl-Meyer 手臂运动量表[20]、Jebsen-Taylor 手功能测试[21]、动作研究手臂测试[22]和 Wolf 运动功能测试[23]。上述工具有时缺乏量化功能障碍的灵敏度并且会很耗时。这可能会影响这些指标工具在应用、显示治疗效果和识别改进方面的能力。而将机器人技术引入临床环境中可以提高评估的质量,并显著减少完成评估所需的时间。

表 62-1　上肢康复机器人系统

设备名称	类型	肩部	肘部	前臂	手腕	手指/手	目标人群
ArmeoSpring+ ManovoSpring	手臂外骨骼+手	×	×	×	×	×	卒中,MS,CP,SCI,TBI,MD,PD,ULA,NP,NSI
ArmeoPower+ ManovoPower	手臂外骨骼+手	×	×	×	×	×	卒中,MS,CP,SCI,TBI,MD,PD,ULA,NP,NSI
ReoGo	末端执行器	×	×				卒中,SCI,NP
InMotion ARM	末端执行器	×	×				卒中,CP,TBI
InMotion WRIST	手腕外骨骼			×	×		卒中,CP,SCI,MS,PD
Bi-Manu-Track	手腕外骨骼			×	×		卒中
Hand Mentor Pro	手腕外骨骼				×	×	卒中
Amadeo	末端执行器					×	卒中,SCI,TBI,CP,MS
Sinfonia	软外骨骼/手套					×	CNSI,SCI,PNP,MSD
Hand of Hope	手外骨骼					×	卒中,SCI

CNSI,中枢神经系统损伤;CP,脑性瘫痪;MD,肌肉疾病;MS,多发性硬化症;MSD,肌肉骨骼功能障碍;NP,神经系统疾病;NSI,神经外科干预;PD,帕金森症;PNP,周围神经系统疾病神经外;SCI,脊髓损伤;TBI,创伤性脑损伤;ULA,上肢共济失调。

在有机器人和无机器人环境中,运动质量的评估都得到了广泛的研究。虽然我们已经提出了许多衡量运动质量和运动规划的指标,但还需要更多的研究来提供关于这些措施临床意义的指导。一些“运动规划”的指标和度量包括到达目标的角度、达到峰值速度的时间、响应延迟和初始方向误差。其他评价运动质量的度量包括运动的可变性、速度曲线的相位差、时间效率、运动精度、运动轨迹、平均速度、轨迹长度、加速度曲线、关节角度相关性和运动平滑度。虽然描述所有上述指标超出了本章的范围,但需要注意的是,上面的许多度量都是从机器人设备容易采集的速度和轨迹数据中提取出来的。一般来说,健康运动和受损运动的运动学特征之间的差异在速度信号中是非常明显的。通常点到点的移动将生成相对于时间的钟形速度曲线,其中速度在移动开始时为 0,在中点达到最大值,并在移动结束时回到 0。相比之下受损的运动往往有多个峰值,表现为运动琐碎、急促、多次停止或暂停。这些较小的钟形曲线称为子运动(图 62-4)。随着恢复的进行,子运动趋向于相互融合和减少,从而导致越来越大的子运动,直到点到点运动成为一个整体[24]。可以直观地看到,当运动的子动作逐渐融合时,动作将变得“更流畅”。然而,量化这种平滑度并不简单,因为很难找出构成健康的“正常”运动的许多细微差别。因此,目前还没有一个确定的指标可以作为优秀的、明确的运动质量指标。

末端牵引式康复机器人的研究报道了包括 ARM-Guide[25,26]、KINARM[27,28] 和 HapticMaster[27] 设备在内的关于运动规划的机器人评估,其他证据也支持了机器人设备在测量其他运动质量指标方面的有效性。诸如 RiceWrist[29,30] 和 ARM-Guide[31] 这类的机器人设备在度量运动平滑度方面的有效性已被证明。KINARM[28] 等设备度量了时间效率。MIME[32]、MIT-MANUS[33] 和 REHAROB[34] 等机器人设备也成功地进行了运动协同、运动精度和 ROM 等其他内容的度量。

机器人辅助上肢功能

机器人设备可以在运动和 ADL 期间提供不同程度的帮助用以指导患者。根据恢复的阶段,所需的辅助水平可能会有所不同。虽然许多上肢机器人设备(如 MIT-MANUS、MEMOS、InMotion 2 和 3、ARM-Guide、MIME、BFIAMT、ARMIN 和 ARMEO)可以在用户完全被动模式下移动肢体,但按需协助模式仅有部分机器人设备提供(包括 MAHI Exo-Ⅱ、RiceWrist、InMotion 2 和 3、ARMEO、MEMOS 和 MIME)。

机器人辅助治疗

利用机器人装置进行康复时,现有的研究主要包括两个方式:单独的机器人训练和结合其他干预措施的机器人训练。

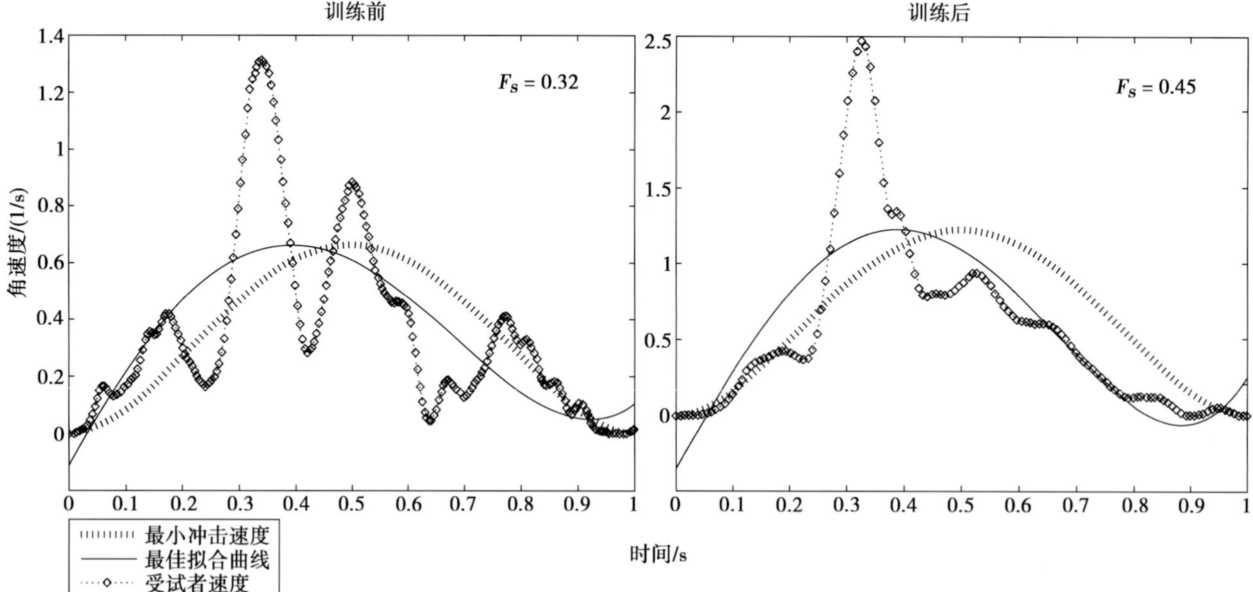

图 62-4 在使用 RiceWrist 机器人设备进行训练之前（**左侧**）和之后（**右侧**）的手腕径向偏移期间单个目标命中任务的角速度图示。此图还描绘了最小冲击速度。最小冲击速度曲线是关于人手在两次命中目标之间实际移动的距离以及该运动的总时间的函数，表现为在指定的时间内在指定距离上理想平滑运动的速度曲线。同时也给出了速度数据的最佳拟合曲线。F_S 描述了个体的速度数据和对应的最小急速数据之间的相关性。（来自 Kadivar Z，Sullivan JL，Eng DP，et al. Robotic training and kinematic analysis of arm and hand after incomplete spinal cord injury：a case study. IEEE Int Conf Rehabil Robot. 2011；2011：5975429）

单独的机器人训练

虽然在患有各种神经损伤（如脑卒中、TBI、SCI、多发性硬化症（MS）、CP、帕金森病）的患者中上肢功能均受到损害，但大多数研究集中于脑卒中后的上肢机器人康复（参见第 18 章）。这可能是由于脑卒中的高患病率和由此产生的偏瘫以及它对患者、家庭和医疗保健系统的经济负担所造成的。

根据美国心脏学会（AHA）的规定，上肢机器人设备进行的各种重复性任务训练需要具有门诊脑卒中康复的Ⅰ级证明和住院脑卒中护理的ⅡA 级证明，这些证明适用于那些自愿进行肢体训练的人[35]。有许多关于脑卒中后上肢机器人康复的出版物，而这些出版物大多是个案研究和可行性研究。目前仅有少数的随机对照试验或大型临床试验来帮助我们了解脑卒中和其他神经系统疾病后采用机器人康复的总体效果[36,37,31]。

与电刺激结合的机器人训练

有证据表明，机器人训练结合上肢远端和近端的电刺激（ES）可以显著改善脑卒中患者的运动功能。在一项随机对照试验中，伴有 ES 的 20 次肌电驱动的腕部机器人训练使得受试者的 Fugl-Meyer 评分和动作研究手臂测试显著改善，而这并不是单独的机器人训练所能产生的[38]。另一项随机对照试验表明，与单独的机器人训练相比，将肩/肘机器人训练与 MIT-Manus/InMotion 2 和 ES 结合起来能够实现更大的主动 ROM[39]。一项规模较小的研究还表明，鉴于将 ES 与 ArmeoSpring[40] 结合所带来的改善，将 ES 添加到机器人训练能带来不少好处。

总而言之，与 ES 相结合的机器人训练比单独的机器人训练更有效，可以提高受试者的 Fugl-Meyer 评分，减少对功能性 ES 的需求，并增加关节 ROM。这些研究是有局限性的，因为它们没有将上述干预措施单独与常规治疗进行比较。然而，系统综述表明，单独机器人训练在改善整体上肢功能方面仅与常规治疗疗效相同[41-43]。此外，与常规治疗相比，机器人训练可能只在改善上肢运动控制方面更有益处[43]。考虑到在常规治疗过程中，ES 通常与主动、被动或功能性运动相结合，我们可以假设 ES 与机器人设备相结合的优点是降低了劳动力成本，并潜在地允许患者在临床环境之外接受更多自动化治疗。

与经颅直流电刺激结合的机器人训练

对文献的系统性综述表明，与经颅直流电刺激（tDCS）相结合的机器人训练并不会带来比单独机器人训练更大的改善[44]。一项结合机器人辅助手腕运动和 tDCS 治疗慢性脑卒中幸存者的小型研究表明，当与 tDCS 结合时，运动流畅性和运动速度都会有所改善[45]。然而，一项类似研究发现，将 tDCS 添加到机器人训练中没有任何好处[46]。似乎有多种因素决定这种组合的有效性，包括应用 tDCS 的时机（机器人康复之前或期间）以及卒中的阶段。鉴于 tDCS 在临床环境中并不常用，这要求我们进行进一步的研究以更好地探索 tDCS 与机器人康复以及常规治疗相结合的有效性。

与虚拟现实结合的机器人训练

有一些证据证明了关于虚拟现实训练在整体运动功能以及 ADL 方面的有效性。虚拟现实与机器人设备的结合是具有广泛前景的，但这一前景还没有得到证实。外骨骼机器人设备（如 PERCRO L-Exos）不仅用于在运动期间辅助患者（根据需求），还用于提供运动学反馈[47]。我们相信视觉和运动学反馈的组合可以带来简单（如到达任务）和复杂（如对象操纵）任务的改进[48]。

与肉毒杆菌毒素结合的机器人训练

在肉毒杆菌毒素（BoNT）注射后使用机器人设备是一个具有极少的科学性支持的新概念，这一领域的研究很少。这一领域的现有研究表明，该方法可以带来 CP[49] 和脑卒中[50] 儿童的运动功能的改善和痉挛减少。考虑到 BoNT 注射后的常规康复方案主要涉及肢体重复性 ROM 和伸展运动，我们可以合理地假设，如果能够在所需的 ROM 中移动肢体，那么这种机器人设备将会是有意义的。

机器人下肢康复

下肢的主要作用和功能是步行（参见第 4 章）。步行是非常复杂的，步行过程需要耗费很大的力气，并且几乎完全是自动的。步态障碍常见于神经肌肉和肌肉骨骼损伤的患者身上，他们丧失了日常生活中最重要的活动——移动。这对患者的影响是巨大的，使他们更难于参与社交、工作和娱乐活动。在本节中，我们总结了报道最多和商业应用最广的下肢康复机器人系统以及临床发现。

下肢机器人设备

机器人辅助步态康复是一种新兴的治疗训练方式。在过去的二十年中，已经提出了几种用于神经系统功能障碍患者步态训练的机器人矫形器。但值得注意的是，这个想法并不新鲜；机器人设备早在 1910 年[51] 和 1970 年[52,53] 就已被开发。大约在 1994 年，Lokomat 开发了第一台下肢康复机器人系统-一种与体重支撑跑步机相结合的步态矫形器[54]。目前，下肢康复机器人系统包括动力假肢、静态机器人、可穿戴机器人矫形器和外骨骼（图 62-5）。

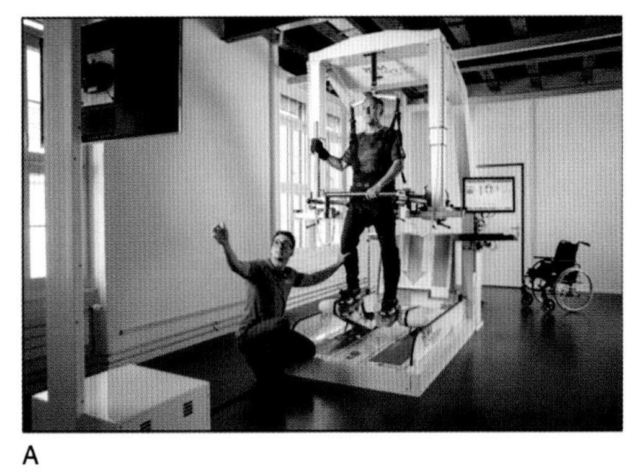
A

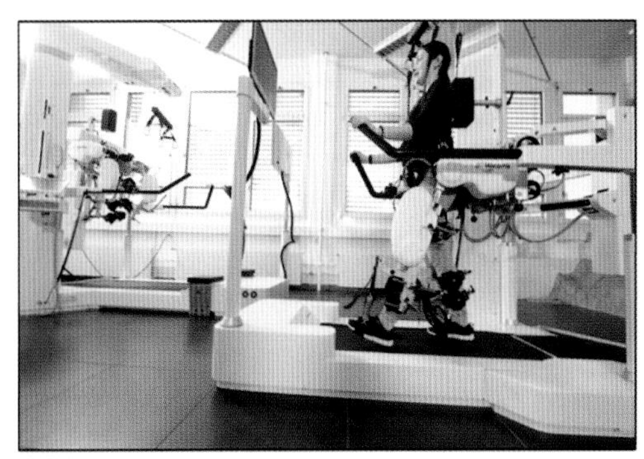
B

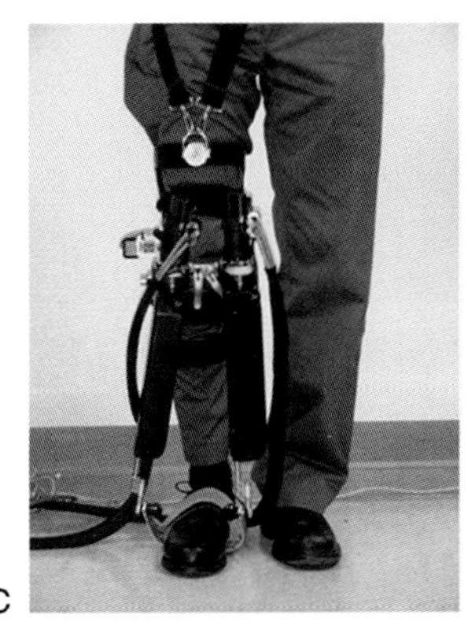
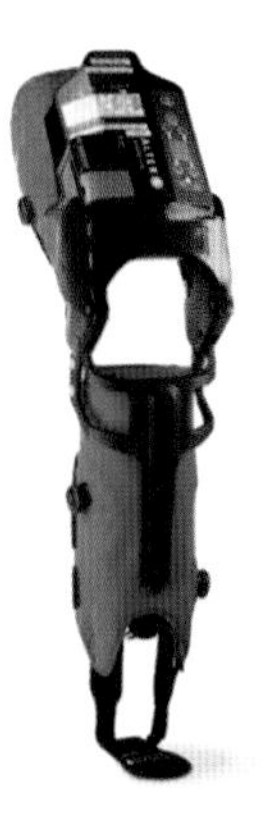
C

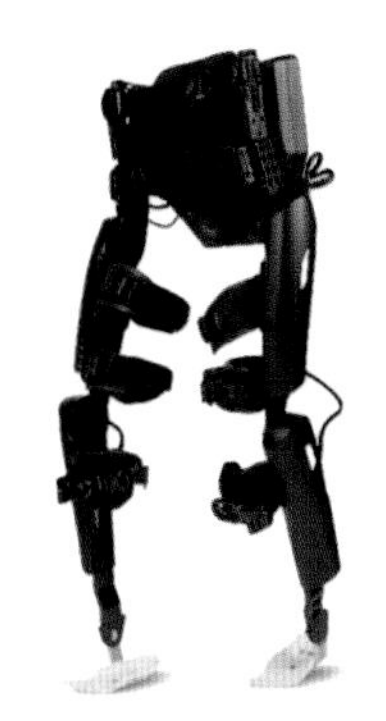
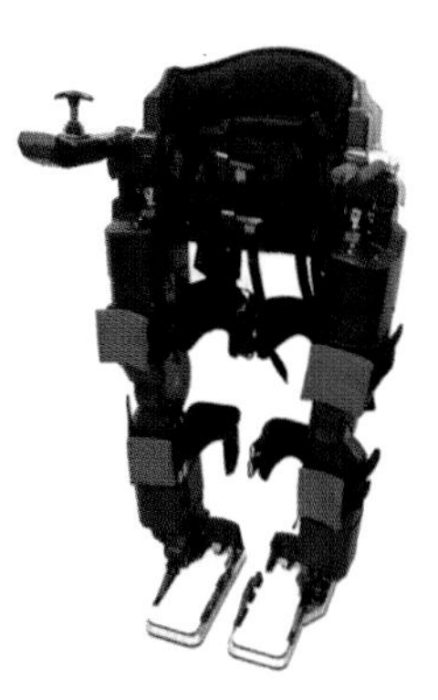
D

图 62-5 下肢机器人设备的例子。A：静态末端牵引式跑步机（G-EO 系统，Reha Technology AG，瑞士）。B：静态外骨骼跑步机（Hocoma，瑞士）。C：可穿戴动力矫形器：Anklebot（左）和 AlterG 仿生腿（右，AlterG 公司）。D：可穿戴的地面外骨骼：ReWalk Personal 6.0（左，ReWalk Robotics）和 REX（右，Rex 仿生有限公司）

动力假肢也被开发用于下肢截肢患者(参见第37和56章)。目前两种常见的活动假肢是膝-踝假肢和踝-足假肢。替代缺失下肢活动的假肢可以极大地改善下肢障碍患者的生活质量[55]。执行器和控制策略的设计是实现假肢最大功率输出和对假肢的自助控制的两个最重要的方面,同时也需要更多的临床评估[55]。

静态机器人有两种类型:末端牵引式(图62-5)和基于跑步机的外骨骼(图62-5)。静态末端牵引式下肢机器人设备是一种用户站在踏板上而不将其佩戴的设备。末端执行器系统使用踏板来产生空间中的肢体运动[56,57]。运动产生于肢体的最远端,并且患者-机器人关节之间不需要对齐。

机器人矫形器可分为全下肢矫形器、多关节机器人矫形器和单关节机器人矫形器。单关节机器人矫形器已经越来越多地被用于解决例如垂足等步态问题。麻省理工的Anklebot就是一个著名的机器人踝关节矫形器[58](图62-5)。

多关节可穿戴外骨骼可以与跑步机系统(静态机器人)或地面机器人相结合。可穿戴的地面外骨骼允许患者在地面上行走并探索环境。预设定的步态轨迹外骨骼是为移动而设计的,这种设备即可以是辅助设备,也可以是康复设备。在表62-2中总结了美国FDA批准的、同时也可在市场上买到的可穿戴外骨骼的特征。

机器人辅助评估

除了使用机器人设备进行神经康复外,机器人设备还可用于提供更客观、灵敏、可靠和高效的临床评估。类似于上肢评估,下肢机器人设备可以用来进行定性度量(即ROM、肌肉力量、扭矩、本体感觉)和功能度量(即步态运动学和平衡)。此外,下肢评估机器人辅助还可以改善对严重受影响(低功能)患者的评估。关于机器人辅助临床评估过程的全面综述和更详细的描述可以在Maggioni等人[59]、Shirota等人[60]和Carpino等人[61]的研究中找到。在下肢功能方面,对平衡的评估目前仍然是很粗糙的,并且在神经功能障碍患者的治疗中的价值有限。由于平衡控制和所涉及相关身体系统的复杂性,了解神经损伤如何影响其各个组成部分(静态、动态、反应性平衡)是非常重要的[60,62-65](表62-3)。

机器人辅助地面行走

动力矫形器和地面外骨骼可以帮助患有神经系统疾病(如脊髓损伤(参见第22章)和脑卒中)的个体恢复行走功能。目前已对用于下肢康复的动力矫形器进行了严格和广泛的回顾[66]。一般来说,在机器人的辅助下行走可以降低个体的生理成本[67,68]。研究还表明,患有SCI[69-77]、脑卒中[75,76]和MS[77,78]的个体在训练后可以在现实环境中使用可穿戴的地面外骨骼进行安全行走,并且根据不同的受伤严重程度还可能在家中和社区环境中使用外骨骼进行独立行走。虽然通常认为用地面外骨骼行走时,用户需要有足够的上肢力量来使用辅助设备(即步行器或手杖),但是由操纵杆控制的自立机器人(如REX)[79]或者与其他类型的机器人体重支持装置[80]相结合的设备,只需极少的手功能就可以让具有严重残疾(即四肢瘫痪)的人进行短距离行走。此外,自给式外骨骼(如REX)也提高了集成脑-机接口的可能性,这可以允许用户在不使用手动控制的情况下执行特定的下肢功能活动和治疗性训练[81]。

机器人辅助运动训练

人们已经研究了采用不同康复机器人装置进行下肢辅助功能的临床疗效和有效性,并且正在进行更为广泛的研究,特别是在不同的康复阶段使用机器人辅助下肢功能训练的研究。机器人辅助训练目前来说被认为是安全可行的,并且辅助训练的运动强度对有心血管疾病风险的(神经病学的)患者来说可以被认为是安全的[82]。

根据综述分析,基于跑步机的机器人辅助步态训练可以改善SCI[69,83]、脑卒中[84,85]、TBI[86]、MS[87]和CP[88]患者的步态功能,包括步态速度和步行距离等。辅助训练的效果可能优于或等于传统疗法。有研究表明对训练有所响应的神经肌肉的适应性,如下肢肌肉的激活,可能会使步态改善[89-91]。

Lefeber等人[82]分析了在行走期间辅助机器人对能量消耗和心肺负荷的影响。他们评估了健康受试者和带有末端执行器、跑步机和可穿戴外骨骼的卒中和SCI的患者。研究结果表明,使用机器人辅助行走,尤其在短时间内,与不使用机器人辅助行走相比,能耗和心肺负荷较小,但结果取决于机器人类型、行走速度、体重支持量和努力程度等因素[82]。

对于可穿戴外骨骼,大多数文献只包括前瞻性病例系列,与SCI[72]和卒中[92]中其他形式的步态训练相比,关于运动的疗效和有效性的临床证据很少。在最近的一项研究中,Chang等人[93]研究了外骨骼辅助步态训练(15次,Ekso 1.1)与传统步态训练相

表 62-2　商用可穿戴外骨骼装置各项参数[a]

设备名称	下肢外骨骼康复机器人	Ekso（1.1 版）和 Ekso GT（1.2 版）	Indego	医用 HAL（下肢款）	REX
产品分类/监管分类	动力外骨骼/医疗器械Ⅱ类	动力外骨骼/医疗器械Ⅱ类	动力外骨骼/医疗器械Ⅱ类	动力外骨骼/医疗器械Ⅱ类	动力操练器具/医疗器械Ⅰ类
医用适应证	SCI T4-6	SCI T4-L5 SCI C7-T3（C 级脊髓损伤） 卒中（偏瘫）	SCI C7-L5 卒中（偏瘫）	SCI C4-L5（C 级 D 级脊髓损伤）；T11-L5（保留部分功能区域的 A 级脊髓损伤和 B 级脊髓损伤）	下肢无力
家用/社区用适应证	SCI T7-L5	无	SCI T3-L5	无	无
欧盟安全认证	是	是	是	是	是
行走方式	躯干倾斜运动和重心重量转移	控制器手动按键；重心重量转移；重量转移及肢体主动向前运动	向前和向后倾斜或大腿的倾斜超越脚部；肢体主动向前运动	含有髋膝关节伸肌和屈肌产生的表面肌电、姿势示踪和鞋内传感器测量、关节运动等信号	29 个单板机处理器通过操纵杆控制躯体的移动和平衡
髋膝构造	马达位于臀-膝之间	马达位于臀-膝之间	马达位于臀-膝之间	马达位于臀-膝之间	马达位于臀-膝-踝间
脚踝构造	配可调节踝关节背屈助弹力的双向矫形关节	配可调节静息踝关节角度和背屈刚度的矫形关节	踝足矫形器	踝足矫形器	配可辅助内翻、外翻和背屈的踝关节马达
重量	30kg	23kg	11.8kg	14kg	45kg
适用身高体重[b]	160～190cm，<100kg	158～188cm，<100kg	155～195cm，<113kg	150～190cm，40～100kg	142～193cm，40～100kg
使用条件	使用者能用手和肩膀操作辅助设备；心血管系统健康和骨密度正常；有足够的活动范围，以实现正常的交替步态模式和坐/站转换功能	使用者有足够的上半身和下半身力量来帮助站立和重量转移；如果没有下肢功能，肩部必须有接近正常运动功能的上肢和能操作辅助装置的手；心血管系统健康和骨密度正常；有足够的活动范围，以实现正常的交替步态模式和坐/站转换功能	使用者有足够的上半身和下半身力量来帮助站立和重量转移；如果没有下肢功能，肩部必须有接近正常运动功能的上肢和能操作辅助装置的手；心血管系统健康和骨密度正常；有足够的活动范围，以实现正常的交替步态模式和坐/站转换功能	使用者必须展示出髋关节和膝关节具有足够的残余运动功能和移动相关功能来触发和控制 HAL；在佩戴装置之前和装置使用过程中，必须有体重支撑系统（BWS）支持。在卸下该装置之前，BWS 不得与使用者分离。HAL 不支撑坐立或站坐转换移动	使用者操纵操纵杆的手具有足够的灵活性；心血管系统健康和骨密度正常；有足够的活动范围，以实现正常的交替步态模式和坐/站转换功能
助行类辅具	前臂拐杖	助行器，前臂拐杖，手杖	助行器，前臂拐杖，手杖	无	无

[a] 所列信息基于 FDA 数据库或/和器械用户手册。

[b] 除了身高和体重限制外，每个设备都有其大腿、小腿长度以及臀宽的规格。

表 62-3 适用于平衡评估的下肢康复机器人系统示例

机器人设备示例	平衡性评估			适用性评估			扰动性评估			定量测量评估		
	稳定状态	预期状态	被动反应	重症病人	站立平衡评估	行走平衡评估	触地移动	水平推动	关节扰动	嵌入式传感器	可穿戴传感器	外部传感器
基于跑步机的末端执行器	S,W	S,W	S,W	Y	Y	Y	Y	N	N	CK CIF	(CIF) BK	BK
基于跑步机的外骨骼	S,W	S,W	UK	Y	Y	Y	Y	Y	Y	GRF CK (CIF)	GRF BK	GRF
可穿戴外骨骼	S,W	S,W	S,W(取决于型号)	Y	Y	Y	N	N	Y	CK CIF	GRF BK	GRF

S,站立;W,行走;BK,身体运动学;UK,未知;CK,连接点运动学:机器人设备与身体连接点的位置,速度,加速度;CIF,连接点相互作用力:机器人设备各连接点的 6D-、3D-、1D-方向的力及压力分布;GRF,地面反作用力:脚与站立面接触的 6D-、3D-、1D-方向的力及压力分布。

引自 Shirota C, van Asseldonk E, Matjacic Z, et al. Robot-supported assessment of balance in standing and walking. J Neuroeng Rehabil. 2017;14(1):80。

比之下对不完全 SCI 患者的影响(图 62-6)。结果表明外骨骼组步态耐力(6min 步行距离测试)和步幅显著改善,而传统组并没有得到改善。在 Watanabe 等人的一个随机临床试验中,与传统的步态训练[92]相比,接受可穿戴外骨骼(HAL)机器人辅助步态训练的卒中患者在 12 次训练后和训练后的 8 周和 12 周,功能性步行量表都有所改善。除了改善下肢功能外,文献中还报道了一些继发性生理改善,如痉挛减少、骨密度增加和生活质量提高[94-96]。

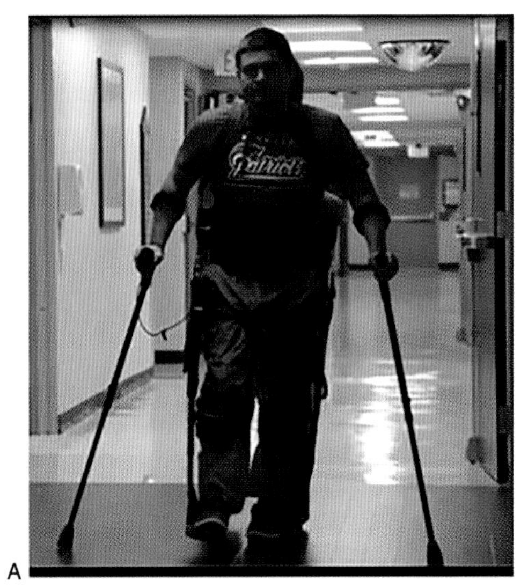

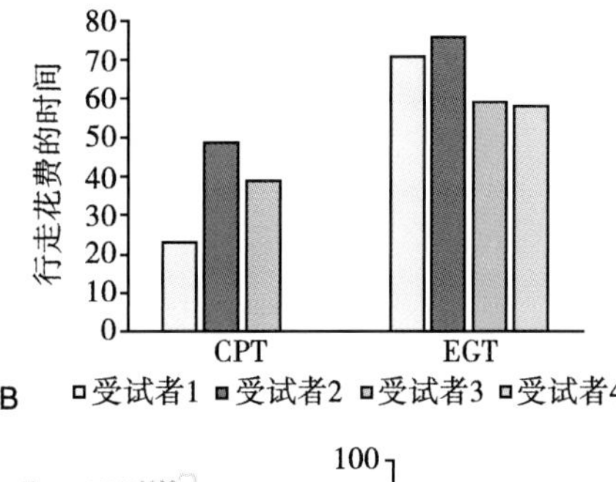

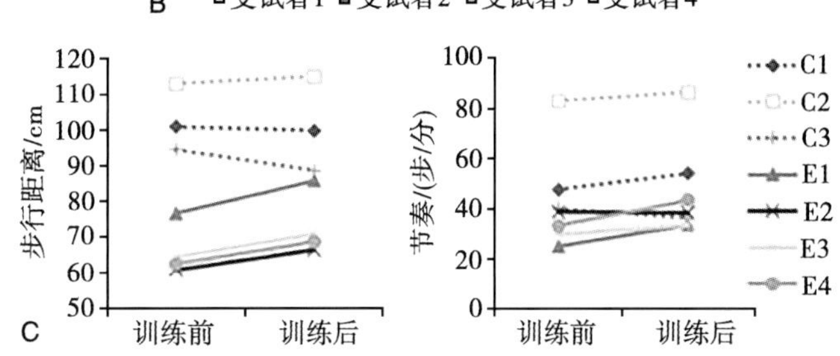

图 62-6 不完全 SCI 患者穿戴地上外骨骼进行步态训练后步态特征的变化。A:在训练过程中,受试者使用外骨骼行走(Ekso 1.1),一名理疗师站在受试者身后。B:与常规物理治疗组(CPT 组)相比,使用外骨骼(EGT)行走的受试者在行走上花费的时间显著增加(66% ±9%),花费时间的 37% ±13% 在负重活动上(如站立和行走)。C:EGT 组在训练后评估步幅显著增加[训练前(66±7)cm,训练后(72±9)cm](a)。EGT 组训练前步频为(32±6)步/分,训练后步频为(37±5)步/分;但是这种增加没有统计学意义(b)。虚线代表 CPT 组。实线表示 EGT 组(改编自 Chang SH, Afzal T, Group TSCE, Berliner J, Francisco GE. Exoskeleton-assisted gait training to improve gait in individuals with spinal cord injury: a pilot randomized study. Pilot Feasibility Stud. 2018; 4: 62. http://creativecommons.org/Licenses/by/4.0/)

用户反馈

上述试验表明,康复机器人系统存在着提高神经系统功能障碍患者功能的能力,特别是关于量化诊疗结果的一些功能。大多数文献关注的是技术的设计规范,但很少有用户参与康复机器人系统的设计,特别是外骨骼技术的开发中。人们已经认识到,机器人外骨骼在康复和功能方面的接受程度取决于用户对该技术进行设计和开发的程度[97]。然而,在外骨骼技术方面,还缺乏以用户为中心的可行性和有效性设计。研究调查了终端用户(包括有残疾人和临床医师)在机器人技术方面的反馈和经验。总体而言,对于设备、机器人辅助运动训练计划、用户感知道的健康益处(如整体健康状况、上肢力量、耐力)以及他们的睡眠和心理健康方面的反馈都是正向的[98-101]。在关于可穿戴外骨骼设计和功能的反馈方面,一项使用两个可穿戴地面外骨骼(Ekso 1.1 和 REX)的小型研究中报道了这两种设备在用户满意度方面的差异。用户表示,这两个外骨骼都应该进行很多改进;他们对 REX 提出了一些建议(如改变速度,在不平整地面上的行走能力以及可运输性),对 Esko 的提出了更多需求(如在佩戴设备时驾驶和管理如厕需求的能力)。有趣的是,参与者报告说如果有外骨骼的话,他们可能会在家里和社区里同时使用它们[102]。

挑战,未来的方向和机遇

上述机器人技术的发展令人印象深刻,并证明了神经系统损伤后在临床和可穿戴系统中实现评估、支持和恢复人体运动是可能的。然而在康复机器人系统方面还存在一些挑战。

在使用机器人进行评估方面,一些关键的挑战是如何以临床相关的方式进行评估。例如,来自机器人传感器的指标如何与更受广泛理解和接受的临床指标相关联?使用机器人设备进行的评估如何转化为 ADL 的功能改进?为了推进机器人系统在运动损伤评估中的应用,用机器人进行的测量和指标必须具有临床相关性，并且这些功能可以用机器人来测量以改进各功能的独立性。

在治疗机器人系统中，确定如何最好地使用机器人来促进可塑性和恢复是一个潜在的挑战。目前许多研究都只关注在机器人所提供的治疗有效性上。尽管如此，我们对机器人技术最有效的治疗剂量、强度和持续时间还没有很好的了解。其次，了解治疗师和患者间促进康复的互动是什么，这些互动的哪些方面能够在机器人康复中复制，以及实现这些目标的最有效方式是什么，这三个方面都将是很有用的。在机器人康复过程中，我们才刚开始探索如何确保患者的认知和身体参与，检测他们的运动意图，并使机器人对患者的意图做出反应，这些都是已知的对于治疗结果有益的方式[103,104]。最后，组合治疗，即机器人系统结合药物、电生理或神经影像技术，有着巨大的前景，而且关于组合治疗的研究才刚刚开始。

在辅助机器人系统领域，主要的挑战在于从实验室到临床以及现实环境的转换。例如，可穿戴性和可移植性是一个重大的挑战，特别是计划用于日常环境、家庭使用以及用于移动的辅助设备。像电池寿命、重量、合规性和是否合身等问题都是必须考虑的。软机器人系统等新领域的潜力尤其令人兴奋。除了物理上的可穿戴性和便携性，机器人技术还必须简单直观，便于用户控制，比如机器人检测用户的用途并提供适当的支持来完成所需动作的能力。同时，为用户提供听觉或视觉的感觉反馈，可以提高机器人控制的直观性。

未来的许多挑战都是技术方面的。不管机器人的预期用途是什么（评估，辅助或者治疗），该技术在许多临床环境中仍然成本高昂。成本与机器人的能力和复杂性直接相关。简单、低成本的机器人设备可能只支持单一自由度的运动或者提供有限的力或扭矩输出，这两者都会影响机器人在康复应用中的效用。

最后，还存在着一些实际的临床问题。机器人干预不一定能得到保险公司的补偿，从而限制了这些技术的发展。与任何新技术一样，我们必须对使用这些机器人工具的临床工作人员进行教育和培训，以确保设备的最佳应用。临床医师需要了解底层技术、系统和应用，以了解哪种机器人的解决方案适合他们特定的患者需求。

总结

在这一章，我们提供了康复机器人系统的概述和迄今为止的临床依据。机器人技术的发展，包括这些机器人系统的可穿戴性、便携性和用户控制的直观性，可以进一步推动机器人辅助康复的应用并提供更加以人为本和经济的康复方法。目前的文献表明，康复机器人系统设计应该是一个迭代的过程，在这个过程的早期就应该寻求用户的观点，结合并不断完善机器人设备的经验，以确保开发出来的设备对于目标人群是可接受和可用的。这需要利益相关者、临床医师、机器人专家、患者、决策者和保险公司代表之间密切合作。本章描述的设备说明了如何整合康复机器人系统，以协助下肢和上肢功能恢复，从而实现患者的连续恢复并最终使其重返社会。将机器人整合到康复过程中的其他机会最好由用户能力和功能目标进行定义，这将成为各种机器人康复系统应用的里程碑。虽然机器人辅助康复的成本效益尚未确定，需要进行样本量更大的随机对照试验，但目前的研究显示，机器人康复系统可用于增强康复效果，并支持神经系统功能损伤范围内的功能独立性。

（王珏、李津、郑杨、高琳 译 兰陟 审校）

参考文献

索　引

6min 步行试验　6-minute walk test　186
θ 节律暴发　theta-burst　350
ASAS 健康指数　ASAS health index　211
Folstein 简明精神状态检查　Folstein Mini-Mental Status Examination　37
Galveston 定向和遗忘测试　Galveston orientation and amnesia test, GOAT　255

A

埃尔布点　Erb point　77
安康　well-being　319
安全因子　safety factor　75

B

半月板撕裂　883
背痛　back pain　235
闭锁综合征　Locked-in syndrome　345
庇护工场　sheltered workshops　297
表现　performance　205, 206
髌股关节疼痛综合征　883
病损　impairment　341
补偿　remediation　189
布罗卡区　Broca area　273
布罗卡失语　Broca aphasia　271, 274
步幅　stride　92
步频　cadence　92
步行周期　gait cycle　92

C

参与能力客观重组型评估工具　participation assessment with recombined tools objective, PART-O　377
残疾等级量表　disability rating scale, DRS　376
残疾领域　disability community　181
残疾运动员　890
常规心脏评估　891
场景培训　place-train　301
成人脊柱侧凸畸形　adult scoliosis deformity, ASD　577
成人阅读的韦氏测试　Wechsler test of adult reading　378
重返运动的注意事项　876
弛缓型构音障碍　flaccid dysarthria　270
持续性脑震荡后综合征　persistent postconcussive syndrome, PPCS　374
持续专业发展　continuing professional development, CPD　334
创伤后癫痫　posttraumatic epilepsy, PTE　380
创伤后混乱状态量表　posttraumatic confusional state, PCS　377
创伤后脑积水　posttraumatic hydrocephalus, PTH　382
创伤后痫性发作　posttraumatic seizures, PTS　380
创伤后遗忘　posttraumatic amnesia, PTA　377
创伤后遗忘症　posttraumatic amnesia, PTA　256
创伤性脑损伤模型系统　the traumatic brain injury model systems, TBIMS　376
纯音听力级　hearing level　284
纯音听阈均值　pure-tone average, PTA　284
词识别表现　word recognition performance　284
次优治疗　suboptimal treatment　321
粗大运动功能分级水平　the gross motor function classification system, GMFCS　99
寸进研究　inching studies　81

D

大脑前动脉　anterior cerebral artery, ACA　344
大脑中动脉　middle cerebral artery, MCA　343
大萧条　the Great Recession　302
代币测试　token test　258
道德　moral　318
地面反作用力　ground reaction force, GRF　96
第一背侧骨间肌　first dorsal interosseous, FDI　80
定向日志　orientation log, O-LOG　255, 256, 377
动作电位　action potential, AP　98
独立生活中心　Centers for Independent Living, CIL　292
独立行走　independent walking　98
独立医学检查　independent medical examination, IME　193, 199
多指标类集调查　multiple indicator cluster surveys, MCIS　240

E

儿童定向力和遗忘测试　children orientation and amnesia test, COAT　370
耳声发射　otoacoustic emissions, OAE　285
耳蜗电位图　electrocochleography, ECochG　285
二次撞击综合征　second-impact syndrome, SIS　375

F

反向动力学 inverse dynamics 96

泛化 generalization 190

分泌性中耳炎 otitis media with effusion,OME 287

辅助技术 assistive technology,AT 189

辅助听力设备 Assistive Listening Device,ALD 289

复合肌肉动作电位 compound muscle action potentials,CMAP 66

复杂性区域性疼痛综合征 complex regional pain syndrome, CRPS 358

复杂性重复放电 complex repetitive discharges,CRD 72

G

改良的外显攻击行为量表 modified overt aggression scale, MOAS 379

改良吞钡试验 modified barium swallow,MBS 280

感觉性失语 Wernicke aphasia 274

感知推理指数 perceptual reasoning index,PRI 254

戈谢病 Gaucher disease 119

格拉斯哥昏迷量表 Glasgow coma scale,GCS 366

格拉斯哥结局量表 Glasgow outcome scale,GOS 376

各向异性系数 fractional anisotropy,FA 369

跟腱病 886

跟腱断裂 884

工具性日常生活活动 instrumental activities of daily living 282

工具性日常生活活动能力 instrumental activities of daily living,IADL 181

工作调整 job accommodations 301

工作发展 job development 301

工作分析 job analysis 301

工作记忆指数 working memory index,WMI 254

工作样本 work samples 300

工作重组 job restructuring 301

公平 justice 320

功能独立性测量 functional independence measure, FIM 234

功能独立性量表 functional independence measure, FIM 376

功能独立性量表 functional independent,FIM 181

功能疗法 functional therapy 181

功能评估量表 functional assessment measure,FAM 376

功能性能力评估 functional capacity evaluation,FCE 195, 300

功能状态效率 functional status efficiency 222

共济失调型构音障碍 ataxic dysarthria 271

构音障碍 dysarthria 270

鼓室图 tympanometry 285

顾客 client 297

关节活动度 range of motion,ROM 10

关节囊 125

广泛性焦虑症七项量表 generalized anxiety disorder seven-item scale,GAD-7 377

归家率 home discharge rate 222

过程测量 process measures 221

过劳性损伤 877,878,880,882,883,885

H

后部声影 posterior acoustic shadowing 170

后期医疗 aftercare 320

踝关节扭伤 884

患者 patient 297

患者报告结果测量信息系统 patient-reported outcomes measurement information system,PROMIS 260

患者的评估 874

患者健康问卷九项量表 patient health questionnaire nine-item scale,PHQ-9 378

霍纳综合征 Horner syndrome 345

J

肌强直电位 myotonia 73

肌萎缩性侧索硬化症 amyotrophic lateral sclerosis,ALS 72

肌纤维颤搐 myokymia 73

激越行为量表 agitated behavior scale,ABS 377

急性损伤 876,878,879,881,882,884

急性中耳炎 acute otitis media,AOM 287

急诊医师 acute care physician 320

脊髓损伤 spinal cord injury,SCI 292

脊柱侧凸 576

脊柱侧凸特定运动疗法 physiotherapic scoliosis-specific exercises,PSSE 581

加尔维斯顿定向及健忘测试 Galveston orientation and amnesia test,GOAT 377

加工速度指数 processing speed index,PSI 254

家庭时间效率 home time efficiency 222

肩关节不稳 878

肩关节损伤 876

肩锁关节脱位 877

肩袖损伤 877

监护评分量表 supervision rating scale,SRS 377

减重步行训练 body weight-supported treadmill training,BWSTT 105

健康疗法 well-being therapy,WBT 263

健康者 healthy patients 77

脚掌拍地 foot slap 102

接纳承诺疗法　acceptance and commitment therapy, ACT　262
结构测量　structural measures　221
结局测量　outcome measures　221
截断性交流　truncated communication　283
进行性肥大性间质性神经病　Dejerine-Sottas disease　88
进行性神经性腓骨肌萎缩症　Charcot-Marie-Tooth disease　87,88
颈椎损伤　888
胫骨内侧应力综合征　885
胫骨前肌　tibialis anterior, TA　82
痉挛型构音障碍　spastic dysarthria　271
居家康复治疗　outpatient or home settings　324
局部终板电位　endplate potentials, EPP　71

K

开放性　openness, O　252
康复从业者　rehabilitation practitioners　318
康复领域　rehabilitation community　181
康复医师　physiatrist　330,331
康复医学　rehabilitation medicine, RM　330
康复医学科　rehabilitation unit　318
抗癫痫药物　antiepileptic drug, AED　380
抗利尿激素分泌失调综合征　syndrome of inappropriate anti-diuretic hormone secretion, SIADH　385
髁上病变、韧带和神经损伤　878
髋部损伤　881

L

拉赫曼试验　the Lachman test　18
拉森试验　the Larson test　18
老年运动员　889
雷夫叙姆病　Refsum disease　88
良性阵发性位置性眩晕　benign paroxysmal positional vertigo, BPPV　375
流体衰减的反转恢复　Fluid-attenuated inversion recovery, FLAIR　362
颅脑创伤　traumatic brain injury, TBI　360
颅脑和颈椎损伤的处理　886
颅内出血　intracranial hemorrhages, ICH　364
颅内压　intracranial pressure, ICP　361
氯电导　chloride conductance　73
伦理　ethical　318

M

慢性病和残疾　chronic illness and disablity, CID　264
慢性病自我管理计划　chronic disease self-management program, CDSMP　191
慢性创伤性脑病　chronic traumatic encephalopathy, CTE　373
蒙特利尔认知评估　Montreal cognitive assessment, MoCA　255
弥漫性轴索损伤　diffuse axonal injury, DAI　361
弥散张量成像　diffusion tensor imaging, DTI　362
迷走神经刺激　vagus nerve stimulation, VNS　381
默认模式网络　default mode network, DMN　375
募集减少　reduced recruitment　75

N

脑出血　intracerebral hemorrhage, ICH　343
脑电图　electroencephalographic, EEG　380
脑干听力诱发反应　auditory brainstem response, ABR　285
脑灌注压力　cerebral perfusion pressure, CPP　366
脑脊液　cerebrospinal fluid, CSF　366
脑血流量　cerebral blood flow, CBF　364
脑卒中后自我管理的参与计划　improving participation after stroke self-management program, IPASS　191
能力　capacity　205,206

P

平衡误差评分系统　the balance error scoring system, BESS　375
平均动脉压　mean arterial pressure, MAP　366
平均扩散率　mean diffusivity, MD　369
评估　assessment　216
评价　evaluation　216

Q

气骨导差　air-bone gap　285
前交叉韧带撕裂　882
青少年特发性脊柱侧凸　adolescent idiopathic scoliosis, AIS　576
轻度认知损害　mild cognitive impairment, MCI　256
情境评估　situational assessments　300
权衡轻重　weigh priorities　326
全科医师　general practitioners　326
全面无反应性量表　full outline of unresponsiveness, FOUR　367
全面智商　full scale IQ, FSIQ　254

R

人-环境-作业-活动表现　person-environment-occupation-performance, PEOP　182
人均国民总收入　gross national income, GNI　241
日常生活活动　activities of daily living, ADL　2,62,181,201
日间照料中心　daycare centers　324

软管内镜吞咽评估 flexible endoscopic evaluation of swallowing, FEES 347

S

上肢损伤的处理 876
少儿特发性脊柱侧凸 juvenile idiopathic scoliosis, JIS 576
社区融合问卷 community integration questionnaire, CIQ 377
身体残余功能能力 residual functional capacity, RFC 198
深耳道型 complete in the canal, CIC 288
深静脉血栓 deep vein thrombosis, DVT 348
神经认知障碍 neurocognitive disorder, NCD 374
神经髓鞘良性瘤 vestibular schwannoma 288
神经心理状态重复性成套测验 repeatable battery for the assessment of neuropsychological status, RBANS 255
神经质 neuroticism, N 252
生活满意度量表 satisfaction with life scale, SWLS 377
声导抗测试 tympanogram testing 285
声反射测试 acoustic reflex testing 285
失能调整生命年 disability-adjusted life years, DALY 235
失语症 aphasia 270
时间离散度 temporal dispersion 67
食管蹼 esophageal webs 280
示指固有伸肌 extensor indicis, EI 81
世界健康调查 word health survey 241
视频脑电图 video-EEG, VEEG 381
视频吞咽造影检查 videofluorographic swallowing study, VFSS 280
收入与项目参与调查 survey of income and program participation, SIPP 238
手部韧带损伤 880
手肌腱损伤 880
手脱位 879
束颤电位 fasciculation potentials 72
双流模型 dual stream model 273
双足步态 bipedal gait 96
私人照护助理 personal care assistants 189
损伤 impairments 204
损伤的分类 874
损伤的流行病学 873

T

瘫痪患病率和健康差异调查 paralysis prevalence and health disparities survey, PPHDS 237
特发性脊柱侧凸 idiopathic scoliosis, IS 576
调整优势比 adjusted odds ratio 343
听觉稳态响应 Audio Steady-State Response, ASSR 285
听觉诱发电位 auditory-evoked potentials 285
听觉中潜伏期反应 auditory middle latency responses, AMLR 285
通用能力指数 general ability index, GAI 254
通用设计 universal design 298
同理心 empathy 297
腿部、踝部和足部损伤 884
吞咽造影检查 video fluoroscopic swallowing study, VFSS 352

W

外伤性蛛网膜下腔出血 traumatic subarachnoid hemorrhage, tSAH 365
外向性 extraversion, E 252
腕部和手部骨折 879
腕部和手部腱鞘炎 881
腕部和手部损伤 879
腕部撞击 880
腕管综合征 carpal tunnel syndrome, CTS 64
危险因素识别 874
微终板电位 miniature endplate potentials, MEPP 71
韦尼克区 Wernicke area 273
韦尼克失语 Wernicke aphasia 351
韦氏肉芽肿病 Wegener granulomatosis 288
沃勒变性 Wallerian degeneration 67
物理医学与康复学 physical medicine and rehabilitation, PMR 330
物理与康复医学 physical and rehabilitation medicine, PRM 330, 582

X

膝关节损伤 882
下运动神经元损伤 lower motor neuron, LMN 64
下肢损伤的处理 881
纤维内镜吞咽功能检查 fiberoptic endoscopic evaluation of swallowing, FEES 281
纤维内镜吞咽功能检查 fiberoptic endoscopic swallow study, FESS 280
限定值 qualifier 205
消费者 consumer 297
消退 extinction 352
效果测量 effectiveness measures 222
效果对照研究 comparative effectiveness research 222
效益测量 efficiency measures 222
心理适应 psychological adaptation, PA 264
兴奋剂问题 891
形成性评估 formative evaluation 223
酗酒者互戒协会 alcohol anonymous 297

Y

严重心理困扰　serious psychological distress,SPD　237,243
言语理解指数　verbal comprehension index,VCI　254
言语失用　apraxia of speech,AOS　271
言语失用症　apraxia of speech,AOS　270
言语识别阈　speech recognition threshold,SRT　284
扬扬格词　spondee words　284
腰椎损伤的处理　888
医疗提供者　care providers　322
医疗卫生从业者　health care practitioners　318
医学最大限度改善　maximum medical improvement, MMI　199
仪器化步态分析　instrumented gait analysis,IGA　99
宜人性　agreeableness,A　252
异位骨化　heterotopic ossificatio,HO　380
意识障碍　disorder of consciousness,DOC　369
应力性骨折　885
婴幼儿特发性脊柱侧凸　infantile idiopathic scoliosis, IIS　576
映射图　sound map　289
硬膜外出血　epidural hemorrhages,EDH　364
硬膜下出血　subdural hemorrhages,SDH　364
永久性部分失能　permanent partial disability,PPD　195
有利　beneficence　319
盂肱关节脱位　876
预期付款系统　the prospective payment system,PPS　372
运动超声　891
运动单位动作电位　motor unit action potential,MUAP　71
运动低下型构音障碍　hypokinetic dysarthria　271
运动过强型构音障碍　hyperkinetic dysarthria　271
运动康复原则　874
运动损伤的基本概念　873
运动损伤的预防　876
运动相关的脑震荡　887
运动医学进展　891
运动医学培训与认证　892
运动医学中的特殊人群　889
运动医学中的医疗问题　890
运动中的心血管问题　890

Z

再生医学　891
在岗评估　on-the-job evaluations　300
暂时性照料　respite care　324
噪音性听力丧失　noise-induced hearing loss,NIHL　287
责任心　conscientiousness,C　252
照护者　caregivers　320
阵发性交感神经过度兴奋　paroxysmal sympathetic hyperactivity,PSH　382
阵发性自主神经不稳定伴肌张力障碍　paroxysmal autonomic instability with dystonia,PAID　382
支撑步行　supported walking　98
支持性就业　supported employment　301
职业康复　vocational rehabilitation,VR　291
职业康复治疗师　vocational therapists　320
职业评定　vocational assessment　300
职业评估　vocational evaluation　300
植物状态　vegetative state,VS　369
跖趾关节扭伤“草皮趾”　885
趾短伸肌　extensor digitorum brevis,EDB　82
质量调整生命年　quality adjusted life years,QALY　222
质量中心　center of mass,COM　93
中枢神经系统　central nervous system,CNS　372
中央募集　central recruitment　75
中足扭伤　885
重症肌无力　myasthenia gravis,MG　77
轴移试验　the pivot shift test　18
肘部尺神经病　ulnar neuropathy at the elbow,UNE　80
肘关节骨折和脱位　878
肘关节损伤　878
蛛网膜下腔出血　subarachnoid hemorrhage,SAH　341,343
转化反应　conversion reaction　11
自身免疫性内耳疾病　autoimmune inner ear disease, AIED　288
自适应指向麦克风　adaptive directional microphone　289
自我倡导技能　self-advocacy skills　303
自我宣传的培训　self-advocacy training　297
自主　autonomy　320
自主神经功能障碍　autonomic dysfunction　382
自助小组　self-help groups　324
综合感觉指数　combined sensory index,CSI　80
总结性评估　summative evaluation　223
足底筋膜病　886
最小意识状态　minimally conscious state,MCS　370